D1827740

1 MONTH OF
FREE
READING

at

www.ForgottenBooks.com

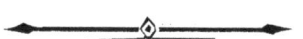

By purchasing this book you are eligible for one month membership to ForgottenBooks.com, giving you unlimited access to our entire collection of over 1,000,000 titles via our web site and mobile apps.

To claim your free month visit:
www.forgottenbooks.com/free1045703

ISBN 978-0-364-65773-7
PIBN 11045703

Inhalt.

2714

Inhalt.

I.

(Aus der Königlichen chirurgischen Klinik in Breslau.)

Beitrag zu der Lehre von den traumatischen Erkrankungen der Wirbelsäule.

Von

Dr. A. Henle,

I. Assistenzarzt der Klinik.

(Hierzu Taf. I.)

Es ist ein Verdienst Kümmell's, zuerst auf gewisse traumatische Erkrankungen der Wirbelsäule aufmerksam gemacht zu haben,
welche, von anderen Erkrankungen dieses Organs durchaus zu
trennen, ein wohl charakterisirtes Symptomenbild darstellen. Die
erste Mittheilung über diesen Gegenstand machte Kümmell bei
Gelegenheit der 64. Versammlung der Gesellschaft deutscher Naturforscher und Aerzte in Halle[1]) im Jahre 1891; er konnte damals
über 5 hierher gehörige Fälle berichten. In diesem Jahre[2]) liess
er im Anschluss an einen im Hamburger ärztlichen Verein am
3. Juli 1894 gehaltenen Vortrag seinem ersten Bericht einen weiteren
folgen, in welchem er 4 von den alten Fällen unverändert, den
5. nach weiterer Beobachtung vervollständigt und ausserdem noch
einen 6. aufgenommen hat.

Kümmell's Erwartung, dass seine Veröffentlichungen andere
Kliniker veranlassen würden, sich über die in Rede stehende, vermuthlich gar nicht so seltene Erkrankungsform zu äussern, ist bisher nur in geringem Grade eingetroffen, eine Erscheinung, die wohl
im Wesentlichen ihren Grund darin haben dürfte, dass der Process

---

[1]) Verh., S. 282.
[2]) Deutsche med. Wochenschrift, 1895. No. 11.

der traumatischen Wirbelerkrankungen mit der dem äusseren Krankheitsbilde nach sehr ähnlichen Tuberculose verwechselt wird. Es ist auch gewiss nicht zu leugnen und wird sogar von manchen, speciell amerikanischen, Autoren als eine sehr häufige Thatsache hingestellt, dass eine Spondylitis tuberculosa öfter in einem durch ein Trauma geschädigten Wirbel entsteht, ebenso wie Russel[1]) einen Fall von traumatischer Ostitis der Wirbelsäule beschreibt, der sich als eine nach subcutaner Verletzung entstandene acute Osteomyelitis darstellte. Auch in den Veröffentlichungen von Hahn[2]) und Müller[3]) finden sich unter den dort zusammengestellten Fällen von acuter Osteomyelitis der Wirbelsäule 2, bei denen ein Trauma vorhergegangen ist. Zu der Ansicht, dass es sich in den Kümmell'schen Fällen um tuberculöse Processe handele, hatte sich 1891 auch König in der auf Kümmell's Vortrag folgenden Discussion bekannt; in der neuesten Auflage seines Lehrbuchs[4]) indess giebt auch König eine kurze Beschreibung des Krankheitsbildes der traumatischen Wirbelveränderungen im Sinne Kümmell's.

Um gleich bei der hierher gehörenden Literatur zu bleiben, muss ich noch erwähnen, dass schon 1886 Mancini einen Fall beschrieben hat,[5]) der wohl zum Theil wenigstens hierher gehört.

Wenn wir uns das Bild der traumatischen Wirbelaffection nach Kümmell kurz recapituliren, so wäre darüber im Anschluss an den Aufsatz in der Deutschen med. Wochenschrift Folgendes zu sagen.

Das Trauma, welches die Erkrankung veranlasst, kann ein verschiedenes sein, indem entweder eine directe Gewalt die Wirbelsäule trifft, ein schwerer Gegenstand auf Schultern und Nacken des Patienten herunterfällt oder durch heftiges Zusammenknicken des Oberkörpers eine Quetschung von Wirbelkörpern entsteht.

Die Patienten hatten dann oft nur kurze Zeit, 2—8 Tage, in der betroffenen Partie der Wirbelsäule über mehr oder weniger heftige Schmerzen zu klagen, die allmälig verschwanden und den

---

[1]) Brit. Med. Journ. March 22, 1879.
[2]) Beiträge z. klin. Chir., XIV, p. 268.
[3]) Deutsche Zeitschr. f. Chir., Bd. 41, p. 445.
[4]) Berlin 1894.
[5]) Caso di spondilitide traumatica con pachimeningite spinale ed elephantiasi. Morgagni 1886, No. 3.

Patienten erlaubten, ihren verschiedenen, oft sehr schweren Berufen wieder nachzugehen.

„Nach längerer Zeit, nach Wochen, oft nach mehreren Monaten, stellen sich heftige Schmerzen in der Wirbelsäule ein, es gesellen sich je nach dem Sitz Neuralgien im Gebiete einzelner Intercostalnerven, leichte Motilitätsstörungen in den unteren Extremitäten hinzu, der Gang wird ein unsicherer, und wenn man nunmehr die Patienten zu untersuchen Gelegenheit hat, tritt uns meist nach vollständigem Wohlbefinden oder unbedeutenden Beschwerden, welches wochen- und monatelang nach dem stattgehabten Trauma angedauert hat, eine deutlich ausgeprägte Kyphose und ein mehr oder weniger ausgeprägter Gibbus entgegen.“

Die Erkrankung betraf meistens die Brustwirbelsäule. Der am meisten prominirende Wirbel sowie seine Nachbarn sind auf Druck schmerzhaft. Durch Suspension lässt sich die Kyphose ausgleichen, während der Gibbus bestehen bleibt. Dieses Vorhandensein eines Gibbus sowohl als auch die Beweglichkeit der übrigen Wirbelsäule und damit gegebene Möglichkeit, die vorhandene Kyphose auszugleichen, charakterisiren die in Rede stehende Erkrankung streng gegenüber einer anderen auch oft traumatischen Erkrankung der Wirbelsäule, der Arthritis deformans. Um diesbezügliche Fälle handelt es sich wohl ausschliesslich in einer Arbeit von Bechterew,[1]) auf die ich, obwohl sie an sich nicht hierher gehört, aus anderen Gründen noch zurückkommen werde.

Wenn ich es nun im Folgenden versuche, einige Beiträge zu der Lehre von den traumatischen Erkrankungen der Wirbelsäule zu liefern, so muss ich vorausschicken, dass von den von uns beobachteten Fällen nur einer nach dem von Kümmell aufgestellten Typus verlaufen ist. Das Gemeinsame aber, was meine sämmtlichen Fälle mit den Kümmell'schen haben, ist nach meiner Ansicht die abnorme, längere Zeit nach Einwirkung des Traumas progredient bleibende Weichheit der Wirbelkörper an der betroffenen Partie, welche zur Gibbusbildung führt, welche bisweilen nach sehr geringfügigen Traumen eintritt und dann zu dem beschriebenen typischen Krankheitsbilde führt,

---

[1]) Steifigkeit der Wirbelsäule und ihre Verkrümmung als besondere Erkrankungsform. Neurolog. Centralbl. 1893, No. 13.

welche aber auch nach schweren Verletzungen oft genug vorhanden ist.

Bei den typischen Fällen müssen wir drei Hauptstadien des Krankheitsverlaufes unterscheiden. Das erste ist das der Verletzung unmittelbar folgende, in welchem die Patienten über Schmerzen in der Wirbelsäule zu klagen haben. Ihm folgt als zweites das Stadium, in welchem die Erscheinungen wieder geschwunden, die Patienten also anscheinend gesund sind, während man als drittes Stadium die Zeit ansehen muss, in welcher sich die weiteren Folgen der Verletzung, die Gibbusbildung etc. einstellen. Nun ist es klar, dass das zweite Stadium um so ausgeprägter sein wird, je leichter die Verletzung war, je schneller ihre directen Folgen schwanden, dass dagegen bei schwereren Verletzungen das erste Stadium verlängert werden muss, ja so weit verlängert werden kann, dass sich das dritte Stadium unmittelbar an das erste anschliesst. Dies letztere wird besonders häufig der Fall sein bei ausgesprochenen Wirbelbrüchen, wenn auch bei diesen die besprochene abnorme Weichheit der Wirbelkörper eintreten kann.

Dies letztere ist aber zweifellos der Fall, und so hat 1881 auf dem Chirurgencongress Schede[1]) von einigen Patienten berichtet, die sicher auch hierher gehören. Ein Mann erlitt einen Wirbelbruch, es bestand fast vollständige Lähmung der unteren Extremitäten. Nach dreimonatlicher Bettruhe und Verschwinden fast sämmtlicher Lähmungen stand Patient auf und nun entwickelte sich, nachdem vorher gar keine Deformität bestanden hatte, zuerst ein Gibbus; die Lähmungen kehrten zurück. Der Gibbus flachte sich dann in der Rauchfuss'schen Schwebe ab, blieb aber offenbar zum Theil bestehen; die Lähmungen verschwanden wie früher, und erst nach längerer Zeit hatte die Wirbelsäule ihre alte Festigkeit wiedergewonnen, so dass der Patient definitiv geheilt entlassen werden konnte. Aehnlich lagen zwei andere Fälle, die beide leichtere Wirbelbrüche erlitten hatten, beide geheilt ohne Lähmungen entlassen waren, und bei denen sich im Laufe der nächsten Monate ein Gibbus und totale Lähmung beider unteren Extremitäten ent-

---

[1]) Verhandl. der Deutschen Gesellschaft für Chirurgie X. 1881, I. 35.

wickelte. Bei beiden gingen die Lähmungen bei geeigneter Behandlung vollkommen zurück, bei dem Einen auch der Gibbus, welcher bei dem Andern jedenfalls geringer wurde.

Wir sehen, diese Fälle weichen in nichts von dem von Kümmell beschriebenen Krankheitsbilde ab, als in der Schwere des primären Traumas, welches hier in einer deutlich ausgesprochenen Fractur bestand, während dort etwas Genaueres über die Art der Verletzung nicht festzustellen war mangels ausgesprochener Symptome.

Ob es sich aber nicht auch in diesen Fällen darum gehandelt hat? Kümmell selbst nimmt es in seiner neuesten Publication als wahrscheinlich an, dass wir es auch hier wenigstens in vielen Fällen mit Fracturen zu thun haben, und ebenso ist auch Koenig[1]) der Ansicht, dass durch das Trauma eine Compressionsfractur, Längsfissuren und dergl. eintreten und dass Dislocationen erst bei Belastung des noch weichen Callus eintreten. Wir werden auf diese Frage später noch zurückzukommen haben.

Zunächst möchte ich die mir zur Verfügung stehenden Fälle kurz mittheilen und mit demjenigen anfangen, welcher das von Kümmell gezeichnete Bild am klarsten wiedergiebt.

Fall I (Privatpraxis des Herrn Geheimrath Mikulicz). E. J., 35 Jahre alt, stammt aus gesunder Familie und ist kurz vor Weihnachten 1892 bei Glatteis auf den Rücken gefallen. Er empfand sofort einen heftigen Schmerz in der Mitte der Wirbelsäule und konnte sich nur mit Mühe erheben. Die Schmerzen liessen nach einigen Tagen nach, um dann nach kurzer Zeit von neuem mit erhöhter Intensität wieder aufzutreten. Eine Deformität war an der Wirbelsäule nicht nachzuweisen.

Die Schmerzen waren nur bei Ruhelage geringer, die kleinste Bewegung genügte, um dieselben hervorzurufen, und oft traten sie auch spontan ohne besondere Veranlassung auf. Es kamen aber jetzt zu den Schmerzen in der Wirbelsäule auch solche, welche nach beiden Seiten über den Bauch ausstrahlten, und andere, welche blitzartig in die unteren Extremitäten hineinschossen und dabei namentlich in letzter Zeit eine ausserordentliche Intensität erreichten. In letzter Zeit gesellten sich dazu noch unwillkürliche Zuckungen an den unteren Extremitäten, die unter den heftigsten Schmerzen das eine oder andere Bein in die Höhe schnellten. Es blieb dann noch lange Zeit nachher ein intensives Zittern zurück. Patient war daher seit Juli 1893 völlig ans Bett gefesselt. Hand in Hand mit diesen Erscheinungen war die Ausbildung

---

[1]) l. c.

eines Spitzbuckels im unteren Brusttheil getreten, der den Pat. veranlasste, auch im Sitzen eine leicht nach vorn gebeugte Haltung einzunehmen. Ein im Juni von Herrn Geh.-Rath Mikulicz angelegtes Gipsmieder wurde nicht vertragen.

Im Juli 1893 fand sich Folgendes: Grosser, sehr kräftig gebauter Mann mit normalen inneren Organen. Hautfarbe blass. Temperatur und Puls normal. Im Bett, das er nicht verlässt, nimmt er beständig Rückenlage ein und vermag sich nur mit Mühe und Unterstützung herumzudrehen. Im unteren Theile der Brustwirbelsäule findet sich ein spitzer, doch nicht sehr hervortretender Buckel, dessen Höhe anscheinend der zehnte Brustwirbel bildet. Beim Beklopfen ist diese Partie nicht sehr empfindlich, doch wird Druck auf den Kopf beim Stehen oder Sitzen hier schmerzhaft empfunden. Haut in der Umgebung des Buckels nicht verändert. Senkungsabscesse nicht nachzuweisen.

Pat. richtet sich nur mit fremder Hilfe auf, sitzt vornüber gebeugt und geht sehr unsicher mittels zweier Stöcke umher.

Patellar- und Muskelreflexe im Bereich der unteren Extremität sehr erhöht. Sensibilität nur an einer kleinen Stelle an der linken seitlichen Bauchwand unterhalb des Nabels insofern gestört, als dort die Tastempfindung etwas herabgesetzt ist. Keine Paresen. Blase und Mastdarm intact.

Es wird ein neues Mieder mit Achselstützen angefertigt und Patient mit diesem entlassen. Von nun an bessern sich die Beschwerden zusehends. Pat. hat sich öfter wieder vorgestellt, zuletzt im Februar 1895. Der Befund von damals, ergänzt durch eine briefliche Mittheilung vom 20. November 1895, ist folgender: Der Gibbus hat nicht weiter zugenommen. Im Liegen ist Pat. vollkommen schmerzfrei, Zuckungen treten nicht mehr auf, Schmerzen nach angestrengtem Laufen, langem Sitzen, besonders auch anhaltendem Sitzen im Wagen; doch vermag Pat. von 8—2 und 4—$^1/_2$8 seinem Beruf als Ingenieur nachzugehen; dazwischen ruht er 2 Stunden im Bett aus. Der Gang ist bis auf die vorgebeugte Haltung normal; Pat. bedient sich gewöhnlich eines Stockes, kann ihn aber auch zeitweise entbehren. Treppensteigen strengt ihn sehr an. Er hat das Corset die ganze Zeit getragen und will es auch weiter benutzen. Einige Seebäder sind ihm sehr gut bekommen; das Allgemeinbefinden ist ein gutes.

Wenn wir den geschilderten Fall kurz überblicken, so sehen wir, dass er genau den von Kümmell geschilderten Verlauf genommen hat: Verletzung anscheinend leichter Art, baldiges Vorübergehen der directen Folgen derselben, dann allmäliges Eintreten der eigentlichen Erscheinungen, des Gibbus, der Schmerzen und der sonstigen damit in Zusammenhang stehenden Störungen, ohne die Möglichkeit, dabei irgend welche entzündliche Processe nachzuweisen. Dann die allmälige Abnahme der Erscheinungen unter Stehenbleiben der Deformität nach eingeleiteter zweckentsprechender Behandlung.

Wie unbedeutend das Trauma in diesem Fall gewesen, geht schon aus dem Umstande hervor, dass der Patient sowohl als auch die zunächst zugezogenen Aerzte demselben überhaupt gar keine Beachtung schenkten, obwohl Patient sich bald nach Auftreten der secundären Erscheinungen in Behandlung begab, also verhältnissmässig kurze Zeit nach der Verletzung. Bei dem Fehlen eines objectiven Befundes wurde er zunächst als Neurastheniker angesehen. Dann trat der Gibbus auf und mit ihm zunächst die Diagnose auf Tuberculose. Erst während der weiteren Behandlung, als auch diese Diagnose bei dem eigenthümlichen Verlauf der Erkrankung unsicher wurde, brachte Herr Geheimrath Mikulicz das erwähnte Trauma in Erfahrung und konnte nun das Leiden mit dieser Verletzung in Verbindung bringen.

Die weiteren Fälle, welche mir zur Verfügung stehen, schliessen sich nicht so genau dem typischen Krankheitsbilde an, da es sich in ihnen um schwerere Verletzungen und dadurch Uebergang des oben aufgestellten Stadium I in Stadium III handelt. Dass diese Fälle dennoch mit Recht hierher gezählt werden müssen, wird das Studium der Krankengeschichten ergeben, deren Auszug ich wiederum hier folgen lasse.

Fall II. J. G., 32jähriger Kutscher, war vom 25. Juli bis 1. August und vom 24. September bis 1. October 1893 in der K. chirurg. Klinik aufgenommen. Der Patient war am 9. Juni 1893 in der Weise verunglückt, dass er beim Abladen eines 30 Ctr. schweren Brauereikessels von diesem gegen einen Haufen von Steinplatten angedrückt wurde in der Weise, dass der Kessel auf der linken vorderen Brustseite, die Mitte des Rückens auf den Steinplatten auflag. Hochgradige Schwäche in den Beinen und äusserst heftige Schmerzen in Brust und Rücken machten alsbaldige Ueberführung des halb bewusstlosen Patienten in ein Spital nothwendig. Nach 14tägiger Bettruhe stand Patient zuerst wieder auf und lernte langsam und mit grosser Mühe das Gehen wieder. Bei der ersten Aufnahme in die Klinik, also $6^1/_2$ Woche nach dem Unfall, konnte er nur auf ebenem Boden gehen; nachdem damals Massage der Rückenmuskeln angewandt war, vermochte er bei der zweiten Aufnahme (Ende September) auch ohne Stock Treppen zu steigen.

Der zuerst erhobene Befund war folgender Art (Taf. I, Fig. 1 und 2): Muskulöser, etwas magerer und blasser Mann; innere Organe normal bis auf ein leicht verschärftes Athemgeräusch über der rechten Lungenspitze. Starke dexroconvexe Skoliose des oberen Theiles der Brustwirbelsäule mit Abflachung der physiologischen Kyphose. Die unterste Partie der Brust- und oberste der Lendenwirbelsäule zeigen eine Verbiegung mit der Convexität nach links und hinten, aber in Form einer scharfen Knickung, deren höchster Punkt dem

letzten Brust- und ersten Lendenwirbel entspricht. Der unterste Theil der
Lendenwirbelsäule und das Kreuzbein befinden sich in leichter Lordosenstellung.
Von den unteren Brustwirbeln bis zum Kreuzbein ist die Wirbelsäule vollkommen unbeweglich; der Patient kann sich daher nur vermittelst der Hüft-
gelenke und dem oberen Brust- und Halstheil der Wirbelsäule nach vorn
beugen. Rückwärtsbeugung und Drehung der Wirbelsäule ist unmöglich. Entsprechend der Skoliose findet sich Verbiegung der Rippen und Tiefstand der
linken Schulter. Patient hat sowohl spontan bei längerem Sitzen oder Stehen
in der Gegend des Gibbus Schmerzen, ebenso bei Druck auf den Kopf, weniger
bei Druck auf die den Buckel bildenden Wirbel. — An den unteren Extremitäten weder Motilitäts- noch Sensibilitätsstörungen. Blase und Mastdarm intact.
    Patient bekam nunmehr ein Gypsmieder, durch dessen Tragen die sub-
jectiven Beschwerden geringer wurden. Während der Patient in Beobachtung
stand, also während einer Zeit von etwa 4 Monaten, hatte sich der Buckel entschieden vergrössert und schien auch während der letzten $3^1/_2$ wöchentlichen
klinischen Behandlung noch weiter im Zunehmen begriffen. Sonst ist noch
von Veränderungen während der Beobachtungszeit zu erwähnen, dass das ver-
schärfte Athmen über der rechten Lungenspitze bei der zweiten Aufnahme verschwunden war und sich hier vollkommen normale Verhältnisse fanden.
    Ich hatte Gelegenheit, den Patienten Ende October 1895 nochmals zu
untersuchen. Pat. hat das Corsett etwa $1/_4$ Jahr getragen; er ist nach Entlassung aus der Klinik 8 Wochen im medicomechanischen Institut mit Massage und
Gymnastik behandelt worden. Er vermag jetzt mit Hilfe des Stockes anhaltend
einige Stunden zu gehen und zwar wird es ihm leichter, wenn er das rechte
Bein durch einen erhöhten Absatz um etwa 3 Ctm. verlängert. Dagegen sei
ihm schwere Arbeit ganz unmöglich, speciell das Heben grösserer Lasten; auch
leichtere könne er nur dann verrichten, wenn es ihm dabei möglich wäre, ab
und zu die Stellung zu wechseln. Bei jeder stärkeren Anstrengung bekomme
er starke Kreuzschmerzen, die längere Zeit anhielten, ihn auch bisweilen am
Schlafen hinderten. Die Schmerzen sind angeblich durchaus auf die Gegend
des Gibbus localisirt. Ab und zu tritt ohne besondere Veranlassung ein
Brennen ein, welches, von der Kreuzbeingegend beginnend, sich bis in den
linken Unterschenkel hinunterzieht.
    Im Uebrigen ist der Status jetzt kurz folgender (Fig. 3, 4): es besteht
ein Gibbus, gebildet aus dem letzten Rücken- und dem ersten bis dritten
Lendenwirbel und zwar hat derselbe insofern eine eigenthümliche Form, als er
ein aus den 4 betheiligten Wirbeln gebildetes Plateau darstellt, welches an
seinen beiden Enden sich in scharfem Knick gegen die übrige Wirbelsäule absetzt. Die Skoliose besteht in der Weise, dass von einer durch die Kreuzbein-
dornfortsätze gezogenen Verticalen der 3. Lendenwirbel 0, der 12. Brustwirbel
1,5, der 8. Brustwirbel 5,5, die Vertebra prominens 4,0 Ctm. nach rechts abweicht. Die Verbiegungen in sagittaler Richtung bestehen wie früher. Die
Bewegungen in der ganzen Wirbelsäule sind erschwert, aber nur im Gibbus
und seiner nächsten Nachbarschaft anscheinend völlig aufgehoben.
    Von nervösen Störungen ist nur eine Herabsetzung der Patellarreflexe zu

erwähnen, die links nur ganz schwach auszulösen sind. Ein Vergleich der früher aufgenommenen Figur 1 mit der Fig. 2, welche den jetzigen Bestand wiedergiebt, dürfte auch die Zunahme der Deformität bestätigen.

Wenn das geschilderte Krankheitsbild in manchem von dem Typus der Kümmell'schen Fälle abweicht, so hat es zunächst wieder mit ihnen gemein: eine progrediente Erweichung der durch den Unfall betroffenen Wirbel und dementsprechende Zunahme der Deformität noch 4 Monate und darüber nach dem Unfall. Die Deformität bezog sich in diesem Falle nicht nur auf die sagittale, sondern auch auf die transversale Axe, so dass zu dem gewöhnlichen Gibbus noch eine Skoliose hinzukam. Dass im Uebrigen das subjective Befinden des Patienten während der Beobachtungszeit sich eher besserte trotz Zunahme des objectiven Befundes, dass er entschiedene Fortschritte im Gehen machte, obwohl sich die pathologische Stellung der Wirbelsäule mehr und mehr ausbildete, dürfte wohl seinen Grund in der frühzeitigen Anwendung eines geeigneten Stützapparates finden, der bei dem tiefen Sitz der Erkrankung zu besonders günstiger Wirkung kommen konnte. Ob als primäre Verletzung eine Fractur vorgelegen hat oder ein anderer Vorgang ist kaum zu entscheiden. Eine schwere Fractur kann es gewiss nicht gewesen sein, wenn Patient schon nach 14 Tagen das Bett verlassen konnte. Die hier vorgefundene Steifigkeit der Wirbelsäule in der Umgebung der hauptsächlich erkrankten Partie ist entweder durch die Annahme zu erklären, dass auch die Gelenke mit erkrankt waren und dass in diesem Falle neben der Veränderung der Wirbelknochen auch eine Arthritis bestand, die wohl als eine auf traumatischer Basis entstandene Arthritis deformans aufzufassen ist, oder dass es sich um Muskelcontracturen handelte, bedingt durch die Schmerzhaftigkeit der Bewegungen. Besonders nahe lag bei dem Lungenbefund in diesem Falle der Gedanke an eine tuberculöse Erkrankung. Aber erstens waren die Lungenerscheinungen recht unsichere, und bald überhaupt gänzlich verschwunden, zweitens spricht der sehr langsame Verlauf der Erkrankung, der sich bezüglich gewisser Symptome sogar zum Besseren gewandt hat, obwohl die Behandlung nur ganz kurze Zeit in Ruhigstellung, im Uebrigen sogar in Massage und Gymnastik bestand, nicht für eine tuberculöse Spondylitis.

Mehr noch wie bei dem eben geschilderten drängt sich bei

dem nächsten Falle das primäre Trauma in den Vordergrund des Krankheitsbildes insofern, als seine directen, schweren Folgen eine lange Zeit für sich in Anspruch nahmen.

Fall III. (cf. Abb. 5). B. S., 33 j. Bergmann, erlitt am 22. Dec. 1892 dadurch einen Unfall, dass ihm beim Arbeiten im Bergwerk aus 5 Fuss Höhe grosse Steinmassen auf den Rücken fielen. Er befand sich dabei in gebückter Stellung. Andere Bergleute befreiten den Besinnungslosen aus seiner Lage und brachten ihn nach dem Krankenhause, wo er nach etwa $^1/_2$ Stunde wieder zu sich kam. Patient konnte weder Arme noch Beine bewegen und musste daher 17 Wochen zu Bett liegen. Störungen von Seiten der Sphincteren bestanden nicht, ebenso soll die Sensibilität erhalten geblieben sein. 5 Wochen nach dem Unfalle hatten die Arme ihre Functionsfähigkeit soweit erhalten, dass Pat. selbständig essen konnte, nach ferneren 5 Wochen waren sie zur Norm zurückgekehrt. Allmälig gewann Pat. auch die Herrschaft über seine Beine wieder, so dass er nach 17 Wochen anfangen konnte aufzustehen, allerdings nur mit grosser Mühe und gestützt auf zwei Stöcke. Auch das Sitzen ermüdete ihn sehr, er fühlte dabei eine grosse Schwäche im Kreuze, so dass er die Wirbelsäule stets durch Aufstützen der Hände entlastete. Im October wurde er aus dem Krankenhause entlassen, nachdem er bis dahin mit Einreibungen behandelt war. Anfang Juni 1894 wurde er der Königlichen chirurgischen Klinik in Breslau überwiesen.

Der Status war damals folgender: Grosser, kräftig gebauter, gesund aussehender Mann. An den inneren Organen ist nichts Pathologisches nachzuweisen. Puls und Temperatur normal. Die Wirbelsäule zeigt entsprechend den beiden letzten Brust- und dem ersten Lendenwirbel eine Hervorwölbung, deren grösste Höhe dem Dornfortsatz des zwölften Brustwirbels entspricht, Auf Druck sind diese Partien nur wenig empfindlich; dagegen besteht das Gefühl einer grossen Schwäche und mangelnder Festigkeit in der Wirbelsäule, sodass Pat. dieselbe beim Gehen durch Aufstützen auf Krücken, beim Sitzen durch Aufstützen auf die Hände entlasten muss. Unterlässt er dies, oder macht er eine unvorsichtige Bewegung, so treten sofort Schmerzen in der Gegend des Gibbus ein; ebenso wird Druck oder Stoss auf den Kopf in der Gegend des Gibbus als intensiver Schmerz empfunden.

Die motorische Kraft ist in den Armen erhalten, in den Beinen, besonders dem linken erheblich herabgesetzt, und zwar bezieht sich dies auf sämmtliche Muskelgruppen. Die Reflexe sind etwas gesteigert. Die Sensibilität erscheint überall erhalten, nur ist die Schmerzempfindung im linken Beine etwas vermindert. Die Sphincteren functioniren durchaus normal.

Nach Anlegen eines Filzcorsets fühlt sich Pat. insofern erheblich gebessert, als er nunmehr, ohne sich zu stützen sitzen, anstatt der Krücken auf zwei Stöcke gestützt gehen kann.

Er wurde Ende Juli 1894 entlassen und kam Anfang Juni 1895 wieder zwecks erneuter Untersuchung und Anfertigung eines neuen Corsets. Es fand sich jetzt eine erhebliche Zunakme der Wirbelsäulen-Verkrümmung, in die nunmehr auch die beiden benachbarten Wirbel einbezogen sind, also der zehnte

Brust- und zweite Lendenwirbel. Am meisten vorragend ist auch jetzt noch der zwölfte Brustwirbel, doch handelt es sich nicht um eine spitzwinkliche Knickung, sondern um eine mehr rundliche Wölbung.

Die subjectiven Beschwerden haben sich nicht wesentlich geändert, äussern sich insbesondere ohne Corset genau wie vor einem Jahre; nur besteht im linken Bein jetzt bisweilen Ameisenlaufen und durchschiessende Schmerzen. Die Steigerung der Sehnenreflexe hat zugenommen, Hand in Hand mit einer mässigen Steifigkeit. Ebenso die Herabsetzung der Schmerzempfindung, welche jetzt auch am rechten Bein · in geringerem Grade als am linken nachweisbar ist. Ausserdem findet sich zu beiden Seiten der Wirbelsäule in der Höhe des Gibbus eine zwei Hände breite anästhetische Zone. Im Uebrigen ergiebt die, auch von Herrn Medicinalrath W e r n i c k e gütigst controlirte Untersuchung des Nervensystems normale Verhältnisse. Gesichtsfeld nicht verkleinert. Innere Organe normal.

Das uns besonders Interessirende an dem Krankheitsbild ist wieder wie in den früheren Fällen die abnorme Weichheit der Wirbelkörper, welche noch $2^1/_2$ Jahre nach dem Unfall in einer Buckelbildung zu Tage trat.

Fall VI. H. N., 25jähr. Arbeiter, verunglückte Ende April 1895 dadurch, dass eine Leitersprosse, auf welcher er stand, unter ihm zusammenbrach. Er kam auf die nächste Sprosse zu stehen und konnte sich hier festhalten; eine schwere Last von Ziegelsteinen, welche er auf dem Kopf trug, fiel nach hinten herunter. Dabei wurde dem Pat. der Kopf mit einem Ruck nach hinten gebogen. Pat. verspürte anfangs keine Schmerzen, konnte vielmehr weiterarbeiten. Erst nach einigen Tagen stellten sich ziehende Schmerzen im Nacken ein. Pat. behandelte sich anfangs selbst, meldete sich aber 8 Tage nach dem Unfall krank und wurde bis Anfang Juni mit Massage und Elektricität behandelt. Geheilt entlassen, hat er einen Tag zu arbeiten versucht. Dabei traten wieder Schmerzen auf. Daher am 7. Juni Aufnahme in die Königliche chirurg. Klinik.

Status: Mittelgrosser, kräftiger Mann, in ziemlich guter Ernährung. Puls und Temperatur normal. Aengstlicher Gesichtsausdruck.

Pat. hält den Kopf steif und·vermeidet Bewegungen desselben; Beugung, Streckung und Rotation verursachen hochgradige Schmerzen und sind daher sowohl activ als auch passiv erheblich beschränkt.

Die gesammte Nackengegend ist mässig druckempfindlich; Druck auf den unteren Theil der Halswirbelsäule ist hochgradig schmerzhaft. Druck auf den Scheitel und Druck auf die Wirbelsäule vom Rachen aus wenig schmerzhaft. Leichte Kiefersperre. Zu beiden Seiten der Wirbelsäule fühlt man am Nacken geringe Schwellung, vermuthlich von den contrahirten Längsmuskeln herrührend.

Innere Organe, speciell die Lungen, ohne nachweisbare Veränderung.

Pat. erhält eine Bandage zunächst aus Gips, später aus Filz, zwecks Ruhigstellung des Kopfes und wird täglich massirt. Unter dieser Behandlung wird Pat. insofern gebessert, als das Bewegen des Kopfes, besonders die Drehung weniger schmerzhaft ist. Pat. wird mit dieser Bandage entlassen. Am 27. 10. erneute Untersuchung (Fig. 7). Pat. hat immer noch die steife, vorsichtige Haltung des Kopfes. Er giebt an, dass die Drehbewegungen des Kopfes fast frei, die Beugung und Streckung aber immer noch mit hochgradigen Schmerzen verbunden sind. Pat. ist daher immer noch nur zu leichter Arbeit fähig. Er hat die Filzbandage 5 Wochen getragen, dann fortgelassen.

Bei der Besichtigung des Pat. fällt auf einmal die Abflachung der physiologischen Dorsalkyphose, so dass die Wirbelsäule in sagittaler Richtung abnorm gerade gehalten wird, denn auch eine Skoliose der Hals- resp. Brustwirbelsäule derart, dass die obersten zwei Rückenwirbel ziemlich scharf nach rechts abweichen, während am Hals eine sinistroconvexe Skoliose nachweisbar ist (s. Abbildung). Die übrige Rücken- oder Lendenwirbelsäule weicht nicht von der Medianebene ab. Druck auf die Dornfortsätze der unteren Halswirbel, besonders des 4.—6. erheblich schmerzhaft, ebenso wird Stoss auf den Scheitel an der gleichen Stelle schmerzhaft empfunden. Vom Mund aus, der vollkommen frei geöffnet wird, ist nichts Abnormes nachzuweisen, auch keine Druckempfindlichkeit der Wirbelkörper, die Schwellung zu beiden Seiten der Wirbelsäule ist verschwunden. Patellarreflexe ziemlich schwer auszulösen; sonst keine nervösen, speciell keine Sensibilitätsstörungen. Innere Organe ohne jede Veränderung.

Ich habe diesen Fall als letzten aufgeführt, weil er insofern bisher allein steht, als er die Halswirbelsäule betrifft. Sämmtliche von Kümmell berichtete Erkrankungen haben sich zwischen dem 3. und 7. Rückenwirbel abgespielt, in den meisten Fällen die Gegend des 6. betreffend. Im Uebrigen ist dieser Fall insofern besonders typisch, als die Verletzung nach ihren unmittelbaren Folgen eine sehr leichte war und doch nach einer fast symptomfreien Zeit von einigen Tagen ein schweres Krankheitsbild allmählich entstanden ist, welches schliesslich zur Ausbildung erheblicher Deformitäten geführt und den Patienten durch subjective Störungen in seiner Arbeitsfähigkeit beträchtlich herabgesetzt hat.

Wenn wir die hier referirten Fälle zusammen mit den aus der Litteratur bekannten, eingerechnet die oben erwähnten Schedeschen, nochmals kurz überblicken, müssen wir sagen, dass es ein ziemlich buntes Bild ist, welches sich uns darbietet. Art der Verletzung, Verlauf der Erkrankung nach Dauer und Schwere der Erscheinungen sind sehr verschieden, der Ausgang in einzelnen Fällen ein sehr günstiger mit Verschwinden sämmtlicher Symptome; in anderen bleiben erhebliche Störungen lange Zeit, vielleicht dauernd zurück. Die einzige gemeinsame Erscheinung, der wir in allen Fällen begegnen, ist, wie schon mehrfach erwähnt eine abnorme Weichheit der Wirbelknochen, die ihrerseits wieder die für das Krankheitsbild wichtigen Symptome, den Gibbus mit seinen Begleiterscheinungen zur Folge hat. Somit wäre eine Erklärung der Krankheit gegeben, wenn es möglich wäre, diese Knochenerweichung genauer zu studiren und ihr Wesen klarzulegen. Hier scheitern wir vorläufig an dem Fehlen eines Sectionsbefundes, wenigstens eines solchen bei einem ganz typisch verlaufenen Falle; wir müssen uns also begnügen, aus theoretischen Erwägungen und Vergleichen mit Vorgängen bei anderen, mehr oder weniger verwandten Processen unsere Schlüsse zu ziehen.

Die einfachste Annahme ist die schon oben erwähnte Koenig'sche, dass es sich hier einfach um Fracturen, Längsbrüche etc. handelt, und dass Dislocation etc. erst bei Belastung des noch weichen Callus zu Stande kommt. Sehen wir uns aber die typisch verlaufenen Fälle, speciell die von Kümmell gesammelten nochmals genauer an so müssen wir uns sagen, dass oft zwischen dem Eintreten der Belastung und dem Beginn der hierher gehörigen Erscheinungen ein auffallend langer Zwischenraum verstrichen ist. Bei einer gewöhnlichen Fraktur tritt die Verschiebung der Knochen ein sofort nach dem ersten Einwirken der eine Dislocation bewirkenden Verhältnisse, mögen dieselben in der Verletzung selbst oder in Muskelzug oder Belastung gegeben sein. Mit dem Moment der Continuitätstrennung der Knochen ist die abnorme Weichheit eingetreten, hat die abnorme Beweglichkeit ihr Maximum erreicht und im weiteren Verlauf muss diese allmählich durch Callusbildung wieder abnehmen. Verschleiert kann das Bild allerdings werden durch das Intactbleiben von Knochen, welche die Function des Verletzten theilweise übernehmen, aber auch dann ist es nicht zu erklären, warum nach der Verletzung die Wirbel eine längere Zeit, Monate, ja in einem Fall von Kümmell 1½ Jahre lang anstandslos ihren Dienst versehen und dann erst allmählig anfangen insuffient zu werden. Diese Thatsache ist nur durch die Annahme einer erst im Verlaufe der Erkrankung sich ausbildenden Weichheit der Knochen zu erklären. Auch eine durch Ausserdienststellung der Wirbelsäule bedingte verzögerte Callusbildung kann nicht vorliegen, denn die Erweichung tritt erst ein, wenn die Wirbelsäule schon längst wieder ihren Dienst vollkommen versieht

Anders liegt die Frage, ob eine Fractur überhaupt in sämmtlichen Fällen vorgelegen hat, ob die Erweichung der Knochen die Folge einer Fractur ist, oder ob sie auch nach anderen Verletzungen eintreten kann. Ueber diesen Punkt ist nach meiner Ansicht eine Entscheidung zur Zeit nicht möglich; wir müssen uns ebenso wie es Kümmell in seiner letzten Veröffentlichung gethan hat, sagen, dass in sämmtlichen bekannten Fällen ein Bruch vorgelegen haben kann. So ist z. B. das starke Vornüberbeugen, wie es in meinem Fall 3 stattgefunden hat, wohl im Stande, eine Compressionsfractur der Wirbelkörper zu veranlassen, für welche auch die äusserst schweren direct folgenden Erscheinungen sprechen dürften, aber in anderen Fällen ist das Trauma so unbedeutend, sind seine unmittelbaren Folgen so vorübergehende, dass die Annahme eines Bruches auf erhebliche Zweifel stossen muss. Hier können nur weitere Beobachtungen und eventuelle Sectionsresultate Aufschlus geben.

Leider ist der oben erwähnte von Mancini[1]) mitgetheilte Fall, der sehr wohl hierher gehören kann, nicht hinreichend genau untersucht, um hier verwerthet zu werden. Es fehlt die mikroskopische und bakteriologische Untersuchung der durch die Obduktion gewonnenen Wirbelpräparate, und die Beschreibung des makroskopischen Befundes ist nicht recht klar, sodass eine sichere Differentialdiagnose zwischen Tuberculose, Osteomyelitis und specifisch-taumatischem Prozess nicht möglich ist. Er giebt uns in Folge dessen auch keine Antwort auf die Frage nach den feineren Vorgängen bei dem Zustandekommen der Erweichung, speciell, ob es sich nur um eine Osteoporose handelt, oder ob sich gleichzeitig auch Prozesse analog der Osteomalacie abspielen. Hierüber können wir nur Vermuthungen aussprechen.

Wenn es sich nur um Osteoporose handelte, so wäre das allmäliche Auftreten des Gibbus resp. der sonstigen Deformitäten, das ganz langsame Anwachsen desselben, wie wir es in vielen Fällen genau verfolgen konnten, kaum zu erklären. Bei der Osteoporose verringert sich die Masse der Knochensubstanz, der Knochen wird dadurch in toto weniger widerstandsfähig, aber der bleibende Rest ist immer noch Knochen, starrer Knochen, der nur durch Zustandekommen einer Fractur einknicken kann. Ein Biegen von Knochen mit erheblichem Dickendurchmesser ist nur möglich unter der Voraussetzung, dass dieser Knochen abnorm weich ist, dass er die ihm eigenthümliche Härte durch Verlust eines Theils seiner Kalksalze eingebüsst hat. Wir sind daher gezwungen, ausser der lacunären Atrophie, der Osteoporose, auch eine Halisterese, eine Verarmung der betreffenden Knochen an Kalksalzen, anzunehmen.

Wie diese allerdings zu Stande kommt, das bleibt vorläufig vollständig der Vermuthung überlassen. Wenn wir schon nach den klinischen Erfahrungen nicht sagen können, ob die primäre Verletzung in einer Fractur bestehen muss, oder ob auch andere, leichtere Schädigungen genügen, die progressive Erweichung auszulösen, so sind wir noch viel weniger in der Lage, über die Art und Weise, wie die Verletzung zur Erweichung führt, Aufschluss zu geben.

Herr Geheimrath Mikulicz hält es für wahrscheinlich, dass ein durch das Trauma gesetztes intra- resp. extradurales Haematom den Anstoss dazu giebt. Es ist denkbar, dass dieses allmälig in die betreffenden Wurzeln und Spinalganglien diffundirt und so erst nachträglich in denselben Veränderungen setzt, die theils in trophischen, theils in Sensibilitätsstörungen zum Ausdruck kommen. Diese Annahme wird durch die Erwägung gestützt, dass wir an anderen Skeletabschnitten, die eine so innige Beziehung zum Nervensystem nicht haben, derartige Folgezustände eines scheinbar geringfügigen Traumas nicht kennen. Jedenfalls kann es sich hier nicht um die einfachen reactiven Processe im verletzten Knochen handeln, selbst wenn wir für alle Fälle eine Fractur oder Fissur zugeben und annehmen wollten, dass der Process der traumatischen Entzündung abnorm in die Länge gezogen würde. Denn hier geht Knochenschwund Hand in Hand mit Knochenneubildung, so dass de facto eine Verminderung des festen Knochengewebes nicht eintritt. Man müsste vielmehr an einen Process denken, der der gewöhnlichen Osteomalacie nahe steht, welche von den meisten, so von Virchow, von v. Recklinghausen[1]), als ein entzündlicher Process angesehen wird, als eine chronische atrophirende Entzündung, bei welcher Anbau von

---

[1]) Die fibröse oder deformirende Ostitis, die Osteomalacie etc. In der Festschrift zu Virchow's 71. Geburtstage. Berlin 1891.

Knochengewebe zwar auch vorhanden ist, aber von dem Abbau
erheblich übertroffen wird. v. Recklinghausen glaubt diese
Eigenthümlichkeit der osteomalacischen Entzündung in der ihr
eigenthümlichen Form der entzündlichen Congestion suchen zu
dürfen, welche auf Innervationsstörungen beruht und in einer
reinen arteriellen Hyperaemie besteht, ohne die, Knochenapposition
begünstigende, Complication venöser Stauungen. An welcher Stelle
des vasomotorischen Gebietes die Störung liegt, ob mehr central
oder im Nervmuskelapparate der Wandungen der peripheren Ge-
fässbezirke, diese Frage lässt v. Recklinghausen bei dem
Mangel nachweisbarer Veränderungen an den nervösen Organen
unbeantwortet. Auch aus anderen Gründen ist der Gedanke, dass
bei diesen Verletzungen nervöse Einflüsse mitspielen, dass mit der
Wirbelsäule zugleich ihr nervöser Inhalt geschädigt wird, ein ziemlich nahe liegender. Ich glaube, man muss an derartige Vorgänge
um so eher denken, als wir rein nervöse, im Wirbelcanal sich ab-
spielende Erkrankungen kennen, welche zu ganz analogen Veränderungen der Wirbel führen. So war dies für die spinale Kinderlähmung durch Heine[1]) schon längere Zeit bekannt; auch bei der
Tabes kommen, wie Krönig[2]) nachgewiesen hat, ganz analoge
Veränderungen vor. Hier dürfte auch ein Satz aus einem Vortrage von Goltz: „Ueber Beobachtungen an Thieren, denen umfangreiche Abschnitte des Rückenmarks entfernt waren" [3]), zu erwähnen sein, dahin lautend: „Die Knochen der Wirbelsäule erwiesen sich nach einmaliger Querdurchschneidung des Rückenmarks
bei späteren Operationen auffällig morsch, so oft der Wirbelcanal
zwecks der Ausschneidung des Rückenmarks in weiterer Ausdehnung geöffnet wurde." Endlich wird auch ein Fall von Osteomalacie, bei welchem unter anderen Knochen auch die Wirbelsäule
erkrankt war, und der sich im Anschluss an einen Morbus
Basedowi entwickelt hatte, von v. Recklinghausen[4]) so gedeutet, dass die die Basedow'schen Symptome bedingenden und

---

[1]) J. Heine, Beobachtungen über Lähmungszustände der unteren Extremitäten und deren Behandlung 1840.
[2]) Wirbelerkrankungen bei Tabikern; Zeitschr. für klin. Med., XIV,
1888, p. 51.
[3]) XVII. Wanderversamml. der südwestdeutschen Neurologen und Irren-
ärzte zu Baden-Baden 1892. Neurolog. Centralbl. 1892, p. 390.
[4]) l. c.

die zur Hyperaemie der Knochen führenden vasomotorischen Störungen auf die gleichen nervösen Einflüsse zurückzuführen seien. Der Umstand, dass bei den Verletzungen nur eine locale, bei den oben erwähnten Leiden eine die ganze Wirbelsäule betreffende Erweichung eintritt, wäre daraus zu erklären, dass ja auch die Verletzung nur eine locale ist, demnach auch nur local Rückenmark oder Nerven schädigt.

Dass aber bei den in Rede stehenden Erkrankungen die nervösen Organe in Mitleidenschaft gezogen werden, ist sicher. Wir konnten in jedem Fall irgend welche nervöse Störungen nachweisen, so Sensibilitätsstörungen, Anaesthesien, welche in Fall 3 den Gibbus und seine Umgebung betrafen, ferner Analgasien, Paraesthesien, Neuralgien, Erhöhung, Herabsetzung der Patellarreflexe, Paresen, in schweren Fällen Paralysen, krampfartige Zuckungen etc. So finden sich in der erwähnten Arbeit von Bechterew über Steifigkeit der Wirbelsäule[1]) unter 3 diesbezüglichen Fällen 2, bei denen die Erkrankung sich an Traumen angeschlossen hat, und bei diesen beiden Fällen konnte Bechterew unter anderen nervösen Störungen Herabsetzung der Sensibilität besonders am Rücken nachweisen. Auch die hochgradigen Schmerzen, die spontan oder auf Druck etc. im Gibbus bestehen und bei diesem Leiden entschieden stärker hervortreten als bei ähnlichen, speciell der Tuberculose, müssen hier noch erwähnt werden. Selbstverständlich will ich nicht diese Sensibilitätsstörungen als Ursache unseres Krankheitsbildes ansehen, das könnte ich nur, wenn ich sie in gleicher Weise in allen von mir beobachteten Fällen gefunden hätte; sie sollen mir nur beweisen, dass durch Verletzungen, wie sie hier für uns in Frage kommen, nervöse Störungen gesetzt werden, und dass demnach die, auch von Herrn Geheimrath Mikulicz ausgesprochene Ansicht, dass vasomotorische oder vielleicht auch trophische Störungen dieser Erkrankung zu Grunde liegen, nicht unberechtigt ist. Wo diese Störungen ihren Sitz haben, worin sie beruhen, das ist vorläufig nicht zu entscheiden. Eine directe Mitverletzung der betreffenden nervösen Organe ist nicht wahrscheinlich, da die Processe nicht sofort entstehen, sondern sich viel später ganz allmählich ausbilden.

---

[1]) l. c.

Dass es sich um eine entzündliche Degeneration handelt, glaube ich ebenfalls nicht, da die Erscheinungen sich oft ganz oder fast ganz zurückbilden. Von einem Theil derselben ist es wohl sicher, dass wir es mit Compressionswirkungen zu thun haben, welche sowohl in Folge Verlagerung der Wirbel als auch durch abnormen Flüssigkeitsgehalt des Rückenmarks und seiner Häute, also Hyperaemie und Oedem hervorgerufen werden können. Das erstere Moment wird hier kaum in Betracht kommen, wie auch von dem tuberculösen Gibbus eine directe Druckwirkung sehr selten ausgeübt wird (nach Kraske[1]) in einem Fall von 52). Wir mussten also mehr an ähnliche Vorgänge denken, wie sie besonders von Schmaus[2]) für die bacilläre Wirbelcaries geschildert sind, dass sich Hyperaemie und Oedem der Dura einstellen, dass es zur Ausbildung einer Pachymeningitis externa kommt, und dass die so geschwellte Dura nicht nur durch ihr vermehrtes Volumen den Wirbelcanal verengert, sondern dass sie auch durch Verschluss der das Rückenmark entlastenden Lymphbahnen ein Oedem dieses Organs herbeiführt. Bei langem Bestehen kann das Oedem zu dauernder Schädigung führen, anderenfalls können die von ihm bedingten Erscheinungen auch gänzlich zurückgehen.

Die Hyperaemie der Dura hat vermuthlich den gleichen Grund, wie die supponirte Congestion der erkrankten Wirbel, in nervösen Störungen, für die sich eine anatomische Ursache vielleicht ebenso wenig nachweisen lässt, wie für den oben erwähnten Fall von Osteomalacie nach Morbus Basedowi. Vorläufig sind wir gezwungen, einen Theil der Erscheinungen als neurotische aufzufassen.

Wenn wir übrigens eine chronische arterielle Hyperaemie als Ursache der Erweichung ansehen sollen, dann müssen wir verlangen, dass auch die entzündliche Hyperaemie bei infectiösen Erkrankungen der Wirbel bisweilen ähnliche Folgen nach sich zieht. Wir brauchen uns aber nur an den Operations- oder Sectionsbefund bei Tuberculose nicht nur der Wirbel, sondern auch beliebiger anderer Knochen zu erinnern, um uns sagen zu können,

---

[1]) Ueber die operative Eröffnung des Wirbelkanales bei spondylitischen Lähmungen. v. Langenbeck's Archiv XLI, p. 881.
[2]) Die Compressionsmyelitis bei Caries der Wirbelsäule. Wiesbaden, J. F. Bergmann 1890.

dass wir das gleiche Bild osteomalacischer Veränderungen sehr häufig in der Umgebung tuberculöser Herde finden an Stellen, wo von specifischer Entzündung noch nicht die Rede ist. Mann kann solche Knochen oft leicht mit dem Messer schneiden. Die Wirkung dieser Erweichung wird aber in den Hintergrund gedrängt durch die das Krankheitsbild beherrschende Erscheinung der käsigen Einschmelzung.

Es erklärt sich vielleicht zum Theil der günstige Einfluss der Bier'schen Stauung auf tuberculöse Knochen einmal aus der die Bildung von Bindegewebe und damit die Vernarbung befördernden Einwirkung venöser Hyperaemie, dann aber auch aus dem Umstande, dass wir vermittelst dieser Methode die active, Knochenabbau bewirkende Congestion in eine Stauungshyperaemie verwandeln.

Wann sollen wir nun eine solche traumatische Affection der Wirbelsäule diagnosticiren? Diese Frage wird in den meisten Fällen gleichbedeutend sein mit der: wie unterscheiden wir eine derartige Affection von einer Spondylitis tuberculosa? Eine Verwechselung mit anderen Erkrankungen kann kaum vorkommen, abgesehen von den sehr seltenen gummösen Wirbelprocessen und den Gibbusbildungen in Folge von Tumoren, wenn solche einmal zufällig der Zeitfolge nach sich einem Trauma anschliessen. Eine sichere Entscheidung wird in vielen Fällen erst nach monatelanger Beobachtung zu treffen sein; umsomehr muss man jede Einzelheit, die zur Diagnose führen kann, in Betracht ziehen.

Was die Entstehungsgeschichte des Leidens anbelangt, so wird man — abgesehen von den gewöhnlichen zum Verdacht auf Tuberculose führenden anamnestischen Angaben — bei der tuberculösen Spondylitis eine längere Incubationszeit verlangen müssen. Diese war allerdings in den von Kümmell beschriebenen Fällen auch scheinbar vorhanden. Bisweilen ist aber die zwischen der Verletzung und dem Beginn der eigentlichen Erkrankung verstreichende Zeit so kurz, so besonders in meinem Fall 4, dass schon dadurch die Annahme einer tuberculösen Erkrankung unmöglich gemacht wird. In diesem Falle könnte man nach unseren sonstigen Erfahrungen höchstens an einen acut entzündlichen Process denken, eine Annahme, die sich aber durch den Mangel aller stürmischen Erscheinungen speciell den gänzlich fieberlosen Verlauf von selbst verbietet.

Was das Trauma selbst betrifft, so ist es gleichgiltig, welcher
Art es war, ob leicht, ob schwer; ob in seinen unmittelbaren Folgen
schnell vorübergehend oder lange anhaltend, wenn es nur irgendwie
im Stande war, eine Läsion eines oder mehrerer Wirbel zu bewirken.
Bei der Untersuchung des Patienten wird man in erster Linie
sein Augenmerk auf das Vorhandensein nachweisbarer tuberculöser
Veränderungen in anderen Organen zu richten haben. Bei länger
bestehendem Leiden ist an den bekannten Gegenden auf Senkungsabscesse gründlich zu fahnden. Dann aber scheint auch die Gestalt der Deformitäten einen gewissen Anhalt für die Diagnose insofern zu bieten, als bei den traumatischen Affectionen der einzelne
Wirbel nicht in dem Maasse zerstört wird, wie bei der käsigen
Einschmelzung, dafür aber häufiger eine grössere Anzahl benachbarter Wirbel annähernd gleichmässig erkranken. Die Tuberculose
pflanzt sich meist von einem Herd auf die Nachbarschaft, von einem
Wirbel auf die nächsten Wirbel fort, der erst erkrankte aber bleibt
den secundär erkrankten immer ein Stück voraus. Das Trauma
dagegen wird nicht selten eine Reihe benachbarter Wirbel gleichmässig schädigen und sie daher auch gleichmässig erkranken lassen.
Die Folge davon ist in den meisten Fällen eine scharfe Knickung
der Wirbelsäule beim Gibbus tuberculosus, eine mehr diffuse, auf
mehrere Wirbel vertheilte Verbiegung bei den traumatischen Affectionen. Diese Verbiegung bleibt auch bei Entlastung der Wirbelsäule voll bestehen. Daneben sind oft auch im nicht erkrankten
Theil der Wirbelsäule Deformitäten vorhanden, Kyphosen, Lordosen,
Skoliosen, die sich mehr oder weniger durch Zug oder Druck ausgleichen lassen. Sie haben zum Theil wohl eine compensatorische
Bedeutung, z. Th. sind sie auch zweifellos durch willkürliche oder
reflectorische Muskelaction bedingt und verdanken dem Bestreben
des Patienten ihre Entstehung, jede schmerzhafte Bewegung der
erkrankten Wirbel zu vermeiden. Es wird das in der Weise zu
erreichen gesucht, dass vermittelst des biegsamen gesunden Theiles
der Wirbelsäule der erkrankte in die Lage gebracht wird, in welcher
er am wenigsten Beschwerden verursacht. So hatte man besonders
von dem Patienten meines Falles 4 den Eindruck, dass die ängstlich steife Haltung, welche er schon bald nach dem Beginn seiner
Krankheit einnahm, eine habituelle war. Auch eine Schwäche der
longitudinalen Rückenmuskeln kann hier in Betracht kommen für

die Entstehung der oft beobachteten complicirenden Kyphosen. Endlich mögen bisweilen auch arthritische Vorgänge zum Zustandekommen der Verbiegungen beitragen.

Ob ein Theil der oben erwähnten nervösen Störungen irgendwie zur Diagnose unserer Krankheit beitragen kann, müssen weitere Erfahrungen lehren, jedenfalls darf die hochgradige Schmerzhaftigkeit der erkrankten Wirbel hier herangezogen werden. Ich halte es für wichtig, dass gerade in dieser Beziehung die Patienten genau untersucht werden, damit man etwaige häufigere Beobachtungen entsprechend verwerthen kann.

Was die Prognose anbelangt, so lassen sich zur Zeit keine allgemeinen Regeln aufstellen. Bisweilen kommt der Process bei geeigneter Therapie nach einiger Zeit zum Stillstand. Die einmal gebildeten Deformitäten bleiben zwar mehr oder weniger bestehen — nur in einem Fall von Schede waren sie gänzlich beseitigt — aber es kann doch noch eine erträgliche oder sogar gute Function der Wirbelsäule resultiren. Es lehren dies besonders die Beobachtungen Kümmell's und Schede's. In manchen Fällen aber, so besonders in meinem dritten, lässt dieser Stillstand zum mindesten sehr lange auf sich warten; wir können hier nur sagen, dass nach $2^1/_2$jährigem Bestand die Erkrankung bei der letzten Besichtigung immer noch progredient war. Auch über meine übrigen Fälle, abgesehen von dem ersten, möchte ich mir in dieser Beziehung ein Urtheil noch nicht erlauben.

Was endlich die Behandlung der in Rede stehenden Erkrankungsform anbelangt, so scheint das sicherste Verfahren in einer energischen Extension bei Rückenlage des Patienten zu bestehen und zwar mittels der gleichen Apparate und Methoden, die für die Behandlung der Spondylitis tuberculosa in Betracht kommen. Es stimmen diese therapeutischen Erfahrungen auch mit theoretischen Erwägungen überein. Wenn die Erkrankung der Knochen Folge ist einer arteriellen Hyperämie, dann muss alles auf dieselbe einen ungünstigen Einfluss haben, was das Zustandekommen der Congestion befördert; in der Vermeidung derartiger Schädlichkeiten, also Ruhigstellung und Entlastung müssen wir die Heilung suchen.

Wenn aus irgend welchen Gründen die langwierige Ruhelage des Patienten nicht am Platze erscheint oder sich verbietet, wird man sich mit einem gut sitzenden und gut stützenden Mieder behelfen, gleichgültig aus welchem Material dasselbe gearbeitet ist. Wir haben zu diesem Zweck Apparate aus Gyps, Filz und Holzleim in Anwendung gebracht. Ueber den Werth der Anwendung von Massage und Gymnastik lässt sich bei der geringen bisherigen Erfahrung nichts Bestimmtes sagen. Jedenfalls wird man damit sehr vorsichtig sein müssen.

Erklärung der Abbildungen auf Taf. I.

Fig. 1 und 2: Fall 2 dieser Zusammenstellung zu Beginn der klinischen Behandlung ca. 6 Wochen nach dem Unfall.

Fig. 3 und 4: Derselbe Fall $2^1/_3$ Jahr nach erlittenem Unfall.

Fig. 5: Fall 3 $2^1/_2$ Jahr nach dem Unfall.

Fig. 6: Fall 4 ca. 9 Wochen nach dem Unfall.

Fig. 7: Derselbe Fall $1^1/_2$ Jahr nach dem Unfall.

II.

(Aus der Königlichen chirurgischen Klinik zu Breslau.)

Ein Fall von nicht-traumatischem Aneurysma der Arteria vertebralis.

Von

Dr. Karl Hufschmid,

Assistenzarzt der Klinik.

Das Aneurysma der Arteria vertebralis kommt bekanntlich relativ sehr selten zur Beobachtung; die bisher beschriebenen Fälle haben sich, soweit ich die Literatur verfolgen konnte, stets auf ein directes Trauma, eine Stich- oder Schusswunde zurückführen lassen.

In den meisten der Fälle konnte nicht mit Sicherheit die Diagnose auf eine Gefässerweiterung dieser Arterie gestellt werden. Meist wurde fälschlich ein Aneurysma der Arteria carotis beziehungsweise deren Aeste angenommen. Die Erklärung für diese auffallende Thatsache giebt uns Barbieri[1]) in seiner Monographie über die Arteria vertebralis, auf welche ich noch ausführlich zurückkommen werde.

Vor ca. $1^{1}/_{2}$ Jahren wurde an der Breslauer chirurgischen Klinik ein Fall von Aneurysma dieser Arterie beobachtet, welches spontan, ohne Einwirken einer äusseren Gewalt entstanden war; die Diagnose konnte vor der Operation sicher gestellt werden. Schon aus diesem Grunde verdient unsere Beobachtung ein besonderes Interesse. Dieses wird aber noch durch den Umstand erhöht, dass Herr Geheimrath Mikulicz in diesem Falle mit Erfolg ein neues Verfahren zur Unterbindung der Arteria vertebralis anwandte, welches sich zwar an die Methode von Chassaignac

---

[1]) Monografia dell'arteria vertebrale. Gazzetta medica Italiana Lombardia 1867.

anschliesst, vor dieser aber den Vorzug grösserer Sicherheit in der topographischen Orientirung und Freilegung des betreffenden Operationsgebietes hat. Die Krankengeschichte des Falles ist folgende:

Der 58 Jahre alte Patient M. S. will hereditär nicht belastet und bis zu seinem 9. Lebensjahr stets gesund gewesen sein. Damals zog er sich einen Bruch der beiden Unterschenkelknochen zu. Mit 22 Jahren acquirirte er sich eine Gonorrhoe, welche nach einer halbjährigen Behandlung wich. Ende 1877 erkrankte Patient an einer Cystitis. Er bemerkte dieselbe, welche sich völlig schmerzlos eingestellt hatte, an einem Trübwerden des Urins; derselbe war gleichzeitig stark übelriechend. Nachdem Patient ein halbes Jahr mit Bougiren und Darreichung innerer Mittel behandelt worden war, fand sich plötzlich eine Incontinentia urinae, welche nach einer fünfwöchentlichen Behandlung mit Blasenausspülungen gehoben wurde.

Bis zum Frühjahr 1891 war alsdann Patient gesund. Zu dieser Zeit expectorirte er, ohne äussere Veranlassung, während eines leichten Hustenanfalls plötzlich eine geringe Menge dunkelrothen, flüssigen Blutes. Weitere Angaben vermag Patient nicht zu machen. Am selben Tage wiederholte sich dieser Anfall noch einmal. Auf Anrathen des behandelnden Arztes legte sich Patient zu Bett. Die Erkrankung verlief fieberlos, schmerzlos und konnte der Patient nach 14 Tagen das Bett verlassen.

Bezüglich seines jetzigen Leidens macht der Kranke folgende Angaben. Als er vor ca. 5 Wochen, das Gesicht auf die Hände und die Ellenbogen auf die Oberschenkel gestützt, zu Stuhl sass, will er mit dem linken Ellenbogen derart ausgerutscht sein, dass der Hals und das Gesicht eine plötzliche Bewegung nach unten machten. Sofort verspürte er einen stechenden Schmerz in der linken Halsseite. Circa 8 Tage darauf bemerkte Patient an der linken Halsseite beim Waschen eine etwa haselnussgrosse Anschwellung, welche völlig schmerzlos war. Ohne irgend welche entzündliche Erscheinungen hervorzurufen ist die Geschwulst im Laufe der letzten 4 Wochen zu ihrer jetzigen Grösse herangewachsen. Seit Beginn seiner Erkrankung leidet Patient an Schluckbeschwerden. In der ersten Zeit will er auch häufig Brechreiz verspürt haben, der indessen jetzt zurückgegangen ist. An Athemnoth hat der Kranke nie gelitten.

Status präsens: Kleiner Patient mit schwacher Muskulatur, geringem Panniculus adiposus und von gracilem Knochenbau. Schleimhäute normal. Kein Fieber, Puls ziemlich gespannt, 100. Am linken Fuss eine schlecht geheilte Malleolarfractur; indessen vermag Patient ganz gut zu gehen, nur lahmt er in geringem Grade. Die Untersuchung der Lungen ergiebt beiderseits ausser geringem Schachtelton normalen Befund. Herz in normalen Grenzen, reine Töne.

Das Abdomen bietet keine Besonderheiten. Beckenorgane normal. Im Urin kein Albumen, kein Zucker. Ueberall besteht starke Arteriosclerose.

Localbefund. Auf der linken Halsseite ist eine Hervorwölbung bemerkbar, welche nach der äusseren Betrachtung zu urtheilen fast hühnereigross zu sein scheint. Bereits durch die Inspection lässt sich wahrnehmen, dass dieser Tumor pulsirt. Legt man die Hand auf denselben, so werden deutlich pulsatorische Bewegungen dem palpirenden Finger mitgetheilt. Der Tumor beginnt etwa an der Grenze des unteren und mittleren Drittels des Sternocleidomastoideus und reicht von diesem Muskel bedeckt bis in die Höhe des Kieferwinkels. Die Oberfläche der Geschwulst erscheint glattwandig, sie selbst lässt sich bis zu einem gewissen Grade comprimiren. Druck auf den Tumor löst bei dem Patienten leichten Brechreiz aus. Ueber den Tumor hinweg verläuft deutlich palpabel ein pulsirendes Gefäss von der Grösse der Carotis, bei dessen Compression man ein Aussetzen des Pulses der Arteria temporalis bemerkt. Eine Asymetrie des Pulses an den beiden Arteriae temporales lässt sich nicht nachweisen. Da man bei Compression des über den Tumor verlaufenden Gefässes die Pulsation der linken Arteria temporalis ausschalten kann, lässt sich mit Sicherheit annehmen, dass die als ein Aneurysma ausgesprochene Geschwulst jedenfalls nicht der Arteria carotis externa angehören kann, vielmehr entweder der Interna und dass erstere über die Geschwulst hinweg verläuft, oder der Arteria vertebralis. Umgreift man nun unterhalb der pulsirenden Geschwulst den Musculus sternocleidomastoideus und comprimirt auf diese Weise die Art. carotis communis von einer Seite zur anderen, so hört wohl die Pulsation des über den Tumor verlaufenden Gefässes auf, indessen nicht die des Tumors selbst. Es wird daher die Diagnose auf ein Aneurysma der Arteria vertebralis gestellt. Eine Untersuchung mit dem Kehlkopfspiegel ist bei dem Patienten unmöglich auszuführen wegen ausserordentlich starker Reizbarkeit der Pharynxschleimhaut und Auftreten von Brechreiz.

3. 12. Bei dem Patienten fällt heute eine plötzlich aufgetretene Pupillendifferenz auf, und zwar ist die linke Pupille im Vergleich zur rechten enger. Ueber Sehstörungen klagt Pat. nicht. Die ophthalmoskopische Untersuchung (der Befund in der Augenklinik von Herrn Dr. Groenouw aufgenommen) ergiebt im Augenhintergrund keine wesentliche Differenz. Viellicht dass links eine geringe Hyperaemie besteht. Auf Lichteinfall und Accomodation reagirt die rechte Pupille schwach, die linke kaum.

Patellarreflexe sind herabgesetzt. Andere Erscheinungen, die auf Tabes schliessen liessen, bestehen nicht.

6. 12. In dem Krankheitsbilde ist keine Veränderung eingetreten. Es wird heute zur Operation geschritten (Geheimrath Prof. Dr. Mikulicz).

Chloroformnarcose ohne Zwischenfall. Schnitt etwa von der Kehlkopfhöhe abwärts, zunächst am hinteren Rande des Sternocleidomastoideus und dann im unteren Theil von hier etwa fingerbreit abweichend nach der Fossa supraclavicularis herunterlaufend, ca. 7—8 Ctm. lang. Zunächst werden die grossen Halsgefässe freigelegt, und es zeigt sich, dass die Arteria carotis communis unverändert vor dem gefüllten pulsirenden Tumor, demselben auf seiner vorderen Wand aufliegend, vorüberzieht. Da die Freilegung des unteren Pols der Gefässgeschwulst sammt dem Anfangsstück der Arteria vertebralis wegen der räumlichen Beengung Schwierigkeiten macht, wird die Clavicularportion des Kopfnickers ca. 3 Ctm. über der Clavicula quer durchtrennt; nunmehr gelingt es leicht, die Arteria vertebralis bis an ihre Austrittsstelle aus der Subclavia freizulegen.

Der Tumor gehört also der Arteria vertebralis und zwar deren unterem Theil
vor dem Eintritt in den Vertebralcanal an. Die Arteria vertebralis wird dicht
an ihrem Ursprunge durch starke Catgutligaturen doppelt unterbunden. Naht
des Sternocleidomastoideus mit Catgut. Schluss der Wunde durch Silber und
Seidennaht bis auf eine Lücke im unteren Theil, durch welche ein schmaler
Jodoformgazestreifen bis auf die Ligaturstelle eingeschoben wird. Aseptischer
Verband.

7. 12. Allgemeinbefinden, abgesehen von starken Schmerzen, gut. Pupillendifferenz besteht weiter. Temperatur normal. Puls 122.

8. 12. Oberfl. Verbandwechsel wegen leichter Durchblutung des Verbandes. Allgemeinbefinden unverändert gut.

10. 12. Verbandwechsel. Der Jodoformgazestreifen wird entfernt und in
die nun bestehende kleine Höhle Jodoformglycerin geträufelt. Die Wund sieht
völlig reactionslos aus. Von Seiten des Pulses ist zu erwähnen, dass derselbe
bei völlig normaler Temperatur fortgesetzt etwas frequent ist, schwankend
zwischen 100 und 120. Linke Pupille ist unverändert enger.

16. 12. Entfernung der Nähte. Wundwinkel, in welchem die Jodoformgaze lag, ist bis auf eine oberflächlich granulirende Wunde geheilt. Puls
weiterhin frequent (92—120). Temperatur normal. Pupillen unverändert.

19. 12. Patient wird am heutigen Tage als geheilt entlassen. Es besteht
eine kleine oberflächlich granulirende Wundfläche, welche mit Schwarzsalbe
verbunden wird. Keine Pulsation an Stelle des früher bestandenen Tumors.
Pupillenbefund unverändert. Puls fortgesetzt ziemlich frequent (bis 96).

Am 28. 2. 94 stellt sich Patient nach langer Zeit wieder vor. Es wird
folgender Status aufgenommen: Seit seiner Entlassung aus der Klinik ist er
völlig frei von allen früheren Beschwerden geblieben. Sein Allgemeinzustand
erscheint unverändert. Von dem früher in der linken Fossa supraclavicularis
sichtbaren Tumor ist nichts mehr zu bemerken. Die Grube ist ebenso tief wie
die rechte. In dem äusseren Theile derselben, entsprechend etwa der Gegend
des früheren Tumors, fühlt man in der Tiefe eine Verhärtung. Dieselbe adhärirt der glatten Narbe in mässigem Grade, so dass letztere gegen die Unterlage leicht fixirt erscheint. Pulsation ist hierselbst nicht mehr zu constatiren.
Die Arteria carotis ist vor dieser Stelle zu fühlen und pulsirt wie die der
rechten Seite. Die Clavicularportion des Kopfnickers in ganzer Breite vereinigt. Es besteht noch eine leichte Pupillendifferenz. Die linke Pupille ist
etwas kleiner als die rechte. Die Herzaction ist auch noch ziemlich frequent,
schwankt von circa 90 Schlägen, welche das Mittel zu sein scheinen, bis circa
120. Ab und zu ein aussetzender Pulsschlag.

Anfang Januar 95 suchte ich den Kranken abermals auf und konnte feststellen, dass sich eine Aenderung gegen den Befund vom 28. 2. 94 nicht eingestellt hat. Er ist von allen Beschwerden frei, geht seiner, allerdings leichten
Beschäftigung, regelmässig nach. Pupillendifferenz besteht in mässigem
Grade. Puls 90.

Ende März 1895 starb Patient plötzlich an einem Schlaganfall, nachdem er sich bis zu demselben völlig wohl befunden hatte. Eine Autopsie
wurde nicht vorgenommen.

Der eben geschilderte Fall von Aneurysma der Arteria vertebralis ist, meines Wissens, der einzige bisher klinisch beobachtete einer Gefässgeschwulst dieser Arterie, entstanden auf nichttraumatischer Basis. Ich bezeichne hier als Trauma eine Verletzung, wie sie in den übrigen Fällen beobachtet wurde, entweder Stich oder Schuss. Im weiteren Sinne könnte man ja auch die plötzliche Bewegung, auf die der Patient die Entstehung seines Leidens bezieht, als ein Trauma betrachten.

Ueber das Entstehen dieser Aneurysmen der Wirbelarterie glaube ich in Kürze hinweggehen zu können. Patient leidet, wie aus der Krankengeschichte hervorgeht, an einer ganz bedeutenden Arteriosklerose des gesammten Gefässsystems. Anamnestisch giebt er an, dass er nach einer plötzlichen, ruckweisen Bewegung des Gesichtes und Halses nach vorn und unten plötzlich einen stechenden Schmerz in der linken Halsseite empfunden habe. Acht Tage nach diesem Vorfall bemerkte er, entsprechend der Stelle, wo er damals den plötzlichen Schmerz empfunden hatte, eine etwa haselnussgrosse Geschwulst, welche im Verlauf von 4 Wochen zu der Grösse eines Hühnereies heranwuchs. Dass diese Geschwulst bereits vor dem von ihm angegebenen Zeitpunkt vorhanden gewesen ist, erscheint bei der Aengstlichkeit, die Patient damals zu Tage legte, kaum annehmbar. Er selbst giebt an, dass er sich seiner Zeit sofort an den Hals gefasst hätte, irgend etwas Abnormes an seinem Halse aber nicht wahrgenommen habe.

Dass unter diesen Umständen durch eine derartige Bewegung eine Zerreissung der Intima und Media der Vertebralis mit der nachfolgenden Bildung eines Aneurysma an dieser Stelle als ein zu Grunde liegendes ätiologisches Moment als sicher angenommen werden kann, erscheint durchaus gerechtfertigt.

Für das seltene Vorkommen von Aneurysmen dieser Arterien spricht die Lage derselben. Bekanntermassen sind für das Entstehen von Aneurysmen diejenigen Räume die Prädilectionsstellen, die für die Gefässe nur eine lockere, reichliches Fettgewebe enthaltende bindegewebige Umhüllung bilden. An solchen Stellen, wo die Arterien zwischen zwei festen Wänden eingebettet sind, ist ein Vorkommen von Gefässgeschwülsten ein relativ seltenes Vorkommen. Dies trifft bei der Arterie vertebralis auch in dem unteren Theile zu, welche zwischen der Wirbelsäule einerseits und den Musculi scalenus anticus und longus colli eingeengt liegt.

Bei einer derartig seltenen Beobachtung von Wirbelarterien-
aneurysmen erscheint es durchaus nicht wunderbar, wenn in der
Mehrzahl der Fälle Verwechslungen mit solchen der Arteria carotis,
beziehungsweise deren Aesten unterlaufen sind. Dazu kommt noch,
dass die Differentialdiagnose auf recht bedeutende Schwierigkeiten
stösst. Worauf dieselben beruhen, dafür finden wir in der Arbeit
von Barbieri[1]) über die Arteria vertebralis eine entsprechende Erklärung. „Wenn man nämlich", sagt Barbieri[2]), „nach der gewöhnlichen Weise in der Mitte der Vorderfläche des Halses in der
Höhe des Ringknorpels, d. h. mit anderen Worten gegen das sogenannte Tuberculum carotideum am Querfortsatz des 6. Halswirbels die Compression der Carotis communis ausführt, so wird
man in der Regel die unter diesem Tuberculum in das Loch des
Querfortsatzes eintretende Vertebralis, mitcomprimiren. Ja es ist
dieses Tuberculum der beste Anhaltspunkt für Auffindung der Vertebralis behufs Compression und Unterbindung, und durch Druck
unterhalb desselben, das deshalb ebenso gut als Tuberculum vertebrale bezeichnet werden kann, wird man mit Sicherheit den Blutstrom in der Vertebralis unterbrechen." „Will man die Vertebralis
isolirt comprimiren, so muss man nach Barbieri an der angegebenen Stelle am Innenrande des Musculus sternocleidomastoideus
den Druck von aussen nach innen wirken lassen, um das grosse
Gefäss-Nervenbündel zu vermeiden, das dann nach aussen liegen
bleibt. Ich möchte hinzufügen", sagt Kocher weiter in seiner
Arbeit über diesen Gegenstand, „dass man umgekehrt bei Compression der Carotis mit Sicherheit die der Vertebralis anschliessen
kann, wenn man jene nicht gegen die Wirbelsäule sondern dadurch
comprimirt, dass man den Musculus sternocleidomastoideus umgreift und die Arterie von einer Seite zur anderen zusammendrückt."

Bei Ausserachtlassen dieser Momente kam es dazu, wie Kocher
mit Recht behauptet, dass Irrthümer in der Differentialdiagnose
zwischen einem Aneurysma der Arteria vertebralis und der Carotis
vorkommen.

Nachdem nun in unserem Falle, wo auch an die Möglichkeit
eines Aneurysma der Carotis gedacht werden konnte, in der oben
angeführten Weise die isolirte Compression der Carotis auszuführen

---

[1]) Monografia dell' arteria vertebrale. Gazzetta medica Italiana Lombardia 1867.
[2]) Kocher, citirt aus Archiv für klin. Chir. Bd. 12.

und ein Aneurysma derselben auszuschliessen möglich gewesen war. gelang es, mit Sicherheit die Diagnose auf ein Wirbelarterien-aneurysma zu stellen.

Als ein weiteres diagnostisches Hilfsmittel die von uns beob-achtete Pupillendifferenz hinzustellen, erscheint nicht berechtigt. Dieselbe ist nur ein einziges Mal in dem Fall von Prichard[1]) be-obachtet worden. Es handelte sich dabei um eine Stichverletzung der Vertebralis, wo sich alsbald eine Contraction der Pupille auf der Seite der Stichverletzung gezeigt hatte. Immerhin dürfte man bei einem ähnlichen Falle, wo sich ein gleiches Symptom zeigt, dasselbe zur Stellung der Diagnose nicht ausser Acht lassen.

Diese bei unserem Falle beobachtete Pupillendifferenz — Contraction auf der erkrankten Seite — erscheint äusserst inter-essant und bedarf ihrer Erklärung. Fünf Tage nach der Aufnahme des Kranken fällt plötzlich eine Pupillendifferenz auf in dem Sinne, dass die Pupille des·gleichseitigen Auges contrahirt ist und auf Lichteinfall, wie Accomodetion kaum reagirt. Diese Erscheinung bestand auch nach Ausführung der Operation bis zu dem Tode der Patientin unausgesetzt fort.

Da nun nach Durchschneidung des Sympathicus am Halse eine Verengerung der Pupille eintritt, müssen wir annehmen, dass es sich in unserem Falle bereits vor der Operation um einen der Durchschneidung dieses Nerven analogen Vorgang gehandelt hat, welcher bedingt ist durch die von Seiten des Aneurysma ausge-übte Compression auf das sympathische Nervengeflecht. Nach den Untersuchungen von Bernard, François Frank[2]) verläuft ein Theil der pupillenerweiternden (Reizung) Fasern des Sympathicus nicht im Grenzstrang, sondern mit der Vertebralarterie.

Dass nach der vorgenommenen Unterbindung der Vertebralis, wo sich, wie aus der Krankengeschichte erhellt, der bestehende Tumor zurückbildete und an eine Compression des sympathischen Geflechtes nicht mehr gedacht werden kann, trotzdem die Pupillen-differenz fortbestand, coincidirt mit den übrigen bei Vertebralarterien-unterbindung gemachten Beobachtungen.

Alexander[3]) beschreibt als die charakteristische physiolo-

---

[1]) British Med. Journal 1863.
[2]) Hermann, Lehrbuch der Physiologie.
[3]) Medical Times and Gazette II/III 82.

gische Aeusserung der Unterbindung der Wirbelarterie eine danach auftretende Verengerung der Pupille der gleichen Seite, welche sich meist dauernd erhält. Es beruht diese Thatsache auf eine bei der Unterbindung vorkommende Verletzung der Sympathicusäste, welche vom Ganglion cervicale superior abstammen.

Die völlig gleiche Beobachtung machten auch Baracz[1]) wie Jaksch[2]) und Andere.

Was nun die Technik der Unterbindung der Wirbel-arterie anbelangt, so ist auf Grund der in den letzten Jahren häufig vorgenommenen Unterbindungen dieser Arterie das Urtheil Lücke's[3]) hinfällig geworden. Er bezeichnet die Unterbindung als eine der schwierigsten und gefahrvollsten; „der Versuch dieser Unterbindung würde ein halsbrechendes Unternehmen sein".

Auch Fischer[4]) weiss in seinen „Krankheiten des Halses" nur von 3 Unterbindungen der Vertebralarterie zu berichten. In allen diesen Fällen führten Eiterungn und Blutungen zum Tode.

Zuerst hat nach Fischer Maissonneuve im Jahre 1852 die Unterbindungen gemacht und zwar nach der von Frays in den Annales de Gand[5]) empfohlenen Methode.

Am inneren Rande des Musculus sternocleidomastoideus wird ein 4 Finger breiter Schnitt angelegt, zwischen diesem und dem Sternohyoideus; derselbe endigt an der Articulatio sternoclavicularis. Nach Durchtrennung des Platysma, des darunter liegenden Zell-gewebes und Spaltung der Aponeurose zwischen Sternocleidomastoi-deus und Sternohyoideus, gelangt man auf die Gefässscheide der Carotis communis, Vena jugularis interna und den Nervus vagus.

Diese Scheide ist vom Sternohyoideus durch ein Zellgewebs-interstitium geschieden. Dasselbe wird durchtrennt und der Muskel möglichst weit freigelegt. Nun wird, um die Halsmuskulatur zu entspannen und die Wundränder auseinander ziehen zu können, der Kopf des Patienten, ohne ihn zu drehen oder nach der Seite zu beugen, nach vorn geneigt, zwischen die Gefässscheide und dem Musculus sternohyoideus in die Tiefe gegangen, bis man auf eine Aponeurose stösst, welche vom scalenus anticus zu dem Musculus

---

¹) Wiener medic. Wochenschrift 1889.
²) Wiener medic. Wochenschrift 1892.
³) Archiv für klin. Chirurgie Bd. 8.
⁴) Deutsche Chirurgie. Krankheiten des Halses. 1890.
⁵) Ann. et bull. de la Soc. med. d. Gand 7. Liefg.

longus colli zieht. Unter derselben ist die Arteria vertebralis gelegen. Sobald man den für die Arteria vertebralis gegebenen Anhaltspunkt, das Tuberculum caroticum aufgesucht und gefunden
hat, braucht man bloss die Aponeurose zwischen scalenus anticus
und longus colli zu zerreissen, um auf das gesuchte Gefäss zu
stossen. Indessen empfiehlt es sich, nicht mehr als etwa daumenbreit unterhalb des Tuberc. carot. zu gehen, weil weiter nach unten
zu die Arteria vertebralis zu sehr in der Tiefe verborgen ist.

Bei diesem Operationsverfahren ist noch zu berücksichtigen
die Arteria thyreoidea inferior, welche nach aussen von der Arteria
vertebralis gelegen ist. Bis in die Höhe des 6. Halswirbels an-
steigend, biegt sie in einem grossen Bogen, dessen Convexität nach
oben gerichtet ist, nach innen und hinter die Carotis um, von wo
sie sich alsdann zu dem unteren Theile der Glandula thyreoidea begiebt. Sie präsentirt sich in der Wunde mit ihrem Bogen, welcher
durch einen Assistenten nach oben gezogen werden muss.

Diesem von Frays empfohlenen Verfahren zur Aufsuchung der
Arteria vertebralis gegenüber hebt Chassaignac[1]) seine wesentlich
verschiedene und auch einfachere Methode hervor.

Patient liegt in Rückenlage, den Kopf nach hinten und der
entgegengesetzten Seite zu gewandt. Womöglich ohne Verletzung
der Vena jugularis externa, deren Verlauf man sich vorher durch
Compression oberhalb des Schlüsselbeines bestimmt, macht man
einen 4 Querfinger langen Schnitt am hinteren Rande des Sternocleidomastoideus bis daumenbreit oberhalb der Clavicula. (Entsprechend einer Linie, welche man sich vom hinteren Theil des
Processus mastoideus zur Grenze zwischen dem ersten inneren und
den drei äusseren Vierteln der Clavicula gezogen denkt.) Es wird
nun der hintere Rand des Musculus sternocleidomastoideus frei
präparirt und dieser sammt den grossen Halsgefässen, sowie dem
Vagus nach innen gezogen. Nach leichter Bewegung des Kopfes
sowohl nach vorn, wie nach der Seite des Operationsfeldes zu,
geht man an die Aufsuchung des Carotidenhöckers am Querfortsatz des 6. Halswirbels. Zwei Centimeter etwa nach unten und
innen von demselben findet man die Arterie in einer Rinne
zwischen Musculus scalenus anticus und longus colli gelegen. Die

---

[1]) Traité des opérat. III. Aufl. 1861.

zwischen den beiden Muskeln gelegene Aponeurose wird gespalten,
worauf die Arteria und Vena vertebralis zum Vorschein kommen.

Während, wie bereits erwähnt, Fischer noch im Jahre 1880 nur
dreier Unterbindungen der Vertebralis Erwähnung thut, hat sich
die Zahl derselben im Laufe der letzten Jahre bedeutend gemehrt.
Auf den Vorschlag von Jackson nahm Alexander[1]) bei epileptischen Anfällen die Unterbindung der Wirbelarterie vor und konnte,
nachdem er im Jahre 1881 drei Fälle publicirt hatte, bereits im
folgenden Jahre 21 Fälle veröffentlichen[2]), in welchen er theils
einseitig, theils doppelseitig die Arteria vertebralis unterbunden
hatte. Nur ein Fall von diesen kam an Pyaemie, die betreffende
Patientin riss sich fortgesetzt die angelegten Verbände ab, ad ex-
itum. Bei den übrigen Patienten heilten die Wunden ohne
Zwischenfall per primam.

Ausser von Alexander wurde noch von verschiedenen
anderen Seiten bei Epilepsie diese Unterbindung ausgeführt.

Nur Bernays[3]) warnt energisch wegen der Gefahr der Brust-
fellverletzung vor dieser Operation.

Trotzdem nun von verschiedenen Seiten die Ligatur der Vertebralis ausgeführt wurde, ist die Methode zur Aufsuchung dieser
Arterie bei allen Autoren mit ganz geringen Abweichungen die
gleiche und zwar entspricht sie der von Chassaignac empfohlenen.

Nur Chalot[4]) zieht eine Modification des Chassaignac'schen
Verfahrens vor, indem er zwischen den beiden Ansätzen des Sternocleidomastoideus in die Tiefe geht, sich aber sonst auch an die
früher besprochenen Regeln hält.

Wiederholte Versuche an der Leiche haben mich überzeugt,
dass die Methode nach Chassaignac unter den bisher geübten
die rationellste ist. Die Schwierigkeiten der Aufsuchung der
Arteria vertebralis sind hierbei die geringsten. Namentlich bei
älteren und mageren Personen kommt man ziemlich leicht zu dem
gesuchten Ziele, vorausgesetzt, dass normale topographische Verhältnisse vorliegen.

---

[1]) Medical Times and Gazette 1881, 19/XI.
[2]) Brain 1882.
[3]) XVII. Chirurgencongress ref. im Centralblatt für Chirurgie 1888.
[4]) Semaine medic. 1892, pag. 374.

Anders indessen gestaltet sich die Lage, wenn die Topographie dieser Halsgegend durch pathologische Verhältnisse verändert ist.

Bei Aneurysmen ist die Uebersicht dieser Halsgegend durch die bedingte Beengung des Raumes eingeschränkt   Liegen anderweitige schwere Complicationen, z. B. Blutungen aus der Arteria vertebralis mit starker blutiger Durchtränkung der Gewebe, vor, so gebietet der Ernst der Lage ein möglichst schnelles operatives Eingreifen.   Auch in diesem Falle wird man sich durch eine möglichst breite Freilegung der Gegend der Wirbelarterie eine klare Uebersicht zu verschaffen suchen.   Die dabei in Betracht kommende relativ ungefährliche Durchtrennung des Musculus sternocleidomastoideus tritt gegenüber der Erleichterung bei der vorzunehmenden Operation völlig in den Hintergrund.   Dazu kommt, dass die Catgutnaht der Muskeln fast regelmässig, wie auch in unserem Falle, eine völlige Verheilung zur Folge hat mit gutem functionellen wie kosmetischen Resultate.   Aber auch unter der Voraussetzung, dass eine Vereinigung des Muskels einmal nicht eintreten sollte, überwiegen die Vortheile dieser Methode, deren eventuelle Nachtheile.

Ich möchte daher zum Schluss kommen, dass in denjenigen Fällen, wo unter normalen topographischen Verhältnissen die Aufsuchung der Arteria vertebralis bei sehr kräftig gebauten Patienten behindert ist, ganz besonders aber, wo durch pathologische Verhältnisse eine Erschwerung in der topographischen Uebersicht bedingt ist, die Modification der Chassaignac'schen Methode nach Mikulicz — d. i. also Durchtrennung der Clavicularportion des Sternocleidomastoideus mit nachfolgender Naht — den sichersten und bequemsten Weg zur Aufsuchung der Arteria vertebralis giebt.

III.

Beitrag zur Aetiologie und Operation der desmoiden Geschwülste der Bauchwand.

Von

Dr. W. Kramer,

Chirurg am St. Elisabeth-Krankenhause in Gr. Glogau.

Obwohl beinahe alle in den verschiedenen chirurgischen und gynäkologischen Kliniken und Hospitälern beobachteten Fälle von primär von dem muskulo-aponeurotischen Apparat der Bauchwand ausgehenden desmoiden Geschwülsten in der Litteratur veröffentlicht und fast in jedem einzelnen nach der Entstehungsursache des Tumors geforscht worden, ist doch die Aetiologie dieser Neubildungen bisher noch völlig dunkel geblieben. Auffallend war nur die von fast allen Autoren constatirte, u. A. auch in Terrillon's[1]), Labbé et Rémy's[2]), Ledderhose's[3]), Bodenstein's[3]) und zuletzt noch in Dannhauer's[3]) grosser Statistik von 133 Fällen sichergestellte Thatsache des überwiegend häufigen Vorkommens der Bauchdeckendesmoide bei 20 bis 35 Jahre alten Frauen, die entweder schwanger waren oder bereits einmal, meist aber öfters geboren hatten, wogegen die Zahl von Mädchen und Männer betreffenden Fällen verhältnissmässig klein und Kinder überhaupt frei zu bleiben schienen. Ebenso war bei anderen von starker Ausdehnung der Leibeswand gefolgten Zuständen, wie bei schnell wachsenden intraabdominalen Tumoren, z. B. Ovarialcysten, nur

---

[1]) Bull. gén. de thérap. méd. et chir. 1886. CX. 249.
[2]) Traité des fibromes de la paroi abdom. Paris 1888.
[3]) S. Litteraturverzeichniss am Schlusse der Arbeit in Fortsetzung des von Ledderhose (Deutsche Chirurgie, Liefg. 45 b) gegebenen.

ausnahmsweise einmal (Tillaux-Loisnel[4]), niemals jedoch nach
Ascites etc. das Auftreten eines Desmoids bemerkt worden. Auf
diesen Erfahrungen wurden dann eine Reihe von Hypothesen auf-
erbaut, denen zu Folge die Schwangerschaft bezw. Entbindung
durch bei ihnen angeblich des Oefteren auftretende — in Bezug
auf ein häufigeres Vorkommen indess nicht bewiesene — vollständige
oder theilweise Bauchmuskelzerreissungen (v. Volkmann-Herzog[5]),
Lemcke[6]), Labbé et Rémy, Ledderhose [Freund's Klinik],
Schum[3]) etc.) oder durch die mehr chronisch wirkenden Reize der
Bauchdecken-Zerrungen und -Dehnungen einen besonderen Einfluss
auf die Entstehung oder das Wachsthum der Geschwülste ausüben
sollten. Auch directe Traumen der Bauchwand und dabei gesetzte
Muskelhämatome (v. Esmarch-Suadicani[7]), Ebner[8]), Bennet[9]),
Fürst[10]), Sklifosowski[11]), Labbé etc.) wurden als Ursachen
der Desmoidentwicklung, zumal bei Männern, beschuldigt.

Ich will all die Gründe für und gegen (Sänger[12]), Helfe-
rich-Frank, Dannhauer[3]) etc.) diese Lehren, denen Graetzer[13]),
ohne damit Zustimmung zu finden (Sänger, Grawitz[14]) etc.),
die Cohnheim'sche Theorie der embryonalen Anlage der Geschwülste entgegengesetzt hatte, nicht näher aufzählen. Ledderhose hat sie erst vor nicht langer Zeit (Deutsche Chirurgie, Lfg.
45 b) mit grosser Sorgfalt und Kritik zusammengestellt, und ihm
sind auch die zahlreichen späteren Bearbeiter dieser Fragen (s.
Litteraturverzeichniss am Schlusse der Arbeit) gefolgt, um stets von
Neuem die Unklarheit der Aetiologie der Bauchwanddesmoide,
deren Entstehungsort auch nicht immer sicher nachgewiesen worden,
hervorzuheben.

Wenn ich nun in Folgendem einen Bericht über einen Fall
von angeborenem fascialem Desmoid der vorderen Bauchwand bei
einem Kinde gebe, so bin ich mir wohl bewusst, damit nun nicht

[4]) Thèse de Paris 1888.
[5]) In Festschr., dem ärztl. Ver. München gewidmet. München 1883. 277.
[6]) Inaug.-Diss. Berlin 1884.
[7]) Inaug.-Diss. Kiel 1875.
[8]) Berl. klin. Wochenschr. 1880. 528.
[9]) Lancet 1850. I. 328.
[10]) Zeitschr. f. Geburtshilfe u. Gynaek. 1888. 413.
[11]) Ref. Centralbl. f. Chir. 1883 pag. 239 u. 1884 pag. 684.
[12]) Arch. f. Gynaek. 1884, Bd. 24. u. Centralbl. f. Gynaek. 1887, pag. 321.
[13]) Inaug.-Diss. Breslau 1879.
[14]) Wien. med. Wochenschr. 1884, pag. 342 -375.

auf einmal über die Frage nach der Ursache der intraparietalen Fibroide klares Licht verbreiten zu können. Vielleicht vermag aber die Mittheilung zum Verständniss der bisher immer nur bei Erwachsenen beobachteten Desmoidentwicklung ein wenig beizutragen.

Es handelte sich in dem Falle um ein $4^{1}/_{2}$ jähriges Mädchen J. H. aus Rettkau, welches mir am 13. März 1895 von Herrn Dr. Wachsen-Gramschütz zur Operation überwiesen worden war. Das Kind stammte von gesunden Eltern, bei denen ebensowenig wie sonst in der Familie bisher Geschwulstbildung vorgekommen sein soll. Bald nach seiner ohne Kunsthilfe in Schädellage erfolgten Geburt war bei ihm von der Hebamme unterhalb des rechten Rippenbogens ein unter der Bauchhaut wenig bewegliches, kleinhaselnussgrosses Knötchen bemerkt worden, das sich im 1. und 2. Lebensjahre nicht verändert habe. Das Kind, welches, im Uebrigen wohlgebildet, keinerlei Missbildungen aufgewiesen hatte, war bis auf Rachitis der Extremitätenknochen in dieser Zeit sonst gesund gewesen. Erst im 3. Jahre hatte sich die Geschwulst allmälig etwas vergrössert und bis zum Frühjahr 1894 kaum Wallnussgrösse erreicht, um von da zunächst langsamer und in den letzten Monaten sehr rasch bis zu Halb-Kindskopfgrösse zu wachsen.

Das zartgebaute, blass aussehende und magere Kind zeigte bei seiner Aufnahme ins Krankenhaus die Residuen früherer Extremitäten-Rachitis; seine inneren Organe waren nachweislich nicht krank, Schwellungen der Lymphdrüsen nicht zu finden, der Appetit mässig, der Urin normal, Fieber nicht vorhanden. Nach Aussage der Mutter soll das Kind öfter anscheinend wegen Schmerzen im Leibe gejammert haben.

Der obere Theil der rechten Bauchseite war halbkugelförmig vorgewölbt durch eine nach aufwärts den Rippenbogen 2—6 Ctm. weit überragende, lateralwärts bis an die vordere Axillarlinie, medianwärts bis 3 Ctm. von der Mittellinie des Bauches entfernt und unten bis 5 Ctm. unter Nabelhöhe reichende, 16 Ctm. im Längs-Durchmesser, 11,5 Ctm. in dem queren messende, harte, gleichmässig solide sich anfühlende Geschwulst von überall glatter Oberfläche und Halbkindskopfgrösse. Die normal gefärbte, von stark ausgedehnten, zahlreichen Venen durchzogene Haut war mit dem Unterhautzellgewebe über dem an seinen Rändern ziemlich gut abgrenzbaren Tumor verschiebbar. Letzterer sass auf seiner Unterlage breit, seitwärts gar nicht, nur vom Rippenbogen etwas nach abwärts beweglich auf, veränderte auch bei tiefer Athmung nicht wesentlich seine Lage und zeigte überall leeren Percussionsschall, der an den seitlichen und unteren Geschwulstgrenzen in tympanitischen überging. Beim Schreien des Kindes fühlte man, dass sich über dem Tumor Muskeln nicht anspannten; beim Stehen sank derselbe von den Rippen etwas nach abwärts, so dass deren unterer Bogen grössten Theils abgetastet werden konnte.

Diagnose: Wahrscheinlich Sarcom der Bauchwand, von einer der Aponeurosen ausgehend.

Operation am 16.3.1895 nach Vorbereitung des Kindes durch Abführmittel, Bäder etc.

Ca. 20 Ctm. langer, 8 Ctm. von der Medianlinie des Bauches entfernt und ihr parallel verlaufender Schnitt in der grössten Achse des Tumors durch die Haut, oberflächliche Fascie und die sehr schwache, leicht abschälbare Aponeurose der schiefen Bauchmuskeln. Nach Ablösung derselben bis zur Basis der Geschwulst, an die seitlich aussen dünne Muskelschichten, median die von dem Tumor 2 Ctm. weit überragte Rectusscheide grenzten, liess sich derselbe zunächst oben von den Rippen, denen er nur locker aufsass, sodann von jener Scheide stumpf abziehen; im Uebrigen aber haftete die Geschwulst, in deren fibröse, nirgends durchbrochene Kapsel grössere Gefässe und Muskelfasern nicht eindrangen, stellenweise sehr fest dem parietalen Peritoneum an. Die Abtrennung von diesem gelang nur zum Theil auf stumpfem Wege; an 3 Stellen musste die adhärente Serosa umschnitten und mit entfernt werden; eine Verwachsung mit Baucheingeweiden war indess nicht vorhanden. Nach vollständiger Auslösung des augenscheinlich von der F. transversa ausgegangenen Tumors lag schliesslich unter den Haut- und Aponeurosenlappen eine über handgrosse, median von der Rectusscheide und lateralwärts von dünnen Muskelschichten begrenzte Wundhöhle vor, deren Grund im oberen Theile die unteren Rippen, im unteren das an mehreren Stellen durchlöcherte Bauchfell darstellte. Nachdem die einzelnen bis ein Markstückgrossen Oeffnungen in letzterem durch Catgutnähte ohne Schwierigkeiten vernäht worden waren, versuchte ich, durch breitfassende Silberdrahtsuturen die seitlichen Muskelschichten nach der Rectusscheide hinüberzuziehen, um damit die Serosawundfläche zu überdecken. Da danach noch eine 4—5 Ctm. breite Lücke zurückblieb, in der jene freilag, zog ich die Drähte aus der Rectusscheide wieder heraus, spaltete diese an ihrem lateralen Rande der Länge nach bis ca. 2 Querfinger breit unterhalb Nabelhöhe, löste den Musc. rectus abdom. ebensoweit von der vorderen Lamelle und den oberen zwei Instriptiones tendineae ab und führte die Suturen nunmehr durch den, soweit als nothwendig, seitwärts hervorgezogenen Muskel selbst. Nach Einlegung eines Drains bis zum Bauchfell und Hindurchleitung des ersteren durch einen in der vorderen Axillarlinie dem tiefsten Punkte der Wundhöhle entsprechend gemachten Einschnitt wurden die Drähte zusammengezogen und aufgedreht und auf diese Weise die Serosa vollständig mit Muskelsubstanz gedeckt. Zum Schluss vereinigte ich die fibrösen Schichten und die in senkrechter Falte aufgestellte Haut durch zahlreiche Seidennähte.

Der Wundverlauf war ein völlig reactionsloser, in 10 Tagen die Wunde I. int. geheilt, nachdem das Drainrohr am 4. entfernt worden. Die Hautnähte blieben bis zum Ende der 3. Woche liegen, wonach das Kind, mit einer durch eine leichte Metallplatte verstärkten Bauchbandage versehen, das Bett verlassen durfte.

Weder ein Recidiv der Geschwulst, noch ein Bauchbruch ist bisher — über ³/₄ Jahre p. op. eingetreten; die Narbe ist fest, auch beim Husten und Pressen des Kindes nirgends vorgewölbt, in der Linea alba eine Diastase nicht nachweisbar.

Die anatomische Untersuchung des Tumors, der sich von der Fascia transversa abdominis aus entwickelt hatte, mit den unteren Rippen, über die er hinaufgewachsen war, nicht in Zusammenhang stand, ergab Folgendes: Die Oberfläche der halbkugeligen, ca. 750 Gr. schweren Geschwulst ist glatt, nirgends höckrig, die derbe, gefässarme, fibröse Kapsel, in welche Muskelbündel nicht eindringen, an keiner Stelle durchbrochen, die Schnittfläche gleichmässig derb, schwach rosa-weiss, lässt keine Cysten und Kalkeinlagerungen, keinerlei Knotenbildung mit lamellös-concentrischer Structur erkennen. Mikroskopisch erwies sich der Tumor, wie auch im Breslauer patholog.-anatom. Institut bestätigt wurde, als ein typisches Spindelzellensarcom; Muskelfasern waren darin nicht zu finden.

Nach den in der Krankengeschichte mitgetheilten anamnestischen Daten und dem weiteren Befunde bei der Operation handelte es sich bei dem Kinde zweifellos um ein angeborenes fasciales Desmoid der vorderen Bauchwand. Ob dasselbe ursprünglich ein reines Fibrom gewesen, dessen Structur, wie dies bei einigen anderen auf fötale Abnormitäten zurückführbaren Geschwülsten nachgewiesen worden, sich erst im letzten Jahre rapider Volumszunahme durch Vermehrung der zelligen Bestandtheile in die sarcomatöse umgewandelt, ist nicht mehr feststellbar gewesen. Im anatomischen und klinischen Verhalten bot die Geschwulst, welche bei ihrem Wachsthum die Bauchmuskeln zur Seite gedrängt und verdünnt hatte, ohne sie zu durchwuchern, sonst keine wesentlichen Abweichungen von den bisher beobachteten, in nicht zu vorgeschrittenem Stadium zur Operation gekommenen fibro-sarcomatösen Bauchwand-Desmoiden dar, denen gleichfalls des Oefteren eine anfänglich langsame, erst später raschere Entwicklung eigenthümlich war.

Zeigt der bis jetzt einzig dastehende Fall, dass Desmoid-Geschwülste der Bauchfascien angeboren vorkommen können, so liesse sich denken, dass auch die bei Erwachsenen in Erscheinung tretenden embryonalen Bildungsfehlern ihren Ursprung verdankten, so schwierig es auch ist, diese in ihrem Vorgange entwicklungsgeschichtlich sich vorzustellen. Grätzer hatte dies bereits vor ca. 16 Jahren versucht, indem er, die Cohnheim'sche Theorie für die Entstehung dieser Neubildungen heranziehend, die Vermuthung aussprach, dass es durch eine in irgend einem Stadium der Entwicklung erfolgende Complication bei der Scheidung des mittleren Keimblattes in das fibromusculäre und seröse System zu einer Ueberproduction von Keimen käme. Ich vermag keine bessere

Erklärung zu geben. Welcher Art nun aber auch diese Störung bei der Bildung der fötalen Leibeswand sein und aus welchen Gründen sie eintreten möge, mit ihrer Annahme würde der Einfluss der Eingangs erwähnten einmaligen traumatischen und der chronisch wirkenden Reize im späteren Alter auf die weitere Entwicklung der Geschwulstanlage verständlicher werden. Die infolge eines Stosses, Falles oder während des Gebäractes gelegentlich einmal erfolgenden Zerreissungen des musculo-aponeurotischen Apparates der Bauchdecken erschienen dann nur als das rasche Wachsthum des bereits im Keime vorhandenen Desmoids begünstigende Momente, ebenso wie die während der Schwangerschaft etc. stattfindenden Ausdehnungen und Zerrungen der Bauchwand, die erhöhte Blutzufuhr zu derselben zur Zeit der Gravidität oder infolge von entzündlichen Vorgängen während des Wochenbetts etc., namentlich aber die nach mehrfachen Entbindungen zurückgebliebenen Störungen in dem anatomischen Zusammenhange der Fascien, Sehnen- und Muskelgewebe der Leibeswand. Damit würde begreiflicher, warum weit häufiger Frauen, die geboren hatten, von Desmoidentwicklung betroffen sind, als Mädchen und Männer mit normal straffen Bauchdecken, warum nach Schwangerschaften doch immerhin selten diese Neubildungen beobachtet wurden. Andererseits fänden mit jener Annahme des embryonalen Charakters der Geschwulstanlage auch die Fälle einige Aufhellung, in denen sich anamnestisch keines jener prädisponirenden Momente feststellen liess, so dunkel dann auch noch die Ursachen für die plötzliche Wucherung des Jahre lang ruhig dagelegenen Keimes blieben.

Doch ich will nicht aus der **einen** Beobachtung eines congenitalen Desmoids der Bauchwand zu weitgehende Folgerungen ziehen. Stehen wir doch gerade jetzt wieder im Beginne einer neuen, von Ribbert[*]) ausgegangenen, freilich — und besonders für die Bindegewebsgeschwülste — noch schwach fundirten Lehre, nach welcher nicht bloss durch Unregelmässigkeiten in der fötalen Entwicklung, sondern auch durch Wachsthum im späteren extrauterinen Leben aus dem organischen Zusammenhange theilweise oder völlig abgetrennter Gewebskeime Geschwülste ent-

---

[*]) Deutsche med. Wochenschr. 1895. No. 1—4.

stehen sollen! Würde sich durch histologische Untersuchungen die Richtigkeit dieser Annahme beweisen lassen, dann dürfte auch jenen traumatischen Momenten möglicherweise eine grössere Bedeutung als die von blossen Gelegenheitsursachen zukommen.

Verlassen wir nunmehr die Frage nach der Aetiologie der desmoiden Neubildungen der Bauchwand, um noch einigen praktisch wichtigeren Punkten der operativen Technik im Anschluss an den mitgetheilten und unter Hinweis auf einen später zu erwähnenden Fall unsere Aufmerksamkeit zuzuwenden. — Es soll hierbei jedoch nur auf die Behandlung des durch die Desmoidexstirpation gesetzten Bauchwanddefectes, nicht auf jene selbst, etwas näher eingegangen, die bezügl. Literatur auch nur so weit als nöthig herangezogen werden.

Nachdem der Tumor durch möglichst stumpfes Präpariren vollständig, nicht stückweise, sondern im Ganzen, event. mit Resection mit ihm untrennbar verbundener Parietalserosa ausgelöst worden, bleibt eine mehr minder umfangreiche Wundhöhle zurück, deren Verschluss, nach Naht etwaiger Oeffnungen im Bauchfell, durch tiefgreifende Sutur der Muskeln, Fascien, bezw. der noch verfügbaren Gewebsschichten und Haut bald geringeren, bald erheblicheren, zuweilen sehr grossen Schwierigkeiten begegnen kann. Dass die Muskeln, wo es gelingt, sie aneinander zu bringen, vereinigt werden müssen, kann heutzutage wohl kaum noch Zweifeln unterliegen. Die Gefahr der Sekretretention in der durch die Zusammenziehung der Bauchwand entstehenden präperitonealen Tasche, von Labbé und Haquin auf Grund von 18 derartigen Beobachtungen ausserordentlich hoch veranschlagt, ist durch aseptisches Operiren, sorgfältige Blutstillung und ausgiebige Drainage der Höhle an ihrem tiefsten Punkte wohl zu vermeiden; ev. könnte man versuchen, dadurch, dass man die subseröse Wundfläche durch seitliches Hinübernähen einer Längsfalte des Bauchfells verkleinerte, jene Taschenbildung unmöglich zu machen. Vor Allem aber giebt die neugebildete muskulöse Wand, wie die bei der modernen Radicaloperation der Hernien gemachten Erfahrungen lehren, der Bauchwandnarbe grössere Festigkeit und Widerstandsfähigkeit gegen die andrängenden Eingeweide, als sie aus der blossen Vereinigung mangelhaft ernährter, zu I. intentio wenig neigender fibröser Gewebe zu resultiren pflegt. Wenn Labbé auch ohne Muskelnaht gute Erfolge in Bezug auf

das spätere Ausbleiben eines Bauchbruches erzielt hat, andererseits auch trotz Naht die Entwickelung einer Diastase, einer Even-
tration in der Narbe, wie in 11 von Haquin — bis 1887 —
zusammengestellten Fällen, vorgekommen ist, so darf man daraus
doch nicht mit Labbé den Schluss ziehen, dass die Muskelnaht
überflüssig sei. Kommen doch noch andere Factoren, z. Th. unbekannter Art, für die Entstehung oder Nichtentwickelung eines
Bauchbruchs in einer Narbe in Betracht! Wo ausführbar, muss
also die Naht der Bauchmuskeln mittels Seide oder Silberdraht —
nach ausreichender Drainage der präperitonealen Wundfläche —
vollzogen werden. Es wird danach, bei aseptischer, zu I. intentio-
Heilung führender Operation, bei richtiger Nachbehandlung, möglichst langer Bettlage und Enthaltung des Patienten von schwerer
Arbeit, bei Schutz der zurückbleibenden Narbe durch eine Bandage,
das Nichtzustandekommen eines Bruches jedenfalls eher, als nach
Unterlassung der Muskelsutur zu erhoffen sein. — Nun ist aber in
manchen Fällen, theils weil es sich um ein sehr grosses Desmoid
gehandelt, theils weil bei dessen Exstirpation zu viel von den
Bauchmuskeln verloren gegangen, der Muskeldefect so ausgedehnt,
dass seine Vereinigung unmöglich wird, es höchstens gelingt, ihn
etwas zu verkleinern, im übrigen man sich darauf beschränken
muss, über ihm event. vorhandene Fascienreste und die Haut zu
vernähen. Oder giebt es, wenigstens bei bestimmter Lage der
Operationsstelle, nicht doch einen Ausweg, ihn durch Musculatur
zu decken, um dem sonst wohl unausbleiblichen späteren Entstehen
eines Bruches in der Bauchhautnarbe möglichst vorzubeugen?.

Zur Beantwortung dieser Frage wollen wir zu dem früher
mitgetheilten Falle wieder zurückkehren. Wie in der Geschichte
desselben angegeben, lag nach der Exstirpation der halbkindskopf-
grossen Geschwulst in dem grösseren unteren Theile der Wunde
ein hinten nur von der Serosa abgeschlossener und medianwärts
bis an die Rectusscheide reichender Defect vor, zu dessen vollständiger Deckung durch Musculatur bei seiner erheblichen Breite
die lateral angrenzenden Muskeln nicht weit genug hinübergezogen
werden konnten. Um dieselben nun nicht blos durch Fascien-
gewebe und Haut verschliessen zu müssen, ging ich in ähnlicher
Art vor, wie in neuerer Zeit für die Radicaloperation grösserer
Brüche der Linea alba und des Nabels empfohlen (Maydl,

Gersuny, Ostermayer) und von mir[1]) erst kürzlich besprochen
worden ist. Ich spaltete die vordere Lamelle der bisher noch un-
eröffnet gebliebenen Scheide des M. rectus abdominis an ihrem lateralen
Rande in der Längsrichtung, löste den Muskel von den oberen zwei
Inscriptiones tendineae ab und zog ihn, soweit als nothwendig, seitwärts hervor, um ihn alsdann über dem Defekt mit den diesen lateral
begrenzenden Muskelschichten durch versenkte Silberdrahtsuturen zu
vernähen; es gelang dies ohne wesentliche Schwierigkeiten, wonach
die Vereinigung der Fascienreste und Hautwundränder vorgenommen
wurde. Der spätere Erfolg dieser Plastik durch Muskelver-
schiebung war, wie über $^3/_4$ Jahr p. op. festgestellt werden konnte,
ein ausgezeichneter; die durch eine Bandage geschützte Bauchnarbe
ist fest, weist nirgends eine schwache, bei Husten und Pressen
des Kindes nachgiebige Stelle auf, und auch in ihrer Umgebung
nach der Bauchmitte zu ist keinerlei Diastase zu bemerken. —
Ich möchte daher das angewandte Verfahren für Fälle mit ähnlicher Lage und Grösse des Defektes der Bauchmuskulatur empfehlen, glaube aber auch, dass es sich in denen eignen werde,
wo ein von der hinteren Rectusscheide ausgegangenes voluminöses
Desmoid unter Fortfall einer grösseren Muskelpartie exstirpirt
worden; es wäre dann nur die Scheide des M. rectus abdom. der
gesunden Seite medianwärts zu eröffnen und dieser Muskel über
den Defekt hin zu verschieben und zu fixiren. —

Wenden wir uns nun noch einer anderen Frage, der nach der
Behandlung bei der Operation der in Rede stehenden Geschwülste
entstandener umfangreicher Peritonealöffnungen zu, so können wir
ihrer Erörterung gleichfalls einen von mir operirten Fall zu Grunde
legen. Der oben mitgetheilte bietet in dieser Hinsicht nichts
Neues, da sich die durch Excision des stellenweise fest adhärenten
Bauchfells in diesem gesetzten, nicht besonders grossen Löcher
durch Nähte leicht schliessen liessen.

Dagegen hatte ich bei der anderen Patientin Gelegenheit, eine
allerdings nur durch die besondere Complication des Falles ermöglichte Peritonealplastik auszuführen.

Es handelte sich bei der 40jährigen Frau, welche, mit einem apfelgrossen,
gut zurückhaltbaren rechtsseitigen Leistenbruch behaftet, mehrere Schwangerschaften durchgemacht und 4 Jahre nach der letzten ohne ihr bekannte äussere

---

[1]) Arch. f. klin. Chir. Bd. 50, Hft. I.

Einwirkung die Entwickelung eines Tumors in der rechten Unterbauchgegend bemerkt hatte, um ein breitbasig und unbeweglich aufsitzendes, scheinbar aus der Regio ileo-coecalis hervorgewachsenes, zweimannsfaustgrosses Fibroid der Fascia transversa, das in seiner ganzen Ausdehnung mit der Serosa parietalis unlösbar fest verwachsen war, mit den Bauchorganen, bzw. mit den Beckenknochen jedoch nicht in Zusammenhang stand.

Nach der (von mir im Sommer 1892 vorgenommenen) Exstirpation der Geschwulst war ein fast halbhandgrosser Peritonealdefect zurückgeblieben, dessen vollständiger Verschluss durch Nähte, die ihn nur an den Winkeln etwas zu verkleinern vermochten, sich als unmöglich erwies. In welcher Weise sollte ich nun verfahren? Das Bauchfell in der Umgebung der Wunde von der Bauch- und Beckenwand so weit als nothwendig abzulösen, um es beweglicher zu machen und dann vernähen zu können, hätte wegen der Lage der Operationsstelle nahe dem Darmbein kaum ausreichend zum Ziele geführt und die Wundverhältnisse nicht unbedenklich complicirt. Die Einpflanzung eines aus der Umgebung entnommenen Hautlappens in den Peritonealdefect, mit der Epidermisseite nach der Bauchhöhle zu, würde, abgesehen von der Umständlichkeit und Unsicherheit dieses Verfahrens, wie Saenger's Thierexperimente gelehrt, breite Verwachsungen der Haut mit den Eingeweiden nicht verhindert haben. Solche wären auch bei Verzicht auf die Schliessung der Bauchfellöffnung und bei blosser Vereinigung der Muskeln und Haut — nach Bedeckung des vorliegenden Darms mit Netz — zu erwarten gewesen (Sklifosowski). Um dieselben wegen ihrer ev. nachtheiligen Folgen möglichst zu beschränken, entschloss ich mich, zur Deckung des Peritonealdefectes die Serosa des gleichseitig bestehenden Leistenbruches zu verwenden und hierzu, obwohl der letztere eine Operation sonst nicht benöthigt hätte und mir der Gedanke, eine zweite Narbe in der Unterbauchgegend zu schaffen, einige Ueberwindung kostete, die Radicaloperation der Hernie vorzunehmen. Ich löste also den Bruchsack von einem besonderen Schnitt bis in den gespaltenen Leistencanal aus seinem Bett aus, verschloss seinen Halstheil durch einige Catgutnähte und führte alsdann von der (inzwischen durch Jodoformgaze bedeckt gewesenen) Desmoidoperationswunde vorsichtig durch die Musculatur etc. nach der Gegend des hinteren Leistenrings eine Kornzange durch, um mit ihr den zusammengefalteten Bruchsack in jene hineinzuziehen.

Nachdem dies ohne Schwierigkeiten in der Weise gelungen, dass. der Fundustheil des Sacks, mit seiner früheren Vorderfläche nach hinten gerichtet, in die Peritonealöffnung hinein zu liegen kam, beendete ich zunächst die Radicaloperation durch Naht des Leistencanals und der inguinalen Hautwunde. Darauf spaltete ich den Bruchsack an seiner Rückfläche in der Richtung nach seinem Halse, klappte ihn . auseinander und nähte die umgeschlagenen Lappen mit der Serosaseite nach der Bauchhöhle zu an den Rändern des Bauchfellloches ein, was ohne Spannung möglich war. Nach Einlegung eines Drains wurde die Musculatur, Fascie und Haut darüber durch Etagennähte (Seide) vereinigt und damit die Operation, die im Ganzen 1¹/₂ Stunden gedauert, beschlossen. Der Wundverlauf war bis auf geringe Eiterung einiger Haut - Stichcanäle ein ungestörter; es kam nicht zu necrotischer Abstossung von Bruchsacktheilen, sondern es heilten die Wunden innerhalb 18 Tagen vollständig zu. Die Patientin wurde vier Wochen lang zu Bett gehalten, die Nähte grösstentheils erst am Ende der dritten entfernt. Die Narben sind, durch eine Pelottenbandage geschützt, auch gegenwärtig noch, 3¹/₂ Jahre post oper., fest, nirgends vorgewölbt, Recidive weder des Tumors noch des Bruches eingetreten.

Es ist zwar ein complicirtes Verfahren gewesen, das ich in dem mitgetheilten Falle einschlagen zu dürfen geglaubt, aber sein Zweck, auf andere Art nicht ausführbar erscheinend, einen grossen Bauchfelldefect durch Serosa zu verschliessen, ist jedenfalls erreicht, die Bildung breiter Verwachsungen des Darms mit der Bauchwand hoffentlich dadurch verhütet worden.

Wenn nun auch so günstige Verhältnisse für eine derartige, wohl allein bei aseptischem Wundverlaufe erfolgreiche Peritonealplastik in Zukunft nur selten noch einmal sich finden werden, so hoffe ich doch, dass die angewandte Operationsmethode das Interesse der Chirurgen erregen werde.

Literatur.

Ueber desmoide Geschwülste der Bauchdecken: F. Brohmann, Inaug.-Diss. Erlangen 1887. — F. Frank, In.-Diss. Greifswald 1887. — Heerdink, In.-Diss. Heidelberg 1887. — Graf, In.-Diss. Würzburg 1888. — Haquin, Thèse de Paris. 1888. (s. auch die dort angegebene Litteratur.) — Pellowski, In.-Diss. Greifswald 1889. — Ségond, Gaz. des hôpitaux. 1888. No. 79. — Barrand, Ann. de gynécol. Journ. T. 29. — Heiberg, Hospitals-Tidende. Bd. VII. No. 6/7. Ref. im Centralbl. f. Gyn. 1889. S. 708 und Centralbl. f. Chir. 1890. S. 149. — Kyri, Centralbl. f. Gyn. 1889. S. 831. Ref. — Marchand, Bull. et mém. de la soc. de Chir. T. 14. S. 658. — Ledderhose, Deutsche Chirurgie. Lfg. 45b, S. 52 u. ff. — (s. daselbst das Litteraturverzeichniss, S. XVII u. ff.) — Lange, Inaug.-Diss. Berlin 1890. — Fink, Prager med. Wochenschr. 1890. 37/38. — Loria, Prager med. Wochenschr. 1890. 46. — Schum, Inaug.-Diss. Würzburg 1891. — Bodenstein, Münch. med. Wochenschr. 1892. No. 1. — Dannhauer, Inaug.-Diss. Bonn 1892. — Wyder, Corresp.-Bl. f. Schweizer Aerzte. 1891. 20. (Bericht über 32 Laparotomien). — Freudenstein, Inaug.-Diss. Marburg 1893. — Stanulla, Inaug.-Diss. Greifswald 1893. — Pernhorst, Inaug. Diss. Kiel 1894. — Coignet, Arch. prov. de chir. 1893. 9. — Konrad, Ref. Ctrbl. f. Gyn. 1894. S. 640. — Lathuraz, Ref. Ctrbl. f. Gyn. 1895. S. 1308. — Ferner Jahresberichte aus Socin's Klinik in Basel und in Charité-Annalen etc.; aussserdem Pott, Ueber congenitale Tumoren. Münch. med. Wochenschr. 1892. 37. — Ziegler, Ueber die Beziehungen der Traumen zu den malignen Geschwülsten. Münch. med. Wochenschr. 1895. 27/28. — Rapok, Beitrag zur Statistik der Geschwülste. Unter besonderer Berücksichtigung der Aetiologie etc. D. Zeitschr. f. Chir. 1890. Bd. 30, Heft 6. — Ribbert, Ueber die Entstehung der Geschwülste. Deutsche med. Wochenschr. 1895. 1—4. — Lehrbücher f. Chir. von König, Albert, v. Bardeleben, Tillmanns, Hüter-Lossen etc.

IV.

Eine neue Bearbeitung des Filzes für Herstellung von Immobilisationsapparaten.

Von

Dr. Ernst Anders,

Aelterer Ordinator des klinischen Elisabeth-Kinderhospitals zu St. Petersburg.

(Hierzu Taf. II.)

Es ist nicht leicht für ein Material wieder mit voller Wärme einzutreten, das bisher so viel verwandt, zum grössten Theil wieder verlassen worden ist und schliesslich nur eine beschränkte Anwendung findet. Darum muss ich den Leser bitten ohne Vorurtheile an meine Mittheilung zu gehen, zumal ich eine ganz andere Bearbeitung des Materials im Auge habe, als ich sie sonst gesehen. Durch eine lange Zeit hindurch an der Vervollkomnung eines haltbaren Materials arbeitend überzeugte ich mich noch im vorigen Jahre davon, dass die in Rede stehende Zubereitung und Verwendung des Filzes keine Aehnlichkeit hat mit der in Deutschland gebrauchten. Umso mehr erscheint es mir angezeigt es nicht bei einer Mittheilung hierselbst in der St. Petersburger Med. Wochenschrift (1881. November) und in den Arbeiten der Gesellschaft der Kinderärzte in St. Petersburg 1889 (Dr. N. Huhn: „Ueber das Sayre'sche Gypscorset und das abnehmbare Filzcorset von Dr. Anders") bewenden zu lassen. Die ungünstigen Erfahrungen, die bisher mit dem Filzmaterial gemacht wurden, beruhten auf seiner mangelhaften Qualität und der bisher üblichen Bearbeitung desselben. Es dürfte nach der heutigen Anschauung paradox klingen wenn ich behaupte, dass der Filz das leichteste und haltbarste Material bietet, vorausgesetzt dass man ihn in bestimmter Weise zu bearbeiten und zu verwenden versteht.

Die so oft gehörten Einwendungen, der Filz gebe der Körperform nach etc. sind mir bekannt, setzen aber eine Unbekanntschaft mit der nachstehenden Verwendung voraus. Allerdings kommt es auf das zu verwendende Material selbst in erster Linie an. Der überall käufliche Filz, sowohl in Russland als der mir in Berlin bekannt gewordene, ist völlig unbrauchbar. Auch der poroplastische, englische Filz ist nicht haltbar und bietet für die nachstehende Verwendung unüberwindliche Schwierigkeiten. Es giebt die verschiedensten Gattungen des käuflichen Filzes, anfangend mit dem aus gröbsten Haaren und Wollenstoffen bereiteten bis zu dem feinsten Castorfilz aus Hasen-, Kaninchen- und Kameelhaaren. Nur die letzteren Filzgattungen sind verwendbar. Doch nicht nur auf den Stoff, sondern auf die Anfertigung desselben kommt es an. Ist der Filz von lockerem Gefüge und wird er einfach mit Lacklösungen getränkt, so giebt er nach seiner Erhärtung auf den warmen Körper gebracht dennoch den Formen desselben nach[1]).

Auch sei von vorn herein gesagt, dass es schwer gelingen wird ein fertiges Material an Filz in jedem Augenblick verwendbar auf Lager zu haben. Der Filz bester Qualität und in der nöthigen Dicke muss für jeden Fall, d. h. für jedes hergestellte Modell vom Filzmacher speciell angefertigt werden. Das klingt wie wenn es ein erschwerendes und umständliches Moment wäre — gerade aber vereinfacht es das Verfahren in einer namhaften Weise.

Ist das Modell fertig gestellt, so erfordert z. B. das sehr brauchbare Corset Walltuch's das Ueberkleiden der Gypsform mit Stoff, das langstielige, viel Zeit in Anspruch nehmende Aufkleben der Holzspähne, das Ueberziehn des Corsets mit Stoff und schliesslich die Bearbeitung der Ränder. Alles dieses fällt bei meinem Verfahren weg. Dass die nachstehende Bearbeitung des Filzes in Bezug auf Haltbarkeit vor keinem andern Verfahren zurücksteht, das muss mir zunächst geglaubt und durch einige Versuche erfahren werden. Die grosse Dauerhaftigkeit des Materials ist am besten an den jahrelang unverändert getragenen Apparaten zu erweisen.

Somit gehe ich an die Schilderung der Bearbeitung, indem ich

---

[1]) Bei dieser Gelegenheit sei erwähnt, dass der erste, der den Filz mittelst erhärtender Schellacklösungen zu orthopädischen Zwecken verwandte, wohl Dr. Severin hierselbst gewesen ist. Eine Notiz über sein Verfahren findet sich im Abschnitt Knochen und Gelenke von Prof. Wahl im Gerhardt'schen Handbuch der Kinderkrankheiten 1880,

nochmals vorausschicke, dass mir alle Einwendungen gegen den Filz hier und dort bekannt sind.

Die Technik in der Fabrication des Filzes ist hier in Russland eine sehr entwickelte, da derselbe eine weite Verwendung findet. Dieser Umstand war für eine Erwerbung eines brauchbaren Materials günstig.

Die Fabrication des Filzes im Allgemeinen bei Seite lassend sei erwähnt, dass nur Hasenfelle verwandt werden dürfen, je mehr aber dem Rohmaterial Kaninchenhaar hinzugethan wird, desto mehr wird es an Güte gewinnen.

Indem der Filzmacher die wie Daunen aufgewispelten Haufen des Filzmaterials zu möglichst festen Schichten verdichtet, stellt er einen Schlauch her, der ungefähr der Peripherie des ihm eingehändigten Gypsmodells an Grösse entspricht. Das feste Gefüge des Filzes wird durch starkes Walken desselben erreicht. Letzterer Act ist das Wesentliche, dem der Filz seine Festigkeit und Haltbarkeit verdankt. Der nunmehr fertige Filzschlauch, den man je nach dem Zweck der Verwendung dicker oder dünner bestellt hat, wird über das Gypsmodell gezogen und mit demselben in so heisses Wasser gethan, als die arbeitenden Hände, welche den Filz gegen das Modell schmiegen, es vertragen können.

Der Filz spannt sich, indem er sich gewaltig zusammenzieht, knapp über den Gypsblock und nimmt schon jetzt auf das Genaueste die für ihn durch das Modell bestimmte Form an. Entsprechend seiner enormen Elasticität ist er jedem anderen Material überlegen, jede Kanten- und Flächenkrümmung bis zur vollständigen Congruenz anzunehmen. Das so überspannte Modell wird im Trockenofen getrocknet und das gewonnene Object dem Besteller überliefert.

Dieses ganze Procedere geschieht ausserhalb der Anstalt, entzieht sich der Sorge des Arztes und ist der Gewissenhaftigkeit des Fabrikanten überlassen, wie solches bei jeder Lieferung eines Materials Voraussetzung ist.

Der letzte rasch absolvirte Act findet wiederum in der Anstalt statt. Wir haben nun ein in gewissen Fällen noch so unebenes difformes, mit Filz knapp überzogenes Modell vor uns, an dem sich der Nichteingeweihte über die merkwürdige Nahtlosigkeit des Filzüberzuges nicht genug verwundern kann. Handelt es sich

um ein Corset, so wird jetzt der Filz vorn in der Mittellinie aufgeschnitten, zugleich werden durch Einschnitte in den Rändern, die
bis in den Gyps des Modells dringen, genau die Stellen bezeichnet,
welche beim Wiederaufspannen aufeinander zu liegen kommen. Das
vom Modell entfernte Filzstück muss so stark gefügt sein, dass es
auf den Tisch gestellt aufrecht steht und die ihm bereits inne-
wohnende Form des Modells nicht verliert.

Bei der hiernach vorzunehmenden Tränkung in Lacklösung ist
darauf zu achten, dass der Filz vollkommen trocken sei. — Ist
noch etwas Feuchtigkeit nachweisbar, so wird der Filz vom Modell
entfernt und in den Trockenofen gebracht.

Jetzt wird das Filzstück auf eine impermable Unterlage gelegt
und mit einer Lösung Gummi lacca in tabulis auf Spirit. vini recti-
ficat. getränkt. — Die Lösung von dicker Syrupconsistenz kann
im Vorrath bei gutem Verschluss gehalten werden. Unmittelbar
vordem die Lacklösung reichlich auf die Innenfläche des Filzob-
jectes gegossen wird, muss sie mit etwas Spiritus verdünnt werden,
weil sie sich sonst schwer imprägnirt. — Immerhin muss das
Streben sein, die Lacklösung in möglichster Concentration dem
Filze einzuverleiben. In je dickerer Consistenz das Lack sich im-
prägniren lässt, je mehr wird an Haltbarkeit gewonnen werden. Ohne
Material zu sparen hat eine Wärterin oder ein Diener von der
inneren Seite her die Lacklösung mit der Hand in den Filz zu
verstreichen, bis dieselbe auf der anderen Seite gleichmässig durch-
gedrungen ist. Hierbei verliert das Object etwas an seiner schon
fertigen Form, aber nicht wesentlich. Die im Vorrath gehaltene
dicke Lacklösung muss vor dem Tränken des Filzes einmal erwärmt gewesen sein, was erfahrungsmässig einen grossen Unterschied in Bezug auf die Haltbarkeit giebt. Ist der Filz bis zum
Ueberfliessen getränkt, so wird er jetzt wieder auf das Gypsmodell
gespannt, was das Werk weniger Minuten ist. Die Form ist sofort bei etwas massirendem Anschmiegen wiedergewonnen. Das
getränkte Filzstück wird nun an den Rändern an das Gypsmodell
angenagelt, es liegt glatt an, da es ursprünglich schon die betreffende Form hatte. Ist dieses ausnahmsweise nicht der Fall, so
wird eine starke Binde (Barchent) fest und glatt umgewickelt, die
man nach ein paar Stunden entfernen kann. Das Corset hat dem-
nächst an einem Ort von gewöhnlicher Zimmertemperatur zu trocknen,

nicht in der Wärme. Nach zweimal 24 Stunden lässt es sich leicht vom Modell absprengen. Durch das starke Anschmiegen und Anspannen des Filzes um das Gypsmodell weicht die Lacklösung etwas von der Innenfläche zur Oberfläche des Corsettes ab, ein Umstand, dem die grössere Weichheit und nach ihrer Bearbeitung die helle sammetartige Beschaffenheit der Innenfläche zu danken ist. Letztere gewinnt das Aussehen, wie wenn sie mit dem feinsten Semisch-Leder ausgekleidet wäre. Am darauffolgenden Tage kann es weiter bearbeitet oder fertig gestellt werden.

Im letzteren Falle schneidet man die Ränder zu, bestreicht die äussere Seite nochmals mit einer dicken Schellacklösung, glättet die Innenseite durch Reiben mit Glaspapier und lässt an den vorderen Rändern die beiden Riemen mit Haken zum Schnüren aufnähen. Die Ränder sind mit einer Feile zu runden und zu glätten. Es lässt sich jedoch mit etwas mehr Mühe das Corset zu weit grösserer Schönheit und Eleganz bringen. Die Technik erlernt jeder Gehülfe und jeder Techniker sogleich und ohne Schwierigkeit. Die äussere Fläche wird mit einem Pinsel mit dicker Lacklösung bemalt; nach einigen Stunden, wenn der Lack hart, wird die Oberfläche mit Glaspapier abgeschliffen und fortan mit Lacklösung und einem Stück Krüllgaze eingerieben. Je öfter dieses geschieht, desto schöner wird das Object. Mit einem Wort, man kann die Oberfläche vollständig poliren, so dass sie spiegelt. Die Innenfläche aber wird nur mit Glaspapier ausgerieben, bis sie weissgelb erscheint und sich sammetartig anfühlt. Jedes Object hat nur aus einem Stück zu bestehen. Die Beschreibung der Sache klingt complicirt, und doch ist der Process überaus leicht zu beherrschen.

Ich habe alle möglichen Methoden und die verschiedensten Materialien zur Anfertigung von Schienen und Corsetts durchversucht und weiss, dass viele sehr trefflich und brauchbar sind, nur erfüllt schwerlich eines von ihnen so sehr die Anforderung in der Lichtung des Apparates congruent mit der Körperform zu sein und zugleich die Festigkeit und Leichtigkeit zu besitzen. In kosmetischer Beziehung genügen die Apparate, glaube ich, auch einem etwas grösseren Maassstabe. Die dunkelbraune, spiegelnde Fläche giebt in schöner Weise bis ins Detail die Körperform wieder und contrastirt zu der weichgelben, sammetartigen Innenfläche.

Ich möchte an dieser Stelle nicht missverstanden werden. Mit einem Material wird man gewiss niemals allen Anforderungen, die so unendlich verschieden sein können, gerecht. Ich habe in erster Linie Immobilisation von Körpertheilen im Auge, die Erkrankungen und die Perioden der Erkrankungen, welche Ruhe und Entlastung, nicht aber diejenigen, welche Redressement erfordern. Auch trete ich nicht im Allergeringsten in einen Gegensatz zu den nicht mehr strittigen Hessing'schen Stütz-, Entlastungs- und Redressionsapparaten. Schwerlich aber dürften die geschilderten Filzapparate bei entzündlichen degenerativen Zuständen im Kindesalter durch irgend etwas ersetzt werden können. Wo es sich darum handelt, die schon vorhandene oder durch Maassnahmen erreichte Haltung und Lage eines Körpertheiles zu fixiren, kann es kaum in einer zweckmässigeren Weise geschehen, als die Körperform in eine derselben congruenten Lichtung eines Apparates sozusagen abzufangen. In der Privatpraxis kehre ich immer wieder zu diesem Materiale zurück, das mir zu oft dankenswerthe Dienste geleistet.

Das Material gehört nicht zu den billigen und eignet sich zumeist für die bessere Praxis. Welche gut gearbeiteten orthopädischen Apparate kommen aber über diese Schwierigkeit hinweg? Auch die Walltuch'schen Corsette, deren Technik mir sehr vertraut ist, bedürfen öfters einer feineren Ausstattung. Ihre Anfertigung und Dekoration ist aber viel umständlicher als bei den meinigen.

Ich habe mich einer weiten Anwendung meiner Apparate bedient. Ganz unersetzlich sind sie mir bei Spondylitis, Coxitis und Gonitis, besonders bei kleineren Kindern gewesen. Aber auch bei Scoliose fanden dieselben eine ausgebreitete Verwendung. Sehr schön lässt sich sodann die Lorenz'sche Reclinationsschiene für Spondylitiker nach der geschilderten Methode anfertigen. Der hartelastische, congruent mit relativ weicher Innenfläche anliegende Apparat wird von den Patienten gut tolerirt; die Filzschale bedarf jedoch in diesem Falle einer Verstärkung durch eine Lage Leim und einer Schicht Gypsbinden.

Ohne Schwierigkeit lassen sich metallene Kopfstützen mit Kinn- und Hinterhaupthalter an den Apparaten anbringen. Besonders geeignet ist das Material, die schwierigeren und complicirteren Flächenkrümmungen an Hinterhaupt, Hals und Schultern zum Zwecke ihrer Stütze und Immobilisirung zu entwickeln.

4*

Erklärung der Abbildungen auf Tafel II.

Fig. 1 stellt eine der Lorenz'schen Reclinationsschiene analoge aus Filz mit Verstärkung durch Gyps und Leim hergestellte Hülse zur Horizontallagerung eines Spondylitikers dar.

Ich forme die Schiene dem genauen Gypsmodelle entsprechend vollkommen congruent der Körperoberfläche, mit Beiseitelassung jedweden freien Spielraumes für Polsterung. Theils die Beschaffenheit der relativ weichen Innenfläche, theist die vollständige Congruenz vermitteln ein vollkommen bequemes Liegen des Patienten in der Hülse, wodurch eine Polsterung unnütz wird.

In einer initialen Periode der Spondylitis, bei grösserer Empfindlichkeit des Patienten, hat mir diese durch Vermeidung der Polsterung knappe Immobilisation bei leicht reclinirter Lage gute Dienste geleistet. Es sei hier beiläufig erwähnt, dass mir dieselben Gesichtspunkte gelten bei Anfertigung der Reclinationsschienen aus Gyps, deren Innenfläche ich nur mit Tricot überziehen lasse.

Fig. 2. Das mit dem Rohmateriale überspannte Gypsmodell zeigt den Zustand, in dem das Object vom Filzfabrikanten abgeliefert wird. Faltenlose knappe Adaption des Filzes an das Modell. Der Filzüberzug ist noch nicht aufgeschnitten und sitzt nahtlos dem Modelle an.

Fig. 3. Dasselbe Corset (Fig. 2) nach seiner Durchtränkung mit Schellacklösung und seiner Ausstattung.

Fig. 4 stellt ein Corset für eine bereits vollständig mobilisirte Scoliose dar.

Fig. 5 ein Corset: Kopf, Rumpf und Rücken umfassend, aus zwei Stücken bestehend, für einen Fall von Spondylitis der obersten Brustwirbel. Das vordere Kinn und Brust deckende Stück ist leicht an- und abgelegt.

Fig. 6. Corset mit stellbarer Kopfstütze. Das in der Abbildung wiedergegebene Exemplar ist über ein Jahr getragen worden. Der Metalltheil ist angenietet.

Fig. 7. Apparat für einen Fall von Spondylitis cervicalis aus einem Stück mit Schnürung hinten; das Negativ für das Modell wurde bei Anwendung genügender Extension in der Schwebe gewonnen. Die Hülse wurde mit Erfolg in einem etwas späteren Stadium der Spondylitis getragen. Gute Dienste hat mir derselbe Apparat bei der Nachbehandlung des Torticollis geleistet.

Fig. 8. Immobilisationsapparat für Coxitis. Leicht abducirte Stellung. Der Apparat reicht an dem gesunden Bein höher hinauf, wodurch die Abductionsstellung garantirt wird.

Fig. 9. Schiene für den Fuss, aus einem Stück, den ganzen Fuss umfassend. Durchschnitt über die vordere Fläche des Unterschenkels, über den Fussrücken und die Sohle verlaufend. Der Apparat hat den Zweck, die grosse Plasticität des Stoffes zu beweisen.

V.

Ueber gutartige und krebsige Zottengeschwülste der Harnblase nebst Bemerkungen über die operative Behandlung vorgeschrittener Blasenkrebse.

Von

Dr. Karl Schuchardt,

Director der chirurgischen Abtheilung des städtischen Krankenhauses in Stettin.

(Mit Taf. III, Fig. 1—9.)

Trotz Virchow's klassischen Arbeiten über Krebs und Papillargeschwülste herrschte bis vor ungefähr 10 Jahren in der Auffassung der Zottengeschwülste der Harnblase noch eine ziemliche Verwirrung, so dass es als eine sehr verdienstliche That anzusehen war, dass Küster[1]) auf Grund der Virchow'schen Begriffsbestimmungen und gestützt auf neues reiches Material es unternahm, den Unterschied zwischen den einfachen papillären Geschwülsten und den echten Krebsen der Harnblase namentlich auch den Chirurgen aufs Neue in das rechte Licht zu setzen. Sein Vorschlag freilich, für die gutartigen papillären Blasengeschwülste den klinischen Sammelnamen „Zottenpolyp" einzuführen, hat keine allgemeine Zustimmung gefunden, wenn auch zugegeben werden muss, dass alle rein histologischen Bezeichnungen dieser Geschwülste einseitig sind, weil ja stets mehrere Gewebe an ihrem Aufbau theilnehmen, und es deshalb fast unmöglich ist, durch einen Namen allen ihren verschiedenen Bestandtheilen gerecht zu werden. Die Anatomen haben sie deshalb gewöhnlich nach demjenigen Gewebsbestandtheile benannt, der ihnen als der hauptsächlich betheiligte

---

[1]) Küster, Ueber Harnblasengeschwülste und deren Behandlung. Samml. klin. Vortr. 1884. No. 267 u. 268.

erschien. Virchow nannte sie Fibroma papillare, andere bezeichneten sie als Epithelioma papillare, weil das bindegewebige Gerüst
gegenüber der Epithelwucherung oft sehr in den Hintergrund tritt.
Da alle Zotten von kleinen Blutgefässen durchsetzt sind, und die
Blutgefässe bei der Entwickelung dieser Geschwülste offenbar eine
bedeutsame Rolle spielen, so könnte man von rein anatomischem
Standpunkte aus, wie Küster richtig bemerkt, sie ebenso gut
Angioma papillare nennen.

Wenn hiernach die anatomische Namengebung offenbar etwas
Missliches hat, so scheint mir auf der anderen Seite doch auch die
Küster'sche Benennung „Zottenpolyp" für die gutartigen Papillome
nicht ganz glücklich gewählt zu sein, weil wir dadurch wieder leicht
in den alten Fehler verfallen, in der Form der Geschwülste das Wesentliche zu sehen. Auch kommen ja, wie dies gerade aus Küster's
Klinik vor Kurzem erst beschrieben worden ist (Colley), Mischformen vor, Fälle von Zottengeschwülsten, die zum Theil noch
den Charakter einfacher Papillome haben, zum Theil aber schon
deutliche Krebsstructur darbieten. Ich möchte deshalb die Orth'
sche[1] Namengebung als die zutreffendste und unbefangenste bezeichnen und der allgemeinen Anwendung empfehlen. Er unterscheidet bei den papillären Geschwülsten der Harnblase die gutartigen Zottengeschwülste von den papillären Krebsen oder
krebsigen Zottengeschwülsten. Im Uebrigen hält es Orth
für wahrscheinlich, dass eine ursprünglich rein oberflächliche, d. h.
gutartige Zottengeschwulst secundär krebsig werden kann und berichtet über einen Fall, wo neben einem grossen, unzweifelhaft
krebsigen Zottengewächse kleinere papilläre Geschwülstchen vorhanden waren, in denen nichts Krebsiges zu entdecken war. Auch
Colley[2] hat sich in seiner oben erwähnten Arbeit dieser Auffassung angeschlossen. Ein zwingender Beweis, dass wirklich in
einem Falle ein Uebergang eines einfachen Papillomes in Krebs
stattgefunden hat, ist noch von Niemandem geliefert worden, sondern, wie Lubarsch sehr richtig bemerkt, ist diese Auffassung nur
eine subjective, solange wir über das eigentliche Wesen des Krebses

---

[1] Orth, Lehrbuch der speciellen pathologischen Anatomie. II. Bd.
S. 214 ff. 1889.

[2] Fritz Colley, Ueber breitbasige Zottenpolypen der menschlichen
Harnblase und deren Uebergang in maligne Neubildung. Deutsche Zeitschr. f.
Chir. Bd. 39. S. 525—548. 1891.

so wenig unterrichtet sind, dass wir die Diagnose des beginnenden
Krebses nach rein morphologischen Kriterien bis jetzt überhaupt
nicht zu stellen vermögen. Sehr lehrreich in dieser Beziehung sind
die Zusammenstellungen und Auseinandersetzungen, welche Lubarsch über die Umwandlung gutartiger Neubildungen in Carcinome
in seinem soeben erschienenen Jahresberichte[1]) macht. Hiernach
ergab sich aus der von Semon[2]) angeregten Sammelstatistik für
die Kehlkopfsgeschwülste, dass unter 10774 Fällen nur 45 mal ein
scheinbarer Uebergang in Carcinome stattgefunden hat. Semon
weist im Einzelnen nach, dass von diesen 45 Fällen noch 32 Fälle
zweifelhaft sind, so dass nur 12 einigermassen sichere Fälle übrig
bleiben. „Wenn man Fälle zu Gesicht bekommt", so äussert sich
Lubarsch ferner auf S. 550, „in denen ein exstirpirter Tumor die
Structur eines Adenoms (oder Papilloms) besass und nach einiger
Zeit an der gleichen Stelle eine carcinomatöse Neubildung entsteht,
so wird man wohl berechtigt sein, auch den ersten Tumor für das
noch adenomatöse (oder papillomatöse) Stadium eines Carcinoms
zu erklären. Aber selbst wenn man einen langsam wachsenden
Tumor beobachtet, der mit allen klinischen und anatomischen Eigenschaften des Adenoms ausgestattet ist, und eine solche Neubildung
nach einiger Zeit den anatomischen und klinischen Charakter ändert
und carcinomatös wird, bleibt noch die Auffassung übrig, dass es
sich von vorn herein um eine carcinomatöse Neubildung gehandelt
hat, bei welcher nur das Durchgangsstadium ungewöhnlich lange
dauerte."

Von den 3 von mir beobachteten und in Folgendem genauer
zu schildernden Fällen von Zottengeschwülsten der Harnblase stellt
der 1. Fall eine im histologischen Sinne vollkommen gutartige
Neubildung, eine einfache Zottengeschwulst dar. Im 2. Falle sehen
wir die feinen Zotten an der Innenfläche der Geschwulst von demselben Bau wie eine einfache Zottengeschwulst, während die tieferen
Theile der Neubildung einen ausgesprochen krebsigen Charakter
darbieten. Im 3. Fall handelt es sich um eine Neubildung, die
zwar in grob anatomischer Beziehung noch den papillären Typus

---

[1]) Lubarsch und Ostertag, Ergebnisse der allgemeinen pathologischen
Morphologie und Physiologie des Menschen und der Thiere. Wiesbaden 1895.
[2]) Semon, F., Die Frage des Uebergangs gutartiger Kehlkopfgeschwülste
in bösartige. Berlin 1888.

bewahrt hat, jedoch fast überall derartige Unregelmässigkeiten in den gegenseitigen Beziehungen zwischen Epithel und Bindegewebe aufweist, dass wir die meisten Stellen als krebsverdächtig bezeichnen müssen. Vielfach bietet aber auch die Geschwulst schon die Kennzeichen des ausgebildeten fertigen Krebses dar.

1. Gutartige grosse Zottengeschwulst der Harnblase. Theilweise Abtragung der Geschwulst von einer Boutonnièren-Wunde aus. Besserung. Tod 15 Jahre nach Beginn des Leidens.

Carl George, 45 Jahre, Bergmann, aus Gr.-Oerner bei Hettstädt (Kgl. Chir. Klinik Halle, 12. October 85 bis 9. Januar 86) hat seit 1875 starke Blutungen beim Wasserlassen gehabt; keine Schmerzen. Die Blutungen dauerten das erste Mal 7 Wochen lang, liessen dann plötzlich nach und der Urin wurde ganz hell. Dieser Zustand wiederholte sich in den nächsten 6 Jahren jedes Jahr bei wechselnder Jahreszeit, jedes Mal 4—6 Wochen lang. In der Zwischenzeit wurde klarer Urin ausgeschieden, höchstens war derselbe 1—2 Tage lang etwas blutig. Die Blutungen brachten den Kranken so herunter, dass er jedes Mal nach einer Attaque 4—5 Monate nicht arbeiten konnte, bis er sich wieder erholt hatte. Seit 1881 sind die Blutungen häufiger, aber nicht so heftig geworden, so dass Pat. fortwährend auf Arbeit gehen konnte. Sie dauerten dann gewöhnlich nur 1 Tag, auch 2 Tage, oft auch noch länger. Seit 2 Jahren sind beim Uriniren hie und da auch kleine Stückchen Gewebes mit abgegangen.

Status: Sehr anämischer und kräftig gebauter grosser Mann mit ergrautem Haupthaar. Bei der Untersuchung mit dem Catheter bleiben in dem Fenster desselben mehrere bis erbsengrosse Theilchen von Geschwulstmasse sitzen. Uebrigens entleert sich ein etwas blutiger, eiweissfreier Harn. In Narkose fühlt man vom Mastdarm aus in der Blasengegend oberhalb der Prostata eine taubeneigrosse weiche Resistenz, namentlich rechts. Operation 17. November 85 (v. Volkmann): Eröffnung der Harnröhre am Damm durch Boutonnière. Nach Dehnung des Sphincter vesicae mittels des Zeigefingers fühlt man die Innenfläche der Blase, namentlich den hinteren Theil von ganz diffus entwickelten, weichen, papillären Geschwulstmassen eingenommen. Durch Abkratzen mit dem Finger und mittels der Polypenzange wird ein grosser Theil (etwa 150 Gr.) dieser weichen Masse entfernt. Darauf wird eine doppelläufige Canüle durch die Wunde in die Blase eingeführt und letztere mit Salicyllösung gründlich ausgespült.

Wundverlauf ohne erhebliche Temperatursteigerung, doch ist der Kranke sehr matt und angegriffen. Nach 14 Tagen wird abermals in Chloroformnarkose durch die Boutonnièrenwunde mit dem Finger eingegangen und wieder ein Theil Geschwulstmasse, etwa halb so viel wie das vorige Mal, aus der Blase entfernt. Nach weiteren 14 Tagen wird die Röhre aus der Wunde weggelassen und darauf schliesst sich die Wunde schnell. 9. Januar 86 Entlassung. Urin

nicht mehr blutig. Patient hat keine Schmerzen beim Urinlassen und hat sich
wesentlich erholt. — Am 30. Dec. 86 schrieb mir Pat., dass sein Befinden gut
sei. Auf neuerliches Anfragen in seinem Heimathorte erhielt ich die Nachricht,
dass er im Jahre 1890 gestorben sei.

Die mikroskopische Untersuchung der exstirpirten Geschwulstmassen, die nach Härtung in Müller'scher Flüssigkeit
und Alkohol, Einbettung in Celloidin und Färbung mit Alaun-
karmin vorgenommen wurde, ergab, dass es sich um ein ausgezeichnetes Beispiel einer einfachen Zottengeschwulst handelte,
wie sie auch den vorzüglichen Beschreibungen Küster's und
Colley's zu Grunde gelegen hat. Ein baumförmig verzweigter,
bindegewebiger, gefässhaltiger Grundstock (B Fig. 1) ist von einem
dicken Epithelmantel (E) eingehüllt, dessen Zellen an der Basis
cylindrisch, nach aussen unregelmässig gestaltet sind. Gegen das
Bindegewebe des Grundstockes setzt sich das Epithel überall vollkommen scharf ab, während es sich nach der Oberfläche zu offenbar in lebhaftester Wucherung befindet und stellenweise eine ganz
erheblich dicke Schicht bildet. Infiltration des Bindegewebes mit
Leukocyten findet sich stellenweise um die Blutgefässe herum,
jedoch im Allgemeinen nur in mässiger Weise. Manchmal tritt die
Epithelwucherung derart in den Vordergrund, dass die Zotte nur
aus einem centralen Blutgefässe, einer unendlich zarten spinne-
gewebartigen bindegewebigen Hülle und einem unverhältnissmässig
dicken Epithelmantel besteht (Fig. 2). Hier ist also eine gleichsam handschuhfingerartige Ausstülpung einer Gefässsprosse die
Grundlage der Zottengeschwulst. Aber auch sonst bieten die Blutgefässe der Zotten manches Eigenthümliche dar, das uns die
grosse Neigung solcher Geschwülste zu Blutungen recht wohl verständlich machen kann. Sie sind nämlich ganz ausserordentlich
dünnwandig und zeigen eine bemerkenswerthe Neigung zu vari-
cösen Erweiterungen (Fig. 3 v). Man muss sich wohl vorstellen, dass diese eigenthümliche Eigenschaft mit dem wechselnden
äusseren Drucke, unter dem die Geschwulst je nach dem Füllungszustande der Harnblase steht, zusammenhängt. Bei gefüllter Blase
wird der Blutgehalt der Zotten ein geringer sein, bei der Entleerung
der Blase tritt Hyperämie in den Zotten ein. Aus dem oft und plötzlich wechselnden Blutgehalte der dünnwandigen Gefässe erklären
sich auch die zahlreichen Blutaustritte, die sich in dem um die

Gefässe herum liegenden Bindegewebe vorfinden (Fig. 3 H), und die so erheblich werden können, dass die ganze Zotte davon zu einem kleinen Blutklumpen anschwillt und selbst das Epithel zum Theil von Blut durchsetzt wird (Fig. 4). Solche hämorrhagisch infarcirte Zotten sind dann begreiflicherweise nicht mehr lebensfähig, sondern fallen eigenthümlichen Schrumpfungsvorgängen anheim. Zunächst kommt es, wie es scheint, zu Störungen in der Ernährung des Epithels, das in eigenthümlicher Weise sich zerklüftet und atrophirt (Fig. 5) und zuletzt nur noch eine ganz dünne Schicht bildet, ja auch wohl stellenweise ganz verschwindet. Auch der bindegewebige Grundstock der Zotte fällt nach der Aufsaugung des Blutergusses einer eigenthümlichen Atrophie anheim, und zwar handelt es sich dabei um eine fibröse Entartung, Schwund der Blutgefässe und Bildung eines kernarmen, derben Bindegewebes, in dem die Reste des Blutergusses als körnige Pigmentmassen liegen geblieben sind (Fig. 6 und 7). Derartig sklerosirte und atrophische Zotten[1] fallen schon bei der makroskopischen Betrachtung durch ihre weisse Farbe und grössere Härte inmitten der weichen, blaurothen Zotten auf.

Nirgends findet sich ein Zeichen dafür, dass die Epithelwucherung in das Bindegewebe des Stieles hineindringt. Wir müssen demnach die Geschwulst, natürlich nur so weit sie zur Untersuchung gelangte, als eine gutartige, als eine einfache Zottengeschwulst bezeichnen. Hiermit stimmt auch der klinische Verlauf wohl überein, da der Tod des Kranken erst 15 Jahre nach Beginn des Leidens eingetreten und wohl auf die rein örtlichen Störungen zurückzuführen ist, die die Geschwulst in ihrem weiteren Wachsthum hervorgerufen hat.

II. Gutartige Papillome der Harnröhre, grosser Zottenkrebs der Harnblase. Exstirpation des Blasenkrebses durch Bauchschnitt. Heilung ohne Recidiv. Krebsige Entartung der Harnröhrenpapillome. Tod.

Frau Schmidt, 55 Jahre (Städtisches Krankenhaus in Stettin, 23. April bis 5. Juli 94), ist im August 1893 von einem hiesigen Arzte an Papillomen der Harnröhre operirt worden, die seitdem wieder gewuchert sind. Sie ist durch Blutungen beim Wasserlassen und Schmerzen im Unterleibe, die

---

[1] Aehnliche Bildungen beschreibt Kürsteiner, Beitr. zur pathol. Anatomie der Papillome und papillomatösen Krebse von Harnblase und Uterus. Virchow's Arch. Bd. 130. 1892. S. 468.

hauptsächlich im letzten Winter sich eingestellt haben, erheblich heruntergekommen und von kachektischem Aussehen. — Chloroformnarkose. Entfernung
der Harnröhrenpapillome mittels Pincette und Scheere. Es handelte sich
um die bekannten typischen, gleichmässig blaurothen, weichen papillären Geschwülste von Hanfkorn- bis Erbsengrösse, die besonders im hinteren, nach
der Scheide zu gelegenen Theile der Harnröhre ihren Sitz hatten. Sie unterschieden sich makroskopisch in nichts von den gutartigen, blutreichen kleinen
Papillomen, die an dieser Körperstelle bei Frauen so häufig zur Beobachtung
gelangen. Zur mikroskopischen Untersuchung wurde deshalb leider nichts davon aufbewahrt. Da durch das Vorhandensein der Papillome zwar die Blutungen und Schmerzen, aber nicht die auffällige Cachexie der Kranken ihre
Erklärung fand, so wurde nach möglichster Reinigung der Harnröhre von den
Papillomen eine Untersuchung der Harnblase mittels des in die Harnröhre
eingeführten kleinen Fingers vorgenommen. Zur Ueberraschung fühlte man
auf diese Weise an der rechten vorderen Innenfläche der Harnblase eine
markstückgrosse schildförmig hervorspringende Verhärtung mit
wallartig aufgeworfenem Rande. Nachdem die Blasengeschwulst einmal entdeckt worden war, liess sie sich auch durch bimanuelle Untersuchung nachweisen und man konnte auf diese Weise fühlen, dass die ganze Blasenwand
an der betreffenden Stelle zu einer mindestens hühnereigrossen Geschwulst
verdickt war.

О per at i on am 27. April 94: Die Narkose wird mit Chloroform eingeleitet, nach eingetretener Betäubung mit Aether fortgesetzt (Juillard'sche
Maske). Lagerung auf dem gewöhnlichen Operationstische; durch ein Planum
inclinatum wird das Becken etwas erhöht. Querschnitt oberhalb der Symphyse,
rechts bis in die Gegend der Vasa epigastrica, links etwas kürzer. Nach Durchtrennung der Haut und Ablösung der Muskelansätze vom Becken gelangt man
in das vor der Harnblase liegende lockere Bindegewebe und vermag hier schon
die Verdickung der rechten vorderen Blasenwand durchzufühlen. Der Versuch,
die Krebsgeschwulst extraperitoneal zu entfernen, ähnlich wie dies Antal[1])
in einem allerdings bei Weitem günstiger liegenden und lediglich auf die
eigentliche Harnblasenwand beschränkten Falle mit Erfolg ausgeführt hat,
muss sehr bald aufgegeben werden, da es sich wegen der Grösse der Geschwulst als unausführbar erweist und überdies auch das Bauchfell, wie sich
herausstellt, über der Geschwulst bereits in weitem Umfange krebsig erkrankt
ist. Es wird deshalb das Peritoneum parietale dicht oberhalb der Umschlagsstelle quer eingeschnitten und im ganzen Bereiche der Wunde gespalten. Erst
jetzt ist es möglich, die Geschwulst auf ihre Exstirpationsfähigkeit hin genau
zu untersuchen. Sie stellt eine im Ganzen mindestens hühnereigrosse Masse
dar, deren Hauptantheil auf eine krebsige Infiltration der Blasenwand
und des paravesikalen Gewebes entfällt, während, wie sich später
herausstellt, die ursprüngliche Krebsgeschwulst in der Schleimhaut der Harnblase nur die Grösse eines Markstückes besitzt. Es

---

[1]) v. Antal, Extraperitoneale partielle Resection der Harnblase wegen
Carcinom. Centralbl. f. Chir. 1885. No. 86.

wird nun zunächst die Geschwulst, ohne die Harnblase zu eröffnen, überall beweglich gemacht. Zu diesem Zwecke muss sie tief aus dem Beckenbindegewebe, nach Anlegung zahlreicher grosser Umstechungen herauspräparirt werden. Nachdem dies vollendet ist, lässt sich die Harnblase bequem in und vor die Bauchwunde hervorziehen, ja man kann sie infolge des beständigen Herauszerrens allmälig derartig in die Länge ziehen, dass die Exstirpation der krankhaften Theile sich im weiteren Verlaufe zu einer verhältnissmässig einfachen Operation gestaltet. Diese ungeheure passive Dehnbarkeit der Harnblase, die offenbar auf einer Lähmung und Erschlaffung ihrer glatten Muskulatur unter dem Einflusse der fortgesetzten mechanischen Schädigung während der Operation zu Stande kommt, liess den Gedanken gar nicht aufkommen, etwa durch Wegnahme eines Knochenstückes von der Symphyse sich das Operationsgebiet zugänglicher zu machen. Es war dies durchaus überflüssig. — Zunächst wird nun, um die eigentliche Exstirpation extraperitoneal ausführen zu können, das Bauchfell der vorderen Bauchwand nach hinten geklappt und mit feinen Seidenknopfnähten an die hintere, noch von gesundem Bauchfelle überzogene Fläche des Blasengrundes angenäht (x Fig. 8). Die jetzt folgende Exstirpation der überall beweglich gemachten und von der allgemeinen Bauchhöhle völlig abgeschlossenen Geschwulst vollzieht sich nun als ein verhältnissmässig sehr einfacher Act und unter geringer Blutung, da namentlich die von rechts zuführenden Blutgefässe ja bereits en masse unterbunden worden waren. Die ganze Blasenschleimhaut erwies sich übrigens hochgradig geschwollen und dunkelblau-roth, auf der Höhe der verdickten Falten fanden sich vielfach gelblich-graue membranartige Auflagerungen. Die grosse Blasenwunde (es war mindestens die Hälfte der Blase weggenommen worden) wird, so gut es gehen will, durch Schleimhaut- und darüber gelegte feine Seidennähte verkleinert und endlich ganz geschlossen, die Hautwunde seitlich rechts und links verkleinert, in der Hauptsache jedoch mit Jodoformgaze locker ausgestopft. In die Harnröhre wird ein Gummi-Catheter eingelegt, der nach 3 Tagen weggelassen wird. Die Operation hat $1\frac{1}{2}$ Stunden gedauert. — Die Kranke übersteht den Eingriff sehr gut, der meiste Urin fliesst jedoch von Anfang an durch die Wunde ab, die aus diesem Grunde sehr häufig verbunden werden muss. Dabei wird dann jedesmal von der Harnröhre aus die Blase mittels Borsäurelösung durchgespült.

Im weiteren Verlaufe geht die Blasennaht zum grössten Theile wieder auf und es bilden sich in der Wunde im Anschluss an die Seidenfäden zahlreiche Inkrustationen von harnsauren Salzen. Es wird deshalb nach einigen Wochen unter Chloroformnarkose die bereits bis auf etwa Daumendicke geschlossene Blasenwunde mit dem scharfen Löffel von allen Inkrustationen gereinigt und sämmtliche Fäden entfernt. — Anfangs Juni verlässt die Kranke das Bett. Noch immer bedarf sie täglichen Verbandwechsels. Nach den Ausspülungen der Blase treten Temperatursteigerungen, selbst Schüttelfröste auf, weshalb sie ausgesetzt werden. Die Wunde granulirt gut, Concremente bilden sich nur noch in geringem Maasse. Die Kranke kann schon von selbst 100 Cubikcentimeter Urin lassen. Das Körpergewicht betrug am 14. 6. 95 Pfund,

21. 6. 99 Pfund, 28. 6. 102 Pfund, 5. 7. 104 Pfund, 6. 7. wird die Kranke in poliklinische Behandlung entlassen. — 1. 9.: Patientin fühlt seit einiger Zeit Schmerzen in den Beinen und sieht wieder elender aus, hat auch bereits wieder an Körpergewicht verloren. Es besteht nur noch eine enge Fistel in der Operationsnarbe, von der aus eine feine Sonde 10 Ctm. weit in die Blase eingeführt werden kann. Concremente finden sich nicht mehr vor. Die innere Untersuchung ergiebt nichts von Recidiv in der Blasengegend. Von der Scheide und dem Mastdarme aus fühlt man an der Stelle der Operation eine leichte narbige Verdickung, die etwas druckempfindlich ist. Die Bauchnarbe zeigt eine leichte bruchartige Hervorwölbung in ihrer rechten Hälfte. Auch Mitte October ergab die Untersuchung im Bereiche der Operationsnarbe der Blase keine Spur eines Recidivs und die Fistel erwies sich bis auf eine äusserst feine Oeffnung geschlossen. Dagegen waren die Papillome der Harnröhre wieder sehr stark gewuchert und zeigten eine von ihrem früheren Charakter gänzlich abweichende Beschaffenheit. Während sie nämlich an der Spitze noch das Aussehen gewöhnlicher gutartiger Papillome darboten, zeigten sie beim Abtragen an ihrer Grundfläche eine markige, grau-weisse Beschaffenheit. Leider ist in diesem Punkte unsere Darstellung lückenhaft, weil die erwähnten kleinen exstirpirten Stücke verloren gegangen sind, so dass die mikroskopische Untersuchung derselben nicht hat ausgeführt werden können. Jedoch ist es sehr wahrscheinlich, dass die ursprünglich gutartigen Papillome hier eine bösartige krebsige Umwandlung erfahren haben. Dieser bei der letzten Operation ausgesprochene Verdacht wurde zur Gewissheit, als die Kranke sich nach längerer Pause Mitte November uns wieder vorstellte. Die ganze hintere Harnröhrenwand hatte sich nämlich inzwischen in einen wohl fingerdicken, harten, nach der Scheide zu stark hervorragenden Wulst umgewandelt. In der Harnblase selbst war nach wie vor keine Spur eines Recidivs zu fühlen. Die Kranke war inzwischen dauernd bettlägerig geworden, sehr heruntergekommen und sah ihrer Auflösung entgegen. † 14. 1. 1895.

Da der Tod der Kranken in ihrer Wohnung erfolgte, so konnte eine Section nicht gemacht werden.

Die Untersuchung des exstirpirten Stückes der Harnblase ergab Folgendes:

Es stellt am Spirituspräparate einen platt eiförmigen, 7 Ctm. langen, 5 Ctm. breiten, 4 Ctm. dicken Körper dar, der auf der einen Seite von dem Bauchfelle überzogen ist. Letzteres ist mehrfach höckerig verdickt. Die der Harnblaseninnenfläche entsprechende Seite enthält ein rundes, 5 Ctm. durchmessendes Stück Blasenschleimhaut und in deren Mitte die etwa markstückgrosse primäre Krebsgeschwulst, die sich gegen die gesunde Schleimhaut überall vollkommen scharf mit wallartigem Rande absetzt und an ihrer inneren Fläche zahlreiche kleine zottige Wucherungen aus einer weichen Gewebsmasse aufweist. Die eigentliche Blasenwand ist im Bereiche des exstirpirten Stückes hochgradig verdickt, von 1,5—5,5 Ctm. Stärke und von derber Beschaffenheit.

Mikroskopisch zeigen die erwähnten zottigen Wucherungen an der inneren Fläche des Krebsheerdes genau denselben Bau wie gutartige Zottengeschwülste. Die Diagnose aus abgestossenen, im Urin enthaltenen oder mit dem Catheter entleerten Theilchen wäre demnach hier in hohem Grade trügerisch gewesen. Auf meist sehr dünnen, verästelten, bindegewebigen, von zahlreichen Blut-gefässen durchzogenen Stielen sitzt ein ziemlich gleichmässig dicker Epithelmantel, der überall vollkommen scharf gegen das Binde-gewebe abgegrenzt ist. Erst in der eigentlichen Blasenwand wird der Bau der Geschwulst ein ausgesprochen krebsiger, und zwar, wie es scheint, in ganz unvermittelter Weise. Wenigstens gelingt es nicht, in den Papillen selbst bereits krebsige Entartung oder auch nur atypische Epithelwucherungen nachzuweisen. Die Blasen-wand selbst zeigt dicht gedrängte und langgestreckte Alveolen, voll kleiner Epithelzellen mit sparsamem Zwischengewebe. Nach dem Bauchfell zu wird die alveoläre Einrichtung etwas undeut-licher, indem die bindegewebigen Zellen und die epithelialen Ele-mente manchmal so wirr durcheinander liegen, dass man von einem alveolären Bau nicht mehr recht reden kann (ähnliche Bilder beschreibt Hauser von den tieferen Schichten der krebsigen Wucherung bei Magen- und Mastdarmkrebsen).

III. Riesiger Zottenkrebs der Harnblase. Exstir-pation des grössten Theiles der Blase durch Bauch-schnitt. Einnähung des Ureters in den Rest der Harn-blase. Tod nach 10 Tagen.

Frau Krämer, 32 Jahre (Städtisches Krankenhaus in Stettin, 13. November bis 29. November 94 †), hat drei Mal geboren, war immer gesund. Im Januar 1894 soll zuerst eine stärkere Blasenblutung aufgetreten sein, die von selbst wieder aufhörte. Erst zu Pfingsten des Jahres traten häufigere Blutungen auf, der Urin war seitdem immer blutig gefärbt und in letzter Zeit auch trübe. Schmerzen bestanden nicht, doch kam die Kranke in letzter Zeit erheblich von Kräften. — Bei der Untersuchung der sehr blutarmen, doch noch leidlich gut genährten Kranken findet sich eine orangegrosse Geschwulst von fester Beschaffenheit, die das untere Drittel der vorderen Scheidenwand stark hervorwölbt. Bei der Betastung scheint es, als ob die Geschwulstbildung die ganze Harnblase eingenommen hätte. Mit dem Catheter fühlt man jedoch, dass die vordere Blasenwand noch frei ist und dass die das Blaseninnere ausfüllende Geschwulst von der hinteren Wand entspringt. Die Umgebung der Blase ist noch frei von Geschwulstbildung, so dass sich der Tumor als Ganzes hin und her schieben lässt. Der Urin ist stark blutig und mit Geschwulstfetzen vermischt. Die Gebärmutter stark elevirt, die Portio nach hinten und oben gedrängt. Medication: Acid. camphoric. 1,0 5mal täglich, 2mal täglich Blasenausspülung mit Borsäurelösung.

Operation am 19. Nov. 94. Chloroform bis zur Betäubung, dann Aethernarkose. Beckenhochlagerung. Ausgiebiger Querschnitt oberhalb der Symphyse. Eröffnung des Bauchfells. **Der Bauchfellüberzug des Blasengrundes wird quer gespalten, stumpf abgelöst und mit dem Bauchfell der vorderen Bauchwand durch eine fortlaufende Catgutnaht so vereinigt, dass der Bauchfellraum bei der weiteren Operation ganz abgeschlossen ist.** Darauf wird die Blase hinten und seitlich überall stumpf freigelöst, wobei nur an ihren seitlichen Anheftungen einige Umstechungen nothwendig werden. Spaltung der Blase in der Mittellinie. Die Blasenschleimhaut ist stark geschwollen, doch ohne diphtherische Beläge. Die Geschwulst füllt fast die ganze Blase aus und entspringt mit breiter Grundfläche rechts hinten. Sie wird mittels schrittweiser Umstechung der zum Theil stark verdickten Blasenwand möglichst schnell umschnitten, so dass sie schliesslich nur noch wie an einem Stiele an dem rechten Ureter hängt. Nach unten reicht die Grenze des Schnittes bis etwa fingerbreit über der inneren Mündung der Harnröhre, so dass im Ganzen wohl zwei Drittel der Blase exstirpirt werden müssen. Der Rest der Harnblase wird mit einigen Catgutnähten so an der Haut befestigt, dass die Blasenhöhle nach aussen geöffnet ist. Von dem rechten Ureter, dessen Blasenmündung, wie schon erwähnt, vollkommen von der Geschwulst umwachsen ist, wird ein 2 Fingerglieder langes Stück entfernt und der Stumpf des Harnleiters durch eine einzige Catgutnaht in der Weise an den linken Wundwinkel der hinteren Blasenwand befestigt, dass er etwa 1 Ctm. lang frei in die Höhle hineinsieht. Die ganze noch übrig bleibende Blasenhöhle wird mit Jodoformgaze locker ausgestopft. Die Blutung war eine verhältnissmässig geringe. Operationsdauer 1 Stunde. — Völlig fieberloser Verlauf. 2mal täglich Verbandwechsel; bei demselben kommen am dritten Tage durch eine Oeffnung der Schliessungsnaht der Bauchfellwunde einige Dünndarmschlingen zum Vorschein, die schnell zurückgebracht werden. Die Bauchfellblätter werden an der defecten Stelle nochmals durch eine Catgutnaht verschlossen. Die Urinabsonderung, die auch aus dem in die Wunde eingenähten rechten Ureterstumpf sehr deutlich sichtbar ist, ist in den ersten Tagen sehr reichlich, das Aussehen der Wunde gut, auch das Allgemeinbefinden zufriedenstellend. Acht Tage nach der Operation tritt allmälig eine Verminderung der Harnabsonderung und eine Verschlechterung des Befindens ein. Puls frequent und klein, keine Schmerzen, kein Fieber. Excitantien. 28. Nov. Urinabsonderung stark vermindert, Bewusstsein benommen, unter zunehmender Herzschwäche Tod am 29. Nov. 94. — Die Section ergab keine Spur von Peritonitis, auch die Wunde war von vollkommen gutem Aussehen. Der Ureterstumpf befand sich noch genau an der Stelle, wo er durch die Catgutnaht befestigt worden war und war hier bereits ziemlich fest angewachsen. Wie die Einführung einer Sonde lehrte, war er vollkommen frei durchgängig. Die

inneren Organe zeigten ausser hochgradiger Blutarmuth keine besonderen Veränderungen, auch die Nieren erschienen zwar blass, jedoch sonst von normaler
Beschaffenheit. Das rechte Nierenbecken ist leicht erweitert.

Die exstirpirte Blasengeschwulst ist ein über mannsfaustgrosses weiches
Gewächs von grau-röthlicher Farbe und blumenkohlartigem Gefüge. Ihre An-
satzfläche in der Blasenwand ist über fünfmarkstückgross und liegt derartig
neben der rechten Harnleitermündung, dass das untere Ende des Harnleiters
schräg an der Aussenseite der Geschwulstbasis vorüberläuft. Die Mündung
des Harnleiters selbst ist durch die peripheren Theile der Geschwulst zwar
verdeckt, doch so, dass der Urin trotzdem noch abfliessen konnte. Im Uebrigen
ist jedenfalls auch die linke Harnleitermündung durch die Geschwulst verdeckt
gewesen, da die letztere ja so ziemlich die ganze Blasenhöhle ausgefüllt hat.

Mikroskopischer Befund. Fast überall erkennt man deutlich den papillären Charakter der Geschwulst, die aus einem
mehr oder weniger reichlich von Leucocyten und Blutgefässen
durchsetzten bindegewebigen Grundstocke und einem epithelialen
Ueberzuge besteht. Indessen zeigt schon die flüchtige Betrachtung, dass sie sich von den einfachen Zottengeschwülsten in sehr
wesentlichen Punkten unterscheidet:

1. Ueberall ist das Epithel offenbar in einer ausserordentlich
starken und sehr unregelmässigen Wucherung begriffen. Die Grösse
und Form der einzelnen Zellen und Kerne ist eine sehr wechselnde.
Die Zellen sind theils rundlich, theis länglich, vielfach mit Kern-
theilungsfiguren versehen; oft findet sich auch schon innerhalb der
Epithelschicht eine Art von alveolärem Bau.

2. Die Grenze zwischen dem Epithel und dem bindegewebigen
Grundstock ist an vielen Stellen sehr undeutlich ausgeprägt. Man
findet ja immerhin noch Stellen, wo das Epithel in der regelmässigen Schichtung aufgebaut ist und sich scharf gegen die bindegewebige Grundlage absetzt. Meist ist jedoch die typische Anordnung des Epithels verloren gegangen und auch die Grenze gegen
das Bindegewebe verwischt, und zwar kommt dies, wie es scheint,
ebensowohl durch Hineindringen von Leucocyten zwischen die
untersten Epithelzellen, als auch durch Einwandern epithelialer
Elemente in die Tiefe des Bindegewebes hinein statt. Es ergeben
sich hieraus an dem Grenzbezirke zwischen Epithel und Bindegewebe
Bilder, wie es in Fig. 9 wiedergegeben ist. Die Leucocyten zeichnen
sich hier durch ihre starke Körnung aus, die epithelialen Zellen
zeigen sehr wechselnde Formen und sind von weit blasserer Körnung.

Was nun die Behandlung und die technische Seite der Operation anbetrifft, so will ich hier nur die Frage ins Auge fassen, wie man vorzugehen hat, um vorgeschrittene Fälle von bösartigen Blasengeschwülsten, d. h. solche, bei denen die Neubildung bereits die ganze Dicke der Blasenwand durchsetzt und die Umgebung in Mitleidenschaft gezogen hat, noch einer radicalen Behandlung zu unterwerfen. Ich werde also alle die Fälle jetzt ausser Betracht lassen, in denen es sich um Neubildungen gehandelt hat, die noch auf die Blasenschleimhaut begrenzt oder wenigstens noch nicht bis in die äusseren Schichten der Blasenwand vorgedrungen waren. In der operativen Entfernung gerade derartiger Neubildungen hat ja die moderne Chirurgie grosse Triumphe gefeiert, und ich brauche hier nur an den Fortschritt zu erinnern, der durch die Trendelenburg'sche Beckenhochlagerung beim hohen Blasenschnitte für die Entfernung der Blasengeschwülste gemacht worden ist. Ein gewisser Theil der Neubildungen der weiblichen Harnblase lässt sich ferner von der Scheide aus bequem exstirpiren (Colpocystotomie Simon), und das Gebiet der in diese Indication fallenden Harnblasenkrebse hat sich, wie Wiesinger[1]) gezeigt hat, neuerdings noch wesentlich erweitert durch die Anwendung des von mir[2]) zur Gebärmutterexstirpation angegebenen paravaginalen Schnittes.

Von allen diesen Operationen, bei denen es durch einen verhältnissmässig kleinen Eingriff gelingt, die Neubildung aus der Blase radical zu entfernen, wollen wir jetzt absehen; aber auch die bewundernswerthe Exstirpation der ganzen Harnblase, die von Pawlik[3]) mit günstigem Erfolge ausgeführt worden ist, gehört trotz der Ausdehnung, die der Blasenresection hier gegeben werden konnte, nicht in den Kreis unserer jetzigen Betrachtung, denn es handelte sich dabei um eine zwar ausserordentlich verbreitete, aber doch durchaus auf die Schleimhaut der Blase beschränkte Papillombildung. Pawlik führte in seinem berühmt gewordenen Falle die Operation bekanntlich in der Weise aus,

---

[1]) Wiesinger, Die Bildung einer Witzel'schen Schrägfistel in der Blase bei carcinomatöser Zerstörung der weiblichen Urethra. Centralbl. für Chirurgie. 1894. No. 22.
[2]) Schuchardt, Eine neue Methode der Gebärmutterexstirpation. Centralblatt f. Chir. 1893. No. 51.
[3]) Pawlik, Ueber Blasenexstirpation. Verh. d. X. internationalen med. Congr. Berlin 1890. III. 8. S. 101.

dass er zunächst von der Scheide aus die beiden Ureteren von der Blase abschnitt und in die Scheidenwand einheilte, dann von einem Schnitte in der Linea alba aus die Blase, ohne das Bauchfell zu eröffnen, stumpf ablöste. Hierauf wurde die Operation von der Scheide aus fortgesetzt. Die vordere Scheidenwand wurde knapp über dem Harnröhrenwulste quer gespalten und durch diese genügend weit gemachte Oeffnung die Blase vorgezogen und an der inneren Harnröhrenmündung abgeschnitten. Die Harnröhrenwunde wurde gegen die Scheide gedreht und ihr vorderer Umfang mit dem queren Schnitt an der vorderen Scheidenwand durch Nähte vereinigt, ihr hinterer Umfang und eine circuläre Anfrischung des Scheideneinganges zu einer queren Occlusio vaginae benützt. Der letzte Theil der Operation missglückte und es musste die Colpocleisis noch zweimal wiederholt werden, bis sie heilte. Schliesslich blieb nur hinter der Harnröhre eine feine Fistel offen.[1]

Trotz der vielen technischen Schwierigkeiten, die Pawlik's Operation unstreitig darbietet und die von ihm in geistreicher Weise gelöst sind, ist sie doch in Bezug auf die unmittelbare Lebensgefahr und die Grösse des Eingriffs nicht mit den Versuchen zu vergleichen, die den Zweck haben, eine bereits in ihrer ganzen Dicke und in die Umgebung hinein krebsig entartete Harnblase mit Eröffnung des Bauchfells theilweise oder ganz zu entfernen. Hier handelt es sich um die technisch höchst schwierige Aufgabe, das mit der Umgebung verwachsene Organ aus dem krebsig infiltrirten Beckenbindegewebe herauszupräpariren; meist muss die Peritonealhöhle breit eröffnet werden, oft ist ein oder sogar beide Harnleiter bereits derart in die Neubildung hineingezogen, dass Stücke von ihm entfernt werden müssen.

Der Erste, der eine solche Operation ausgeführt hat, ist Sonnenburg.[2]

Es handelte sich um eine ca. 60jährige Kranke, welche, schon länger an Blasenbeschwerden leidend, seit etwa einem halben Jahre grosse Blutver-

---

[1] Kossinsky entfernte bei Gelegenheit einer vaginalen Hysterectomie die ganze Blase, da der Krebs des Uterus bereits die Blase ergriffen hatte, und nähte die Harnleiter in die Scheide. Heilung. S. Modlinsky, Beiträge z. Chir. d. Ureteren. Centralbl. f. d. Krankh. d. Harn- u. Sexualorgane. Bd. V. 1894. S. 250.

[2] Sonnenburg, Zur partiellen Resection der Harnblase wegen eines Tumor. Chir.-Congr. 1885. Centralbl. f. Chir. 1885. S. 86.

luste aus der Blase und heftige Schmerzen in der Blasengegend hatte. Die Digitaluntersuchung der Blase ergab einen ca. fünfmarkstückgrossen, ziemlich harten Tumor in der vorderen Blasenwand. Nach der Eröffnung der Blase durch die Sectio alta zeigte sich, dass der Tumor nicht so circumscript war, wie es bei der Untersuchung den Anschein gehabt hatte. Wollte man die Operation vollenden, so mussten zwei Drittel der Blase entfernt werden. Die Resection gelang langsam, der Tumor wurde stückweise entfernt, das Peritoneum selbstverständlich eröffnet, da der Scheitel der Blase mit entfernt wurde. Genau Toilette des Peritoneums, exacte Naht, Abschluss der Peritonealhöhle. Drainage der Blase durch die Urethra und die Bauchwunde. Die Blase selber konnte nicht genäht werden. Reactionsloser Verlauf, Tod an Erschöpfung nach 4 Wochen. An der Leiche sieht man einen vom Peritoneum gebildeten neuen Blasenraum von der Grösse eines kleinen Apfels, ein Raum, der offenbar sehr ausdehnungsfähig ist.

Eine ähnliche theilweise Blasenexstirpation hat Czerny[1]) ausgeführt. Die Wunde schloss sich nach 6 Wochen definitiv und konnte Patient den Urin 20—30 Minuten zurückhalten. Unter der Entwicklung einer eitrigen Periurethritis, circa 7 Wochen nach der Operation collabirte der Kranke und starb.

Kümmell[2]) führte in ähnlicher Weise eine Totalexstirpation der Blase aus.

Eine 60jähr. Frau litt seit etwa $1/2$ Jahre an mehr und mehr zunehmenden Beschwerden, häufigem Harndrang, öfter wiederkehrender Blutung und sehr heftigen, sich in letzterer Zeit wesentlich steigernden Schmerzen. Der Ernährungszustand der Kranken war ein mässiger. Die Palpation der Blase durch combinirte Untersuchung von der Scheide und dem Mastdarm aus liess eine deutliche Verdickung der hinteren Wand der Blase erkennen; die Nachbarorgane vollständig frei. Die Digitalexploration der Blase nach Dilatation der Urethra liess bald ein ausgedehntes Carcinom der ganzen hinteren und linksseitigen Blasenwand erkennen, während die vordere und rechte Seite frei erschienen. In Beckenhochlage wurde die vollständige Entfernung der Blase vorgenommen; beim Versuch, das Peritoneum von der Blase abzulösen, zeigte sich dasselbe so fest mit der hinteren Blasenwand verwachsen, dass man davon absehen musste, und deshalb weit eröffnete. Die Entfernung der Blase gelingt nach einiger Mühe, in den rechten Ureter wurde ein Catheter eingeführt und derselbe durch die Urethra nach aussen geleitet, nachdem der Ureter

---

[1]) Ebenau, Zur Chirurgie der Harnorgane. Deutsche med. Wochenschr. 1885. No. 27 u. 28.

[2]) Kümmell, Ueber Geschwülste der Harnblase, ihre Prognose und Therapie. Berl. Klinik. Hft. 59. 1893. S. 86. Nach freundlicher brieflicher Mittheilung hat K. die Totalexstirpation der Blase ausserdem noch einmal an einer ebenfalls sehr elenden Patientin ausgeführt, die nach 8 Tagen starb. Er wandte bei seinen beiden Operationen den Längsschnitt in der Linea alba an.

mit einigen Seidennähten an das Orificium internum urethrae fixirt ist. Der linke Ureter konnte nicht in gleicher Weise befestigt und drainirt werden. Patientin ging schon am folgenden Tage im Collaps zu Grunde.

Eine Reihe derartiger Operationen hat Bardenheuer[1]) vorgenommen.

I. Fall. 57 Jahre alter, hochgradig abgemagerter Mann leidet seit fünf Jahren an Blutverlust und Schmerzen beim Wasserlassen und zeitweise an Incontinentia urinae. Eine Geschwulst von unebener Oberfläche nimmt den ganzen Grund der verdickten Harnblase ein. Die Harnleiter dringen in die Geschwulst ein. Rechter Harnleiter fingerdick, linker nicht aufzufinden. Exstirpation der ganzen Blase. Ausstopfung der Wunde behufs Blutstillung und Aufsaugung der Secrete mit Schwämmen. Patient wird nach einigen Tagen schläfrig. Tod am 14. Tage nach der Operation. — Obductionsbefund: Wunde ganz abgeschlossen und mit schönen Granulationen bedeckt, keine Entzündung, linker Harnleiter verschlossen, linke Niere hydronephrotisch.

II. Fall. Bei einem 64 Jahre alten abgemagerten Manne, der seit einem Jahre an Blasenbeschwerden leidet, wird am 21. Juli 1887 die Blase blossgelegt und am 28. Juli eine grössere, an der hinteren Wand sitzende papilläre Geschwulst (Zottenkrebs) sammt der ihn tragenden Blasenwand und die mit grau-weissen, stecknadelkopfgrossen Knötchen dicht besetzte Schleimhaut des übrigen Theiles der Blase fortgeschnitten. Blasennaht. Verweilcatheter. Die Naht hält nicht. Ausstopfung der Wunde mit Schwämmen, die alle 3 bis 4 Stunden erneuert werden. Ausspülungen. Ende März 1888 Fistel geschlossen. 31. August: Durch absichtliches Aufkratzen der Narbe entstandene, starke Neigung zum Verschlusse zeigende Blasenfistel. Geringe Schmerzen. Leichter Blasencatarrh. Angeblich Incontinentia urinac. Gutes Allgemeinbefinden.

III. Fall. 54jähriger Mann leidet seit 2 Jahren an Blutharnen, zu dem sich neuerdings Harndrang und Schmerzen gesellten. Schliesslich trat auch dumpfer Schmerz in der rechten Nierengegend ein. Die Cystoskopie ergab Folgendes: Die linke Seitenwand und die obere Wand der Blase sind matt weiss mit röthlichem Schimmer. Die ganze rechte Seite ist durch eine Geschwulst ausgefüllt, die mit ihrem Rande im Gesichtsfeld erscheint, wenn der Spiegel nach oben sieht und um so mehr dasselbe ausfüllt, je weiter man nach rechts und unten dreht. Ihre Oberfläche war leicht wellig, sonst ziemlich gleichmässig flach. Die rechte Harnleitergegend war vollständig verdeckt. Nach vorübergehender Besserung trat Appetitlosigkeit, Erbrechen, Schläfrigkeit, gelbe Hautfarbe und Schmerzen in der linken Nierengegend ein. Es wurde bei Trendelenburg'scher Hochlagerung mit Querschnitt über der Symphyse die Blase freigelegt und stumpf aus dem umgebenden Zellgewebe lospräparirt;

---

[1]) Bardenheuer, Der extraperitoneale Explorativschnitt. Brohl, Die Exstirpation der Harnblase und die Totalexcision der Blasenschleimhaut. Naturforschervers. Köln 1888. Centralbl. f. Chir. 1888. S. 888. Goldberg, Zwei bemerkensw. Operationen von Blasenkrebs. Centralbl. f. d. Krankh. d. Harn- u. Sexualorgane. Bd. V. S. 465.

ebenso der rechte Harnleiter eine Strecke weit von seinem Blasenende aus nach oben; derselbe war von der Blase an auf Kleinfingerdicke erweitert. Es wurde nunmehr die Blase eröffnet. Sie war in ihrer ganzen rechten Seite ausgefüllt von einem den hinteren Theil des Fundus und die rechte Seitenwand der Blase durchsetzenden Carcinom, welches den rechten Harnleiterwulst bedeckte; dem linken Harnleiter entströmt zeitweise Urin; auch in der Umgebung der linken Harnleitermündung waren halb wallnussgrosse Krebsmassen gewuchert, die bei weiterem Wachsthum auch diese verlegt haben würden. Der rechte Harnleiter wird oberhalb des Eintritts in die Blase abgetrennt; aus demselben entleerte sich eitriger Urin. Es wurde nun die Blasenwand in ihrer ganzen Dicke, so weit sie erkrankt war, resecirt. Der abgeschnittene rechte Harnleiter durch eine Naht an den linken Harnleiter angezogen und in das restirende Stück Blase eingepflanzt. Es war die Absicht, aus der kleinen offenen Tasche später einen kurzen Canal zu bilden, der die Verbindung zwischen Harnleiter und dem übrigens gesunden Blasenhals darstellen würde. Vor der Hand wurde die ganze Wunde offen gelassen und mit Jodoformgaze austamponirt. Patient starb kurze Zeit nach der Operation an Collaps. — Section: Keine Metastasen, Lungenödem, Nieren blass, rechtes Nierenbecken und Kelche stark erweitert.

IV. Fall. 64jähriger Mann klagt über Schmerzen in der Blasengegend und über Blutharnen, das seit einigen Monaten besteht. Cystoskopische Diagnose einer Blasengeschwulst. Operation in Aethernarkose auf dem Trendelenburg'schen Stuhl. Nach suprasymphysärem Querschnitt wird die Blase stumpf losgelöst und mobilisirt, alsdann eröffnet. Aus der rechten Blasenseite wird von aussen nach innen ein Segment ausgeschnitten, welchem der Tumor von Tauben- bis Hühnereigrösse breitbasig aufsitzt. Die anatomische Untersuchung ergiebt eine heteroplastische Neubildung, vielleicht Carcinom. Die Blase wird mit Reihennähten, nach Art der Lembert'schen Darmnaht, primär genäht, alsdann die Bauchdecken vernäht; doch lassen sich letztere im Bereich der Stelle nicht bis in die Symphyse heranziehen. Es wird daher eine dementsprechende Stelle tamponirt. Verweilcatheter. Verband. Patient hat während der ersten Tage nach der Operation leichtes Fieber. Es bilden sich 2 Blasen-Bauchdecken-Urinfisteln, die durch vier Monate bestehen und sich dann* schliessen.

Am gründlichsten endlich ist Küster[1]) zu Wege gegangen, indem er bei einem 53jährigen Kranken die ganze Blase mit Prostata nebst den Samenblasen entfernte und die Harnleiter in den Mastdarm einnähte, leider mit ungünstigem Erfolge.

Der 53jährige Kranke litt seit einem Vierteljahr an blutigem Urin und es gingen mit dem Urin unter lebhaften Schmerzen zottige Theilchen ab, aus denen das Vorhandensein eines Blasenkrebses sehr wahrscheinlich zu erschliessen war.

---

[1]) Totalexstirpation der Prostata und Blase. Verh. d. Deutschen Gesellsch. f. Chir. 20. Congr. 1891. S. 255.

Vom Mastdarm aus fühlt man eine vergrösserte Prostata, in welcher mehrere
erbsengrosse Knötchen fühlbar sind. Bei bimanueller Palpation lässt sich feststellen, dass die Prostata gegen ihre Umgebung ziemlich beweglich ist, sich
aber gegen die Blase hin in eine diffuse Schwellung verliert. Innerhalb dieser
Schwellung sind zwei derbe Stränge fühlbar, von denen der eine dicke sich an
der rechten Seite der Hinterfläche der Blase in die Höhe zieht, der andere an
derselben Stelle links. Sie entsprechen der Lage der Samenblasen. — Cystoskopie. Erst nach langem Ausspülen lässt sich der Blaseninhalt so weit
klären, dass das Cystoskop eingeführt werden kann. Man bemerkt an der
rechten und Hinterwand der Blase einen Tumor, dessen Oberfläche durchweg
mit kurzen Zotten überdeckt ist. Die Operation geschah auf dem Trendelenburg'schen Stuhl unter Beckenhochlagerung. Die Blase wurde mit Wasser
gefüllt, ein 12 Ctm. langer Schnitt von der Symphyse nach aufwärts geführt,
der obere Rand der Symphyse mit dem Meissel abgetragen, die Blase sodann
eröffnet. Man erblickte nun in ganz übersichtlicher Weise im Trigonum und
in die rechte Seitenwand übergreifend einen mehr als wallnussgrossen, von
Phosphaten incrustirten zottigen Tumor, dessen infiltrirte Basis das Carcinom
unschwer erkennen liess. Nachdem auf diese Weise die Unmöglichkeit einer
isolirten Exstirpation des Tumors ausser Zweifel gestellt war, wurde die Blase
wieder fest vernäht, von Neuem mit Wasser gefüllt und an die Ausschälung
des Organs gegangen. Zunächst wurde der Bauchfellüberzug oben zu den
Seiten und nach hinten stumpf abgeschoben, wobei trotz grosser Vorsicht
dieser Ueberzug an zwei Stellen riss, aber sofort wieder genäht wurde. Nur
selten musste bei der Ablösung mit einigen Scheerenschnitten nachgeholfen
werden; sonst ging dieselbe im ganzen Umfange mit ganz geringfügiger Blutung von statten. Nach Auslösung der Blase wurde durch einen 8 Ctm. langen
Schnitt in der Dammgegend die Pars membranacea urethrae freigelegt, quer
durchtrennt und die Prostata vom Mastdarm, sowie von den seitlichen Verbindungen mit der Fascia pelvis und dem Beckenbindegewebe freigemacht. Auch
die Ligamenta pubo-prostatica wurden durchschnitten, so dass nun beide
Hände sich hinter der Symphyse berührten. Schliesslich hingen Prostata und
Blase nur noch an dem die Harnleiter umgebenden Bindegewebe fest. Da es
Schwierigkeiten machte, die unteren Enden der Ureteren zu finden, so wurde
die Blase wieder eröffnet, die Blasenmündung der Blase isolirt und durchschnitten. Nunmehr liessen sich Blase und Prostata leicht herausheben, es
folgte die Einnähung der Harnleiter in den Mastdarm in der Art, dass von
innen her Schleimhaut des Mastdarms und Schleimhaut des schief durchschnittenen Harnleiters durch eine Seidennaht zusammengefügt wurde, so dass
der Knoten nach dem Mastdarmlumen hin zu liegen kam und in gleicher
Weise noch 1—2 weitere Nähte angelegt. Von aussen her wurde durch einige
Catgutnähte der Harnleiter rundherum in seiner Lage befestigt. Die grosse
Wundhöhle wurde mit einer dünnen Schicht Jodoform-Mull, dann mit sterilisirtem Mull tamponirt, das Ganze mit einer Beckenbinde befestigt, welche auch
den in die Dammwunde geschobenen Tampon festhielt. Tod am 5. Tage nach
der Operation. — Section: Umschriebene fibrinöse Peritonitis. Pneumonia

lobularis lobii inf. sin.   Infiltratio carcinomatosa glandularum retroperitonealium.

Wenn wir uns hiernach noch einmal ins Gedächtniss rufen, welche Operationsmethoden die einzelnen Chirurgen anwendeten, um die krebsig infiltrirte Blase zu entfernen, so ging Sonnenburg in der Weise vor, dass er die Exstirpation intraperitoneal vornahm und erst nach Vollendung der Excision der Blase durch eine Naht den Abschluss der Peritonealhöhle herzustellen versuchte. In welcher Weise dies geschah, ist nicht ganz klar, zumal er nachher von einem von Peritoneum gebildeten neuen Blasenraum spricht. In ähnlicher Weise ist wohl auch Kümmell vorgegangen, nur dass hier bei der Exstirpation auch die Ureteren durchschnitten und an ihre Versorgung gedacht werden musste. In dem vorliegenden Falle konnten dieselbe nur in unvollkommener Weise genäht werden; jedoch räth Kümmell bei ähnlichen Operationen die Ureteren in den Mastdarm einzunähen oder, bei Frauen in den älteren Lebensjahren, in die Scheide unter gleichzeitigem Verschluss der letzteren.

In eigenthümlicher Weise ging Bardenheuer[1]) in einigen seiner Fälle vor, indem er zuerst die Blase vom suprasymphysären Querschnitte aus, so weit die Geschwulst reichte, extraperitoneal bloslegte, sodann den Wundraum ausstopfte und nach 8 Tagen erst die Exstirpation ausführte. Er setzt dabei voraus, „dass man an der Aussenwand der Blase mit ziemlicher Sicherheit erkennen kann, wie ausgedehnt die Geschwulst ist, indem die äussere Blasenwand dort wo die Geschwulst sitzt, mit federkiel-dicken Gefässen bedeckt ist und indem man auch durch das Gefühl die Grenzen des Ueberganges der Geschwulst in die gesunde Blasenwand nachweisen kann“. Bardenheuer macht weiterhin den Vorschlag, in künftigen Fällen diejenigen Theile der Blase, die vom Carcinom nicht ergriffen sind, zu erhalten und zum Ersatz der resecirten Theile zu verwenden. Er glaubt, dass man durch eine solche „Transplantation“ den Scheitel der Blase gewissermassen zum Fundus machen kann. „Man kann die Blase ausschälen und muss nur dafür sorgen, dass in dem Halstheile die Lösung nicht stattfindet. Wenn man auch in dieser ausgedehnten Weise die ganze Blase bloslegt, entsteht doch kein Gangrän.“

---

[1]) Verhandl. der Deutschen Gesellsch. f. Chir. 20. Congr. 1891. S. 187.

Küster endlich löste zunächst die Blase extraperitonal aus und exstirpirte sie dann mitsammt der Prostata von einem grossen Dammschnitte aus. Die Harnleiter nähte er, wie dies schon Kümmell vorgeschlagen hatte, in den Mastdarm ein.

Es ist gar keine Frage, dass bei der Beurtheilung des Werthes der einzelnen Operationsmethoden in erster Linie allgemein-pathologische Gesichtspunkt in Frage kommen müssen. Bekanntlich wird ja von mancher Seite behauptet, dass alle Blasencarcinome beim Manne primär von der Prostata ihren Ausgangspunkt nehmen und erst sekundär auf die Blase übergreifen.[1] Der von Küster operirte und von Marchand höchst sorgfältig untersuchte Fall ist für diesen Enstehungsmodus ein klassisches Beispiel. Auch nach meiner Ueberzeugung geht bei weitem der grösste Theil der Harnblasenkrebse beim männlichen Geschlechte ursprüglich von der Prostata aus und geht erst secundär auf die Blase über. Jedoch habe ich auch unzweifelhafte Fälle beobachtet, wo umfangreiche Carcinome bei Männern unabhängig von der Prostata sich in der Harnblase entwickelt hatten. Für alle diejenigen Fälle, in denen das Carcinom mit der Prostata in offenbarer Beziehung steht, ist ohne Zweifel der von Küster eingeschlagene Weg, das ganze Organ mit der Prostata und den so häufig mitbefallenen Samenblasen zu entfernen, der richtigste und dürften die weiteren therapeutischen Versuche sich wohl in dieser Richtung zu bewegen haben. In künftigen Fällen wird man sogar noch radikaler vorzugehen haben und auch die wohl immer bereits erkrankten retroperitonealen Lymphdrüsen mitentfernen. Freilich ist die bis jetzt zu Gebote stehende Operationsmethode für diesen enormen Eingriff noch nicht leistungsfähig genug. Dagegen bekommt man ausserordentlich viel Platz und kann die Harnblase nöthigenfalls mit der ganzen Harnröhre, Prostata u. s. w. bequem entfernen, wenn man auf beiden Seiten die absteigenden und horizontalen Schambeinäste in einiger Entfernung von der Symphyse durchsägt und den hierdurch entstehenden handbreiten vor-

---

[1] Wittzack (Ein primäres Adenom der Harnblase beim Manne. Centralblatt f. d. Krankh. d. Harn- u. Sexualorg. V. 1894. S. 453) beschreibt sogar einen aus drüsigem Prostatagewebe bestehenden, operativ entfernten Tumor der Harnblase, der vollkommen getrennt von der Prostata zur Entwickelung gekommen war. Weigert nahm an, dass die Geschwulst ihren Ursprung von den kleinen Drüsen „von dem Charakter der prostatischen", ihren Ursprung genommen, die nach Henle zuweilen in dem der Urethra nächsten Theile der Blasenschleimhaut vorkommen.

deren Ausschnitt des Beckenrings während der Dauer der Operation nach vorne resp. nach unten klappt. Ich habe dies Verfahren bisher nur an der Leiche geprüft, wo es eine ausserordentliche Zugänglichkeit der in Frage kommenden Theile ermöglichte und bin überzeugt, dass es in geeigneten Fällen auch am Lebenden gute Dienste leisten wird. Es leuchtet ein, dass eine derartige Schnittführung bedeutend mehr Raum geben muss, als die particielle Resection der Symphyse, welche Credé (Eine neue Methode der Exstirpation des Uterus. Arch. f. Gyn. XIV. Hft. 3) angegeben hat. Derselbe durchtrennt vom Foramen obturatorium aus mit der Kettensäge die horizontalen Schambeinäste und darauf den Körper der Symphyse in querer Richtung, so dass noch eine 1 Ctm. breite Spange die beiden absteigenden Aeste verbindet. Noch weniger Platz giebt die von Helferich empfohlene Abmeisselung des oberen Symphysenrandes. (Ueber partielle Resection der Symphyse als Hülfsmittel für Operationen an der Harnblase. von Langenbeck's Arch. Bd. XXXVII. Hft. 3.)

Aber auch für diejenigen Fälle von infiltrirten Krebsen der Harnblase, die nicht von der Prostata ausgehen, in denen man aber doch wegen der bereits durch das blosse Auge festzustellenden Ausdehnung der Erkrankung genöthigt ist, einen sehr grossen Theil der Harnblase zu entfernen, entsteht die wohlberechtigte Frage, ob es nicht besser sein würde, auch hier die ganze Blase zu exstirpiren, ähnlich wie wir ja auch bei den krebsigen Erkrankungen anderer Organe, der Gebärmutter, der Brustdrüse, die theilweisen Operationen längst aufgegeben haben und stets das ganze Organ, womöglich mitsammt den zugehörigen Lymphdrüsen entfernen, weil die Erfahrung gelehrt hat, dass von den zurückgelassenen Organresten sehr leicht Recidive des Krebsleidens ausgehen. Für die Harnblase würde die Anwendung dieses Grundsatzes gewiss keine erhebliche Erschwerung der technisch ja so wie so schwer zu bewältigenden Operation bedeuten, anderseits aber eine erhebliche Verbesserung der Wundverhältnisse, die durch das Zurücklassen eines kleinen Theils der Blase, in die die Ureteren hineinmünden, immer ausserordentlich complicirte und ungünstige werden. Der Vorschlag Bardenheuer's, aus den Resten der Blase durch Tranplantation eine neue Blase zu schaffen, ist auch deswegen wohl praktisch kaum zu verwerthen, weil es sich bei den vorgeschrittenen Blasenkrebsen,

um die es sich hier handelt, fast immer um gleichzeitig jauchige
Katarrhe der Blasenschleimhaut handelt, so dass die erkrankte
Blasenwand kaum zu plastischen Operationen etc. geeignet sein
dürfte. In dem von Bardenheuer mit Erfolg durch Transplantation geheilten Falle handelt es sich ja nicht um Krebs, sondern
um den grossen Defekt bei einer Blasenscheidenfistel.

Wenn man in Zukunft also dahinstreben muss, bei den
vorgeschrittenen Blasenkrebsen womöglich die ganze Blase, beim
männlichen Geschlecht mitsamt der Prostata und den Samenblasen
zu entfernen, so müssen natürlich die Harnleiter, wie dies schon
in dem Falle von Küster und Pawlik geschehen ist, in den Mastdarm resp. die Scheide hineingeleitet werden. Dass dies letztere
Verfahren nach der Ausführung der Colpocleisis ein leidliches,
funktionelles Resultat ermöglicht, ist durch Pawlik's Fall bewiesen.
Gegen die Einpflanzung der Harnleiter in den Mastdarm hat man
eingewendet, dass danach die Entwickelung aufsteigender septischer
Processe in das Nierenbecken zu erwarten sei. (Albarran). Doch
muss dieser Einwand vorläufig nur als ein theoretischer gelten.
Bekanntlich hat ja Novaro[1]) bei einem Hunde beide Ureteren
in die vordere Wand des Rektum implantirt. Der Hund entleerte
allen Urin per rectum, war continent und befand sich bis zu seiner
Tödtung, 4 Monate nach der Operation, vollkommen wohl.

Eine besondere Schwierigkeit bereitet die Betheiligung des
Bauchfells an der Krebserkrankung der Harnblase. In allen
denjenigen Fällen, in denen der Scheitel der Blase mit ergriffen
ist, ist man genöthigt, die Exstirpation der Blase intraperitoneal
auszuführen und gerade infolge der die Operation ja sehr wesentlich erleichternden Beckenhochlagerung wird die Gefahr der Infection des allgemeinen Bauchfellraumes bei der Exstirpation der
meist jauchigen Geschwulst ausserordentlich gesteigert. Diese Gefahr lässt sich nun dadurch umgehen, wenn man, wie ich dies in
den beiden obigen Fällen beschrieben, nach Ausführung des suprasymphysären Querschnittes das Peritoneum der vorderen Bauchwand an das Peritoneum der hinteren Blasenwand an-
näht, wie dies in Fig. 8 dargestellt worden ist. Ich habe dieses

---

[1]) Novaro, Dell' innesto degli ureteri nel retto e dello esportazione
della vesica e della prostata. Boll. della soz. dei cult. della sc. med. nella
acad. R. dei fisiocrit. di Siena. Vol. V. No. 7.

Verfahren auch noch in einem dritten Falle bei einem männlichen Kranken angewendet, und es hat mir auch hier bezüglich des Abschlusses der Bauchhöhle von dem Operationsgebiete die besten Dienste geleistet, wenn auch der Fall leider aus anderen Gründen ungünstig verlief.

Ferdinand P., Tischlermeister, 64 Jahre (Städtisches Krankenhaus in Stettin, 8. Juli bis 13. Juli 95, †) leidet seit 3 Jahren an Blutungen aus der Blase, die angeblich zuerst ganz plötzlich und sehr reichlich eintraten. Später wechselte die Stärke der Blutungen, sodass mehreren verhältnissmässig freien Tagen stärkere Blutentleerungen folgten. — Mittelgrosser, äusserst blutarmer und schlecht genährter Mann. In der linken Unterbauchgegend besteht eine mässige Druckempfindlichkeit und eine Resistenz, die sich in das kleine Becken hinein fortsetzt. Bei bimanueller Untersuchung vom Mastdarm aus zeigt sich die linke Blasengegend von einer harten, faustgrossen Geschwulst eingenommen, die sich gegen die Prostata durch eine deutliche Furche absetzt. Ein Catheter kann in die Blase leicht eingeführt werden, vermag aber nicht gedreht zu werden. — Operation in Beckenhochlagerung. Nach einem grossen Querschnitt über der Symphyse erweist sich die Geschwulst der linken Beckenwand fest ansitzend. Es wird zunächst, um die Exstirpirbarkeit zu prüfen, nach Eröffnung des Bauchfelles die Blase im linken oberen vorderen und hinteren Umfange stumpf losgelöst, theilweise auch die linken seitlichen Befestigungen zwischen mehreren Massenligaturen durchtrennt. Darauf wird das Bauchfell der vorderen Bauchwand mit dem abgelösten hinteren Bauchfellüberzug der Blase durch zahlreiche Seidenknopfnähte vereinigt, so dass die Bauchhöhle völlig abgeschlossen ist. Beim weiteren Versuche der Mobilisation der Harnblase reisst leider die sehr dünne Blase am Scheitel ein und es entleert sich ein trüber, blutiger Urin in die Wunde. Es wird daher zunächst auf eine weitere Operation verzichtet und nur die Harnblase mit ihrer Oeffnung in die Hautwunde eingenäht. Die Geschwulst kommt dabei mit ihrem oberen Umfange frei zu Tage und erweist sich als ein grobwarziger, gelbweisser, harter Körper, der nach unten zu von der inneren Harnröhrenmündung 3 Querfinger breit entfernt liegt. Es wird ein Stück aus der Oberfläche behufs mikroskopischer Untersuchung herausgeschnitten und darauf die Blase mit Jodoformgaze ausgestopft. Schon vorher war eine etwa wallnussgrosse krebsige Lymphdrüse neben der A. iliaca exstirpirt worden. — Allgemeinbefinden am nächsten Tage noch leidlich, am 13. Juli collabirte der Kranke und starb.
Section: Zwei Drittel der Oberfläche der Blasenschleimhaut sind von einem über faustgrossen, in die Blasenhöhle vorspringenden Tumor eingenommen. Derselbe ist überall ziemlich derb, von medullarem Charakter, auf dem Durchschnitt in der Mitte etwas erweicht. Die Prostata setzt sich scharf gegen den Tumor ab, so dass sie mit Wahrscheinlichkeit nicht als der Ausgangspunkt der Geschwulst angesehen werden kann. An der Grenze gegen die noch normale Blasenschleimhaut verflacht sich die Geschwulst schnell zu einem circa 1 Ctm. breiten und 1/2 Ctm. hohen Walle. Von Peritonitis nichts nachweis-

bar. — Die mikroskopische Untersuchung ergiebt ein **Plattenepithel-carcinom**, das offenbar von der Blasenschleimhaut seinen Ursprung genommen hat und mit der Prostata in keinem Zusammenhange steht. Das Blasenepithel zieht an einigen Stellen unverändert über die Geschwulst hinweg, an anderen sieht man es in Wucherung begriffen und in die Geschwulst übergehen.

Erklärung der Abbildungen auf Tafel III.

Figuren 1 bis 7. Gutartige Zottengeschwulst der Harnblase (Fall George). Färbung mit Picrocarmin.

  Figur 1. Baumförmig verästelte Zotte. B Bindegewebiger Grundstock, E Epithelmantel, G Blutgefässe. Zeiss A. 2.

  Figur 2. Eine Zotte mit handschuhfingerartiger Gefässsprosse im Querschnit. Zeiss C. 2.

  Figur 3. Zotte mit zahlreichen varikösen Blutgefässen. Zeiss C. 2.

  Figur 4. Frischer Bluterguss in das Bindegewebe und Epithel einer Zotte. Zeiss C. 2.

  Figur 5. Zotte mit entartetem, im Zerfall begriffenen Epithel. Zeiss C. 2.

  Figuren 6 und 7. Atrophische, sklerosirte Zotten.

Figur 8. Schematischer Durchschnitt durch das weibliche Becken. Extraperitoneale Exstirpation eines grossen, die ganze Blasenwand durchsetzenden Krebses. Bei ✕ Befestigung des Peritoneums der vorderen Bauchwand an den Blasenfundus in querer Richtung, wodurch der Abschluss der Bauchhöhle gegen das Operationsgebiet herbeigeführt wird.

  a) Bauchfell.

  b) Krebsgeschwulst in der stark hervorgezogenen Harnblase.

Figur 9. Aus einer krebsigen Zottengeschwulst der weiblichen Harnblase (Krämer). Die Grenze des Epithels gegen das Bindegewebe ist durch Leucocyteneinwanderung in das Epithel und durch Einwanderung von epithelialen Elementen in das Bindegewebe völlig verwischt. Die Leucocyten zeichnen sich durch ihre starke Körnung aus. Die epithelialen Zellen haben wechselnde Formen und sind von weit blasserer Körnung. Alauncarminfärbung. Zeiss Apochromat 2 Mm. 1,30 (homogene Immersion). Zeichenapparat.

VI.

(Aus dem Krankenhospital zu Allerheiligen in Breslau.)

Ueber ein metastatisches Hautexanthem bei Sepsis.

Von

Dr. Rudolf Meyer,

Assistenzarzt an der chirurgischen Abtheilung.

(Hierzu Taf. III. Fig. 10).

Bei infectiösen und besonders septischen Allgemeinerscheinungen der mannigfachsten Art hat man Hautaffectionen beobachtet. Diese treten bald unter dem Bilde eines pustulösen oder scarlatinaähnlichen Exanthems, bald unter der Form einer Purpura, eines polymorphen Exanthems oder einer pemphigoiden Eruption auf. Sie wurden zuerst von englischen und französischen Forschern, später auch von deutschen Autoren (bes. Riedinger, Thomas) beobachtet und sind ätiologisch in zweierlei Art gedeutet worden. Einmal hat man angenommen, dass es sich um einen angio-neurotischen Vorgang handelt, bei welchem die im Blute kreisenden Toxine durch eine Alteration der Gefässinnervation, sei es central, sei es peripher, die Hauteruptionen bedingen. Andererseits aber hat man die Exanthembildung auch direct den im Blute kreisenden Mikroorganismen zugeschrieben, welche sich auf metastatischem Wege in der Haut angesiedelt haben. Während man einen Beweis für die erstgenannte Möglichkeit nur schwer wird erbringen können, und sie wesentlich erschlossen hat aus der Analogie mit den Arzneiexanthemen, werden wir die letztere Erklärung für alle diejenigen Fälle in Anspruch nehmen müssen, in denen wir durch bacteriologischen oder ganz besonders mikroskopischen Nachweis die Mikroorganismen in der Haut auffinden und ihre Herkunft aus

dem Blute sicherstellen können. Den Schlussstein der Beweisführung
für die wirklich ätiologische Rolle, welche wir in diesen Fällen den
Mikroorganismen zuschreiben — die experimentelle Erzeugung von
Exanthemen bei Thieren — müssen wir wohl stets vermissen, da,
wie auch Brunner bemerkt, die Thierhaut für Exanthembildung
ungeeignet zu sein scheint.

Die bisher publicirten Fälle, in denen bei infectiösen Allge-
meinerkrankungen Exantheme als metastasische nachgewiesen sind,
gruppiren sich wieder in verschiedener Weise, je nach der Grundkrankheit, bei der sie beobachtet wurden.

Einmal sind es solche Processe, bei denen die Hautaffection
selbst im Vordergrunde des klinischen Bildes steht, die wir aber
doch nicht als eine einfache Dermatitis, sondern als den Ausdruck
einer allgemeinen, allerdings noch unbekannten Infection betrachten
müssen. Wir sehen hierbei ab von Masern und Scharlach, —
für welch' letzteren Brunner den Streptococcus als inficirendes
Agens vermuthet, — weil bei ihnen die Infectionserreger noch unbekannt und auch der Streptococcus in der Haut nicht nachgewiesen ist, und rechnen zu dieser Gruppe solche Fälle von Pemphigus und Erythema multiforme, in denen im Bläscheninhalte
Coccen gefunden und von den Autoren als die Erreger dieser Infectionskrankheiten angesehen wurden.   Allerdings fehlt hierbei
stets der Beweis, dass es sich um Embolieen vom Blutwege aus
und nicht etwa um secundäre Cocceninvasion von aussen her
handelt. Ohne auf Einzelheiten eingehen zu wollen, möchte ich in
Bezug auf den Pemphigus hier die Arbeiten von Spillmann,
Gibier, Colrat, Demme, Pulvermacher, Dähnhardt, Haushalter, Strelitz und Bleibtreu erwähnen. Spärlicher sind die
nicht durch andere Infectionskrankheiten complicirten, also „idio-
pathischen“ Fälle von Erythema multiforme, bei denen Coccen
als die Erreger der Affection angesprochen worden sind.   Ein Fall
von Erythema multiforme, den Cordua in einer Hamburger
Aerzteversammlung als von Coccen hervorgerufen demonstrirte,
verdient deshalb ein gewisses Misstrauen, weil er von Unna für
ein Erysipeloid gehalten wurde.   In einem anderen Falle von
Luzzatto wird nur über den Nachweis der Coccen im Blute berichtet.

Diesen beiden etwas unsicheren Fällen stehen Untersuchungen

von Melle und Stanziale gegenüber, welche nie Coccen fanden. Für diese Krankheit ist also ebenso wie für die Pemphigusfälle der Nachweis nicht erbracht, dass die in der Haut gefundenen Coccen nicht „secundär" sind, da wir von der Bedeutung derselben für die Entstehung der Gesammterkrankung nichts wissen, ein Zweifel, dem auch Audry speciell beim Erythema exsudativum multiforme Ausdruck giebt.

Zweitens finden sich in der Litteratur Fälle von Infectionskrankheiten, sei es acuter, sei es chronischer Natur, bei denen in den Exanthemen Mikroorganismen gefunden wurden, — aber solche, welche sicher verschieden sind von denen, die die Grundkrankheit bedingen. Wir müssen also hierbei zweifellos an eine Mischinfection denken.

Zu dieser Gruppe rechne ich folgende Beobachtungen:

Bei Typhus beschrieb Neumann ein masernähnliches Exanthem und macht für dasselbe Staphylococcus pyogenes verantwortlich, obwohl er ihn nur im Urin nachweisen konnte. Laufer fand ebenfalls bei einem mit Erythema multiforme und Hautabscessen einhergehenden Typhus in den Haut- und Nierenabscessen Streptokokken, bleibt aber ebenfalls den mikroskopischen Nachweis in Schnitten schuldig.

Le Gendre und Claisse berichten über zwei durch Purpura und Erythema papulo-nodosum complicirte Fälle von Amygdalitis, bei deren einem sie in den Tonsillen, bei deren andere sie in Hautschnitten Streptokokken fanden; jedoch konnten sie im Blute die entsprechenden Kokken nicht nachweisen.

Der erste wirklich wissenschaftlich verwerthbare Befund stammt von Finger. Dieser beschreibt 1893 genau den mikroskopischen Befund von Coccenembolieen in den Gefässen der Haut bei einem mit Erythema multiforme complicirten Falle von Diphtherie. Seine Bilder lassen keinen Zweifel an der Erklärung dieses Processes als eines metastatischen. Er berichtet in derselben Arbeit auch über einen ätiologisch analogen Fall von Dermatitis haemorrhagica, bei dem allerdings die Grundkrankheit nicht diagnostisch gesichert ist.

Dagegen konnte Riehl bei eigenartigen Exanthemen bei Diphtherie keine Parasiten aus dem Exanthem züchten.

Ueber einen Fall von Masern, bei dem — natürlich abgesehen von dem typischen Masernexanthem — ein pockenähnliches Exanthem beobachtet wurde, welches sicher durch Streptokokken hervorgerufen wurde, berichtet Unna. Er stellt auf Grund dieses Falles und seiner histologischen Untersuchung das Krankheitsbild der „Plyctaénosis streptogenes" auf.

Wenn man berücksichtigt, dass nach Manning in 2 pCt. aller (5000) Fälle von Diphtherie und Scharlach einige Tage ante mortem scharf begrenzte runde Flecke auftreten, muss das in der Litteratur niedergelegte Material über solche — complicatorische — Dermatosen auffallend gering erscheinen. Erst weitere Beobachtung wird entscheiden müssen, wie viele dieser Fälle wirklich metastatisch sind (s. u.).

Nebenbei erwähnen möchte ich noch bei dieser Gruppe die Befunde von Bouchard, Clair Symmers und Klemperer, welche in den Herpes labialis-Efflorescenzen bei verschiedenen Infectionskrankheiten Kokken nachwiesen.

Dass auch chronische Infectionskrankheiten mit Hauteruptionen, welche ihren Ursprung Kokken zu verdanken haben, combinirt sein können, beweisen zwei Fälle von Heller und Widal u. Therese. Ersterer beschreibt eine multiple Tuberculose, bei der er in miliaren Knötchen der Haut neben vereinzelten Tuberkelbacillen zahlreiche Kokken fand. Letztere berichten über den Befund von Streptokokken im Blute eines an Tuberculose und Nephritis leidenden Patienten, der ante mortem eine Purpura zeigte.

Die kurze Uebersicht über diese beiden Gruppen zeigt, dass derartige Fälle von metastatischen Exanthemen nicht gerade allzu häufig sind und dass in einer grossen Anzahl derselben der Nachweis, dass die Exantheme wirklich Coccenmetastasen ihre Entstehung verdanken, nicht immer sicher erbracht wurde.

Von grösserem Interesse erscheint für die vorliegende Arbeit eine dritte Gruppe von Beobachtungen, bei welcher in den Pusteln der Haut dieselben Mikroorganismen aufgefunden wurden, welche die Grundkrankheit bedingen. Es sind dies Fälle von Sepsis und Pyämie mit Metastasen in der Haut.

Cohnheim erwähnt in seinen Vorlesungen über allgemeine Pathologie, dass bei Endocarditis ulcerosa und septischen Processen in den Blutungen der Haut Coccenembolieen gefunden seien.

1890 untersuchte Boinet Fälle von Pyämie, die mit Herpes

zoster und labialis und Pemphigus combinirt waren und fand dabei Mikroorganismen im Bläscheninhalte, die er auch bei einigen Fällen im Blute nachweisen konnte.

1891 konnte Tizzoni bei Septicämie aus dem Inhalte von Miliariabläschen, mit denen die Haut bedeckt war, Staphylococcen züchten; er fand dieselben auch im Urin und hält sie für das Produkt einer Ausscheidung, einer Art von Heilungsversuch der Natur.

Im folgenden Jahre erhob Preto einen ähnlichen Befund.

Als einzigen Fall, bei dem diese Hautmetastasen bei Sepsis in Schnitten mikroskopisch untersucht wurden, fand ich einen Fall von Deutsch, über dessen Befund Unna in der Histopathologie der Hautkrankheiten berichtet. Es handelt sich hierbei um eine sichere Sepsis; die Gefässe der Haut fanden sich im Bereiche der Pusteln mit Staphylococcen-Embolieen vollgepfropft.

Die durch diesen Fall repräsentirte Krankheit bezeichnet er als „Pustulosis staphylogenes".

Dazu kommt noch aus neuester Zeit eine Beobachtung von Etienne und Specker, welche bei einer plötzlich eintretenden Septicämie eines Tuberculösen Tumoren auf der Haut beobachteten, welche nicht zur Vereiterung tendirten. Aehnliche Tumoren, welche alle mikroskopisch aus kleinzelligen Bindegewebsinfiltrationen bestanden, fanden sich bei der Section im Myokard, Nieren und Leber, und aus allen diesen züchteten sie denselben unbekannten, dem Pneumococcus ähnlichen Mikroorganismus in Reincultur, den sie auch schon intra vitam im Blute gefunden hatten.[1]

Ueber einen dem Unna'schen analogen, bacteriologisch und mikroskopisch untersuchten Fall von Sepsis mit Hautmetastasen sei mir im Folgenden zu berichten gestattet.

Am Abend des 4. April 1895 wurde August II., 14 Jahre alt, auf der Absonderungsbaracke der chirurgischen Abtheilung unseres Hospitals aufgenommen. Der Patient ist völlig somnolent, sehr hinfällig, hoch fiebernd. Puls klein und frequent. Auf der linken Seite der Stirn, an der Haargrenze eine kleine geschwollene, mit schmierig-gelbem Eiterpfropf versehene Stelle in einem diffus gerötheten und geschwollenen Bezirk. Die Augenlider sind verdickt und verklebt, die Gegend der Nasenwurzel geschwollen, auf Druck schmerzhaft. Pu-

---

[1] Anmerkung: Orillard und Sabouraud fanden bei einem Fall von Septicämie „erythematöse Nodositäten" gebildet von einem Haufen von Streptococcen, welche die kleinen subcutanen Venen obturirten, mit Infiltration von Leucocythen und Streptococcen in den Maschen des Zellgewebes. Citirt bei Rocton, Erythème noueux et Tuberculose.

pillen mittelweit. Mundhöhle frei. An den inneren Organen percutorisch und auscultatorisch nichts Abnormes. Urin nicht zu erhalten. Auf Anrufen reagirt Patient etwas.

Noch in der Nacht wird der Furunkel an der Stirn incidirt. Es finden sich in den Eiterpräparaten neben Eiterkörperchen nur Staphylococcen. Feuchter Verband über die Stirn, Eisblase, Aetherinjectionen. Am Morgen des 5. April fallen kleine stippchenförmige, braun-rothe Punkte auf, welche über den gesammten Rumpf und die Streckseiten der Extremitäten diffus vertheilt sind. Die Beugeseiten sind relativ, das Gesicht völlig frei. Das Allgemeinbefinden ist unverändert schlecht. Am 6. 4. sind die kleinen petechienähnlichen Punkte zum Theil zu kleinen, mit schwappendem opaken Inhalt gefüllten, flachen Pusteln geworden, welche häufig gruppirt stehen. Dieselben zeigen alle Uebergänge von Stecknadelkopfgrösse bis zur Grösse einer Linse. Sie liegen in einer nicht gerötheten, nicht infiltrirten Umgebung. Besonders befallen ist der Rumpf, die Extremitäten mit Ausnahme der Hände und Füsse. Schenkelbeuge und Hals, sowie Gesicht und Mundhöhle frei. Inguinaldrüsen sind nicht geschwollen. Vielfaches, unstillbares Erbrechen, Puls kaum fühlbar, Sensorium benommen. Nachts 11 Uhr Exitus letalis.

Die Section (Herr Dr. Stolper) bestätigte die Diagnose, welche auf Sepsis, ausgehend von einem Furunkel der Stirn, gestellt war. Man fand an der dem Furunkel entsprechenden Stelle des Gehirns die Pia in einem circa 5-markstückgrossen Bezirke eitrig belegt. Die Dura und das Periost waren an entprechender Stelle geröthet. In den Lungen zeigten sich bis bohnengrosse, dunkelgefärbte Abscesse, ausserdem Bronchitis und hypostatische Pneumonie des Unterlappens. Pleuritis fibrino-suppurativa. Kleine multiple Abscesse in den Nieren. Ulcerationen der Magenschleimhaut. Fettige Entartung der Leber, sowie Schwellung und abnorme Weichheit der Milz. Pericarditis fibrino-purulenta und suppurative Myocarditis.

In den Abscessen aller dieser Organe fanden sich mikroskopisch massenhafte Staphylococcenhaufen, ebenso in den eitrigen Auflagerungen der Pia mater.

Bacteriologisch wurde untersucht: 1. Intra vitam aus einer Arm-Vene steril entnommenes Blut. 2. Der Bläscheninhalt einer Pustel, post mortem entnommen. 3. Der Milzsaft.

Aus allen diesen Objecten wurden unter den nöthigen Kautelen Reinculturen derselben Coccusart gezüchtet, welche sich nach Form und Wachsthumsart als Staphylococcus pyogenes aureus erwies.

Mit den aus dem Pustelinhalt und dem Milzsaft gewachsenen Culturen wurden sowohl Kaninchen als Mäuse inficirt. Jedoch blieben die Thiere am Leben, obwohl die Einverleibung sowohl subcutan, wie intravenös, wie intraabdominell vorgenommen wurde. Allerdings waren die dazu verwendeten Culturen schon öfter überimpft worden.

Die post mortem excidirten Hautefflorescenzen wurden dann einer mikroskopischen Untersuchung unterzogen. Die Stücke wurden nach Härtung in Alkohol und Einbettung in Celloidin in Serien zerlegt und die Schnitte theils nach Gram und theils nach Weigert's Fibrinmethode, einige auch auf elastische Fasern mit Orcein (Nachfärbung mit Thionin) gefärbt.

Bei den kleinsten, also jüngsten Pusteln sieht man den verbreiterten Papillarkörper mit zahlreichen Leukocyten und Detritus angefüllt. Die Rundzellen setzen sich in ziemlich scharfer Grenze von dem eigentlichen Cutisgewebe ab, wo sich nur erweiterte Gefässe finden. In der Mitte der Infiltration im Papillarkörper liegt eine circumscripte, intensiv blau gefärbte (Weigert) rundliche Stelle, welche aus unzähligen Coccen besteht. Erst nach Entfärbung der Coccen erscheinen die zum Theil noch wohl erhaltenen Endothelien der Gefässwand, in deren Lumen der Coccenhaufen lagert. Gerade über der Papille ist das Rete zum Theil zerstört, zum Theil in Resten erhalten, welch letztere ebenfalls mit Rundzellen durchsetzt sind. Ueber dem Rete ist die Hornschicht blasenförmig abgehoben und selbst intakt. Die Begrenzung der Pustel gegen die normale Oberhaut ist scharf. Die elastischen Fasern erscheinen auch in der infiltrirten Zone erhalten. In den Gefässen in der Tiefe der Haut gelang es mir nie, Coccen-Embolieen nachzuweisen, wohl aber fanden sich in der Tiefe vereinzelte, mit Staphylococcen beladene Leukocyten, welche in Bindegewebsspalten lagern. Weder die Schweissdrüsen noch ihre Ausführungsgänge enthielten Coccen, ebenso waren die Haarbälge in der Nähe der Pusteln frei davon.

Bei den älteren Pusteln war der Entzündungsprocess flächenhaft fortgeschritten, nicht aber wesentlich weiter in die Tiefe des Gewebes gedrungen. Die Staphylococcen waren hier nicht mehr in einem Haufen vereinigt, sondern diffus in dem Abscess vertheilt. Die Hornhautdecke, welche selbst intakt geblieben war, war in grösserer Ausdehnung abgehoben. Die Entzündungserscheinungen in den benachbarten Partien waren nicht hochgradiger als bei den kleinen jüngeren Pusteln.

Dieser mikroskopische und bakteriologische Befund lässt wohl nur die Deutung zu, dass es sich im vorliegenden Falle um wirkliche Metastasen in der Haut bei einer allgemeinen Staphylococcen-Infection handelt. Die oben beschriebenen in Gefässen liegenden Coccenhaufen, die wir unstreitig als die Erreger der Hautaffektion betrachten müssen, können nur von innnen her auf dem Wege der Blutbahn in den Papillarkörper gelangt sein. Man müsste sonst, etwa bei einer mit Sepsis zufällig kombinirten durch äussere Infection entstandenen pyogenen Hautkrankheit (Pyodermie, „Impetigo [Bockhardt]"), die an der Oberhaut befindliche Eingangspforte entdecken können und es wäre nicht wahrscheinlich, dass bei den jüngsten Eruptionen die Oberhaut frei von Staphylococcen geblieben wäre, während sich eine intensive Anhäufung derselben mit consecutiver Entzündung erst im Papillarkörper entwickelt hätte. Dazu kommt noch, dass in keinem untersuchten Hautstückchen eine Infection der Haarbälge sich findet, obwohl diese Organe öfters in direkter Nachbarschaft des Hautabscesses sich fanden und bei manchen impetiginösen Processen eine sehr häufige Eingangspforte bilden.

Auffallend ist nur, dass sich nirgends in den Gefässen der Subcutis und der tieferen Schichten derartige Staphylococcenpfröpfe finden, wie sie in den Finger'schen Fällen sich zeigen. Jedoch kann dies natürlich auf einem Zufall beruhen, da nur verhältnissmässig wenig Pusteln zur Untersuchung kamen.

Im Hinblick auf die Arbeiten von Brunner, welcher bei allgemeiner Staphylococcen-Pyämie im Schweisse die Microorganismen fand und sogar experimentell eine Ausscheidung derselben durch das Sekret der Schweissdrüsen nachweisen konnte, möchte ich noch besonders darauf hinweisen, dass in meinem Falle sich nirgends in den Schweissdrüsen Staphylococcen fanden, wo sie auch Unna in dem Falle von Deutsch und Finger vermissten.

Zur Würdigung dieses Falles bedarf es bezüglich seiner Stellung zu den zweifellos durch äussere Infection zustande kommenden pyogenen Affectionen der Haut nur eines kurzen Hinweises. Denn bei keiner der letzteren sind bisher Staphylococcen-Embolieen in Gefässen nachgewiesen worden; und bei der klinisch der von mir beschriebenen Affection ähnlichsten oberflächlichen „Pyodermie", — dem einfachen Oberhautabscess, (der Impetigo Bockhardt, Unna) sind Coccen bisher überhaupt nur in der Oberhaut gefunden worden (Unna, Jadassohn). Während bei der letzteren alles auf die intraepidermoidale Entstehung der Pustel hinweist, sind die von mir geschilderten Bilder nicht anders, denn als auf einem primär cutanen Process beruhend zu deuten.

Weit schwieriger ist die Abgrenzung von anderen allgemeinen Erkrankungen der Haut bei Infectionskrankheiten. Trotzdem solche, wie oben schon betont, keineswegs zu den Seltenheiten gehören, haben wir uns doch zur Erklärung ihrer Pathogenese bisher wesentlich auf Hypothesen stützen müssen, und es blieb dem subjectiven Ermessen überlassen, ob wir sie als toxisch (angio-neurotisch) oder als metastatisch deuten wollten. Das bisher vorliegende Material an sichergestellten metastatischen Hautaffectionen ist nach den oben gegebenen litterarischen Daten minimal. Die klinischen Bilder variiren bei diesen wenigen Fällen beträchtlich; neben dem papulösen Erythem und der Purpura (Dermatitis haemorrhagica) Finger's handelt es sich in den beiden histologisch untersuchten Fällen Unna's und in dem meinigen um pustulöse Erkrankungen. Histologisch, bacteriologisch und klinisch stimmt

mein Fall am meisten mit dem von Unna als Pustulosis staphylogenes geschilderten überein und unterscheidet sich histologisch und
bacteriologisch wesentlich von der Phlyctaenosis streptogenes dieses
Autors. Ob diese Differenzen später zur klinischen Differenzirung
der Krankheitsbilder ausreichen werden, können erst weitere Untersuchungen lehren.

Gewiss wäre es falsch, auf Grund dieses geringen Materials
das Vorkommen toxischer Exantheme bei Infectionskrankheiten zu
leugnen. Bei pustulösen Affectionen liegt uns im Allgemeinen der
Gedanke an eine Infection näher, als der an eine toxische Angio-
neurose; doch beweist das Vorkommen von pustulösen Arzneiexanthemen, dass auch circumscripte den coccogenen Pusteln sehr
ähnliche Eiterungsprocesse durch chemische Agentien zustande
kommen können. Weit häufiger noch kommen Erytheme durch
toxische Processe zustande, und es wird bei allen diesen Formen
erst die weitere Untersuchung möglichst vieler Einzelfälle den Beweis erbringen können, ob den beiden zweifellos vorkommen den
Möglichkeiten der Pathogenese auch differenzirbare klinische Bilder
entsprechen.

Am Schlusse dieser Arbeit erlaube ich mir meinem hochverehrten Chef, Herrn Sanitätsrath Dr. Riegner, Primärarzt der
chirurgischen Abtheilung, für die Ueberlassung des Falles, sowie
Herrn Dr. Jadassohn, Primärarzt der dermatologischen Abtheilung, für seine liebenswürdige Unterstützung meinen ergebensten
Dank auszusprechen.

Literatur.[1])

1. König, Lehrbuch der allgemeinen Chirurgie. 1889. — 2. Brunner,
Beiträge zur Aetiologie acuter Zellgewebsentzündung. 1891. Wiener klinische
Wochenschr. No. 20—21. — 3. Brunner, Ueber Ausscheidung pathogener
Mikroorganismen durch den Schweiss. Berl. klin. Wochenschr. 1891. No. 21.
— 4. Brunner, Ueber Wundscharlach. Berl. klin. Wochenschr. 1895. —
5. P. Spillmann, Contribution à l'histoire du pemphigus aigu. Annal. de
Dermatol. 1881. — 6. P. Spillmann, Association française pour l'avance-
ment des sciences. Congrès de Grénoble. 1885. — 7. Gibier, La Bactérie du
Pemphigus. Annal. de Dermatol. 1882. — 8. Colrat, Revue de médicine. 1884.
p. 925. — 9. Demme, Beiträge zur Kenntniss des Pemphigus acutus. Verhandl. des V. Congr. für innere Medicin. 1886. — 10. Pulvermacher, Eine
Familienepidemie von Pemphigus idiopathicus. Monatshefte für pract. Der-

---

[1]) Zum Theil citirt nach Baumgarten's Jahrbücher.

matol. 1885. No. 2. — 11. Dähnhardt, Beitrag zur Kenntniss des Pemphigus chronicus. Deutsche medic. Wochenschr. 1887. No. 32. — 12. Haushalter, Contribution à l'étude de l'érythème polymorphe. Annal. de Dermatol. 1887. No. 11. — 13. Strehlitz, Beitrag zur Pemphigusaetiologie. Arch. für Kinderheilkunde. 1892. Bd. XV. S. 101. — 14. Bleibtreu, Beitrag zur Kenntniss des Pemphigus acutus. Berl. klin. Wochenschr. 1893. No. 28. S. 671. — 15. Cordua, Deutsche med. Wochenschr. 1885. — 16. Luzzatto, Sull' eritema acuto polimorfo. Revista clinica 1889. p. IV. — 17. Melle u. Stanziale, Studio sulla etiologia della eritema polimorfo exsudativo del punto di vita parassitario. Giorn. internaz. di sc. med. Anno XI. — 18. C. Audry, De l'érythème polymorphe infectieux herpetiforme. Annal. de dermatol. 1888. Octob. — 19. Neumann, Ueber ein masernähnliches Exanthem bei Typhus. Centralbl. für klin. Medicin. 26. 1890. — 20. Laufer, Erythema multiforme im Anschluss an Typhus abdominalis. Archiv für Dermatol. 1890. XXII. S. 379. — 21. Le Gendre u. Claisse, Purpura et érythème papulo-nodeux, méningite et arthrite suppurées, bronchopneumonie. La Semaine médic. 1892. No. 38. p. 300. — 22. Finger, Beitrag zur Aetiologie u. patholog. Anatomie des Erythema multiforme und der Purpura. Arch. für Dermatol. 1893. XXV. V. — 23. Riehl, Exantheme bei Diphtherie. Dermatol. Congress. Prag. — 24. Unna, Histopathologie der Hautkrankheiten. — 25. Derselbe, Exanthem pockenähnlich nach Masern bei einem einjähr. Kinde mit Streptococcen. Münchn. med. Wochenschr. 1895, No. 25. — 26. Derselbe, Phlyctaenosis streptogenes. Ein durch Streptococcenembolien erzeugtes acutes Exanthem. Deutsche Medicin.-Zeitg. 1895. No. 52. — 27. Manning, Hautausschläge in Folge von Septicämie nach Scharlach u. Diphtherie. Brit. med. Journ. 1893. — 28. Bouchard, Semaine médicale. 1890. No. 5. — 29. Clair Symmers, Brit. medic. Journ. 12. Dec. 1891. — 30. Klemperer, Die Bedeutung des Herpes labialis bei der Cerebrospinalmeningitis. Berl. klin. Wochenschr. 1893. No. 29. — 31. Heller, Ueber bacillären Catarrh. Tagebl. der 62. Naturforscher-Versammlung. Heidelberg. 1889. — 32. Widal und Thérèse, Purpura und Streptococcenerythem. Progrès medic. 1894. — 33. Boinet, Recherches microbiennes sur quelques éruptions vésiculeuses et bulleuses. Annal. de dermatol. 1890, p. 845. — 34. Cohnheim, Vorlesungen über allgemeine Pathologie. Berlin 1882. — 35. Tizzoni, Contribuzione allo studio delle vie d'eliminazione dell' organismo dello stafilococco piogeno aureo. Riforma medica. 1891. No. 100. — 36. Preto, Contributo alle vie d'eliminazione dell'organismo dello stafilococco piogeno aureo. Riforma med. 1892. No. 21. — 37. Etienne et Specker, Un cas rare de septicémie médicale. Infection secondaire à une tuberculose, nodules cutanées multiples, ictère, syndrome hémorrhagique, évolution suraiguë, mort. Revue de méd. 1895. No. 5. — 38. Jadassohn, Ueber „Stomatitis aphthosa". Berichte der Schlesischen Gesellschaft für vaterländische Cultur 1895.

In der beigefügten Abbildung (Taf. III, Fig. 10) einer der jüngsten Pusteln sieht man unter dem fast ganz normalen Rete, inmitten eines kleinzelligen Heerdes den nach der Weigert'schen Methode gefärbten Staphylococcen-Embolus.

VII.
Ueber Sehnenüberpflanzung.

Von

Dr. med. Felix Franke,

Oberarzt am Diakonissenhause Marienstift zu Braunschweig.[1]

Wenngleich schon vor einer Reihe von Jahren von Nicola-doni[2]) mit gutem Erfolge der Versuch gemacht wurde, die durch Lähmung eines Muskels ausgefallene Thätigkeit desselben durch die Verbindung des peripheren Theils seiner Sehne mit dem cen-tralen Theil der Sehne eines nicht gelähmten Muskels zu ersetzen, und seitdem dieser Versuch erfolgreich wiederholt wurde, so scheint doch dies Operationsverfahren sich noch nicht in dem Maasse ein-gebürgert zu haben, als es wohl verdiente. Für diese Annahme spricht die Spärlichkeit der einschlägigen Casuistik, sowie die Thatsache, dass selbst in der neuen Auflage seines Lehrbuches der orthopädischen Chirurgie Hoffa (1895) dem Verfahren keine besondere Empfehlung zu Theil werden lässt, sondern nur die Be-merkung macht, dass es wohl ausbildungsfähig sei. Er selbst scheint es noch nicht angewandt zu haben.

Nachdem ich auf dasselbe durch einen im Neurologischen Centralblatt stehenden Bericht über eine Arbeit Drobnik's[3]), der, wie es scheint, mit ihm die meisten Versuche gemacht hat, auf-merksam geworden war, habe ich es bei zwei dazu geeigneten

---

[1]) Nach einem im ärztlichen Verein zu Braunschweig am 16. Nov. 1895 gehaltenen Vortrage.

[2]) Nicoladoni, Nachtrag zum Pes calcaneus und zur Transplantation der Peronealsehnen. v. Langenbeck's Arch. Bd. 27. 1882. S. 660.

[3]) T. Drobnik. Weitere Erfahrungen über die Behandlung der Kinder-lähmungen mittels Uebertragung der Function der Muskeln. Nowing Lekarskie. No. 7, Juli 1894. s. Neurolog. Centralbl. 1895. No. 2.

Kranken in Anwendung gezogen und bin mit den erreichten Erfolgen so zufrieden, dass ich es für meine Pflicht halte, das Verfahren den Herren Collegen in empfehlende Erinnerung zu bringen.

Zu dem Zwecke und um ein selbständiges Urtheil zu ermöglichen, gebe ich im Folgenden den Bericht über meine beiden Kranken und eine Zusammenstellung der von mir in der Literatur aufgefundenen Fälle.

1. Hermann Döring, 6 Jahr alt, hat im ersten Lebensjahre acute Encephalitis, die wahrscheinlich auf syphilitischer Grundlage beruht, wie ich an anderem Orte[1]) erklärt habe, überstanden, welche Athetose und Lähmung gewisser Muskeln der rechten Extremitäten hinterliess. Infolge davon bildete sich ein paralytischer Klumpfuss aus, der das Gehen ohne Schienenschuh unmöglich machte. Ohne diesen stolperte der Knabe fast bei jedem Schritte, indem er mit den Zehen am Boden hängen blieb, und fiel häufig hin. Dabei trug er oft Verletzungen davon, weil er sich mit dem ebenfalls paretischen rechten Arm nicht gut stützen konnte. Mit Hülfe des Schienenschuhes, an dem der äussere Sohlenrand durch einen Gummizug hochgezogen wurde, war das Gehen in zufriedenstellender Weise ermöglicht, wenngleich es immer etwas schwerfällig geschah. Aus diesem Grunde, und um die nicht unwesentlichen Kosten für den Schuh und dessen häufige Ausbesserung zu sparen, die dem Vater des Knaben, einem Arbeiter, schwer fielen, gingen die Eltern des Kranken auf meinen Vorschlag, die Arthrodese, die ich schon früher in einem derartigen Falle mit Erfolg ausgeführt hatte, vorzunehmen, bereitwillig ein; noch bereitwilliger aber auf den Vorschlag der Sehnenüberpflanzung, über die ich damals (Febr. 95) gerade gelesen hatte, da es hierbei keine Knochenverletzung setzte. — Die nochmalige Untersuchung des Beins vor der Operation ergab Herabhängen des Fusses in Pes equino-varus-Stellung, Schleifen des äusseren Fussrandes und der Zehen am Boden beim Gehen, schwache Mnskulatur des ganzen rechten Beins, namentlich des Unterschenkels, Lähmung der Peronei (auch bei der elektrischen Untersuchung), Parese der Streckmuskeln der Zehen. — Da der Tibialis anticus kräftig war, beschloss ich den peripheren Theil der Sehne des Extensor digitorum longus auf jenen zu überpflanzen, wodurch ich eine Hebung des äussern Fussrandes zu erzielen hoffte. -- Operation 22. III. 95. Nach Tenotomie der Achillessehne 10 Ctm. langer Schnitt vorn oberhalb des Fussgelenks bis auf die Sehne des M. tibialis anticus und Extensor digitorum longus. Diese wird nach Spaltung der zarten Sehnenscheide einige ctm. oberhalb des Fussgelenks durchschnitten und bei starker Dorsalflexion des Fusses höher oben mit ihrem peripheren Schnittende an dem Tibialis anticus, der etwas nach abwärts gezogen wurde, durch 3 Seidennähte befestigt. Darauf wird die zarte Aponeurose über dieser Stelle durch fortlaufende feine Seidennaht vereinigt, und nach Anlegung der Hautnaht der Fuss durch hochreichenden Gyps-

---

[1]) Cerebrale Kinderlähmung auf syphilitischer Grundlage? Deutsche med. Wochenschr. 1890. No. 52.

verband in Dorsalflexion erhalten. — 2. IV. Abnahme des Verbandes. An 2 Stellen der Hautnaht Stichcanaleiterung. Nähte entfernt. Neuer Gypsverband. In den nächsten Tagen Gehversuche in demselben. . 10. IV. Verband entfernt. Wunde verheilt. An der Stelle der Sehnenvernähung ist eine dicke, harte, längliche Masse zu fühlen, die sich bei Beuge- und Streckbewegungen des Fusses etwas verschiebt. Gang noch etwas hinkend, aber ziemlich sicher, Fussspitze schleift nicht mehr nach, der äussere Fussrand senkt sich noch ein wenig beim Gehen. Massage, Elektrisiren. — 15. IV. Entlassung. Poliklin. weiter behandelt. Bis jetzt (Anfang Dezember) ist der Erfolg der gleiche geblieben. Der Knabe geht und läuft mit und ohne Schuh sicher, ohne jemals zu stolpern oder gar zu fallen. Nur sehr schnelles und andauerndes Laufen und Springen ist unmöglich, weil das Bein schnell ermüdet und unsicher wird. Eltern und Kind sind sehr erfreut über diesen Erfolg der Operation.

2. Dora Löhr, 5 Jahr alt, behielt nach einer acuten Poliomyelitis im 1. Lebensjahre eine Unsicherheit der Beine und Lähmung einzelner Muskelgruppen derselben zurück, sodass das Gehen nur im Schnürschienenschuh möglich war. Das gut genährte Mädchen war 1892 monatelang im Marienstift ohne wesentlichen Erfolg massirt und elektrisirt worden. Bei der Wiederaufnahme Juni 1895 war die Ernährung des Kindes gut, Knochenbau schwach. Beine im Ganzen schwach, Muskulatur sowohl am Ober- als Unterschenkel schlaff und wenig entwickelt, auch die Gesässmuskulatur anscheinend nicht voll ausgebildet. Alles dies ist hauptsächlich am linken Bein ausgesprochen. Lähmung des gesammten Peronealgebiets (Entartungsreaktion), Parese der sämmtlichen übrigen Unterschenkelmuskeln, besonders auch des Extensor digitorum longus. Active Bewegungsfähigkeit nur im Tibialis anticus schwach vorhanden. Fuss in Varoequinusstellung gehalten, Fussgelenk etwas schlotternd. Beim Gehen, das bei Nichtgebrauch des Schienenschuhes nur mit Unterstützung möglich ist, wird der Fuss mit der Fussspitze und dem äusseren Fussrande aufgesetzt und schleift nach. Rechterseits besteht eine leichte Valgusstellung des Fusses, die auch einen Schienenschuh erfordert, weil sonst beim Auftreten der Fuss nach innen umkippt. Auch beim Gebrauch der Schuhe ist der Gang sehr unsicher, z. Th. auch wegen der Parese der Gefässmuskulatur, welche einen etwas schwankenden Gang, der an den der Kranken mit angeborener Hüftgelenksluxation erinnert, erzeugt. 10. VI. Nach Tenotomie der Achillessehne wird die Operation genau wie im 1. Falle ausgeführt. Gypsverband ebenfalls bei starker Dorsalflexion des Fusses angelegt. — Seit 18. VI. Gehversuche im Verband. — 22. VI. Verband und Nähte entfernt. Heilung per primam. Dicke mit der Haut etwas verwachsene Sehnennarbe an der Stelle der Vernähung zu fühlen. Gang leidlich, wenig schleifend. Massage, Elektrisiren. — 8. VII. Entlassung in poliklinische Behandlung bei ziemlich guter Gehfähigkeit ohne Schienenschuh. Bis jetzt (December) ist noch eine weitere Besserung eingetreten. Sehnennarbe verschieblich. — Der blosse Fuss wird fast mit voller Sohle aufgesetzt, die Fussspitze schleift nicht, die Zehen werden annähernd normal gehoben, Gang verhältnissmässig gut, nur infolge der Parese der Oberschenkel- und Gesässmuskeln und dadurch erschwertes Balanciren im

Hüftgelenk etwas schwankend, dabei aber ziemlich sicher. Das Kind trägt einen einfachen Schuh. Für den erzielten Erfolg liefert den besten Beweis der Umstand, dass mich die Eltern des Kindes drängen, auch den andern Fuss zu operiren, trotzdem dass der Schienenschuh dass Umkippen des Fusses sehr gut verhindert.

Beim Durchsuchen der Literatur fand ich ausser zwei Fällen von Drobnik noch eine Mittheilung von Winkelmann[1]) aus dem Jahre 1894, die ich früher übersehen hatte, da sie während meiner Urlaubszeit erschienen war; nach meiner ersten Operation erschien die Mittheilung von Lipburger[2]) über Sehnentransplantation beim paralytischen Klumpfuss.

Winkelmann legte nach subcutaner Tenotomie der Achillessehne und subcutaner Durchschneidung der Plantaraponeurose die Endsehne des Gastrocnemius und des Peroneus longus frei, schnitt die äussere Sehne des Gastrocnemius an der Verbindungsstelle mit der Soleussehne quer durch und löste sie nach aufwärts in der Mittellinie bis an die Mittelsehne zwischen den beiden Muskelbäuchen. Nach Einstellung des Fusses in die normale Stellung durchschnitt er die Peroneussehne in schräger Richtung von vorn unten nach hinten oben und nähte das periphere Ende der Sehne innen an die abgehobene äussere Hälfte der Gastrocnemiussehne mittels 5 feiner Seidenknopfnähte. Darauf löste er noch die Sehne des Peroneus brevis ab und nähte sie an die des P. longus an. Gypsverband in corrigirter Stellung. Vom 5. Tage an Gehversuche im Verband; Abnahme desselben nach 13 Tagen. Sehr guter Erfolg, doch wird die Zehenspitze noch etwas nachgeschleift, beim Vorwärtssetzen des Fusses die Fussspitze noch etwas einwärts gerichtet, der äussere Fussrand kaum merklich zuerst aufgesetzt. Das Kind läuft und springt aber mit und ohne Stiefel und ohne Stütze.

Trotz des guten Erfolges ist Winkelmann geneigt, in einem andern Falle die eine äussere Hälfte der Gastrocnemiussehne noch weiter nach aussen zu verziehen und an die durchschnittene Sehne des Extensor digitorum longus, die zweite, innere Hälfte an die des Peroneus zu nähen. „Dann hätte der Soleus allein noch die

---

[1]) K. Winkelmann, Zur chirurgischen Behandlung des paralytischen Klumpfusses. Deutsche Zeitschr. für Chirurgie. Bd. 89. S. 109.
[2]) Lipburger, Beitrag zur Sehnentransplantation. Centralbl. f. Chirurgie. 1895. No. 22.

Plantarflexion des Fusses, sein Zwillingsmuskel, der Gastrocnemius, würde dann sein Antagonist und ihm völlig das Gleichgewicht halten. Dadurch würde dann, meine ich, das Resultat ein noch tadelloseres werden, da so der , äussere Fussrand noch kräftiger gehoben und ausserdem die vier kleineren Zehen auch gestreckt werden könnten."

Von den 7 Fällen von Sehnenüberpflanzung, über die Drobnik seit Ende 1892 verfügt, betrifft der 3.[1]) einen Pes varoequinus paralyticus bei einem 7jährigen Mädchen, das nach einer Paralysis infantilis im 2. Lebensjahre Lähmung der Mm. extensor digitorum pedis longus und peroneus tertius zurückbehalten hatte. Nach Tenotomie der Achillessehne wurde der M. extensor hallucis longus, der beim Gehen durch seine Zusammenziehung nur störte, an den peripheren Theil der durchtrennten Sehne des Extensor digitorum longus angenäht. Schon nach 2 Wochen hat sich der Zustand des Fusses verbessert, namentlich seine Lage sowohl beim Stehen als beim Gehen.

In einem anderen Falle von Pes varus paralyticus (7. der Reihe) wurde ebenfalls das periphere Ende der Sehne des Extensor digitorum pedis longus an die des Extensor hallucis longus genäht bei gleichzeitiger Tenotomie der Achillessehne. Da die Operation kurz vor der Veröffentlichung der Arbeit stattfand, so konnte über den Enderfolg nicht berichtet werden, der aber günstig auszufallen schien.

Mit ausgezeichnetem Erfolge operirte Lipburger einen Pes varus paralyticus post trauma bei einem 13jährigen Knaben, der im 4. Lebensjahre eine Durchtrennung der Peroneussehne erlitten hatte. Aehnlich wie Winkelmann bildete er aus dem äusseren Theile des Gastrocnemius einen Muskelsehnenlappen und vernähte mit diesem an seiner hinteren Fläche durch 6 Catgutnähte den peripheren Theil der Peroneussehnen, deren centraler Theil sich zu weit entfernt hatte, bei möglichst starker Pronation und zugleich starker Plantarflexion des Fusses. Der einzige Umstand, der beim Gebrauch des Beines noch an die frühere Störung erinnert, war eine leichte Drehung des ganzen Beines nach innen.

Der Fall von Lipburger, 1889 operirt, betrifft den ersten mittels Sehnenüberpflanzung behandelten Klumpfuss.

---- -- --

[1]) a. a. O.

Bis vor mehreren Jahren hatte man sich bei der Behandlung des paralytischen Klumpfusses, die eine ganz andere sein musste, als die des congenitalen Klumpfusses, wegen der verschiedenen Ursache und Grundlage beider Klumpfussformen, abgequält mit Maschinen und Schienenschuhen, welche die fehlende Dorsalflexion und Pronation des Fusses durch Federkraft oder elastischen Zug ersetzen sollten. Die fortwährende Ueberwachung und durch häufiges Reparaturbedürfniss erhöhte Kostspieligkeit dieser Apparate liess es als einen grossen Fortschritt erscheinen, als die von Albert vorgeschlagene Arthrodese gute Erfolge bei der Behandlung des paralytischen Klumpfusses aufwies. Die Operation kam deshalb sehr in Aufnahme, wie noch die neuerlichen Veröffentlichungen von Karewski[1]) und Samter[2]), sowie die Mittheilung Winkelmann's über die Lücke'sche Klinik zeigen. Auch ich habe sie mit zufriedenstellendem Erfolge angewandt; aber doch befriedigte sie mich nicht ganz, da die Steifigkeit des Fussgelenks immerhin für das Gehen etwas störend war. Die Sehnenüberpflanzung vermeidet die erwähnten Nachtheile, ja schafft sogar annähernd normale Verhältnisse. Und es ist geradezu wunderbar, dass sie bisher nicht in ausgedehnterem Maasse angewandt wurde. Mag sein, dass man keinen dauernden Erfolg erwartete. Die von mir zusammengestellten 5 Fälle (mit Einschluss der meinigen und unter Abzug des einen von Drobnik nicht genügend lange Zeit beobachteten) lassen aber diesen Zweifel als hinfällig erscheinen. Die Erfolge sind so gut und so dauerhaft, ja scheinen sich in der Folgezeit noch zu bessern, dass ich das Verfahren nur angelegentlich empfehlen kann und nicht anstehe, zu behaupten, dass es in Zukunft das Normalverfahren bei Behandlung des paralytischen Klumpfusses sein wird. Selbstverständlich müssen erst noch weitere Erfahrungen gesammelt werden, um es nach allen Richtungen hin abzugrenzen, da vielleicht gewisse Formen von Klumpfuss mit hochgradigem Schlottergelenk doch der Arthrodese bedürfen.[3])

---

[1]) Karewski, Die Arthrodese im Fussgelenk. Centralbl. f. Chir. 1895. No. 25.
[2]) Samter, Ueber Arthrodese im Fusse. Centralbl. f. Chir. 1895. No. 32.
[3]) Wenn der unter Faraboeuf arbeitende Lapeyre sogar diese noch verwirft, dagegen die Tarsectomie beim paralytischen Klumpfuss empfiehlt (De l'anatomie du pied bot varus equin et de son traitement par la tarsectomie. Thèse, Paris 1895. Ref. im Centralbl. f. Chir. 1895. No. 44). die, in Deutschland wenigstens, selbst beim congenitalen Klumpfuss wenig mehr angewendet werden dürfte, so halte ich das für einen Anachronismus.

Was aber selbst bei sehr ausgedehnten Lähmungen das Verfahren leisten kann, das zeigt mein 2. Fall (Löhr), in dem doch kein einziger normal kräftiger Muskel mehr am ganzen Beine zu finden war. (Herr Dr. Ralf Wichmann, Nervenarzt hier, hat das Ergebniss meiner Untersuchung durch eigene Untersuchung zu bestätigen die Güte gehabt.)

Weitere Erfahrungen sind auch nöthig, um die für jeden einzelnen Fall beste Art des Verfahrens festzustellen. In meinen Fällen habe ich den Extensor digitorum longus mit dem Tibialis anticus verbunden und, wie der Erfolg zeigte, mit Recht, weil ich fürchtete, durch die Verbindung der Peronei mit den Wadenmuskeln bei der bestehenden Schwäche des Tibialis anticus das Gegentheil des Pes varus, einen Pes valgus mit der Zeit zu erhalten: durch die von mir gewählte Verbindung erzielte ich die wünschenswerthe Hebung der vier kleineren Zehen und dadurch auch Hebung der äusseren Fussseite, während die Möglichkeit der Supination erhalten blieb dadurch, dass ich nicht den Tibialis durchtrennte, sondern einfach die Sehne des Extensor digitorum longus hoch oben in übercorrigirter Stellung des Fusses an den unverletzten Tibialis annähte. Für ähnliche Fälle, namentlich wenn der Extensor hallucis longus kräfttig entwickelt ist und vielleicht sogar durch seine Contraction störend wirkt, mag das von Drobnik eingeschlagene Verfahren, Annähung der Sehne des Extensor digitorum longus an die des Extensor hallucis longus, am Platze sein. Für andere Fälle wieder, in denen der Tibialis anticus stark supinirend wirkt, auch die Plantarflexion durch die Wadenmuskulatur im Verhältniss zu kräftig ist, wird sich mehr das Vorgehen Lipburger's und Winkelmann's, für gewisse Fälle der Verbesserungsvorschlag Winkelmann's empfehlen. Nur selten wird wohl die von Winkelmann in seinem Falle vorgenommene Durchtrennung der Plantaraponeurose nöthig sein.

In allen Fällen aber darf nicht versäumt werden die Tenotomie der Achillessehne, die nothwendig ist, um die pathologische Stellung des Fusses auszugleichen, ja um sie sogar noch überzucorrigiren, also die für das Zusammennähen der Muskelsehnen und die Schonung der jungen Narbe günstigsten Verhältnisse zu schaffen.

Die Naht der Sehnen dürfte der Sicherheit halber wohl besser mit Seide, anstatt nach dem Vorgange Lipburger's mit Catgut auszuführen sein.

Nach Anlegung des Wundverbandes wird bei übercorrigirter Stellung des Fusses noch ein Gypsverband angelegt, der natürlich hoch genug, bis an das Knie hinauf reichen muss und mindestens 2 Wochen zu liegen hat, nach deren Ablauf die Verwachsung der Sehnen wohl fest genug sein wird, um dem Zug der Antagonisten genügenden Widerstand zu leisten. Die Operirten schon mehrere Tage nach der Operation im Verband umhergehen zu lassen, scheint nach meinen und Anderer Erfahrungen eher zu nützen als zu schaden. Nach Abnahme des Verbandes ist die ganze Unterschenkelmuskulatur und besonders die Stelle der Sehnennaht zu massiren, um die meist nicht ausbleibenden Verwachsungen zwischen der Sehne und der Haut[1]) zu lockern und zu lösen. Ausserdem soll regelmässig electrisirt werden.

Natürlich beschränkt sich die Sehnenüberpflanzung nicht allein auf die Heilung des paralytischen Klumpfusses, sondern ist auch für andere Lähmungen angezeigt und schon angewandt worden. Der Erfinder des Verfahrens, Nicoladoni, heilte einen durch Lähmung der Wadenmuskulatur bedingten Pes calcaneus dadurch, dass er die Sehnen der Mm. peronei unterhalb des Knöchels durchtrennte und ihr peripheres Ende in einen Schlitz der Achillessehne hineinnähte.

Hacker[2]) verfuhr in ähnlicher Weise und mit gleichen Erfolgen ebenfalls bei einem Pes calcaneus paralyticus.

In anderer Weise operirte Drobnik bei einem Pes calcaneus (Fall 2) mit Lähmung des M. gastrocnemius. Da hier keiner von den gesunden Muskeln wegen seiner Wichtigkeit zum Opfer gebracht werden konnte, so wurden die äusseren, mit dem Muskelbauch im Zusammenhange bleibenden Hälften der Sehnen der Mm. flexor digitorum communis longus und peroneus beiderseits der Achillessehne auseinandergetheilt und zu derselben angenäht. Die Achillessehne gewann allmälig die Fähigkeit, die Ferse aufzuheben, zurück.

---

[1]) Dass in meinem 1. Falle (Döring) weiter oberhalb des Fussgelenks der Tibialis anticus und Extensor digitorum longus Sehnenscheiden besassen in Form zarter Aponeurosen, ist nach den Untersuchungen von Hartmann (Beiträge zur klin. Chirurgie. 14. Bd. S. 408. Chirurgisch-topographische Anatomie der Sehnenscheiden und Synovialsäcke des Fusses) wohl als eine Ausnahme zu betrachten. Vielleicht waren es auch gar keine echten Sehnenscheiden im Sinne Hartmann's (S. 409). Ich habe das Verhältniss nicht genauer untersucht.

[2]) Hacker, Behandlung des Pes calcaneus paralyticus mit Transplantation des Peroneus in die Achillessehne. Wien. med. Presse. 1886.

Einen anderen Weg schlug Phocas[1]) ein bei einem Pes calcaneus valgus paralyticus infolge von Kinderlähmung 3 Jahre nach
überstandener Krankheit. Es bestand fast vollständige Lähmung
der Adductoren mit Parese der Wadenmuskulatur; deshalb galt
es hauptsächlich, die Valgusstellung durch Herstellung der Ad-
ductionsmöglichkeit des Fusses zu bekämpfen. Zu dem Zwecke
fügte er das periphere Ende der durchtrennten Sehne des Tibialis
anticus oberhalb des Fussgelenkes durch ein Knopfloch im Extensor hallucis longus in diesen am Uebergang des Muskelfleisches
in die Sehne ein und nähte beide zusammen. Ausserdem verband
er den centralen Theil des Tibialis anticus mit dem peripheren
des Extensor hallucis, — doch wohl eine überflüssige Mühe. Er
erzielte keine Heilung, sondern nur Besserung, wahrscheinlich deshalb, weil der Extensor hallucis zu schwach ist, um die ganze
Aufgabe des Tibialis erfüllen zu können.

Bei einem reinen Pes valgus paralyticus ging Parrish[2]) in
derselben Weise vor, wie Phocas, nach geschehener Sehnenüberpflanzung den Fuss in gezwungener Streckstellung mit Drehung
nach innen durch einen Verband feststellend. Ueber den Erfolg
giebt das Referat, — der Originalbericht war mir nicht zugänglich,
— keine Auskunft.

Auf künstlichere Weise heilte Ghillini[3]) einen Pes valgus
paralyticus bei einem 14jährigen Knaben, der seit dem 1. Lebensjahre infolge von Lähmung des M. tibialis anticus durch das Leiden
sehr belästigt wurde. Er zog nämlich nach Durchtrennung der
Sehne des Peroneus longus in der Nähe des Würfelbeins deren
centralen Theil unter der Haut durch nach der Innenseite des
Fusses und verflocht und vernähte es dort mit dem peripheren
Theil der durchtrennten Sehne des Tibialis anticus. Nicht nur
war der Erfolg vortrefflich bezüglich der Stellung und Gebrauchs-
fähigkeit des Fusses und Beines, es hat auch die Ernährung des
Beines bedeutend zugenommen.

Drobnik (1. Fall) erzielte in einem gleichen Falle durch das
gleiche Verfahren einen günstigen Erfolg.

---

[1]) Phocas, Transplantation musculo-tendineuse dans le pied-bot para-
lytique. Revue d'orthopédie 1893. No. 6. s. Centralbl. f. Chir. 1894. No. 12.
[2]) Parrish, New York Med. Journ. 1892. Citirt bei Ghillini s. w. u.
[3]) Ghillini, Pes valgus paralyticus. Neues Verfahren der Sehnentransplantation. Centralbl. f. Chirurgie. 1895. No. 14.

In zwei andersartigen Fällen von Lähmung von Unterschenkelmuskeln konnte Drobnik auch gute Erfolge aufweisen. In dem
einen Falle (5) handelte es sich um Lähmung des Extensor digitorum pedis. Drobnik nähte nach Tenotomie der Achillessehne
das periphere Ende der Sehne des Extensor digitorum im unteren
Drittel des Unterschenkels an ein Segment des Extensor hallucis
longus. Nach 2 Wochen stellte der Kranke den Fuss beinahe in
normaler Weise und fing an, selbständig die Zehen zu bewegen.
Nach 2 Monaten war die Besserung sehr fortgeschritten.

In dem anderen Falle (6) waren nach überstandener Poliomyelitis anterior acuta mit Ausnahme der Mm. flexor digitorum
pedis, tibialis anticus, sowie der Mm. peronei alle übrigen Muskeln
des Unterschenkels gelähmt, so dass völliges Schlottergelenk und
beginnende Cyanose der Zehen bestanden. Drobnik übertrug die
theilweise Function des M. tibialis anticus auf den M. extensor
digitorum pedis. Nach 4 Wochen war beträchtliche Besserung
eingetreten. Ob später nicht auch die Achillessehne mit den
Flexor digitorum und Peronei verbunden werden muss, um von
diesen die nöthige Kraft zu erhalten, die ihr infolge der Lähmung
der Wadenmuskulatur mangelt, konnte Drobnik noch nicht entscheiden.

Hier bestanden also ausgedehnte Muskellähmungen am Unterschenkel, ähnlich wie in meinem 2. Falle, und doch wurde mit
der Sehnenüberpflanzung noch ein leidlicher Erfolg erzielt. Ob die
Arthrodese einen besseren erzielt hätte, lässt sich wegen der Kürze
des Referats nicht mit Sicherheit sagen.

Zum Schluss führe ich noch 2 Fälle an, in denen es sich um
Sehnenüberpflanzung an dem oberen Gliede handelt.

Der eine Fall stammt von Drobnik (4). Bei einem Mädchen
war nach Kinderlähmung im zweiten Lebensjahre Lähmung des
Extensor digitorum manus communis longus, des Extensor carpi
ulnaris, der Mm. interossei und abductores pollicis zurückgeblieben.
Angesichts der Lähmung der Interossei, welche die letzten Pha-
langen strecken, war es nicht möglich, an ein ideales Resultat des
operativen Eingriffs zu denken, und es konnte nur die Möglichkeit
erstrebt werden, die Finger in den Grenzen des Extensor digitorum
communis longus öffnen zu können. Dazu wurde der M. extensor
carpi radialis benutzt, dessen Sehne im unteren Drittel des Vorder-

arms durchgeschnitten, und deren innerer mit dem Muskelbauche
verbundener Theil an die obere Fläche der Sehne des Extensor
digitorum communis angenäht wurde. Nach 2 Wochen konnte die
Kranke die Hand öffnen und allmälig lernte sie auch leichte Gegenstände zu greifen und zu werfen.

In dem andern Falle, in dem Krynski[1]) nach einer traumatischen Durchtrennung der Flexorensehnen des rechten Mittelfingers
deren centrales Ende nicht mehr erreichen konnte, hat er mit gutem
Erfolge das periphere Ende derselben in die benachbarten Sehnen
des Zeigefingers überpflanzt.

Zwar ist die Zahl dieser 17 Fälle, welche ich einschliesslich
der meinigen zusammenstellen konnte, noch keine bedeutende, aber
die Durchsicht und Vergleichung derselben lehrt schon deutlich,
dass durch die Sehnenüberpflanzung Erfolge zu erzielen und schon
erzielt sind, wie sie sich besser kaum wünschen und erhoffen
lassen. Nachtheile des Verfahrens irgend welcher Art sind bisher
nicht hervorgetreten. Es wird sich sicher seinen Platz erobern und
die gebührende Anerkennung erzwingen. Dazu beizutragen, ist der
Zweck dieser Zeilen.

Es wird auch das Gebiet seiner Verwendung sich noch erweitern. So halte ich es für möglich, die Radialislähmung, die
eine ganz unbrauchbare Hand hinterlässt, in ihrer Schädlichkeit
dadurch zu mildern, dass der Flexor carpi ulnaris mit dem peripheren Theil der Sehne des Extensor carpi radialis verbunden
wird (bezw. auch der Flexor c. radialis mit der Sehne des Extensor
c. radialis). Dann wäre wenigstens die für die Thätigkeit der
Beugemuskeln so nothwendige Streckung der Hand im Handgelenk
ausführbar.

---

[1]) **Krynski**, Uebertragung der Function einzelner Muskeln zu therapeutischen Zwecken. Medycyna. 1895. No. 15. s. Centralbl. f. Chir. 1895. No. 37.

VIII.

(Aus der chirurgischen Universitäts-Klinik des Herrn
Geheimrath v. Bergmann.)

Untersuchungen über Catgut-Desinfection. — Die Desinfection mit siedenden Alkoholen.

Von

Dr. E. Saul,

Berlin.

(Mit mehreren Figuren.)

Die vorliegenden Untersuchungen dürften die letzten sein, die aus einer unmittelbaren Anregung Schimmelbusch's hervorgingen, das letzte Band, das uns mit dem Dahingeschiedenen verbindet. Ueber sein frühes Grab möchte ich ihm den Dank nachrufen, den ich ihm schulde.

Jedem, der das Glück hatte, unter Schimmelbusch's Leitung zu arbeiten, wird die Erinnerung daran unauslöschlich sein. Die intellectuelle Kraft dieses Mannes, im Verein mit der Schlichtheit und Einfachheit seines Wesens, seine Nachsicht gegen Andere, gepaart mit der Zucht und Strenge, die er gegen sich selbst walten liess, umgaben ihn mit einem Zauber, der seine Schüler begeisterte.

Sein Können und Wissen, vereint mit vollendeter Schulung, verliehen auch dem Jüngeren, der unter seiner Führung die ersten Schritte wagte, ein Gefühl von Sicherheit; man hatte die Empfindung, als ob alles, was unter den Auspicien dieses Mannes begonnen wurde, auch zu gutem Ende geführt werden musste.

Alle, die ihn kannten, seine Collegen wie Schüler, werden nicht aufhören, zu beklagen, dass er in der Fülle der Kraft und der Jahre ins Grab sinken musste, ehe er noch den Zenith seiner

Bahn erreichte. Allen aber dient die Hoffnung zum Trost, dass
sein Name auf immer verbunden bleiben wird mit der deutschen
chirurgischen Forschung.

In einer früheren Arbeit (Dissertation: Untersuchungen über
Catgut-Desinfection, Berlin 1894) wurde gezeigt, dass von den üblichen Methoden der Catgut-Präparation allein die Desinfection
nach v. Bergmann mit 1 pCt. wässerig-alkoholischer Sublimatlösung — Sublimat 10, Alcohol absolut. 800, Aqu. destillat. 200 —
der experimentellen Prüfung Stand hält. Lauenstein's spätere
Untersuchungen (Archiv für klin. Chir. Bd. 50) ergaben gleichfalls,
dass vor dem Gebrauche des Juniperus- und Heissluft-Catgut gewarnt werden müsste. Sublimat-Catgut ist nach übereinstimmendem
Urtheil aller Autoren als keimfrei zu betrachten. Auf die Details
der Desinfection mit Sublimat sind wir seiner Zeit ausführlicher
eingegangen. Der Umstand, dass bei dieser Art der Präparation
das Catgut frühestens nach 48 Stunden verwendet werden darf,
begründete den Wunsch, das letztere Verfahren durch ein solches
zu ersetzen, welches bei gleicher Sicherheit der Wirkung an
Schnelligkeit Aehnliches leistet, wie das siedende Wasser. In
heissem Wasser oder heissen Wasserdämpfen wird Catgut in kürzester Zeit ein formloser Brei. Es giebt aber, wie Schimmelbusch und Brunner zeigten, Substanzen, in denen selbst bei
Temperaturen, die weit über dem Siedepunkte des Wassers liegen,
die Integrität des Catgut in keiner Weise geschädigt wird. Hier
sind zu nennen: Xylol, Anilin, Bergamott- und Nelkenöl. Es ergab sich aber, dass diese Körper, mag man sie auf 100° oder auf
Siedetemperatur erhitzen, in Bezug auf Bacterientödtung überraschend wenig leisten. Schimmelbusch wies nach, dass Sporen,
die in kochendem Wasser in 2 Minuten vernichtet wurden, nach
einstündiger Einwirkung von Anilinöl bei einer Temperatur von
100° noch völlig lebensfähig waren; Brunner zeigte, dass Milzbrandsporen in siedendem Xylol von 140° erst in $1\frac{1}{2}$—2 Stunden
und bei 100° erst in $2\frac{1}{2}$ Stunden getödtet werden.
      In neuerer Zeit wurde mehrfach versucht, den siedenden
Aethyl-Alkohol, d. i. der vulgäre Alkohol, in den Dienst des Catgut zu zwingen. Die ersten, ganz unbestimmt gehaltenen Empfeh-

lungen kamen von amerikanischer Seite. Dann erschien im März-
Heft der Annales de l'institut Pasteur, Paris 1894, zum ersten
Male eine systematische Untersuchung über diesen Gegenstand.
Répin bediente sich für seine Versuche des Autoklaven. Aus
seiner Arbeit resultirte folgendes Ergebniss: „Für Desinfection von
Catgut ist der vulgäre Alkohol zu verwenden, der im Autoklaven
auf 120⁰ erhitzt wird. Enthält das Catgut — Rohcatgut zeigt
durchnittlich einen Gehalt an Wasser von 23 pCt. und einen Gehalt an Fett von 7,5 pCt. — die geringsten Wasser- oder Fett-
mengen, so wird es durch den Desinfectionsprocess zerstört. Das
Rohcatgut ist deshalb zunächst durch ein subtiles Vorverfahren
sorgfältig zu entfetten und zu entwässern. Das in dieser Weise
vorbereitete Catgut wird schnell in einen Recipienten gebracht, der
eine kleine Menge völlig wasserfreien Alkohols enthält. Der Re-
cipient wird alsdann, hermetisch verschlossen, in den Autoklaven
gesetzt. Nunmehr beginnt die Desinfection." Répin findet, dass
heisser Alkohol von 120⁰ Milzbrandsporen in ³/₄ Stunden tödtet,
und empfiehlt das geschilderte Verfahren für die Desinfections-
Praxis.   .

   Ich überzeugte mich, dass in der That Rohcatgut im Autoklaven unter der Einwirkung des heissen Alkohols in kürzester
Zeit zerstört wird, und zwar erfolgt diese Wirkung bereits bei
einer Temperatur von 95⁰. Répin befindet sich aber im Irrthum,
wenn er diese Schädigung als Function der Temperatur auffasst.
Nicht auf die Temperatur an sich kommt es an, es lieferte vielmehr in den Versuchen Répin's die durch dieselbe bedingte
Drucksteigerung das deletäre Moment. Wird jede Druckwirkung
ausgeschlossen, indem man sich nur der natürlichen Siedetemperatur des Alkohols bedient, so tritt jene vernichtende Wirkung
nicht auf; es bleibt dann das Roh-Catgut ebenso in dem bei 78⁰
siedenden Aethyl-Alkohol unversehrt, wie in dem bei 132⁰ siedenden Amyl-Alkohol. Dabei ist es gleichgültig, wie lange der
siedende Alkohol einwirkt, oder wie oft ein und dasselbe Material
dem Process unterzogen wird. Ja, noch mehr; man kann zu den
einzelnen Alkoholen, sofern sie mit Wasser mischbar sind, bis zu
20 pCt. Wasser hinzufügen, ohne dass bei Einwirkung der natürlichen Siedetemperatur der Mischung das Catgut geschädigt wird.
Ebenso erwies sich als unschädlich ein Carbolsäurezusatz bis zu

10 pCt. Combinirt man Alkohol gleichzeitig mit Wasser und Carbolsäure, so sind die für Catgut zulässigen Grenzen 10 pCt. Wasser und 5 pCt. Carbolsäure.

Nach diesen Feststellungen wurde mit den Desinfectionsversuchen begonnen. Ich bediente mich dabei folgenden Apparates:

Fig. 1.

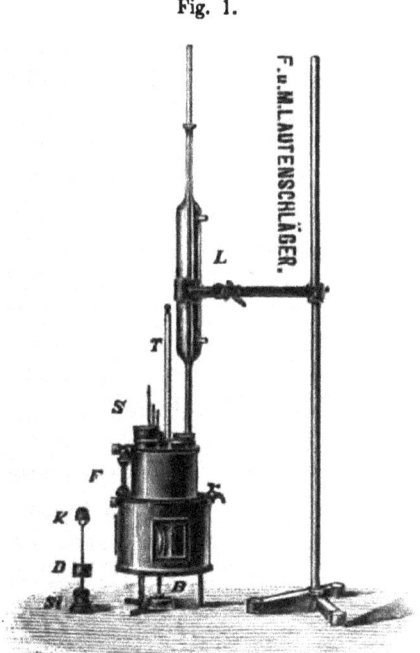

L **Liebig'scher Kühler.** T **Thermometer.** S **Leitstab des Korbes.** F **Standrohr.** K **Korb.**
D **Deckel.** St **Stopfen.** B **Brenner.**

Ein Kupferkessel von 600 Cbctm. Rauminhalt ist an seiner oberen Mündung durch einen Deckel verschlossen, der fest in ihn eingefügt und von 5 Oeffnungen durchbrochen ist, die einen Durchmesser von 3—4 Ctm. haben. Eine dieser Oeffnungen befindet sich im Centrum des Deckels, die anderen sind längs der Peripherie desselben im Kreise angeordnet. Die centrale Oeffnung nimmt ein Thermometer auf, das durch die Bohrung eines Stopfens hindurch frei in den Apparat hineinragt Von den 4 peripher gelegenen Oeffnungen dient eine zur Aufnahme für den Liebig'schen

Kühler, der mittels eines Stativs vertical gehalten wird. Jede der
übrigen 3 Oeffnungen nimmt einen kleinen Drahtkorb auf. Jeder
Korb ist an einem Metallstab befestigt, welcher letztere durch den
die Oeffnung im Deckel verschliessenden Stopfen hindurch nach
aussen geleitet wird. Diese Stäbe ragen weit aus den Stopfen
heraus, so dass sie als Handhabe dienen können, wenn man die
Körbe emporziehen oder tiefer in den Apparat hinabsenken will.
Löthungen sind möglichst vermieden. Jeder Korb wird durch einen
Deckel verschlossen, der den oberen Theil desselben lose umgreift.
Dieser Deckel kann an dem Leitstabe des Korbes leicht auf- und
niederbewegt werden. Die Körbe nehmen das Versuchsmaterial
auf. Senkt man dieselben in die zu untersuchende Flüssigkeit, so
gelangt diese durch die Poren des Korbgeflechtes anstandslos an
das Object. Die Deckel verhindern, dass dieses aus den Körben
herausgeschwemmt wird. Die Korkstopfen, welche mittels der
Leitstäbe die Körbe tragen, werden fest in die Oeffnungen gefügt,
die sich im Deckel des Apparates befinden. Die Stopfen müssen
so weit hervorragen, dass sie eine ausreichende Handhabe bieten,
wenn man mit ihnen zugleich die Körbe aus dem Apparat ziehen
will. Letzterer ruht auf einem Dreifuss, der zum Schutze des
Davy'schen Sicherheitsnetzes, das die Flamme umgiebt, mit einer
Blechverkleidung versehen ist. In dieser befinden sich in regelmässigen Abständen mehrere Oeffnungen, durch welche die Flamme
beobachtet werden kann. Der Apparat wird nun mit der zu untersuchenden Flüssigkeit etwa bis zur Hälfte gefüllt. Die Höhe des
Niveaus liest man an dem seitlich angebrachten Standrohr ab.
Darauf werden das Thermometer, der Kühler und die Körbe eingefügt. Je nachdem man die Desinfections - Intensität heisser
Flüssigkeiten oder der sich aus ihnen entwickelnden Dämpfe bestimmen will, wird man die Körbe in die Flüssigkeit hineinsenken
oder in die Dampfschicht emporziehen, welche sich während des
Kochens in dem Raum zwischen dem Flüssigkeitsspiegel und dem
Deckel des Apparates etablirt. Untersuchte ich Flüssigkeiten, so
senkte ich die Körbe mit dem Versuchsmaterial so weit hinab,
dass sie den Boden des Gefässes berührten, und zog sie dann um
ein Geringes empor; ich befand mich auf diese Weise immer in
derselben Flüssigkeitsschicht. Prüfte ich die unter Siedetemperatur
sich entwickelnden Dämpfe, so zog ich die Körbe so hoch empor,

bis sie durch die Stopfen gehemmt wurden; ich befand mich mithin immer in derselben Dampfschicht. Wollte ich den Versuch abbrechen, so zog ich schnell den Korb, der die Versuchsfäden enthielt, aus dem Apparat, gleichzeitig die betreffende Oeffnung mit einem bereit gehaltenen soliden Kork verschliessend. Der Apparat wird mittels eines kleinen Bunsenbrenners geheizt. Sobald das Thermometer nicht mehr merklich steigt und die Flamme derart regulirt ist, dass eine ruhige Dampfentwickelung eintritt, beginnt der Versuch. Ein Korb wird aus dem Apparat gezogen und, mit dem Versuchsobject beschickt, wieder eingefügt. Nach Beendigung des Versuches kann man das Object entweder direct aus dem Korb auf den Nährboden übertragen oder zunächst in sterile Petri'sche Schälchen legen. Ich zog Ersteres vor. Hat man mit grösseren Zeitintervallen zu rechnen, so kann man gleichzeitig mit allen 3 Körben operiren. Handelte es sich um Desinfections-Intensitäten von wenigen Minuten, so bediente ich mich nur eines Korbes. Die nach beendigtem Experiment mit den Versuchsfäden beschickten Bouillongläschen wurden in den Brütschrank gebracht. Mit der Möglichkeit einer nachträglichen Entwickelung braucht bei diesen Versuchen nicht mehr gerechnet zu werden, wenn nach Verlauf von 3 Tagen die Bouillon noch frei ist. Meist traten die Culturen nach 24—48 Stunden auf, verschwindend selten noch nach 72 Stunden, darüber hinaus niemals. Die Versuchsfäden stellte ich in der Weise her, dass Catgutstückchen im Heissluft-Sterilisator bei 150—160 ⁰ keimfrei gemacht und darauf in Bouilloncultur von Anthrax gelegt wurden. — Waren die Fäden von Milzbrand umwuchert, so brachte ich sie in sterilen Petri'schen Schälchen auf 24 Stunden in den Exsiccator, um sie darauf für den Versuch zu verwenden. — Es war zunächst die Resistenz des mir als Testobject dienenden Milzbrandes festzustellen. Für diesen Zweck hat man sich seit dem Vorgange v. Esmarch's mit Vorliebe des heissen Wasserdampfes von 100⁰ bedient. Ich gebrauchte für die erforderlichen Bestimmungen anstatt des sonst üblichen Dampftopfes obigen Apparat. Aus einer dreifachen Wiederholung der betreffenden Versuche, die mit zwei verschiedenen Anthraxsorten angestellt worden waren, resultirte der Schluss, dass die Sporen des Milzbrandes in siedendem Wasser und in Wasserdampf von 100⁰ in 1 Minute sicher getödtet wurden. — Das Ergebniss war um so auffallender, als bei einer früheren Gelegenheit die Resistenz der einen der beiden Anthraxsorten im Koch'sch Dampftopf auf 10 Minuten bestimmt worden war. Zwei andere Anthrax-Culturen, von denen die eine aus dem hygienischen Institut, die andere aus dem Kgl. Gesundheitsamte stammte, ergaben bis auf einen Fall dasselbe Resultat. Ich begann mit einer Einwirkungsdauer von 1 Minute und steigerte in fortlaufender Reihe die Exposition auf 5 Minuten, um dann mit einer Einwirkungsdauer von 10 Minuten zu schliessen. Das Resultat ist aus folgender Tabelle ersichtlich:

Siedendes Wasser (100 ^{0}).

Herkunft des Milzbrandes	1 Min.	2 Min.	3 Min.	4 Min.	5 Min.	10 Min.
Chirurgische Klinik	—	—	—	—	—	—
Chirurgische Klinik	—	—	—	—	—	—
Hygienisches Institut..............	—	—	—	—	—	—
Gesundheitsamt...................	—	—	—	—	—	—

Heisser Wasserdampf (100 ^{0}).

Herkunft des Milzbrandes	1 Min.	2 Min.	3 Min.	4 Min.	5 Min.	10 Min.
Chirurgische Klinik	—	—	—	—	—	—
Chirurgische Klinik	—	—	—	—	—	—
Hygienisches Institut..............	—	—	—	—	+	—
Gesundheitsamt..................	—	—	—	—	—	—

Für diese Versuche waren etwa 100 inficirte Fäden verwendet worden.

Nur einmal wurde ein positives Resultat erzielt. Es handelte sich um ein Glas, welches Fäden enthielt, die 5 Minuten hindurch der Einwirkung des heissen Wasserdampfes ausgesetzt worden waren. Das 1—2—3—4 Minutenglas der betreffenden Reihe blieb frei. Das vereinzelte positive Ergebniss wurde deshalb als zufällig betrachtet. Es war vielleicht dadurch bedingt, dass einige Keime besonders geschützt lagen. Seit Teuscher's kritischen Untersuchungen ist bekannt, dass die Angaben von höheren Resistenzen nicht zu Recht bestehen. Stellt man den Versuch im Dampftopf an, so kommt gelegentlich mit den heissen Wasserdämpfen zugleich Luft zur Wirkung. Aus dieser Combination ergiebt sich, bei der geringen Desinfections-Intensität der heissen Luft, ein arithmetisches Mittel, dass unterhalb des keimtödtenden Werthes des gesättigten heissen Wasserdampfes von 100⁰ liegt. Man hüllte ferner das Versuchsobject ein und hängte dieses an Fäden in den Dampf. Die Beschaffenheit der Hülle und die Länge der Fäden stand in dem Belieben des Untersuchers. In obigen Versuchen konnte das keimtödtende Medium durch die weiten Poren des Korbes frei an das Object gelangen. Die Anordnung machte die Benutzung der gleichen Flüssigkeits- und Dampfschicht möglich. Dass ich im Uebrigen mit gesättigten Dämpfen operirte, beweist das Ergebniss.

Ich wendete mich nunmehr den Desinfectionsversuchen zu, für welche sich folgende Gesichtspunkte ergaben: Welchen Desinfectionswerth besitzen siedende Alkohole? Ist derselbe abhängig von der Höhe ihrer Siedepunkte? In welcher Weise wird die Desinfections-Intensität durch Zusätze von Wasser und Carbolsäure, soweit sie für Catgut zulässig sind, beeinflusst? — Unter den zahllosen Alkoholen der Chemie wählte ich von jeder der sechs Fettreihen je einen bis zum Amyl-Alkohol hinauf, und zwar den Normal-Alkohol jeder Reihe. Von dieser Regel wich ich nur einmal ab, indem ich an die Stelle des Butyl-Alkohols, der für praktische Zwecke zu kostbar ist, den Isobutyl-Alkohol setzte. Da es sich um eine Reihe homologer Körper handelte, so hatte ich den Vortheil, die gewonnenen Resultate durch einander controliren zu können. Die Siedepunkte der einzelnen Alkohole und der untersuchten alkoholischen Lösungen sind in folgender Tabelle zusammengestellt:

		Siedepunkt
Methyl-Alkohol	absolut	65⁰
„	90 pCt.	67⁰
	80 pCt.	70⁰
„	absolut + 5 pCt. Carbolsäure	65⁰
„	90 pCt. = 5 pCt. Carbolsäure	68⁰
Aethyl-Alkohol (vulgär. Alkohol)	absolut	78⁰
„	90 pCt.	78⁰
	80 pCt.	80⁰
„	absolut + 5 pCt. Carbolsäure	80⁰
„	90 pCt. + 5 pCt. Carbolsäure	79⁰
Propyl-Alkohol[1])	absolut	94⁰
„	90 pCt.	90⁰
„	80 pCt.	88⁰

[1]) Chemisch reiner Propyl-Alkohol siedet bei 96—97⁰.

		Siedepunkt
Propyl-Alkohol	absolut + 5 pCt. Carbolsäure	103 ⁰
„	90 pCt. + 5 pCt. Carbolsäure	91 ⁰
Isobutyl-Alkohol[1])	absolut	107 ⁰
„	90 pCt.	95 ⁰
„	absolut + 5 pCt. Carbolsäure	107 ⁰
„	90 pCt. + 5 pCt. Carbolsäure	96 ⁰
Amyl-Alkohol[2])	absolut	132 ⁰
„	absolut + 5 pCt. Carbolsäure	132 ⁰

Bei den Siedepunkts-Bestimmungen wurde von den Correctionen abgesehen, wie sie durch den jeweiligen Barometerstand bedingt sind. Es würden sich daraus Differenzen ergeben haben, die oft nur den Bruchtheil eines Grades betragen hätten.

Heider zeigte, dass das Wasser seine ungeheure Desinfections-Intensität nur bei Siedetemperatur entfaltet. In siedendem Wasser werden Milzbrandsporen in 1 Minute sicher getödtet; Wasser von 95⁰ macht bereits ¼ stündige Einwirkung erforderlich, bei 85⁰ wurden in den Versuchen Heider's die Sporen erst nach 40 Minuten getödtet, bei 75⁰ waren sie nach 8 stündiger Expositionsdauer noch völlig entwickelungsfähig. Koch setzte während eines Zeitraums von 2 Stunden Milzbrandsporen der Einwirkung reiner Carbolsäuredämpfe bei einer Temperatur von 75⁰ aus, ohne dass sie getödtet wurden. Ein Blick auf die Siedepunkts-Tabelle lehrt, dass demgemäss die Erwartung, die Desinfectionskraft der siedenden Alkohole durch Wasser- oder Carbolsäurezusätze zu steigern, nicht hoch gespannt sein konnte. In Combination mit Amyl-Alkohol kam die Carbolsäure mit einer Temperatur von 132⁰ zur Wirkung. Es war deshalb von Interesse, etwas über die Leistungsfähigkeit reiner Carbolsäure zu erfahren, die ähnlich hoch temperirt ist. Ich brachte in meinem Apparat Acid. carbol. liquefact. auf eine Temperatur von 120⁰. Das Desinfectionsergebniss ist aus folgender Tabelle ersichtlich:

Acid. carbol. liquefact.
In flüssiger Form (120⁰).

Einwirkungsdauer	1 Min.	2 Min.	3 Min.	4 Min.	5 Min.	10 Min.
Resultat	—	—	—	—	—	—

[1]) Isobutyl-Alkohol nimmt nur gegen 10 pCt. Wasser auf.
[2]) Amyl-Alkohol ist in keinem Verhältniss mit Wasser mischbar.

In Dampfform (120°).

Einwirkungsdauer	1 Min.	2 Min.	3 Min.	4 Min.	5 Min.	10 Min.
Resultat	—	—	—	—	—	—

Regelmässig wurden die Milzbrandsporen in der auf 120° erhitzten Carbolsäure ebenso, wie in den Carbolsäuredämpfen gleicher Temperatur, in 1 Minute getödtet. Ich hoffte deshalb von der Combination der Carbolsäure mit dem hoch siedenden Amyl-Alkohol eine gesteigerte Wirkung. Meine Erwartung wurde in diesem Punkte getäuscht, bezüglich der Wassercombinationen aber in ungeahnter Weise übertroffen.

I. Methyl-Alkohol.

Er siedet bei 65° und ist in allen Verhältnissen mit Wasser mischbar. Seine Constitutionsformel lautet CH_3-OH. Er entsteht bei der trockenen Destillation zahlreicher organischer Stoffe.

Mit Milzbrandbacillen und Milzbrandsporen stark inficirte und dann getrocknete Catgutfäden werden bei Siedetemperatur ausgesetzt der Einwirkung des absoluten, des 90 proc., des 80 proc. Methyl-Alkohols, des absoluten Alkohols in Combination mit 5 proc. Carbolsäure, des 90 proc. Alkohols in Combination mit 5 proc. Carbolsäure. Einwirkungsdauer $1/2$—3 Stunden.

Tabelle des Desinfectionsergebnisses.

Methyl-Alkohol.

Concentration	absolut	90 pCt.	80 pCt.	absol. + 5pCt. Carbolsäure	90pCt.+5pCt. Carbolsäure
Siedepunkts-Temperaturen	65°	67°	70°	65°	68°
$1/2$ Stunden	+	+	+	+	+
1 „	+	+	+	+	+
2 „	+	+	+	+	—
3 „	+	+	+	+	—

Der siedende Methyl-Alkohol lieferte für sich, ebenso wie in den gewählten Combinationen gar keine oder doch ungenügende Desinfectionswerthe; gleichwohl war das Ergebniss in einer Beziehung recht bemerkenswerth. In Combination mit 10 pCt. Wasser und 5 pCt. Carbolsäure tödtete der siedende Methyl-Alkohol die Sporen in 2 Stunden, während in allen anderen Fällen diese Wirkung innerhalb der für den Versuch als Maximalfrist gesetzten Zeit von 3 Stunden nicht erfolgte. Ich fand, zumal in Anbetracht der oben erwähnten Resultate Koch's und Heider's, keine Möglichkeit, diese eigenthümliche Wirkung zu erklären, die sich bei den folgenden Alkoholen gesetzmässig und zwar in gesteigertem Maasse wiederholte. Wie die Tabelle lehrt, ist die Desinfections-Intensität des siedenden absoluten Methyl-Alkohols, die des siedenden 90 proc., 80 proc. Alkohols und endlich diejenige der 5 proc. absolut alkoholischen Carbollösung = 0 zu setzen. Die keimtödtende Kraft des siedenden 90 proc. Methyl-Alkohols in Combination mit 5 proc. Carbolsäure betrug etwa den 120. Theil der Desinfections-Intensität des siedenden Wassers.

II. Aethyl-Alkohol (vulgärer Alkohol).

Er siedet bei 78°, seine Constitutionsformel lautet:

$$CH_3 - CH_2 - OH.$$

Er mischt sich in allen Verhältnissen mit Wasser und löst Fette, ätherische Oele, Harze u. s. w. Man gewinnt ihn aus stärkemehl- oder rohrzuckerhaltigen Stoffen.

Mit Milzbrandbacillen und Milzbrandsporen stark inficirte und dann getrocknete Catgutfäden werden bei Siedetemperatur ausgesetzt der Einwirkung des absoluten, des 90 proc., des 80 proc. Alkohols, des absoluten Alkohols in Combination mit 5 proc. Carbolsäure, des 90 proc. Alkohols in Combination mit 5 proc. Carbolsäure. Expositionsdauer 3 Minuten bis 3 Stunden.

Tabelle des Desinfectionsergebnisses.

Aethyl-Alkohol.

Concentration	absolut	90 pCt.	80 pCt.	absol.+5pCt. Carbolsäure	90pCt.+5pCt. Carbolsäure
Siede-Temperatur	78°	78°	80°	79°	80°
3 Minuten			+		+
5 "			+		+
7 "			+		+
10 "			+		−
15 "			+		−
20 "			+		
1/2 Stunden	+	+	+	+	
1 "	+	+	−	+	
2 "	+	+	−	+	
3 "	+	−	−	+	

Der Aethyl-Alkohol wirkte mit einer Siedetemperatur ein, die um 13° über derjenigen des Methyl-Alkohols liegt. Dennoch war er ebenso wenig, wie dieser befähigt, für sich oder in Combination mit 5 pCt. Carbolsäure, die Sporen innerhalb eines Zeitraumes von drei Stunden zu zerstören. Während aber beim Methyl-Alkohol auf Zusatz von 10 bis 20 pCt. Wasser eine Steigerung der Desinfectionskraft nicht erfolgte, trat unter dieser Bedingung in den Aethylversuchen eine erhöhte Wirkung auf. Der 90proc. siedende Aethyl-Alkohol tödtete die Sporen in 3 Stunden, der 80proc. in 1 Stunde. Die Siedetemperaturen . betrugen in den betreffenden Versuchen 78° und 80°. Erinnert man sich des Umstandes, dass in Heider's Experimenten die Milzbrandsporen in Wasser von 75° nach einer 8stündigen Expositionsdauer noch lebenskräftig waren, so genügt es schwerlich, zur Erklärung dieses Resultates die Desinfections-Intensität des Wassers heranzuziehen. Combinirte ich Aethyl-Alkohol mit 10 pCt. Wasser und 5 pCt. Carbolsäure, so erlangte ich bei Einwirkung der Siedetemperatur Desinfectionswerthe, die ausserhalb jeder Vermuthung liegen. Die betreffende Versuchsreihe wurde 4mal wiederholt. Die Reihe begann jedesmal mit einer Einwirkungsdauer von 3 Minuten und wurde in regelmässigen Intervallen bis auf $\frac{1}{2}$ Stunde ausgedehnt. In einem Falle wurde die Tödtung der Keime erst nach 7 Minuten erzielt, während ich im Uebrigen dieses Ergebniss bereits nach einer Exposition von 5 Minuten erlangte. Wie in den Methylversuchen, lieferte. auch in der Aethylreihe die gleichzeitige Combination des Alkohols mit Wasser und Carbolsäure einen maximalen Werth der Desinfections-Intensität. Doch übertraf das Maximum in den Aethylversuchen dasjenige in der Methylreihe um mehr als das Fünfzehnfache. Es genügt kaum, das in Betracht kommende Siedepunktsintervall von 12° zur Erklärung dieser Differenz heranzuziehen. Uebrigens zeigen auch die späteren Versuche, dass das Temperaturmoment an sich nicht ausschlaggebend ist. Setzen wir den keimtödtenden Werth des siedenden 90proc. Aethyl-Alkohols $= 1$, so erhalten wir folgende Scala der Desinfections-Intensität.

Siedender absoluter Aethyl-Alkohol		(78°)	= 0,
„ „ „	+ 5 pCt. Carbolsäure	(79°)	= 0,
„ 90 pCt.		(78°)	= 1,
„ 80 pCt.		(80°)	= 3,
„ 90 pCt. –	+ 5 pCt. Carbolsäure	(80°)	= 26.

III. Propyl-Alkohol.

Seine Constitutionsformel lautet: $CH_3 - CH_2 - CH_2OH$. Er kommt in geringen Mengen unter den Gährungsproducten des Zuckers vor, siedet bei 97—98° und ist in allen Verhältnissen mit Wasser mischbar. Den chemisch reinen Propyl-Alkohol schloss ich in Anbetracht des praktischen Zweckes, den ich verfolgte, als zu kostbar, von der Untersuchung aus. Der von mir verwendete Propyl-Alkohol siedet bei 94°.

Mit Mildbrandbacillen und Milzbrandsporen stark inficirte und dann getrocknete Catgutfäden werden bei Siedetemperatur ausgesetzt der Einwirkung des absoluten, des 90 proc., des 80 proc. Alkohols, des absoluten Alkohols in Combination mit 5 proc. Carbolsäure, des 90 proc. Alkohols in Combination mit 5 proc. Carbolsäure. Expositionsdauer 3 Minuten bis 3 Stunden.

Tabelle des Desinfectionsergebnisses.

Propyl-Alkohol.

Concentration.	Absol. Alkohol.	90 pCt.	80 pCt.	Absol. Alkoh. + 5 pCt. Carbolsäure.	90 pCt. Alk. + 5 pCt. Carbolsäure.
Siedepunktstemperatur	94°	90°	88°	103°	91°
3 Minuten					+
5 Minuten		+	+		+
10 Minuten		+	—		+
15 Minuten		+	—		—
20 Minuten		+	—		
½ Stunde	+	+	—	+	—
1 Stunde	+	—		+	
2 Stunden	+	—		+	
3 Stunden	+	—		+	

Der absolute Propyl-Alkohol, dessen Siedepunkt nur um 6° unterhalb desjenigen des Wassers liegt, war ebenso unwirksam, wie die früher genannten Alkohole. Auch in diesem Falle wurde eine Steigerung der Wirkung durch einen Zusatz von 5 pCt. Carbolsäure nicht erzielt. Dagegen bedingten die Combinationen mit Wasser beträchtliche Desinfectionswerthe, die ebenso wie beim Aethyl-Alkohol der Menge des hinzugefügten Wassers proportional waren. Der siedende 90proc. Propyl-Alkohol bewirkte Keimfreiheit in 1 Stunde, der Aethyl-Alkohol gleicher Concentration in 3 Stunden, der 80proc. siedende Propyl-Alkohol in 10 Minuten, der Aethyl-Alkohol gleicher Concentration in 1 Stunde. Während aber in der Aethyl-Reihe der mit der gleichzeitigen Combination von Wasser und Carbolsäure erreichte Desinfectionswerth ein relatives Maximum darstellte, blieb in diesem Punkte der Propyl-Alkohol hinter dem Aethyl-Alkohol zurück. Der 90proc. siedende Propyl-Alkohol, combinirt mit 5 pCt. Carbolsäure, tödtete die Sporen in 15 Minuten, der siedende Aethyl-Alkohol gleicher Concentration durchschnittlich in 5 Minuten. Dabei ist der Umstand besonders zu würdigen, dass die betreffende Siedetemperatur in der Propyl-Reihe bei 91°, in der Aethyl-Reihe bei 80° lag.

Setzen wir den keimtödtenden Werth des siedenden 90proc. Propyl-Alkohols = 1, so erhalten wir folgende Scala der Desinfections-Intensität.

Siedender absoluter Propyl-Alkohol			(94°)			= 0
"	"	"	"	+ 5 pCt. Carbolsäure (108°)		= 0
"	90proc.	"	"	(90°)		= 1
"	90proc.	"	"	+ 5 pCt. Carbolsäure (91°)		= 4
"	80proc.	"	"	(88°)		= 6

IV. Isobutyl-Alkohol.

Seine Constitutionsformel lautet:

$$CH \begin{cases} CH_3 \\ CH_3 \\ CH_2 OH \end{cases}$$; er nimmt 10 pCt. Wasser auf und ist darüber hinaus mit Wasser nicht mischbar. Sein Siedepunkt liegt bei 107°; er bildet sich in geringen Mengen bei der alkoholischen Gährung des Zuckers.

Mit Milzbrandbacillen und Milzbrandsporen stark inficirte und dann getrocknete Catgutfäden werden bei Siedetemperatur ausgesetzt der Einwirkung des absoluten, des 90proc. Alkohols, des absoluten Alkohols in Combination mit 5 pCt. Carbolsäure, des 90proc. Alkohols in Combination mit 5 pCt. Carbolsäure. — Expositionsdauer 3 Minuten bis 3 Stunden.

Tabelle des Desinfectionsergebnisses.
Isobutyl-Alkohol.

Concentration.	Absol. Alkohol.	90 pCt.	Absol. Alkoh. + 5 pCt. Carbolsäure.	90 pCt. + 5 pCt. Carbolsäure.
Siedepunktstemperatur	107⁰	95⁰	107⁰	96⁰
3 Minuten				+
5 Minuten		+		—
10 Minuten		+		—
15 Minuten		+		
½ Stunde	+	—	+	—
1 Stunde	+	—	+	
2 Stunden	+	—	+	
3 Stunden	+	—	+	

Auch der siedende absolute Isobutyl-Alkohol tödtete während einer dreistündigen Einwirkung die Sporen nicht. Dabei kam eine Temperatur zur Geltung, die um 7^0 über dem Siedepunkt des Wassers liegt. Durch Zusatz von 5 pCt. Carbolsäure wurde der Desinfectionswerth des siedenden Alkohols in keiner Weise gesteigert. Fügte ich zum Isobutyl-Alkohol 10 pCt. Wasser, so fiel der Siedepunkt von 107 auf 95^0, der Desinfectionswerth des siedenden Alkohols aber schnellte auf ½ Stunde empor. Fügte ich endlich zum 90proc. Isobutyl-Alkohol 5 pCt. Carbolsäure, so wurde unter Einwirkung einer Siedetemperatur von 96^0 Keimfreiheit regelmässig in 5 Minuten erreicht. Demnach ist der siedende Isobutyl-Alkohol in dieser Combination sogar dem heissen Wasser überlegen. Denn in den Versuchen Heider's mussten Milzbrandsporen der Einwirkung heissen Wassers von 95^0 15 Minuten hindurch ausgesetzt werden, ehe ihre Tödtung erfolgte.

Setzen wir den Desinfectionswerth des siedenden 90proc. Isobutyl-Alkohols = 1, so erhalten wir folgende Scala der Desinfections-Intensität:

Siedender absoluter Isobutyl-Alkohol					(107^0) = 0	
„ „ „ „ + 5 pCt. Carbolsäure					(107^0) = 0	
„ 90proc. „ „					(95^0) = 1	
„ 90proc. „ „ + 5 „ „					(96^0) = 6	

V. Amyl-Alkohol.

Er stellt ein widerlich riechendes Destillationsproduct des Spiritus dar und ist in keinem Verhältniss mit Wasser mischbar. Er siedet bei 132°. Seine Constitutionsformel lautet:

$$C_{|}H_3$$
$$C_{|}H - CH_3$$
$$C H_2 - CH_2 - OH.$$

Mit Milzbrandbacillen und Milzbrandsporen stark inficirte und dann getrocknete Catgutfäden werden bei Siedetemperatur ausgesetzt der Einwirkung des Alkohols und seiner 5 pCt. Carbolsäure enthaltenden Lösung. — Expositionsdauer $\frac{1}{2}$ Stunde bis 3 Stunden.

Tabelle des Desinfectionsergebnisses.

Amyl-Alkohol.

Concentration.	Absoluter Alkohol	Absoluter Alkohol + 5 pCt. Carbolsäure.
Siedepunktstemperatur	132°	132°
$\frac{1}{2}$ Stunde	+	+
1 Stunde	+	+
2 Stunden	+	+
3 Stunden	+	+

Die Tabelle lehrt, dass der Desinfectionswerth des siedenden Amyl-Alkohols während einer dreistündigen Einwirkung gleich 0 war. Es kam dabei eine Temperatur in Betracht, die um 32° über dem Siedepunkt des Wassers liegt. Der Zusatz von 5 pCt. Carbolsäure änderte an dem Effect nichts.

Vergleichen wir die mit den einzelnen Alkoholen erlangten Resultate untereinander, so ergiebt sich Folgendes:

Keiner der untersuchten Alkohole tödtete bei Siedetemperatur die Sporen des Milzbrandes innerhalb der für den Versuch als Maximalfrist gesetzten Zeit von 3 Stunden; der bei 65° siedende Methyl-Alkohol ebensowenig, wie der bei 132° siedende Amyl-Alkohol. An diesem Ergebniss wurde durch Zusatz von 5 pCt. Carbolsäure nichts geändert. Die Combination der siedenden Alkohole mit Wasser, so weit diese für Catgut statthaft ist, erwies sich wirksamer, als auf Grund der Versuche Heider's erwartet werden durfte. Desinfectionswerthe von überraschender Grösse wurden erzielt, wenn ich Alkohol zugleich mit Wasser und Carbolsäure combinirte.

Für die einfachen Wassercombinationen liess sich der Satz ab-
leiten, dass die Steigerung der Desinfections-Intensität siedender
Alkohole proportional ist der Menge des zugesetzten Wassers und
der Höhe des Siedepunktes. Für die combinirten Wasser-Carbol-
säure-Zusätze bestand dieses Abhängigkeitsverhältniss nicht.

Ordnen wir die erzielten Desinfectionswerthe nach den gewählten Combinationen, so gewinnen wir folgende Uebersicht:

I. Siedende absolute Alkohole.

Alkohol.	Siedepunkt	Desinfectionsergebniss.
Absoluter Methyl-Alkohol	65 ⁰	3 Stunden +
„ Aethyl- „	78 ⁰	3 „ +
„ Propyl- „	94 ⁰	3 - +
„ Isobutyl- „	107 ⁰	3 - +
„ Amyl- „	132 ⁰	3 „ +

II. Siedende absolute Alkohole combin. mit 5 pCt. Carbolsäure.

Abs. Methyl-Alk. + 5 pCt. Cbs.	65 ⁰	3 Stunden +
„ Aethyl- „ + 5 „ „	79 ⁰	3 „ +
„ Propyl- „ + 5 „ „	103 ⁰	3 - +
„ Isobutyl-„ + 5 „ „	107 ⁰	3 - +
„ Amyl- „ + 5 „ „	132 ⁰	3 - +

III. 90 pCt. siedende Alkohole.

90 pCt. siedender Methyl-Alk.	67 ⁰	3 Stunden +
90 „ „ Aethyl- „	78 ⁰	2 Stunden +; 3 Stunden —
90 „ „ Propyl- „	90 ⁰	1/2 Stunde +; 1 Stunde —
90 „ „ Isobutyl-„	95 ⁰	1/4 Stunde +; 1/2 Stunde —

Amyl-Alkohol ist mit Wasser nicht mischbar.

IV. 80 pCt. siedende Alkohole.

80 pCt. siedender Methyl-Alkoh.	70 ⁰	3 Stunden +
80 „ „ Aethyl- „	80 ⁰	20 Minuten +; 1/2 Stunde —
80 „ „ Propyl- „	88 ⁰	5 Minuten +; 10 Minuten —

Isobutyl-Alkohol nimmt nur 10 pCt. Wasser auf.

V. 90 pCt. siedende Alkohole, comb. mit 5 pCt. Carbolsäure.

90 pCt. siedende Methyl-Alko- hol + 5 pCt. Carbolsäure...	68 ⁰	1 Stunde +; 2 Stunden —
90 pCt. siedender Aethyl-Alko- hol + 5 pCt. Carbolsäure...	80 ⁰	7 Minuten + ; 10 Minuten —
90 pCt. siedender Propyl-Alko- hol + 5 pCt. Carbolsäure...	91 ⁰	10 Minuten +; 15 Minuten —
90 pCt. siedender Isobutyl-Al- kohol + 5 pCt. Carbolsäure	96 ⁰	3 Minuten +; 5 Minuten —

Ich betonte oben bereits, dass bei allen diesen Combinationen eine Schädigung selbst eines so empfindlichen Materials, wie Catgut, nicht erfolgt. Daraus ergiebt sich die practische Bedeutung dieser Daten. Ich hatte, wie die Tabelle zeigt, für den Zweck der Catgut-Desinfection die Wahl zwischen dem siedenden 80proc. Propyl-Alkohol, dem siedenden 90proc. Isobutyl-Alkohol in Combination mit 5proc. Carbolsäure und dem siedenden Aethyl-Alkohol gleicher Concentration. Ich gab dem Aethyl-Alkohol den Vorzug; er ist durch Wohlfeilheit ausgezeichnet und Jedem gut bekannt. Alkohole sind zumal bei gesteigerter Temperatur ausserordentlich

Fig. 2 a.

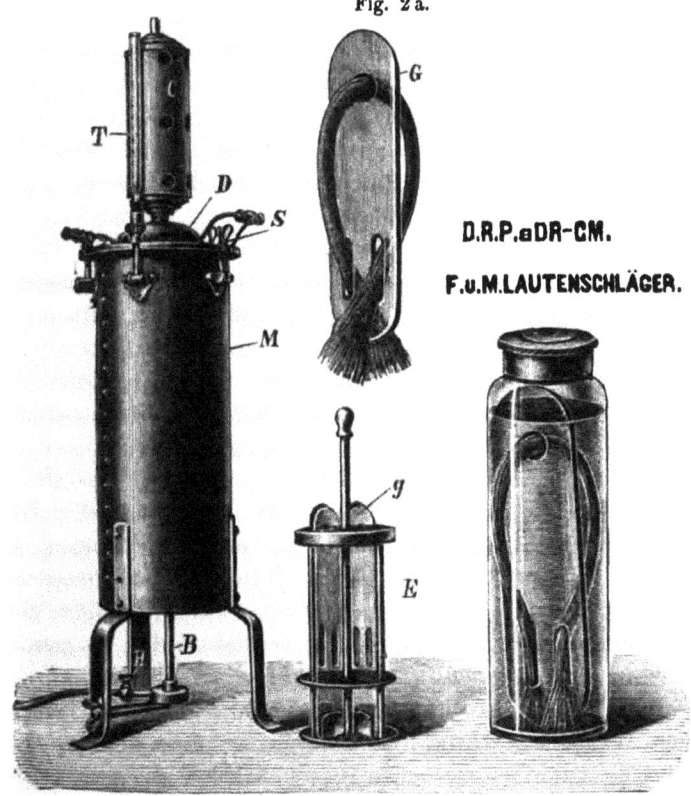

D.R.P.aDR-CM.

F.u.M.LAUTENSCHLÄGER.

Fig. 2.   Fig. 3.

1. Desinfectionskessel mit Deckel D und Mantel M. 2. Condensator C. 3. Einsatz E zur Aufnahme der Glasplatten G (Fig. 1 a). auf welche das zu sterilisirende Catgut aufgezogen wird. 4. Brenner B mit stellbarem Hahn H. 5. Behälter zum Transport für steriles Catgut (Fig. 3).

8*

flüchtig; daher kann der erforderliche Kochprocess nicht in einem
beliebigen Gefäss erfolgen.   Das Verfahren erheischt vielmehr einen
Apparat, der folgenden Bedingungen genügt:
    Die Concentration der Lösung darf trotz der Verschiedenheit
der Verdunstungs- und Verdampfungs-Coëfficienten ihrer Bestandtheile während des Kochens nicht wesentlich verändert werden;
gleichzeitig sind durch Vorrichtungen für Condensation und Flam-
menregulirung Druckwirkungen auszuschliessen. Diesen Forderungen
genügt der von den Herren Gebrüdern Lautenschläger nach
meinen Angaben construirte Apparat in jeder Richtung.   Derselbe
stellt einen Metallcylinder dar, der dampfdicht verschlossen werden
kann.   Im Centrum des Deckels befindet sich eine Oeffnung, die
den Condensator aufnimmt, der mit dem Gefässe frei communicirt.
Das Rohcatgut wird an Glasplatten befestigt oder auf Rollen ge-
wickelt, mittels eines Einsatzes in den Apparat gebracht, letzterer
soweit mit der Desinfectionslösung — Alcoh. absolut. 850, Acid.
carbol. liquefact. 50, Aq. destill. 100 — gefüllt, dass das Catgut
sich unterhalb des Flüssigkeitsniveaus befindet.   Hierzu sind etwa
1600 Cbcm. der Lösung erforderlich.   Nunmehr wird der Apparat
geschlossen und mit der vollen Flamme des Brenners angeheizt,
bis die Temperatur der Lösung auf 75° gestiegen ist.   Dann wird
die Flamme reducirt, indem man den am Brenner angebrachten
Hahn so weit wie möglich schräg stellt.   Die Temperatur steigt
jetzt langsam zum Siedepunkte an, der nach dem Barometerstande
zwischen 78 und 80° schwankt.   Die Siedetemperatur lässt man
15 Minuten einwirken.   Der Desinfectionsprocess, welcher im
Ganzen etwa 45 Minuten erfordert, ist dann beendet.   Heizt
man unausgesetzt mit voller Flamme, so kann es vorkommen, dass
condensirte Dämpfe aus der oberen Mündung des Condensators
entweichen.   Da im Experiment die Sporen des Milzbrandes durch
die siedende Lösung in 5—7 Minuten getödtet wurden, so garantirt
das Verfahren mindestens 2—3fache Sicherheit.
    Das Catgut kann direct aus der Desinfectionslösung zum Ge-
brauch entnommen werden.   Wünscht man es etwas weicher, so ist
es nach erfolgter Desinfection in 90proc. Alkohol zu legen, welcher
mit frisch abgekochtem, also sterilem Wasser hergestellt werden
muss.   Das letztere Verfahren wird in der Klinik des Herrn Geheimrath v. Bergmann bevorzugt.   Der keimtödtende Werth der

siedenden Lösung war nach wiederholtem Gebrauch in keiner Weise verringert. Die ursprüngliche Concentration wurde also von dem Desinfectionsvorgang jedenfalls nicht ungünstig beeinflusst. Durch mehrere Analysen konnte der ziffernmässige Beweis hierfür erbracht werden. Lösungen, die 6 mal gebraucht worden waren, wurden auf ihren Gehalt an Alkohol, Carbolsäure und Wasser geprüft.

I. Alkohol-Bestimmung:

100 Gr. der Original-Lösung enthielten . . 91,1 pCt. Alkohol,
100 „   „ gebrauchten „   „   . . 90,0 „   „

Ergiebt einen Verlust von 1,1 pCt. Alkohol.

II. Carbol-Bestimmung:

100 Gr. der Original-Lösung enthielten . . 4,6 pCt. Carbol,
100 „   „ gebrauchten „   „   . . 4,48 „   „

Ergiebt einen Verlust von 0,12 pCt. Carbol.

III. Wasser-Bestimmung:

100 Gr. der Original-Lösung enthielten . . 10 pCt. Wasser,
100 „   „ gebrauchten „   „   . . 17 „   „

Ergiebt eine Zunahme von 7 pCt. Wasser.

Der Verlust an Alkohol und Carbolsäure war verschwindend gering. Das wichtigste Agens der Lösung, das Wasser, zeigte eine beträchtliche Zunahme, die sich aus dem Wassergehalt des Rohcatgut erklärt. Die Beschaffenheit des desinficirten Catgut, wie oft man es auch dem Process unterziehen mag, ist nach wie vor ganz ausgezeichnet. Catgut No. 1 kann bei einiger Anstrengung zerrissen werden, Catgut No. 2 ist meist unzerreisslich, von den stärkeren Sorten zu schweigen.

Des öfteren wiesen Schimmelbusch und Braatz darauf hin, dass der antiseptische Werth des Sublimats auf ein Minimum sinken kann, sobald es sich um fetthaltige Objecte handelt. Es liegt auf der Hand, dass dieses Moment nicht ins Gewicht fällt, wenn man für Desinfectionszwecke die siedende alkoholische Lösung verwendet. Augenblicklich wird die einhüllende Fettschicht in dem heissen Alkohol aufgelöst, und es kann nunmehr die Desinfectionswirkung ungeschwächt zur Entfaltung kommen. Fettete ich mit Milzbrandsporen inficirte Fäden stark mit Vaselin ein, so erlangte ich bei Anwendung der Geppert'schen Ausfällung nach drei-

---

¹) Die Analysen wurden von Herrn Dr. phil. Caro im Laboratorium der technischen Hochschule ausgeführt. Ich möchte demselben für seine verdienstvollen Bemühungen auch an dieser Stelle bestens danken.

stündiger Einwirkung der 1 proc. wässerig-alkoholischen Sublimatlösung noch positive Culturresultate. Liess ich auf die einge-
fetteten Fäden die siedende wässerig-alkoholische Carbolsäurelösung
einwirken, so erzielte ich dieselben Ergebnisse, wie in den früheren
Versuchen.

Der Desinfectionswerth der Carbolsäure, zumal in alkoholi-
scher Lösung, ist, wie Koch zeigte, bei gewöhnlicher Temperatur
= 0. Es handelt sich mithin bei unserem Verfahren nicht um
eine antiseptische, sondern um eine sterilisirende Wirkung. Eben
darauf beruht die Sicherheit der Methode. Antiseptische Wirkungen
können, wie wir aus Geppert's Darlegungen entnehmen, dessen
Resultate mehrfach bestätigt wurden, durch den Versuch nicht in
einwandsfreier Weise controlirt werden. Das Experiment liefert
hier Scheinwerthe, die von der Wahrheit weit entfernt sind. Für
Sterilisationswirkungen ist der Versuch vollgültiger Beweis. Die
Heisswasser-Sterilisation, welche eingeführt zu haben, das Verdienst Schimmelbusch's ist, hat genau das geleistet, was
auf Grund der experimentellen Prüfung erwartet werden durfte.
Es ist zu hoffen, dass die combinirte Heiss-Alkohol-Sterilisation
überall da ergänzend wird eintreten können, wo die Empfindlichkeit der Objecte die Anwendung des heissen Wassers oder
Wasserdampfes nicht erlaubt. Weitere Versuche in dieser Richtung möchte ich mir vorbehalten.

Einen nicht geringen Theil meiner Versuche hat Schimmelbusch nachgeprüft. Leider war es mir nicht vergönnt, die schliess-
lichen Ergebnisse meiner Arbeit ihm noch vorzulegen. Endlich
gedenke ich an dieser Stelle der Herren Gebrüder Lautenschläger, die mit vollem Verständniss die von mir angegebenen
Constructionen ausführten.

Literatur.

R. Koch, Ueber Desinfection; Mittheilungen aus dem Kaiserlichen Gesundheitsamt. Bd. I. 1881. — v. Bergmann, Die antiseptische Wundbehandlung. Klin. Jahrbuch Bd. I. 1889. — J. Geppert, Zur Lehre von den Anti-
septicis. Berl. klin. Wochenschr. 1889, No. 36. — Derselbe, Ueber des-
inficirende Mittel und Methoden. Berl. klin. Wochenschr. 1890, No. 11. —
v. Esmarch, Der Milzbrand als Testobject. Zeitschr. f. Hygiene. Bd. V.
1889. — Behring, Ueber Desinfection. Zeischr. f. Hygiene. Bd. IX. 1890.

— Teuscher, Beiträge zur Desinfection mit Wasserdampf. Zeitschrift für Hygiene. Bd. IX. 1890. — Lewith, Ueber die Ursache der Widerstandsfähigkeit der Sporen gegen hohe Temperaturen; ein Beitrag zur Theorie der Desinfection. Archiv für experimentelle Pathologie. Bd. XXVI. 1890. — Schimmelbusch, Die Durchführung der Asepsis. Archiv f. klin. Chirurgie. 1891. — Cramer, die Ursache der Resistenz der Sporen gegen trockene Hitze. Archiv für Hygiene. Bd. XIII. 1892. — Heider, Wirksamkeit der Desinfectionsmittel bei erhöhter Temperatur. Archiv für Hygiene. Bd. XV. 1892. — Répin, Un procédé sûr de sterilisation du catgut. Annales de l'institut Pasteur. 1894. — Lauenstein, Zur Frage der Catguteiterung. Archiv für klin. Chirurgie. 1895.

IX.

Ueber Schussverletzungen
mit dem Deutschen Armeerevolver 83.

Von

Stabsarzt Dr. Eichel,

commandirt zur chirurgischen Klinik der Universität Strassburg.

(Hierzu Taf. IV.)

So ausserordentlich zahlreich in der Literatur die casuistischen Beiträge über Verletzungen mit Revolvern kleineren Kalibers sind, so spärlich finden sich Mittheilungen über die Wunden, die durch den Deutschen Armeerevolver M. 83 hervorgerufen werden.

In der Arbeit von Meilly[1]) finden sich nur 2 durch Armeerevolver hervorgerufene Todesfälle erwähnt und in den Sanitätsberichten von 1882—1890[2]) habe ich im Ganzen nur 5 sichere Fälle von Schussverletzungen gefunden, die durch die gleiche Waffe hervorgerufen waren.

Und doch haben diese Verletzungen nicht nur für den Kriegschirurgen (es sind mit dem Revolver sämmtliche Officiere, die Feldwebel der Fusstruppen, die Unterofficiere der Cavallerie und des Trains, und die Unterofficiere und Mannschaften der Feldartillerie, sowie die der Sanitätsformationen bewaffnet) Interesse; auch dem Friedenschirurgen dürften Mittheilungen über die Schusswirkung dieser Waffe gelegentlich werthvoll sein, da auch ihm der-

---

[1]) Veröffentlichungen über Krankengeschichten und Leichenbefunde aus den Garnison-Lazarethen. Schussverletzungen (mit Ausnahme von Herzschüssen) von Dr. Meilly, Oberstabs- und Garnisonarzt von Breslau. Deutsche militärärztl. Zeitschr. 1890. S. 396.

[2]) Sanitätsbericht über die Königlich Preussische Armee, das XII. Königlich Sächsische und XIII. Königlich Württembergische Armeekorps. Berichtsjahre 1882—1890.

artige Schussverletzungen vorkommen können. Ein Theil der Gendarmerie ist mit der gleichen Waffe ausgerüstet.

Die im Nachfolgenden mitzutheilenden Untersuchungen wurden auf Anregung des Herrn Professor Dr. Madelung unternommen.

Der Deutsche Armeerevolver ist ein Einzelhinterlader mit gezogenem Lauf von 11,7 Ctm. Länge und 10,6 Ctm. Seele. Hinter dem Lauf befindet sich eine drehbare Trommel für 6 Patronen. Die Patrone (Taf. IV, Fig. 1) hat ein cylindro-ovigales Weichbleigeschoss von 1,08 Ctm. Kaliber, 17 Gr. Gewicht. Die Pulverladung ist 1,5 Gr. gewöhnliches Blättchenpulver[1]). Die Anfangsgeschwindigkeit beträgt 227 Mtr. für die Secunde[2]).

Ueber die Durchschlagskraft des Geschosses habe ich Aufzeichnungen nicht gefunden. Um ein Urtheil über dieselbe zu gewinnen, stellte ich selbst die nachfolgenden Versuche an.

Es wurden zunächst tannene und eichene Bretter, mit und ohne Metallbekleidung, beschossen.

Die weiteste Entfernung, aus der bei diesen wie bei allen folgenden Versuchen geschossen wurde, war 20 Mtr. Diese Entfernung wurde gewählt, weil die Schiessvorschrift[3]) ihre Bedingungen allein auf dieselbe stellt. Sodann verlangt ein einigermaassen sicheres Treffen bei derselben schon einen sehr geübten Schützen. In Folge ihrer Treffunsicherheit dürfte von der Waffe über 20 Mtr. hinaus nur sehr selten Gebrauch gemacht werden.

Bei der ersten Versuchsreihe wurden die Schüsse auf tannene Bretter von 1½ Ctm. Dicke abgegeben. Dieselben wurden glatt, lochförmig durchschlagen. Der Schusskanal war 11 Mm. weit; weder an der Einschuss- noch an der Ausschussöffnung waren Splitterungen oder Risse. Die Kugeln in Sägemehl aufgefangen zeigten eine mehr oder weniger breit gedrückte Spitze. (Taf. lV, Fig. 2, 3, 4.)

Sodann wurde hinter das erste Brett ein zweites, danach ein drittes, sodann ein viertes und endlich ein fünftes von gleicher Stärke aufgestellt.

Beim zweiten Brett war der Einschuss schon 2 Ctm. gross,

---

[1]) Instruction, betreffend den Revolver 83 nebst zugehöriger Munition. Berlin 1885. Mittler u. Sohn.

[2]) Allgemeine Waffenkunde für Infanterie von Rudolph Schmidt, Oberst, Bern. Verlag von Schmid, Franke u. Co.

[3]) Schiessvorschrift für die Infanterie. Berlin 1888. Mittler u. Sohn.

rund. Der Ausschuss von $2\frac{1}{2}$ Ctm. war ebenfalls noch rund, doch zeigte er Splitterungen in der Längsrichtung der Faserung des Holzes.

Das dritte Brett hatte einen Einschuss von $3:3\frac{1}{2}$ Ctm.; der Ausschuss war in der Faserrichtung 8 Ctm., in der dazu senkrechten 3 Ctm. lang, er hatte starke Splitter.

Am vierten Brett hatte die Kugel nur einen Eindruck an der Vorderfläche gemacht (sie lag bis auf die Hälfte ihrer Länge zusammengedrückt vor demselben). Das fünfte Brett blieb unversehrt. Dies war mit geringen Abweichungen der typische Befund.

Wurden tannene Bretter von wachsender Dicke genommen, so wurden dieselben bis zu 4,2 Ctm. Dicke glatt durchbohrt. Erst von 4,5—5 Ctm. Dicke zeigten sich Splitterungen und Risse am Ausschuss. Bei einer Stärke von 6 Ctm. und darüber blieben die Geschosse mehr oder weniger plattgedrückt (Fig. 8) in den Brettern stecken; es zeigten sich noch Risse in der Rückenwand, die bei 7 Ctm. starken Brettern nicht mehr vorhanden waren. Das geringere Durchschlagenwerden der einzelnen Bretter dürfte sich durch Querstellung des Geschosses und dadurch erlahmende Propulsionskraft erklären.

Wurden die tannenen Bretter mit einer Blechschicht von 0,5 Ctm. Stärke an der Vorderseite versehen, so zeigte sich am Einschuss das Blech nach innen eingetrieben; es hatte ein Loch von 1 Ctm. Durchmesser, dessen Ränder bis auf $\frac{3}{4}$ Ctm. Entfernung gerissen waren; der Holzeinschuss-Durchmesser betrug 12:10 Mm.; das Geschoss steckte bis zu 2,5 Ctm. Tiefe im Holz, ziemlich stark deformirt.

Beim Schiessen auf Eichenholz war die durchschlagene Schicht, der Härte des Holzes entsprechend, viel geringer. Von den $1\frac{1}{2}$ Ctm. starken Brettern war nur das erste glatt durchbohrt; das zweite zeigte an der Vorderfläche einen Eindruck und war in der Faserrichtung gespalten; das dritte war intact. Bei näherem Herangehen (bis 5 Mtr.) wurde das zweite und einmal auch das dritte Brett durchbohrt; die Splitterung war in beiden Fällen gering. Das Geschoss war deformirt (Fig. 5). In seinen Unebenheiten sassen, wie bei den auf Tannenholz abgeschossenen Projectilen, zahlreiche feine Holzsplitter. Bei stärkerem Eichenholz drang das Geschoss bis 2 Ctm. auf 20 Mtr., bis $3\frac{1}{2}$ auf 5 Mtr. Entfernung ein.

Um die Sprengwirkung des Geschosses zu beobachten, wurden Blechcylinder, die mit Sägemehl, mit Wasser, mit Kleister vollgefüllt und danach verlöthet waren, beschossen. Die Cylinder waren 17 Ctm. hoch und hatten einen Durchmesser von 15 Ctm. Dieselben wurden aufgestellt und aus 20 Mtr. Entfernung beschossen. Die Sägemehlbüchse zeigte 8½ Ctm. vom Boden eine runde Einschussöffnung mit nach innen umgeworfenen Rändern von 1 Ctm. Durchmesser. An der entgegengesetzten Seite war die Wand um 0,3 Ctm. spitz hervorgewölbt. Die Büchse fiel beim Schuss von ihrer Unterlage nach hinten.

Wie anders die Wirkung bei den beiden anderen Gefässen gewesen sein musste, zeigte sich schon beim Einschlagen der Kugel: die Cylinder sprangen wohl 1 Mtr. hoch und wurden ½ Mtr. weit nach hinten geschleudert. Der Einschuss war auch hier rund und seine Ränder nach innen umgeworfen; der Durchmesser betrug 1 : 1½ Ctm. Der Ausschuss hingegen war lang geschlitzt, die Ränder nach aussen umgeworfen, 5 : 3 bezüglich 6 : 4 Ctm. lang. Eine 1 Mtr. hinter den Cylindern aufgestellte Scheibe war mit Wasser und Kleister reichlich bespritzt. Dass Sprengwirkung stattgefunden hatte, war aus den Versuchen ohne weiteres ersichtlich.

Nach diesen Versuchen ging ich an die Beschiessung thierischer Gewebe.

Es wurden im Ganzen erzielt:

A. 42 Treffer auf lebende Hunde, von diesen waren:
    10 Hautweichtheilschüsse,
    17 Hautweichtheil-Knochenvollschüsse,
    4 Hautweichtheil-Knochenstreifschüsse,
    1 Wirbelschuss,
    8 Eingeweideschüsse, und zwar:
        4 Lungenschüsse,
        2 Darmschüsse,
        1 Leberschuss,
        1 Harnblasenschuss,
    2 Kopfschüsse.

B. 33 Treffer auf von Weichtheilen entblöste Knochen und zwar:
    16 auf Pferdeknochen,
    12 „ Rinderknochen,
    5 „ Schweineknochen.

C. 97 Treffer auf Vollleichen von Pferden, Rindern und Schweinen, hierunter waren:

46 Hautmuskelschüsse,
31 Hautmuskelknochenschüsse,
14 Eingeweideschüsse, und zwar:
   8 Lungenschüsse,
   4 Magendarmschüsse,
   2 Leberschüsse,
   6 Schädelschüsse.

Die Thiere waren 10—24 Stunden vor Anstellung der Schiessversuche verendet; ein Pferd war 8 Stunden vor den Versuchen wegen Tetanus erschlagen.

Der Haut-Einschuss wie Ausschuss war beim lebenden und todten Thiere rund, meist etwas kleiner als das Kaliber des Geschosses. Das Bild der Ausschussöffnung war nicht wesentlich verändert, auch wenn vorher Knochen getroffen war. Nur wenn Theile des Knochens mit zur Ausschussöffnung herausgerissen waren, wie es besonders dann vorkam, wenn zwischen Knochen und Ausschussöffnung wenig Weichtheile lagen, war der Hautausschuss grösser, nicht mehr lochförmig, sondern mit Rissen versehen. Am lebenden Thier waren an der Innenseite des Ein- wie Ausschusses meist zahlreiche Blutaustritte vorhanden.

Der Muskelschusscanal war gleichfalls im grossen ganzen auf dem Durchschnitt lochförmig. Doch lagen seine Wandungen mehr oder weniger aneinander und dies Aneinanderliegen wurde noch mehr durch kleine, gänzlich oder theilweise losgerissene Muskeltheilchen vorgetäuscht. War ein Muskel in seiner Längsrichtung getroffen, so war die Muskelwunde mehr schlitzförmig. Die Fascien ragten, da sie nur Risse zeigten, die sich ziemlich eng schlossen, in den Schusscanal coulissenartig hinein. Beim lebenden Thier fanden sich im Muskelschusscanal natürlich Blutgerinnsel von grösserem und kleinerem Umfang.

Ein etwas anderes Bild boten die Schüsse des in situ getroffenen Zwerchfells. Hier waren stets klaffende bis 2 Ctm. weite Löcher vorhanden, von denen Einrisse in die Umgebung ausgingen; an ihren Rändern hingen Muskelfetzen.

Die Durchschlagskraft des Geschosses war bei den Weichtheilschüssen eine derartige, dass auch die muskelstarken Hinterviertel der Pferde und Rinder durchschlagen wurden. Nur ein Mal war bei einem Schwein die Kugel, nachdem sie eine 20 Ctm. dicke Fettschicht durchdrungen, wenig deformirt in einer Tiefe von 5 Ctm.

in der Muskulatur stecken geblieben; der Schuss war auf 20 M. abgegeben.

Die getroffenen grossen Blutgefässe, Arterien wie Venen, waren in grösserer Ausdehnung entweder gänzlich zerrissen, oder sie hatten durch eine breitere oder schmälere Brücke ihre Continuität erhalten.

Grössere Nervenstämme wurden von dem Geschosse durchrissen.

Auch bei den Weichtheilschüssen waren die Geschosse an der Spitze breit gedrückt.

Die Befunde betreffend Schusswirkung auf von Weichtheilen entblösste Knochen lassen sich in 3 Gruppen eintheilen:

1. die auf platte Knochen,
2. die auf Epiphysen der Röhrenknochen,
3. die auf Diaphysen der Röhrenknochen.

Die platten Knochen sämmtlicher beschossenen Thiere wurden auf alle angewandten Entfernungen lochfömig durchschlagen. Die Einschussöffnung war dem Kaliber entsprechend. Von ihr aus gingen höchst selten feine Risse in die Corticalis. An der Ausschussöffnung war die Corticalis namentlich bei den Schulterblättern der Pferde und Rinder in etwas weiterer Ausdehnung fortgerissen als die Spongiosa, auch gingen von ihr bis zu 3 Ctm. lange, haarfeine Risse aus. Hatte der Schuss das Schulterblatt in der Nähe der Spina getroffen so entstanden weitergehende Sprünge und Splitterungen, die an die später zu schildernden Diaphysenschüsse erinnerten.

Die Rippen waren, je nach Verhältniss ihrer Breite zum Kaliber des Geschosses, entweder lochförmig durchschlagen oder zeigten Splitterbrüche, die zusammengefügt einen cylindrischen Schusskanal erkennen liessen.

Die Darmbeinschüsse boten ähnliche Bilder wie die Schulterblattschüsse.

Die Epiphysenschüsse der Röhrenknochen zeigten einen cylindrischen Schusskanal, vom Kaliber des Geschosses oder etwas grösserer Weite. Doch waren hier schon die Risse, die vom Einschuss ausgingen, weiter und länger. Vom Ausschuss zogen klaffende Risse sowohl nach der Diaphyse wie nach dem Gelenk. Die Risse in die Diaphyse hinein waren bis zu 6 Ctm. lang; die nach dem

Gelenk gehenden Risse reichten meist bis zum Knorpel, mitunter zeigte auch dieser Risse, wenn der Schuss in unmittelbarer Nähe des Gelenks getroffen. Die Epiphysen der sämmtlichen beschossenen Röhrenknochen (von Hunden, Schweinen, Kälbern, Rindern, Pferden) wurden aus einer Entfernung von 20 M. durchbohrt.

Bei den Diaphysenschüssen der Röhrenknochen war ein deutlicher Unterschied vorhanden erstens nach der Stärke der getroffenen Knochen und zweitens nach dem Alter der Thiere.

Bei den schwächeren Knochen der Hunde und Schweine, boten die Diaphysenschüsse das Bild der stärksten Splitterung. Von dem annähernd lochförmigen Einschuss gingen zahlreiche Risse aus. An der Stelle des Knochenausschusses befand sich ein Defect von ganz unregelmässiger Form; die Corticalis war hier bis zu $^3/_4$ der Länge des Knochens fortgerissen; einzelne Knochensplitter bis zu 5 Ctm. Länge hingen noch am Periost. Der Knochen hatte in Folge dessen an der Ausschussseite einen Trümmerkegel, dessen Spitze in der Markhöhle lag, dessen Basis der Corticalisdefect bildete. Das Mark war stark umhergespritzt; Knochensplitter waren bis zu 5 M. Entfernung umhergeflogen.

Diese starke Zersplitterung erhielt ich auf alle beschossenen Entfernungen.

Bei den Röhrenknochen der Rinder und Pferde war die Wirkung eine verschiedene.

Bei jungen Thieren (4—6 jährige) erhielt ich ähnliche Diaphysenzertrümmerungen wie die oben geschilderten, auch auf 20 M. Entfernung. Dagegen war bei einem 15 Jahre alten Pferd das Resultat ein ganz anderes. Die sämmtlichen auf die nebeneinander aufgestellten Knochen auf 20 M. abgegebenen Schüsse prallten ab; es zeigte sich eine Ablösung des Periostes in Markstückgrösse; der Knochen dahinter war intact. Erst auf 8 M. Entfernung gelang es ein dem oben geschilderten Befund ähnliches Bild zu erlangen.

Bei weiteren Entfernungen, 10—15 M., wurden die Zertrümmerungen allmälig geringer, die Risse am Einschuss kürzer, am Ausschuss die fortgerissenen Corticalisstücke kleiner. Es gelang besser ein wirkliches Ausschussloch und einen Schusscanal herzustellen. Immer jedoch war die Continuität des Knochens aufgehoben und starke Splitter vorhanden. Von 15 M. ab kam es schon vor, dass

die Kugel den Knochen nicht mehr durchbohrte, sie hatte hinter
dem runden Einschuss mit seinen Rissen in der Corticalis, in der
Spongiosa und dem Mark eine Zertrümmerungshöhle geschaffen, in
der sie stark deformirt lag.

Wiederholte Versuche ergaben dieselben Verhältnisse, die der
bekannten Thatsache, dass Rinder und Pferde in höherem Alter (über
12 Jahre) eine sehr hohe Knochenfestigkeit besitzen, entsprechen.

Die auf Thierknochen abgegebenen Geschosse waren sämmtlich stark deformirt; sie hatten an alle Theile der getroffenen Knochen
Bleitheile abgegeben.   Besonders zahlreich fand ich solche „Blei-
spritzen“ an der Einschusscorticalis.   Im Allgemeinen war das Geschoss an der Spitze breitgedrückt; in seinen Vertiefungen sassen feinste
Knochentheilchen (Fig. 6, 9, 10, 11).   Doch auch grössere Knochenstücke fanden sich an derselben.   So zeigte ein im übrigen wenig
deformirtes Geschoss eine Rinne von der Spitze bis zur Basis und im
obersten Theil dieser Rinne steckte halb aus ihr hervorragend ein scharfer
Knochensplitter von $1^1/_2$ Ctm. Länge und $^3/_4$ Ctm. Breite. (Fig. 7.)

Die Knochenstreifschüsse bestanden aus mehr oder weniger
halbrinnenförmigen Canälen, die je nach ihrer Tiefe die Continuität
des Knochens durch Sprünge nach den verschiedensten Richtungen
aufhoben.

Die Hautmuskelknochenschüsse zeigten auf die gleichen
Entfernungen nicht so ausgiebig Durchschlagung wie die entblössten
Knochen.   Zwar waren die schwachen Knochen des Hundes und des
Schweines stets durchbohrt.   Bei den stärkeren Knochen der Rinder
und Pferde war jedoch die durch die Durchbohrung der Haut und
Muskulatur geschwächte Kugel häufig nicht mehr im Stande gewesen
den Knochen zu durchschlagen.

Die Hautweichtheilknochenschüsse beim lebenden Hund zeigten vor Durchbohrung des Knochens den gewohnten engen Schusscanal.   Hinter dem Knochen erweiterte sich derselbe und war mit
feinstem Grus und kleineren wie grösseren Splittern, die fest in die
Muskulatur eingetrieben waren, erfüllt.   Bei den Diaphysenschüssen
der Röhrenknochen waren die mitgerissenen Splitter zahlreicher als
bei den Epiphysenschüssen und den Schüssen der platten Knochen.
Abgesehen von den frischen Blutaustritten im Schusscanal war das Bild
der Hautmuskelknochenschüsse auf todte Schweine ein gleiches.

Auch bei Schüssen auf todte Rinder und Pferde waren in

den näheren Entfernungen die hinter dem Knochen gelegenen Theile
der Schusskanäle erweitert, mit Knochensplittern und Grus mehr
oder weniger imprägnirt. Nach der Ausschussöffnung, namentlich
wenn die noch zu durchbohrende Muskellage stärker war, nahmen
die Splitter ab, so dass der Hautausschuss meist eine von dem
einfachen Hautweichtheilschuss abweichende Form nicht bot.

Aber schon von einer Entfernung von 10 Metern an sah
man häufiger Schüsse, bei denen die Kugel den Knochen nicht
mehr durchschlug. Dieselbe war dann in den Knochen eingedrungen und hatte einen kleineren oder grösseren Defecttrichter
mit oder ohne Continuitätstrennung hervorgerufen. Bei den Entfernungen über 15 Mtr. sass sie dicht unter dem Periost, hatte
aber immer noch einen Knocheneindruck hinterlassen, von dem aus
sich Risse nach allen Richtungen in den Knochen bis zu 8 Ctm.
Länge erstreckten. Dies war auch der Fall bei mit Weichtheilen
bedeckten Knochen älterer Thiere. Die stärkere Wirkung den
entblösten Knochen gegenüber dürfte darauf zurückzuführen sein,
dass die Kugel, durch die Muskulatur am Ausweichen (Ricochettiren)
verhindert, ihre ganze Kraft auf den Knochen abgab.

Die platten Knochen wurden auch in dieser Versuchsreihe
beim Pferd und Rind glatt durchschlagen. Traf die Kugel, nachdem sie das Schulterblatt durchbohrt, noch eine Rippe, so erzeugte
sie auch in ihr einen Lochschuss, der meist eine Splitterfractur
hervorrief. Die Kugeln durchbohrten die Höhlen mit ihren Eingeweiden und verliessen bei Schüssen bis zu 10 Mtr. den Kadaver,
indem sie entweder den gegenüberliegenden Knochen durchbohrten,
oder bei den Rippen durch einen Zwischenrippenraum hindurch-
gingen. Bei Schüssen über eine Entfernung von 10 Mtr. hinaus
fand sich die Kugel meist in der Muskulatur der gegenüberliegenden Wand. Dieselbe hatte ab und an noch eine leichte Splitterung
der dahinter liegenden Rippe hervorgerufen, im allgemeinen war
aber diese wie das Schulterblatt und der Beckenknochen intact.

Die Geschosse waren in ähnlicher Weise deformirt, wie bei
den Schüssen auf entblösste Knochen.

Eingeweideverletzungen wurden durch Schüsse auf lebende
Thiere (Hunde) oder auf Vollleichen (Pferde, Rinder, Schweine)
gewonnen. Die Schüsse auf Hunde waren auf 20 Mtr. abgegeben;
die auf die übrigen Thiere auf wechselnde Entfernungen.

A. Brust- und Bauchschüsse auf lebende Hunde.

Bei den Lungenschüssen der Hunde erhielt ich, obwohl das Kaliber des Geschosses im Verhältniss zur Grösse der Thiere ein reichlich starkes war, Schüsse, die sich von den Muskelschüssen wenig unterschieden. Der Schusscanal war eng; die Wände desselben lagen aneinander. In seiner Umgebung war das Lungengewebe bis auf eine Entfernung von 2 Ctm. blutig sugillirt. War vor der Verletzung der Lunge das Schulterblatt oder eine Rippe getroffen, so war der Lungenschusscanal vielleicht am Anfang etwas weiter, zeigte aber bald wieder die gewohnte Weite. Seine Wandungen waren mit grösseren oder feineren Splittern versehen und feinster Knochengrus war fest in dieselben imprägnirt. Ganz anders wurde das Bild, wenn die Lungenwurzel mit ihren grossen Gefässen getroffen war. Es zeigte sich dann ausgedehnte Sprengwirkung mit weitgehender Zerreissung der Gefässe und des Lungengewebes. In ausserordentlich instructiver Weise war dies der Fall bei folgendem Versuch:

Mittelgrosser Hund, von der linken Seite auf 20 Mtr. getroffen. Hauteinschuss rund, 1 Ctm. im Durchmesser. An der Innenseite zahlreiche punktförmige bis erbsengrosse Blutaustritte. Im Unterhautbindegewebe reichliches Hautemphysem. Die linke 4. und 5. Rippe war in ihrer Mitte durchschlagen; die zackigen Ränder boten das Bild eines einfachen Querbruchs mit geringer Splitterung. An der Innenseite der Pleura costalis waren zahlreiche kleinere und grössere Blutpunkte. In dem linken Pleuraraum war ein ziemlich reichlicher Bluterguss (etwa 2 Esslöffel voll). Nach Wegnahme der Brustwand sah man, dass ein Knochensplitterchen von 1 Ctm. Länge und $1/4$ Ctm. Breite in die linke Lungenwurzel eingedrungen war, indem es in die Vena pulmonalis einen seiner Breite entsprechenden Einriss gemacht hatte und hier festsass. Auch die Arteria pulmonalis zeigte einen feinen Einriss. Die Kugel selbst hatte die linke Lunge glatt durchschlagen. Sie war, die Speiseröhre und Aorta unverletzt lassend, durch den Hilus der rechten Lunge hindurchgegangen, seine Gefässe und den Bronchus auf $1^1/_2$ Ctm. zerreissend. Sie war danach in den rechten Oberlappen eingedrungen und hatte denselben in seinem unteren Theil auf 2 Ctm. Weite vollständig zertrümmert. Noch 3 Ctm. von der Zertrümmerungshöhle war das Lungengewebe blutig sugillirt. Der Lungenausschuss war weiter als bei den sonstigen Lungenschüssen. An der Pleura costalis der rechten Seite nur wenige Blutpunkte. Im rechten Pleuraraum ein starker Bluterguss. Die Kugel hatte schliesslich die Brusthöhle zwischen 4. und 5. Rippe verlassen, ohne dieselben zu zertrümmern. Der runde Schusscanal in der Brustmuskulatur war $1^1/_2$ Ctm. weit. In seiner Umgebung befanden sich zahlreiche Blutaustritte, im Unterhautzellgewebe starkes Emphysem. Herz unverletzt, stark contrahirt. Die Kugel wurde nicht gefunden.

Wir haben also hier nebeneinander einen glatten, durch die Kugel hervorgerufenen Schusscanal durch die linke Lunge, weiter eine Verletzung der grossen Gefässe der linken Lunge durch mitgerissene Knochensplitter und endlich die ausgiebigste Zertrümmerung und Sprengwirkung, nachdem das Geschoss grössere mit Blut strotzend gefüllte Gefässe in der rechten Lunge zerrissen.

Man ist daher wohl zu dem Schlusse berechtigt, dass bei dem Treffen von den noch grösseren blutgefüllten Hohlräumen des Herzens die Sprengwirkung noch stärker gewesen wäre. Leider ist es mir nicht gelungen, Herzschüsse am lebenden Thiere zu erhalten.

Die Schüsse auf die Bauchhöhle zeigten die mannigfachsten Verletzungen verschiedener Organe. So hatte z. B. einer, der die Bauchhöhle von der linken 8. Rippe nach dem 10. Intercostalraum . rechts, etwas von unten nach oben gehend, durchbohrte, folgende Verletzungen hervorgerufen:

Am Einschuss von 1 Ctm. Durchmesser zeigte sich während der kurzen Lebenszeit des Hundes (derselbe wurde gleich darauf durch einen Kopfschuss getödtet) prolabirtes Netz, das mit der Athmung synchron stärker und schwächer hervordrang. Bei der Section lag es in 2 Ctm. Länge vor dem Hauteinschuss. In der Bauchhöhle war zunächst das Netz dicht unter dem Pylorus durchbohrt, verschiedene Gefässe in ihm zerrissen. Sodann war eine unterhalb des Magens gelegene Dünndarmschlinge durchschossen. Der ganze Darm vom freien Rand bis zum Mesenterialansatz war in einer Länge von 3 Ctm. abgetrennt. Ein zweites Mal war nur der freie Rand einer Dünndarmschlinge auf die gleiche Entfernung fortgerissen. Das dritte Mal hatte die Kugel den Darm gestreift. Derselbe war an dieser Stelle in 4 Ctm. Ausdehnung sehr stark geröthet. In der Mitte der Röthung befindet sich eine elliptische Stelle von 2 : 1$\frac{1}{2}$ Ctm. mit zahlreichen Blutaustritten, in deren Centrum das Peritoneum ein feines linsengrosses Loch zeigte, während die anderen Theile der Darmwand intact waren. Beim Eröffnen des Darms vom Mesenterialansatz aus war die Schleimhaut unverändert bis auf eine bohnengrosse Stelle, welche in ihrer Mitte dem oben beschriebenen Peritonealdefect entsprach; hier war sie blauroth verfärbt. Ein ähnlicher Befund (4. Verletzung) war an einer Schlinge, an der die Kugel den Dünndarm zum zweiten Mal gestreift hatte. Zum 5. Mal hatt das Geschoss den Dickdarm in 3 : 4 Ctm. Ausdehnung durchbohrt. Der Ausschuss fand sich im 10. rechten Intercostalraum.

Auch bei den anderen Bauchschüssen auf lebende Hunde zeigte sich der Darm in ähnlicher Weise mehrfach und in weiter Ausdehnung durchbohrt. Stets fand sich Kothaustritt in die Bauchhöhle. Bei den Schüssen, die den Darm lochähnlich perforirt

hatten, war die Schleimhaut stark prolabirt, so dass sie das entstandene Loch zum grössten Theil verschloss.

Bei dem Leberschuss zeigte sich das Organ in grösserer
Ausdehnung gänzlich zertrümmert. Die Trümmerhöhle maass 5 Ctm.
im Durchmesser. Von ihren Wänden hingen fetzig zerrissene Leber-
theile in die Höhle hinein.

Milz und Niere zu treffen gelang mir nicht. Bei einem Schuss, der
die sicher ganz leere Blase (der Hund hatte schon beim Aufbinden
auf das Brett stark urinirt, entleerte seine Blase bei einem unmittelbar vorher erhaltenen Beinschuss nochmals, und wurde gleich
nach dem Beckenschuss durch einen Kopfschuss getödtet) traf, war
dieselbe in ihrem Fundorte in 2 Ctm. Weite zerrissen. Sonst bot
der Schuss nichts Besonderes.

B. Brust- und Bauchschüsse auf Vollleichen von Pferden,
    Rindern und Schweinen. Entfernung 8—20 Mtr.

Bei den Eingeweideschüssen auf todte Thiere zeigten sich im
Allgemeinen dieselben Verletzungen. Die Schüsse auf Lungen in
situ boten glatte Schusscanäle von ungefähr 1 Ctm. Durchmesser.
War einmal die Lungenwurzel getroffen, so waren die Gefässe zerrissen, während selbstverständlich die durch Sprengwirkung erzeugte Zertrümmerung des dahinter getroffenen Lungentheils fehlte.

Ein Herzschuss hatte die Spitze eines Pferdeherzens getroffen.
Derselbe hatte in das Pericard ein 1,2 Ctm. grosses Loch gerissen.
An der Herzspitze zeigte sich ein Schusscanal, der die linke Herzkammer in ihrem untersten Theil eröffnet und die Muskulatur bis
zum freien Rande aufgerissen hatte, so dass er den Eindruck eines
rinnenförmigen Streifschusses machte.

Der Darm war lochförmig durchbohrt. Die Löcher waren,
je nachdem das Geschoss durch vorheriges Durchschlagen von
Rippen deformirt war, bis zu 2 Ctm. gross. Stets war der Darm
mehrmals getroffen. Dass sich keine gänzliche Abreissung der
Darmwand fand, lag an dem grösseren Darmdurchmesser der Thiere.
Das Netz und Mesenterium boten lochförmige runde Schüsse.

Die Leber zeigte weitere Schusscanäle als dem Kaliber des
Geschosses entsprach. Es gingen bei ihr vom Canal Risse in das
Gewebe, die bis zu 10 Ctm. lang waren. Es war also hier noch

9*

eine gewisse Sprengwirkung vorhanden, die sicher auf den nach
dem Tode bestehenbleibenden Flüssigkeitsgehalt des Organes zurückzuführen ist.

Milz und Nieren wurden nicht getroffen.

Die Schädelschüsse auf lebende Hunde ergaben die ausge-
dehnteste Sprengwirkung. Der Einschuss war meist rund und nur
wenig grösser als das Kaliber des Geschosses. Sprünge und Risse
zeigte er in mässigem Umfange. Die Ausschussstelle präsentirte
sich als ein grösserer Defect. Von ihr aus gingen zahlreiche Risse,
die das Schädeldach in viele Theile zerlegten. Dieselben wurden
durch die weichen Schädeldecken zusammengehalten. Je nachdem
der Schuss näher am Scheitel oder der Basis den Schädel durchbohrt hatte, waren Fracturen der Basis vorhanden. Das eine Mal
war nicht nur der Schädeltheil des Unterkiefergelenkes, sondern
auch der Unterkiefer selbst in mehrere Splitter zersprengt. Dabei
waren seine Weichtheile intact und schlossen so die Möglichkeit
einer directen Verletzung des Knochens aus. Das Gehirn bot an der
getroffenen Stelle eine Zertrümmerungshöhle, die bis kleinapfelgross war.

Aehnliche wenn auch geringere Sprengwirkungen erhielt ich
bei Schüssen auf Schweineschädel. Die Einschüsse waren rund;
die Ausschüsse zeigten grössere oder geringere Defecte, von denen
aus nach allen Seiten Risse gingen. Diese Risse wurden durch
die Nahtlinien nicht aufgehalten. Der Schusscanal des Gehirns war
erweitert, in seinen Wandungen mit Knochengrus imprägnirt.

Bei den festen, mit der Haut bedeckten Rinder- und Pferde-
schädeln, die beschossen wurden, konnte ich einen Knochenaus-
schuss nie feststellen. Die 2 Schüsse, die das Schädelinnere getroffen (2 weitere waren etwas zu tief durch die Nasenhöhle in das
Maul gegangen) hatten runde lochförmige Einschüsse unter dem
1 Ctm. grossen Hautlochschuss, von 1½ Ctm. Durchmesser mit
kurzen feinen Rissen. Dem Versuch mit Meissel und Hammer, den
Schusscanal, zu präpariren, wiederstanden die äusserst harten
Knochen, durch das Auseinandersägen und Zerschlagen gewann
ich kein brauchbares Resultat.

Welche Verletzungen beim menschlichen Schädel durch den
Armeerevolver hervorgerufen werden können, zeigt ein Präparat,
das mir unlängst zugänglich geworden ist.

Es wurde bei Strassburg ein Mann, der seit 3 Wochen vermisst wurde, mit einer Schussverletzung im Schädel aufgefunden. Neben ihm lag der benutzte Armeerevolver. Die Leiche war im Zustande hochgradiger Verwesung. Jedoch konnte man sicher erkennen, dass der Tod sofort eingetreten sein musste, da der Mann noch eine Cigarre zwischen Zeige- und Mittelfinger der linken Hand hielt. Der Einschuss war an der rechten Seite, 1 Ctm. hinter dem Processus zygomaticus des Stirnbeins, $3^1/_2$ Ctm. lang, $1^1/_2$ Ctm. breit; er betraf das Stirnbein, den grossen Keilbeinflügel und das Seitenwandbein. Von ihm aus ging nach hinten oben ein haarfeiner Riss von 2 Ctm. Länge durch den ganzen Knochen des Seitenwandbeins (Fig. 12). An Stelle des Ausschusses fand sich ein grosser Defect. Die obere Wand der linken Augenhöhle war in der Art fortgerissen, dass in der Mittellinie die rechte Stirnbeinhälfte eröffnet war. Sodann fehlte die linke Stirnbeinhälfte in einer Länge von 7 Ctm. und einer Breite von $2^1/_2$ Ctm. gänzlich. Der Defect am oberen Augenhöhlenrand war dreieckig, mit der Spitze nach der linken Schläfenfläche gelegen. Von seiner oberen inneren Ecke ging ein Knochenriss quer über die rechte Stirnbeinhälfte bis in das Einschussloch. Dass derselbe vom Ausschuss ausging, erkannte man daran, dass er am Ausschuss 2 Mm. klaffend war, am Einschuss dagegen haarfein wurde. Am äusseren Winkel des Ausschussdefects war ein viereckiges Knochenstück von $3^1/_2$: 4 Ctm. Seite vollständig gelöst (Fig. 13). Von dem gelösten Splitter setzten sich noch feine Risse in das Seitenwandbein, die Schläfenschuppe und grossen Keilbeinflügel fort. Im Schädelinnern zeigte die Augenhöhlenplatte des Stirnbeins rechts einen 50-Pfennigstückgrossen Defect, während sie links fast gänzlich fortgerissen war. Feine Risse gingen sodann in annähernd horizontaler Richtung durch die grossen und kleinen Keilbeinflügel links.

Da die Leiche sich, wie gesagt, im hochgradigen Fäulnisszustande befand, war eine Untersuchung des Gehirns unmöglich. Aber auch ohne dieselbe ist die hochgradige Sprengwirkung bei diesem allerdings wohl aus nächster Nähe abgegebenen Schusse erkennbar.

In ähnlicher, wenn auch nicht ganz so starker Weise war die Sprengwirkung bei der von Meilly[1]) angeführten Beobachtung vorhanden:

Der Schuss war vom Mund nach dem Scheitel gegangen; die Knochenausschussöffnung war 2,3 : 1,8 Ctm. gross; die Einschussöffnung bildete ein grosses Loch, entstanden durch Defecte in der linken Seite des Keilbeinkörpers, der linken Felsenbeinspitze und des linken Keilbeinflügels. Die Section des Gehirns ergab am Einschuss ein „grosses Loch, dessen Durchmesser im Durchschnitt 5 Ctm. beträgt, am Ausschuss gleichfalls ein kraterförmiges Loch, aus dem Gehirnfetzen heraushängen, dazwischen ein nur 2 Ctm. langer Schusscanal."

---

1) Meilly, a. a. O. S. 429.

Bei dem zweiten Schädelschuss mit der gleichen Waffe ging die Kugel vom Mund durch den Schädelgrund, Kopfhöhle, Hinterhauptbein. Sofortiger Tod[1]).

Es sei gestattet, im Folgenden auch die übrigen in der Meilly-schen Arbeit und den Sanitätsberichten beschriebenen Verletzungen mit dem Armeerevolver zum Vergleich mit dem oben Mitgetheilten kurz anzuführen.

Der einzige Hautmuskelschuss[2]) hatte die äussere linke Halsseite betroffen. Angaben über Weite des Ein- und Ausschusses fehlen. Die Heilung erfolgte glatt.

Hautmuskelknochenschüsse sind 2 verzeichnet.

Die erste[3]) wurde auf unbekannte Entfernung bei einem Fluchtversuch abgegeben. Die Kugel drang durch die rechte Kreuzbein-Darmbeinfuge ins Becken. Im Verlauf kam es zur Eiterverhaltung im Becken. Angaben über die Einschussgrösse fehlen.

Bei dem zweiten[4]), der nur auf 2 Schritt Entfernung abgegeben wurde, ist eine geringe Verletzung der linken Lungenspitze sehr wahrscheinlich, da sich einmal (am 2. Tage) Temperaturerhöhung und geringer blutiger Auswurf einstellte. Die Kugel war unterhalb und etwas nach innen vom Rabenschnabelfortsatz eingedrungen, hatte das Schulterblatt durchbohrt und lag unter der Haut unmittelbar unter der Schulterblattgräte.

Zwei Schüsse trafen Eingeweide der Brust- und Bauchhöhle. Die gesetzten Verletzungen stimmen mit den Resultaten, wie ich sie bei meinen Thierversuchen erhalten, im ganzen überein. Genaueres ergeben die Auszüge aus den Sectionsprotocollen:

Beim ersten von ihnen[5]) war die Kugel 5 Ctm. unter dem Processus xiphoidus eingedrungen. Dieselbe hatte die Leber gestreift und einen kirschgrossen Substanzverlust mit zahlreichen Einrissen in ihr gemacht. Sie hatte sodann den Magen perforirt und war schliesslich im 2. Lendenwirbel stark deformirt stecken geblieben. In der Bauchhöhle fand sich ein grosser Bluterguss.

Das zweite Geschoss[6]) hatte in der Magengrube einen Einschuss doppelt so gross wie das Geschoss erzeugt. Die Kugel hatte den Schwertfortsatz des Brustbeins abgetrennt, das Zwerchfell zweimal durchbohrt, den Herzbeutel eingerissen. Die Leber war in 2, nur durch Fetzen zusammenhängende Theile zerrissen. Die Kugel hatte den elften Brustwirbel und die Rückenmuskulatur

---

[1]) Sanitätsbericht 1889/90. S. 203. No. 123.
[2]) Ebenda. S. 201. No. 111.
[3]) Ebenda. S. 203. No. 145.
[4]) Ebenda. S. 203. No. 137.
[5]) Meilly, a. a. O. S. 445.
[6]) Sanitätsbericht 1888/89. S. 163. No. 130.

durchschlagen und sass unter der Haut, dieselbe hervorwölbend. Starker Bluterguss in Bauch- und Brusthöhle.

Die Durchschlagskraft des Geschosses scheint in den angeführten Verletzungen des menschlichen Körpers eine nicht ganz
gleichmässige gewesen zu sein.

In dem Meilly'schen Schädelschuss war das Geschoss nach
Durchbohrung des Kopfes noch im Stande, das Kopfpolster und die
Matratze zu durchbohren, prallte danach an der Wand ab und
durchbohrte die Matratze zum zweiten Mal.

Dagegen blieb es bei dem gleichfalls aus nächster Nähe abgegebenen Bauchschuss in dem 2. Lendenwirbel, denselben' zer-
splitternd, stecken.

Noch geringer war seine Durchschlagskraft bei dem Fall des
Sanitätsberichts 1889/90, S. 201, wo die Kugel das Schulterblatt
durchbohrend unter der Haut liegen blieb, während sie in einem
anderen Falle (ebenda S. 203) nur die hintere Beckenwand durchschlagen hatte.

Leider ist bei dem Bauchschuss nicht angegeben, ob sich der
Mann durch die Kleider geschossen hatte und ob hierdurch die Abweichung zu erklären ist. Für den Weichtheilschulterblattschuss,
der aus Unvorsichtigkeit auf 2 Schritt abgegeben war, dürfte die
geringe Durchschlagskraft darauf zurückzuführen sein. Auch für
den Beckenschuss dürften, obwohl hier die Entfernung — es handelt sich um einen Fluchtversuch — sicher eine grössere war, die
gleichen Umstände eine stärkere Wirkung verhindert haben. Wie
ausgiebige Verletzungen trotz Bekleidung und weiterer Entfernung
das Armeerevolvergeschoss zu verursachen vermag, erhellt aus
nachfolgender Beschreibung einer Schussverletzung. Die betreffenden genaueren Notizen verdanke ich Herrn Dr. Hartmann in
Zabrze.

Gelegentlich eines Krawalls wurde der Wagenstösser P. auf 40 Schritt
Entfernung von einem mittelst eines aus dem Armeerevolver abgegebenen
Schusse getroffen. Die Einschussöffnung war schlitzförmig hinten in der linken
Glutealfurche; die Ausschussöffnung war über der Mitte des linken Ober-
schenkels an seiner Aussenseite unregelmässig fetzig 15 Ctm. lang und 11 Ctm.
breit. Im Ausschusscanal waren zahlreiche kleinste Knochensplitter in die
Muskelbäuche eingetrieben. In der Tiefe lagen ungefähr 8½ bis 3 Ctm. lange
vollständig gelöste Knochensplitter. Ausserdem fanden sich weithin gehende
Spaltungen des Knochens. In den Unterkleidern des Mannes fanden sich zahl-

reiche bis erbsengrosse Knochensplitterchen. Das Hemd, die Unterbeinkleider,
Hosen und der enganliegende Rock waren in grosser Ausdehnung fetzig
zerrissen.

Wir haben also in diesem Falle eine Wirkung des Armee-
revolvergeschosses, die stärkere Zerstörungen gesetzt hat, als die
auf die gleichen Entfernungen (40 Schritt = ungefähr 20 Mtr.)
von mir erzeugten Schussverletzungen bei Pferden und Rindern,
schwächere als die bei Schweinen und Hunden. Auch die übrigen
Knochenverletzungen beim Menschen dürften, da die Härte seiner
Knochen zwischen den genannten Thierart liegt, eine zwischen
beiden liegende Ausdehnung zeigen.

Betreffend den Vergleich der Armeerevolver-Schusswunden mit
den Verletzungen, wie sie durch andere Schusswaffen gesetzt werden, lässt sich wohl Folgendes angeben. Die Armeerevolver-Ver-
letzungen sind von denen, welche die sonst gebräuchlichen Revolver
und Pistolen ergeben, leicht zu unterscheiden. Die grössere Ein-
schuss- und Ausschussöffnung, die weitgehende Zertrümmerung der
Knochen lässt ohne weiteres einen Schluss auf die gebrauchte Waffe
zu; um so mehr, da es sich bei den Revolvern mit kleineren Ka-
libern in den allermeisten Fällen um Schüsse aus nächster Entfernung handelt.

Schwieriger dürfte sich die Unterscheidung von Schussverletzungen aus Gewehren gestalten. Die modernen kleinkalibrigen
Gewehre zwar zeigen auf nähere Entfernungen bei Knochenverletzungen so ausgeprägte Knochenzertrümmerungen, dass eine Verletzung eines Röhrenknochens, der durch ein derartiges Geschoss gesetzt ist, wohl leicht erkennbar ist. Bei den einfachen
Weichtheilschüssen dürfte der Unterschied, · der durch das grössere
Kaliber des Revolvers gegeben ist, aber von geringerer Bedeutung
sein. Und dieser Unterschied in der Weite des Hautmuskelschuss-
canals fällt vollends bei den gezogenen Gewehren grösseren Kalibers,
z. B. den Jagdbüchsen, die gleichfalls ein Durchschnittskaliber um
10 Mm. haben, fort. Hier kann allein die möglichst genaue
Feststellung der Entfernung, aus der der Schuss abgegeben ist,
helfen, eine Verletzung mit unserem Geschoss auszuschliessen. Eine
Entfernung über 20 Meter hinaus lässt eine Knochenverletzung
durch den Armeerevolver unwahrscheinlich erscheinen. Je geringer
der Abstand des Zieles wird, um so möglicher wird dieselbe. Aber

auch in den Entfernungen unter 20 Meter, wo, wie wir sahen, Knochenverletzungen durch unser Geschoss regelmässig hervorgerufen werden, sind dieselben Schwankungen unterworfen, die durch die verschiedene Härte der Knochen und die vorher zu überwindenden Widerstände, wie die der Kleidungsstücke, hervorgerufen werden. Es ist daher, wie bei allen anderen Schussverletzungen, nur aus der genauesten Erwägung aller in Betracht kommenden Momente möglich, mit einiger Sicherheit in zweifelhaften Fällen eine derartige Verletzung als durch das Armeerevolvergeschoss bedingt zu erkennen.

Zusammenfassend ergiebt sich aus den von mir angestellten Versuchen für den durch den Armeerevolver gesetzten Schussverletzungen:

1. Die Hauteinschuss- und Ausschusswunden sind im Allgemeinen rund, dem Kaliber des Geschosses entsprechend.

2. Die Muskelschusswunden sind dem Geschossdurchmesser entsprechende Kanäle.

3. Die bei den Knochenweichtheilschüssen durch die mitgerissenen Knochentheile weiter werden und mit Knochentrümmern imprägnirt sind.

4. Die Knochen selbst bieten dem Geschoss einen ihrer Härte entsprechenden Widerstand, den dasselbe nicht immer zu überwinden im Stande ist. Lochschüsse finden sich nur in den platten Knochen, auch hier mit Splitterungen in der Compacta. Die Epiphysen der Röhrenknochen zeigen gleichfalls im grossen ganzen Lochschüsse. Doch gehen von ihnen starke Risse nach allen Richtungen, die eine Loslösung von Knochensplittern bedingen.

Die Diaphysen verhalten sich nach der Härte der getroffenen Knochen und der Entfernung verschieden. Entweder sie lassen das Geschoss abprallen, oder sie erhalten einen oberflächlichen Eindruck, ohne in ihrer Continuität aufgehoben zu werden, oder sie werden gänzlich zertrümmert.

5. Die Blutgefässe werden mehr oder weniger ausgiebig zerrissen.

6. Die Lungen bieten im Allgemeinen den Weichtheilen entsprechende Schusskanäle. Werden jedoch die grossen Gefässe der Lungenwurzel durchschlagen, so finden sich dahinter Zertrümmerungshöhlen im Gewebe.

7. Stets finden sich solche Höhlen mit weitgehenden Rissen in's Gewebe bei den Leberschüssen.

8. Der Darm wird von der Revolverkugel je nach seinem Lumen lochförmig durchbohrt oder von seinem Mesenterium abgerissen. Auch der Darm, der der Kugel ausweichend gestreift ist, wird so schwer verletzt, dass er sicher localer Gangrän verfallen wird. Meist ist der Magendarmcanal mehrfach perforirt. Kothaustritt findet stets statt.

9. Für die Schädelschüsse ist die Härte des Knochens und die Entfernung betreffend das Zustandekommen einer Sprengwirkung massgebend. Je dünner der Schädelknochen und je näher das Ziel, um so stärker tritt dieselbe ein.

10. Die Geschosse werden schon bei Weichtheilschüssen deformirt. Bei Knochenschüssen sitzen feinste Bleitheile im getroffenen Knochen. Grössere werden abgetrennt und es kommen die verschiedenartigsten Geschossformen dadurch zu Stande. In den hierdurch entstandenen Vertiefungen des Geschosses finden sich häufig Theile der getroffenen Gewebe.

X.

Ein neues Harnblasen-Phantom.

Von

Dr. Willy Sachs,

Mülhausen i. Els.[1])

(Mit 4 Abbildungen).

Ein Harnblasenphantom, welches dem dreifachen Zweck der Demonstration, der Einübung gewisser Untersuchungsmethoden, sowie der Einübung einiger Operationen dient, war bisher noch nicht bekannt. Das von Nitze angegebene Phantom, welches bei Hartwig (Berlin) in 2 verschiedenen Formen hergestellt wird, dient ausschliesslich der Einübung der Cystoskopie. Ein Phantom, das weiterer Anwendung fähig sein sollte, müsste den natürlichen Verhältnissen in höherem Grade Rechnung tragen. Vor Allem muss die Blase aus einem weichen Material sein, wie die menschliche Harnblase; sie muss sich dem jeweiligen Füllungszustande anpassen; ferner muss die Blase auf einem Boden ruhen, welcher in Form und möglichst auch in Consistenz den natürlichen Verhältnissen nahe kommt. Ausserdem muss die Urethra in annähernd natürlicher Weise in die Blase einmünden; ferner muss die Urethra so angebracht werden, dass die Einführung eines Instruments der beim Manne üblichen Art des Catheterismus einigermassen entspricht. Endlich — für cystoskopische Zwecke von Wichtigkeit — ist es nothwendig, die Ureteren nachzuahmen und an der Harnblase anzubringen.

Ein solches Organsystem, aus Harnblase, Urethra und

---

[1]) Nach einer Demonstration in der XLV. Versammlung des Aerztlich-hygienischen Vereins von Elsass-Lothringen zu Strassburg am 7. December 1895.

Ureteren bestehend, liess ich mir nun — nach einigen mit anderen Materialien fehlgeschlagenen Versuchen — aus Gummistoff[1]) (Paragummi) und Caoutchouc-Röhren construiren. Die Fig. 1 zeigt das Ganze in ein halb natürlicher Grösse.

Fig. 1.

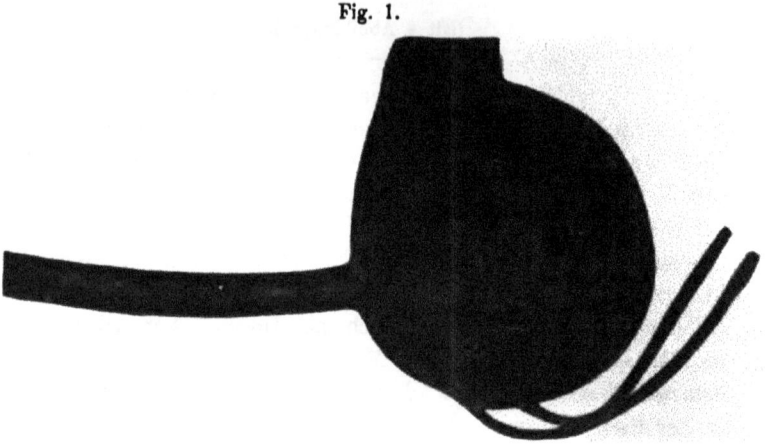

Am oberen Pol der Harnblase ist ein klaffender Schlitz angebracht, durch welchen Fremdkörper aller Art, Steine, in das Cavum der Blase eingebracht werden und durch welchen die Bewegungen eines im Innern manipulirenden Instrumentes beobachtet werden können. Der Verschluss des Schlitzes geschieht durch eine leichte Klammer aus zwei parallelen Hölzchen, ähnlich dem Verschluss bei den Chapman'schen Eisbeuteln.

Zur Aufnahme dieses Organsystems liess ich ein Kästchen anfertigen, an dessen Boden sich eine Vertiefung (die Halbform einer 9 Ctm. im Durchmesser betragenden Hohlkugel) befindet, in welche die Harnblase zu liegen kommt. Der Boden dieser Vertiefung ist mit einem Lederüberzug versehen, der durch Unterfütterung oder durch die Art der Lederausspannung weich und nachgiebig hergestellt werden kann.[2]) Die Vorderwand des Käst-

---

[1]) Die Idee, diese Gummibeutel zu verwenden, kam mir durch eine jetzt weit verbreitete Art von Kinderspielbällen, welche durch ein im Innern des Balles zu versteckendes Röhrchen mit Luft aufgeblasen werden.

[2]) Leider ist Dies dem Handwerker, welcher mein Modell anfertigte, nicht besonders gut gelungen. Ich finde überhaupt, dass das Leder noch ein zu festes Material ist. Nothwendig ist aber ein undurchlässiger Stoff im Grunde der Vertiefung wegen einer eventuellen Durchfeuchtung.

chens öffnet sich in der in Fig. 2 angegebenen Art, in Form einer Thür. Die Oeffnung, welche der Urethra den Durchtritt gestattet, besteht aus einer unteren und oberen Hälfte, welche beim Schliessen der Thür zusammen einen Canal von 2—3 Ctm. Länge bilden.

Fig. 2.

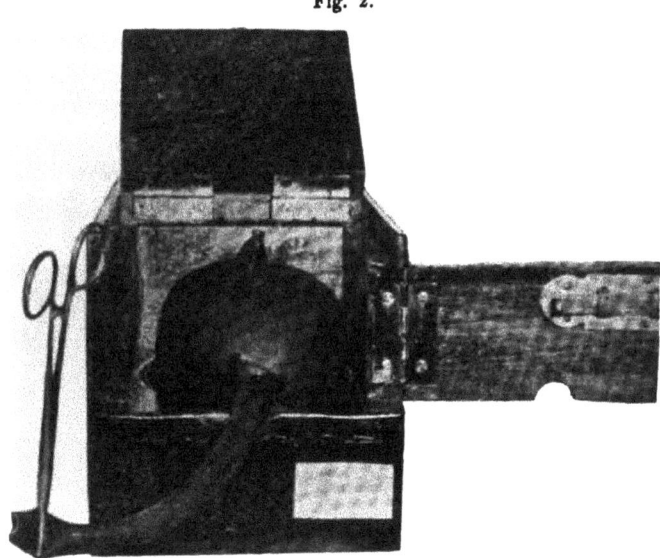

Dieser Canal verläuft in einer sanften Biegung, so dass catheterähnliche Instrumente gut eingeführt werden können. An der Hinterwand des Kästchens liegen zwei kleine Oeffnungen, welche

---

Weitere Bemühungen, welche ich in Bezug auf die Lagerung der Blase seit Fertigstellung des erten Modells machte, haben bisher noch zu keinem Abschluss geführt. Ich habe daran gedacht, dass man die Nachgiebigkeit des Bodens, auf dem die Blase ruht, dadurch erhöhen kann, dass man über die Vertiefung ein nach unten hängendes, lose gestricktes Netz legt, welches an einem Rahmen längs der Peripherie der Vertiefung befestigt ist. Der Versuch ergab kein gutes Resultat. Ebensowenig wurde erreicht durch hohle Lagerung der mit Wasser gefüllten Blase. Den besten Erfolg hatte ich, wenn die Blase direct im Wasser suspendirt wurde. Deshalb bin ich daran, einen zweiten, zweckentsprechend geformten Gummibeutel construiren zu lassen, der die Vertiefung ausfüllt und als „Wassermatratze" für die eigentliche Blase dient (Rectum). Uebrigens sei hier bemerkt, dass Kästchen und Lederüberzug mit einem wasserdichten Lack überzogen sind, so dass es dadurch ermöglicht wird, auch die thierische Blase an dem Phantom zu verwenden. Ich habe aber gefunden, dass die Befestigung eine mühsame ist und dass für die grössere Natürlichkeit der Verhältnisse nicht viel gewonnen ist.

den Ureteren den Austritt nach hinten gestatten. Die kleinen
Gummischläuche münden daselbst in einen kleinen, von hinten her
zugänglichen Raum, der später noch erwähnt werden wird. Ihre
Enden, in welche farbige Flüssigkeiten für cystoskopische Zwecke
injicirt werden können — und zwar verborgen für den Cystoskopirenden —, sind, wenn die Blase gefüllt ist, mit kurzen Glas-
stäbchen verschlossen. Fig. 2 zeigt ferner noch, dass der Deckel
des vorderen Raumes zu öffnen ist, was für die vorbereitenden
Manipulationen zum Hineinlegen und Füllen der Harnblase nothwendig ist.

Aus Fig. 2 ist endlich ersichtlich, wie die mit Wasser gefüllte
Harnblase und die Urethra in situ sich darstellen. Die Harnröhre

Fig. 8.

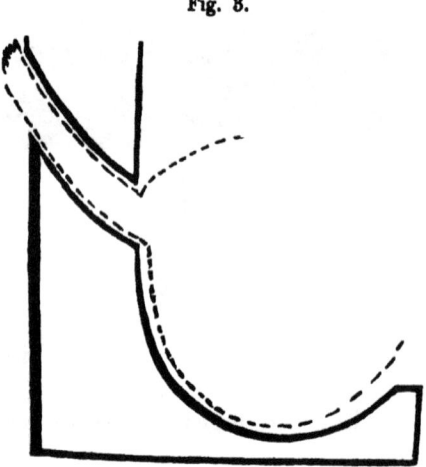

ist mit einem Kocher'schen Schieber verschlossen, damit kein
Wasser herausfliesst. Bei vorsichtigem Manipuliren ist dies normaler Weise (d. h. bei Füllung mit 150 Cbctm. Wasser) zu vermeiden. Dem Uebelstand lässt sich jedoch auf's Einfachste durch
Schrägstellen des ganzen Apparates abhelfen, resp. dadurch, dass
die im Innern befindliche Hohlkugel nicht in horizontaler[1]), sondern in mehr geneigter Fläche halbirt wird; dadurch werden sogar

---

[1]) Wie auf dem Modell.
[2]) Zweimal in die Blase entleert, würde es der Normalfüllung für cystoskopische Zwecke entsprechen.

Verhältnisse geschaffen, welche denjenigen am liegenden Menschen noch mehr entsprechen (Fig. 3).

Fig. 4 endlich stellt das Phantom in geschlossenem Zustande dar mit eingeführtem Lithotriptor.

Es ist noch zu erwähnen, dass der Rückentheil des Kästchens einen senkrecht stehenden, mit Schiebewand versehen Behälter enthält, in welchem einige Utensilien untergebracht werden können, z. B. ein Fläschchen von 75 Cbctm. Inhalt[2]), ein Trichterchen und Steine (Mörtelstücke!), welche, im Wasser unlöslich, nach den verschiedenen Consistenzgraden der Blasensteine angefertigt werden könnten. Für den Unterricht, zur Einübung cystoskopischer Dia-

Fig. 4.

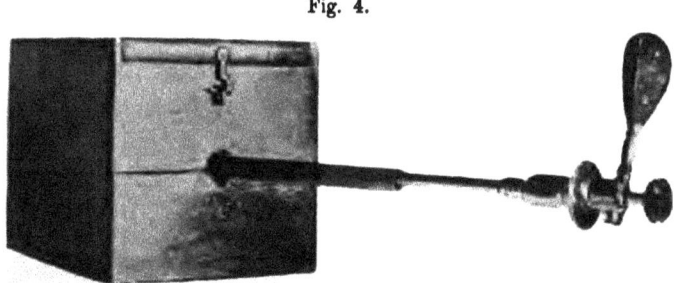

gnosen, würde es sich empfehlen, pathologische Gebilde in Form von bunten Reliefbildchen (vielleicht aus Gyps) machen zu lassen, welche durch die obere Blasenöffnung an einem Draht ins Innere gebracht würden, um von dem Cystoskopirenden diagnosticirt zu werden.

Die Anwendungsweise des ganzen Apparates ist so einleuchtend, dass sie nicht näher beschrieben zu werden braucht. Er eignet sich zur Demonstration der in Betracht kommenden Verhältnisse im klinischen Unterricht; in der einfachsten Weise kann mit ihm das Wesen der Lithotripsie erläutert werden; er eignet sich ferner zur Selbsteinübung für Studirende und Aerzte. Wie viele treten nicht in die Praxis ein, ohne je einen Stein mit der Sonde gefühlt zu haben; und doch muss dieser Nachweis von jedem Arzt verlangt werden. Oder wie viele Chirurgen, die später Lithotripsien machen wollen, hatten nie Gelegenheit, eine solche auch nur zu sehen! Für das cystoskopische Sehen und Beurtheilen bietet der Apparat eine bequeme Vorübung.

Uebrigens ist die praktische Verwerthung der genannten Unter-
suchungs- und Operationsmethoden am kranken Menschen nach
meinem Dafürhalten nicht der alleinige Zweck, den das Arbeiten
an einem solchen Phantom verfolgt. Die zarten und subtilen Bewegungen an den Instrumenten, die Manipulationen, welche beide
Hände oft gemeinschaftlich, aber nach verschiedener Richtung auszuüben haben, die Beurtheilung von Eindrücken, welche durch
sondenförmige Instrumente von einem dem Auge nicht zugänglichen Raume auf unser Gefühl übertragen werden, alles dies trägt
ganz im Allgemeinen zur Erhöhung unserer Sensibilität, zur Ver-
schärfung des Tastgefühls bei und verschafft unserer Hand jenen
Tact und jene Zartheit, welche Kranke, die an empfindlicher Stelle
palpirt, sondirt oder gar operirt werden müssen, ungemein zu
schätzen pflegen.

Nachschrift. Dass ein Bedürfniss für ein Harnblasenphantom in der ärztlichen Welt vorhanden ist, dass dasselbe sozusagen
in der Luft liegt, geht daraus hervor, dass zu gleicher Zeit mit
mir ein anderer Arzt, Dr. Wossidlo (Berlin), auf die Idee kam,
ein solches zu construiren. Dieser Umstand ist überhaupt die
Veranlassung für mich gewesen, diese Zeilen schon jetzt zu veröffentlichen. Ich hatte mein Modell mit den nöthigen Anlagen
Ende October dieses Jahres an das Kaiserliche Patentamt geschickt zur Anmeldung zum Gebrauchsmusterschutz und wollte mit
der Veröffentlichung warten, bis das Patentamt sein Urtheil gesprochen. Das ist auch der Grund, warum ich bisher mit keiner
Firma zur Herstellung des Phantoms in Verhandlung getreten bin.
Gestern nun, am 2. December, erhalte ich aus Berlin die Allgemeine medicinische Central-Zeitung, in welcher sich ein
Referat über die Demonstration eines neuen Blasenphantoms von
Seiten des Herrn Wossidlo in der Berliner medicinischen
Gesellschaft (Sitzung vom 13. November) befindet, das dieselben
Zwecke verfolgt, wie das meinige. Deshalb entschloss ich mich
begreiflicher Weise kurzer Hand zu der vorliegenden Veröffent-
lichung. Man sieht: non solum libelli habent sua fata sed etiam
phantomata.

XI.

Ueber osteoplastische Füllung von Knochenhöhlen, besonders der Tibia.

Von

Dr. M. W. af Schultén,

Professor der Chirurgie in Helsingfors.

(Hierzu Taf. V.)

Die Höhlen, welche in den langen Knochen, speciell Tibia und Femur, nach Entfernung von Sequestern oder nach gründlichem Ausschaben zurückbleiben, bereiten oft den Chirurgen bedeutende Schwierigkeiten, bevor ihre definitive Heilung erreicht worden ist. Wenn die Höhlen, weit geöffnet und gut ausgeschabt, sich selber überlassen werden oder tamponirt gehalten werden, so tritt wohl eine langsame Heilung ein, theils durch Knochenneubildung, theils durch Bindegewebe, aber der Regel nach sind secundäres Ausschaben und Cauterisiren nöthig in wiederholter Ausführung und das Resultat, welches nach jahrelangem Mühen erreicht wurde, ist keineswegs stets besonders ausgefallen: eine breite, schwache Narbe, in welcher gewöhnlich sich später wieder Fisteln ausbilden. Diese Beschreibung betrifft in erster Hand Knochenhöhlen der Tibia nach Osteomyelitis, selten auch nach Tuberculose. Die Theile der Höhle, welche in den an die Epiphysen angrenzenden Partien liegen und in die Nähe der Gelenkknorpel kommen, heilen besonders langsam und schwierig und erfordern speciell wiederholte Eingriffe. Was die Knochenhöhlen des Femurs anbetrifft, so sind diese nur sehr langsam zur Heilung zu bringen, in Folge der tiefen, schwer erreichbaren Lage und sind es auch nur Ausnahmefälle, wo nach scheinbar errungener Heilung keine neuen Fisteln auftreten und von neuem behandelt werden müssen. Dass unter solchen Umständen das Schicksal besonders mitteloser Kranken sich wenig günstig gestaltet, ist unzweifelhaft, da ihre Arbeitskraft eingeschränkt und zeitweilig aufgehoben wird, wie auch eine Amyloidwandlung der Nieren in Folge der verlängerten Eiterung in vielen Fällen noch hinzutritt.

Sicher und ohne allzu grossen Zeitaufwand diese so gewöhnlichen Knochenhöhlen auszuheilen, ist sicher ein allgemein gefühltes Bedürfniss aller praktischen Chirurgen. Versuche und Vorschläge in dieser Richtung fehlen auch nicht. Ich will die wichtigsten in aller Kürze anführen.

1. Es ist vorgeschlagen, die gut gereinigte Höhle sich mit Blut füllen zu lassen, durch aufgelegtes Protectiv dasselbe vor Austrocknen zu bewahren und so eine Heilung „unter dem feuchten Blutschorfe" (Schede[1])) anzubahnen. Eine solche Heilung ist ohne Zweifel möglich, wenn nur die Höhle genügend aseptisch gemacht werden kann, was aber nur selten zu erreichen ist; das Verfahren kann in passenden Fällen angewandt werden; ein wenig Zeit kann so gewonnen werden, aber das erreichte Heilresultat ist wohl kaum sicherer und besser als bei gewöhnlicher Tamponbehandlung. Trotz der beinahe unglaublich schnellen von Schede berichteten Heilungen (eine grosse 150 Cbcm. haltende Tibiahöhle wurde in 3 Wochen geheilt!) hat die Methode keine praktische Bedeutung errungen. In der neuesten Zeit hat Neuber (Archiv für klin. Chirurg. Bd. 51, S. 683) die Methode in der Weise modificirt, dass er die Knochenhöhle mit jodoformirten Bluttampons (das Blut mischt sich mit in die Höhle gegossener Jodstärke) anfüllt. Er hat gute Resultate erzielt, findet aber die Methode nicht geeignet, für tiefe und grosse Knochenhöhlen oder ungleichmässige Mulden mit überall oder theilweise steil abfallenden Wandungen; für diese will er Hauteinstülpungen, Transplantation und Implantation verwenden.

2. Man hat weiter vorgeschlagen die gut gereinigte Höhle mit decalcinirtem Knochen auszufüllen (Senn[2]), Kümmell[3]), Le Dentu[4]) u. A.). Aber dieser verhält sich wie ein fremder,

---

[1]) Ueber die Heilung von Wunden unter dem feuchten Blutschorfe. Arch. f. klin. Chir. Bd. 34. S. 245.

[2]) Senn, On the healing of aseptic bonecavities by implantation of antiseptic decalcified bone. Amer. Journ. of med. science. 1889.

[3]) Kümmell, Ueber Knocheninplantation. Deutsche med. Wochenschr. 1891. No. 11.

[4]) Le Dentu, Gaz. des hop. 1891. No. 40.

resorbirbarer Körper; derselbe besitzt nur ein provisorisches Bestehen und wird nach und nach mit Knochen oder Bindegewebe
ersetzt. Ist der Verlauf aseptisch, so tritt die Resorption ungestört
ein; tritt Eiterung auf, so wird der Fremdkörper ausgestossen. In
keinem der Fälle bringt die Einführung desselben in die Höhle einen
eigentlichen Zeitgewinn mit oder den Vortheil einer kräftigeren Narbe.
Die Höhle mit unresorbirbarem Material anzufüllen
— zu plombiren wie ein Zahn plombirt wird — ist von Drees-
man[1] vorgeschlagen und versucht worden, der Gyps zu diesem
Zweck benutzte, von Martin[2], der theils Gyps, theils Guttapercha
gebrauchte, von Mayer[3] und Sonnenburg, die Kupferamalgam
in Anwendung gezogen. Dieses Verfahren kann aber nur in vollkommen aseptischen Höhlen und in kleinem Maassstab gelingen.
Zu demselben Resultat gelangt auch Stachow[4] in seinen an
Thieren angestellten Versuchen, in welchem er fünf verschiedene
Füllungen benutzte, Gyps, Cement, Guttapercha, Kitt und Kupferamalgam (letzteres schien am meisten dem Zweck zu entsprechen). In einem von Heintze[5] veröffentlichten Fall, wo eine
Tibiahöhle mit Kupferamalgam ausgefüllt wurde, gelang es nach
verschiedenen Schwierigkeiten die Heilung zu erzielen; ob aber
diese bestehen wird, wenn Pat. zu gehen anfängt, lässt sich noch
nicht entscheiden. Die ganze Idee, in einen kranken Knochen, wo
doch entzündliche Processe noch weiterhin aufzutreten pflegen, einen
fremden Körper einzuheilen, ist wenig anziehend.

3. Weiter hat man versucht, die Höhle mit frisch abgelösten Knochenstücken, entweder vom Kranken selber
oder einem anderen Individuum, auszufüllen. Eine so
vollständige Einheilung derartiger Knochenstücke, dass diese sich
nicht nur wie fremde Körper verhalten, wird von einigen als möglich angesehen, während andere dieser Ansicht widersprechen[6].

---

[1] Ueber Knochenplombirung. Beitr. zur klin. Chir. Bd. 9. S. 804.
[2] Centralbl. f. Chir. 1894. S. 198.
[3] Deutsche med. Wochenschr. 1893. No. 19.
[4] Versuche über Knochenplombirung bei höhlenförmigen Defecten der
Knochen. Beitr. zur klin. Chir. Bd. III. S. 309.
[5] Ein Fall von Heilung einer grossen Knochenhöhle in der Tibia durch
Plombirung mit Kupferamalgam. Deutsche med Wochenschr. 1895. No. 25.
[6] Schmitt, Ueber Osteoplastik. Arch. f. klin. Chir. Bd. 45. S. 401,
u. Barth, Ueber histologische Befunde nach Knochenimplantation. Arch. f.
klin. Chir. Bd. 46. S. 409.

Jedenfalls muss die Heilung sich vollkommen aseptisch gestalten, wenn ein Resultat erzielt werden soll, und dieses gelingt nur selten bei der Heilung von Sequesterhöhlen. Passendes Material wird wohl auch nicht stets bei der Hand sein. — Wird dasselbe anderen Thierspecies (Hund, Kaninchen) entnommen, so kann es sich selbstverständlich nur als Fremdkörper verhalten, bestenfalls eingekapselt und resorbirt werden.

4. Man hat auch versucht die Knochenhöhle aufzuheben oder zu vermindern, um dadurch die Einstülpung von Haut und Periost in dieselbe zu ermöglichen. Zu diesem Zweck hat man von der Vorderwand und den Hinterwänden soviel abgemeisselt, dass die Höhle in eine flache Rinne umgewandelt wurde, worauf Haut und Periost durch Suturen, Compression oder eingeschlagene Nägel (Neuber) an den Boden derselben fixirt wurde. Dieses Verfahren wird bei Höhlenbildungen in der Mitte der Diaphysen der langen Knochen angewandt (wenn auch nur schwer auszuführen am Femur und Radius). Aber für die tiefen, am schwierigsten zu heilenden Höhlen, die sich gegen die Epiphysen hin erstrecken, ist sie völlig unbrauchbar. Dass man in seinem Bestreben solche Flachrinnen anzulegen nicht allzu radical vorgehen darf, hebt Bier[1]) mit Recht hervor, indem er einige minder gut abgelaufene Fälle aus Esmarch's Klinik anführt. Durch Entfernung allzu viel Knochens schwächt man die Kraft des Knochens und wird auch die Operation recht eingreifend.

5. Schliesslich hat man sich bemüht, die Knochenhöhle wirklich osteoplastisch auszufüllen, d. h. durch Umlagerung der eigenen Knochen der Höhlenwand, welche im Zusammenhang mit Periost und Weichtheilen verbleiben und von daher ernährt werden. Wenn auch diesen Zweck nicht deutlich erfüllend, so kann doch Bier's[2]) sog. osteoplastische Nekrotomie hier erwähnt werden. Dieselbe bezweckt durch einen Längs- und zwei Querschnitte einen Lappen zu formiren, welcher nach oben geklappt wird, worauf der Sequester entfernt, die Höhle gereinigt und durch Zurückklappen des Deckels verschlossen wird. Hierdurch wird die Höhle natürlich nicht ausgefüllt, sondern nur verdeckt. Es ist

---

[1]) Osteoplastische Nekrotomie nebst Bericht über die an der Kieler chir. Klinik ausgeführten Methoden der Nekrotomie. Arch. f. klin. Chir. Bd. 43. S. 121.
[2]) l. c.

schwer zu verstehen, dass so ein wirklicher Vortheil erreicht wird — wenn nicht ausnahmsweise einmal eine Heilung nach Schede stattfinden kann. Bier's eigene Resultate sind auch nicht allzu sehr ermuthigend.

Weit zweckentsprechender verfährt Lücke[1]). Hier folgt seine eigene Beschreibung: „Es wird ein Längsschnitt durch die vorhandenen in einer Richtung liegenden Knochenlöcher durch Haut und Periost geführt, die Knochenschale wird gleicher Richtung aufgemeisselt, dann werden oben und unten, wo die Sequesterhöhle und der Längsschnit enden, quere Schnitte über den Knochen geführt, ebenfall hier der Knochen durchgemeisselt und dann an der Basis des so erhaltenen Lappens der Knochen von innen mit einem schmalen Meissel durchtrennt. Nun kann der Hautperiostknochenlappen nach innen oder aussen, je nachdem er gebildet ist, aufgeklappt werden. Um ihn dann in die von Sequester und den Granulationen gereinigte Höhle einzuknicken, meisselte ich an seiner Basis eine so grosse keilförmige Leiste von der Knochenseite ab, dass nun die Einklappung leicht von statten ging. In dem ersten Falle wurden zwei solcher Lappen von der Innen- und Aussenseite der Tibia gebildet und damit die Sequesterhöhle gänzlich ausgefüllt. Die Heilungsdauer wird dadurch beträchtlich abgekürzt."

Lücke fügt hinzu, dass, da es sich bei späteren Operationen schwierig erwies, den Knochenlappen von innen her zu durchtrennen, er später kleine Schnitte an der Basis des Lappens durch Haut und Periost geführt hat und von diesen aus mit schräg gestelltem Meissel den Knochen der Länge nach durchtrennt habe.

Diese sogenannte Einklappungsmethode eignet sich nach Lücke am besten an den Diaphysen; die grossen Höhlen der Epiphysen will er mit gestielten Periostknochenlappen ausfüllen.

Es scheint mir unzweifelhaft, dass das in Punkt 5 angeführte Princip den natürlichen und richtigen Weg für die operative Heilung von Knochenhöhlen angiebt, die sich nicht in Flachrinnen umwandeln und gegen deren Boden Haut und Periost sich direct anheilen lassen, wie es unter Punkt 4 erwähnt wurde. Nur durch eine solche Osteoplastik mit lebendem Knochen kann eine sichere und schnelle Obliteration einer Knochenhöhle zu erlangen sein. Das

---

[1]) Zur osteoplastischen Nekrotomie. Centralbl. f. Chir. 1892. No. 48. S. 994. Sein erster Fall stammt vom November 1888.

Material zur Füllung der Höhle ist in den eigenen Wänden der
Höhle zu finden, es gilt aber die Operationstechnik so weit auszu-
bilden, dass der Zweck in wechselnden Fällen erreicht wird. Das
von Lücke eingeschlagene Verfahren ist ohne Zweifel in vielen
Fällen zweckentsprechend, scheint aber zwar für die schweren
Fälle, wo die Operation am meisten von Nöthen ist, nicht abge-
passt zu sein.

Ehe ich auf meine eigenen Versuche und Erfahrungen in Bezug auf die Osteoplastik zur Füllung der Knochenhöhlen eingehe,
wo ich besonders die der Tibia im Auge habe, will ich die An-
sprüche formuliren, welche meiner Ansicht nach an die Operation
gestellt werden müssen: Diese folgen:

a) Form und Masse des Knochens und zugleich dessen Festigkeit sollen möglichst wenig geändert werden, während die Höhle
so vollständig, wie nur zu erzielen, aufgehoben oder ausgefüllt werden muss;

b) auch die Hautränder müssen so weit vereinigt werden, dass
nach der Heilung nur eine schmale Narbe entsteht;

c) die Operation darf sich nicht so eingreifend gestalten, dass
durch dieselbe eine nennenswerthe Gefahr entsteht.

Die ersten beiden Anforderungen müssen meiner Ansicht nach
so erfüllt werden[1]), dass die Vorderwand der Höhle ganz entfernt
wird und diese selbst durch Schaben und Meisseln in eine möglichst rechtwinkelig parallelipipedische Form gebracht wird. Hierauf werden die Seitenwände von innen gelöst aber in Verbindung
mit dem Periost belassen, gegen einander gerückt und in dieser
Stellung durch Suturen befestigt; alsdann werden auch die Hautränder mit einander vernäht. Die Verschiebung der gelösten Seitenwände wird nur dadurch ermöglicht, dass ein Theil des gegen den
Höhlenboden angrenzenden Theiles der Wand fortgemeisselt wird.
Wie aus den beigefügten schematischen Abbildungen (Fig. 11, 12)
hervorgeht, müsste die Partie, welche vom unteren Theil der Seitenwände abgemeisselt werden soll, der halben Breite der Knochenhöhle der Höhe nach entsprechen, damit die oberen Theile der
Seitenwände dicht an einander gerückt werden können. Wenn die
Seitenwände dicht sind und es der Festigkeit des Knochens wegen

---

[1]) Zur besseren Verdeutlichung sind die Fig. 1—13 beigefügt.

erwünscht ist, so viel wie möglich von demselben zu erhalten, kann
es vortheilhafter sein von den Seitenwänden weniger als berechnet
zu entfernen, aber die Möglichkeit der Verschiebung der Seitenwände durch Abmeisseln der äussersten Seitenpartien des Bodens
der Höhle (der auf Fig. 11 mit x bezeichneten Theile) zu befördern.
Da die Weichtheile natürlich nicht ganz nachgiebig sind, muss
etwas mehr als berechnet vom Knochen abgemeisselt werden.

Die Seitenwände löst man durch quere Abmeisselung oben
und unten und der Länge nach von der Höhle aus mit scharfen
Meisseln. Dieses Losmeisseln ist nicht stets ganz leicht, besonders
wenn die Höhle schmal und tief ist. Dasselbe wird durch die zu
diesem Zweck hergestellten Meissel erleichtert, deren Abbildung
hier beigefügt ist (Figg. 14, 15). Nachdem die Seitenwände der
Höhle in passender Höhe abgemeisselt und losgelöst worden sind,
werden sie vorsichtig mit Haken nach aussen gezogen, worauf der
übrige Theil derselben und wo nöthig die Seitenränder des Bodens
der Höhle ohne Mühe mit dem Stemmeisen abgetragen werden kann.

Hierbei wird das Periost der Regel nach nicht durchtrennt,
welches auch vor ungewollten Beschädigungen mit dem Meissel
schützt. Ist die Hinterwand der Höhle sehr dünn, so soll man
sich hüten, dieselbe beim Meisseln zu durchbrechen; ist dieses doch
eingetreten, so bringt es keine bedeutenderen Ungelegenheiten, weil
der Bruch bald heilt.

Die Erfahrung hat mir gezeigt, dass die losgelöste Seitenwand
nicht allzu dick sein darf, um einer partiellen Nekrose derselben
zu entgehen und dass die Verpflanzung der Stücke bei langgestreckter Tibiahöhle — am leichtesten ausführbar ist, wenn die
Seitenwände durch eine quere Durchtrennung in zwei gleiche obere
und untere Theile getrennt werden (Taf. V, Figg. 1, 2).

Oft kann es auch vortheilhaft sein, die Seitenwände so abzumeisseln, dass der mittlere Theil der Höhle in eine Rinne verwandelt wird und nur die oberen und unteren Drittel der Seitenwände, denen alsdann eine dreieckige Form gegeben wird, und
welche den schwer ausfüllbaren an die Epiphysen grenzenden
Theilen der Höhle entsprechen, verpflanzt werden (Figg. 6, 7, 8).

Bei schmalen Höhlen kann schliesslich auch nur die Verpflanzung der einen Wand — vorzugsweise der dünneren — genügen
(Figg. 3, 4, 8, 9).

Ein paar Male löste sich bei der Abmeisselung das mobilisirte
Knochenstück von seinem lockeren Zusammenhang mit dem Periost
und wurde alsdann entfernt. Wenn auch die Nachtheile hiervon
nicht allzu gross sind, da das erhalten gebliebene Periost neues
Knochengewebe producirt, so kann doch die Festigkeit des Knochens
leiden, wenn allzu grosse Stücke verloren gehen. Man muss sich
daher in dieser Beziehung vorsehen.

Die gelösten und gegen einander verschobenen Seitenwände
müssen vermittelst durchgezogener Metallnähte fest und sicher
fixirt werden oder auch, wenn die Spannung nicht zu gross wird,
mit Seidennähten, die nur durch Periost und Haut gehen. Die
Löcher durch den Knochen für die Metallnähte müssen vorsichtig
gebohrt werden, wenn man nicht vorzieht, dieselben vor der Lösung
der Knochenstücke anzubringen. Aber auch nach der Loslösung
können dieselben leicht angebracht werden bei Benutzung des von
den Zahnärzten gebrauchten Tretbohrers, welcher auch für den
Chirurgen ausserordentlich praktisch ist. Die Hautränder werden
für sich vereinigt, wobei berücksichtigt werden muss, dass einige
Lücken bestehen bleiben, um den Abfluss von Blut und Wundsecret
zu ermöglichen.

Die dritte der angegebenen Forderungen — dass die Operation
kein allzu schwerer Eingriff werden darf — soll keineswegs zu
leicht genommen werden. Denn eine grosse Osteoplastik kann
einen bedeutenden Eingriff bilden, durch lange Dauer, Blutverlust
(trotz Anlegung des Esmarch'schen Schlauches) und durch die
der Operation folgende Reaction und Eiterung, welche bei osteo-
myclitischen Höhlen nicht sicher ausgeschlossen werden kann, wo
die Eitererreger reichlich vorhanden und oft von ungeahnter Virulenz sind, und keineswegs bei dem Eingriff sich vernichten lassen,
eher im Gegentheil in den frischen Knochenstücken, deren Circulation anfangs herabgesetzt ist, einen besonders guten Nährboden
finden.

Ich habe es mir zur Regel gemacht, die Osteoplastik niemals
sofort an die Aufmeisselung und Sequestrotomie anzuschliessen,
sondern führe dieselbe einige Wochen später aus, wenn die Höhle
gut granulirt. Bei zarten Patienten und wo die Loslösung grosser
Knochenstücke nöthig werden kann, vertheilt man am besten die
Operation auf zwei Sitzungen. Einer meiner Kranken, bei welchem

eine Osteoplastik zur Füllung einer die ganze Tibia einnehmenden Höhle vorgenommen wurde, ward in Sorgen erweckendem Grade von der Operation und der nachfolgenden Eiterung angegriffen.

Besonders will ich vor einer äusseren Compression zur Beförderung der Verwachsung der Knochenlappen beim Anlegen des Verbandes warnen; hierbei wird der Kreislauf in denselben gestört und zu gefährlichen Complicationen Veranlassung gegeben. Ich besitze eine theuer erkaufte Erfahrung in dieser Beziehung. In einem allerdings schweren und complicirten Fall, wo der Process sowohl die Tibia, das Fussgelenk und den Talus angegriffen hatte, wurde der Verband etwas fester angelegt in der Absicht, durch Druck die Knochenpartien aneinander genähert zu halten; eine Gangrän in Haut und Periost war die Folge und trug wahrscheinlich das Ihrige zur Entstehung einer so heftigen Infection bei, dass die vorgenommene Amputation den tödtlichen Ausgang nicht abwenden konnte.

Die Erfahrung hat mir gezeigt, dass der beste Verband bei diesen jedenfalls schwierigen Operationen in einem Schutze gegen äussere Berührung oder Verunreinigung des Operationsgebietes besteht, dass aber das Operationsgebiet sonst ohne Bedeckung mit Verbandmaterial jeder Art bleiben soll. Diesen sog. Schutzverband, der sich auf das Princip stützt, dass eine Wunde am besten heilt, wenn dieselbe, gegen alle äusseren Einflüsse geschützt, sich selber überlassen bleibt, ohne dem Reiz des anhaftenden Verbandes oder einer Compression bei Anlegung desselben ausgesetzt zu sein, habe ich mit grösstem Nutzen auch in vielen anderen Fällen verwendet.[1]) Einer der Vortheile dieser Verbandmethode besteht darin, dass die Operationswunde sich auffallend schmerzlos verhält und dass alle schmerzhaften Verbandwechsel fortfallen. Bei den Operationen, die hier in Frage kommen, wird der Verband folgendermassen angelegt. (Ich nehme eine Knochenplastik der Tibia an.) Wenn die Operation beendet und der Schlauch entfernt worden ist, entsteht nicht selten Anfangs eine reichliche Blutung; das Bein wird elevirt gehalten und mit einer Tüllcompresse ein leichter Druck auf das Operationsgebiet ausgeübt. Gewöhnlich steht die parenchymatöse Blutung bald, die Tüllcompresse wird entfernt und

---

[1]) Ich behalte mir vor, in anderem Zusammenhang auf die Frage des naturgemässen Verbandes näher einzugehen.

das Bein auf eine Volkmann'sche T-Schiene gelagert, die mit Holzwolle oder Mooskissen gut ausgepolstert ist. Solche Kissen werden auch ober- und unterhalb des Operationsgebietes auf das Bein gelegt. Ueber die Wunde wird ein Drahtgestell (durch Auskochen sterilisirt) gelegt, welches an den das Bein deckenden Kissen seine Stütze findet. Unter diesem Drahtgestell liegt die Wunde frei; um die Wunde vor äusserer Berührung, Verunreinigung durch Stoffpartikel u. s. w. zu schützen, wird über das Gestell ein Stück Wachstaft gelegt. Bisweilen habe ich eine Glasscheibe über dem Drahtgestell eingefügt, um die Wunde direct beobachten zu können. Das Bein wird in gering elevirter Stellung einige Tage gehalten. Die Verbandkissen saugen das abfliessende Blut ab, welches auf der Wunde theilweise eintrocknet. Das Bein wird 8 bis 14 Wochen ungerührt gelassen, worauf ein Verbandwechsel stattfindet, die Hautnähte werden entfernt, die Schiene mit neuen Kissen versehen und der Schutzverband wieder aufgelegt. Zeigt sich stellenweise eine geringe Eiterung, so wird das Secret leicht abgetupft, ein wenig Borvaseline aufgelegt und der Schutzverband wieder angebracht. So verfährt man bis zur erfolgten Heilung, kann aber auch, wenn nur noch Granulationen da sind, einen gewöhnlichen Verband gebrauchen.

Die Regeln, zu welchen ich für die Ausführung osteoplastischer Operationen durch meine Erfahrung gekommen bin, sind folgende. Ich nehme hierbei einen Fall von Osteomyelitis der ganzen Diaphyse der Tibia an.

1. **Sequestrotomie und Regelung der Höhle.** Nachdem das Bein einige Minuten in erhobener Stellung gehalten worden ist, wird ein Gummischlauch um den Oberschenkel gelegt. Ein Schnitt wird über die dicht unter der Haut liegende Fläche der Tibia von der oberen Epiphyse bis zur unteren geführt; dieser Schnitt soll womöglich vorhandene Fistelöffnungen verbinden und bis auf den Knochen geführt werden. Nachdem das Periost abgelöst ist, wird der Markcanal der Tibia in ganzer Länge aufgemeisselt und die vordere Wand entfernt. Darauf werden Sequester entfernt, Granulationen und morscher Knochen ausgeschabt. Durch Ausmeisselung wird die grosse Höhle in möglichst rechtwinkelig parallelepipedische Form gebracht. Dieselbe wird mit Jodoform- und steriler Gaze fest tamponirt. Die Haut und das Periost wer-

den durch einige Nähte aneinander gezogen, um einer allzu grossen
Retraction vorzubeugen. Der Verband wird angelegt, während das
Bein in erhobener Stellung gehalten wird, worauf der Schlauch
entfernt wird. Die ersten Tage nach der Operation wird das Bein
in erhobener Stellung gelagert.

2. Osteoplastik. Diese wird 2—3 Wochen nach der Operation vorgenommen, oder noch später, wenn der Fall frisch ist
und die Wände der Höhle infolge ungenügender Neubildung von
Knochen zu dünn sind. Nachdem das Bein einige Minuten erhoben
gehalten worden ist, wird ein Gummischlauch um den Oberschenkel
gelegt. Die Granulationen der Höhle werden sorgfältig entfernt.
Die Osteoplastik wird je nach den vorliegenden Verhältnissen nach
einem der 4 unten angegebenen Verfahren ausgeführt:

a) Der Mitteltheil der Höhle wird in eine Rinne umgewandelt;
die restirenden oberen und unteren Theile der beiden Seitenwände
werden gelöst und gegeneinander verschoben (Fig. 6—8).

b) Der mittlere Theil wird in eine Rinne verwandelt, nur die
unteren und oberen Theile der einen, dünneren Seitenwand werden losgelöst und gegen die andere Wand verschoben (Fig. 9
und 10).

c) Die Seitenwände werden abgelöst und in 4 Stücken gegen
einander verschoben, ohne Bildung einer Rinne im mittleren Theil
(Fig. 1 und 2).

d) Nur die eine Seitenwand wird in zwei Stücken verpflanzt,
ohne dass der Mitteltheil zu einer Rinne ausgemeisselt wird (Fig.
9 und 10).

Auch Combinationen von a, b und c können ausgeführt
werden.

Ich beschreibe hier das Verfahren a, welches wohl in vielen
Fällen vorzuziehen sein wird; die Technik der übrigen geht unmittelbar aus der Beschreibung hervor.

Nachdem das Periost etwas abgelöst worden ist, wird von
beiden Seitenwänden so viel abgemeisselt, dass das mittlere Drittel
der Höhle in eine flache Rinne umgewandelt wird und die nach-
bleibenden Drittel der Seitenwände eine ausgezogen dreieckige Form
erhalten, wie Fig. 8 zeigt. Nun wird ein Querschnitt über die
Tibia durch Haut und Periost in der Höhe der oberen Grenze der
Höhle geführt; von diesen Schnitten aus werden die Seitenwände

bis zur Basis durchgemeisselt. Hierauf werden die Seitenwände
von innen aus parallel dem Höhlenboden abgemeisselt, aber 0,6
bis 1 Ctm., je nach der Breite der Höhle oberhalb des Bodens,
wobei zugesehen wird, dass die Verbindung zwischen Knochenstück
und Periost nicht gelöst wird. Weiter werden noch die nachgebliebenen Theile der Seitenwände bis auf die Bodenfläche und
eventuell die seitlichen Theile des Bodens abgemeisselt. Darauf
werden die lateralen Knochenperiost-Hautlappen aneinander gebracht und in dieser Lage mittelst einer oder zweier Metallnähte,
die durch den Knochen gehen, fixirt, wenn die Spannung bedeutend
ist — sonst nur mit Seidennähten, welche durch Haut und Periost
gehen. In ganz derselben Weise wird mit den Seitentheilen vorgegangen, welche den unteren Theil der Höhle begrenzen. Schliesslich werden Haut und Periost vernäht, sowohl über der flachen
Rinne im Mitteltheil des Knochens, wie über den verpflanzten
Seitenstücken. Auch die Querschnitte durch die Haut werden vernäht; bisweilen ist es nöthig, mit dem Meissel die Ränder des
oberen und unteren Theiles der Höhlenwände abzurunden. Beim
Vernähen werden passende Abflussöffnungen für Blut und Secret
offen gelassen. Ein Verband wird aufgelegt, und zwar so, dass er
keine Compression ausüben kann. Der Schlauch wird entfernt.
Das Bein wird einige Tage erhoben gelagert.

Die Technik für die Ausführung der Variationen b, c und d
geht unmittelbar aus obenstehender Beschreibung hervor. Wird
die Arbeit genau und sorgsam ausgeführt, so wird die ganze Höhle
ausgefüllt und aufgehoben. Gewöhnlich ist es aber schwer, kleineren
Zwischenräumen zu entgehen, welche aber während der Heilung
bald gefüllt werden.

Umfasst die Knochenhöhle, wo die Osteoplastik vorgenommen
werden soll, nur einen Theil der Tibiadiaphyse (gewöhnlich den
oberen oder unteren Theil), so wird die Operation in selbstver-
ständlicher Weise modificirt, wobei das Grundprincip, die Verschiebung der Seitenwände, bestehen bleibt.

Die für die Tibia geltende osteoplastische Operation lässt sich
auch am Humerus anwenden. Viel grössere Schwierigkeiten bietet
dagegen die Behandlung von Knochenhöhlen im Femur dar, infolge
der tiefen Lage des Knochens und der dicken Schicht bedeckender
Weichtheile, die den Knochen umgeben. Ich will hier nicht auf

die wenigen Versuche eingehen, welche ich in dieser Richtung angestellt habe. Dieses Capitel erfordert ein besonderes Studium. So viel ist gewiss, dass die oft ausserordentliche Schwierigkeit, ja Unmöglichkeit, mit den bisher angewandten Mitteln Knochenhöhlen im Femur auszuheilen, die Ausbildung einer Operationstechnik für diesen Zweck wünschenswerth erscheinen lässt.[1])

Ich berichte hier nun über die Fälle, in welchen ich bisher osteoplastische Füllung von Tibiahöhlen vorgenommen habe. Ich habe erst allmälig die oben beschriebene Technik entwickelt und bei meinen Versuchen manches Lehrgeld zahlen müssen — ein Umstand, der nicht überraschend ist, da ich mich auf diesem neuen Gebiet nicht auf die Erfahrungen Anderer stützen konnte.

Fall I. W. H., Magd, 22 Jahre. (Journal 24, 1893.) Aufgenommen 16. 7. 1892.

Anamnese: Vor neun Jahren schwoll der rechte Unterschenkel unter Schmerzen an ohne bekannte Ursachen. Nach einiger Zeit bildeten sich Fisteln, welche Knochensplitter entleerten. Allmälig heilten die Fisteln unter Zurücklassung grosser Narben. Vor ungefähr 2 Jahren schwoll das Bein wieder an, zugleich öffneten sich neue Fisteln. Pat. wurde im Sommer 1891 im Lazareth zu Wiborg operirt. Nach der Entlassung aus dem Lazareth bildete sich wieder eine Geschwulst über dem unteren Theil des rechten Fusses und dem Fussgelenke aus; die Fisteln öffneten sich wieder und heilten nicht mehr.

Status praesens: Körperbau uud Kräfte gewöhnlich, Harn eiweissfrei. Der rechte Unterschenkel stark deformirt, welches auf einer Auftreibung der ganzen Ausdehnung der Tibia beruht, besonders aber des untersten Theiles. Die Gegend der Malleolen und des Fussgelenkes ist spindelförmig aufgetrieben und beträgt 28 Ctm. (24 Ctm. am anderen Bein). An der Vorderseite des Knochens besteht eine lange, breite, mit dem Knochen verwachsene Narbe. Die Narbe und Haut des unteren Theils geröthet. An der Innenseite des Beines oberhalb der Malleolen mehrere Fisteln. An der Aussenseite des oberen Theiles vom Bein Narben nach Fisteln. — Die Beweglichkeit im Kniegelenk normal, im Fussgelenk aber grösstentheils aufgehoben.

Diagnose: Necrosis tibiae dextr. post osteomyelit.

Behandlung: Am 18. 7. wurde eine Sequestrotomia et Abrasio tibiae in der Weise ausgeführt, dass über dem unteren Vordertheil der Tibia ein viereckiger Hautlappen mit der Basis nach aussen gebildet wurde, worauf die Tibia aufgemeisselt und Granulationen und Sequester entfernt wurden. Der Hautlappen wurde wieder über die Höhle gelegt und so befestigt, dass

---

[1]) Seitdem dieses niedergeschrieben wurde, habe ich gefunden, dass Knochenhöhlen des Femur mit grossem Vortheil durch Muskelperiostlappen aus der Umgebung ausgefüllt werden. Das Verfahren wird bald publicirt in deutscher Sprache.

zwei Oeffnungen zur Einführung von Jodoformgaze offen blieben. Ein fest
comprimirender Verband wurde angelegt. Da .die Höhle weiter fort eitert,
wurde dieselbe den 14. 9. von Neuem ausgeschabt und darauf mit Jodoformgaze tamponirt. Aber auch in dieser Weise wurde kein besseres Resultat erzielt und daher am 23. 11. eine Osteoplastik versucht: Die Höhle wurde
ausgeschabt, hierauf wurde die äussere Wand in einer Ausdehnung von ungefähr 6 Ctm. losgemeisselt und in Verbindung mit darüber liegender Haut und
Periost verschoben und gegen den Boden der Höhle angedrückt. In dieser
Stellung wurde dieselbe vermittelst leichter Compression durch einen der Haut
aufliegenden Tampon gehalten, über diesen kam ein gewöhnlicher Verband
und T-Schiene. — Den 25. 1. 1893 wird notirt, dass die Höhle nach vollkommen reactionslosem Verlaufe vollständig geheilt ist. Sicherheitshalber verbleibt Pat. noch bis zum 18. 2. im Krankenhause und wird alsdann entlassen.

In diesem Falle hatte die Osteomyelitis in der Tibia vor neun
Jahren angefangen. Nach einer temporären Heilung brachen wieder
Fisteln auf, welche trotz vorgenommener Operationen nicht heilten.
Nach vorausgeschickter Sequestrotomie und zwei Ausschabungen
führte ich die Osteoplastik aus, durch Loslösung der inneren
Höhlenwand und ohne noch die Technik vollständig zu verwenden,
die ich später mir allmälig für diese Operationen ausgebildet habe.
Die gelöste innere Seitenwand wurde theils verschoben, theils gegen
den Boden der Höhle zu gebogen und durch leichte Compression
befestigt. Eine besonders schnelle und günstige Heilung erfolgte
und ermuthigte mich zu weiteren neuen Versuchen.

Fall II. H. A., Pferdeknecht, 19 Jahre alt. (Journal 147, 1893.) Aufgenommen am 6. 1. 1893.

Anamnese: Pat. hatte sich am 2. 8. 1890 den linken Unterschenkel an
der vorderen Seite gestossen; denselben Abend fühlte er Schmerzen in der
linken Hacke und am folgenden Tage befiel ihn ein heftiger Frostschauer und
Fieber, so dass er sich ins Bett legen musste. Nach einigen Tagen schwoll
der linke Unterschenkel an und fing an zu schmerzen; die Haut röthete sich
und nach zwei Wochen wurde eine Incision im Krankenhaus zu Wasen, wo er
Aufnahme gefunden, gemacht. In der nächsten darauffolgenden Zeit wurden
nicht weniger als 14 Einschnitte in das Bein des Pat. gemacht. Ende December 1890 wurden Knochenstücke entfernt, abenso Anfang Januar 1891. Ende
dieses Monats war Pat. auf und bewegte sich mit Krücken. Er verliess das
Krankenhaus im Juni 1891 mit unausgeheilten Fisteln. Er wurde nun in das
Lazareth zu Wasa im Juli 1891 aufgenommen, wo wieder Knochenstücke entfernt wurden, und nach 4 Monaten ungeheilt entlassen. Er suchte jetzt in dem
hiesigen chirurgischen Krankenhaus um Aufnahme nach am 18. 12. 1891.
Hier wurde am 19. 12. die Tibia der ganzen Länge nach aufgemeisselt und
einige kleinere Sequester entfernt. — Pat. wurde am 12. 5. 1892 entlassen;

eine ungeheilte Fistel bestand noch. Seit dieser Zeit ist keine Heilung eingetreten, der Zustand besteht unverändert. Status praesens: Pat. ist von gewöhnlichem Körperbau, nicht abgemagert. Der Harn enthält Spuren von Eiweiss; sonst ist an den inneren Organen nichts Erwähnenswerthes. — Die zwei unteren Drittel des linken Unterschenkels und besonders die Gegend um und über dem Fussgelenk hochgradig aufgetrieben. Der Umfang der linken Wade misst 35,5 Ctm., derjenige oberhalb der linksseitigen Malleolen 32,5 Ctm.; die entsprechenden Maasse der rechten Seite sind 32,5 und 24,5 Ctm. Die Zehen und der vordere Theil des Fusses normal. Das Fussgelenk ist in schwacher Equinusstellung beinahe ankylotisch. An der Vorderseite des Unterschenkels findet sich in der Längsrichtung der Tibia eine 16 Ctm. lange und 4 Ctm. breite Wunde, deren Obertheil seicht, deren Untertheil jedoch tiefer ist. Der Wundboden ist glatt, speckig, etwas granulirend; reichliche Eiterung. Die Wundränder callös; die umgebende Haut verdickt, dunkel pigmentirt. Vom oberen Theil der Wunde erstreckt sich in der Richtung nach oben eine 4 Ctm. lange Narbe, in welcher die Haut mit der Tibia verwachsen ist. Die ganze Tibia stark verdickt. In der nächsten Umgebung der Wunde und über dem aufgetriebenen Fussgelenk ist das Gefühl für Berührung und Schmerz, wie auch Kälte und Wärme etwas herabgesetzt.

Diagnose: Necrosis tibiae sin. post osteomyelit.

Behandlung: Am 7. 1. wurde eine plastische Operation in der Weise versucht, dass die Granulationen aus der Knochenhöhle ausgeschabt, die Haut nebst Periost gelöst, ein von der einen Knochenwand gebildeter knöcherner Kamm abgemeisselt und darauf die Haut gegen den Boden der Höhle gezogen und hier an Nägeln befestigt wurde. Da der Zustand durch diese Operation nur wenig verbessert wurde, so wurde am 3. 2. eine Osteoplastik der Tibia vorgenommen. Nachdem ein Gummischlauch um den Oberschenkel gelegt war, wurden sämmtliche Granulationen ausgeschabt; eine ziemlich grosse Höhle entsteht, die im unteren Theil recht tief ist. Die Wände und der Boden werden zugerichtet; darauf wird die ziemlich dicke innere Wand unter recht grossen Schwierigkeiten mit dem Meissel losgelöst, und der untere Theil so weit abgemeisselt, dass das ganze Knochenstück, am Perioste hängend, gegen die andere Wand der Höhle verschoben werden kann, um hier mit zwei Silbernähten fixirt zu werden. Beim Losmeisseln bricht der Knochen im unteren Drittel. Die tiefe Höhle ist unten jedoch nicht ganz ausgefüllt. Die Haut wird durch einige Nähte zusammengezogen. Verband auf der Schiene, erhobene Lagerung. Der Verlauf gestaltete sich günstig; der obere Theil der Höhle heilte schnell, aber unten löste sich ein taubeneigrosser Sequester vom Knochenlappen ab und wurde am 30. 4. entfernt. In die hier entstandene Höhle wurde die anliegende Haut eingepflanzt und mit einem Nagel befestigt. Den 22. 7. wird Pat. auf eigenen Wunsch ungeheilt entlassen, da im oberen Theil noch eine granulirende Wunde besteht. — Da Pat. alsbald seine Arbeit wieder aufnimmt, erweitert sich die Wunde immer mehr und hält er am 14. 1. 1894 um erneute Aufnahme in der Klinik an. Eine langgestreckte oberflächliche Wunde findet sich an der Vorderseite der Tibia; unten führt eine feine

Fistel in die untere Epiphyse hinein. Den 16. 1. wurde mittelst Hauttransplantation die Wunde der Vorderseite gedeckt und die Höhle der unteren Epiphyse aufgemeisselt. Pat. ist noch in Behandlung. [1])

In diesem Fall waren 2 Jahre und 4 Monate seit Beginn der Osteomyelitis verflossen. Pat. hatte 4 Operationen durchgemacht und den grösseren Theil der Zeit nach dem Erkranken in Krankenhäusern zugebracht. Eine ordentliche Heilung war doch nicht erreicht worden, hauptsächlich von der tiefen Knochenhöhle abhängend, die im unteren Theil der Tibia bestehen blieb. Als ernste Folge der anhaltenden Eiterung hatte sich schon eine gelinde Albuminurie eingestellt. Bei der Knochenplastik wurde es für genügend erachtet, nur die eine innere Wand der Höhle abzulösen und zu verpflanzen. Diese war sehr dick; in Folge dessen wurde die Operation erschwert, das verpflanzte Knochenstück wurde nicht genügend ernährt, sondern starb im unteren Theil ab. Diese Complication verzögerte die Heilung in hohem Grade. Zweckentsprechender wäre wohl gewesen, von beiden Wänden etwas abzumeisseln und beide zu verpflanzen. Die zu frühe Entlassung des Kranken verursachte eine Erweiterung der noch nicht ganz geheilten Wunde, nebenbei erforderte die Höhle der unteren Epiphyse, welche in Folge des theilweisen Absterbens nicht gefüllt war, erneuerte Maassregeln.

Fall III. S. F., Vogtstochter, 9 Jahre (Journal 225, 1893). Aufgenommen den 9. 2. 1893.

Anamnese: Anfang November 1892 schwoll ohne nachweisbare Ursache der rechte Unterschenkel schmerzhaft an; hierzu trat allgemeines Unwohlsein, welches sich als Frostschauer, Fieber, Appetitlosigkeit und Kräfteverfall äusserte. Die Anschwellung und die Schmerzen vermehrten sich immer weiter. Pat. öffnete selber die Geschwust mit einer Nadel, worauf sich eine Tasse gelben, dicken Eiters entleerte. Bald darauf gingen zwei kleinere Knochensplitter durch die Wunde ab. Eine Woche später traten Schmerzen und Anschwellung am oberen Theil desselben Unterschenkels ein, wo ein Eiterherd vom Apotheker des Ortes geöffnet wurde. Während der Krankheit magerte Pat. bedeutend ab.

Status praesens: Pat. ist von gewöhnlichem Körperbau, aber sehr blass und abgemagert. Harn ohne Eiweiss.

Der ganze rechte Unterschenkel vom Fuss bis zum Knie bedeutend aufgetrieben, so das dessen Umfang 2,3 Ctm. mehr als auf der gesunden Seite

---

[1]) Seitdem geheilt entlassen. Hat sich mehrere Monate später wieder vorgestellt, wobei alles sich als gut geheilt erwies.

beträgt. Die rechte Tibia 2 Ctm. länger als die linke; beide Fibulae von gleicher Länge. Die Haut über der aufgetriebenen Tibia ein wenig geröthet, etwas heiss. Fisteln fanden sich oberhalb des Malleolus int. und in der Mitte der Tibia vor. Die Function der Knie- und Fussgelenke ungestört.

Diagnose: Necrosis tibiae dextr. post. osteomyelit. acut.

Behandlung: Den 9. 2. wurde die Sequestrotomie ausgeführt, wobei die Tibia in typischer Weise der ganzen Länge nach von einem Längsschnitt aus eröffnet wurde, die vordere Wand des Markcanals, Granulationen und Sequester wurden entfernt. Im oberen Theil der Tibia entsteht hierdurch eine sehr breite und tiefe Höhle, welche bis in die Nähe des Gelenkknorpels geht: im übrigen Theil ist die Höhle schmal und weniger tief. Die ganze Höhle, welche mit dem Meissel etwas zugerichtet wird, wird mit Jodoformgaze tamponirt. Die Hauträuder werden durch einige, weit von einander gelegte Nähte etwas zusammengezogen. Am 2. 3. wird zur osteoplastischen Operation der Tibia geschritten. Ein Schlauch wird um den Oberschenkel gelegt; die Granulationen der Höhle entfernt. Um die breite und tiefe Höhle im Obertheil der Tibia zu füllen, werden beide Seitenwände bis zur halben Höhe der Tibia durch Meisseln, theils von innen, theils von aussen von kleinen Hautschnitten aus gelöst. Hierbei wird darauf geachtet, dass von der Basis der beiden Seitenwände so viel Knochen entfernt wird, dass dieselben bis dicht an einander geschoben werden können, in welcher Stellung sie durch eine Metallnaht fixirt werden; die Höhle wurde oben indessen nicht ganz geschlossen, weil man beim queren Abmeisseln die Nähe des Kniegelenkes fürchtete. Die nachbleibende Höhle ist 4—5 Mm. tief und 2 Ctm. breit. Die untere Hälfte der Tibiahöhle wird durch Loslösung der äusseren Wand gefüllt, welche gegen die Innenwand verschoben wird, wo sie mit Seidennähten, welche durch Haut und Periost gehen, fixirt wird. Die Hauträuder werden noch weiter zusammengezogen, jedoch nicht vollständig. Gewöhnlicher steriler Verband, erhöhte Lagerung. Ein gelindes Fieber folgt der Operation; doch steigt die Temperatur nicht über 38,3 ° C. Ende Mai war die ganze Wunde geheilt, mit Ansnahme des obersten Theils, wo eine Fistel besteht; welche in die erwähnte Höhle im oberen Theil der Tibia führt. Verschiedene Versuche, dieselbe durch Ausschaben zur Heilung zu bringen, waren vergebens. Darum wird noch folgende Operation am 11. 8. unternommen: Die Höhle wird gründlich ausgeschabt, Haut und Periost als kleiner viereckiger Lappen von der Innenwand derselben abgelöst; die Wand selber grösstentheils durch Meisseln abgetragen, worauf der Haut-Periost-Lappen gegen den Boden der Höhle gedrückt wird, wo er mit Tampons und Nähten fixirt wird. Nach 2 Monaten, Anfang October, ist die obere Höhle gänzlich obliterirt. Pat. wird angehalten das Bein zu üben und am 13. 11. entlassen.

Der osteomyelitische Process war in Fall III neuen Datums, nur 3 Monate nach Beginn desselben waren vergangen; derselbe hatte die ganze Markhöhle der Tibia und die spongiösen Knochenpartien im oberen und unteren Theil ergriffen. Zuerst wurde die Sequestrotomie und Zurichtung der grossen Knochenhöhle vorgenommen, 3 Wochen später die Osteoplastik. Die obere Hälfte der beiden Seitenwände wurde losgelöst und verschoben; eine vielleicht zu weit getriebene Furcht dem Kniegelenk zu nahe zu kommen, machte, dass die Abmeisselung nicht hoch genug vorgenommen war. In Folge dessen wurde die sehr tiefe Knochenhöhle nicht ganz ausgefüllt. Eine weitere Nachoperation wurde so nöthig und der Aufenthalt der Pat. im Krankenhause um viele Monate verlängert. Der untere Theil der Höhle, zu dessen Ausfüllung nur die Verschiebung der einen Wand nöthig war, heilte ohne Schwierigkeit. Dieser Fall, wie der vorige, machte mich darauf aufmerksam, dass gerade die Endstücke der Höhle genau ausgefüllt werden müssen.

Fall IV. A. H., Käthnerstochter, 15 Jahre (Journal 295, 1893). Aufgenommen den 8. 3. 1893.

Anamne: Vor ungefähr $1/2$ Jahre erkrankte Pat. heftig mit Fieber, Frostschauern, Kopfschmerzen, bisweilen Delirien nebst starker schmerzhafter Schwellung des ganzen linken Unterschenkels. Nach ungefähr 3 Wochen öffnete sich erst eine, darauf mehrere Fisteln längs der Vorderseite des Knochens, aus welchen kleine Knochenstücke abgingen. Im November wurden von einem Arzt Einschnitte und Ausschabungen vorgenommen. Hierauf folgte nur vorübergehende Besserung. Eine Zeitlang war auch das Kniegelenk steif und geschwollen.

Status praesens: Pat. sieht etwas blass und angegriffen aus. Harn ohne Eiweiss. Der ganze Unterschenkel ist stark geschwollen, hauptsächlich davon abhängig, dass die Tibia in ganzer Länge aufgetrieben und deformirt ist (Umkreis des Beines in der Mitte 35 Ctm., an der gesunden Seite 31 Ctm.). Die Länge der Tibia ist nicht verändert. Vier Fisteln finden sich an der Vorderseite des Knochens, eine an der Innenseite oberhalb des Malleolus int., diese Fisteln führen auf den Knochen. Das Kniegelenk gelinde geschwollen. Das Fussgelenk normal.

Diagnose: Necrosis tibiae total. post. osteomyelit. acut.

Behandlung: Am 9. 3. wurde die Sequestrotomie gemacht, wobei nach Abtragung der Vorderwand der Tibia ein Totalsequester der Tibia entfernt wurde. Die Höhle wird reingeschabt und die Wände zugerichtet; ein Versuch wird gemacht dieselbe mit Oel, welches durch einen Paquelin erhitzt wurde, zu desinficiren, welches aber nicht einer starken Eiterung und 5 tägigem Fieber nach der Operation vorbeugte.

Den 28. 3. wurde die osteomyelitische Operation der Tibia gemacht. Ein Schlauch wird um den Oberschenkel gelegt. Die Granulationen der Höhle werden ausgeschabt. Darauf werden in gewöhnlicher Weise die beiden Seitenwände in zwei oberen und unteren Theilen losgelöst. Da die Wände sehr dick sind, ist die Loslösung durch Meisseln von Innen aus sehr mühsam zu bewerkstelligen; hierbei wird die dünnere hintere Wand sowohl am oberen wie unteren Ende der Höhle abgebrochen. Die verpflanzten Lappen werden gegen einander mit Seidennähten fixirt; die Haut darüber zusammengezogen; einige schmale Jodoformgazetampoms an einigen Stellen eingeführt. Gewöhnlicher Verband auf T-Schiene. Erhöhte Lage. Eine recht starke Eiterung nebst Fieber und Temperatursteigerung bis 39,5⁰ C. folgte der Operation und hielt allmälig abnehmend 4 Wochen an, Kräfte und Appetit schlecht. In Folge dessen misslang auch das Anheilen der Lappen, und Stücke von Knochen starben ab. Den 9. 5. werden diese Sequester entfernt, wodurch ungeheilte Höhlen sowohl in der Mitte wie am oberen und unteren Ende des Beines auftreten. Den 8. 6. wird die mittlere in eine flache Rinne umgewandelt, über welcher Haut und Periost direct vernäht werden. Gute Heilung erfolgt. Am 8. 8. wird der untere Defect durch erneute Lösung und Verschiebung der Seitenwände gefüllt, dieselben werden mit Nähten vereinigt. Schliesslich wurde die noch oben nachgebliebene Höhle den 12.9. in der Weise operirt, dass Haut und Periost von den Seitenwänden abgelöst, diese theilweise abgetragen und die gelösten Lappen gegen den Boden der Höhle gedrückt wurden. Am 30. 10. ist alles geheilt. Weil das Kniegelenk etwas seitliche Beweglichkeit zeigt, wird ein Gypsverband angelegt, mit welchem Pat. in Bewegung sein darf. Sie wird am 27. 12. mit recht guter Function entlassen.

In diesem Fall, wo die Osteomyelitis, welche die ganze Tibia ergriffen hatte, nur ½ Jahr alt war, wurde die Osteoplastik 17 Tage nach der Sequestrotomie vorgenommen; zweckentsprechender wäre gewesen, die Kranke sich noch länger erholen zu lassen. Die Osteoplastik wurde recht eingreifend in Folge der Dicke der Wände, welche ein langwieriges und energisches Meisseln nöthig machte. So kann wohl die beunruhigend starke Reaction nach der Operation erklärt werden. Vorsichtiger wäre es gewesen unter Berücksichtigung der Kräfte der Kranken die osteoplastischen Operationen zweizeitig zu machen. Indessen ging das Operationsresultat theilweise verloren dadurch, dass sich Sequester aus den gelösten Seitenwänden abstiessen. Verschiedene Nachoperationen wurden nöthig, um die vollständige Heilung zu erzielen, welche erst 7 Monate nach der ersten Osteoplastik definitiv ward. Dieser weniger günstig verlaufende Fall überzeugte mich davon, dass das inficirte Terrain, welches eine grosse osteomyelitische Höhle darbietet, eine ausgedehntere Osteoplastik zu einer keineswegs ungefährlichen Operation macht, welche besondere Vorsichtsmaassregeln erfordert.

Fall IV. J. H. R., Jüngling, 17 Jahre (Journal 321, 1893). Aufgenommen den 21. 3. 1893.

Anamnese: Pat. erkrankte den 25.4.1892 unter Frostschauern, Fieber und Schmerzen im linken Fussgelenk -- wie er glaubt in Folge von Anstrengungen am vorhergehenden Tage. Einige Tage darauf begann der ganze Unterschenkel schmerzhaft anzuschwellen. Nach einiger Zeit wurden mehrere Eiterherde ärztlicherseits geöffnet und später entstanden neue Fisteln, aus welchen auch Knochensplitter abgingen. Pat. lag 4 Monate zu Bett, ist darauf, wenn auch mit Schwierigkeit, auf und in Bewegung gewesen. Während der Krankheit magerte er bedeutend ab.

Status praesens: Pat. ist zart gebaut, sieht angegriffen und abgefallen aus. Normale Temperatur. Harn ohne Eiweiss. Die linke Tibia ist in ganzer Länge bedeutend verdickt. Die Haut daselbst heiss und geröthet. Auf der vorderen inneren Seite finden sich mehrere Fistelöffnungen und in der Mitte des Beines ragt aus einer Wunde ein 10 Ctm. langer Sequester hervor. Die angrenzenden Gelenke sind gesund. Die Länge der linken Tibia ist unverändert im Verhältniss zur rechten.

Diagnose: Necrosis tibiae sin. post osteomyelit. acut.

Behandlung: Am 21. 3. Sequestrotomie, in gewöhnlicher Weise wird die ganze Tibiahöhle eröffnet, zahlreiche grössere und kleine Sequester werden entfernt, morscher Knochen und Granulationen ausgeschabt, die Höhle wird parallelipipedisch zugerichtet und mit Jodoformgaze austamponirt. Den 28. 4. wird die osteoplastische Operation der Tibia gemacht, dieses Mal so, dass der mittlere Theil der Höhle durch Abtragen der Seitenwände in eine flache Rinne umgewandelt wird, die oberen und unteren Drittel der Seitenwände aber losgelöst, gegen einander verschoben und mit Silbernähten fixirt werden. Die Hautränder werden mit Seide vernäht, sowohl über den verschobenen Theil wie über der Rinne auf der Mitte des Knochens. Steriler Verband, T-Schiene, hohe Lagerung. Der Verlauf nach dieser Operation war sehr günstig; die Temperatur stieg nicht über 38,2° C., die Wunde heilte schnell, so dass er mit einer nur kleinen Fistel den 23. 8. entlassen werden konnte.

Die an früheren Fällen gewonnenen Erfahrungen veranlassten mich in diesem Falle die Osteoplastik in der beschriebenen Weise zu verändern. Hierdurch wird das gewonnen, dass bedeutend weniger Knochenpartien gelöst werden brauchen, die Operation wird abgekürzt und weniger eingreifend. Das mittlere Drittel der Tibia kann leicht in eine seichte Rinne umgeformt werden, über welche Haut und Periost unmittelbar vereinigt werden können. Diese Modification sehe ich für das Normalverfahren für die Fälle totaler Necrose an, wo nicht die hintere Wand alszu dünn ist.

Fall VI. J. L., Commis, 17 Jahre. (Journal 299, 1892.) Aufgenommen den 29. 2. 92.

Anamnese: Mai 1891 trat Anschwellung und Schmerz im unteren Theil des rechten Unterschenkels auf. Die Anschwellung nahm allmälig zu. Im Juni wurde ein Eiterherd von einem Arzt geöffnet. Im September war Pat. in einem Krankenhause, wo ein Knochenstück aus dem Bein entfernt worden sein soll. November 1891 bis Februar 1892 hielt er sich wieder in demselben Krankenhause auf. Er ist abgefallen und schwach geworden. Status praesens: Zarter Körperbau, blass und mager. Harn ohne Eiweiss. Das rechte Bein stark abgemagert; Tibia im unteren Theil aufgetrieben; oberhalb der Malleolen finden sich Fisteln, höher hinauf ein fluctuirender Abscess. Die Länge der Tibia nicht pathologisch verändert. Das Fussgelenk ankylotisch.

Diagnose: Ostitis tuberculosa (?) tibiae.

Behandlung: Bei vorgenommener Operation am 2. 3. 92 wird im inneren Malleolus ein Knochenherd mit reichlichen Granulationen angetroffen; zwischen den Muskeln des Unterschenkels ziehen sich mehrere mit Granulationen gefüllte Senkungen hin. Der Process wurde für tuberculös gehalten. Obwohl im Laufe von 1892 und im Anfang 1893 zahlreiche Ausschabungen und Cauterisationen vorgenommen werden, lässt sich der Process nicht zur Heilung bringen. Bei der am 19. 5. 93 vorgenommenen Aufmeisselung der Tibia findet sich das Knochenmark in ganzer Ausdehnung eiterig infiltrirt und zerfliessend; keine Sequester werden angetroffen. Die Markhöhle wird vollständig geöffnet, rein geschabt und tamponirt. Nun schrumpft und heilt allmälig die obere Hälfte der Höhle, während die untere Hälfte sich nicht füllt. Auf Grund des schlechten Allgemeinbefindens des Kranken wird erst am 16. 10. 93 eine Ausschabung und Zurichtung der nachgebliebenen Höhle im unteren Theil der Tibia vorgenommen und am 2. 11. die osteoplastische Ausfüllung derselben durch Loslösung der äusseren Seitewand, Verschiebung und Fixirung derselben mit Seidennähten an die innere Wand. Eine schnelle und gute Heilung erfolgte, so dass Pat. Anfang December aufstehen durfte, um an Krücken sein äusserst atrophisches Bein zu üben. Entlassung 10. 1. 94.

In diesem Fall, wo ein Knochenprocess im Malleolus der Tibia (wohl eher auf Eitercoccen als auf Tuberculose zurückzuführen) auch das Knochenmark in ganzer Ausdehnung inficirt hatte, ohne dass jedoch Sequester gebildet waren, wurde eine kleinere Knochenplastik vorgenommen, die gut gelang, aber keine weitere Besprechung erfordert.

Fall VII. E. S. K., Dienstmädchen, 30 Jahre. (Journal 140, 1894.) Aufgenommen am 3. 1. 1894.

Anamnese: Pat. erkrankte vor 20 Jahren heftig mit Frostschauern, Fieber und Schmerzen im rechten Unterschenkel. Eine Ursache kennt sie nicht. Allmälig entstanden Anschwellung und Fistelbildung. Sie wurde im Krankenhaus zu Wiborg operirt, wobei ein grösseres Knochenstück entfernt wurde. Allmälig heilte die Wunde und war Pat. gesund, bis vor 3 Wochen wieder Schmerzen auftraten, ohne sichtbare Ursache, im rechten Unterschenkel, besonders im oberen Theil; eine gelinde Anschwellung war besonders Anfangs aufgetreten.

Status praesens: Pat. ist von gewöhnlichem Körperbau, aber etwas abgemagert. Harn ohne Eiweiss. Die Temperatur normal. Der rechte Unter-

schenkel ist besonders im oberen Theil etwas geschwollen. An der vorderen Seite eine 16 Ctm. lange, an der Tibia adhärirende Narbe. Dicht oberhalb der Narbe, d. h. im obersten Theil der Tibia, ist der Knochen aufgetrieben und sehr schmerzhaft bei Percussion. Die Haut ist hier am Knochen fixirt.
Diagnose: Abscessus tibiae post osteomyelit.
Behandlung: Am 7. 1. wird der oberste Theil der Tibia aufgemeisselt, nachdem aus der aufliegenden Haut ein Lappen mit der Basis nach oben gebildet war; man kommt in eine gut abgegrenzte Höhle, die Eiter, aber keine Sequester enthält; dieselbe erstreckt sich bis zur Epiphysenfläche des Knochens. Die Höhle wird ausgeschabt, die Spitze des Hautlappens in dieselbe geführt; Jodoformgazetampons. — Am 1. 2. wird die Osteoplastik gemacht. Hierbei wird nach den gewöhnlichen Principien gehandelt. Die beiden Seitenwände, ungefähr 4 Ctm. lang und 3 Ctm. hoch, werden losgemeisselt, bleiben aber in Verbindung mit der bedeckenden Haut und dem Periost; nachdem genügend Knochen von ihrer Basis abgetragen worden, werden sie aneinander verschoben und mit durch Haut und Periost geführten Nähten fixirt. Der bei der vorhergehenden Operation hineingebogene Hautlappen deckt den oberen Rand der Höhle, nachdem derselbe schräg abgetragen ist. Ein Schutzverband wird so angelegt, dass keine Verbandstoffe die Wunde berühren oder auf dieselbe einen Druck ausüben. Unter mässiger Eiterung und Abstossung eines Theiles der narbigen Wundränder heilen die Knochenlappen gut an ihrem Platz an. Keine Temperaturerhöhung während der ganzen Zeit. Am 23. 3. ist die Heilung erreicht. Pat. liegt noch einige Zeit, damit die Narbe kräftiger werde. Entlassen am 30. April.

Im vorliegenden Fall, wo ein Knochenabscess sich 20 Jahre nach Anfang der Osteomyelitis durch Schwellung und Schmerzen zu erkennen gab, liess sich die tiefe und hochgelegene Höhle schnell zur Obliteration bringen, durch typische Osteoplastik mit Loslösung beider Seitenwände. Die Operation verlief ohne allgemeine Reaction. Die Heilung erforderte ungefähr 7 Wochen.

Fall VIII. L. W., Bauerntochter, 19 Jahre. (Journal 319, 1894.) Aufgenommen 11. 3. 1894.

Anamnese: Vor 7 Jahren schmerzte und schwoll der linke Unterschenkel an; auf der Vorderseite öffneten sich drei Fisteln, die Eiter und Knochensplitter entleerten. Das Bein war 10 Monate krank, bevor die Fisteln heilten. Aerztliche Hülfe wurde nicht gesucht. Pat. hat seitdem nur unbedeutend auf dem Fuss gehinkt. Vor 5 Wochen begann das Bein wieder zu schmerzen und anzuschwellen. Ist abgefallen.

Status praesens: Gewöhnlicher Körperbau. Harn ohne Eiweiss. Temperatur 38,6. Der linke Unterschenkel ist bedeutend geschwollen, besonders im oberen Theil (Umkreis 33 Ctm., auf der gesunden Seite 27 Ctm.). Die Tibia selber stark aufgetrieben; auf der Vorderseite Narben nach 3 Fisteln; unterhalb der obersten eine fluctuirende Partie. Die Haut ist geröthet, heiss, empfindlich.

Diagnose: Osteomyelitis tibiae sin. recidivans — Abscessus tibiae.

Behandlung: Am 12. März wird das obere Ende der Tibia aufgemeisselt. Eine Eiterhöhle wird angetroffen, die sich nach oben beinahe bis an den Gelenkknorpel erstreckt. Nach unten ist der Eiterherd durch sclerotischen Knochen gegen den Knochenmarkscanal gut abgegrenzt. Einige kleine, alte, missfarbige Sequester werden herausgefördert. Die Höhle wird parallelipepedisch zugerichtet, theils mit dem Meissel, theils mit dem scharfen Löffel. Eine seitliche Oeffnung, um eine kleinere Eiteransammlung zu entleeren, wird angelegt. Reichliche Sublimatspülung. Ein Heilen unter dem Blutschorfe wird versucht. Die Höhle darf sich mit Blut füllen — die Haut wird übergenäht, mit Ausnahme einer kleinen Stelle, die offen gelassen wird. Kein Verbandstück kommt in Berührung mit der Wunde, welche mit einem sog. Schutzverband versehen wird. Es zeigt sich bald, dass Eiter in der Höhle gebildet wird und dass diese Methode nicht zum Ziele führt. — Den 10. 4. wird die osteoplastishe Operation zur Füllung der Höhle gemacht. Die Knochenhöhle wird weiter regularisirt; dieselbe ist jetzt 8 Ctm. lang, 2,5 Ctm. breit und 3 Ctm. tief. Die beiden Seitenwände werden in gewöhnlicher Weise losgelöst und aneinander gebracht, nachdem genügend Knochen von der Basis abgetragen worden ist. Die verschobenen Partien werden gegeneinander fixirt mit Matratzennähten, welche über Gummirohre geknotet werden. Schutzverband wird angelegt. Eine ernste Nachblutung stellte sich ein, so dass ein Compressionsverband angelegt und Pat. mit Aether und 700 Cctm. Kochsalzlösung subcutan stimulirt werden musste. Da am folgenden Tage noch eine Temperaturerhöhung auf 39,2 entseht, wird die Wunde wieder geöffnet, die Periostknochenlappen auseinander geklappt und die Wunde mit Jodoformgaze tamponirt. Da nun die Temperatur fiel und den 17. normal war, wurden die Lappen am 18. April wieder aneinander gebracht und mit einigen Seidennähten fixirt. Schutzverband. Jetzt folgt ein guter Verlauf. Unter geringer Suppuration heilt die Wunde vollständig, so dass Pat. am 18. 6. aufstehen kann, um am 21. 6. das Krankenhaus zu verlassen.

In diesem Fall war wohl nie eine Heilung des Knochenprocesses im oberen Ende der Tibia eingetreten, sondern derselbe war während 6 Jahren latent verblieben, in welcher Zeit sich ein Knochenabscess allmälig ausgebildet hatte. Durch Loslösung beider Wände liess sich die Höhle vollkommen schliessen. Da die Blutung ungewöhnlich stark war, wäre es richtiger gewesen, die Wunde gleich zu öffnen und zu tamponiren, worauf dann am folgenden Tage die Lappen wieder aneinander hätten gebracht werden können. Jetzt entstand eine mässige Eiterung der Wunde, welche die Oeffnung der Wunde nothwendig machte. Als dieselbe acht Tage darauf wieder geschlossen werden konnte, folgte dennoch gute Heilung binnen 2 Monaten.

Fall IX. A. W. L., Bauerntochter, 24 Jahre. (Journal 21, 1895.) Aufgenommen den 6. 9. 1894.

Anamnese: Erkrankte April 1894 heftig mit Frostschauern, Fieber und Schmerzen in beiden Unterschenkeln. Die Beine schwollen an und Fisteln traten unterhalb der Kniescheiben auf. Sie wurde sehr angegriffen und hütete das Bett bis vor 3 Wochen. Sie hatte sich stark erkältet und sich nasse Füsse kurz vor dem Erkranken zugezogen.

Status praesens: Zart, äusserst anämisch, Aftergeräusche an der Herzspitze. Der rechte Unterschenkel stark geschwollen von der Patella bis zu dem unteren Drittel; die Geschwulst ist oben am bedeutendsten. Vier Fistelöffnungen an der vorderen inneren Seite. Fuss- und Kniegelenk frei. Der linke Unterschenkel zeigt dieselben Symptome, aber weniger ausgeprägt. Fuss- und Kniegelenk auch hier frei.

Diagnose: Osteomyelitis tibiar amb. acuta.

Behandlung: Am 6. 9. wurde die Sequestrotomie und Ausschabung erst am rechten Unterschenkel, wo mehrere grosse Sequester angetroffen wurden, und dann am linken Unterschenkel, wo nur kleine Sequester sich fanden, gemacht.

Den 17. 10. schritt ich zur osteoplastischen Operation des rechten Unterschenkels (die Höhle der linken Tibia war inzwischen beinahe ausgeheilt). Diese Höhle ist 17 Ctm. lang. Die schwache innere Wand wird in gewöhnlicher Weise in zwei Theilen losgelöst, gegen die andere Wand verschoben und mit Seidennähten, die durch Haut und Periost gehen, fixirt. Das obere Stück liegt nicht ganz so genau wie das untere. Schutzverband. Reactionsloser Verlauf. Temperatur am zweiten Tage 38,2. Am 11. 1. 95 ist alles geheilt, der obere Theil mit einer kleinen rinnenförmigen Vertiefung.

In diesem Fall, wo die Osteomyelitis frischen Ursprungs war, konnte die lange, aber schmale Höhle durch Verschiebung nur der einen Seitenwand in zwei Stücken gefüllt werden. Metallnähte durch das obere Stück wären nöthig gewesen; nun entstand eine kleine Diastase. Die Heilung erforderte $7^{1}/_{2}$ Wochen.

Fall X. K. H., Bauernsohn, 16 Jahre, aus Heinola. (Journal 73, 1895.) Aufgenommen 27. 11. 1894.

Anamnese: Wurde in der Klinik vom 6. Dec. 1888 bis zum 9. Febr. 1889 behandelt. Ein Totalsequester der linken Tibiadiaphyse wird entfernt. Am 9. Febr. beinahe geheilt entlassen. Seitdem war das Bein gesund bis August 1894, zu welcher Zeit es wieder anfing zu schmerzen und anzuschwellen, und Pat. fieberte. Nach 15 Tagen öffneten sich Fisteln und Eiter wurde entleert.

Status praesens: Gewöhnlicher Körperbau und guter Ernährungszustand. Das untere Drittel des linken Unterschenkels ist geschwollen, die Tibia aufgetrieben. Die Haut darüber geröthet und durchbrochen durch mehrere Fisteln. Fuss- und Kniegelenk normal.

Diagnose: Osteomyelitis tibiae sin. recidiv.

Behandlung: Den 27. 11. Trepanatio et sequestrotomia tib.
sin. Der untere Theil der Tibia wird in einer Länge von 11 Ctm. aufgemeisselt und zwei 5 Ctm. lange Sequester werden herausgenommen. Die
Knochenhöhle wird regularisirt; deren Dimensionen sind 11 Ctm. Länge,
3,5 Ctm. Breite und Tiefe. Tamponade. Nachdem die Knochenhöhle nunmehr
mit reinen Granulationen bedeckt ist, wird am 18. 12. zur Osteoplastik
geschritten. Beide Seitenwände wurden in gewöhnlicher Weise losgelöst, gegen
einander verschoben und mit Seidennähten durch Haut und Periost fixirt.
Beim Meisseln entsteht ein Bruch der dünnen Hinterwand der Höhle. Ein
leicht comprimirender Verband wird für 24 Stunden angelegt, worauf zum gewöhnlichen Schutzverband gegriffen wird. Eine recht lebhafte Eiterung entsteht, doch ohne Fieber. Die Heilung schreitet dennoch durch Granulationen
rasch vorwärts und am 31. Januar ist die Wunde ganz geheilt. Das Bein biegt
sich noch etwas, so dass ein Gypsverband gelegt wird. Dieser wird am 26. 3.
entfernt und Pat. kann sich bei der Entlassung auf das vollkommen geheilte
Bein stützen. Das Fussgelenk ist beweglich.

In diesem Fall von recidivirender Tibiaosteomyelitis wurde die
Höhle durch Loslösung und Verpflanzung aneinander der 11 Ctm.
langen Seitenwände aufgehoben. Der Bruch der verhältnissmässig
dünnen Hinterwand während des Meisselns brachte keine weiteren
Ungelegenheiten mit sich, als dass die Heilung etwas längere Zeit
erforderte. Obgleich die Wunde 6 Wochen nach der Operation
vollkommen geheilt war, wurde das Bein noch 2 Monate in Gyps
gehalten, um volle Festigkeit zu erlangen.

Fall XI. T. R., Bauernsohn, 29 Jahre. (Journal 187, 1895.) Aufgenommen am 19. 1. 1895.

Anamnese: Vor 18 Jahren begann sein linker Unterschenkel im oberen
Theil anzuschwellen und zu schmerzen· Zwei Fisteln öffneten sich eben unterhalb des Knies an der Innenseite des Beines. Knochensplitter gingen ab und
die Fisteln heilten innerhalb zweier Jahre. Seitdem ist das Bein gesund gewesen bis September 1894, als dasselbe wieder unter heftigen Schmerzen anschwoll; die Geschwulst hatte sich über die ganze Kniegegend ausgedehnt.
Pat. ist abgemagert.

Status praesens: Körperbau gewöhnlich, abgemagert. Temperatur
38°. Die inneren Organe gesund. Der Obertheil des linken Unterschenkels
geschwollen; die Auftreibung betrifft besonders die Tibia selber. Narben nach
Fisteln finden sich an der Innenseite des Unterschenkels und am Condyl. int.
femoris. Die Haut über der geschwollenen Partie fühlt sich heiss an. Das
Kniegelenk um 140° gebeugt, die Beweglichkeit eingeschränkt.

Diagnose: Osteomyelitis tibiae sin. recid. — Abscessus tib.

Behandlung: 17. 1. Trepanatio et evacuatio tibiae sin. Eine
colossale Höhle, das obere Drittel der Tibia einnehmend, wird eröffnet; die
Wände derselben sind theils glatt, theils porös. Im inneren und äusseren

Condylus ist die Wand an einer kleinen Stelle durchbrochen. Die Höhle enthält nur Eiter, keinen Sequester. Dieselbe wird mit Jodoformgaze tamponirt. -- Am 27. 2. wird die Osteoplastik ausgeführt. Nach Regularisirung der Höhle misst dieselbe 8 Ctm. Länge und oben 5 Ctm. Breite und 5 Ctm. Tiefe. Nach unten flacht sie sich ab. Dieselbe hat also beinahe die Form einer Keiles mit der Basis nach oben. Die Seitenwände werden losgelöst; hierbei muss die Abmeisselung so hoch gemacht werden, dass das Kniegelenk an einer Stelle eröffnet wird. Die Lappen werden gegeneinander durch Seidennähte fixirt, welche durch Haut und Periost gehen. Vermittelst eines angenähten Jodoformtampons werden die Lappen oben noch weiter gegen den Höhlenboden angedrückt. Obgleich der Verlauf günstig war, zeigte es sich doch bald, dass die Höhle nicht ganz ausgefüllt worden war, da eine Secretion aus dem oberen Theil weiter bestand. Am 22. 4. wurde daher eine erneute Osteoplastik vorgenommen. Die alte Narbe wurde eröffnet; die Knochenlappen wurden zur Seite geschlagen, sie haben oben nicht genau an der Hinterwand angelegen: eine mit Granulationen gefüllte Höhle hat sich hier gebildet. Dieselbe wird reingeschabt und die Lappen kräftig mit Silberdraht fixirt und fest an die hintere Wand angedrückt. Jetzt folgt gute Heilung. Am 6. 6. ist alles geheilt und am 15. 6. wird Pat. entlassen.

Im Fall XI galt es, eine recht grosse Knochenhöhle zu füllen, die nach einem Abscess im oberen Ende der Tibia entstanden war. Die Schwierigkeiten wurden dadurch vergrössert, dass die Höhle das ganze obere Ende einnahm und dicht an die Gelenkfläche der Tibia reichte. Bei der ersten Osteoplastik, wo beide Seitenwände losgelöst wurden, wurde der Fehler gemacht, dass die Lappen nicht fest genug fixirt wurden, wodurch die Höhe nicht ganz ausgefüllt wurde; dieses wurde bei der zweiten Operation corrigirt; die vollständige Heilung nach derselben erforderte $6\frac{1}{2}$ Wochen.

Fall XII. J. I., Knabe, 13 Jahre. (Journal 283, 1895.) Aufgenommen am 22. 2. 1895.

Anamnese: September 1894 erkrankte Pat. mit Fieber und Schmerzen im rechten Unterschenkel. Der Schmerz dauerte 4—5 Wochen, in welcher Zeit Pat. das Bett hütete. Das ganze rechte Bein nebst Fuss schwoll an. Anfang December öffnete sich eine Fistel, aus welcher Knochensplitter entleert wurden.

Status praesens: Pat. blass, von gewöhnlichem Körperbau. Starke Auftreibung der zwei oberen Drittel der rechten Tibia; eine Fistel sondert Eiter ab. Die rechte Tibia, welche etwas im Bogen nach aussen gekrümmt ist, misst in der Länge 27 Ctm., die linke 29 Ctm. Die anliegenden Gelenke sind frei.

Diagnose: Osteomyelitis tibiae dextr.

Behandlung: Am 23. 2. Trepanatio et evacuatio tibiae. Einige Sequester werden entfernt. Mehrere unregelmässige Höhlen werden regularisirt, so dass schliesslich eine Höhle im oberen Tibiaende besteht, die nach aussen von einer dünnen Knochenlamelle, nach oben vom Epiphysenknorpel, nach innen von einem dicken Knochenlager und nach hinten von einer dünnen Schicht neugebildeten Knochens begrenzt wird. Am 27. 3. Osteoplastik, wobei die dünnere äussere Wand losgelöst, gegen die innere Wand verschoben und mit Seidennähten fixirt wird. Schutzverband. Heilung ohne Fieber. Am 25. 5. ganz geheilt, wird am 30. 5. entlassen.

In diesem Fall, wo doch die Höhle des oberen Tibiaendes recht bedeutend war, wurde die Heilung durch alleinige Verschiebung der äusseren Wand erzielt. Zur Heilung wurden $8\frac{1}{2}$ Wochen gebraucht.

Fall XII. A. H. J., Bauer, 18 Jahre (Journal 28, 1895). Aufgenommen am 23. 9. 1894.

Anamnese: Erkrankte im December 1892 plötzlich mit Frost, Fieber und starken Schmerzen im rechten Unterschenkel oberhalb des Fussgelenkes. Wurde bettlägerig. Der untere Theil des Beines und das Fussgelenk schwollen an. Nach 2 Wochen öffnete sich eine Fistel an der Innenseite, später noch einige. Kleine Knochensplitter wurden entleert. Lag zu Bett bis Juli 1893. Das Fussgelenk blieb unbeweglich. November 1893 stellten sich Schmerzen und Anschwellung auch im linken Unterschenkel und Fussgelenk ein; jedoch nicht allzu intensiv. Fisteln bildeten sich. Vor 2 Monaten schwoll auch der obere Theil des rechten Oberarmes an, die Schulter schwoll auf und das Gelenk wurde steif.

Status praesens: Zart, abgemagert. Harn ohne Eiweiss. Der rechte Unterschenkel, besonders im unteren Theil, stark aufgetrieben. Die rechte Tibia 25 Ctm., die linke 23 Ctm., in Folge dessen steht der ankylotische rechte Fuss ein wenig auswärts gedreht. Mehrere Fisteln auf der Vorderseite, in einer ist ein Sequester sichtbar. Das linke Fussgelenk in seiner Beweglichkeit beschränkt. Die Gegend der rechten Schulter angeschwollen und empfindlich, eine Fistel mitten am Arm. Das Gelenk nicht voll beweglich.

Diagnose: Osteomyelitis tibiae dextr. et humeri dextr.

Behandlung: Am 24. September Sequestrotomia und Evacuatio tibiae dextr. Ein 21 Ctm. langer Totalsequester wird entfernt. Die grosse Höhle wird zugerichtet und tamponirt. 22. November: Osteoplastia tibiae dextr. Die Höhle ist 24 Ctm. lang, 1,5—2 Ctm. breit und 2,5 Ctm. tief. Der Boden der Höhle wird in den unteren zwei Dritteln nur vom Periost gebildet. Für das obere Drittel, wo die Höhle am breitesten ist, werden Knochenperiostlappen aus beiden Seitenwänden gebildet. Für das mittlere und untere Drittel wird je ein Lappen aus der medialen Wand gebildet, die sich gegen die lateralen verschieben lassen. Die Lappen werden nur mit Hautperiostnähten fixirt. Sie waren schwer zu dislociren, so dass das Periost an ihrer unteren Grenze durchtrennt werden musste. Weil eine leichte Blutung weiter besteht, so wird ein Compressionsverband angelegt, welcher am 24. September mit einem Schutzverband ersetzt wird. Der Verlauf war vollkommen fieber- und reactionsfrei, obgleich im oberen Drittel der Tibia eine secernirende Fistel eine

Zeit lang bestand. Am 26. März 1895 findet sich notirt, dass die Tibia fast verheilt ist. Pat. ist indessen wegen seiner Humerusosteitis, wegen der zum rechten Fussgelenk gehenden Fisteln und wegen einer grossen pararectalen Phlegmone operirt worden, welche letztere sich langsam entwickelte und wahrscheinlich von einer Beckenosteitis ihren Ausgang genommen hatte. In gutem Zustande wurde er am 20. Juli entlassen.

Die localen Verhältnisse machten, dass in diesem Falle die ungewöhnlich grosse Höhle in unregelrechter Weise operirt werden musste. Nur im oberen Drittel fand sich eine hintere Wand; hier konnten beide Seitenwände gelöst werden. Im mittleren und unteren Drittel bestand die hintere Wand aus Periost, in Folge dessen konnte nur die eine Wand verschoben werden; wäre die zweite auch gelöst worden, so wäre das Bein gebrochen. Die Heilung währte etwas lange, 4 Monate. Der Fehler war wohl der, dass die oberen Lappen fester mit Metallnähten hätten vereinigt werden müssen.

Fall XIV. A. E., 7 jähr. Bauernmädchen (Journal 192, 1895). Aufgenommen am 21. 1. 1895.

Anamnese: Erkrankte Weihnachten 1894 mit heftigen Schmerzen im linken Unterschenkel und nach 24 Stunden mit Schmerzen im rechten; beide Beine schwollen stark an. Nach einigen Wochen öffneten sich Fisteln an beiden Beinen. Hat gefiebert und ist abgemagert.

Status praesens: Zart und mager. Harn ohne Eiweiss. Besonders der untere Theil der beiden Unterschenkel stark aufgetrieben. Die Haut ist glatt und gespannt. Am Malleolus int. des linken Beines und an der inneren und vorderen Seite des rechten, ungefähr 6 Ctm. oberhalb des Fussgelenkes finden sich Fisteln, welche nach oben gehen. Fuss- und Kniegelenk beweglich.

Diagnose: Osteomyelitis tibiar. amb.

Behandlung: Am 23. Januar Einschnitt über der Tibia an beiden Beinen. Die Tibiae sind beinahe in ganzer Länge von Periost entblösst; wahrscheinlich ist, dass die Ausbildung eines Totalsequesters vorliegt. Zur Zeit findet sich nur wenig Knochenneubildung. Am 26. Februar wird eine partielle Sequestrotomie gemacht, um bessern Abfluss zu gewinnen. Am 17. Mai Sequestrotomie, in der linken Tibia wird eine 16. Ctm. lange Höhle aufgemeisselt, aus welcher Sequester entfernt werden. In der rechten Tibia wird eine gleichfalls 16 Ctm. lang Höhle eröffnet, aus welcher ein Sequester entfernt wird. Die Wände der Höhlen sind nur wenig in Knochen umgewandelt; die rechte Tibia bricht während der Operation. Am 15. Juni Osteoplastik der rechten Tibia. Das obere und untere Drittel der Tibia wird durch Knochenperiostlappen aus der äusseren Wand gefüllt, welche durch einen über dieselben vernähten Jodoformgazetampon nach innen und unten gepresst werden. Das mittlere Drittel der Höhle ist durch theilweise Entfernung der Seitenwände abgeflacht worden, worauf die Haut über dieselbe vernäht worden ist. Die seichte Höhle in der linken Tibia heilt ohne Operation. Am 2. August sind beide Beine geheilt. Pat. wird entlassen.

Dieser leichte Fall erforderte eine Knochenverpflanzung in den schwer heilenden oberen und unteren Dritteln der Höhle der rechten Tibia; die Mitte heilte durch Umwandlung in eine seichte Rinne. Die Heilungsdauer der Osteoplastik betrug 7 Wochen.

Fall XV. A. K., Armenhäuslertochter (Journal 217, 1895). Aufgenommen am 1. 2. 1895.

Anamnese: Im Spätsommer 1894 schwoll der rechte Unterschenkel plötzlich an und begann zu schmerzen. Nach einigen Wochen öffnete sich eine Fistel. Wurde 3 Monate in einem Krankenhaus behandelt, worauf diese heilte, vor Kurzem hat sich eine neue gebildet.

Status praesens: Etwas blass und mager. Harn ohne Eiweiss. Der rechte Unterschenkel geschwollen. Auf der vorderen Fläche desselben eine 14 Ctm. lange Narbe. Am oberen Ende derselben eine Narbe. Das Kniegelenk frei; die Bewegung des Fussgelenkes etwas beschränkt.

Diagnose: Osteomyelitis tibiae dextr.

Behandlung: Am 2. Februar und 30. April wurde sequestrotomirt, wobei Sequester aus dem oberen Theil der Tibia entfernt wurden; die Höhle wird zugerichtet und ist beinahe 5 Ctm. lang, 2,5 Ctm. breit und tief. Am 14. Juni Osteoplastik, wobei die Höhle gefüllt wird, durch Lösung der äusseren Wand und Fixirung derselben gegen die innere mit Seidennähten, welche sowohl durch Periost wie Haut gehen. Schutzverband. Verlauf reactionsfrei. Am 10. August geheilt entlassen.

Die Heilung erforderte in diesem einfachen Fall beinahe zwei Monate.

Fall XVI. J. L., Maurertochter, 5 Jahre (Journal 234, 1895). Aufgenommen am 8. 2. 1895.

Anamnese: Am 30. Januar plötzlich Frost und Fieber, Schmerzen im rechten Unterschenkel. Nach einigen Tagen Anschwellung desselben, am ausgesprochensten oben.

Status praesens: Zart, blass. Temp. 38,7°. Harn ohne Eiweiss. Starke Schwellung des ganzen rechten Unterschenkels; Fluctuation an der vorderen inneren Seite. Die Haut geröthet, heiss.

Diagnose: Osteomyelitis acut. tibiae dextr.

Behandlung: Der am 9. Februar gemachte Einschnitt öffnet eine grosse Eiterhöhle, welche den oberen Theil der Tibia umgiebt, welche von Periost entblöst ist. Die Markhöhle wird geöffnet und das eiterig infiltrirte Mark ausgeschabt. Am 23. März wird wieder ein Eiterherd an der Innenseite eröffnet. Am 14. Mai Sequestrotomie. Die Tibia wird in ganzer Länge vom einen Epiphysenknorpel zum anderen aufgemeisselt; Sequester werden entfernt und die Höhle ausgeschabt. Die Haut wird gegen die Höhle vernäht. Am 15. Juni Osteoplastik. In den 2 oberen Dritteln ist die Höhle seicht und es wird angenommen, dass dieselbe durch Entfernung der Seitenwände und Vernähen der Haut gegen den Höhlenboden heilen werde. Das untere Drittel, welches 2 Ctm. tief ist, wird durch Verschiebung der inneren Wand gefüllt. Am 8. August nach reactionslosem Verlauf geheilt.

Die Heilungsdauer in diesem einfachen Fall, wo nur das untere Drittel eine Osteoplastik erforderte, war 8 Wochen.

Fall XVII. M. P., Knechtssohn, 19 Jahre (Journal 559, 1895). Aufgenommen am 28. 5. 1895.

Anamnese: Vor 10 Wochen ohne bekannte Ursache Schmerzen im rechten Unterschenkel und starkes Fieber. Anschwellung und baldige Fistelbildung folgte. Im April in einem Krankenhaus operirt, aber nicht hergestellt.

Status praesens: Zart und blass. Harn ohne Eiweiss. Anschwellung des ganzen rechten Unterschenkels, Auftreibung der Tibia. Das Fussgelenk ist auch angeschwollen. Eine Fistel unten.

Diagnose: Osteomyelitis tibiae dextr.

Behandlung: Am 27. Mai Sequestrotomia et Evacuatio tibiae. Die Höhle umfasst die untere Hälfte der Tibia. Am 11. Juli Osteoplastik. Beide Wände werden gelöst und gegen einander verschoben. Nähte durch Haut und Periost. Guter Verlauf. Am 12. August geheilt. Entlassen am 27. August.

Die Heilung erforderte in diesem Fall, wo beide Wände gegen einander verschoben wurden, nur 1 Monat.

Fall XVIII. K. R. R., Arbeitersohn, 16 Jahr (Journal 923, 1895). Aufgenommen am 14. 10. 1895.

Anamnese: Erkrankte vor 4 Monaten mit Schmerzen und Schwellung im oberen Theil des linken Unterschenkels. Es wurde durch eine Incision Eiter entleert. Pat. war bettlägerig. Vor 3 Monaten wurde in einem Krankenhause eine Operation am kranken Schenkel gemacht. Wunde dann besser und konnte herumgehen. Aber vor 3 Wochen erschien wieder eine Geschwulst, die geöffnet wurde.

Status praesens: Ziemlich kräftig. Innere Organe gesund. Eine harte Auftreibung des oberen Theiles des linken Unterschenkels (Umfang 37,5 Ctm., am gesunden Bein 33,5 Ctm.); zwei Fisteln an der Vorderseite, die Haut übrigens geröthet.

Diagnose: Osteomyelitis tibiae sin.

Behandlung: Am 16. October Sequestrotomie; drei 3—4 Ctm. lange Sequestern aus dem oberen Drittel der Tibia werden herausgenommen; zwei von diesen liegen an der hinteren Seite der Tibia, wo zur Zeit keine Knochenneubildung sich findet. Nach vollständiger Aufmeisselung hat die Höhle nur zwei Seitenwände, aber keine hintere Wand. Am 5. November Osteoplastik. Die gut granulirende Höhle ist 12 Ctm. lang, vorn 4—5 Ctm., unten 2—3 Ctm. breit, und 5 Ctm. tief. Es wurde die äussere Wand mobilisirt und in zwei Stücke zerbrochen, um an der etwas concaven inneren Wand anzupassen. Da die grosse Höhle doch nicht vollständig gefüllt wird, so wird noch

eine Seite von der äusseren Wand mobilisirt, aber deren Continuität doch
nicht gebrochen. Die Lappen werden mit Silbersuturen vereinigt, dann die
Haut vernäht. Schutzverband. Keine Reaction. Gute Heilung. Am 3. December werden die Silbersuturen herausgenommen. Am 30. December vollständig geheilt.

In diesem Falle, wo die recht breite und tiefe Höhle nur
Seitenwände hatte, war es unmöglich, ohne Störung der Continuität
des Knochens eine beiderseitige Mobilisirung in der gewöhnlichen
Weise zu machen. Wir kamen zum Ziel damit, dass wir die eine
schwächere Wand mobilisirten und dazu nur eine Leiste vom anderen fügten. In der Weise wurde die Höhle vollständig gefüllt.
Die Heilung erforderte 55 Tage.

Ausser diesen 18 Fällen habe ich eine Osteoplastik in einem
complicirten Fall versucht, wo der Krankheitsprocess ausser dem
unteren Theil der Tibia auch das Fussgelenk und den Talus ergriffen hatte. Ich füge hier die Krankengeschichte dieses unglücklich abgelaufenen Falles bei, der schon oben erwähnt wurde.

A. J., Maurer, 39 Jahre. Aufgenommen am 11. 10. 1893.

Anamnese: Im Alter von 13 Jahren litt Pat. an einem Knochenleiden,
welches das untere Drittel der rechten Tibia, den rechten Oberschenkel und
den oberen Theil des linken Humerus ergriff. An allen diesen Stellen entstanden Fisteln, aus welchen Knochenstücke abgingen. Nach Verlauf eines
halben Jahres war Pat. wieder hergestellt, jedoch mit Verkürzung des rechten
Beines und bedeutender Auftreibung dessen unteren Theiles, wie auch Verkürzung des rechten Oberarmes. Seit dieser Zeit hat Pat. sich bis Ende August
dieses Jahres gesund gefühlt. Damals schwoll das rechte Fussgelenk ohne bekannte Ursache an, gleichzeitig stellten sich Frostschauer und Fieber ein. Pat.
war doch noch $1\frac{1}{2}$ Wochen in Arbeit, da aber das Gelenk immer mehr empfindlich und geschwollen wurde, hat er seitdem gelegen. Das Functionsver-
mögen des Gelenkes hat allmälig ganz aufgehört. Mitte September bildeten
sich zwei Fistelöffnungen auf der vorderen, äusseren Seite des Fussgelenkes
aus. Hierauf nahm die Anschwellung und das Fieber ab. Pat. ist abgefallen
und seine Kräfte sind verringert.

Status praesens: Pat. ist von gewöhnlichem Körperbau, etwas angegriffen. Harn ohne Eiweiss. Ueber dem ganzen rechten Fuss, dem Talotibial-
gelenk und dem untersten Viertel der Tibia findet sich eine Anschwellung,
dessen Consistenz theils teigig, theils fest und an der Vorderseite des Fusses
fluctuirend ist. Der untere Theil der Tibia ist stark aufgetrieben. Die Haut
um das Fussgelenk ist geröthet und heiss. An der vorderen inneren Seite des
äusseren Fussknöchels finden sich zwei Fisteln. Das Fussgelenk steht in Equinusstellung und ist beinahe unbeweglich. Die rechte Tibia misst 36,5 Ctm.,
die linke 39,5 Ctm. Am oberen Theile des linken Humerus finden sich mehrere

grosse Narben; der Arm ist sehr atrophisch. Die Länge des linken Humerus ist 24 Ctm., des rechten 36 Ctm.

Diagnose: Osteomyelitis tibiae et tali dextr. Synovitis articulation. talo-crur. dextr.

Behandlung: Am 12. 10. wurde die Sequestrotomie und Ausschabung des unteren Theiles der Tibia und des Corpus tali vorgenommen; das Fussgelenk wurde durch denselben Schnitt eröffnet. Durch diese Operation entsteht eine sehr grosse complicirte Höhle, welche den Talus, das Fussgelenk und den unteren Theil der Tibia umfasst. Da eine Heilung dieser complirten Höhle schwer zu erreichen ist und die Function des Fusses jedenfalls sehr beschränkt werden muss, wird die Amputation für das Richtigste gehalten, gegen welche Pat. sich aber sträubt. Nachdem die Heilung der Höhle nur wenig vorgeschritten war, wird am 30. 11. eine osteoplastische Operation versucht, wobei die äussere Wand der Höhle ohne Schwierigkeit losgelöst und gegen die innere Wand verschoben wird. Es war beabsichtigt, dieselbe durch leichte Compression in ihrer neuen Lage zu erhalten. Diese Compression fällt indessen zu stark aus, so dass ein Theil der Haut und des Periostes über der Tibiakante in Brand geht. Gleichzeitig tritt hohes Fieber und lebhafte Eiterung ein, welche nicht durch Eröffnung der Wunde und Spülungen verbessert wird. Da sich ein schwerer septischer Zustand deutlich entwickelt. wird die Amputatio cruris oberhalb der Mitte vorgenommen. Nach der Amputation fällt die Temperatur während einiger Tage, bald aber verschlechterte sich der Zustand des Pat. wieder und derselbe starb am 19. 12. Die Section zeigte eiterige Metastasen im rechten Kniegelenk, Hüftgelenk, Schultergelenk und Sternoclaviculargelenk wie auch in Milz und Nieren.

In diesem Falle, wo ein osteomyelitischer Process nach 25jähr. Pause heftig emporflammte, war die Knochenhöhle durch ihre complicirte Natur nicht mehr für die Osteoplastik geeignet. Die Amputation des Unterschenkels wäre jedenfalls vorzuziehen gewesen. Aus dem unglücklichen Ausgang ziehe ich die Lehre, die Indicationen für die Osteoplastik nicht auf Fälle auszudehnen, wo ein Gelenk mit von der Krankheit ergriffen ist, und — dass bei der Nachbehandlung comprimirende Verbände genau vermieden werden sollen. Interessant war in diesem Falle die grosse Verkürzung des rechten Humerus, dessen oberes Ende im 13. Jahre des Pat. vor 26 Jahren osteomyelitisch erkrankt war; derselbe maass nur 24 Ctm., der rechte dagegen 36 Ctm. Das oft constatirte Factum, dass der Humerus hauptsächlich vom oberen Ende aus wächst, wird hiermit bestätigt.

Aus der Casuistik, die ich hier oben angeführt, will ich nur die Folgerung ziehen, das die Osteoplastik zur Füllung von Knochenhöhlen der Tibia mit Verpflanzung von Knochen-Periost-Lappen der beiden Wände eine rationelle und technisch gut ausführbare Operation ist, welche in vielen Fällen eine schnelle Obliteration der Knochenhöhle erzielt[1]), aber andererseits gewisse Vorsichtsmaassregeln erfordert. Eine grössere Erfahrung ist zu sammeln und die Technik weiter auszuarbeiten. Dieses Ziel wird wohl bald erreicht werden, da ich annehme, dass vielerorts den von mir veröffentlichten ähnliche Versuche gemacht werden.

Erklärung der Abbildungen auf Taf. V.

Figuren 1—9 sind schematische Abbildungen, welche die verschiedenen osteoplastischen Eingriffe an der Tibia zeigen.

Figur 1. Die Tibiahöhle ist regularisirt; die gebrochenen Linien bezeichnen die Stellen, wo die Seitenwände abgemeisselt werden.

Figur 2. Die in vier Theilen abgelösten Seitenwände sind deplacirt und mit Metallsuturen vereinigt.

Figur 3, 4 zeigen Deplacirung der äusseren Wand allein.

Figur 5. Haut und Periost sind zugenäht über dem Knochen.

Figur 6. Das mittlere Drittel der Seitenwände ist weggemeisselt.

Figur 7. Die zwei oberen und unteren Drittel sind deplacirt und mit Suturen vereinigt.

Figur 8. Längsschnitt durch die Höhle; der dunkelschattirte Theil der Seitenwände wird weggemeisselt.

Figur 9, 10 zeigen Deplacirung der inneren Wand allein, nachdem das mittlere Drittel der Seitenwände weggemeisselt ist.

Figur 11. Querschnitt durch die Tibia; die dunkelschattirten Partien der Seitenwände werden weggemeisselt. Die mit X bezeichneten Partien des Bodens der Höhle können nöthigenfalls auch entfernt werden.

Figur 12. Querschnitt durch die Tibia. Die zurückgebliebenen Theile der Seitenwände sind gegen einander verschoben und, sowie Haut und Periost, mit Suturen vereinigt.

Figur 13 zeigt das Stadium der Operation, wenn die Seitenwände losgemeisselt und deren Basistheile entfernt sind.

Figur 14, 15. Abbildung des für die Abmeisselung der Seitenwände construirten Meissels.

---

[1]) Dass die Obliteration auch eine dauerhafte ist, habe ich seither an drei der frühesten Operirten constatirt.

XII.

Ueber die Tuberculose der Alveolarfortsätze.

Von

Carl Zandy,

aus Wesel.

Die ersten, sicheren Angaben über die Tuberculose der Mundhöhle finden sich beim Beginn dieses Jahrhunderts. Zwar beschreibt
Morgagni[1]) schon im Jahre 1761 einen von ihm zwei Jahre vorher
beobachteten Fall von Zungentuberculose und erwähnt noch einen
ähnlichen aus Laurentius Marianus; bei der damals herrschenden
Ansicht über das Wesen der Tuberculose aber wird auch der Begriff
von Tuberkel ein anderer gewesen sein als jetzt, und jene beiden
Beobachtungen sind für die Geschichte der Tuberculose wohl kaum
von besonderem Belang. Erst als im Jahre 1810 Caspar Laurent
Bayle die „Phthisie granuleuse" beschrieb und genauer definirte,
mehrten sich auch die Beobachtungen von Tuberculose an anderen
als den Brust- und Bauchorganen; so erwähnt Louis 1825 einige Fälle
von Zungentuberculose bei schon bestehender Phthise, ohne allerdings
dieser Affection wegen ihrer angeblichen Seltenheit grössere Beachtung
zu schenken. Nachdem aber in den vierziger Jahren Ricord in
Frankreich zwischen dieser „Phthisie buccale" und der syphilitischen
Erkrankung der Mundhöhle eine Differentialdiagnose aufgestellt hatte,
wurden die Aerzte auf dieses Leiden aufmerksamer. Im Jahre
1850 sah Fleming[2]) bereits die Tuberculose in der Mundhöhle
primär auftreten und überzeugte sich von ihrem Lokalbleiben.

In allen diesen Fällen hatte es sich aber nur um tuberculöse
Erkrankungen der Zunge gehandelt, während man dieselbe Affection
an den übrigen Theilen der Mundhöhle entweder übersah oder ihrem
Wesen nach nicht richtig erkannte; denn dass bei der auch damals
schon beträchtlichen Ausbreitung der Lungentuberculose dieselben

Complicationen in die Erscheinung traten wie heute, unterliegt wohl keinem Zweifel. Allerdings ist das Vorkommen von Tuberculose an den übrigen Organen der Mundhöhle weit seltener als an der Zunge, und ganz besonders ist es die tuberculöse Erkrankung der Alveolarfortsätze der Kiefer, die bis in die siebziger Jahre gänzlich unbekannt, seitdem als Unicum galt; wenn sich die Beobachtungen über dieses Leiden auch in den letzten Jahren gehäuft haben, dank der Koch'schen Entdeckung der Tuberkelbacillen und des Tuberculins, so wird doch die Tuberculose des Zahnfleisches und Kiefers von fast allen Autoren als „sehr selten" bezeichnet.

Ganz mit Recht verdient sie diese Bezeichnung eigentlich nicht, denn, wie aus Folgendem zu ersehen ist, sind doch in den letzten 25 Jahren — aus früherer Zeit stammen keine Aufzeichnungen — 37 unzweifelhafte Beobachtungen von Tuberculose der Alveolarfortsätze veröffentlicht und eingehender beschrieben worden. Dazu ist es zweifellos, dass diese Krankheit häufiger mit anderen, unter ähnlichen Symptomen auftretenden Munderkrankungen verwechselt worden ist; dies zeigt sich auch darin, dass das genauere Eindringen in das Wesen der Tuberculose gerade in den allerletzten Jahren die meisten Beobachtungen unserer Affection gezeitigt hat. Es ist daher wohl nicht ohne Interesse, im Anschluss an einen in der chirurgischen Klinik zu Bonn beobachteten und in gewisser Weise merkwürdigen Fall, ein Bild von dieser immerhin relativ seltenen Krankheit zu entwerfen.

Warum die Tuberculose der Alveolarfortsätze nicht häufiger vorkommt, ist schwer zu sagen.

Michelson[3]) hat versucht, für die Seltenheit der tuberculösen Pharynxerkrankungen eine Erklärung zu geben, da es doch sonderbar sei, dass, wie auch die Thierexperimente mit Inhalationen zerstäubter, tuberculöser Sputa zeigen, eine Erkrankung der Lungen und der Bronchialdrüsen so leicht eintritt, während die erste Etappe, der Mund und die Nase, übersprungen wird. Nach R. Koch[4]) beruht dies darauf, dass die Tuberkelbacillen zu ihrer Vermehrung einer verhältnismässig langen Zeit bedürfen und dass sie in den meisten Fällen durch das Flimmerepithel der Athemwege wieder aus diesen hinaus befördert werden, bevor es zu einem Festsetzen kommen konnte. Cornet[5]) schreibt eine besonders wohlthätige Wirkung dem nach aufwärts und aussen ziehenden Schleimstrom zu, welcher

dadurch, dass er kleine Läsionen deckt und die eingedrungenen und
fest haftenden Fremdkörper abstreift, eine physiologische Wehr bilde.
In beiderlei Hinsicht scheinen die Tonsillen mit ihren Epitheldefecten
und der zerklüfteten Oberfläche im Nachtheil zu sein, doch ist den
Mikroben aller Art, die ja die Mundhöhle bevölkern, durch den Strom
der beständig auswandernden Leukocyten ein starkes Hemmniss insofern in den Weg gelegt, als jene eine dichte Barricade an der
Tonsillenoberfläche bilden und zudem noch geeignet sein sollen, die
Bacterien in sich aufzunehmen und schadlos zu machen. Nichts
von alledem hat das Zahnfleisch; der einzige Schutz könnte seine
glatte, fest gefügte Oberfläche und seine harte Consistenz sein.
Dass es ausserdem weniger den sonst so häufigen Verletzungen der
Mundschleimhaut durch die Zähne und harte, scharfkantige Speisen-
bestandtheile ausgesetzt ist, kommt wohl weniger in Betracht. Jedenfalls befindet es sich der Zunge gegenüber im entschiedenen Vortheil,
da diese gleichsam die physiologische Rinne bildet, auf der das
phthisische Sputum nach aussen befördert wird und in der zerklüfteten
Zungenoberfläche und den häufigen Läsionen sich festzusetzen die
beste Gelegenheit hat.

　　Verhängnissvoll für die Alveolarfortsätze sind aber die Zähne, und
und ich möchte diese als den vor allem schuldigen Theil ansprechen.
Nicht nur, dass ein Eindringen der Tuberkelbacillen in den Spalt
zwischen Zahn und Zahnfleisch an der Grenze des letzteren keine
grossen Schwierigkeiten bieten dürfte, und abgesehen davon, dass
bei schlecht gepflegten Zähnen eine Entwickelung und Vermehrung
der Bacillen auf dem abnormen Zahnbelag und in den Spalten zwischen
eng stehenden Zähnen sehr wohl denkbar wäre, ist es vor allem
die Caries, die, wie so oft, auch hier die Eingangspforte für die
Infection bildet.

　　In mehreren der unten angeführten Fälle ist die Caries der
Zähne ausdrücklich erwähnt und stillschweigend als Ausgangspunkt
betrachtet. In anderen wiederum fehlt diese Angabe wohl darum
nur, weil wegen des secundären Fehlens der Zähne an den erkrankten
Stellen eine Caries sich nicht mehr nachweisen liess. Die Möglichkeit,
dass Tuberkelbacillen in der zerfallenen Oberfläche eines cariösen
Zahnes sich einnisten, bei der fortschreitenden Erkrankung auch in
die Pulpa eindringen und von hier direkt in den Alveolarfortsatz
gelangen, ist so naheliegend, dass man sich denken muss, hier sei

die rechtzeitige Extraction des Zahnes und die Behandlung mit
Desinficientien eine oft unbewusst, gerade gegen die Tuberculose der
Alveolarfortsätze angewandte Prophylaxe. Der bei der Zahncaries entstehende Schmerz dürfte also als eine Anregung zum Eingreifen zu
betrachten sein und so auch seinen prophylactischen Werth haben.

Von ganz besonderer Bedeutung sind aber die am Alveolarfortsatz gesetzten Wunden, wie sie vor allem durch die Extraction
von Zähnen bedingt werden. Mögen die Tuberkelbacillen aus der
phthisischen Lunge oder aus der Aussenwelt in die Mundhöhle gelangt
sein, in jedem Falle kann sich ihnen zur Fortenwickelung kaum
eine bessere Stelle bieten als die leer gewordene Zahnalveole,
in der sie, falls keine energischen, desinficirenden Ausspülungen
vorgenommen werden, keinen Insulten von Seiten der Zunge oder
des abspülenden Speichels ausgesetzt sind. Daher verlangen
auch Ritter[6])[7] und Andere wiederholt das peinlichste Desinficiren aller
benutzten, zahnärztlichen Instrumente, da, wie bei Syphilis, so bei
Tuberculose eine Uebertragung durch jene nur zu leicht ist. Dass
bei Zahnerkrankungen und Extractionen ein Phthisiker stets ganz
besonders gefährdet wird, liegt auf der Hand.

Ob es vorkommt, dass, wie bei der Tuberculose der Röhrenknochen, die Bacillen durch das Blut- und Lymphgefässsystem auch
in die Markhöhle der Kiefer und die Zahnalveolen eingeschleppt
werden können, muss dahingestellt bleiben.

Der bis vor wenigen Jahren noch mit Heftigkeit geführte Streit,
ob die Tuberculose der Mundhöhle auch primär — d. h. bei sonst
nicht tuberculösen Personen — auftreten könne, darf als geschlichtet
angesehen werden.

Trélat (8), der erste Autor, welcher speziell die Zahnfleisch-
tuberculose erwähnt (1869), hält die Tuberculose der Mundschleimhaut
in allen Fällen für secundär. Er sagt von jenen Ulcerationen wörtlich:

Ils se montrent généralement chez des individus atteints de
phthisie pulmonaire, souvent même de phthisie laryngée, mais cette
règle n'est pas absolue. Ce qui est absolue, c'est que les malades
sont des tuberculeux, de telle sorte que la recherche attentive de
la tuberculose en un point quelconque de l'économie doit être un
des premiers actes de l'enquête médicale. — Wenn in seinen letzten
Worten auch etwas durchaus Wahres liegt, die ganze Behauptung
lässt sich nicht mehr aufrecht erhalten.

Allerdings kam erst spät Klarheit in diese Frage, und 1885 noch musste Volkm'ann auf dem XIV. Chirurgen-Congress zu Berlin sagen: „Noch jetzt fällt es vielen Aerzten schwer, bei einem Individuum, das an irgend einer tuberculösen Erkrankung leidet, nicht sofort an eine wahrscheinlich schon bestehende oder wenigstens in naher Aussicht stehende Lungentuberculose zu denken." Das hat sich seitdem geändert. Gerade für die Tuberculose der Mundschleimhaut hat Schliferowitsch (9) in seiner recht ausführlichen Arbeit 1887 gezeigt, dass ihr primäres Auftreten durchaus nicht zu den grossen Seltenheiten gehört, indem er zahlreiche derartige Fälle anführt.

Allerdings ist es denkbar, dass bei sehr versteckt liegenden, tuberculösen Herden in der Lunge die physikalische Untersuchung im Stiche lässt und erst die Autopsie eine Phthisis pulmonum geringeren Grades nachweist. Derartige wiederholt beobachtete Fälle mögen Michelson (3) dazu veranlasst haben, vor einem vorschnellen Urtheil über das Primärsein der Mundtuberculose bei negativem Lungenbefund zu warnen. Solche, gewiss nur vereinzelte Beobachtungen dürften aber doch kaum von so grosser Bedeutung sein, dass de Blois (10) 1884 das Vorkommen von Mundtuberculose unabhängig von Lungentuberculose leugnet und Fränkel (10) ihm darin Recht giebt. Auch Schech (11) sah die Zahnfleischtuberculose nur im Endstadium der Lungentuberculose, während Palazzolo (12) in seinem Resumé als erste These aufstellt: „Die Tuberculose in Mund und Rachen kann eine primäre Affection sein."

Und letztere Behauptung ist gewiss richtig. Die neuesten Entdeckungen auf dem Gebiete der Bacteriologie haben gezeigt, dass die meisten Arten von Mikroben nicht bloss eine Allgemeininfection des Organismus hervorrufen, sondern auch gleichsam eine locale „Blutvergiftung" erzeugen können. Die Blenorrhoea neonatorum, die Diphtherie der Vulva, die durch Pneumococcen und Typhusbacillen erzeugten Knochen- und Weichtheilabscesse, der Milzbrand der Haut gehören hierher. Warum sollte der Tuberkelbacillus, der hinsichtlich der Organe, in denen er sich festsetzt, so wenig wählerisch ist, sich nicht auch primär in der Mundhöhle einnisten und die erkrankten Zähne als Schlupfwinkel benutzen, da er doch so oft durch die Athemluft, die Speisen und unreine Instrumente an diese heran gebracht wird?

Was nun das Vorkommen der Tuberculose der Alveolarfortsätze hinsichtlich des Ortes betrifft, so ist zu bemerken, dass sie eine Prädilectionsstelle nicht hat. Gleichgiltig, ob primär oder secundär, findet sie sich bald an den Alveolarfortsätzen des Oberkiefers, bald an denen des Unterkiefers, bald im Bereich der Schneidezähne, bald an den Molaren, oft an Ober- und Unterkiefer zugleich durch directe Infection der entsprechenden Zahnfleischpartie, dann wieder, wie bei dem von uns beobachteten Fall, symmetrisch von beiden Unterkieferwinkeln ausgehend. Trélat (8) fand, dass die tuberculösen Geschwüre häufiger hinten im Munde vorkommen, als in der Nähe der Mundöffnung, auch Duplay und Reclus (13) behaupten, die Kiefertuberculose meist am Unterkiefer und zwar an dessen Winkel gesehen zu haben, während Andere sie häufiger am Oberkiefer beobachtet haben wollten. Auffallend ist die zugefügte Bemerkung, diese Affection sei nicht selten und finde sich meist bei scrophulösen Kindern im Anschluss an eine Periondotitis.

Als eine Sondererkrankung ist die Tuberculose der Alveolarfortsätze nicht zu betrachten, da in den meisten Fällen (s. auch Casuistik) andere Theile der Mundschleimhaut miterkranken. Entweder greift die Tuberculose dann vom Kiefer auf die übrige Mundhöhle über oder es ist das Umgekehrte der Fall. Dasselbe Verhältniss besteht zwischen den Alveolarfortsätzen einerseits und der Nase, der äusseren Haut und dem Kehlkopf andererseits, und es ist sehr wohl denkbar, dass in manchen Fällen, wo die Autopsie eine beginnende Phthisis pulmonum ergab, diese secundär von den tuberculösen Ulcerationen am Kiefer aus enstanden war. Durch das Verschlucken des Eiters der Mundhöhle können dann unschwer auch die Bauchorgane inficirt werden, und eine bei der Section gefundene allgemeine Tuberculose lässt darum noch nicht ohne weiteres den Schluss ziehen, ob die Tuberculose des Kiefers oder die der anderen Organe das Primäre war. Hat die Erkrankung thatsächlich in den Lungen begonnen und tritt die Affection am Kiefer hinzu, so geschieht das meist, wenn nicht gerade im Endstadium der Phthise, so doch zu einer Zeit, wo der gesammte Körper durch das tuberculöse Virus schon geschwächt ist und die Gewebe zur Aufnahme der Bacillen disponirt sind.

Ob eine einfache oder specifische Stomatitis und Gingivitis das Entstehen der Tuberculose an den Alveolarfortsätzen begünstigen, muss dahingestellt bleiben, jedenfalls aber scheint ihr Vorkommen

bei Syphilis nicht ausgeschlossen, da ja auch die Tuberculose überhaupt sich häufig zu Syphilis hinzugesellt, eine schon von Fränkel(14)
betonte Thatsache.

An ein bestimmtes Alter scheint unsere Affection nicht gebunden, doch ergiebt sich aus folgenden, der Casuistik entnommenen
Alterszahlen, dass die Zeit vom 15.—50. Lebensjahre entschieden
die Erwerbung der Kiefertuberculose begünstigt. Einzelne Ausnahmefälle von dem Vorkommen in früher Jugend und in späterem
Alter bestätigen nur die Regel. Angeführt sind folgende Lebensalter: 5—14—15—15—17—18—18—18—21—21—26—27—27
—27—28—29—31—31—33—35—36—37—38—39—40—41—
42—42—42—43—45—45—63—64—?—?—?.

Das männliche Geschlecht wird bei weitem häufiger von der
Tuberculose der Alveolarfortsätze befallen, als das weibliche; unter
den 37 Fällen finden sich 23 Männer, 1 Patient ist unbekannten
Geschlechts. Aehnliches konnte Schliferowitsch(9) constatiren,
da bei Tuberculose der Mundhöhle überhaupt auf 5 Männer 1 Frau
kommt. Anscheinend tritt die Krankheit beim weiblichen Geschlecht in etwas jüngerem Lebensalter auf, als beim männlichen,
wie sich aus dem Alter der betreffenden erkrankten weiblichen
Personen ergiebt: 14—15—17—18—21—26—27—27—28—29—
33—42—?.

Was nun die Diagnose der Krankheit betrifft, so ist uns
diese gegen früher bedeutend erleichtert worden. Seitdem man
weiss, dass Lupus mit Syphilis nichts zu thun hat, sondern auch
durch den Tuberkelbacillus hervorgerufen wird, kann und braucht
die scharfe Scheidung zwischen Tuberculose und Lupus der Mundhöhle und speciell der Alveolarfortsätze nicht mehr aufrecht erhalten werden. Die Uebergänge sind so reichlich und mannigfach
und die genaue Feststellung jedes der beiden Krankheitsbegriffe so
schwierig, dass dieser Unterschied im Allgemeinen übersehen werden kann, zumal die Therapie beide Male dieselbe ist. Michel-
son(3) wendet sich ebenfalls gegen die scharfe Eintheilung der
tuberculösen Schleimhaut-Ulcerationen in lupöse und tuberculöse.
Ebenso Doutruelepont (32) Uchermann (15) findet auch,
dass die Diagnose des Lupus der Mundschleimhaut in einzelnen
Fällen — wenn das ulcerirende Stadium eingetreten ist und nicht
dabei Lupus der äusseren Haut sich findet — rein willkürlich sein

würde, je nachdem mehr oder weniger Knoten übrig geblieben sind, Tuberculose in anderen Organen vorhanden ist oder der weitere Verlauf Klarheit in die Sache bringt.

Hajek (16) verlangt dagegen eine genaue Scheidung und begründet diesen Standpunkt folgendermaassen: „Die Tuberculose des Zahnfleisches tritt nach den bisherigen Beobachtungen zu urtheilen in zwei Formen auf: 1. in der lupösen, 2. in der tuberculösen; die meisten der bisher beschriebenen Fälle betreffen die lupöse Form. Bei dieser beginnt der Lupus gewöhnlich an der Lippenschleimhaut und greift von hier auf das Zahnfleisch, weiterhin auf den Gaumen über. Das Zahnfleisch erscheint enorm gewuchert, leicht blutend und es kommt zur Lockerung der Zähne. Diese lupöse Veränderung des Zahnfleisches habe ich des öfteren gesehen; die Erkrankung betraf fast durchweg blühende Individuen. Die exquisit tuberculöse Erkrankung des Zahnfleisches ist eine Seltenheit und dürfte nur in wenigen Fällen beobachtet worden sein. Einstimmig betonen dies alle Autoren, welche über tuberculöse Veränderungen der Mundhöhle publicirt haben."

Aehnlich meint Schwimmer (17): „Tuberculose und Lupus haben zwar viel Gemeinsames, können aber nicht als ganz gleiche Processe angesehen werden. Die Hauptunterschiede sind: 1. Tuberculose entwickelt sich schnell, Lupus langsam, 2. Tuberculose entsteht fast immer auf der Schleimhaut und greift von da auf die Haut über, bei Lupus gerade umgekehrt; auch gehören die Fälle von primärem Lupus der Nase, Larynx zu den Raritäten, 3. Lupus ist selten von Einfluss auf den Organismus, 4. das Verhalten der Bacillen, die bei Tuberculose massenhaft, bei Lupus nur einzeln vorkommen."

Sei dem wie ihm wolle, jedenfalls ist Homolle (18) 1875 mit seiner Systematik etwas zu weit gegangen. Er betrachtet den Lupus der Mundschleimhaut 1. in seiner Eigenschaft als Complication zum Lupus der äusseren Haut, 2. als Primäraffection. Bei 1. unterscheidet er 7 (!) Arten, denen allen die Indolenz gemeinsam sein soll, in Fall 2 nimmt er noch 2 Arten an.

Das Richtige wird wieder einmal in der Mitte liegen. Es kommen aber in einzelnen Fällen Erkrankungen vor, welche durch ihre ganz oberflächliche Ausbreitung, die geringe Zahl der Bacillen, ihr primäres oder durch Uebergreifen von der äusseren Haut ver-

anlasstes Auftreten manche Besonderheiten bieten und welche dazu
berechtigen, innerhalb der durch die Tuberculose überhaupt hervorgerufenen Erscheinungen eine „lupöse Form" abzusondern. Eine
genaue Begriffsbestimmung lässt sich auch hiervon nicht geben, der
Sachverständige weiss aber, dass er unter jener Bezeichnung die
leichter verlaufenden, häufiger auftretenden und vielfach primären,
tuberculösen Ulcerationen an den Alveolarfortsätzen zu verstehen
hat. Ebendieselbe Art der Bezeichnung haben Mikulicz und
Michelson (19) bei einzelnen ihrer Abbildungen von Zahnfleisch-
tuberculose gewählt, und die von ihnen beschriebenen Fälle (s. auch
Casuistik) entsprechen obigen Merkmalen.

Das eigentliche Krankheitsbild der Tuberculose an den Alveolarfortsätzen ist ein ziemlich charakteristisches und von fast allen
Autoren in gleicher Weise geschildert. Geht die Erkrankung. vom
Zahnfleisch aus — sicher vom Knochen entsprungene Tuberculose
ist noch nicht beschrieben — so beginnt dieses ein wenig zu
schwellen, sich zu wulsten und dann zu lockern, es wird weich
und leicht blutend; sehr bald beginnt dann eine Einwanderung von
Eiterbacterien in das zerfallende Gewebe und es zeigen sich mehr
oder weniger ausgedehnte Ulcerationen. Diese weisen zerklüftete,
zackige, unregelmässig gewulstete Ränder auf, zeigen auf dem Geschwürsgrund einen schmutzig-graugelblichen, ziemlich fest haftenden Eiterbelag und, wenn man diesen entfernt, die echten, blass-
rothen, schlaffen, tuberculösen Granulationen. Bald werden dann
die Zahnwurzeln blossgelegt und die schon vorher gelockerten Zähne
fallen aus oder können von den Patienten leicht entfernt werden.
An den Geschwürsrändern und in der ganzen Umgebung zeigen
sich weisslichgraue Knötchen von Stecknadelkopfgrösse, die Miliartuberkel; in schwereren, den eigentlich „tuberculösen" Fällen, wenn
man so will, beginnen dann noch die knöchernen Alveolarfortsätze
und die obersten Schichten der Kieferknochen necrotisch zu werden
und sich abzulösen, so dass die Sonde auf beträchtliche Strecken
hin zwischen den Granulationen durch auf harten Knochen
stösst (20) (21) (11) (13) (9). Schmerzen sind meist vorhanden, aber
nicht sehr stark, die Salivation ist dagegen intensiv und vielfach
besteht ein äusserst widerwärtiger Foetor ex ore.

In äusserst seltenen Fällen (s. auch Casuistik, Fall 7 und
12 (?)) beginnt das Leiden mit der Bildung eines Tumors, der

lange bestehen kann, ohne zu vereitern, und in diesem Stadium mit Carcinom und Gumma verwechselt werden könnte. Der weitere Verlauf scheint jedoch dem obigen gleich zu sein.

Häufig, wenn auch nicht constant, ist eine Schwellung der submaxillaren Lymphdrüsen vorhanden.

Die Differentialdiagnose zwischen Tuberculose einerseits und Lues und Carcinom andererseits — um diese allein handelt es sich — ist meist ohne Schwierigkeit zu stellen. Carcinom beginnt fast immer mit einer Geschwulstbildung, die bei der Tuberculose der Alveolarfortsätze zu den grössten Seltenheiten gehört. Später tritt dann auch Ulceration ein, die jedoch hinsichtlich des Aussehens der Geschwürsränder, des Eiters und der Granulationen ein ganz anderes Bild bietet. Zudem besteht hierbei stets eine besonders grosse Schmerzhaftigkeit. Mit Syphilis ist unsere Affection gewiss häufiger verwechselt worden. Doch gehen die Ulcerationen hierbei mehr in die Tiefe, und die oberflächlichen Knochenexfoliationen bei Tuberculose geben ein ganz anderes Bild als die grössere Stücke des Knochens necrotisirende, syphilitische Erkrankung. Dazu wird man nach Anhaltspunkten in der Anamnese, nach charakteristischen Narben an den Genitalien, im Munde etc. forschen. Im Nothfalle leitet man eine antiluetische Behandlung ein und stellt die Wahrscheinlichkeitsdiagnose nach deren Ausfall. Das Sicherste und Ausschlaggebende ist die Untersuchung des Geschwürssecretes auf Tuberkelbacillen und die Entnahme eines Stückchens Granulationsgewebe behufs mikroskopischer Untersuchung. In letzterem Falle zeigen sich bei Tuberculose die Miliartuberkel und die charakteristischen Riesenzellen mit den peripher gelagerten Kernen.

In Bezug auf das Vorhandensein der Tuberkelbacillen giebt es merkwürdige Unterschiede.

In der Literatur über Schleimhauttuberculose finden sich zahlreiche Fälle, in denen trotz aller Mühe Tuberkelbacillen nicht oder nur ganz vereinzelt nachzuweisen waren, während in anderen der Nachweis leicht zu erbringen war und die Bacillen sich in grossen Mengen vorfanden. Diese Thatsache ist schon längst aufgefallen, bisher aber noch nicht ganz aufgeklärt. Jedenfalls dürfte der Unterschied zwischen der lupösen und der tuberculösen Form nicht die einzige Ursache sein, denn auch in dem von uns beobachteten, zweifellos tuberculösen Fall, fanden sich in den aus den Granu-

lationen hergestellten Schnitten trotz der massenhaften Riesenzellen
keine Bacillen, während sie im Sputum recht zahlreich waren. Das
Geschwürssecret vor der Auskratzung bacteriologisch zu untersuchen, ist seiner Zeit verabsäumt worden.

Hajek (16) erklärt den negativen Bacillenbefund so, dass er
vermuthet, die Bacillen lägen in den tiefen Schichten des erkrankten
Gewebes, während sie in den oberflächlichen Theilen, also auch
den Granulationen, fehlten. Auch Schliferowitsch (9) muss bei
seinem Fall XI hinzufügen, dass die Deutung des mikroskopischen
Bildes nicht irre führen konnte, dass es ihm trotzdem aber nicht
gelingen wollte, in einem der 34 gefärbten Schnitte Tuberkelbacillen
zu finden. Hansemann (33) sagt: Ein negatives Resultat bei der
Untersuchung auf Tuberkelbacillen ist bei Tuberculose der Mundschleimhaut nicht beweiskräftig. Michelson (3) schliesslich konnte
in Fall II—V seiner Arbeit den Nachweis von Tuberkelbacillen
nicht erbringen, obschon es sich mit einer Ausnahme um zweifel-
lose Tuberculose handelte. Er schreibt den geringen Gehalt an
Tuberkelbacillen bezw. den ganz negativen Befund besonders der
primären Schleimhauttuberculose zu, was nach dem von uns beobachteten Fall zu urtheilen, auch nur für manche Fälle zutreffend
sein kann.

Die Diagnose kann unter Umständen noch gefestigt werden
durch den Befund an den Lungen und dem Larynx. Sehr häufig
finden sich da Infiltrationen einer oder beider Spitzen der Lungen,
Husten und andere Symptome beginnender Phthise, öfters auch ist
diese schon hochgradig; fehlt beides, so ergiebt manchmal die
Anamnese eine hereditäre Disposition zu Tuberculose.

Eine Verwechselung unserer Affection mit anderen Leiden als
Carcinom und Lues dürfte kaum möglich sein. Zu erwähnen
bliebe nur noch die sog. Gingivitis expulsiva, eine auf der Insel
Cuba häufiger vorkommende, aber noch nicht genauer beschriebene
Zahnfleischerkrankung, bei der neuerdings Tuberculose als Ursache
angenommen wird (22). Inwiefern dies berechtigt ist, lässt sich
nicht entscheiden.

Die Therapie der Tuberculose an den Alveolarfortsätzen hat
sich in den letzten Jahren einfacher gestaltet, als sie früher war.
Trélat (8) schreibt noch: „Die tuberculösen Geschwüre gehen nie
von selbst zurück und bisher hat sie Niemand heilen sehen. Man

hat adstringirende oder leicht ätzende Gurgelwässer, Silbernitrat und Jodtinctur ohne irgend welchen Erfolg angewandt. Besser ist das Ferrum candens."

Damit hat er gewiss Recht; denn heute darf man bei der Kiefertuberculose einzig und allein Hülfe von der Chirurgie erwarten. Die Auskratzung und gründlichste Entfernung alles verdächtigen Gewebes mit dem scharfen Löffel ist gewiss das beste therapeutische Mittel und kann noch genauer und mit weniger Schwierigkeit ausgeführt werden, als die Cauterisation. Eine eingehendere Nachbehandlung ist dabei kaum nöthig, doch hat in unseren wie in anderen Fällen die wiederholte Aetzung aller wieder auftauchenden Krankheitsherde mit Milchsäure (Acid. lact. — Aqu. dest. $\overline{aa}$) sehr gute Dienste geleistet. Natürlich sind auch die üblichen anderen Heil- und schmerzstillenden Mittel in Gebrauch, und Potter (23) nennt als beliebt: Cocain, Sublimat, Jodoform, Jodol, Milchsäure, Menthol. Ganz besonders empfohlen wird als analgesirendes Mittel das durch A. Rosenberg (Die Behandlung der Kehlkopftuberculose. Therapeut. Monatshefte, 2. Jahrgang, 1888) aus B. Fränkel's Poliklinik bekannt gewordene Mentholöl, das man über die schmerzenden Stellen fliessen lassen soll. Es hat vor Cocain und Morphium den grossen Vorzug der Ungiftigkeit.

Natürlich ist auf stärkende Diät und überhaupt rationelle Lebensweise, besonders bei dem Vorhandensein von Lungen- oder Larynxaffectionen, besonderer Werth zu legen.

Es sind ausserdem 5 mit dem Koch'schen Tuberculin behandelte Fälle (s. Casuistik Fall 14, 18, 23, 33, 34) beschrieben worden, die manches Interessante bieten. Bei dem augenblicklichen Stand der Tuberculinfrage aber und der geringen Zahl der so behandelten Fälle lässt sich Genaueres über den Werth dieser Therapie nicht sagen.

Jedenfalls ist bei gründlicher chirurgischer Behandlung und aufmerksamster Nachbeobachtung die Prognose für die Heilung der Alveolartuberculose eine ganz gute. Die Prognosis quoad vitam hängt natürlich in erster Linie ab von den complicirenden Lungen- und Larynxaffectionen oder sonstigen tuberculösen Leiden, dann auch von der Widerstandskraft des betr. Organismus und nicht zuletzt von dem Stadium der Krankheit, in welchem der Patient in ärztliche Behandlung kommt.

Casuistik.

I. Aus der Bonner chirurgischen Klinik (24). Philipp F., Fabrik-
arbeiter, aus Buschhoven, 45 Jahre alt, wird am 5. 4. 95 in die chirurgische
Klinik aufgenommen wegen eines geschwürigen Processes, der sich bei ihm im
Munde beiderseits in der Gegend der Backzähne des Unterkiefers seit 1 Jahre
zeigt. Der Process hat nach und nach zum Ausfallen der Zähne und zum Abstossen kleiner Knochenstückchen geführt. Zeitweise hatte Pat. Schmerzen vor
Ausfall eines Zahnes, oder auch die geschwürigen Flächen machten sich bei
der Nahrungsaufnahme durch Schmerzen bemerkbar. Besonders heftig waren
diese, als im October vor. Jahres der hintere Molar l. u. ausfiel. Die Schmerzen sollen auch nach dem Ohre ausgestrahlt sein, und seit vor. Herbst leidet
Pat. an Schwerhörigkeit. Den 1. Praemolaris l. unten zog der Zahnarzt vor 3
Wochen aus. Ebenfalls seit 1 Jahr ist Pat. kurzathmig und leidet an Husten;
Pat. hat in seiner Jugend einen Typhus durchgemacht, sonst keine Krankheiten; besonders wird eine luetische Infection in Abrede gestellt. Der Vater
hat anscheinend an Caries genu gelitten, sonst ist keine Tuberculose in der
Familie nachweisbar.

Jetzt finden sich beiderseits symmetrisch die Alveolarfortsätze des Unterkiefers im Bereich der Molaren rechts und der Molaren und Praemolaren links
gänzlich geschwunden, so dass an ihrer Stelle eine Rinne entstanden ist,
welche durch geschwürig zerfallene Gewebsmassen ausgekleidet und von dem
gewulsteten Zahnfleisch eingefasst wird. Scharfe Abgrenzung des Geschwürs
gegen die Umgebung, keine deutlichen, weissen Knötchen auf dem Geschwürsgrund oder in der Umgebung. Mit der Sonde kommt man in der Rinne an
verschiedenen Stellen auf entblössten Knochen, und auch ein kleiner Sequester
wird entfernt. Bei Druck von innen auf die Rinne ist der Unterkiefer empfindlich, ebenso links auf Druck von aussen. Bald nach Beginn des Mundleidens
bemerkte Pat. Schwellungen in der linken und später in der rechten Submaxillargegend. Dieselben sollen zeitweise stärker geworden sein, dann aber
wieder abgenommen haben. Jetzt finden sich daselbst derbe, geschwollene,
gegen die Umgebung leicht verschiebliche Drüsen, ebenso in den Achselhöhlen.

Der Schall über der l. Lungenspitze ist kürzer als rechts, in geringerem
Maasse in der Infraclaviculargrube; auscultatorisch: knarrende Geräusche über
beiden Lungenspitzen; links sind dieselben stärker und sind auch in der Infraclaviculargrube und der vorderen, oberen Partie der l. Lunge zu hören. Habi-
tus phthisicus. Starker Foetor ex ore. Kein Emphysem. Im Sputum zahlreiche deutliche Tuberkelbacillen.

11. 4. Operation; in Aethernarkose werden die Granulationen am Unterkiefer beiderseits gründlich ausgekratzt. Ausspülungen des Mundes mit Wasser-
stoffsuperoxyd. — 15. 4. Aetzung der ausgekratzten Stellen mit Acid. lact. —
Aqu. dest. $\overline{aa}$. — 17. 4. Pat. wird auf seinen Wunsch entlassen.

Die ausgekratzten Gewebsmassen zeigen sich auf Schnitten deutlich als
tuberculöse Granulationen mit Miliartuberkeln und zahlreichen Riesenzellen mit

den wandständigen Kernen. Tuberkelbacillen nicht nachweisbar. — Patient kommt alle 8 Tage in die Poliklinik, wo die geschwürigen Stellen mit Milchsäure bepinselt werden; gute Reinigung des Geschwürs. — 14.6. Die Schleimhaut des Unterkiefers hat den früher blossliegenden Knochen ganz wieder überwachsen; Foetor geschwunden. Extraction des gelockerten 2. Praemolaris rechts unten, dessen Wurzel von geschwürigen Massen umgeben ist. Frisch untersucht, zeigen sich diese als grossentheils aus Bacterien aller Art bestehend, anscheinend auch einzelne Tuberkelbacillen darunter. — 28. 6. Nirgends mehr geschwürige Stellen; subjectives Wohlbefinden des Pat. Derselbe soll alle 14 Tage bis 3 Wochen die Poliklinik besuchen. — 19.7. In der Mundhöhle nichts Krankhaftes mehr. Keine Beschwerden daselbst.

Pat. suchte nach seiner Entlassung aus der chir. Klinik wegen seiner Lungenaffection das Ambulatorium der medicinischen Klinik auf. Hier wurde die Diagnose auf Phthisis pulm. gestellt und am 17. 5. u. A. verzeichnet: Leberdämpfung 7. Rippe; r. Lungenspitze 5 Ctm. hoch, linke $2\frac{1}{2}$ Ctm.; an der l. Spitze knarrende Rhonchi vorn und hinten. Herz normal. Kreosot. — 31. 5. Athemnoth. — 7. 6. Schmerzen haben aufgehört, Husten und Auswurf hat nachgelassen, Appetit ist schlecht; an der l. Spitze vorn und hinten Knarren.

Auf meinen Wunsch stellt sich Pat. am 26. 11. mir wieder vor. Die Mundhöhle erscheint vollkommen gesund. Husten und Schmerzen auf der Brust bestehen nur Morgens und sind nicht sehr stark. Pat. thut volle Arbeit in der Fabrik, Appetit und Kräfte haben sich beträchtlich gehoben, sein Aussehen ist bedeutend besser, als vor einem halben Jahre.

2. Schliferowitsch (9). I. Fall. Am 26. 3. 1882 trat ein Patient, Namens Wilh. R., 40 Jahre alt, Ausrufer, in die innere Abtheilung der Heidelberger Klinik ein. Die Familienanamnese ergiebt keine Tuberculose, auch keine Lues. Pat. will immer gesund gewesen sein. Seit einigen Jahren ist Pat. dem Alkoholgenuss stark verfallen und kaut auch schon seit 20 Jahren Tabak. Ein Jahr vor seinem Eintritt in die Klinik bemerkte Pat. an sich eine auffallende Abmagerung und Abnahme seiner Kräfte; $\frac{1}{2}$ Jahr später stellte sich Husten mit Auswurf ein. Zur selben Zeit bemerkte er eine Schmerzhaftigkeit brennender Art auf der l. Seite der Mundhöhle, bald darauf verspürte er auch bei Berührung eine schmerzende Stelle am l. unteren Zahnrand, welche Stelle nach kurzer Zeit eine geschwürige Reihe an der vorderen und seitlichen Wand des Unterkiefers bildete. Nach 3 Monaten seines Bestehens hatte das Geschwür die Mundwinkel erreicht. Jodkalium innerlich und eine antiluetische Cur blieben erfolglos. Salivation sehr profus.

Status praesens: Auf der l. Seite der Unterlippe ein flaches Geschwür von 2 Ctm. Länge mit eitrigem Belag; dasselbe erstreckt sich auf die hintere Fläche der Unterlippe, greift in continuo auf die Vorderfläche des Unterkiefers über und setzt sich von hier auf die Wangenschleimhaut beiderseits fort. Die Geschwürsfläche ist höckerig, rissig, zeigt viele kleine Granula und eitrigen Belag; Ränder blassroth, aufgeworfen, verdickt. Die vordere Fläche des Unterkiefers zeigt die Wurzeln der unteren Schneide- und Eckzähne freiliegend;

einzelne Zähne daselbst sind stark gelockert. Die Zähne sehen grünlich-
schmutzig aus und sind des Schmelzes beraubt. Zunge geröthet, geschwollen,
schmerzhaft. Ihre Unterfläche und der entsprechende Theil des Mundbodens
sind auch geschwürig zerfallen. Salivation enorm stark, die Inframaxillar-
drüsen beiderseits geschwollen, hart, verschieblich. — Lungenbefund: Kleine
Dämpfungsstellen r., einige feuchte Rhonchi l. und h.; Lungengrenzen normal, Herztöne rein. Urin eiweissfrei. Das l. Handgelenk ist seit mehreren
Monaten stark geschwollen, auf Druck und bei Bewegung schmerzhaft; anscheinend tuberculöse Erkrankung daselbst. Jodoform wurde ohne Erfolg applicirt, dann Pinselungen mit Arg. nitr. 2 : 100 verordnet. Sechs Wochen
nach dem Eintritt des Pat. in die Klinik zeigt die Erkrankung Folgendes:
    An der l. Wangenschleimhaut ein grosser Defect; die Ulceration erstreckt
sich nach vorn auf die Unterlippe und auf die Vorderfläche der Schleimhaut
des Unterkiefers, nach r. auf die Wangenschleimhaut. Vorder- und Seitenfläche
der Zunge und der Mundboden sind ulcerirt. Das Geschwür ist fein granulirt
und gelblich belegt. Urin eiweisshaltig mit einem Sediment von Eiterzellen.
An den Lungen: Nur l. h. o. deutliche Dämpfung ohne Rhonchi. Temperatur
36,7—39,3⁰.
    Bepinselung des Geschwürs mit Sol. kal. hypermangan. muss bald wegen
enormer Schmerzhaftigkeit ausgesetzt werden. Am 4. Juli (13 Wochen nach
dem Eintritt in die Klinik) trat der Exitus let. ein.
    Sectionsbefund: Chronische Bronchopneumonie, Perichondritis, Mi-
liartuberculose beider Lungen, tuberculöse Geschwüre des Larynx und der
Mundschleimhaut, ausgebreitete Verkäsung der Lymphdrüsen. — Compression
des r. Ureters, Pyelonephritis r., Cystitis, Pericarditis und Obliteration des
Pericards. Mikroskopischer Befund ergab charakteristisches, tuberculöses Gewebe, Tuberkelbacillen in reichlicher Menge im Gewebe der Zunge. Auch bei
Lebzeiten waren im Sputum und an abgeschabten Stellen der Mundgeschwüre
solche gefunden worden.
    Schliferowitsch hält die Mundhöhlenaffection für das Primäre und
erläutert eingehend seine Gründe; besonders bestärkt ihn noch der Sectionsbefund, der eine relativ wenig entwickelte Lungentuberculose constatirte.
    3. Schliferowitsch (9). Fall VI. S. 545. Patient, Amadeus L., 43
Jahre alt, Buchhandlungsgehülfe, tritt in die Heidelberger Klinik am 10. Mai
1884 ein wegen eines Geschwürs, das sich auf der linken Seite des Unterkiefers
an der Stelle der fehlenden 3 Dent. mol. und der 2 Dent. bucc. etablirte. Das
Zahnfleisch ist in diesem Bereiche in eine Geschwürsfläche umgewandelt, die
eine höckerige, granulationsartige Oberfläche zeigt, und nach aussen seine
Grenze an der Umschlagstelle der Backenschleimhaut, nach innen am Rande
des Mundbogens findet. Dieselbe ist eiterig belegt und blutet leicht. Auch
im Bereiche der Schneidezähne ist das Zahnfleisch der l. Seite des Unterkiefers
etwas gewulstet und blutet leicht. In der Schleimhaut des weichen Gaumens
zeigen sich einzelne kleine, seichte Ulcerationen mit zackigen Rändern.
    Das Leiden begann vor 13 Monaten, indem sich das Zahnfleisch von den
beiden letzten unteren Backzähnen l. ablöste. Pat. wurde mit Carbolwasser zum

Gurgeln und Jodoformpulver zum Bestreuen der Wunde ohne Erfolg behandelt. Später bekam Pat. Jodkalium innerlich und die Wunde wurde mit dem Glüheisen tonisirt. Die anderen Zähne fingen an, sich zu lockern, während das Zahnfleisch sich auf grössere Strecken ablöste und ebenso die Ulcerationen weiter um sich griffen. Als die beiden letztgenannten Zähne entfernt wurden, traten in den Ulcerationen weisse Knötchen in der Nähe der Zunge auf, ohne jedoch auf diese überzugehen. Zu dieser Zeit wurde das Geschwür galvanocaustisch geätzt, aber ohne dasselbe zur Heilung zu bringen. Das Zahnfleisch blutet leicht und schmerzt stark bei jeder Berührung. Lues wird entschieden in Abrede gestellt. Vater starb an Phthise, Mutter an Magengeschwür. Im Frühjahr litt Pat. einige Zeit an Husten und 'Halsschmerzen, die jedoch jetzt völlig verschwunden sind. Im Sputum Tuberkelbacillen. Auf die Ordinat. Sol. Kali hypermangan. zum Ausspülen des Mundes und Tinct. jodi cum Tinct. Ratanhiae $\overline{aa}$ zur Bepinselung der Geschwürfläche reinigt sich der Grund des Geschwürs. Das allgemeine Befinden des Pat. ist gut, am 25. Mai wird Pat. entlassen.

4. Schliferowitsch (9). Fall VIII. Carl M., 37 Jahre alt, ledig, Goldarbeiter, sucht das Spital (innere Abtheilung der Heidelberger Klinik) wegen eines Brustleidens am 31. 12. 1884 auf. Die Mutter des Pat. starb an galoppirender Schwindsucht. Abgesehen von einem 1865 durchgemachten Gelenkrheumatismus und einem Typhus (1869), war Pat. stets gesund, und erst im October 1884 begann der acute Husten, Heiserkeit, Stechen auf der Brust und seltener Nachtschweisse. Seit Mitte December desselben Jahres bekam Pat., nachdem er sich 2 Stümpfe auf der l. Seite des Oberkiefers herausziehen liess, ein Geschwür an dieser Stelle, das sich mehr und mehr erweiterte. Die Brustorgane lassen keinen Zweifel mehr in der Diagnose auf Tuberculose derselben.

Auf der l. Seite des Oberkiefers, vom 2. Schneidezahne ab bis zum vorletzten Backzahne, erstreckt sich ein Geschwür, welches einerseits nach der Seite hin, wenn auch nicht ganz bis zur Mittellinie des harten Gaumens, und andererseits in die Schleimhaut der l. Wange sich ausdehnt. Seine tiefste Stelle bildet die Cavit. dent. der 2 herausgezogenen Zähne, daselbst fehlt die Schleimhaut und der Knochen des Oberkiefers selbst ist auch angegriffen. Sonst sieht die ganze Stelle des Geschwürs ziemlich aufgelockeit und höckerig aus. Viele Stellen sind mit Eiter bedeckt. Die Ränder des Geschwürs sind aufgeworfen. Die noch inselförmig erhaltenen, intact aussehenden Schleimhautstellen zeigen mitunter kleine miliare, grau-weissliche Pünktchen. Solche miliare Knötchen sind auch an der Schleimhaut des harten Gaumens zu sehen. Das Geschwür ist schmerzlos, Salivation angeblich nicht vermehrt. Einen Schneide- und 2 Backzähne ausgenommen, hat Pat. nur noch einige Stümpfe. Das Geschwür schreitet fort, die früher mit Knötchen besetzten Stellen werden geschwürig; das Ganze sieht höckerig und geröthet aus, der Boden ist graugelb, mit Eiter bedeckt. Auf der r. Seite am r. Molar ein neues Geschwür, das die Innenseite des Zahnes umgreift und in die Schleimhaut sich begiebt. Auch an der Oberlippe entsteht gleichzeitig ein tuberculöses Geschwür von gleicher Form und Tendenz wie die anderen: keine scharf begrenzten Ränder

wie beim syphilitischen Geschwür, sondern ein allmäliger Uebergang in das
gesunde Gewebe; die Uebergangsstelle zeigt ein röthlich entzündetes Aussehen. Das Geschwür steht durch eine Knötchenreihe in Verbindung mit
einem Geschwüre in der Nähe des Zäpfchens, von dem aus auch die Gaumenbögen und die hintere Rachenwand mitergriffen sind. Auch hier keine
Schmerzen. Zwei Tage vor dem Tode des Pat. zeigt sich die ganze Mundhöhle
mit Knötchen bedeckt, auch die l. Tonsille ist afficirt. Patient ist stark
aphonisch, an den wahren und falschen Stimmbändern einzelne Geschwüre;
Theile der erkrankten Schleimhaut zeigten zahlreiche Tuberkelbacillen.

Ordination: Bepinselung der erkrankten Stellen mit Jodoform 1,0 auf
Aether sulfur. 15,0, aber ohne jeden Erfolg. Unterkiefer und Unterlippe blieben frei. — Die Erkrankung der Lunge machte rasche Fortschritte und am
4. 3. 85 (8 Wochen nach dem Eintritt in die Klinik) trat der Exitus let. ein.
Die Section bestätigte die Diagnose.

5. Schliferowitsch (9). Fall X. S. 549. Patientin, Elisabeth K., 42
Jahre alt, wurde am 2. 2. 1885 in die Heidelberger Klinik aufgenommen. Vater
und Mutter an einer der Patientin unbekannten Krankheit gestorben. Früher
war Pat. immer gesund. Vor einem Jahre bemerkte sie leichte Schmerzhaftigkeit des 2. und 3. linken unteren Schneidezahns, die cariös waren. Bei der
Extraction der stark cariösen Zahnwurzeln soll sich etwas Eiter entleert haben.
Die Eiterung dauerte dann noch fort und ging auf das Zahnfleisch über, wobei
sich ein ausgiebiger Defect bildete. Ungefähr zu gleicher Zeit klagte Pat. über
feuchten Husten, der nicht schmerzhaft war. Seit 1 Jahre fühlte sich Pat.
etwas schwächer, auch hat das allgemeine Befinden etwas gelitten. In der
letzten Zeit stellten sich auch Nachtschweisse ein.

Zur Zeit bot die Mundhöhle folgendes Aussehen: Die beiden oberen
Schneidezähne fehlen, ebenso der 1. und 2. linke untere und der 2. rechte
untere; ferner der linke untere Dens caninus; auf der r. unteren Seite sämmtliche Zähne, während l. unten nur der erste Backzahn vorhanden ist. Links
oben steht ausser dem genannten Schneidezahn nur noch der 2. Backzahn;
rechts oben nur noch der 2. und 3. Backzahn; der Alveolarrand des Oberkiefers zeigt ausser einer leichten Atrophie der Zahnlücken keine wesentliche
Anomalie, ebenso der Unterkiefer in seinen hinteren Partien, dagegen findet
sich vorne an der Aussenseite des Zahnfleisches rechts und links vom Frenulum der Unterlippe an Stelle jedes 2. Schneidezahns und der Dentes canini
im Zahnfleische je ein haselnussgrosser Defect, der von dem andern durch eine
Brücke normaler Schleimhaut vollständig getrennt ist und gegen die Mundhöhle hin durch einen schmalen Saum links schon durchbrochenen Zahnfleisches abgegrenzt ist. Der Grund dieses Defectes ist uneben und wird von
Granulationen gebildet. In der Tiefe beider Defecte quellen einige Tropfen
Eiter hervor. Die Oeffnung, aus der die Eitertropfen herausquellen, führt
direct auf Knochen. — Lungenbefund: Phthisis. Im Sputum sind, wenn auch
wenig, Tuberkelbacillen vorhanden.

Operation in Narkose: Energische Auskratzung und Aetzung mit
Thermokauter. Beim Auskratzen mit dem scharfen Löffel dringt dieser ziemlich

leicht durch das morsche Gewebe. Jodoformtampon. Die Wunde reinigt sich schön. Theile der Unterkieferwand sind necrotisch, aber noch nicht gelöst. **6. Eichhoff (25).** F. B., 39 Jahre alt, Schuhmacher, früher stets gesund, seit 17 Jahren verheirathet, hat zwei gesunde Kinder. Vater an einem Brustleiden gestorben. Vor 1 Jahre bekam er spontan einen Knoten in der l. Leistengegend, welcher bald aufbrach, Eiter entleerte und später vernarbte. Specifische Affection wird entschieden in Abrede gestellt. Fast zu gleicher Zeit mit dem besagten Geschwür hatte er auch über Schmerzen im Halse zu klagen, auch schwoll die Unterlippe an. Der schon seit längerer Zeit bestehende Husten wurde heftiger und lästiger, und hier und da entwickelten sich am Körper allmälig Geschwüre. Pat. ist stark abgemagert und heruntergekommen. Heisere Stimme, stark angeschwollene Lippe (untere) hängt nach unten, so dass der Mund nicht geschlossen wird; dünner Speichel läuft fortwährend aus dem Munde heraus. Die Oberfläche der Lippe ist uneben und höckerig. In der Mitte derselben befindet sich am Uebergange in das Zahnfleisch eine querliegende längliche Ulceration von ca. 2½ Ctm. Breite, mit glattem, grau belegtem Grunde und leicht gezackten, scharf ausgeschnittenen Rändern. Am r. Mundwinkel befindet sich auf der Schleimhaut ein ebensolches rundliches, zehnpfennigstückgrosses Geschwür mit sehr glattem, grauem Boden und etwas aufgeworfenen, speckigen Rändern. Ein ganz ähnliches Ulcus findet sich ferner an der r. Seite der Oberlippenschleimhaut. Die Oberlippe selbst ist ebenfalls stark geschwollen, höckerig und mit schleimigen Massen belegt. Die Zähne sind sehr defect, besonders am Oberkiefer. Die noch vorhandenen, zum grossen Theil wackeligen Zähne des Ober- und Unterkiefers sind mit schmutzigen Auflagerungen bedeckt. Auch die Zunge ist stark geschwollen, namentlich an den vorderen und seitlichen Partien. In der Schleimhaut derselben befinden sich mehrere stecknadelkopfgrosse gelbe Herde eingesprenkelt. An der Zungenoberfläche sitzen auch verschiedene kleine Ulcerationen, ähnlich den oben beschriebenen, eine etwas grössere mit stark verdickten, strahligen Rändern l. neben der Mitte. An der Zungenspitze befindet sich noch ein flaches, gelbliches Geschwür, an den Rändern verschiedene strahlige Narben. Auch an der Schleimhaut des harten Gaumens sind verschiedene, theils ziemlich eingezogene, theils flache Ulcerationen, von denen eine rundlich, ziemlich glattwandig, die andern mehr unregelmässig gestaltet und strahlig sind. Der weiche Gaumen ist frei, die Schleimhaut desselben, besonders die Uvula, ödematös geschwollen. Zu ihren beiden Seiten und an den Tonsillen erscheinen mehrere buchtige Vertiefungen, welche von dicken Schleimhautwülsten umgeben sind. Auf den Tonsillen befinden sich kleine Geschwüre, die rechte ist aber besonders von vielen kleinen Knötchen durchsetzt, wie die schon oben beschriebenen (an der Zunge). Auch befinden sich noch an anderen Körperstellen ähnliche Geschwüre. Lungenaffection.

Therapie: Roborirende Diät, leichte Chinapräparate, Gurgeln mit Kali chlor., Application von 10 proc. Jodoformsalbe auf die Geschwüre der äusseren Haut, Elix. pector. mit Morphium. Nach kurzer Zeit tritt der Exitus ein. Section bestätigt die Diagnose.

7. Tairlee Clarke (26). Pat., Maurer, 18 Jahre alt, wurde ins Spital im December 1874 aufgenommen und starb im April 1875. Die erhobene Familienanamnese lässt mit Sicherheit Syphilis, Tuberculose und Carcinomatose ausschliessen. Auch fehlten Husten und Auswurf. Eine sehr genaue Untersuchung der Brustorgane ergab nichts Verdächtiges. Die Schmerzen im Munde waren aber sehr heftig und verhinderten beinahe die Nahrungsaufnahme, so dass Pat. zuletzt per clysma ernährt werden musste. Nach fast 5 Monaten seines Aufenthaltes im Spital starb Pat. an Erschöpfung.

Autopsie: Die Schleimhaut der ganzen Mundhöhle war sehr verdickt und ulcerirt, der weiche Gaumen war fast ganz verschwunden. Auf der linken Zungenseite sass ein ziemlich tiefes Geschwür, welchem gegenüber sich auch am Gaumengewölbe einige Geschwüre fanden. Die Verdickung der Schleimhaut, welche die l. Seite des Unterkiefers bedeckte, hatte fast den Anschein eines Auswuchses, der vom Kiefer selbst ausginge. Auch die Schleimhaut des Antrum Highmori war entsprechend verdickt. Der Kehldeckel war auch verdickt, nirgends aber ulcerirt. Die Speichel- und Unterkieferdrüsen der linken Seite waren vergrössert, die Lymphdrüsen dagegen normal. Die Schleimhaut der Nasenhöhle war ebenfalls theilweise verdickt und ulcerirt. Sir James Paget sah den Mann 6 Wochen vor seinem Tode und diagnosticirte tuberculöse Geschwüre. Einige Stücke dieser geschwulstartigen, ulcerirten Schleimhaut wurden auch mikroskopisch untersucht und bestätigten die Diagnose. Die Lungen wurden auch post mortem normal gefunden.

8. Elphége Gelade (27). a) Journalist, 36 Jahre alt. Eltern an einer unbekannten Krankheit gestorben, Pat. war sonst stets gesund, leidet aber seit einiger Zeit an Dyspnoe. Die Untersuchung ergiebt Lungenspitzenaffection. Die Mundhöhle bietet Folgendes: Die Zähne sind schlecht und es fehlen einige, die Schleimhaut des harten und des weichen Gaumens ist ulcerirt, ausserdem eine Ulceration, die sich vom Dent. caninus bis zum 2. Molarzahn auf der r. Seite erstreckt. Die Ränder derselben sind, bei reinem Aussehen, aufgeworfen und wie zernagt und reichen bis an die Zahnlinie. Die zweite Ulceration erstreckt sich vom 2. Molarzahn der l. Seite bis zum weichen Gaumen incl. und greift auf die Tonsille derselben Seite über, die auch theilweise ulcerirt ist. Die Ulcerationen sind nicht tief, ihr Boden ist glatt und grau. Sonst sind noch 3 Ulcerationen auf der Wangenschleimhaut und an der oberen Lippe; die letzteren haben einen sehr unebenen Boden und sehen mehr fungös aus; auch sind sie viel schmerzhafter als die ersteren und machen dem Pat. viel Beschwerden. Laboulbène stellte die Diagnose auf tuberculöse Ulcerationen, was die Autopsie nach einiger Zeit auch bestätigte, da Pat. an progressiver Tuberculose starb.

9. Elphége Gelade (27). b) Frau N., 29 Jahre alt, alle Geschwister gesund. Pat. hustet seit Langem und hatte eine Pleuritis im 26. Lebensjahre, nach welcher sie sich bis jetzt noch nicht erholen konnte. Nach ihrem letzten Wochenbett, etwa vor 14 Monaten, verschlimmerte sich der Husten und die Pat. magerte auch ab. Vier Monate vor ihrem Eintritt ins Hospital wurde Pat. auf eine Ulceration im Munde durch Schmerz an der l. Seite aufmerksam. Dieselbe vergrössert sich immer mehr und bietet sie zur Zeit eine grosse Fläche: Sie erstreckt sich vom Unterkiefer, wo sie die ganze Schleimhaut der Molarzähne in eine Wunde umgewandelt hat, auf die Schleimhaut der Wange, von wo aus sie sich auf die Oberkieferschleimhaut, sowie den weichen Gaumen, den grössten Theil des letzteren in Anspruch nehmend, fortsetzt. Die Ränder sind zackig, der Boden ziemlich tief, grau und granulirend. Die Ulceration ist sehr schmerzhaft, und ziehen sich die Schmerzen, nach Angabe der Pat., bis zum und in das l. Ohr hin. Keine geschwollenen Drüsen. Salivation ist vermehrt.

Therapie: Cauterisation mit Chromsäure und Gurgeln mit Kali chlor. und Bromkali, auf welche Behandlung die Ulceration sich zu reinigen scheint, wenn auch keine Verkleinerung derselben zu constatiren ist.

10. Elphége Gelade (27). c) Féreol entnommen. Josephine R., 27 Jahre alt, hat vor 1 Jahre eine Pleuritis durchgemacht, nach welcher sie einen Husten zurückbehielt. Mutter der Pat. starb an einem Unterleibstumor, der Vater lebt und ist gesund. Vor 4 Monaten bemerkte die Pat. eine kleine Ulceration an der Schleimhaut des Oberkiefers, an den zwei letzten Molaren. Zwei Monate nach der letzten (vierten) Entbindung verspürte Pat. stechende Schmerzen an der Ulceration; zu der Zeit vergrösserte sich die Ulceration stark. Der zu Rathe gezogene Arzt constatirte sehr viele, an der Schleimhaut des Oberkiefers sitzende miliare Knötchen, die bald aufbrachen, confluirten und eine Anzahl grösserer und kleinerer Ulcerationen bildeten. Beim Eintreten ins Hospital bot die Ulceration folgendes Aussehen dar: Die ganze l. Hälfte der Schleimhaut ist von einer Ulceration eingenommen, die auch auf den weichen Gaumen übergegriffen und die Oberkieferschleimhaut und die Gingiva an den 3 letzten Molaren ganz zerstört hat, so dass die Zähne daselbst blossstehen. Die Lingula ist von vielen Knötchen durchsetzt, die theilweise ulcerirt sind. Von der linken Seite greift die Ulceration auch auf die r. Seite des weichen und den angrenzenden Theil des harten Gaumens über. Die Auscultation der Brustorgane ergiebt dumpfen Schall, Rasselgeräusche u. s. w. Auf Anwendung von Jodtinctur haben sich die Ulcerationen gereinigt, wurden flacher; die Ausdehnung blieb jedoch dieselbe. In diesem Zustande verlässt die Pat. das Spital.

11. Frank (28). a) L. S., 45 Jahre alt, Schlosser, machte vor 4 Jahren eine Rippenfellentzündung durch, von der er jedoch bald ganz geheilt war. Nach einem Jahre bekam er eine Entzündung des rechten Handgelenks, welche nach achtwöchentlichem Bestehen mit einer hühnereigrossen Geschwulst endete, die incidirt wurde und dabei viel Eiter entleerte. Eine venerische Affection wird mit Sicherheit in Abrede gestellt. Vor etwa 8 Monaten bemerkte Patient nach einer vorausgegangenen Anschwellung der Ober- und Unterlippe in der Umgebung des rechten Mundwinkels ein Geschwür, welches sich rasch vergrösserte. Boraxhonig, Desinfection mit Mundwässern, Aetzungen mit Lapis leisteten keine Hülfe. Rechte Backe schwillt bald auch ganz stark an; die Schwellung geht auf die Lippen über. In der Schleimhaut daselbst befindet sich ein Geschwür von ungefähr dreieckiger Form. Diese Ulceration erstreckt sich nach unten bis an die Umschlagstelle der Wangenschleimhaut auf den Unterkiefer, nach oben bis zu den Zähnen des Oberkiefers. Die Oberfläche der Ulceration sieht in ihrem hinteren Theile wie zerklüftet aus, nach vornzu ist sie mehr eben und ist mit einem gelblichen Belag versehen. Die Ränder sind scharf, steil abfallend. Am rechten Unterkiefer befinden sich zwei kleine, geschwollene Drüsen. Auf den Lungen ist nichts Abnormes zu finden.

Ordination: Den Mund mit einer Lösung von Kali hypermangan. reinigen, dann Bepinseln der Ulceration mit Tinct. Ratanhiae und Tinct. Myrrhae aa., innerlich Kali jodat. 5 : 150. Auf diese Behandlung reinigt sich das Geschwür und es nimmt die Schwellung in seiner Umgebung ab. Nach 5—6 Wochen klagt Patient über Schmerzen im Munde. Das oben beschriebene Geschwür besteht noch immer und haben sich zu ihm noch 2 neue, oberflächliche in der Schleimhaut des harten Gaumens hinzugesellt. Zur selben Zeit waren auch die Zungen- und die Lymphdrüsen an beiden Seiten des Halses geschwollen. Die Heiserkeit, welche auch früher bestand, verschlimmerte sich. Ein kleiner gelblicher Fleck, von einem rothen Hof umgeben, sitzt in der Schleimhaut der Zunge, etwa 1 Ctm. von der Spitze entfernt. Ein vom ersten Geschwür behufs mikroskopischer Untersuchung abgetragenes Stück ergiebt den für Tuberkulose charakteristischen Befund.

12. Frank (28). b) Georg J., 64 Jahre alt; Patient bemerkte vor etwa 6 Monaten ein Knötchen auf der Mundschleimhaut der rechten Backe, dicht am Zahnfleich, welches ihm aber noch vor 14 Tagen nicht die geringsten Beschwerden machte. Damals empfand er nur beim Essen Schmerzen, weswegen er den Arzt consultirte. Jetzt bietet das Geschwür folgendes Aussehen dar: Längs des Alveolarfortsatzes des rechten Unterkiefers sitzt ein längliches, weit nach hinten reichendes Geschwür, dessen Ränder sich hart und derb anfühlen und dessen Grund einen ulcerirenden Substanzverlust aufweist. Die Schleimhaut in der Umgebung ist blass und derb. Das ganze Geschwür ist flach und circumscript, lässt sich aber nicht auf seiner Unterlage verschieben. Die Schmerzen sind gering, Salivation gar nicht vorhanden. Die Zähne der rechten Seite sind theilweise ausgefallen, theilweise sind sie ausgezogen worden; die noch übrig gebliebenen scheinen cariös zu sein. In Chloroformnarkose wurden die Geschwulst und die vergrösserten Lymphdrüsen exstirpirt. Die Operation machte grosse Schwierigkeiten, da wegen des erschwerten Zuganges die Wange gespalten werden musste. Die mikroskopische Untersuchung des exstirpirten Stückes bestätigte die Diagnose.

13. Finger (29). Patient ist Kellner. — Die rechte Gesichtshäfte ist gedunsen, das ganze Zahnfleisch der rechten Seite und der Backenschleimhaut waren Sitz einer flachen Ulceration; eine zweite sass an der Schleimhaut der Unterlippe; beide waren im Grunde drusig uneben, speckig belegt, der Rand zackig gebuchtet. Am Rande der Ulceration zahlreiche, stecknadelkopfgrosse Knötchen; Tuberkulose der Lungen; Haemoptoe; die erwähnten Knötchen zerfielen; es bildeten sich oberflächliche Absumptionen. Die nach dem Tode vorgenommene mikroskopische Untersuchung ergab: das submucöse Gewebe von kleinen Zellen durchsetzt, zahlreiche grössere und kleinere Tuberkel. Auch in den Acinis der Mundspeicheldrüsen finden sich Miliartuberkeln, was früher bestritten wurde. —

14. Michelson (3). Fall V. Wilhelm H., 18 Jahre, Kämmerersohn. Patient giebt an, aus durchaus gesunder Familie zu stammen, in der insbesondere Lungenkrankheiten oder scrophulöse Affektionen nicht vorgekommen seien. Er selbst will früher stets gesund gewesen sein. Sein jetziges Leiden begann vor 2 Jahren, und zwar zeigte sich zuerst ein „Knust" (i. e. eine Anschwellung) unter der Kinnlade; ein halbes Jahr wurde Wundsein und Schwellung der Umgebung des rechten Nasenloches bemerkt. Wiederholt hatte Patient ärztlichen Rath gesucht und war besonders mit Jodpräparaten längere Zeit hindurch, aber ohne Erfolg, behandelt. Am 16. Mai 1889 stellte er sich in M.'s Ambulatorium vor, wo folgender S t a t u s aufgenommen wurde: Patient ist seinem Alter entsprechend entwickelt. Bei Besichtigung des Patienten fällt sofort eine deutliche Schwellung der Oberlippe auf, ferner eine unregelmässige Wulstung der rechten Submentalgegend, Röthung und Schwellung der Nasenspitze, des rechten Nasenflügels und dessen Umgebung. Submental- und Submaxillardrüsen indolent geschwollen. Am rechten Nasenflügel befindet sich ein seichtes Ulcus, das auf die Innenfläche desselben übergreift; Geschwürsgrund ist roth und glatt. Am Septum cartilagineum ebenfalls eine tiefere Ulceration, desgleichen gegenüber an der rechten unteren Muschel. Aehnliches zeigt sich in der linken Nasenhöhle. Die Mundhöhle bietet folgendes Aussehen: Die gesammte, den Proc. alveolaris der Schneide- und Eckzähne deckende Schleimhaut ist in eine granulirende, mit gelbem Eiter reichlich bedeckte Geschwürsfläche umgewandelt. Die Granulationen sehen grobkörnig, hochroth, himbeerartig aus. Die Ulceration erstreckt sich auch auf die Uebergangsfalte und die mittleren Partien der Oberlippenschleimhaut. Hier auch massenhafte Knötchen. Das Frenulum labii sup. ist fast ganz zerstört und auch an den Gaumenbögen sind noch Knötchen vorhanden. Ueber den Lungen nichts Abnormes. In 2 Operationen werden unter Chloroformnarkose die Ulcerationen der Mund- und Nasenschleimhaut mit dem scharfen Löffel und dem Thermokauter, in einer dritten Operation die kranken Theile der linken Gaumenbögen mit dem Galvanokauter behandelt. Nachbehandlung mit Jodoform-Insufflationen.

Als die Heilung der Schleimhaut-Affectionen fast vollendet erscheint (28. 6. 89), wird Patient zwecks Excision der Drüsen der chirurgischen Klinik überwiesen. —

Trotz aller Mühe waren weder im Geschwürssekret noch in den Granulationen die histologischen oder bakteriologischen Kennzeichen der Tuberkulose zu finden. Die erkrankten Drüsen zeigten aber deutliche Tuberkel.

Im November stellte sich Patient mit Recidiven an Nase und Zahnfleisch wieder vor; nach ca. 5 Wochen sind die Geschwüre beseitigt und fast ganz überhäutet. — Die Fortsetzung der Krankengeschichte und die Abbildung der Affection findet sich an anderer Stelle: S. Literatur 19, Th. I., Taf. IX.

März 1890: Am Zahnfleisch und in der Nase Recidive; an der rechten Tonsille, dem rechten Gaumenbogen und der rechten Uvulahälfte ebenfalls

Geschwüre, die nach Paquelinbehandlung heilen.— Mai 1890: Aus der Nase werden weiche Geschwulstmassen entfernt, welche histologisch Granulationsgewebe mit vielen Riesenzellen zeigen. — 21. 11. 90. Recidive in Nase, Mund, Rachen und Kehlkopf. Behandlung mit Koch's Tuberculin: Starke örtliche und allgemeine Reaction. Auf die 1. Injection von 0,01 g steigt die Temperatur von 36,1 auf 40,4. Patient erhält bis zum 5.3.91. 21 Injectionen, die Dosis des Tuberculins wird bis auf 0,1 g erhöht. Nach den letzten Injectionen keine erhebliche Reaction mehr, der Krankheitsprocess, welcher in den ersten Wochen der Behandlung entschiedene Besserung zeigte, bleibt jetzt stationär. Das Allgemeinbefinden des Patienten ist gut, er hat seit Beginn der Tuberculinbehandlung 5 Kg. an Gewicht zugenommen. An den Tagen nach den Injectionen wurden an der Mundschleimhaut mehrfach neue Eruptionen kleiner Infiltrationsherde bemerkt.

Diese frisch entstandenen Veränderungen pflegten dann im Verlauf weniger Tage wieder zu verschwinden. —

15. Walter (30). E. S., Former in einer Porzellanfabrik, 38 Jahre alt, stammt von gesunden Eltern ab, der Vater ist 69 Jahre alt an Lungenentzündung, die Mutter 36 Jahre alt in der Entbindung gestorben. Patient ist verheirathet und hat einen 13 Jahre alten gesunden Sohn; ein Kind ist 2 Jahre alt an Croup gestorben. Die Frau hat nie abortirt, ein Bruder lebt und ist gesund. Patient negirt luetische Infection wie jede andere ernstlichere Erkrankung. Am 3. 7. 92 trat Patient in W.'s Behandlung mit Klagen über Appetitmangel, Husten mit geringem Auswurf und Brustschmerzen. Ursache war ein doppelseitiger Lungenkatarrh, der bald schwand. Januar 93 fanden sich obige Erscheinungen in verstärktem Maasse wieder ein, ausserdem bestand Schnupfen, allgemeine Mattigkeit, Gliederreissen und Fieber, so dass Patient 8 Tage bettlägerig war. Es bestand Dämpfung der rechten oberen Spitze und ebendort unbestimmtes Athmen. Diagnose: Influenza mit beginnender rechtsseitiger Phthisis. Anfang Februar nahm Patient die Arbeit wieder auf bis zum 23. 5., wo er sich W. wieder mit Klagen über Heiserkeit vorstellte. Laryngoskopisch zeigte sich eine Röthung des linken Stimmbandes, welche nach Pinselungen mit 1 proc. Chlorzinklösung Ende Juni bis auf einen kleinen Rest schwand. Patient ging 4 Wochen zur Erholung auf's Land und fühlte sich am 8. August wesentlich gebessert. Ueber der rechten Lunge derselbe Befund; an der vorderen Hälfte des linken Stimmbandes noch einige schmale, rothe Streifen, der Rand ausgenagt. Auswurf ziemlich reichlich.

Am 29. 9. war der Befund: Anämie der Schleimhäute, Ulcus der hinteren Larynxwand und des linken Stimmbandes. Rechts oben Verdichtung, links unten Caverne. Diagnose: Tuberculosis pulmon. et laryng. Unter Milchsäurepinselung vernarbte das Geschwür an der hinteren Larynxwand, dasjenige am Stimmband wurde kleiner. Am 9. 10. Seitenstechen links, das beim Husten stärker wird; gross- und kleinblasige, theilweise klingende Rasselgeräusche, exquisites pleuritisches Reiben. Dämpfung nicht nachweisbar, demnach Pleuritis sicca vorhanden. Das Reibegeräusch schwand zeitweise, kehrte dann wieder zurück. Vom 31. 10. bis 5. 12. arbeitete Patient wieder, dann hörte er wegen zunehmender Schwäche auf. Mittlerweile Nachtschweisse, reichliches, fade riechendes, münzenförmiges Sputum. Auch an der linken Lungenspitze Infiltration. Am 26. 1. Stimmlosigkeit. Vom 1. 2. bis 3. 3. gearbeitet; dann zeigen sich beim Stehen Oedeme an den Knöcheln. Urin eiweissfrei. Patient klagte über Schlingbeschwerden. Abends öfter Fiebertemperatur und Nachts Athemnoth. Am 2. 9., nach vierwöchentlicher Arbeit, sah Patient sehr abgemagert aus, hatte starke Athemnoth, klagte über tropfenweises Ausfliessen geschluckter Flüssigkeiten aus der Nase und Schmerzen im Munde links. —

Zwischen dem linken ersten oberen Backzahn und dem linken letzten Mahlzahn, deren Wurzeln sichtbar waren, befand sich am Alveolarfortsatz des harten Gaumens eine grosse Perforation, durch die man bequem in die mit anämischer Schleimhaut bedeckte Highmorshöhle sehen konnte. Eine Sonde drang 5 Ctm. in letztere ein, konnte aber nicht in die Nasenhöhle gelangen. Die Umrandung der Perforation bildet ein die Wurzeln des genannten Backen- und Mahlzahns umfassendes Geschwür, das sich scharf gegen die übrige, sehr anämische Schleimhaut absetzt und an der Grenze einen rothen Hof zeigt. Keine Niveaudifferenz zwischen dem gesunden und kranken Gewebe. Die Ulceration war mit schmierig-eiterigem Sekret bedeckt, das ziemlich fest sass. Besonders am Rande des Geschwürs befanden sich eine Anzahl hirsekorngrosser, gelblich-grauer Einlagerungen, die deutliche Miliartuberkel waren. Bei Berührung war das Geschwür recht schmerzhaft.

Ferner sah man an Stelle des linken oberen Schneidezahns eine Alveole, an der die vordere Wand des Zahnfleisches fehlte, während man auf der hinteren Wand sowie den Zwischenspangen des Zahnfleisches eine kräftige, gelbliche Masse constatirte. Bei Berührung zeigen sich beide Geschwüre schmerzhaft. Keine Drüsenschwellungen. Patient gab an, dass er sich zu Ostern von einem Techniker den linken, zweiten, oberen, sowie einen unteren Backzahn habe ziehen lassen. Die 2 oberen und die unteren Mahlzähne fehlten schon seit längerer Zeit. Während die Lücke des unteren Mahlzahnes verheilt sei, hätte diejenige des oberen sich nicht geschlossen; in dieser letzteren Gegend hätte er das Gefühl des Wundseins empfunden und das Zahnfleisch an der Stelle des extrahirten, oberen Zahnes sei „immer weniger geworden". Vor ca. 4 Wochen hätte er sich selbst den zweiten oberen linken Schneidezahn mit den Fingern entfernt.

Es wird constatirt, dass die in den Mund aufgenommene und durch die Nase ausfliessende Flüssigkeit ihren Weg durch die physiologische Oeffnung zwischen Nase und Antr. Highmori nimmt. — Die Verschlechterung im Befinden des Patienten nahm immer mehr zu und am 9. 9. trat der Exitus let. ein.

Zunächst wurde also durch die Autointoxication das Zahnfleisch, dann der Knochen zerstört; dass nur der Oberkiefer Sitz des Prozesses war, liesse sich so erklären, dass das Sputum, bevor es ausgespien wird, den Gaumen passiren muss, wobei es zum Theil durch die Zunge an diesen angepresst wird.

16. R é t h i (31). Patient, 31 Jahre alt. Vater an Herzschlag gestorben, Mutter und Geschwister leben und sind gesund, luetische Infection geleugnet. Seit 8 Jahren besteht Husten, zuweilen mit Auswurf von blutig gestreiftem

Schleim; 1887 bekam er Halsschmerzen, die sich namentlich beim Schlucken
bemerkbar machten; October 1888 stellte sich Heiserkeit und Husten ein und
es ergab sich folgender Befund: Pat. mässig genährt, anämisch. Ueber der l.
Lungenspitze Erscheinungen beginnender Tuberculose, im Larynx bedeutende
tuberculöse Veränderungen. — Halsschmerzen wurden intensiver, Schlucken
schwierig, Druckempfindlichkeit von aussen, Ausbreitung der Larynxtuberculose. Pat. magert ab und zeigt auch Tuberculose der r. Lungenspitze. Herbst
1890 zeigte sich Pat. wieder und erzählte, er habe sich vor einigen Monaten
einen Zahn und einige Zahnwurzeln extrahiren lassen.

Die Zahnalveolen hätten sich jedoch nicht geschlossen und es entstand
ein Geschwür, das sich durch starke Absonderung auszeichnete. Der Kranke
opferte noch einige Zähne, und es kam auch zur Abstossung einiger kleiner
Knochenstücke. Kehlkopf wie früher, Lungentuberculose fortgeschritten; am
Processus alveolaris des l. Oberkiefers ein Substanzverlust, der sich vom zweiten Schneidezahn bis zum ersten Molaris erstreckt und seine grösste Tiefe ungefähr in jener Gegend erreicht, wo früher der Eckzahn und der erste Backzahn sassen und wo sich die Knochenstücke abgestossen hatten. Das Geschwür ist von atonischem Charakter, der Grund blass, mit kleinen Hervorragungen versehen, reactionslos, und mit einem grau-gelblichen, dünnen,
stellenweise käsigen Eiter belegt; die Geschwürsränder weich, buchtig, hie
und da unterminirt und theils mit einzelnen zerstreuten, theils in Gruppen
stehenden weisslich-grauen Knötchen versehen. Ein excidirtes Stückchen zeigte
Tuberkeln, Langhans'sche Riesenzellen und spärliche Tuberkelbacillen.

Therapie mit Jodkali blieb erfolglos. Wiederholte Auslöffelung und
Application von concentrirter Milchsäure hatte kaum einen vorübergehenden
Erfolg; nach einiger Zeit schossen am Rande immer wieder neue Tuberkelknötchen auf, die zerfielen und zur Vergrösserung der Geschwüre beitrugen,
und auch noch einige Knochenstücke lösten sich ab. Anfangs 1891 stellte
sich Verstopfung der l. Nasenhälfte ein, und im Sommer konnte eine Communication mit Nasen- und Kieferhöhle constatirt werden. Am l. Oberkiefer
fehlten alle Zähne bis auf den 1. Schneidezahn und 2. Molaris. Der Substanzverlust durchsetzte den Processus alveolaris in seiner ganzen Dicke, es fehlte
auch ein Stück des harten Gaumens, man konnte die untere Fläche der linken
unteren Nasenmuschel, die äussere Wand des unteren Nasenganges sehen, und
nach aussen von derselben mit der Sonde in die Kieferhöhle gelangen. Allmälig nahm der Zerfall immer grössere Dimensionen an und der Alveolarfortsatz ging fast ganz verloren, so dass der Substanzverlust vorn bis zur Mittellinie reichte. Am 6. 3. 92 wurde das ganze Geschwür mit dem Paquelin verschorft, ein Theil des harten Gaumens mit dem Meissel entfernt und die starke
Blutung durch Tamponade mit Jodoformgaze gestillt. Nach 8 Tagen löste sich
der Schorf und am 19. 3. verliess Pat. die Klinik mit gut granulirendem Substanzverlust und einem noch festhaftenden necrotischen Knochenstück. Pat.
bekam ein Gebiss mit passendem Obturator. Nach kurzer Zeit bedeckte sich
jedoch der Substanzverlust an den meisten Stellen wieder mit schlaffen Granulationen, es schossen kleine, graue Knötchen auf, welche zerfielen; die

eitrige Secretion wurde wieder sehr bedeutend; hinter dem M. sternocleidomast. trat eine beträchtliche Drüsenschwellung auf und Pat. magerte ab. Wiederholte Auskratzungen und Milchsäurepinselungen hatten keinen Erfolg; später wurden ihm mit Milchsäure getränkte Gazestreifen eingelegt, und Ende 92 war sein Aussehen etwas besser, der Substanzverlust aber war grösser geworden. Es hatten sich einige weitere Knochenstückchen abgestossen und die vereiterten Drüsen am Sternocleido bildeten einen Tumor von Kinderfaustgrösse. Nach Punction und Jodoformölinjection ging der Abscess zurück.

Ende Februar 93 sieht Pat. schlecht aus, ist hochgradig abgemagert und leidet an Nachtschweissen. Husten bedeutend, Auswurf gering.

Die Lungen- und Larynxtuberculose hat bedeutende Fortschritte gemacht. Der Defect, welcher die Communication der Mundhöhle mit der Nasen- und Kieferhöhle herstellt, reicht vom 2. Molar bis fast zur Mittellinie, und vom harten Gaumen sind links nur kleine Reste vorhanden. Das Geschwür überschreitet am Alveolarfortsatz die Mittellinie nach rechts hinüber bis zum zweiten Schneidezahn und umgreift hinten den letzten Molaris, so dass die Wurzeln desselben theilweise blossgelegt erscheinen. Der Substanzverlust erreicht auch das Septum, dessen knöcherne Grundlage an den unteren Partien stellenweise blossliegt, und am vorderen Rande des Gaumendefectes kann man die cariöse Basis septi narium mit der Sonde abtasten. Die Geschwürsränder stark injicirt, verdickt, mit kleinen Höckern und Knötchen besetzt. Die ebenfalls erkrankte Kieferhöhlenschleimhaut war deutlich sichtbar.

Bei der Aussichtslosigkeit jeglicher Therapie wurden nur antiseptische Mundwässer verordnet; bald darauf erkrankte Pat. an der Influenza und soll in Folge von acuter Bronchitis gestorben sein.

Ob hier die Mundhöhlen- oder Larynx-Lungentuberculose das Primäre war, konnte nicht sicher entschieden werden.

17. Doutrelepont (32). a) J. L., 21 Jahre alt, Maler, wurde am 15. Januar 1890 in die Hautklinik zu Bonn aufgenommen. Hat vor vier Jahren an hartem Schanker und Halsschmerzen gelitten, will mit Jodkali und Pillen behandelt sein und kein Recidiv der Lues gehabt haben. Vor 2 Jahren überstand er eine Rippenfellentzündung und leidet seitdem an Husten und Auswurf. Im Juni vor. Js. liess er sich wegen geringer Zahnschmerzen den 2. r. o. Molaris extrahiren (früher waren schon die 2 Nachbarzähne wegen Caries ausgezogen worden). Die Wunde der letzten Zahnextraction heilte nicht, wurde geschwürig und entleerte kleine Knochensplitter; das Geschwür verbreitete sich allmälig. Hereditäre Belastung nicht nachweisbar.

Pat. ist etwas blass, sonst ziemlich gut genährt. Starker Foetor ex ore. Am r. o. Alveolarrand fehlen 3 Zähne, die Lücke ist eingenommen von einem grossen Geschwür mit unregelmässig unterminirten, ausgedehnten Rändern, mit speckigem Grunde und dünnflüssiger Eitersecretion. Hier und da zeigt der Grund einige fungöse Granulationen und dazwischen zerstreut miliare Knötchen. Das Geschwür erstreckt sich über den ganzen Alveolarfortsatz des Oberkiefers und greift auch auf die Backenschleimhaut über. Am harten Gaumen in der Umgebung des Geschwürrandes kleine, runde Ulcera, welche durch zerfallene

Miliarknötchen entstanden sind, nach vorn sieht man noch einige kleine Knötchen. In der Mitte des Geschwürs stösst die Sonde auf rauhen, blossliegenden
Knochen. Submaxillardrüsen wenig geschwollen. Die l. Lungenspitze ist gedämpft, zeigt Bronchialathmen und klingende Rasselgeräusche am Schluss der
Inspiration. Im Eiter des Geschwürs finden sich Tuberkelbacillen. Pat. fiebert
nicht. Ausgekratzte Granulationen wurden 2 Meerschweinchen in das subcutane Bindegewebe des Bauches eingeimpft, welche bald an Tuberculose erkrankten. Bei der Section, ungefähr 3 Monate nach der Impfung, fanden sich
in den inneren Organen Miliartuberkel mit zahlreichen Bacillen.

Pat. erhielt Kreosotkapseln, das Geschwür wurde mit Sublimatlösung
(1 pCt.) und Milchsäure gepinselt, am 20. Januar mit dem Thermokauter tief
gebrannt und darauf Jodoform angewendet. Am 7. Februar wurde der Thermokauter noch einmal auf die Stellen des Ulcus, welche noch keine guten Granulationen zeigten, applicirt. Am 20. Februar war der freiliegende Alveolarfortsatz
gelöst und wurde entfernt. Am 8. März zeigt das Ulcus beginnende Vernarbung am Rande und gesunde Granulationen; Pat. wurde auf seinen
Wunsch aus der Klinik entlassen. In der letzten Zeit war hier und da
Diarrhoe eingetreten; der behandelnde Arzt theilte mit, dass 2—3 Monate später
Pat. an Lungen- und Darmtuberculose gestorben ist.

18. Doutrelepont (32). b) G. L., Mädchen von 14 Jahren, das am 26.
Abpril 91 in die Klinik aufgenommen wurde. Anscheinend keine Tuberculose
in der Familie. Vor ca. $5/4$ Jahren entstand zuerst auf der Schleimhaut der
Unterlippe eine kleine Ulceration, die trotz verschiedentlich vorgenommener
Aetzungen immer grösser wurde. Pat. ist ein zart gebautes, für ihr Alter
grosses Mädchen. Mitten auf der Unterlippenschleimhaut befindet sich ein
markstückgrosses Geschwür, welches auch die Cutis der Lippe in der Mitte ergriffen hat. Die Ränder desselben sind gezackt, unregelmässig, nicht unterminirt; die Umgebung ist nicht infiltrirt, fühlt sich weich an, der Grund des
Geschwürs ist mit schlaffen Granulationen bedeckt, welche zwischen sich tiefe
Rhagaden aufweisen. Am Zahnfleisch des Unterkiefers finden sich noch kleine
Ulcerationen mit eitrigem Belage; weder an der Cutis, noch an der Schleimhaut sind Knötchen zu entdecken. Die Unterkieferdrüsen sind beiderseits
wenig geschwellt. Die Untersuchung der Lungen ergiebt in der l. Spitze kurzen
Schall und leicht verschärftes Inspirium; es besteht kein Husten. Die Unter-
suchung des Geschwürssecrets und der abgeschabten Granulationen hat die
Gegenwart von Tuberkelbacillen nicht ergeben.

Die Injection von 0,001 Tuberculin war von einer deutlichen localen
Reaction gefolgt. Die Injectionen wurden in kleinen Dosen fortgesetzt, am 6.
Mai das Geschwür ausgekratzt und mit dem Thermokauter tief gebrannt. Am
28. Mai wurde Pat. vom Vater abgeholt; das Geschwür war bis auf zwei kleine
Stellen, welche noch mit Argent. nitr. geätzt wurden, vernarbt. Am 14. Juni
stellte sich Pat. wieder vor, nur 2 stecknadelkopfgrosse Ulcerationen waren am
inneren Rande der sonst festen Narbe zu entdecken. Später wurde Pat. nicht
mehr gesehen.

19. Ritter (6). August Schr., 41 Jahre alt, Tischler, kommt Mitte

October 1888 mit einer Schwellung der l. Unterkieferseite und argen Schmerzen; Lippe ödematös geschwollen, Zahnfleisch in der Gegend der beiden unteren linken Bicuspidaten aufgelockert und theilweise vom Alveolarrande abgelöst; ausserdem die übrige Zahnfleisch- und Mundschleimhaut entzündet. Pat., unverheirathet, hat 1870 einen Bubo inguin. gehabt; vor 2 Jahren ist er an einer Lungenfistel rechterseits operirt worden; vor einem halben Jahre zeigte sich eine Drüsenfistel unter dem r. Arme; Pat. hustet und medicinirt zur Zeit. Ritter extrahirt die 2 Bicusp., verordnet äusserlich kalte Umschläge und zum Mundausspülen Kal. hypermang., abwechselnd mit Cham.-Thee. — Einige Tage darauf kommt Pat. mit denselben Munderscheinungen, die aber schmerzlos sind; an Stelle der extrahirten Zähne war jedoch eine auffallend ulcerirende Wundfläche sichtbar, deren Ränder unregelmässig erodirt waren; das submucöse Gewebe war gangränös zerfallen, mit zum Theil deutlich feinkörnigem Infiltrate durchsetzt; ausserdem Salivation und starker Foetor ex ore.

Verordnungen: dieselben, dazu Pinseln mit Acid. mur. und Mell. rosat. — 7 Tage später derselbe Zustand; leichte Höllensteinpinselung verordnet.

Befund am 1. November 1888: Die l. Unterlippenhälfte erheblich geschwollen, an Stelle der l. unteren Bicuspidaten eine speckig belegte, zum Theil bröcklig zerfallene Geschwürsfläche, von der ein Fistelgang in eine etwa bohnengrosse, mit morschen Wandungen versehene Knochenhöhle im Unterkiefer — an der Stelle, wo die beiden Wurzeln gesessen hatten — führt. Die Oberfläche der Ulceration ist scharf begrenzt; die Grenze setzt sich über das Unterkieferzahnfleisch in serpiginös gewundener Linie auf die Schleimhautseite der Unterlippe fort, um auf der Höhe des Lippenrothes wieder umzuwenden und in gleicher Weise zurückzulaufen. Die von dieser Linie umschlossene Schleimhautpartie ist zum Theil erodirt, an einzelnen Stellen tiefer ulcerirt; die Grenzlinie stellt einen gräulich verfärbten. zum Theil aus confluirenden Knötchen gebildeten, leicht erhabenen, hier und da unterbrochenen Wall dar; ähnliche, z. Th. käsig zerfallene Knötchen finden sich in der Peripherie der erodirten Partie.

Im Laufe der nächsten Wochen nimmt, während die Wundhöhlenfläche mit Jodoformgaze tamponirt wird, die Höhle selbst sowie die umgebende Ulceration an Umfang zu. Pat. klagt über anhaltend heftige Schmerzen in den Wurzeln der der Wundhöhle zunächst liegenden Zähne, so dass am 2. Januar 1889 deren Entfernung nöthig wird. Trotz der nun grösseren Oeffnung der Knochenhöhle werden mehrfach necrotische Knochenstücke herausgestossen; die Schmerzen und der Umfang der Schleimhautulceration nehmen langsam, aber sichtlich zu. — Aus der Anamnese ist noch bemerkenswerth, dass der Vater des Pat. an Brustkrankheit starb. Er selbst erkrankte 1874 an rechtsseitiger Brustfellentzündung und wurde dadurch 13 Wochen arbeitsunfähig; 1876 Lungencatarrh; seitdem Schmerz in der r. Seite; 1884—87 mehrfache Operationen (Fistelspaltungen, Auskratzungen) an Brustbein und Rippen. Die Fisteln gelangten nur vorübergehend zur Schliessung.

October 88: Geschwür an der Lippe; sowohl in dem Secret desselben, als in dem Eiter der später abscedirenden Submaxillardrüsen Tuberkelbacillen, desgleichen im Sputum.

Februar 1890. Spaltung eines grossen, kalten Abscesses längs einer Rippe hinten, der Abscess ist nie völlig geheilt. — Mai. Geschwollene Füsse, Albuminurie. — 5. Juni. Exitus. Aetiologisch ist bemerkenswerth, dass Pat. 8 Jahre lang neben einem Phthisiker arbeitete, der auf den Boden spuckte und 1878 starb.

20. Mikulicz und Michelson (19). Theil I., Tafel VII. a) F. W., 15 Jahre alt, Arbeitersohn. Der Vater des Patienten soll in seiner Jugend an scrophulösen Drüsen gelitten haben. Mutter und Geschwister gesund. Vor 3 Jahren bemerkte Patient am Gaumen mehrere kleine, runde Stellen, die bei Berührung leicht bluteten. Sie vergrösserten sich allmälig zu Geschwüren von dem jetzigen Umfange, später traten ähnliche Geschwüre an der Lippe auf. Verschiedene Einpinselungen und Mundwässer blieben erfolglos.

23. 5. 1888: Aufnahme in die chirurgische Klinik zu Königsberg. Mässig genährter, etwas anämischer Knabe, sonst gesund; speciell die inneren Organe zeigen keine Veränderungen. Oberlippe in toto etwas geschwollen. Unter der rechten Nasolabialfalte ist die Haut der Oberlippe von einem 10—12 mm im Durchmesser haltenden flachen, theilweise von dünnen Borken bedeckten Geschwür eingenommen. Ränder etwas verdickt und indurirt. In der nächsten Nähe einige senfkorngrosse, bläulichrothe, nicht excoriirte Knötchen. Das Lippenroth und die Schleimhautfläche der Lippen von unregelmässigen Geschwüren eingenommen. Dieselben setzten mässig tiefe Substanzverluste innerhalb einer leicht verdickten, infiltrirten, bläulichrothen Schleimhautpartie. Geschwürsgrund und Ränder unbedeutend dicker als die normale Umgebung. Im Uebrigen die ganze Schleimhautfläche der Oberlippe und die gegenüberliegende Gingiva dunkel geröthet und leicht geschwollen. Der mucös periostale Ueberzug des harten Gaumens unregelmässig geschwollen, von zahlreichen, zum Theil confluirenden, grösstentheils eiterig zerfallenden, weichen Knötchen durchsetzt. Hie und da tiefere Rhagaden; die Sonde trifft hier auf blossliegenden, erweichten Knochen, doch ist nirgends Knochen in grösserer Tiefe zerstört. Am tiefsten geht der Process am Alveolarfortsatz entsprechend den beiden Schneidezähnen und dem Eckzahn linkerseits sowie dem 1. Schneidezahn rechterseits. Die betr. Zähne sind gelockert. — Unter beiden Kieferwinkeln mehrere bis haselnussgrosse Lymphdrüsen. Die histologische Untersuchung eines aus dem Geschwürsrande der Lippe excidirten Gewebsstückes ergiebt Tuberculose. —

20. 6. 88. werden alle Geschwüre sammt ihrer infiltrirten Umgebung mit dem scharfen Löffel ausgekratzt, die Wundfläche mit dem Thermokauter verschorft. Auch der knöcherne Theil des harten Gaumens und Alveolarfortsatzes wird, soweit er oberflächlich erweicht ist, mit dem scharfen Löffel entfernt. Die 4 oben erwähnten Zähne sind infolgedessen an der oralen Seite bis an die Wurzeln entblösst. Nach Abstossen der Schorfe erfolgt im Bereich der Weichtheile rasche Heilung durch reine Granulationen; am Alveolarfortsatz wird die Heilung durch einen oberflächlichen Sequester verzögert. Da die 4 Zähne sich nicht wieder befestigen, werden sie am 12. 10. 88 entfernt. Am 8. 5. stellte

sich Patient abermals vor. An der Lippe und am Gaumen Alles solid benarbt. Die Drüsen am rechten Kieferwinkel, welche sich in letzter Zeit eher vergrössert als verkleinert haben, werden exstirpirt. Patient erhält eine Prothese.

Mitte Februar 1890 theilt Patient mit, dass er sich vollkommen gesund und kräftig fühle und von gutem Aussehen sei. Er trage die künstlichen Zähne ohne Beschwerden. Die nicht exstirpirten Drüsen am linken Kieferwinkel seien bis auf wenige, bohnengrosse geschwunden. —

21. Mikulicz-Michelson (19). Theil I., Tafel X. b) B. G., 63 Jahre alt, Landmann aus Russisch-Polen. Erst seit 2 Wochen will Patient am harten Gaumen eine Anschwellung und Verschwärung bemerkt haben, aus welcher blutige Flüssigkeit abgesondert werde. Am 5. 12. 86 stellte er sich in der chirurgischen Poliklinik in Krakau vor. Aus dem poliklinischen Journal und aus 2 Abbildungen, welche eine Woche später von Gaumen und Zahnfleisch angefertigt wurden, ergiebt sich: Der centrale Theil des harten Gaumens ist von einer 10—15 Mm. breiten Geschwürsfläche eingenommen, die 2—5 Mm. breite Ausläufer nach vorn gegen die beiden seitlichen Schneidezähne schickt. Der Geschwürsgrund ist uneben, von schmutzig-gelblich-röthlichem Sekret bedeckt. Die zackigen Ränder sind aufgeworfen, theilweise unterminirt.

Sowohl die Geschwürsränder als ihre weitere Umgebung sind von hirsekorn- bis linsengrossen, zum Theil in Zerfall begriffenen Knötchen durchsetzt. Das Zahnfleisch über dem mittleren, oberen Schneidezahn zeigt: Ein fast in der Mittellinie liegendes, spaltförmiges Geschwür reicht bis an das Frenulum, das theilweise auch zerstört ist, und dessen Rest als ein breit gestieltes Läppchen nach unten ragt. Zu beiden Seiten des Geschwürs ist die Gingiva unterminirt, verdickt, z. Th. in Form kleiner Warzen abgehoben. Die 2 mittleren und der rechte seitliche Schneidezahn sind gelockert.

Therapie: Einreibungen mit Jodoform. Weiteres Schicksal des Kranken unbekannt.

22. Hajek (16). Marie W., 17 Jahre alt, kam Mitte Juli 1891 auf die Poliklinik. Von anamnestischen Daten kommt in Betracht, dass der Vater der Patientin an Lungentuberkulose gestorben und dass der Patientin der kleine Finger der linken Hand im 7. Lebensjahre wegen Spina ventosa amputirt wurde. Die Untersuchung der Patientin ergiebt hochgradige Phthise beider Lungen und tuberkulöse Veränderung des Larynx mittleren Grades. Ulceration beider Stimmbänder der infiltrirten Interarytaenoideal-Schleimhaut. Ausserdem ist am harten Gaumen eine linsengrosse Ulceration mit anämischen, schlaffen Rändern und etlichen, grauweissen Knötchen vorhanden. Entsprechend den linksseitigen, unteren Schneidezähnen, Eckzahn und erstem Backzahn ist das Zahnfleisch zu einer grauen, schmutzigen Geschwürsfläche zerfallen, von welcher nur sehr spärliche Inselchen von blassen, schlaffen Granulationen zu sehen sind. Das Geschwür setzt sich nach unten zu auf die Uebergangsfalte und auf die Schleimhaut der Unterlippe fort. Das Geschwür begann nach Aussage der Patientin am Zahnfleisch. Die ganze umgebende Schleimhaut der Geschwürsfläche ist aufgelockert, blass und an ihr einige graue Knötchen

(Tuberkel) sichtbar. Das abgeschabte Geschwürssekret enthält zahlreiche Tuberkelbacillen.

23. Litten (34). Patientin ist eine 28jährige Frau, welche inficirt sein will bei der Pflege ihrer tuberculösen Schwester, die an Phthise starb. Auf Fragen giebt sie an, dass sie ein Taschentuch, das die Verstorbene während der Krankheit benutzt habe, selbst gebraucht habe und kurze Zeit darauf ein Geschwür am Filtrum der Nase bekommen hat, bei dem Verdacht auf Krebs vorlag. Das Geschwür wurde mit dem Löffel fortgekratzt, worauf sich Knoten an der Nasenspitze bildeten, welche durch Operation entfernt wurden. 3 Jahre später trat ein geschwüriger Prozess in der Nase auf, wobei ein eiteriger, übelriechender Ausfluss aus der Nase abfloss. Bei der Untersuchung fand sich ein Geschwür an der unteren Nasenmuschel und dem Septum, welches mit eiterigem Sekret bedeckt ist.

Inzwischen ist der geschwürige Prozess auf das Zahnfleisch des Oberkiefers übergegangen, wo die grössere Hälfte des ganzen Zahnfleisches bis weit über die Mitte hinaus aus einem zerfallenden, pulpösen Gewebe besteht, welches die grösste Aehnlichkeit hat mit einem zerfallenden Geschwürsgrund. Daneben, namentlich am Frenulum der Oberlippe, sieht man eine grössere Anzahl miliarer Knötchen, welche als weisse Pünktchen sich deutlich von der intensiv gerötheten und geschwollenen Schleimhaut abheben. Es handelt sich hier um eine tuberculöse Ulceration des oberen Zahnfleisches und eine acute Miliartuberculose desselben. Die mikroskopische Untersuchung eines Gewebsstückchens vom Geschwürsgrund zeigt Granulationsgewebe mit reichlichen Riesenzellen; der bacilläre Nachweis war wegen Unfertigkeit der Präparate noch nicht erbracht, bei dem täglich neuen Aufspriessen von Miliartuberkeln aber kann über die Diagnose kein Zweifel bestehen.

Patient. wurde mit Tuberculin-Injectionen behandelt, worüber B. Baginsky (35) weiter berichtet. Die Behandlung begann am 28.11.1890; Patientin erhielt im Ganzen 23 Injectionen, die letzte am 13. 1. 1891 in Höhe von 13 Mg. Pat. reagirte anfangs sowohl lokal, wie allgemein in sehr heftiger Weise. Die Temperatur stieg bis auf 40,9° und lokal zeigten sich Reaktionen an der Nase und am Zahnfleisch; die ganze Nase schwoll lebhaft äusserlich an, es traten am Naseneingang neue Knötchen auf, welche allmälig erst wieder verschwanden, die Sekretion aus der linken Nasenseite wurde stärker; in gleicher Weise zeigte sich hochgradige Schwellung der erkrankten Zahnfleischpartie; das Sekret verflüssigte sich, es lösten sich nekrotische Fetzen ab und neue Knötchen erschienen in der Tiefe des Gewebes. Durch diese allgemeine und lokale Reaktion allein würde auch ohne den Nachweis der Tuberkelbacillen im Sinne R. Koch's die Diagnose gesichert sein. Während der Behandlung nun zeigte sich nach der 14. Injection ein schmerzhafter Drüsentumor in der linken Wangenseite, etwa in der Höhe des Angulus maxillae, welcher bestimmt vorher nicht vorhanden war, und zugleich schwollen auch die submaxillaren Drüsen an. Während sich nun unter weiterer Fortsetzung der Injectionen bei allmäliger Steigerung der Dosis die Drüsentumoren etwas verkleinerten und die Schmerzhaftigkeit sich verlor, trat nach der 21. Injection plötzlich Nachts

Schmerz an der linken Halsseite auf, die Untersuchung ergab am nächsten Tage: Röthung des linken hinteren Gaumenbogens und Röthung und Schwellung der linken Tonsille, in der man einzelne kleine, graue Knötchen nachweisen konnte, die vorher nicht da waren und klinisch den Charakter der Tuberkel besassen. Die entzündliche Röthe ging etwas zurück, nur noch einzelne Knötchen sichtbar. Die Erkrankung des Zahnfleisches besteht nach wie vor und bietet ein schlechtes Aussehen dar. Das Ulcus in der Nase erscheint vernarbt, in der Umgebung aber noch einzelne Knötchen.

Wie Herr Prof. B. Baginsky und Herr Prof. Litten mir im Juli 1895 mitzutheilen die Güte hatten, lebt Patientin noch und bietet noch obige Erscheinungen.

24. B. Baginsky (36). Patient, 35 Jahre alt, erkrankte vor 6 Jahren an Pleuritis, zu der sich dann weitere Erscheinungen von Infiltration der Lunge hinzugesellten. Vor einem Jahre trat eine Affection des Kehlkopfes hinzu, welche sich jetzt als eine Infiltration des linken falschen und des wahren Stimmbandes mit Ulceration desselben darstellt. Vor 4 Monaten entstand folgende Zahnfleischaffection:

Man sieht 2 nebeneinander bestehende Prozesse. Zunächst sieht man am Zahnfleisch des Oberkiefers deutlich ausgesprochene miliare Knötchen, grau durchscheinend, wie man sie als Tuberkelknötchen zu sehen gewohnt ist. Ausser dieser Eruption findet sich noch eine zweite auf der linken Seite des Palatum durum. Ferner zeigt Patient eine granulirende Ulceration, welche dicht am Zahnfleischrande beginnt, sich über einen defecten Zahn nach der rechten Seite und in gleicher Weise nach links hinüberzieht, hier über das Zahnfleisch hinübergreift zum Palatum durum und daselbst zu einer ziemlich hochgradigen Zerstörung der Schleimhaut geführt hat, wobei diese wie ein dicker Fleischwulst herunterhängt. Auf der linken Seite des Palat. molle ein etwa 5-Pfennigstückgrosses, kreisrundes Ulcus mit etwas zernagten Rändern, bei dem die Ulceration bis in das submucöse Gewebe reicht. Nach Entfernung des Sekrets erscheint die Tiefe des Geschwürs zerklüftet. Tuberkelbacillen, wenn auch nicht zahlreich, so doch deutlich nachweisbar. Doppelseitige Lungeninfiltration.

Wie mir Herr Prof. Baginsky mittheilt, ist Patient kurze Zeit nach dieser Publikation gestorben.

25. Ungar (37). Bei dem Patienten, einem 5jährigen Knaben, hat sich um einen stark cariösen Eckzahn des Unterkiefers eine tuberculöse Ulceration des Zahnfleisches gebildet; späterhin trat der gleiche Prozess am Zahnfleisch des gegenüberstehenden Eckzahnes des Oberkiefers auf. An letzterer Stelle drang auch der Prozess weiter in die Tiefe vor und führte zu einer cariösen Erkrankung des Proc. alveolaris des Oberkieferknochens. Die Heilung erfolgte an beiden genannten Stellen erst, nachdem Herr Geheimrath Trendelenburg die erkrankten Partien nach vorheriger Extraction beider Zähne einer Behandlung mit dem scharfen Löffel unterzogen hatte. Einige Zeit nachher musste sodann auch zur Exstirpation einer Anzahl ziemlich stark geschwollener Lymphdrüsen in der Submaxillargegend und im Kieferwinkel geschritten wer-

den. Diesem zweiten Eingriff musste sich nach einigen Monaten eine nochmalige Entfernung von nachträglich wieder intumescirten, mehr tiefer gelegenen
Lymphdrüsen an der vorderen Halspartie anschliessen.

Die nach der Exstirpation vorgenommene anatomische Untersuchung der
erkrankten Drüsen ergab beidemal in mehreren derselben flüssige Herde; auch
gelang es, in einer grösseren Anzahl vom Präparaten Tuberkelbacillen nachzuweisen. Der kräftige und für sein Alter sehr gut entwickelte Knabe zeigte
im Uebrigen keinerlei Erscheinungen, die auf eine tuberculöse oder scrophulöse
Erkrankung hinwiesen.

Die Submaxillardrüsen der linken Seite waren nur wenig geschwollen.
Nach 3½ Jahren ist der Knabe ein Bild blühender Gesundheit. Untersuchung
des Zahnfleischprocesses auf Bacillen unterblieb, doch war das klinische Bild
das der Tuberculose. —

26. **Malmsten** (38). Die 38jährige Patientin wurde Ende 1881 heiser.
Im Anfang des Jahres 1882 sah Verfasser die Patientin, welche besonders über
Schmerzen im Halse beim Schlucken klagte. Sie hatte Infiltrationen beider
Lungenspitzen. Die Schleimhaut der Epiglottis, die Plica aryepiglottica und
der Larynx waren geschwollen und roth; Ulcerationen an den Taschenbändern;
an der hinteren Pharynxwand, in der Höhe der Uvulabasis, fand sich ein
ovales, 1 Ctm. langes, 0,5 Ctm. breites, unreines Ulcus; an der Oberlippe nahe
dem Mundwinkel ein anderes, 5-pfennigstückgrosses, schmerzendes Geschwür,
dessen Umgebungen etwas infiltrirt waren. In dem folgenden Jahre heilte das
Geschwür im Schlunde, während das der Lippen theilweise zuheilte, theilweise
sich verbreitete und sich auch auf der Gingiva ein 5-pfennigstückgrosses Geschwür entwickelte. Mikroskopisch wurden in den von den Geschwüren abgeschabten Massen Tuberkelbacillen gefunden. Die Behandlung war hauptsächlich eine generelle, roborirende.

27. **Giraudeau** (39). a) Patient ist ein 42jähriger Mann, der in der
1. Periode der Phthisis aufgenommen wurde; es existirten bei ihm tuberculöse
Ulcerationen des Zahnfleisches, welche durch Ausbreitung auf das darunter
liegende Gewebe eine tuberkulöse Osteoperiostitis herbeigeführt hatten. Diese
hatte mehr als die Hälfte von der Höhe des Unterkiefers in seiner vorderen
Partie zerstört. — Die tuberkulösen Ulcerationen des Zahnfleisches seien meist
oberflächlicher.

28. **Giraudeau** (40). b) Patientin zeigt eine tuberculöse Ulceration am
Zahnfleisch, welche auf den Unterkieferknochen übergreift und dessen Caries
in grosser Ausdehnung herbeiführt. Die Ulceration war schmerzlos und lieferte
einen Eiter, in welchem massenhaft Tuberkelbacillen nachweisbar waren.

29. **Hansemann** (33). Fall III. — Oeconom, 27 Jahre alt. Constitu-
tionell syphilitisch. Eiterige Rhinitis mit knötchenförmigen Prominenzen. Gingivitis. Palatum molle und durum grob granulirt und stellenweise ulcerirt.
Pharyngitis purulenta. Adenitis colli et cubital. Schmierkur, Jodkali und
Sublimatpinselung ohne Erfolg. Die mikroskopische Untersuchung eines excidirten Schleimhautstückes ergab die Diagnose: Tuberculose. Es fanden sich
deutliche Tuberkel und äusserst spärliche Bacillen und zwar auch in den

Schleimdrüsen. Die Affection bestand seit $^5/_4$ Jahren, ohne dass sich Lungentuberculose hinzugesellt hatte. Unter innerlicher Darreichung von Arsenik und Bepinselung mit Carbolsäure (3 pCt.) und Arg. nitr. (1:60) trat erhebliche Besserung ein.

30. Solis Cohen (41). Mann von 42 Jahren mit Tuberculose der Lungen und des Kehlkopfes; am Rande des Oberkieferzahnfleisches befand sich eine quer durch den Sulcus zwischen Zahnfleisch und Oberlippe sich erstreckende tuberculöse Ulceration. An den Theilen der Lippe, welche mit dem Geschwür in Berührung sind, zeigten sich zahlreiche Stellen frischer Infiltration mit Tuberkeln, offenbar durch direkte Infection erzeugt.

31. Leloir (42). Maria C., 15 Jahre alt, Eintritt ins Spital 27. 3. 85. Anamnese dürftig. Mit 10 $^1/_2$ Jahren begann die Erkrankung in der Nase, diejenige im Pharynx trat 1 $^1/_2$—2 Jahre eher auf. Keine Zeichen von Lues, über den Lungen nichts Abnormes. Schwellungen der Submaxillardrüsen beiderseits; an der Nase gewöhnlicher Lupus, ebenso an Ober- und Unterlippe, an der Zunge, dem weichen Gaumen und dem Gaumensegel; das Zäpfchen ist fast ganz geschwunden. Die Innenfläche der Oberlippe ist warzenartig und milchweiss, dieses Lupusfeld greift auf das Zahnfleisch.des Oberkiefers über, welches in seiner mittleren Partie granulirt und milchweiss aussieht infolge der Schleimhautinfiltration mit Lupusknoten. Letztere sind nicht erodirt, bluten aber leicht. Diagnose: „Lupus scléreux". Tuberkelbacillen in den Tuberkeln in geringer Zahl nachweisbar. Impfversuche mit Thieren gelingen.

Therapie: Erfolglose antiluetische Behandlung; dann Galvanokauterisation, Jodoformäther, Salben. Nur die Zunge will nicht heilen und bessert sich erst 1888. — Im Dezember 85 die ersten Zeichen von Lungentuberculose, besonders an der rechten Spitze, die trotz energischer Behandlung nur theilweise schwanden; Dezember 86 hatten die Erscheinungen der Phthise wiederum zugenommen.

32. Lenox Browne und Dundas Grant (43). Fall V: G. A. C., 31 Jahre alt, Kaufmann, Aufnahme am 19. April 1880. Pat. war bis vor 4 Jahren gesund; zu jener Zeit wurde das Zahnfleisch des rechten Oberkiefers geröthet, geschwollen und weich, wich dann allmälig zurück, so dass die Zähne sich lockerten und Schmerzen auftraten. Die Zähne wurden entfernt, worauf die Krankheit zeitweise zurückging, zuletzt breitete sie sich aber beständig aus und ergriff auch den Unterkiefer. Pat. hat nie ein Brustleiden gehabt, bis er 16 Monate vor der Aufnahme eine Pleuritis bekam, von der er sich erst nach 3 monatlichem Aufenthalt auf Malta erholte. Dann trat am Zahnfleisch ein Recidiv auf, Pat. erkrankte an Pneumonie und bald trat Haemoptoe nebst anderen Zeichen der Phthise auf. Luetische Infection geleugnet, antiluetische Kur erfolglos. Ein Bruder an einer Lungenaffection gestorben.

Status praesens: Die Zunge sehr geröthet, kleines Ulcus unter der Spitze. An der Innenfläche des rechten oberen Alveolarfortsatzes, entsprechend dem letzten Molaris, ein sehr blasses, seichtes, fein granulirtes Ulcus mit leicht geschwollenen Rändern; ein ähnliches Geschwür findet sich an der Schleimhaut des hinteren Theils des .linken Unterkiefers und des Schlundes. Auch das

14*

Gaumensegel und die l. Tonsille sind affizirt. Die Submaxillardrüsen und eine
der l. hinteren Cervicaldrüsen stark geschwollen. Deutliche Lungen- und Larynxtuberculose. —
    Ordination: Innerlich: Roborantien, lokal: adstringirende und analge-
sirende Mittel. Zugleich Kauterisation eines der Geschwüre.
    Kurz darauf erkrankte Pat. an einer Pleuritis und klagte später noch über
Schlingbeschwerden. Am 27. Juni trat der Exitus let. ein. Keine Autopsie. —
    Verf. nehmen die kranken Zähne als ätiologisches Moment der Affection
an, zumal die Krankheit nach der Extraction der Zähne sich wesentlich besserte.
    33. Coolidge (44).   a) Wird als typischer Lupusfall bezeichnet. —
Patientin, I. K., 21 Jahre alt; Grossmutter an Phthise gestorben. 1888 bemerkte
Pat. eine schmerzhafte, wunde Stelle um den r. Eckzahn, welche sich in 2--3
Monaten über das Zahnfleisch der oberen Schneidezähne und den harten Gaumen -
hinter diesen Zähnen ausgebreitet hatte. Aehnliche Stellen zeigten sich in dem
einen Nasenloch, dann im Gesicht und im Pharynx. C. hält den weichen Gaumen für die Ursprungsstelle. Im August 1890 zeigten sich granulirende, tiefrothe
Geschwüre an den genannten Orten. Im Pharynx und am Velum waren starke
Verwachsungen eingetreten, die Uvula war verschwunden, Velum und Pharynx
waren weiss, narbig und hart. An den Rändern des Narbengewebes zeigten sich
Knötchen.
    Pat. wurde von Januar bis Mai mit Tuberculin behandelt, das aber
keinen Erfolg hatte. Im Gegentheil entstand mittlerweile ein kleines, langsam
wachsendes Ulcus an der Zungenspitze. 1892 ist der Lupus der Haut und Zunge
gebessert; die Erkrankung am Zahnfleisch ist wenig gebessert, die Zahnwurzeln
liegen frei, und auch die Molaren sind von Granulationen umgeben. —
    34. Coolidge (44). b) Patientin G. H., 18 J. alt; beide Grossmütter an
Phthise gestorben. Im 14. Lebensjahre machte Pat. eine Diphtherie durch, bekam darnach Drüsenschwellungen im Nacken, welche nach aussen durchbrachen.
1 Jahr später zeigte sich am Bein eine langsam wachsende, ulcerirende Stelle,
welche nach einigen Monaten vernarbte. Später noch 5 oder 6 ähnliche Stellen
an Beinen und Armen. 1887 begann der Kehlkopf schmerzhaft zu werden und
zu schwellen; Pat. wurde heiser. Im nächsten Jahre entstand ein Geschwür
am harten Gaumen, welches bald das Zahnfleisch der Schneidezähne ergriff.
Im September 1889 waren Nasenloch und Haut, abgesehen von den erwähnten
Narben, normal. Am Zahnfleisch und Gaumen noch die Ulcerationen, die
unter einer antisyphilitischen Behandlung schlimmer wurden. 1 Jahr lang wurde
Alles mögliche applicirt -- ohne Erfolg; erst eine Auskratzung schaffte vorübergehende Vernarbung. Die Ulceration entstand dann von neuem und ging
auf die Oberlippe über, die Zahnwurzeln lagen bloss.
    Herbst 1890 zeigte sich ein kleines Ulcus am rechten Nasenloch, gleich-
zeitig ging die Erkrankung auf den Pharynx über. Eine Probeexcision 1891
ergab keine Tuberkelbacillen. Tuberculin-Injectionen erzeugten starke,
locale Reactionen, die Geschwüre im Nasenloch aber wuchsen, gingen auf die
Haut und das Septum cartilagineum der Nase über. Die Schneidezähne lockerten
sich und wurden entfernt. Erst jetzt trat schnelle Vernarbung der Geschwüre
in der Mundhöhle ein.

Es blieb nur eine kleine Ulceration am Eckzahn, welche diesen bald lockerte und auch die Molaren ergriff. 1892 fand sich an der Nase ein Geschwür mit erhabenen Rändern, welches die Haut und das Septum cartil. zerstört hatte. Das Allgemeinbefinden war viel besser als vor 1 Jahre.

35. Coolidge (44). c) Patientin M.F., 27 J. alt; vor 5 Jahren entstand zuerst eine Ulceration am Rande des linken Nasenloches, vor 2 Jahren bildete sich eine ebensolche am Zahnfleisch des linken Eckzahnes, welche in den folgenden $1\frac{1}{2}$ Jahren langsam wuchs und die Gegend der Schneidezähne, sowie den harten Gaumen ergriff. Als C. die Pat. zuerst sah, waren die erwähnten Stellen des Zahnfleisches ulcerirt, grob granulirend und von tiefrother Farbe. Pat. klagte noch über eine wunde Stelle am linken Nasenloch, doch war daselbst nichts Abnormes zu sehen. Im Uebrigen war Pat. gesund. Einen Monat später wurde die Resection des Oberkiefers vorgenommen, welche von gutem Erfolge begleitet war; Pat. nahm bedeutend an Körpergewicht zu. Der entfernte Knochen enthielt den Alveolarfortsatz bis zum 1. Molar und den vorderen Theil des Proc. palatinus. Die Zähne in dem resecirten Stück waren sehr cariös. Ein Stück der exstirpirten Schleimhaut zeigte nach Härtung in Alkohol und Einbettung in Celloidin, deutliches Granulationsgewebe von tuberculösem Charakter. Sehr zahlreiche Langhans'sche Riesenzellen fanden sich, geringer käsiger Zerfall war nachweisbar. Einige nach der Ziehl'schen Methode gefärbte Schnitte ergaben keine Tuberkelbacillen; doch wurde die bacteriologische Untersuchung nicht sehr genau ausgeführt. Interessant ist die Ansicht Coolidge's, dass in den obigen 3 Fällen der Canalis palatin. ant. der Weg war, auf dem die Infection der Nase vom Zahnfleisch her oder umgekehrt vor sich ging. Diese Annahme erscheint durchaus berechtigt.

36. Paget (43). Patientin ist eine 26jährige Frau. Die afficirten Stellen am Zahnfleisch werden curettirt, doch tritt ein Relaps ein. Pat. stammt aus tuberculöser Familie, weist aber kein anderes Zeichen von Tuberculose auf. (Die Publication war mir im Original nicht zugänglich.)

37. Kaposi (45). Ein Fall von Tuberculose der Unterlippe, Wange, des Zahnfleisches und des Frenulum linguae. (Die Publication war mir im Original nicht zugänglich.)

Einzelne Fälle von Tuberculose der Mundschleimhaut werden noch angeführt von Lauschmann (46), Bruneau (47), Palazzolo (12); doch liess sich, da mir die Originale nicht zugänglich waren, nicht constatiren, ob Fälle von Tuberculose der Alveolarfortsätze darunter vorhanden sind.

Literatur.

1. **Morgagni**, De sedibus et causis morborum. 1761. – 2. **Fleming**, Dublin Quaterly Journal. 1850. — 3. **Michelson**, Ueber Tuberculose der Nasen- und Mundschleimhaut. Zeitschr. f. klin. Med. Bd. XVII. Supplement. S. 202. – 4. **Koch**, Die Aetiologie der Tuberculose. Mittheilungen aus dem Kaiserl. Gesundheitsamt. Berlin. 1884. Bd. II. S. 80. — 5. **Cornet**, Berl. klin. Wochenschr. 1889. No. 12–14. Sep.-Abdr. S. 11. — 6. **Ritter**, Vortrag über tuberculöse Mundaffectionen, gehalten in der zahnärztlichen Section des X. internationalen med. Congresses zu Berlin. 1890. Sonder-Abdruck. — 7. **Ritter**, Ueber hygienische Zahn- und Mundpflege. Vortrag im Verein für innere Medicin in Berlin. 5. Novbr. 1894. **Grosser's** Deutsche Med.-Zeitung. 1894. No. 92. — 8. **Trélat**, Note sur l'ulcère tuberculeux de la bouche et en particulier de la langue (Lue à l'Académie le 27. Nov. 1869). Abgedruckt in: Archives générales de médecine. Paris. 1870. Janvier. — 9. **Schliferowitsch**, Ueber Tuberculose der Mundhöhle. Deutsch. Zeitschr. f. Chir. Bd. 26. S. 527. — 10. Verhandlungen der 6. Jahresversammlung der amerikanischen, laryngologischen Gesellschaft. 1884. Stenogr. Bericht in den Philadelphia Medical-News. May. 1884. Ref. von **Fränkel** in **Semon's** Centralbl. f. Laryng. 1. Jahrg S. 104. — 11. **Schech**, Die Krankheiten der Mundhöhle, des Rachens und der Nase. 1890. S. 49. — 12. **Palazzolo**, Contributo allo studio della tuberculosi della bocca e della faringe con speciale riguardo alla sua patogenesi. Arch. ital. di laringologia. Januar. 1892. Ref. in **Semon's** Centralbl. 9. Jahrg. S. 335. — 13. **Duplay** et **Reclus**, Traité de chirurgie p. 104 u. 249. Paris (G. Masson). - 14. **Fränkel**, Ueber die Miliartuberculose des Pharynx. Berl. klin. Wochenschr. 1876. No. 47. — 15. **Uchermann**, Norsk. Mag. f. Laegevidensk. 3 R. XIV. p. 651. 1884. Ref. in **Schmidt's** Jahrb. Bd. 205. S. 246. — 16. **Hajek**, Die Tuberculose des Zahnfleisches (in den „Laryngo-rhinologischen Mittheilungen"). Internat. klin. Rundschau. 1892. No. 31. — 17. **Schwimmer**, Tuberculose der Haut und und der Schleimhäute. Orvosi hetilap. 1887. No. 1. Ref. in **Semon's** Centralbl. 4. Jahrg. S. 249. — 18. **Homolle**, Des scrophulides-graves de la muqueuse bucco-pharyngienne. Paris. 1875. Ref. im Centralbl. f. d. med. Wissenschaften. 1875. S. 956. — 19. **Mikulicz** u. **Michelson**, Atlas der Krankheiten der Mund- und Rachenhöhle. Berlin (Hirschwald). 1891. — 20. **Lesser**, Lehrbuch der Haut- und Geschlechtskrankheiten. 1889. I. Theil. S. 257. II. Theil. S. 165. — 21. **Neumann**, Lehrbuch der Hautkrankheiten. Wien. 1880. — 22. **Rodriguez** (Habana), La gingivitis expulsiva en la isla de Cuba. Vortrag, geh. in der 9. Sitzung des I. Aerzte-Congresses der Insel Cuba (Jan. 1890). Revista de Med. y Chir. práct. 22. Aug. 1890. Ref. in Semon's Centralbl. 7. Jahrg. S. 557. — 23. **Potter**, Tuberculosis of the nose, mouth and pharynx. Buffalo Medical and Surg. Journal. Febr. 1888. Ref. in Semon's Centralbl. 5. Jahrg. S. 153. — 24. Noch nicht veröffentlicht. — 25. **Eichhoff**, Ein Fall von ausgebreiteter Tuberculose der Mundschleimhaut.

Deutsche med. Wochenschr. 1881. No. 30. Ref.: Schliferowitsch (9). — 26. Fairlee Clarke, Transact. of the Patholog. Society Vol. XXVII. 1876. Ref.: Schliferowitsch (9). — 27. Elphége Gelade, De la tuberculosis bucco-pharyngée. Thèse de Paris. 1878. Ref.: Schliferowitsch (9). — 28. Frank, Ueber die primären tuberculösen Geschwüre der Zungen- und Mundschleimhaut. Heidelberg. 1880. Ref.: Schliferowitsch(9). — 29. Finger, Ueber tuberculöse Geschwüre an der Schleimhaut der Mundhöhle. Vortrag in der Gesellschaft der Aerzte in Wien. (5. 1. 83.) Wien. med. Wochenschr. 1883. No. 2. Ref.: Schliferowitsch (9). — 30. Walter, Seltener Verlauf eines tuberculösen Gaumengeschwürs. Therapeut. Monatshefte. Febr. 1895. — Zahnärztl. Wochenbl. 1895. 23. März. No. 403. — 31. Réthi, Ein Fall von Tuberculose der Mundhöhle mit Durchbruch in die Nasen- und Kieferhöhle. Wien. med. Presse. 1893. No. 19. — 32. Doutrelepont, Ueber Haut- und Schleimhauttuberculose. Deutsche med. Wochenschr. 1892. No. 46. — 33. Hansemann, Ueber die Tuberculose der Mundschleimhaut. Virchow's Archiv. Bd. 103. S. 264. — 34. Litten, Mittheilungen über das Koch'sche Heilverfahren gegen Tuberculose. Vortrag, geh. in der Gesellsch. der Charité-Aerzte zu Berlin am 4. Dec. 1890. Berl. klin. Wochenschr. 1890. No. 51. — 35. Baginsky, Berl. klin. Wochenschr. 1891. No. 3. — 36. Baginsky, Berl. med. Gesellschaft am 2. Nov. 1887. Berl. klin. Wochenschr. 1887. No. 47. S. 891. — 37. Ungar, Ueber einen Fall von Zahnfleisch-Tuberculose. Vortrag am 17. Mai 1884 in der Sitzung der Niederrhein. Gesellsch. f. Natur- u. Heilkunde zu Bonn. Ref.: Odenthal, Cariöse Zähne als Eingangspforten. Inaug.-Diss. Bonn. 1887. — 38. Malmsten, Ovanligt fall af tuberculos. Veröffentlicht in Svenska Läkare-Sällskapets Förhandlinger p. 83. Hygiea. Juni 1887. Ref. in Semon's Centralbl. 4. Jahrg. S. 124. — 39. Giraudeau, Tuberculöse Ulcerationen des Zahnfleisches und Unterkiefers. Société médicale des hôpitaux. Paris. 1894. Ref. in Grosser's Deutsch. Med.-Ztg. 1894. No. 67. — 40. Giraudeau, Société médicale des hôpitaux, séance du 8 juin. Gazette des hôpitaux. 1894. No. 68. p. 634. - 41. Solis Cohen, An example of direct infection of tissue by tubercle. Philadelphia Medical News. 11. Septbr. 1886. Ref. in Semon's Centralbl. 3. Jahrg. S. 375. — 42. Leloir, Le lupus de la langue. Annales de dermatologie et de syphilographie. 1889. No. 11. — 43. Paget, Tuberculosis of the gums and lips. Transactions of the Medical Society. 1890. p. 519. Ref. in Semon's Centralbl. 7. Jahrg. S. 557. — 44. Coolidge, Tubercular ulceration of the hard palate and gums. Boston Med. and Surg. Journal. 5. Mai 1892. Ref. in Semon's Centralbl. 9. Jahrg. S. 289. — 45. Kaposi, Aerztlicher Bericht des k. k. allgemeinen Krankenhauses zu Wien vom Jahre 1884. Wien. 1885. Ref. in Semon's Centralbl. 2. Jahrg. S. 476. — 46. Lauschmann, Tuberculosis mucosae oris. Gyogyaszat. 1886. No. 18. Ref. in Semon's Centralbl. 3. Jahrg. S. 130. — 47. Bruneau, Des ulcérations tuberculeuses de la bouche. Thèse de Paris. No. 150. 1887. Ref. in Semon's Centralbl. 5. Jahrg. S. 108. — 48. Lenox Browne and Dundas Grant, Cases of tuberculosis implicat. the mouth and throat. Archives of Laryngology. Vol. XI. 1881. No. 1.

Für das Thema dürften noch folgende, theilweise mir nicht zugänglich gewesene Werke von Interesse sein:

49. Julliard, Des ulcérations de la bouche et du pharynx dans la phthisie pulmonaire. Thèse de Paris. 1866. — 50. Pietkiewicz, De la périostite alvéolo-dentaire. Thèse de Paris. 1876. — 51. Laffin, Etude des arcades alvéolo-dentaires. Thèse de Paris. 1876. — 52. Mögling, Ueber chirurgische Tuberculosen. Diss. 1884. — 53. Isambert, Annales des maladies de l'oreille et du pharynx. I. u. II. — 54. Fränkel, Archiv für Ohrenheilkunde. Bd. X. Hft. 2. — 55. Schnitzler, Wien. med. Presse. 1881. — 56. Conférences cliniques sur les maladies du larynx. Paris. G. Masson. p. 219. — 57. Dolbeau, Affection singulière du maxillaire supérieur, caractérisée surtout par la disparition du bord alvéolaire. Gazette des hôpitaux. 1869. No. 77. — 58. Labbé, Affections ingulière des arcades alvéolo-dentaires. Gazette des hôpitaux. 1868. No. 54. — 59. Koecker, Med.-Chir. Review. Januar. 1843. Ref. in Schmidt's Jahrbücher. Bd. 41. S. 75.

XIII

Zur Casuistik seltener Knochenbrüche.

Von

Dr. Paul Dittmer,
Assistenzarzt in Hannover.

I. Ein Fall von Pseudarthrosenbildung nach Bruch des Collum anatomicum humeri.

Der Umstand, dass obige Verletzung eine der selteneren von den Oberarmbrüchen darstellt — nach Gurlt und anderen Autoren ist diese Art Knochentrennung ohne Frage die seltenste am Oberarm — zusammen mit dem angedeuteten Ausgang mag es rechtfertigen, dass ich folgenden Fall an dieser Stelle veröffentliche:

Dachdeckermeister L. G., 56 Jahre alt (vor 15 Jahren linksseitiger Schlüsselbeinbruch), brach am 22. 7. 95 durch den Fussboden eines Gerüstes mit wagerecht gehaltenen Armen und zog sich dabei nach der Ansicht des zuerst behandelnden Arztes eine Prellung des rechten Armes in der Gegend der Ellenbogens zu. Therapie: Fester Verband (Gyps?) von vierwöchentlicher Dauer, darauf Einreibungen bis zur Mitte des Oberarms. Nach der Angabe des Mannes ist die Schulter überhaupt nicht besichtigt worden.

Bei der Aufnahme des G. in unsere Anstalt am 2. 7. 95 ist der uns interessirende Befund folgender: Die rechte Schulter steht 2,0 Ctm. höher als die linke, die Schultermuskulatur atrophisch, die Knochentheile sehr leicht abzutasten, der Arm in Adductionsstellung. Tub. maius bedeutend vergrössert, steht über 0,5 Ctm. höher als links (im Verhältniss zum Akromion), sieht statt nach vorn oder vorn aussen nach hinten aussen. Es ist deutlich mit dem Finger bis zum Humerusschaft ohne auffällige Unebenheit (Einknickung, Auftreibung) zu verfolgen und bewegt sich bei Rotationsbewegungen des Humerus mit diesem mit, während es für sich allein unbeweglich ist. Kein Druckschmerz. Nach vorn fühlt man das Tub. minus vergrössert, ohne Druckschmerz, es steht ebenfalls relativ höher wie das linke, verhält sich im Uebrigen ebenso wie das Tub. maius und sieht nach vorn aussen. Der Arm befindet sich also in starker Aussenrotationsstellung. Vorn unterhalb des Schlüsselbeins befindet sich eine etwa hühnereigrosse, deutlich fühl- und sichtbare Hervorwölbung von harter Consistenz, rundlicher Gestalt und etwas höckeriger Oberfläche. Diese Hervorwölbung gehört zum Theil noch dem vergrösserten Proc. corac. an, der nach aussen nicht bestimmt abzugrenzen ist, zum grössten Theil aber wird sie gebildet durch den Oberarmkopf, dessen Grenzen nach innen ebenfalls nicht genau zu bestimmen sind und der auf jeden Fall bis dicht an den Proc. corac. heranreicht. Nach vorn unten überragt er denselben. In der Achselhöhle ist er von unten aus höher zu fühlen, ist wenig grösser als der linke, steht deutlich tiefer wie dieser und bewegt sich bei den Bewegungen des Humerusschaftes mit diesem nicht, wenigstens nicht bemerkbar mit. Hinten, dicht unterhalb des Akromions, kann man mit dem Finger in die normaler Weise von dem Akromion und dem Humeruskopf gebildete Grube weiter nach vorn eindringen wie links. Der Humeruskopf selbst ist hier nicht zu fühlen.

Medialwärts vom Tub. maius fühlt man, durch eine mehr als federkielbreite und ebenso tiefe Furche getrennt, eine längs verlaufende, scharfkantige, druckempfindliche Knochenleiste, die sich etwa in einer Länge von 3,0 Ctm. und einer Höhe von 0,5 Ctm. nach oben bis 2,0 Ctm. unterhalb der Schulterhöhe verfolgen lässt und dort plötzlich aufhört. Diese knöcherne Längskante gehört wahrscheinlich dem Humerus an, wenigstens folgt sie den Bewegungen des letzteren.

Bei Bewegungen des Humerus fühlt und hört man deutlich Crepitiren in einer Linie, welche medialwärts von der eben beschriebenen Längskante abgeht und vorn an der medialen Seite des Tub. min. endigt. Sie bewegt sich also in wenig schräger Richtung nach vorn aussen.

Bewegungsfähigkeit des Armes: Elevation = 30°, Abduction = 40°, Heben nach hinten = 30°, Rotationsbewegungen gering. Schmerzen entstehen bei diesen Bewegungen nur in geringem Maasse.

In der Gegend der Ellenbogen nichts Besonderes nachzuweisen.

Diagnose: Fract. coll. anatom., Pseudarthrose.

Nicht mit Sicherheit liess es sich sagen, ob wir es mit einer rein intracapsulären Fractur zu thun hatten, oder ob es sich um einen theils intra-, theils extracapsulären Bruch handelte. Eher anzunehmen ist letzteres. Tub. mai. und min. sind allerdings nicht abgesprengt, sie sind zwar deutlicher zu fühlen wie sonst und auch vergrössert, doch ist diese Vergrösserung der Callusbildung am inneren Rande zuzuschreiben, an ihrer Aussenseite ist absolut keine Veränderung nachzuweisen. Jene oben erwähnte Längskante dagegen ist von dem Tub. mai. durch eine tiefe Furche getrennt. Sie gehört dem Humerus an, da sie sich mit diesem mitbewegt. Nach oben zu hört sie plötzlich auf und wird nach unten zu niedriger. Sie ist zu deuten als ein abgesprengtes Stück des

Humerus in dem Sinne, dass der Humerus eine Längsfissur an un-
gewöhnlicher Stelle erlitten hat. Entstanden ist letztere wahrscheinlich durch eine Einkeilung des Caput humeri an seltener
Stelle. Die Einkeilung selbst ist vielleicht schon bei dem Unfall
oder auch erst später wieder gelöst worden, eine Annahme, welche
schon deswegen nicht unwahrscheinlich ist, weil die Schulter sich
völlig selbst überlassen wurde. Wir hätten demnach

1. einen Bruch des Coll. anatom. hum., der intracapsulär
liegt, und

2. einen Längsbruch des Humerus im Coll. chir., welcher
extracapsulär liegt.

Was die Frage nach der jetzigen Lage des Kopfes anbetrifft,
so haben wir es hier zu thun mit der von Bardenheuer an dritter
Stelle genannten Dislocationsform: „Der Kopf weicht an der inneren
Seite des nach oben gezogenen Humerusschaftes nach unten", d. h.
in unserem Falle: das abgetrennte Cap. hum. ist etwas vorn seitwärts von dem Schafte herabgeglitten, während letzterer durch die
Wirkung der vom Rumpfe zum Arm gehenden Muskeln hinauf
gezogen und nach aussen rotirt erscheint. Ob noch eine Zerreissung der Gelenkcapsel vorliegt, der Art, dass der Kopf etwa
mitten im Riss liegt, ist nicht mit Bestimmtheit zu erkennen.
Sehr unwahrscheinlich wäre es nicht, da der Kopf ungewöhnlich
weit nach vorn steht.

Die Pseudarthrose ist in unserem Falle gesichert, einmal
durch das starke Crepitiren, welches nicht etwa im ganzen Gelenk
besteht, sondern in einer bestimmten, durch das Gefühl abgrenzbaren Richtung von hinten innen nach vorn aussen, sodann durch
die grosse Beweglichkeit des Humerusschaftes im Verhältniss zu
der Bewegungslosigkeit des Humeruskopfes.

Während Gurlt schreibt, dass, wie es scheint, fast ausnahmslos eine den gebrochenen Kopf fixirende Callusbildung erfolgt, sehen
wir also in unserem Falle, dass sich ein falsches Gelenk gebildet
hat. Letzteres war nun allerdings in unserem Falle auch besonders
aus dem Grunde ungewöhnlich leicht möglich, weil eine Behandlung des Oberarmbruches gar nicht in Angriff genommen wurde
und eine ordentliche Fixation in richtiger Stellung in Folge dessen
gar nicht möglich war. Der von G. dem Arzt gegenüber in der

Schulter geäusserte Schmerz wurde von letzterem als ein gewöhnliches begleitendes Symptom bezeichnet, das nach und nach von selbst wieder verschwände. Zu einer Besichtigung der Schulter wurde nicht geschritten!

In Betreff der Prognose sei kurz noch gesagt: Ein Absterben des Oberarmkopfes, wie es Bardenheuer und Hoffa befürchten, ist auch hier nicht erfolgt. Gurlt hat jedenfalls Recht, wenn er schreibt: „Die thatsächliche Erfahrung unterstützt diese Theorie (des Absterbens) aber in keiner Weise, denn es existirt nicht eine einzige authentische Beobachtung von einfacher Fract. coll. hum. anat., bei welcher sich der vollständig abgetrennte Oherarmkopf in einen Sequester verwandelt hätte und ausgestossen worden wäre." Ebenso entschieden drückt sich Rieffel[1]) aus, welcher sagt: Le pronostic n'est point aussi favorable dans les fractures intraarticulaires et spécialement dans celles du col anatomique. Cependant, lors de pénétration, la réunion osseuse est la règle. On pensait autrefois que, dans les fractures libres, la tète privée de ses matériaux nutritifs, en particulier du sang que lui apporte un rameau en spécial de l'artère circonflexe antérieure (Wilkinson King), était vouée à la nécrose. Rien n'est plus inexact, s'il s'agit d'une fracture fermée. Le plus souvent, mème quand la tète est renversée dans sa totalité, quelques lambeaux capsulo-périostiques persistent, lui apportant les éléments de nutrition.

II. Ein Fall von Patellafractur im Alter von 8—9 Jahren.

Die ganz ausserordentliche Seltenheit von Kniescheibenbrüchen im kindlichen Alter giebt mir Veranlassung zu einer Mittheilung des nachstehenden Falles:

Steinbrecher C. H., 23 Jahre alt, der am 27. 12. 95 rechts eine Kniegelenksverletzung erlitten hatte, kommt am 20. 1. 96 in unsere Behandlung, und bietet, abgesehen von den durch obigen Unfall verursachten Veränderungen, folgenden Befund:

Rechte Patella zeigt bei leichter Berührung mehrere Unebenheiten an ihrer Oberfläche. Bei genauer Abtastung fühlt man in derselben vier Rinnen

----

[1]) H. Rieffel, Traité de chirurgie clinique et opératoire. II. Maladies des os. Paris 1896.

von verschiedener Breite und Tiefe. Die 1. beginnt im mittleren Drittel der oberen Kante und verläuft im schwachen, nach aussen convexen Bogen bis zur Grenze des 3. und 4. Viertels der inneren Seitenkante. Sie ist von 1,0 bis 1,5, in der Mitte von 2,0 Mm. Breite und ebensolcher Tiefe. Eine 2. etwas weitere und tiefere Rinne beginnt an der Grenze des äusseren zum mittleren Drittel der oberen Kante und verläuft in einem nach aussen unten convexen Bogen ebenfalls bis zur Grenze des 3. und 4. Viertels der inneren Seitenkante, mündet also in die 1. Rinne ein. Beide Rinnen werden in ihrer Mitte verbunden durch eine 3., welche nach aussen über die 2. etwas hinausgeht und hier etwas schmaler als an ihrem inneren Ende (= 1,5 Mm.) ist. Die vierte Rinne endlich geht ab von der Mitte der unteren Hälfte der Aussenkante und endigt an dem Innenrande der Kniescheibe etwa 4,0 Mm. niedriger, als ihr Anfang liegt. Sie ist von geringerer Breite und Tiefe, aber noch deutlich zu fühlen. Eine Beweglichkeit unter den einzelnen durch obige Rinnen abgetrennten Stücken der Patella ist nicht vorhanden, sie zeigen untereinander eine feste Verwachsung. Die rechte Kniescheibe ist in ihrem Breitendurchmesser etwas geringer als die linke, in ihrem Längendurchmesser dagegen grösser. Es betragen die Breitenmaasse: rechts 4,6, links 4,8 Ctm., die Längenmaasse: 5,3 resp. 4,5 Ctm. Der Dickendurchmesser ist gegen links vergrössert. Els handelt sich also 1) um eine stattgehabte Splitterfractur im oberen und mittleren Drittel der Kniescheibe, und 2) um eine Fractur des Apex patellae. Sowohl der Splitter- als der Apexbruch ist durch knöcherne Vereinigung geheilt.

Eine auf diesen Befund hin erneuerte Anamnese ergab, dass Pat. im 8. oder 9. Lebensjahre auf dem Eise, welches sich in der Nähe eines Brunnens befand, ausgeglitten, mit der rechten Kniescheibe auf ein etwas höher stehendes Eishügelchen aufgefallen war und sich dabei die Kniescheibe gebrochen hatte. Therapie: Verband, welcher das obere und untere Bruchstück möglichst gegeneinander befestigte, mit 14 tägiger Ruhelage. Darauf vorsichtige Gehversuche. Pat. hat angeblich später niemals eine Functionsbehinderung am rechten Knie gespürt. Er giebt mit Bestimmtheit an, noch nicht älter als 9 Jahre gewesen zu sein.

Im Anschluss hieran sei es mir gestattet, noch kurz einige Zahlen zu geben. Unter 128 Fällen (Leisrink, Lente, Malgaigne, Gurlt, Le Coin) finden sich 4 im Alter von 10—20, unter 127 (Hamilton) 1 im Alter von 5, 1 im Alter von 10 bis 20 Jahren. Brunner hat unter 34 Fällen der Züricher Klinik keinen Fall im Alter von 10—20 Jahren zu verzeichnen. Unter den 90 von ihm gesammelten, operativ behandelten Fällen mit 53 Altersangaben kommt 1 Fall auf das Alter von 17 Jahren. Herr Dr. Baehr hat unter 44 jüngst gesammelten Fällen ebenfalls nur zwei im Alter unter 20 Jahren gefunden. Auf 386 Kniescheibenbrüche kommt also nur ein Fall auf die Zeit unter 10 Jahren

(Hamilton), und da dieser meines Wissens bis jetzt der einzige bekannte war, so dürfte die Zahl 386 als Verhältnisszahl wohl trotz des zweiten von mir nachgewiesenen Falles noch weitaus zu niedrig sein.

Meinem hochverehrten Chef, Herrn Dr. Ferd. Baehr gestatte ich mir für die Anregung und Ueberlassung dieser beiden Fälle zur Veröffentlichung auch an dieser Stelle meinen verbindlichsten Dank zu sagen.

Gedruckt bei L. Schumacher in Berlin.

XIV.

(Aus der Königlich chirurgischen Universitäts-Klinik
in Breslau.)

Ueber Hydrocele bilocularis intraabdominalis.

Von

Stabsarzt Dr. Vollbrecht.

(Hierzu Taf. VI.)

Unter Hydrocele bilocularis intraabdominalis verstehen wir bekanntlich eine abgekapselte Flüssigkeitsansammlung in zwei mit
einander communicirenden Säcken, von denen der eine im Abdomen,
der andere in der Leiste oder im Scrotum liegt. Die Form ist
also keine rein abdominale, wie man nach obiger Benennung zu
schliessen versucht sein könnte. Um die Affection treffender zu
kennzeichnen, spräche man besser von einer Hydrocele inguino-seu
scrotoabdominalis, womit die Lage des Zwerchsackes von vornherein angegeben wäre. Doch hat sich die Bezeichnung „Hydrocele
bilocularis intraabdominalis" oder kurzweg „abdominalis" einmal in
der Literatur eingebürgert, weshalb ich auch in den folgenden Ausführungen den alten Namen beibehalte.

Nach Kocher[1]) sind in der Literatur 24 Fälle der in Rede
stehenden Form von Hydrocele bekannt geworden, ein Viertel
dieser Zahl ist von dem genannten Autor selbst beobachtet. Im
verflossenen Sommersemester kam auf der hiesigen chirurgischen
Klinik ein weiterer Fall von bilocularer Hydrocele zur Untersuchung
und Operation.

Die Krankengeschichte ist folgende:

Der 21jährige Gärtner K. Bl. stammt aus gesunder Familie und ist selbst
nie ernstlich krank, insbesondere nie geschlechtskrank gewesen. Auch kann er

---

[1]) Die Krankheiten der männlichen Geschlechtsorgane. Deutsche Chirurgie.
1887. Lfg. 50b.

sich nicht erinnern, jemals einen Unfall, Stoss oder Schlag, welche den Unterleib oder Hoden betroffen, erlitten zu haben.

In seinem 16. Lebensjahre bemerkte er zuerst, dass sich in seiner linken Scrotalhälfte eine langsam wachsende Geschwulst bildete, welche verschwand, wenn er sich Abends ins Bett legte, Morgens nach dem Aufstehen jedoch regelmässig wiederkehrte. Da die Geschwulst keinerlei Beschwerden verursachte, hat Pat. nicht sonderlich darauf Acht gegeben. Des Weiteren kann er nur bekunden, dass die Schwellung der linken Hodensackhälfte in den nächsten 3 Jahren mehr und mehr zugenommen und dass sich zugleich eine Hervorwölbung in der linken Bauchseite gebildet habe. Seit 2 Jahren soll die Geschwulst dauernd die jetzige Grösse gezeigt haben.

Pat. suchte die Klinik auf, um von seinem „Bruche", welcher ihm bei der Arbeit hinderlich sei, befreit zu werden.

Status: Der Kranke ist ein mittelgrosser, kräftig gebauter Mann mit gut entwickelter Muskulatur, von guter Ernährung und gesundem Aussehen.

Die linke Seite des Abdomens und die linke Scrotalhälfte sind von einer grossen Geschwulst, welche die Form einer colossalen Birne hat, ausgefüllt. Das breite Ende liegt oben, die Spitze wird vom Grunde des Hodensackes gebildet. Die Haut des Penis ist zum grössten Theil in die Geschwulst mit hineingezogen. Der abdominale Theil erreicht in der Mittellinie Nabelhöhe, fällt in einem nach oben convexen Bogen bis zur linken Spina ossis ilei anterior superior ab und geht direct, entsprechend dem Verlaufe der Leistenbeuge, in die Scrotalschwellung über. An der inneren Schenkelseite liegt ihre Grenze hart an der Symphyse; aufsteigend verbreitet sie sich und überschreitet vom Nabel nach rechts die Mittellinie noch um 4 Finger Breite. Von normaler, stark gespannter Haut und in ihrem abdominalen Theile noch von den Bauchmuskeln bedeckt, zeigt die 36 Ctm. lange, prall elastische Geschwulst gleichmässig Fluctuation und Transparenz. Im abdominalen Theile ist ihre Oberfläche, entsprechend der mehr weniger starken Spannung der Bauchmuskeln, wellenförmig; eine Art Einschnürung in der Breite und Fläche liegt in Höhe des Ligamentum Poupartii, sie bildet die Grenze zwischen abdominalem und scrotalem Sack. Beide communiciren mit einander, denn durch Druck auf die scrotale Hälfte lässt sich ein Theil der offenbar vorhandenen Flüssigkeit unter stärkerer Hervorwölbung der Bauchhaut nach oben drängen. Doch gelingt die Entleerung des scrotalen Sackes nicht vollständig; sehr bald stösst man auf einen Widerstand, welcher sich als elastischer Rückstoss geltend macht. Am hinteren unteren Pol des Hodensackes fühlt man eine härtere Resistenz; sie gehört, nach der charakteristischen Schmerzhaftigkeit bei Druck zu urtheilen, dem linken Hoden an. Der Klopfschall über der ganzen Geschwulst ist absolut leer.

Die Diagnose war in diesem Falle unschwer: es handelte sich zweifellos um eine colossale Hydrocele bilocularis intraabdominalis (s. Fig. 1). Die rechte Hodensackhälfte ist gleichfalls grösser als in der Norm, etwa gänseeigross. Auch hier besteht ein Flüssigkeitserguss, welcher am äusseren Leistenring scharf abgegrenzt ist. Auf dieser Seite haben wir es mit einer einfachen Hydrocele vaginalis zu thun.

Die Radicaloperation der bilocularen Hydrocele wurde von Herrn Geheimrath M i k u l i c z vorgenommen. Durch langen Schnitt über die Mitte der Geschwulst, entsprechend ihrer Längsrichtung wurde die Cyste gespalten. Es entleerten sich aus derselben 3 Liter einer klaren, grüngelb gefärbten Flüssigkeit. Der Leistencanal war, wie schon aus der äusseren Betrachtung geschlossen werden konnte, ganz enorm erweitert, fast für 2 Fäuste durchgängig. Durch die untersuchende Hand wurde weiter festgestellt, dass die Wandung der Hydrocele aus einer derben fibrösen Kapsel, welche mit einer, im abdominalen Sacke dickeren, im scrotalen dünneren serösen Membran ausgekleidet war, bestand. Der Hoden lag im unteren hinteren Theil, genau wie bei der gewöhnlichen vaginalen Hydrocele, er war gesund. Nach oben gelangte die vorgeschobene, untersuchende Hand bis in die Gegend der linken Niere, doch war es bei der Dicke der Kapsel nicht möglich, diese selbst zu fühlen. Die seröse, auskleidende Membran liess sich in toto stumpf ausschälen und entfernen. Nachdem die Oeffnung, wo der Hoden herauspräparirt worden war, sorgfältig vernäht war, liess sich der ganze Sack wie eine Schweinsblase aufblasen (Fig. 2).

Herr Geheimrath M i k u l i c z schloss zuletzt den stark erweiterten Leistencanal nach der Methode von B a s s i n i.

Der Wundverlauf erlitt eine leichte Störung durch eine Secretverhaltung im oberen Wundabschnitt. Hier musste noch einmal eine ausgiebige Spaltung vorgenommen werden, um dem in kleinen buchtigen Höhlen angesammelten dünnen eitrigen Secrete Abfluss zu verschaffen. Alsdann war der Heilungsverlauf ungestört.

Die chemische Untersuchung des Hydroceleninhaltes ergab viel Eiweiss (Serumalbumin) und geringe Mengen Globuline. Nach Coagulation des Eiweiss blieb nur ein ganz geringer Rückstand; keine peptonähnlichen Körper, kein Pseudomucin.

Die pathologische Anatomie der Hydrocele bilocularis intraabdominalis ist von K o c h e r ausführlich besprochen worden. Hier nur so viel darüber:

Die Affection kommt sowohl auf der linken als auf der rechten Seite vor; ein Prävaliren der einen vor der anderen scheint nicht statt zu haben. Ein Fall von doppelseitiger Hydrocele bilocularis ist von K o c h e r beobachtet. Daneben findet sich die Combination mit Hydrocele vaginalis, wie in unserem Falle.

In der weitaus grössten Zahl der bekannten Fälle zeichnet sich die biloculare Hydrocele durch ihre enorme Grösse aus, ein Inhalt von mehreren Litern Flüssigkeit ist nichts Seltenes. Gewöhnlich hat der abdominale Theil eine mächtigere Ausdehnung als der scrotale, nur in einem Falle von K o c h e r war die abdominale Cyste bloss haselnussgross. Nach demselben Autor sind

auch kleine Aussackungen neben den beiden grossen Säcken gefunden worden. So sah er in einem Falle, dass sich noch eine
dritte Geschwulst im Bereiche der Leiste nach aussen hinzog,
während in dem Witzel'schen Falle 2 kleine Säcke nach innen
und nach hinten gingen. Auch Tillmanns berichtet, dass bei
dem von ihm operirten Kranken der Stiel der grossen Cyste im
erweiterten Leistencanal mit mehreren linsen- bis haselnussgrossen
Cysten mit serösem Inhalt besetzt war.

Was das Verhältniss zum Bauchfell angeht, so ist die Lage
des abdominalen Sackes eine properitoneale, d. h. er dehnt sich
zwischen Fascia transversa und Peritoneum aus. In Tillmanns'
Fall war die Cyste im oberen Theile mit dem verdünnten Bauchfell so fest verwachsen, dass dies letztere bei den Ablösungsver-
suchen einriss. Die hintere untere, vom Peritoneum bedeckte
Fläche war mit einem Stück Dünndarm verwachsen und liess sich
leicht abtrennen. In unserem Falle hatte die fibröse Capsel vorne
keinen Bauchfellüberzug.

Das Verhalten des Hodens bei der Hydrocele bilocularis ist nach
Kocher ein sehr verschiedenes. Er selbst sah 2 mal Cryptorchidie,
in Vidal's Fall bestand Retentio testis. In anderen Fällen war
die scrotale Geschwulst vollständig vom Hoden abtrennbar und
reichte nicht ganz bis an denselben heran. Für gewöhnlich entspricht die Lage des Hodens, wie auch in unserem Falle, derjenigen bei Hydrocele vaginalis, d. h. der Hoden liegt an der
hinteren Wand des scrotalen Sackes und springt in den Hohlraum vor.

Maligne Erkrankung des Hodens ist in 2 Fällen beobachtet.

In Bezug auf Structur der Wandungen und Inhalt der biloku-
laren Hydrocele fällt ein grosser Theil der bekannten Fälle den
Haematocelen zu. Für die Entstehung dieser letzteren müssen wir
die Wirkung der Bauchpresse dort in Anspruch nehmen, wo sich
anamnestisch ein Trauma nicht hat erkunden lassen. Das dürfte
für unseren Fall zutreffen, welcher ja auch den Haematocelen zu-
zurechnen ist, denn für diese Form ist die derbe fibröse Capsel
und die abziehbare innere seröse Auskleidung — Producte stattgehabter Entzündungen — pathognomonisch. Dass schon bei nur
mässigen Gewalteinwirkungen Blutungen, welche zu Gewebsneu-
bildungen, bindegewebigen Auflagerungen auf die Anfangs zarten

Hüllen führen, entstehen können, darf bei der starken Vascularisation der Hydrocelenwandungen nicht Wunder nehmen. Auch in unserem Falle wies die seröse innere Auskleidung des Sackes ein dichtes, verschlungenes Netz grösserer und kleinerer, ausserordentlich dünnwandiger Blutgefässe auf, wodurch die ganze Membran ein rosafarbenes, sammetartiges Aussehen erhielt.

Nicht zuletzt darf man wohl für die Entstehung einer Haematocele bilocularis aus einer ursprünglich reinen Hydrocele voraufgegangene Behandlungsversuche, wie Punction mit nachheriger Einspritzung von Jodtinctur, verantwortlich machen. Für diese Ansicht scheint mir der Fall von Tillmanns[1] zu sprechen. Ich gebe denselben, der in mehr als einer Beziehung lehrreich ist, in Folgendem wieder.

Es handelte sich um einen 30jährigen Mann, welcher seit frühester Kindheit mit rechtsseitiger Hydrocele des Scrotums behaftet gewesen sein will. Auch hatte der Pat. schon früh eine Geschwulst in der rechten unteren Bauchresp. Leistengegend bemerkt. Wegen der scrotalen Hydrocele war er nach seiner Angabe 12mal punctirt worden. Nach der letzten Punction soll die Bauchgeschwulst schnell und beträchtlich zugenommen haben. Tillmanns fand eine Mannskopfgrosse Unterleibsgeschwulst, welche von der rechten unteren Bauchwand über dem Ligamentum Poupartii ausging, über die Linea alba nach links hinüberragte und bis über den Nabel hinaufstieg. Sie war prall elastisch, mässig beweglich, mit den Bauchdecken scheinbar nur locker verwachsen. Im Scrotum fand sich keine Hydrocele. Vom rechten Leistencanal aus fühlte man die Geschwulst sehr deutlich.

Tillmanns entfernte die Geschwulst durch Laparotomie. Es fand sich, dass die Cyste aus dem erweiterten rechten Leistencanal entsprang und zwischen Peritoneum und der vorderen Bauchwand lag. Von letzterer liess sie sich leicht ablösen. Ihr Inhalt bestand aus 4 Litern bräunlich blutiger Flüssigkeit. Ihre Wandungen waren stark verkalkt, so dass sie nach der Punction nicht zusammenfielen. Daher schälte Tillmanns die Geschwulst unter Lösung der Adhäsionen vollständig mit den Händen heraus. Hierbei riss das Peritoneum, welches im oberen Theil fest verwachsen war, ein. Verklebungen an der hinteren Fläche, wo die Haematocele einen Bauchfellüberzug hatte und noch an einem Stück Dünndarm adhärent war, liessen sich leicht lösen. Der Stiel der Geschwulst war im Leistencanal mit mehreren kleinen Cysten besetzt. Nach dem Scrotum zu bestand völliger Abschluss. — Der Tod des Patienten erfolgte am 3. Tage nach der Operation durch Peritonitis.

Was dieser Fall in Bezug auf Entsehungsweise der Hydrocele bilocularis überhaupt und in Hinsicht auf die einzuschlagende

---

[1] v. Langenbeck's Archiv. Bd. XXVI. S. 1009.

Therapie lehrt, darauf komme ich später noch zurück. Hier sei vorerst nur die Frage nach der Herkunft der Haematocele erledigt. Wem kommt nicht beim Lesen der Krankheitsgeschichte der Gedanke, dass es sich in diesem Falle von vorne herein um eine echte Hydrocele bilocularis intraabdominalis gehandelt hat? Offenbar ist aber der Zustand in seinen ersten Stadien nicht richtig erkannt, sondern der Arzt, welcher 12 mal die Punction der scrotalen Hydrocele vorgenommen hatte, war der Ansicht, nur eine einfache Hydrocele vaginalis vor sich gehabt zu haben. Die Punctionsbehandlung, ob mit, ob ohne nachherige Einspritzung von Jodtinctur, bleibt dahin gestellt, hatte den Erfolg, dass es unter Heilung der scrotalen Hydrocele am äusseren Leistenringe zu einer adhäsiven Entzündung kam, wodurch die ursprünglich im erweiterten Leistencanale liegende Verbindung mit dem schon präformirten abdominalen Sack unterbrochen wurde. Andererseits entsprang aus der Punctionsbehandlung der Nachtheil, dass die im Bauchraum liegende Abtheilung gleichfalls in einen Reizzustand versetzt wurde, welcher aber, anstatt eine Verödung derselben zu bewirken, vielmehr ihr Wachsthum begünstigte, zu Blutungen in die Flüssigkeit und zu Entzündung der Wandungen führte, als deren Folgen die Verkalkung der Capsel und ihre Verwachsungen mit dem Peritoneum angesehen werden müssen. Es liegt daher nichts näher als die Annahme, dass sich in Folge vorausgegangener Behandlungsversuche aus der ursprünglich reinen Hydrocele bilocularis eine Haematocele abdominalis entwickelt hat.

In differential-diagnostischer Beziehung muss auf das Verhältniss, welches zwischen der bilocularen abdominalen Hydrocele und einer besonders charakterisirten Hernie, der sog. Hernia inguino-properitonealis besteht, näher eingegangen werden. Diese letztere, auf welche bekanntlich zuerst von Krönlein aufmerksam gemacht wurde, ist eine Hernia inguinalis, welche vom Leistencanal aus nach oben zwischen vorderer Bauchwand und Peritoneum sich erstreckt. Sie ist durch das Vorhandensein zweier Säcke, von denen der eine im Scrotum resp. in der Leiste, der andere im Abdomen liegt, gekennzeichnet. Gleich der Hydrocele bilocularis bildet sie also einen Zwerchsack, und wie jene von den Franzosen den Namen Hydrocèle en bissac empfangen hat, so diese die Bezeichnung Hernie en bissac. Der Unterschied zwischen beiden besteht nur darin, dass bei der bilocularen Hydrocele der Flüssigkeit enthaltende Doppelsack vollständig abgeschlossen ist, während bei der Hernie der abdominale Sack durch eine mehr weniger weite Oeffnung mit der Bauchhöhle communicirt und der Inhalt aus einem Stück Netz und Darm oder nur aus Darmschlingen besteht. Es ist das Verdienst Trendelenburg's, auf die Aehnlichkeit beider Zustände zuerst aufmerksam gemacht zu haben. Ich stelle daher seine beiden einschlägigen Fälle in Folgendem kurz einander gegenüber. .

Bei der von ihm operirten bilocularen Hydrocele lag der kleinere Sack im Scrotum, der grössere in der Fossa iliaca, hier die Bauchwand vorwölbend. Bei Hustenstössen wurde die ganze Geschwulst etwas aus der Bauchhöhle herausgedrängt, wobei sich der scrotale Theil deutlich anspannte. „Man wurde in dieser Beziehung also an das Bild einer grossen Scrotalhernie mit weiter Bruchpforte erinnert."

Bei dem Fall von Hernia properitonealis[1]) fand sich in der rechten Scrotalhälfte an Stelle des Hodens eine weich elastische, auf Druck nicht schmerzhafte Geschwulst von Hühnereigrösse, welche sich nach oben undeutlich in den Leistencanal fortsetzte. Im Bereich der rechten Regio hypogastrica lag in der Bauchhöhle eine doppelt faustgrosse, sehr empfindliche, prall elastische Geschwulst, welche die Bauchdecken vorwölbte. Der Percussionston war matter als im übrigen Bereich des Unterleibes.

Die Operation wurde wegen Incarcerationserscheinungen vorgenommen. Im Bruchsack des Scrotums, welcher kein Bruchwasser enthielt, fand sich ein lose liegendes, zusammengeballtes Stück Netz, welches den Hoden allseitig umgab und zum Theil mit ihm verwachsen war. Nach Spaltung der äusseren Wand des Leistencanals, wobei Bruchwasser abfloss, gelangte der Operateur in einen Bruchsack, gefüllt mit prall gespannten Darmschlingen und einem Netzstrang, und nach oben und hinten abgeschnürt durch einen derben Ring, welcher die Einklemmung verursachte. Um dahin zu kommen, eröffnete Trendelenburg die Bauchhöhle in der Linea alba unterhalb des Nabels. Ohne Schwierigkeit liess sich nun die eingeklemmte Darmschlinge nach oben aus dem Bruchsacke herausziehen.

Der Patient wurde geheilt.

Trendelenburg lässt sich am Schlusse seiner interessanten Abhandlung wörtlich folgendermaassen aus: „Auf jeden Fall ist die anatomische Analogie zwischen Hernia inguino-properitonealis und der Hydrocele abdominalis bilocularis in die Augen springend. Denke ich mir in der Abbildung des Falles von Hydrocele den scrotalen Theil der serösen Höhle mit Netz, den abdominalen

---

[1]) v. Langenbeck's Archiv. Bd. XXVI. S. 867.

Theil mit einer Darmschlinge ausgefüllt und im Innern eine Oeffnung nach der Peritonealhöhle, durch welche Darm und Netz in die seröse Höhle hineingehen, so habe ich genau die Verhältnisse meines Falles von Hernie. Das äussere Bild ist fast identisch und könnte ich die Abbildung ohne Weiteres als Abbildung des Kranken mit incarcerirter Hernie benutzen, wenn der im Leistencanal liegende Theil der Geschwulst etwas schmaler gezeichnet würde."

Es ist ohne Weiteres verständlich, dass zwei pathologische Zustände, welche in ihrem anatomischen Bau so grosse Aehnlichkeit aufweisen, wie die Hydrocele bilocularis intraabdominalis und die Hernia inguino-properitonealis, unter Umständen auch klinische Symptome bieten können, welche zu einer Verwechselung beider Anlass zu geben im Stande sind. Einerseits kann die eingeklemmte Hernie bei Anwesenheit von grösseren Mengen Bruchwassers, bei mit flüssigem Koth gefüllten Darmschlingen einen reinen Flüssigkeitsinhalt vortäuschen, andererseits kann die biloculare intraabdominale Hydrocele nach voraufgegangenem Trauma unter entzündlicher Reizung Erscheinungen, ähnlich denen einer Brucheinklemmung, machen. Die Gefahr einer Verwechselung beider Zustände liegt um so näher, als erfahrungsgemäss die Einklemmung bei der properitonealen Hernie selten unter sehr stürmischen Erscheinungen einsetzt, zuweilen spontan rückgängig wird, um nach Stunden oder wenigen Tagen unter leichten Symptomen wiederzukehren, und häufig erst bei längerem Bestehen ein nicht mehr misszuverstehendes Krankheitsbild liefert. Und von der Hydrocele, insbesondere von der Haematocele wissen wir, dass sie häufig in acuten Schüben unter mehr weniger heftigen localen und allgemeinen Symptomen in den Zustand entzündlicher Reizung versetzt wird und dass diese letztere nach Einwirkung eines starken Traumas zuweilen und ganz plötzlich ausserordentlich hochgradig werden kann. Unter Blutung aus den leicht zerreisslichen, dünnwandigen Gefässen wächst die Geschwulst mit einem Male an, die Haut wird straff gespannt und röthet sich; die Geschwulst selbst wird sehr schmerzhaft. Es kommt zu ileusähnlichen Erscheinungen, zum Erbrechen, zur Erschwerung der Darmentleerung. Dass hierzu der abdominale Sack einer biloculären Haematocele eher Anlass giebt, wie eine einfache Haematocele, liegt auf der

Hand. Und nun sind es gerade die alarmirenden Symptome, welche den Patienten zum Arzt führen. Was ist also naheliegender, als dass an die immerhin seltene Affection einer Hydrocele oder Haematocele bilocularis intraabdominalis nicht gedacht wird, sondern die Diagnose auf Einklemmung einer inguinalen, bestenfalls einer properitonealen Hernie gestellt und dementsprechend therapeutisch gehandelt wird?

Ueber die Entstehungsweise der bilocularen intraabdominalen Hydrocele sind die Ansichten bis heute noch sehr getheilt.

Nach der einen Auffassung kommt sie auf mechanische Weise zu Stande, indem eine Hydrocele testis et funiculi sich nach und nach, den Leistencanal immer mehr erweiternd, nach oben zwischen Fascia transversa und Peritoneum, dies letztere abhebend und vor sich her schiebend, ausdehne. Absolute Vorbedingung bei dieser Annahme ist, dass im Leistencanal schon ein Hydrocelensack präformirt ist, dass also, wie Kocher sich treffend ausdrückt, eine Hydrocele vaginalis oder extrainguinalis bereits mit einer intrainguinalen Hydrocele funiculi in Verbindung steht.

Die Anhänger dieser sogenannten Drucktheorie sehen das mechanische Moment für die Bildung des abdominalen Sackes in der Zunahme der Spannung, welche die Hydrocelenwandung beim Anwachsen der Flüssigkeit erfährt. Da in einer grossen Anzahl der bekannten Fälle von bilocularen Hydrocelen sich anamnestisch die Einwirkung eines Traumas nachweisen liess, so wird dieses für das Wachsthum der Cyste und für ihre Ausdehnung nach oben verantwortlich gemacht. Auch glaubt Kocher, in dem einen von ihm beobachteten Falle dem Druck eines irrthümlich angelegten und längere Zeit getragenen Bruchbandes einen Einfluss auf die Bildung des abdominalen Sackes zuschreiben zu dürfen.

Ich lasse es dahingestellt, ob die Pelotte eines Bruchbandes, selbst bei dauernder Wirkung in der Richtung des Leistencanals, im Stande ist, einen mit Flüssigkeit gefüllten Sack aus dem inneren Leistenring heraus gegen das Peritoneum zu drängen. Bezweifeln möchte ich aber doch, dass ein derartiger Druck die Ursache für die Bildung properitonealer Cysten von so colossalen Dimensionen wie in unserem und manch' anderem Falle werden kann.

Was nun das Trauma, welches für die Bildung des abdominalen Theiles der bilocularen Hydrocele verantwortlich gemacht wird, anbetrifft, so ist nicht recht einzusehen, warum sich ein durch einen frischen Flüssigkeitserguss angewachsener Sack gerade nach oben hin, durch den inneren Leistenring hindurch einen neuen Weg zwischen Fascia transversa und Peritoneum bahnen soll. Kocher ist zwar der Ansicht, dass die Ausdehnung in den Bauch hinein weniger Widerstand findet, als innerhalb der Tunica vaginalis communis, denn nach oben hin habe diese ja schon, weil sie eine Ausstülpung der Fascia transversa sei, eine Oeffnung. Doch kann ich diesen Ausführungen in Uebereinstimmung mit Trendelenburg nicht beitreten, denn der Druck in einer Hydrocele ist ja in erster Linie nur von der Spannung der Tunica propria abhängig, während die bedeckenden Weichtheile erst dann einen Einfluss auszuüben vermögen, wenn ihre Elasticität in demselben Maasse wie diejenige der innersten Capsel in Anspruch genommen ist. Und warum soll die Elasticitätsgrenze für die Tunica vaginalis communis niedriger liegen, als die für die Tunica propria? Die Erfahrung, welche wir bei der gewöhnlichen vaginalen Hydrocele machen, lehrt doch vielmehr, dass die gemeinschaftliche Scheidenhaut der äusserst dehnbaren Scrotalhaut an Elasticität keineswegs nachsteht. Ausserdem — gesetzt den Fall, auf eine Hydrocele testis et funiculi wirkt ein Trauma ein und es findet ein frischer Flüssigkeitserguss statt, so pflanzt sich doch nun der Druck in der Flüssigkeit gleichmässig fort und wirkt auf jeden Theil der Wandung mit gleicher Intensität. Zugegeben, am inneren Leistenringe befinde sich in der Hülle ein Punctum minoris resistentiae, so wird die anschlagende Flüssigkeitswelle eine Dehnung an dieser Stelle bewirken und das Bestreben haben, sich hier einen neuen Weg zwischen vorderer Bauchwand und Peritoneum zu bahnen. Ist der Anprall sehr stark, so kann die Wandung reissen und die Flüssigkeit austreten, oder aber der Sack hält den Anprall aus und würde nun, zumal wenn die Vis a tergo dauernd wäre oder sich stossweise wiederholte, langsam mehr und mehr das Peritoneum abheben und sich eine Höhle schaffen, wenn — und hier liegt der Kernpunkt — die Wandungen der Hydrocele im Uebrigen starr und unnachgiebig wären. Das sind sie aber thatsächlich nicht, sondern sie geben dem auf sie wirkenden Druck der Flüssigkeit auch nach. Ist nun vollends die durch das Trauma gesetzte Er-

schütterung vorüber, so strebt die im Hydrocelensack eingeschlossene Flüssigkeit wieder eine Gleichgewichtslage an, und dann
wird sie, dem Gesetz der Schwere folgend, sich nach unten aus-
dehnen, wobei ihr die dehnbaren Hüllen keinen nennenswerthen
Widerstand entgegensetzen und wobei auch die Wirkung der Bauchpresse das Ihrige thun mag. Wenn also Kocher in Rücksicht
auf den Umstand, dass in einer grossen Anzahl von Fällen der
bilocularen Hydrocele ein Trauma eingewirkt hatte, der Drucktheorie bei Entstehung dieser Affection eine gewisse Berechtigung
zugesteht, so machen es die obigen Ausführungen unwahrscheinlich, dass durch ein derartiges mechanisches Moment die Bildung
eines abdominalen Hydrocelensackes hervorgebracht werden kann.
Nun wird man mir aber die klinischen Beobachtungen entgegen-
halten, welche in mehreren Fällen ganz entschieden für die Entstehung einer bilocularen Hydrocele durch Ausdehnung eines inguinalen Sackes sprechen sollen. Allein auch diesem Einwurf glaube
ich begegnen zu können.

So hat in erster Reihe der Fall von Trendelenburg gar
keine Beweiskraft für die Drucktheorie. Das Fibringerinnsel,
welches sich in dieser Hydrocele fand und auf welches Kocher
als ein Zeichen traumatischer Einwirkung hinweist, stammt doch
sicher daher, dass Trendelenburg, bevor er zur Radicaloperation
der von ihm bereits diagnosticirten bilocularen Hydrocele schritt, zweimal die Punction machte und Jodtinctur einspritzte, sowie den Sack mit aufgelegten Schrotbeuteln comprimirte.

In dem Tillmanns'schen Falle hält es Kocher für möglich, dass der frühere Fortsatz ins Scrotum durch die Ansammlung von Blut im Abdominalsacke sich verkürzt habe. Weit ein-
leuchtender ist aber, wie ich schon oben erörtert, die Annahme,
dass sich in Folge der 12 mal angewandten Punctionsbehandlung
an der Grenze zwischen abdominalem und scrotalem Sack eine
adhäsive Entzündung gebildet habe und der untere Theil verödet
sei, eine Ansicht, welche Tillmanns selbst vertritt und auch
Kocher acceptirt.

Auch der Witzel'sche Fall, welcher nach letztgenanntem
Autor entschieden für die Drucktheorie sprechen soll, scheint
mir einer anderen Erklärung fähig. Es handelte sich um einen

42jährigen Mann mit Retentio testis inguinalis. Zuerst wurde in der linken Leiste deutlich eine reponible Geschwulst beobachtet. Diese wuchs an und nun entwickelte sich auch im Scrotum eine gänseei- grosse Hydrocele, „so dass also mit Zunahme der Flüssigkeit eine Ausdehnung nach unten, wie sonst nach oben erfolgt war" (Kocher). Ich denke mir den Vorgang folgendermassen: Neben dem beobachteten, Anfangs allein mit Flüssigkeit gefüllten ab- dominalen Sack bestand ein eben solcher, aber leer, in der Tasche des Processus vaginalis. Der Hoden war in Folge fehlerhaften Descensus im Leistencanal liegen geblieben; er wirkte hier als ein vollkommen schliessendes Ventil. Als aber dann die Flüssigkeit im abdominalen Sacke anwuchs und die Spannung zunahm, dehnte sich der Leistencanal mehr und mehr aus und das Ventil — der Leistenhoden — schloss die Oeffnung nicht mehr genügend ab, so dass sich der scrotale Fortsatz füllen konnte.

Wenn ich auf die anamnestischen Angaben bei einzelnen Fällen von Hydrocele bilocularis, wonach die Scrotalgeschwulst zuerst beobachtet und im Laufe der Zeit der abdominale Sack in die Erscheinung getreten war, eingehe, so scheint mir dieser Um- stand überhaupt kein beweisendes Argument für die Drucktheorie zu sein. Es lässt sich daraus doch nur so viel schliessen, dass die abdominale Abtheilung erst dann dem Kranken auffiel, als sie äusserlich eine die Bauchdecken vorwölbende Geschwulst verur- sachte. Es ist aber damit durchaus nicht gesagt, dass sich der abdominale Sack erst in Folge Zunahme der Geschwulst und ihrer erhöhten Spannung gebildet habe und dass er vorher noch gar nicht vorhanden gewesen sei.

Es ist doch eine allgemein gemachte Erfahrung, dass intra- abdominelle cystische Geschwülste, die nicht durch ihre Lage schon frühzeitig erhebliche Beschwerden machen, erst spät von dem Kranken bemerkt werden.

Kürzlich wurde in die Klinik ein ca. 6jähriger Knabe ge- bracht, bei dem eine gewiss mannskopfgrosse Hydronephrose durch Fall auf flachem Boden geborsten war. Die Geschwulst war von den Angehörigen vorher offenbar gar nicht beachtet worden. Aus diesem Grunde wurde von den hinzugerufenen Aerzten, da sich Blut im Urin zeigte, die Diagnose auf Blasen- oder Nierenruptur gestellt.

Nach alledem scheint mir die Drucktheorie haltlos zu sein. Es bildet sich weder der abdominale Sack der bilocularen Hydrocele aus dem scrotalen resp. inguinalen, noch findet das Umgekehrte statt, sondern beide Säcke entstehen und bestehen zu gleicher Zeit, und zwar hat diese Behauptung nicht nur für die Hydrocele bilocularis intraabdominalis Gültigkeit, sondern auch für den derselben nahe verwandten Zustand, für die Hernia properitonealis.

Es fragt sich nun, zu welcher Zeit, unter welchen Umständen und wo kommt die Zwerchsackbildung zu Stande und welches Organ liefert das Product hierzu.

Einzelne klinische Beobachtungen sprechen für eine Entwicklungs-Anomalie. Kocher hat zuerst das Leiden bei Kindern nachgewiesen und konnte die Entstehung desselben bis auf die Zeit der Geburt zurückführen. Auch sah er die Affection in einem Falle doppelseitig. Neben diesem Autor hat Trendelenburg auf die anormale Lage des Hodens bei der bilocularen Hydrocele und der properitonealen Hernie hingewiesen. Es kann kein Zufall sein, dass bei beiden Affectionen Cryptorchidie und Retentio testis vorkommt, letztere bei der Hernia properitonealis sogar recht häufig, nämlich unter 58 Fällen 23mal beobachtet. Es liegt daher nahe an einen Zusammenhang mit dem Descensus testiculorum zu denken und zu diesem Schlusse kommt denn auch Trendelenburg und macht einen Erklärungsversuch für die Entstehung der Hydrocele bilocularis und der Hernia properitonealis. Er glaubt, es handle sich um eine abnorme Bildung des Processus vaginalis peritonei, um ein von demselben ausgehendes properitoneales Divertikel, welches bei der Hydrocele bilocularis eine vollständige Abschnürung erfahre, bei der Hernia properitonealis aber offen bleibe. Den unvollständigen oder verzögerten Descensus testiculorum erklärt sich Trendelenburg nun durch die Annahme, dass der Hoden an der intraabdominellen Abschnürung der gemeinschaftlichen Scheidenhaut für längere Zeit Halt mache. Das dürfte aber doch nur für den vollständig abgeschlossenen Sack der Hydrocele gelten, nicht aber für den offenen der Hernia properitonealis. Denn wenn hier dem Bauchinhalt — Darm und Netz — Gelegenheit gegeben ist, sich einzustülpen und bis in den Hodensack hinabzuschlüpfen, warum begiebt sich der Hoden nicht selbst

früher dahin? Sobald der Processus vaginalis peritonei ein Divertikel bildet nach der Richtung hin, wo der properitoneale Sack
der Hernie nach den klinischen Beobachtungen liegt — diese Lage
entspricht dem Wege, welchen der Hoden bei seinem normalen
Descensus nimmt —, so muss man doch annehmen, dass dem
Hoden sein Herabsteigen erleichtert wird, da ihm seine gemeinschaftliche Scheidenhaut geradezu entgegenwächst. Und warum
geschieht dies trotzdem nun nicht, oder zum Mindesten unvollkommen oder verspätet? Warum ist gerade die Hernia properitonealis so ausserordentlich häufig mit Retentio testis complicirt,
weit häufiger als die Hydrocele bilocularis?

Mir scheint danach doch die Hypothese mit der properitonealen
Divertikelbildung des Processus vaginalis peritonei auch unhaltbar
zu sein, um so mehr, als, wie Kocher betont, wohl Divertikelbildung der gemeinschaftlichen Scheidenhaut beobachtet ist, aber
nicht nach der Stelle hin, wo der abdominale Sack der Hydrocele
bilocularis und der Hernia properitonealis im Anfangsstadium liegt.

Wie sollen wir uns nun den Zusammenhang zwischen diesen
beiden Affectionen und dem fehlerhaften Descensus testiculorum
erklären? Wo liegt das Hinderniss für das rechtzeitige und vollständige Herabsteigen des Hodens in den Hodensack?

Da die klinische Beobachtung sowohl bei der Hydrocele bilocularis, als auch bei der Hernia properitonealis lehrt, dass der
Leistencanal stets in toto erweitert ist, so kann derselbe per se
unmöglich das Hinderniss für den Descensus testiculorum abgeben.
Sein Lumen muss also schon zu einer Zeit, wo der Hoden sich
anschickt, in den inneren Leistenring einzutreten, von einem anderen
Gebilde ausgefüllt sein, von dessen Ausdehnung im Leistencanal
es abhängen wird, ob der Hoden sich früher oder später noch
nebenbei hindurchzwängen kann, oder vor dem inneren Leistenring
oder im Leistencanal selbst liegen bleibt. Und welches ist nun
dies andere Gebilde, welches dem Hoden zuvorgekommen ist und
dessen normalen Platz eingenommen hat, resp. es ihm erschwert,
an seine normale Stelle zu gelangen? Nach meiner Ansicht in
erster Linie die durch eine Entwicklungsanomalie entstandene
Hydrocele bilocularis, in zweiter Linie erst die Hernia properitonealis, welche nach meinem Dafürhalten aus jener entsteht. Die
Hydrocele bilocularis ist die einfache Form, die Hernia

properitonealis die complicirte. Ich denke mir bei der Umwandlung der ersteren in die letztere den Vorgang folgendermassen: Entzündliche Reizungen sowohl im intrauterinen, als auch im extrauterinen Leben können zu Adhäsionen zwischen abdominalem Hydrocelensack und Peritoneum, zum Platzen der cystischen Geschwulst und zur Bildung eines Ostium abdominale führen, so dass sich aus der congenital angelegten Hydrocele bilocularis intraabdominalis eine Hernia properitonealis entwickelt. Diese Umbildung braucht nun nicht immer eine vollständige zu sein, sondern es können sich Uebergänge zwischen dem einfachen und dem complicirten Zustande finden, und zwar so, das ein Zwerchsack beides, sowohl eine Hydrocele, als auch eine Hernie in sich birgt. Derartige Fälle sind nun thatsächlich in der Literatur bekannt, so dass ich in der Lage bin, meine Anschauung durch klinische Beobachtungen zu begründen. Ich verweise auf zwei Fälle, welche Breiter[1]) mitgetheilt hat. In dem einen, der Züricher Klinik angehörigen Falle bestand neben der incarcerirten properitonealen Hernie eine Hydrocele testis; in dem anderen Falle, welcher von Mosetig von Moorhof behandelt ist, enthielt der abdominale Sack seröse Flüssigkeit, während an einem oben befindlichen Ostium eine Dünndarmschlinge adhärent war.

Es kann demnach nicht zweifelhaft sein, dass die biloculare Hydrocele die nämliche Complication bieten kann, welche wir bei der gewöhnlichen Hydrocele unter dem Namen der incystirten Hernie Cooper's kennen, denn was ist diese Anderes, als eine Hydrocele, in welche sich eine Hernie hineingestülpt hat.

Auch Pott[2]) hat „den besonderen und recht sonderlichen Fall der Vereinigung eines Wasserbruches mit einem angeborenen Bruche" beobachtet. Aber dass eine Hydrocele aus dem Unterleibe entstehen kann, vermag er nicht zu verstehen, daher hält er eine dahin zielende Meinung Cheselden's „für sonderbar und der Wahrheit und Natur wenig gemäss". Cheselden[3]) sagt nämlich in

---

[1]) Beiträge zur klinischen Chirurgie. XIII. Bd. Aus der Züricher chirurg. Klinik: Ueber Hernia inguino- und cruro-properitonealis von Dr. W. Breiter. S. 659 ff.
[2]) Abhandlung von dem Wasserbruche und anderen Krankheiten des Hoden, seiner Häute und seiner Gefässe. Uebersetzt von J. C. Tode. Kopenhagen 1770. S. 9 u. 10. Anm.
[3]) Ebenda.

seiner Anatomie: „Der wahre Wasserbruch entsteht von dem Unterleibe, der das Darmfell entweder bis in den Hodensack ausdehnt
oder es zerreisst, und dann eine neue Haut macht, die so, wie sie
sich ausdehnt, dicker wird, so wie in Schlagadergeschwülsten und
in Atheromen zu geschehen pflegt. Die Balgwassersucht (denn
das ist es eigentlich) erlaubt selten mehr als Erleichterung vermittelst des Stiches oder Zapfens, wie in der Bauchwassersucht,
und dies mit einiger Beschwerlichkeit, weil gemeiniglich das Netz
und manchmal der Darm mit heruntertritt.“

Sollte in diesem Falle Cheselden nicht besser gesehen als
der Chirurg Pott beobachtet haben? Kann er nicht einen biloku-
laren abdominalen Hydrocelensack, in welchen sich eine Hernie
hineingestülpt, vor Augen gehabt haben?

. Meiner Auffassung über die Entwicklung der Hernia properitonealis aus der Hydrocele bilocularis widerspricht auch das bei
der ersteren Form häufigere Vorkommniss des unvollständigen Descensus testiculorum durchaus nicht. Es leuchtet ein, dass sich
ein entzündlicher Vorgang, welcher sich in unmittelbarster Nähe
auf dem Wege abspielt, den der herabsteigende Hoden nimmt,
auch dem Mesorchium desselben mittheilt. Und thatsächlich finden
wir bei der Orchidoplastik, d. h. bei der Operation, welche zu dem
Zwecke gemacht wird, einen Leistenhoden in das Scrotum hinab-
zuziehen, Spuren einer circumscripten adhäsiven Peritonitis.

· Wenn ich nach diesen Ausführungen den Spuren eines Organs
nachgehe, aus dessen Entwicklungsanomalie sich die Hydrocele
bilocularis intraabdominalis herleitet, so kann nur ein cystisches,
aus Schläuchen bestehendes Organ in Frage kommen. Als ich
mich mit dieser Idee zuerst beschäftigte, fiel mir eine Arbeit von
Adalbert Czerny aus dem histologischen Institute der deutschen
Universität in Prag[1]) in die Hände. Es ist darin das Corps innominé, das Giraldès'sche Organ behandelt.

Czerny's Untersuchungen sind an Kaninchen, Hunden und
Katzen gemacht worden und beziehen sich auf den Rückbildungsprocess dieser Restes vom Wolff'schen Körper. Die dort nieder-
gelegten thatsächlichen Befunde gelten auch für das Giraldès'sche
Organ beim Menschen. Es würde über den Rahmen dieser Arbeit

---

[1]) Archiv für mikroskopische Anatomie. Bd. 33: Das Giraldès'sche
Organ, nach Untersuchungen an Kaninchen, Hunden und Katzen.

hinausgehen, wollte ich Czerny's interessante Beobachtungen im Einzelnen näher erörtern. Ich behalte mir vor, in einer späteren Veröffentlichung, sobald ich meine Studien über diesen Gegenstand abgeschlossen habe, darauf zurückzukommen. Hier sei nur Folgendes erwähnt: Nach den übereinstimmenden Ansichten von Waldeyer und Virchow schwindet das Paroophoron im weiblichen Geschlechte niemals, seine Reste sind auch noch beim erwachsenen Weibe nachweisbar und Virchow lässt von denselben die Bildung von Cysten im breiten Mutterbande ausgehen. Beim männlichen Geschlechte erreicht das Corps innominé nach Giraldés' Auffassung seine grösste Entwicklung im 6. bis 10. Lebensjahre, atrophire von da ab, schwinde aber vielleicht nie völlig. Czerny hat nachgewiesen, dass es bei dem Rückbildungsprocess zu multiplen Cystenbildungen und daraus folgend zu einer Vergrösserung des ganzen Organs kommt.

Dieses letztgenannten Autors Untersuchungen an Thieren haben nun weiter ergeben, dass ein Theil des Giraldès'schen Organs, nämlich die Malpighi'schen Körperchen bald zu Grunde gehen, während die Urnierencanälchen längere Zeit und einige von ihnen vielleicht für immer bestehen bleiben. Diese Canälchen treten in Form von Schläuchen, theils einzeln, theils in Gruppen auf; bald verlaufen sie gradlinig, bald stark gewunden, bald u-förmig gekrümmt; sie zeigen kolbig erweiterte Enden und rosenkranzartige Einschnürungen, und zwar lassen sich die verschiedensten Stufen der Einschnürung beobachten, ein Beweis dafür, dass alle die einzelnen Schlauchstückchen abgeschnürte Theile eines ursprünglich einzigen Schlauches sind.

Bemerkenswerth ist nun ferner, dass sich diese Gebilde in Bezug auf ihren anatomischen Sitz streng und dicht an die Bahn der Arteria spermatica interna, „von der Aorta angefangen bis zur Nierencapsel einerseits und zum Vas deferens resp. Uterushorn andererseits" halten. Mikroskopisch betrachtet, bestehen die Wandungen der Schläuche aus einer zarten Membran, welche bei zunehmendem Alter sich durch concentrisch sich anlagerndes Bindegewebe verstärkt; die innere Auskleidung weist ein verschieden hohes, bald cubisches, bald cylindrisches Epithel mit grossen, runden, bläschenförmigen Kernen und einem Besatz von Flimmerhaaren auf. Letztere fehlen in den Schläuchen älterer Thiere, und glaubt Czerny dies als ein Zeichen beginnender Degeneration des Epithels beim Rückbildungsprocess des ganzen Organs auffassen zu dürfen.

Daneben verfügen die Schläuche über ein weitmaschiges, dünnwandiges Capillarnetz, herstammend von der Arteria spermatica. Ihr Inhalt besteht aus einer klaren, farblosen Flüssigkeit mit grossen Pigmentzellen.

Zur Erläuterung des eben Geschilderten gebe ich aus der Arbeit Czerny's einige Abbildungen wieder: In der Figur 3 ein Stück der Arteria spermatica mit 3 Schlauchstücken, in Figur 4 verschiedene Schlauchformen.

Herrn Professor Czerny danke ich an dieser Stelle besonders für die mir ertheilte Erlaubniss, seine Abbildungen benutzen zu dürfen.

Nach dem Studium dieser Arbeit erschien mir der Gedanke, die Entstehung der Hydrocele bilocularis intraabdominalis und der ihr verwandten Formen aus einer Entwicklungsanomalie des Giraldès'schen Organs herzuleiten, ausserordentlich naheliegend, eine Idee, auf welche auch Kocher gekommen ist, ebenso wie Hyrtl, welcher bei Besprechung des Corps innominé schreibt, dasselbe könne zu Cysten entarten.

Der Beweis für diese Anschauung lässt sich, wie es in der Natur der Sache liegt, nur an der Hand von Beobachtungen, welche bei gewissen pathologischen Zuständen der männlichen Geschlechtsorgane gemacht sind, führen. Es können nur cystische Bildungen in Betracht kommen und es muss von denselben in Bezug auf anatomischen Sitz, Bau und Inhalt eine Analogie mit den Schläuchen des Giraldès'schen Organs verlangt werden. Derartige Cysten müssen:

1. im Gebiete der Arteria spermatica interna liegen; sie müssen sich verfolgen lassen auf dem ganzen Wege, welchen das Giraldès'sche Organ bei seiner Wanderung zusammen mit dem Hoden genommen hat, d. h. von der Niere herab bis zum Scrotum.

2. Sie müssen eigenhäutige Wandungen mit einem starken Gefässnetz und einer inneren Epithelauskleidung besitzen.

3. Sie müssen klare, farblose Flüssigkeit enthalten.

Was den ersten Punkt betrifft, so liegen eine grosse Anzahl von Befunden über Cystenbildungen am Hoden, am Samenstrang

und weiter hinauf im Bereich der Samengefässe bis zur Niere vor.
Diese Cysten finden sich theils einzeln verstreut, theils in grösseren
Colonien. So beschreibt Hyrtl[1]) derartige Hydrocelen, welche am
Hoden unter der Tunica vaginalis propria liegen, in keiner Beziehung zu den Samenkanälchen stehen, keinen Stiel haben und
sich aus dem subserösen Bindegewebe, das ihnen als Lager dient,
unversehrt herausschälen lassen. Diese Cystencolonien können
zuweilen sehr zahlreich sein und werden häufig bei der Radicaloperation grosser Hydrocelen gefunden.

Curling[2]) beschreibt Ansammlung von Flüssigkeit in einer
oder mehreren Cysten, welche vom Sacke der Scheidenhaut abgesondert sind. Dieselben haben, so erläutert er weiter, viel Aehnlichkeit mit den Cysten, welche man in der Niere und in anderen
Theilen findet; ihre Wandung besteht aus einer dünnen zarten
Membran. Curling nennt diese Form die „vielfächerige oder
eingesackter Wasserbruch des Hodens." Er sah auch die Complication dieser Affection mit gewöhnlicher vaginaler Hydrocele recht
häufig, bei einem Individuum sogar doppelseitig. Er ist der Ansicht, dass die kleinen Cysten die primäre Erkrankung seien und
die Ursache für die Entstehung der Hydrocele vaginalis abgäben.
Man kann sich sehr wohl vorstellen, dass die Zwischenwände der
dicht aneinander gelagerten Cysten durch gegenseitigen Druck zum
Schwinden gebracht werden oder dass sie in Folge eines Trauma's,
einer Entzündung mit frischem starken Flüssigkeitserguss zerreissen
können und dass sich so aus den vielen einzelnen Cysten eine
einzige grosse bildet, eben die Hydrocele vaginalis.

Vielleicht darf man sich auch in einzelnen Fällen die Recidive
operirter Hydrocelen aus dem Vorhandensein kleinerer Cysten erklären, welche bei der Operation nicht zu Gesichte gekommen
und unverletzt geblieben sind.[3]) — Gehen wir nun vom Hoden
weiter nach aufwärts, so begegnen wir den Cysten am Samenstrang, über welche eine reiche Zahl von Beobachtungen vorliegt.

---

[1]) Handbuch der topographischen Anatomie. Wien. 1865. II. Bd. § XII.
[2]) Die Krankheiten des Hodens, Samenstranges und des Hodensackes.
Uebersetzung aus dem Englischen von Reichmeister. Leipzig 1845. III. Abschnitt. S. 139.
[3]) Es darf nicht unerwähnt bleiben, dass gewisse Formen der Hydrocele
testis, nämlich die Hydrocele spermatica oder Spermatocele zurückzuführen sind
auf eine andere congenitale Anomalie als jene des Giraldès'schen Organs,
nämlich auf die des persistirenden oberen Endes des Müller'schen Ganges,

Ich verweise auf die Zusammenstellung von Fällen, welche Kocher[1]) gegeben hat.

Von den Franzosen ist die rosenkranzartige Anordnung dieser Hydrocelen mehrfach besprochen worden und mit dem Namen Hydrocèle à chapelet belegt.

Curling nennt diese Affection „eingesackte Hydrocele der Scheidenhaut", Pott[2]) „Wasserbruch in den Zellen der gemeinsamen Haut." Letzterer betont, dass diese Wasseransammlung einzig nur in der Zellenmembran, welche die Samengefässe umhüllt und verbindet, statthat. Er bezeichnet die Form als eine rein cellulöse und spricht den Cysten eine eigne Wandung ab. Darum tadelt er auch die Auffassung, welche Le Dran von der Sache hat, da dieser schreibt: „Ich habe öfters gesehen, dass Wassergeschwülste, von der Grösse wie Trauben, von Ort zu Ort längst an der Samenschnur befindlich, einen wahrhaften, an dem Körper des Hodens befindlichen Wasserbruch begleitet haben." Pott schreibt dagegen: „Der erste Theil dieses Paragraphen ist eine wahre und richtige Beschreibung des Wasserbruches in den Zellen der gemeinsamen Haut; aber wenn Herr Le Dran unter „einem wahrhaften Wasserbruche" denjenigen von der Scheidenhaut versteht, so ist seine Beschreibung desselben als „einer Wassergeschwulst, die an dem Körper des Hoden befindlich" sehr unausdrückend, unpassend und fähig, einen irrigen Begriff zu geben." Und doch hat Le Dran zweifellos richtig gesehen und beobachtet. Fälle, wo sich am Samenstrange isolirte Cysten befinden, und wo daneben noch eine Hydrocele vaginalis besteht, sind gar nicht so selten. Ich selbst hatte vor einigen Tagen Gelegenheit ein sehr eclatantes Beispiel hiervon zu sehen. Ich operirte einen Kranken wegen eines Hodensarcoms, welches in eine mächtige Hydrocele eingebettet war. Als ich den Samenstrang frei präparirte, fand ich an demselben eine

---

der Morgagni'schen Hydatide. Auf diesen Punkt ist von Luschka (Die Appendiculargebilde des Hodens. Virchow's Archiv für pathol. Anat. Bd. VI. Heft 8. S. 310 ff.), später von Roth (Ueber das vas abberans der Morgagni'schen Hydatide. Ebenda. Bd. 81. Heft I. S. 47) aufmerksam gemacht worden. Eine eingehende Beleuchtung hat dieser Gegenstand ferner durch Kocher (Deutsche Chirurgie. Die Krankheiten der männlichen Geschlechtsorgane. 1887. Lfg. 50 b. S. 394 ff.) erfahren.

[1]) Deutsche Chirurgie. Die Krankheiten der männlichen Geschlechtsorgane. S. 167 ff.

[2]) Abhandlung von dem Wasserbruche etc. Ebenda. S. 52 ff.

vollkommen abgeschlossene, hühnereigrosse Cyste, auf welcher eine
zweite dicht aufsass. Diese letztere hatte etwa in $^2/_3$ ihrer Höhe
eine Einschnürung und dieser eingeschnürte Theil ragte wurstförmig
in den Leistencanal hinein. Diese Cysten liessen sich ohne Weiteres
von ihrer Umgebung allseitig ablösen, ihre Wandungen bestanden
aus einer dünnen, gefässreichen Membran.

Wie ich schon Eingangs erwähnt habe, sind derartige Cysten
auch bei der bilocularen Hydrocele beobachtet, so in einem Falle
von Kocher, in dem Witzel'schen Fall und besonders in dem
von Tillmanns, wo das Verbindungsstück des Zwerchsackes im erweiterten Leistencanal von mehreren linsen- bis haselnussgrossen
Cysten besetzt war. — Kocher theilt mit, dass verschiedene
Autoren ausdrücklich betonen, in manchen Fällen lägen die multiplen
Cysten nicht innerhalb der Scheidenhauthöhle oder des
Scheidenhautfortsatzes, sondern an der Aussenseite derselben
im Scrotum oder innerhalb der Tunica vaginalis communis. So
sah ich vor einigen Tagen ein 10 Wochen altes Kind mit einer
Hydrocele funiculi, welche vom Hoden und vom Samenstrange,
der an ihrer inneren Seite verlief, deutlich abzugrenzen war.
Drängte man die Hydrocele nach oben, so folgte der Hoden nicht
und auch der Samenstrang erfuhr keine Dehnung. Es fehlte also
das sonst für die Hydrocele funiculi charakteristische Symptom,
wonach dieselbe dem Zuge am Hoden folgt, ein Beweis, dass es
sich hier um eine isolirte Cyste handelte. — Danach ist Pott's
Ansicht von dem Wasserbruche in den Zellen der gemeinsamen
Haut sicher nicht richtig, wie denn auch eine seiner eignen Beobachtungen gegen ihn spricht. Er schreibt nämlich in Fall 10 seines
mehrfach erwähnten Buches: „Als wir den Leichnam öffneten,
fanden wir die ganze Zellenmembran, die die Samengefässe innerhalb des Bauches einhüllte, mit Wasser angefüllt und von dem
Ursprunge dieser Gefässe an ganz herunter bis an die Oeffnung
der Bauchmuskelflechse, sehr unordentlich ausgedehnt. Bei dieser
Oeffnung war sie in einen runden oder vielmehr glatten Körper
zusammengezogen, der zwar nicht so dick, doch gross genug war,
die besagte Oeffnung beträchtlich zu erweitern. Unterhalb derselben
war sie wieder durch alle ihre Zellen von Wasser ausgedehnt.“

Pott, welcher diesen Fall seinem „Wasserbruch in den Zellen

der gemeinsamen Haut" einreiht, hatte danach und auch nach
einer anderen Aeusserung in seinem Buche, wo er von der gemeinsamen Haut, welche die Samengefässe in der Bauchhöhle bekleidet,
spricht, eine falsche anatomische Vorstellung von der Ausdehnung
der gemeinschaftlichen Haut. Diese reicht ja als Ausstülpung
der Fascia transversa vom Hoden gerechnet· nach aufwärts nur
bis an den inneren Leistenring und von da ab verlaufen die Arteria
und Vena spermatica mit dem Plexus spermaticus internus ohne
diese zellichte Hülle. Der Pott'sche Fall 10 muss also als eine
echte Hydrocele multilocularis abdominalis mit eignen Wandungen
aufgefasst werden. Er ist ein hervorragendes Beispiel von Cystenbildung im Gebiete der Arteria spermatica interna, vom Hoden
aufwärts bis zur Niere. Die multiplen Cysten sind geradezu ein
Wegweiser für die Bahn. welche das Giraldès'sche Organ beim
Descensus testiculorum genommen hat und die multiloculäre Form
erinnert lebhaft an die zerstreuten abgeschnürten Schläuche jenes
Restes vom Wolff'schen Körper. Von ·dieser multiloculären Form
ist es nur ein Schritt weiter zur biloculären. Man ist auf Grund
klinischer Beobachtungen entschieden zu der Annahme berechtigt,
dass die dicht aneinander gelagerten multiplen Cysten confluiren
und einem einzigen grossen Zwerchsack bilden können. Ich verweise auf Kocher's Darstellung verschiedener Arten von bilocularer
Hydrocele und mache besonders auf die an fünfter Stelle Seite 160
der deutschen Chirurgie Lfg. 50 b stehende Abbildung aufmerksam.

In die nämliche Categorie der eigenhäutigen Cysten am Samenstrange gehört die von von Ammon beschriebene Hydrocele cystica
Schregeri. Kocher beschreibt 2 Formen derselben: die eine besteht
aus linsen- bis haselnussgrossen, mit Flüssigkeit gefüllten Säckchen,
welche entweder der Innenfläche der Serosa des Scheidenhautcanals
anliegen oder frei in derselben sich befinden. Von Ammon hat
diese Hydrocele vornehmlich beim Foetus und bald nach der Geburt
gestorbenen Knaben gesehen. Bei der zweiten Form findet sich
ein eigenhäutiger Sack innerhalb des offenen Leistencanals, vom
Hoden bis an den inneren Leistenring sich ausdehnend, durch die
Oeffnung des letzteren blind in die Bauchhöhle hineinragend.

Kann man nun nicht noch einen Schritt weiter gehen und die
Hydrocele funiculi spermatici, den Pott'schen Balgwasserbruch der
gemeinsamen Scheidenhaut als ein Produkt des Giraldès'schen

Organs ansehen? Jedenfalls ist die Erklärung, welche Hyrtl für diese Affection versucht, kaum genügend. Dieser Autor meint nämlich, es handle sich dabei um eine ungleichzeitige Abschnürung des Processus vaginalis peritonei. Viel annehmbarer erscheint die Auffassung, dass bereits in abgekapselten Cysten kleine Flüssigkeitsansammlungen bestehen, welche durch Druck oder ein Trauma confluiren und nun einen einzigen grösseren Sack bilden. Jedenfalls sind hiermit diejenigen Fälle, wo die Hydrocele funiculi ganz acut auftritt, am leichtesten erklärt. Sicher spricht auch für die congenitale Anlage der Umstand, dass wir diese Form der Hydrocele vornehmlich in den ersten Tagen und Wochen nach der Geburt beobachten, häufig allein, zuweilen mit Hydrocele vaginalis complicirt.

Für meine Auffassung über die Entstehung mancher Arten von Wasserbrüchen aus den Resten des Giraldès'schen Organs, scheinen mir auch jene Fälle von Hydrocele funiculi beweisend, wo sich an der cystischen Geschwulst eine stielartige, in den Leistencanal hineinragende Fortsetzung findet. Entgegen Kocher's Ansicht, welche dahin geht, es habe in derartigen Hydrocelen vorher eine offene Communication mit dem Peritoneum bestanden, welche in Folge einer Entzündung aufgehoben sei, glaube ich vielmehr, dass im Anfangsstadium die Verbindung einer solchen Hydrocele mit einer darüber gelegenen Cyste stattgehabt hat, welche in Folge Einklemmung eine vollständige Abschnürung erfahren und dann verödet ist.

Curling beschreibt Seite 155 seines schon erwähnten Buches einen Fall, bei welchem eine solche Abschnürung unvollkommen erfolgt war. Er fand nämlich bei der Section eines an Bauchwassersucht gestorbenen Mannes am inneren Leistenringe eine kleine zarte, durchsichtige und gestielte Cyste von Nussgrösse, welche in die Bauchhöhle hineinragte. Der Stiel war hohl, für einen feinen Tubulus durchgängig und stellte die Verbindung mit einer zweiten Cyste her, welche im Leistencanal lag.

Dieser Fall ist auch noch in anderer Beziehung interessant, denn er stellt nichts anderes dar als eine Hydrocele bilocularis intraabdominalis en miniature, bei welcher der eine Sack im Abdomen, der andere im Leistencanal liegt. Solch ein kleiner Zwerchsack kann die erste Entwicklungsstufe für die in Rede stehende Affection sein. Die Einwirkung eines Trauma's, ein entzündlicher Vorgang dürfte hinreichen, eine derartige congenitale Anlage zum Wachsen

zu bringen, und es könnte alsdann daraus eine mächtige biloculare
Hydrocele resultiren.

In obigen Ausführungen glaube ich der ersten der von mir
früher aufgestellten Forderungen gerecht geworden zu sein. Ich
habe bewiesen, dass sich im Gebiete der Arteria spermatica interna,
von ihrer Ursprungsstelle an bis herab zum Hoden cystische Bildungen theils einzeln verstreut, theils in Gruppen beieinander
liegend finden. Ich habe auch schon gezeigt, dass für diese Cysten
eigne Wandungen in Anspruch genommen werden müssen. Es
erübrigt noch, auf das Verhalten der Gefässe einzugehen. Ich
erinnere nochmals daran, dass die Schläuche des Giraldès'schen
Organs ein starkes, dünnwandiges Kapillarnetz, ein eigenes Gefässsystem besitzen, welches von der Arteria spermatica interna her-
stammt. Czerny betont, dass diese Arterie in ihrem Verlaufe
keine Zweige an das Mesorchium beziehungsweise Mesovarium
abgiebt, als die zu den Schläuchen und den eventuell vorhandenen
Fettläppchen. Sehen wir uns daraufhin die Wandungen der Hydrocelen an, so ist die Analogie mit den Schlauchwandungen des
Giraldès'schen Organs geradezu in die Augen springend. Wir
wissen, welchen Reichthum von auffallend weiten, dünnwandigen
Gefässen die Tunica vaginalis aufweist, wir kennen die starke
Vascularisation der Serosa von Hydrocelenwandungen in allen Stadien
ihrer Erkrankung. Ich habe Eingangs betont, dass der Zwerchsack
der bilocularen Hydrocele hiervon keine Ausnahme macht, dass
in dem von mir beschriebenen Falle die innere, in toto herausgeschälte Membran ein mächtiges Netz dünnwandiger Gefässe aufwies, wodurch der ganzen Haut ein rosafarbenes, sammetartiges
Aussehen verliehen wurde. Warum sollen wir nun diese starke
Vascularisation einzig als Product voraufgegangener Entzündung
ansehen? Ist es nicht viel natürlicher, auf einen primären Gefässreichthum und auf ein abnormes Verhalten der Gefässe zu recur-
riren und hieraus die Veränderungen, welche wir in den Wandungen
von Hydrocelen, vor Allem von Haematocelen, sowie in ihrem
Inhalt finden, zu erklären? Und zuletzt muss nicht gerade das
starke, dünnwandige, von der Arteria spermatica herkommende
Gefässnetz in den Schlauchwandungen des Giraldès'schen Organs
den Anlass geben zu einer Entwicklungsanomalie desselben? Ob
letztere in Folge hämorrhagischer Entzündung, welche in Schüben

als sogenannte intercurrirende acute Entzündung verläuft, oder aber in Folge von Circulationsstörungen auftritt, lasse ich dahingestellt; wahrscheinlich spielt Beides eine Rolle dabei.

Was nun weiterhin die innere Auskleidung der Cystenwandungen betrifft, so lässt sich naturgemäss der Beweis für die Abstammung von den Schläuchen des Giraldès'schen Organs schwieriger führen, denn wir bekommen die einschlägigen Fälle nie oder selten zu einer Zeit zu Gesicht, wo die Serosa noch in ihrem ursprünglichen, unveränderten Zustande sich befindet. Vielmehr handelt es sich schon immer um bindegewebige Wucherungen und als innerste Wandungsschicht finden wir eine dünne bindegewebige Membran, welche durch Auflagerung entstanden ist. Ich habe bei Kocher nur einen, allerdings sehr bemerkenswerthen Fall gefunden, wo noch ein Epithelbelag angetroffen ist. Steinthal wies nämlich bei einer Hydrocele multilocularis funiculi auf der Cystenwand bald ein ausgesprochenes Endothel, bald cubisches und cylindrisches Epithel nach. In dem von mir operirten Falle von Hodensarcom bestand die Wandung der kleinen Cysten am Samenstrange aus einem sehr gefässreichen Bindegewebe mit einer Auskleidung von Endothel. Günstiger als in dieser Beziehung liegen die Verhältnisse bei der Frage nach dem Inhalt der Cysten. So schreibt Curling, dass die von ihm beobachteten cystischen Bildungen am Samenstrange klaues, farbloses Wasser enthielten, welches in der Hitze wenig oder gar keine Gerinnungsfähigkeit zeigte. Auch Pott (Fall 10) und ebenso Humphry entleerten klares helles Wasser. Dieser Inhalt ist nach Kocher für die Hydrocele multilocularis funiculi geradezu characteristisch. Es besteht also auch in dieser Hinsicht eine Analogie mit den Schläuchen des Giraldès'schen Organs.

Fasse ich das Ergebniss meiner Ausführungen kurz zusammen, so resultirt Folgendes:

1. Gewisse pathologische Zustände im Gebiete der männlichen Geschlechtsorgane weisen unverkennbar darauf hin, dass ein Theil des Giraldès'schen Organs, nämlich seine Schläuche, nicht immer spurlos zu Grunde gehen, sondern persistiren und alsdann Anlass zur Entwicklung eben jener pathologischen Processe geben können.

2. dass einige, besonders die seltenen Formen von Hydrocelen

auf eine congenitale Anlage und am zwanglosesten auf
eine Entwicklungsanomalie des Giraldès'schen Organs
zurückzuführen sind.

Für diese zweite Behauptung spricht:

a) dass Hydrocelen in den ersten Tagen und Wochen nach
der Geburt weit häufiger beobachtet werden als im
späteren Lebensalter.

b) dass insbesondere eine seltene Form, die biloculare
Hydrocele, sich in Bezug auf ihre Entstehung bis zu
den ersten Lebenstagen verfolgen lässt und dass ihr
Wachsthum häufig in eine Zeit fällt, wo die Schläuche
des Corps innominé, auch unter normalen Verhältnissen
ihre grösste Entwickelung zeigen.

Ich kann auch nicht unerwähnt lassen, dass der Pubertätszeit,
in welcher eine mächtige Umwälzung in den Geschlechtsorganen
vor sich geht, ein bedeutungsvoller Einfluss auf das Wachsthum
jeglicher anomalen Bildung in der Geschlechtssphäre zugesprochen
werden muss. Hierfür ist der Trendelenburg'sche und der von
mir besprochene Fall von Hydrocele bilocularis ein eclatantes
Beispiel, denn bei beiden fällt das stärkere Wachthum der Geschwulst
etwa in das 16. Lebensjahr.

Zum Schlusse gehe ich noch kurz auf die Therapie der
bilocularen Hydrocele ein.

Wie bei der gewöhnlichen Hydrocele ist auch hier die Punction
mit nachfolgender Einspritznng einer Jodlösung gemacht worden,
zum Theil ohne, zum Theil mit Erfolg. Trendelenburg hat sie
vergeblich versucht, Kocher hat mehrfache Heilungen durch sie
erzielt, wie auch jüngst Herr Geheimrath Mikulicz bei einem
15 jährigen Knaben, bei welchem der kleine Zwerchsack etwa
100 Cbcm. Flüssigkeit enthielt. Die Therapie der Punction dürfte
wohl auf solche Fälle zu beschränken sein, wo man bei der Klein-
heit des Zwerchsackes sicher sein kann, dass die nachträglich eingespritzte Jodlösung auch mit allen Theilen der Wandung gleichmässig in Berührung kommt. Bei grossen bilocularen Hydrocelen
ist die Radicaloperation am Platze. Tillmanns führte dieselbe in
der Weise aus, dass er unter Lösung aller Verwachsungen den
ganzen Zwerchsack herausschälte. Sein Patient ging an Peritonitis
zu Grunde. v. Bergmann hat vorgeschlagen, den intraabdominalen

Sack nach breiter Spaltung der gemeinsamen Scheidenhaut herunter zu ziehen und dann zu exstirpiren. Das kann leicht ausführbar sein, wenn keine Adhäsionen mit den Bauchorganen vorhanden sind. Beim Bestehen solcher wird aber bei dieser Methode an den intraabdominalen Theilen ein Zug ausgeübt, dessen Wirkung man gar nicht controlliren kann, oder das Herunterholen des Sackes wird in Folge der festen Verwachsungen überhaupt unmöglich.

Annehmbarer erscheint der Vorschlag Kocher's, nicht den ganzen Balg herauszulösen, sondern Theile desselben da stehen zu lassen und abzubinden, wo sich festere Adhäsionen mit der Umgebung finden.

Neu ist der Weg, welchen Herr Geheimrath Mikulicz in dem von mir beschriebenen Falle eingeschlagen hat. Auf vollständige Auslösung der bis an die Niere hinaufreichenden derben fibrösen Kapsel musste von vorne herein verzichtet werden. Offenbar war der Zwerchsack mit den ihn umgebenden Theilen, der Nierenkapsel und dem Peritoneum innige Verbindungen eingegangen. Sie alle zu lösen, wäre voraussichtlich ausserordentlich schwierig gewesen und hätte den Fall unnöthig complicirt. Darum schälte Herr Geheimrath Mikulicz nur die innere seröse Auskleidung in toto heraus und schuf so eine wunde Fläche, welche sich für eine directe Verklebung nach Anlegung tiefer Nähte vorzüglich eignete. Die Secretverhaltung, welche nach 14 Tagen im oberen Wundwinkel auftrat und hier nochmal eine Spaltung erforderte, war ein Zwischenfall, der sich in Zukunft dadurch vermeiden lassen wird, dass die Wundhöhle auf 24—48 Stunden tamponirt und erst dann durch Secundärnaht geschlossen wird.

Ferner hat Herr Geheimrath Mikulicz in therapeutischer Hinsicht die Aufmerksamkeit noch auf einen Punkt gelenkt, welcher, soweit mir bekannt, bis dahin keinerlei Berücksichtigung erfahren hat. Der Leistencanal ist bei der bilocularen Hydrocele stets mehr oder weniger stark erweitert. Man kann sich nun wohl vorstellen, dass, wenn der ganze Zwerchsack zurück- und der Schrumpfung überlassen wird, auch die mit ihm eng verwachsenen Wandungen des Canalis inguinalis sich zusammenziehen. Aber es bleibt zweifelhaft, ob diese letzteren dem Zuge des sich narbig retrahirenden Bindegewebes gleichmässig zu folgen vermögen. Es wäre denkbar, dass bei dem

Schrumpfungsprocess eine Loslösung des Balges derart erfolgte, dass der Leistencanal eine Oeffnung erhielte, welche zur Entstehung einer Hernie Veranlassung geben könnte. Schält man gar den Balg der bilocularen Hydrocele ganz heraus, so bleibt kein Zweifel, dass ein Leistenbruch früher oder später auftreten muss. Nach dem Vorgange von Herrn Geheimrath Mikulicz erscheint daher der Verschluss des Leistencanals, wie er in unserm Falle nach der Methode von Bassini ausgeführt ist, nothwendig. Es ist der letzte Act der Operation, welche Heilung im weitesten Sinne anstrebt.

Erklärung der Abbildungen auf Tafel VI.

Fig. 1 stellt den in der Klinik beobachteten Fall von Hydrocele bilocularis intraabdominalis vor der Operation dar.

Fig. 2 zeigt die herausgeschälte seröse Auskleidung der Hydrocele in aufgeblasenem Zustande. a = abdominaler Sack, b = scrotaler Sack. Circa $1/3$ natürlicher Grösse.

Fig. 3. 3 Schlauchstücke des Giraldès'schen Organs an einem Aste der Arteria spermatica.

Fig. 4. Verschiedene Schlauchformen des Giraldès'schen Organs.

XV.

(Aus der chirurgischen Abtheilung des neuen allgemeinen Krankenhauses Hamburg-Eppendorf.)

Der Murphy'sche Knopf und seine Anwendung.

Von

Dr. H. Graff,

Secundärarzt der Abtheilung.

Im Jahre 1852 machte der französische Chirurg Maisonneuve zuerst den Vorschlag, bei Darmverengerungen statt der damals allgemein üblichen Methode von Nélaton, der Anlage eines künstlichen Afters in der rechten Inguinalgegend, eine oberhalb des Hindernisses gelegene Dünndarmschlinge direct mit dem Coecum zu verbinden. Nach zwei unglücklichen Versuchen liess er die Idee wieder fallen, zumal sich die Société de chirurgie sehr abfällig über seine Methode geäussert hatte. Unabhängig von ihm machten dann im Jahre 1861 der Dorpater Chirurg Adelmann und sein Schüler Haken zahlreiche Thierversuche, die die Durchführbarkeit der Darmanastomosenbildung bewiesen.

Das Interesse für diese Operation wurde aber erst wach, als die von Wölfler eingeführte Gastro-Enterostomie günstige Resultate zu verzeichnen hatte. Billroth war der erste, der die Operation bei einem Fall von Narbenstenose im Coecum ausführte, aber auch mit unglücklichem Ausgange, und erst von Hacker-Wien konnte 1882 über zwei glücklich verlaufene Fälle berichten. Seitdem ist die Operation sehr häufig und vielfach mit grossem Erfolge ausgeführt worden; indessen sind die definitiven Resultate noch immerhin keine sehr glänzenden, weil einmal zur Ausführung eine grosse technische Fertigkeit und Gewandtheit gehört und dann die recht lange Dauer der Operation den in ihrem Ernährungs-

und Kräftezustand meistens heruntergekommenen Patienten verhängnissvoll wird. So kann es nicht Wunder nehmen, dass bald
nach Bekanntwerden der neuen Methode von den verschiedensten
Seiten Vorschläge gemacht wurden, die darauf hinzielten, die
Operationsdauer zu verkürzen, theils durch vereinfachte Nähte,
theils durch mechanische Hülfsmittel.

So versuchte N. Senn im Jahre 1888 die schwierige Darmnaht dadurch zu ersetzen, dass er die Wundränder der zu vereinigenden Darmschlingen durch durchbohrte decalcinirte Knochenplatten aneinander brachte und zusammenhielt. Die Platten waren
mit Seidenfäden armirt, die durch die ganze Darmwand nach Einführung in den incidirten Darm mit einer Nadel durchgestochen
und dann mit dem entsprechenden Faden der andern Platte geknüpft wurden. Die Thierversuche hatten ergeben, dass die ent-
kalkten Knochenplatten schnell resorbirt wurden und die so angelegte Fistel genügend weit war. Er und nach ihm eine ganze
Reihe amerikanischer Chirurgen haben oft nach dieser Methode
operirt und rühmen dieselbe sehr als absolut sicher und schnell
und leicht ausführbar. Modificirt wurde das Verfahren durch H.
Littlebewood, der in die Oeffnung der Knochenplatten einen
Knochencylinder zur Erhaltung des Lumens einführte und die etwas
complicirte Fadenführung vereinfachte, und dann noch durch W.
Sachs, der die beiden Senn'schen Platten zu einem durchbohrten
Knopf vereinigte, der das Aussehen eines Manschettenknopfs hatte.
Aehnliche Methoden waren schon früher ersonnen zum Ersatz der
circulären Darmnaht; so nahm Hohenhausen einen Brotcylinder
und vereinigte den Darm darüber nach der alten Jobert'schen
Invaginationsmethode, Neuber-Kiel ein decalcinirtes Knochenrohr,
C. E. Sennings eine Röhre von Cacaobutter, F. Treves einen
aufgeblasenen Gummibeutel, Rudolf Mates Ringe aus Basset-Saiten.

Die Senn'schen Knochenplatten zur Anastomosenbildung er-
setzte J. Davis durch solche aus Catgut, Dawbarn aus Kartoffel-
platten, die vor der Operation eine halbe Stunde im Wasser gelegen hatten, und Baracz durch Kohlrübenplatten. Landerer
(Stuttgart) schnitzte sich aus Kartoffeln oder nicht zu alten gelben
Rüben einen Cylinder, den er mit Troicart oder Hohlmeissel durch-
lochte und an den Enden abschrägte. In der Mitte wurde dann
ein circulärer Einschnitt von 1,0—1,3 Ctm. Länge und 0,5—1,1

Ctm. Tiefe gemacht und die mit einer Schnürnaht umsäumten
Darmenden über den Cylinder hinübergezogen, und in der Rille
geknüpft und festgebunden, so dass die Darmenden mit ihren
Serosaflächen aneinander lagen. Zur grösseren Sicherheit werden noch
einige Lembert'sche Nähte darüber gelegt. Alle eben aufgeführten
Methoden sind bisher in Deutschland wenig oder gar nicht geübt
worden; ebenso hat die Erfindung Ramangé's wenig Anklang
gefunden, der als erster anstatt der vegetabilischen Platten 2 aus
Aluminium verfertigte Ringe nahm, die in die Darmenden hineingesteckt und durch Seide oder Catgut befestigt wurden. Die Ringe
waren so gearbeitet, dass sie ineinander passten und beim Zusammendrücken die umgeschlagene Darmwand langsam necroti-
sirten. Erst einem Chicagoer Chirurgen, John B. Murphy, scheint
es beschieden zu sein, eine Erfindung zur Vereinfachung der Anastomosenbildung durch ein mechanisches Hülfsmittel gemacht zu
haben, das leicht, schnell, sicher und ungefährlich in der Anwendung ist. Auch Murphy benutzte, wie Ramangé, ein metallisches
Instrument, Murphy-Button genannt. Es ist aus vernickeltem
Messing gefertigt und besteht aus zwei pilzartig geformten Hälften,
einer sogenannten männlichen und einer weiblichen. In der Mitte
ist ein senkrechter Hohlcylinder, das Innere des weiblichen Knopfes
ist mit einem ganz feinen Schraubengewinde versehen, während in
dem männlichen, dessen Hohlcylinder kleiner ist und dazu bestimmt, in den weiblichen hineingesteckt zu werden, zwei durch
kleine längs gestellte Spalten austretende federnde Vorsprünge vorhanden sind. Bei der Vereinigung der beiden Knopfhälften greifen
die federnden Vorsprünge in das Schraubengewinde ein, so dass
die Knöpfe in jeder beliebigen Stellung, je nachdem man sie fester
oder loser zusammendrückt, fixirt sind und nicht auseinandergehen
können. Zur Vereinigung genügt also ein einfacher Druck, eine
Trennung ist nur durch Zurückschrauben möglich. An den abgerundeten Rändern der Knopfhälften sitzen 4 Oeffnungen, um etwaigem
Wundsecret Abfluss zu verschaffen. Im Innern des männlichen
Knopfes ist ausserdem noch eine Spiralfeder aus Eisendraht, die
einen kleinen becherförmig gelagerten Metallring mit breitem nach
aussen umlagerten Rande trägt. Die Anwendung des Knopfes ist
folgende: Man macht an den beiden zu vereinigenden Stellen, mag
es nun Darm und Magen oder Darm und Gallenblase sein, kleine

schlitzförmige, längs gerichtete Incisionen, die das Lumen eröffnen, legt durch die Wundränder (Serosa und Mucosa fassend) eine Tabaksbeutel-Seidennaht, steckt in jedes Lumen eine Knopfhälfte und schnürt den Seidenfaden fest um den Hohlcylinder. Dann werden die Hälften ineinander gesteckt und fest zusammengedrückt und die Vereinigung ist fertig. Der Verlauf ist dann so, dass die breit aufeinander liegenden Serosaflächen schnell verkleben und verwachsen, dass die zwischen den Hälften liegende Darm- oder Magenwand durch den beständigen Druck des federnden Metallringes necrotisch wird, der Knopf dann in toto in das Darmlumen hineinfällt und per vias naturales per rectum ausgestossen wird.

Das Verfahren ist ohne Zweifel ein genial erdachtes und originell und neu in seiner Art; es darf aber auch nicht Wunder nehmen, dass der Methode zuerst mit Misstrauen begegnet wurde, weil der Gedanke zur Vereinigung zweier Darmabschnitte dem Intestinaltractus einen metallenen Fremdkörper einzuschalten, zuerst etwas Befremdendes hat. Die erste Publikation der neuen Erfindung erfolgte im December 1892 [1]) mit 3 glücklich verlaufenen Cholecysto-Duodenostomieen; sodann eine weitere im Januar 1894 [2]) mit einem Bericht über 17 glücklich verlaufene Cholecysto-Enterostomieen und 32 von verschiedenen amerikanischen Chirurgen ausgeführten Gastro-Enterostomieen mit nur 3 Todesfällen, die nicht der Methode zur Last fielen. Es würde zu weit führen, alle nachher noch von amerikanischer Seite erfolgten Einzelpublikationen aufzuzählen, und will ich mich daher beschränken auf ein kurzes Referat zweier der letzten und umfassendsten Arbeiten über diesen Gegenstand. Im Centralblatt für Chirurgie 1894 No. 4 zählt ein Schüler Murphy's, Dr. A. Wiener, 112 mit den Murphy-Buttons im letzten Jahre von den verschiedensten Chirurgen ausgeführte Operationen auf, und zwar 10 Darmresectionen bei gangränösen incarcerirten Hernien, sämmtlich mit Ausgang in Heilung, 16 Darmresectionen wegen Fisteln ohne Todesfall, 12 Darmresectionen wegen Ileus aus verschiedenen Ursachen mit zwei letalen Ausgängen an Shock und allgemeiner Cachexie, 38 Darmresectionen wegen malignen

---

[1]) J. B. Murphy, Cholecysto-intestinal, gastro-intestinal, entero-intestinal anastomosis and approximation witheast sutures (original research, with nineteen illustrations). New York Med. Record. 1892.
[2]) New York Med. Record. 1894.

Tumoren mit 4 Todesfällen bald nach der Operation, 36 Chole-cysto-Enterostomieen mit einem Todesfall an Nachblutung aus dem bei der Operation verletzten Leberparenchym. Hinzugefügt werden noch 21 wegen Pyluscarcinom ausgeführte Gastro-Enterostomieen mit 4 Todesfällen, also im Ganzen 133 mit Murphy-Button operirte Fälle mit 11 Todesfällen = 8,2 pCt. Mortalität, ein Resultat, das noch nie erreicht sein dürfte bei so schwierigen Operationen. Indessen muss man doch wohl den Umstand dabei in Betracht ziehen, dass es eine nach einzelnen Publikationen zusammengestellte Statistik ist und dass naturgemäss mehr glücklich verlaufene Fälle veröffentlicht werden, als unglückliche. Betont wird am Schlusse der Arbeit, dass in keinem Falle der Knopf als solcher Schuld an dem unglücklichen Ausgange war. Sodann giebt Murphy selbst in seiner letzten Arbeit[1]) eine weitere Statistik 58 Darmresectionen aus verschiedensten Ursachen mit 14 Todesfällen, 19 Cholecysto-Duodenostomieen mit 4 Todesfällen, 4 gleiche Operationen bei malignen Tumoren der Gallenblase mit 3 Todesfällen und 18 Gastroenterostomieen mit 6 Todesfällen, also annähernd 27 pCt. Mortalität. Die Todesursache war in den meisten Fällen Erschöpfung und allgemeine Cachexie, in einzelnen Peritonitis, Nachblutungen oder sonstige Complicationen und nur in 2 Fällen wurde dem Knopf Schuld gegeben, indem bei einer Gastro-Enterostomie ein zu kleiner Knopf gewählt war, der die Magenwand nicht ganz fassen konnte. Sie rutschte daher an einer Stelle heraus und ergab sich daher die letale Peritonitis. In einem anderen Falle war der Knopf nicht genügend stark zusammengedrückt, so dass keine Vereinigung zwischen den Peritonealflächen stattfand.

In England ist das Verfahren mehrfach nachgeprüft mit wechselndem Erfolge, desgleichen in Frankreich. Dort eifert Chaput sehr gegen die Methode auf Grund von Leichenversuchen, auf die ich später noch zurückkomme, und practischer Erfahrung; 2 Fälle verliefen tödtlich, in einem war der Darm fast perforirt, das Lumen des Knopfes mit festem Koth verstopft. Dass dieses aber nicht die allgemeine Stimmung ist, sondern dass die Murphy'sche Methode sich auch in Frankreich einzubürgern und zu verbreitern beginnt, beweist eine jüngst erschienene Dissertation

---

[1]) Analysies of cures operated on with the aid of the Murphy buttons up to the present time (The Medical News. 9. Februar 1895).

von D. Duvivier[1]), der eine ganze Reihe von französischen Chirurgen mit Erfolg ausgeführte Gastro-Enterostomieen bespricht und zu einem sehr günstigen Urtheil über die Leistungsfähigkeit der Knöpfe gelangt.

Von deutschen Chirurgen liegen bis jetzt nur einzelne Publikationen vor. Czerny[2]) legte bei einem Fall von ausgedehnter Darmgangrän durch Incarceration einer Nabelhernie, als 2 Enterostomosen nothwendig waren, einmal die Murphy-Buttons an, die 2. vereinigte er durch Naht nach Braun. Der Tod erfolgte im Collaps nach 12 Stunden. Bei der Autopsie zeigten sich beide Anastomosen sufficient. Bei sehr starkem Druck floss die Injectionsflüssigkeit an einer kleinen Stelle des Knopfes aus, aber nur in Tropfen, die Nahtanastomose hielt vollkommen. Marwedel, der diesen Fall publicirt, hat dann eine Reihe von Versuchen an Hunden gemacht mit gutem Erfolge und kommt am Schlusse seiner Arbeit zu dem Endresultat, dass die Murphy'schen Knöpfe das bis jetzt beste Ersatzmittel der Darmnaht seien, der Hauptvorzug in der Schnelligkeit und Sicherheit der Ausführung bestehe, dass der Methode aber doch noch solche Mängel anhaften, dass sie die erprobte Czerny-Lembert'sche Darmnaht nicht verdrängen könne, ausser in Fällen, wo der Erfolg von der Kürze der Operation abhänge. Plettner[3]) (Dresden) hat einmal mit gutem Erfolge die Gastro-Enterostomie nach Murphy gemacht. Er räth, falls beim Zusammendrücken der Knopfhälften Schleimhaut prolabirt, noch eine Serosanaht herüberzulegen. Zielewich[4]) (Posen) hatte einmal Unglück bei einer so ausgeführten Gastro-Enterostomie, indem der Kranke 7 Tage nach der Operation nach einem groben Diätfehler an Perforationsperitonitis starb. Bei der Autopsie lag der Knopf frei in der Bauchhöhle, an dem Seidenfaden hängend, mit dem die Tabaksbeutelnaht ausgeführt war — ein Umstand, der nicht recht erklärlich ist, weil doch der Seidenfaden nach dem Zusammenpressen der Knöpfe innerhalb zu liegen kommt —, das Loch im Magen war messerscharf ausgeschnitten, die Oeffnung bedeutend

---

[1]) Denis Duvivier, Thèse pour le doctorat en médecine. Contribution à l'étude de la gastro-enterostomie avec le bouton de Murphy.

[2]) Beiträge zur klinischen Chirurgie. Bd. XIII. Marwedel, Ueber Entero-Anastomosen etc.

[3]) Centralbl. f. Chirurgie. 1894. No. 52.

[4]) Zielewich, Centralbl. f. Chir. 1894. No. 48.

grösser, als die Circumferenz der Knöpfe. Kurz erwähnt sei noch ein Fall von Ullmann[1]) (Wien) (Darmresection wegen Coecumcarcinom) mit gutem Resultat und ein Fall von Schönborn[2]) (Würzburg), wo der Patient bald nach der Operation starb. Sodann finde ich in der sehr ausführlichen Arbeit von R. v. Frey[3]) aus der Grazer Klinik 4 von ihm und Wölfler operirte Fälle erwähnt, 3 Gastro-Enterostomieen mit gutem Resultat und eine circuläre Darmresection mit letalem Ausgang 41 Stunden post operationem an einer schon bei der Operation vorhandenen Peritonitis. v. Frey hat ausserdem, wie Marwedel und Wegrad, eine Anzahl von Thierexperimenten mit den Knöpfen gemacht mit ausnahmslosem Erfolge, und rühmt er besonders die ideal schöne glatte Narbe, die bei späteren Autopsieen seiner Versuchsthiere zuweilen kaum zu finden war, weil in der Umgebung nur minimale Adhäsionen vorhanden waren.

Auf der chirurgischen Abtheilung des neuen Allgemeinen Krankenhauses (Oberärzte Dr. Schede und Dr. Sick) wurden die Murphy'schen Knöpfe seit Frühjahr 1893 vielfach angewandt und die guten Erfolge, die wir damit erzielt haben und das Vertrauen auf ihre Sicherheit in der Anwendung veranlasst uns jetzt, unsere Resultate zu publiciren.

Als Murphy uns im Frühjahr 1893 seine Knöpfe zuschickte, standen wir ihnen zuerst ziemlich skeptisch gegenüber und betrachteten das kleine Instrument mit einer gewissen scheuen Bewunderung. Bie erste Anwendung erfolgte auch erst, als schon von amerikanischer Seite weitere günstige Resultate publicirt waren, und als ein zur Anwendung geeigneter Fall da war, d. h. ein Fall, bei dem die Anlegung einer Czerny-Lembert'schen Darmnaht wegen hohen Alters und allgemeiner Cachexie der Patientin ausgeschlossen war. Es handelte sich um eine 74 Jahre alte Patientin, die ausser einer gangränösen Hernie noch ein inoperables Ovariencarcinom hatte und sehr decrepide und heruntergekommen war.

Dr. C. Sick war der erste, der die Knöpfe bei diesem Falle anwandte. Der glückliche Ausgang ermuthigte zu weiteren Ver-

---

[1]) Centralbl. f. Chir. 1895. No. 2.
[2]) Wegrad. Inaug.-Diss. Würzburg.
[3]) R. v. Frey, Beitr. zur klin. Chirurgie. 1895. Technik der Darmnaht.

suchen und seitdem haben Herr Geheimrath Professor Dr. Schede, Herr Oberarzt Dr. C. Sick und Herr Secundärarzt Dr. Rieder, jetzt Privatdocent der Chirurgie in Bonn, die Murphy-Buttons bei den verschiedensten Gelegenheiten angewandt und immer mit gutem Erfolge, d. h. wenn auch nicht alle Patienten am Leben blieben, so war der unglückliche Ausgang doch nie durch den Knopf verschuldet. Zur besseren Beurtheilung lasse ich unsere 25 Krankengeschichten folgen mit Auszügen unserer Sectionsprotokolle (Dr. Eugen Fränkel), soweit sie von Interesse und Wichtigkeit sind.

1. Gastro-Enterostomie wegen gutartiger Pylorusstenose.

Frau J. A. H.	33	Ulcus ventriculi, Narbenstenose.	?	Heilung.	
err C. F. J. Pr.	17	Dilatatio ventriculi.	?	„	
Fräulein Fr.	22	do.	?	„	
rau A. C. Schr.	27	do.	21. Tag.	„	
'räulein S. Gr.	27	Pylorusneurose.	34. Tag.	„	

2. Gastro-Enterostomie wegen maligner Tumoren.

Frau M. J. R.	52	Carcinoma ventriculi et pylori.	—	†	1 Tag p. op., Perito
err J. M. F. P.	41	do.		†	1 Tag p. op., Collap
Frau M.	52	do.		†	4 Tage p. op., Nach
err A. M. D. St.	55	---		†	3 Tage p. op., Cach
Herr J. E. L.	47	—	—	†	1 Tag p. op., Fetthe
Frau M. J. St.	36	—	—	†	4 Tage p. op., Pneu
rau C. M. v. A.	40		?	Heilung.	
Frau J. S. Br.	70		?	„	
err J. A. v. H.	36	–	?	!	

3. Darmresectionen.

err Ch. H. J. Z.	48	Coloncarcinom.	—	†	1 Tag p. op., Collap
Frau M. H. M.	41	do.	—	†	2 Tage p. op., Colla
err J. H. L. Gr.	28	—	—	†	4 Wochen p. op., Pe peritonitis.
rau A. M. A. P.	49	—	12	Heilung.	
Fräulein A. H.	42	Carcinoma coeci.	18	„	
Herr S.	45	do.	14	„	
err J. P. M. A.	40	Hernia incarcerata gangränosa.		†	3 Tage p. op., Pneu
err H. L. D. E.	41	do.	—	†	1¹/₂ Stunden p. op.,
Frau D. E. W.	74	do.	24	Heilung.	
err C. Ch. Kr.	53	do.	?	„	
Fräulein E. St.	15	Stichverl. d. Darmes.	15	„	

Krankengeschichten.

Fall 1. Friederike Juliane Auguste H., 33 Jahre, Gärtnersfrau. **Diagnose:** Ulcus ventriculi mit Stenose und Dilatatio ventriculi. Hochgradige Anämie. (Dr. Schede, 70 Minuten, 40 Gr. Chloroform, 210 Gr. Aether.)

26. 11. 94. Gastroenterostomie nach Wölfler: Schnitt in der Mittellinie ober- und unterhalb des Nabels. Magen gleich vorgewälzt, ebenso der Anfangstheil des Jejunum nach Zurückschlagen des Netzes gleich gefunden. Pylorustheil des Magens stark verengt durch einen festen Tumor, ringförmig, der sich entlang der kleinen Curvatur noch bis etwa zur Hälfte des Weges zur Cardia hinzieht. Incision ins Jejunum, quer zur Längsachse, Tabaksbeutelnaht. Einschluss eines Murphy'schen Knopfes. Ringförmige fortlaufende Serosanaht nach Lembert. Versenkung. Silberdrahtnaht der Bauchdecken. Jodoformgaze-Collodium-Verband. Besonders bei dem Bauchschnitt fiel das colossal wässerige Blut der Pat. auf, das gar keine Neigung zur Gerinnung zeigte, so dass die kleinsten Gefässe unterbunden werden mussten. Narkose tief erst nach 40 Cbctm. Chloroform, dann 210 Gr. Aether. Dauer der ganzen Operation incl. Narkose 1 Std. 10 Min. — 12. 12. 94. Pat. hat den Eingriff sehr gut überstanden. Die Laparotomiewunde ist in ganzer Ausdehnung per primam verheilt. Die Pat. fühlt sich viel wohler, wie vor der Operation, sie leidet nicht mehr an Schmerzen nach dem Essen, an dem lästigen Aufstossen. Appetit ist leidlich. Sie steht seit zwei Tagen kurze Zeit auf, ist aber dabei noch sehr schwach.

Die Untersuchung des Blutes ergab ausgesprochene Poikilocytose, vielleicht mit geringer Vermehrung der einkernigen grossen weissen Blutkörperchen (Leukocyten), also die Zeichen einer einfachen, secundären Anämie.

Der rechte Biceps und Triceps ist offenbar durch Druck auf den emporgeschlagenen Arm bei der Operation paretisch, die faradische Erregbarkeit gegenüber der linken Seite deutlich herabgesetzt. — 24. 12. Pat. steht zum ersten Mal. Sehr schwach. Subjectives Wohlbefinden, sieht noch immer sehr blass aus. Appetit befriedigend. Leib nirgends druckempfindlich. Wunde glatt vernarbt. Der Murphy'sche Knopf noch nicht abgegangen.

31. 12. Trotz reichlichen Stuhlgangs Knopf nicht zum Vorschein gekommen. Pat. ist den ganzen Tag ausser Bett, Abends infolgedessen ziemlich müde, es besteht völliges Wohlbefinden. Im Leib weder subjectiv noch objectiv Beschwerden. Nirgends eine Resistenz (Knopf) zu fühlen. Appetit hat sich in den letzten Tagen etwas gebessert. Bisher nur flüssige Diät. Gewichtszunahme 2 Kgr. 200 Gr. Entlassung.

Fall 2. Carl Friedrich Johann P., 20 Jahre alt. Patient ist im Armenhaus erzogen und schiebt sein Leiden auf die mangelhafte Verpflegung, weil er gezwungen war um den Hunger zu stillen, enorme Mengen Schwarzbrod zu verzehren. Schon bei der Aufnahme am 18. 6. 94 auf der medicinischen Station war eine sehr starke Ectasie mit ihren charakteristischen Erscheinungen vorhanden. Bei Füllung mit 2 Liter Wasser steht die grosse Curvatur 3 fingerbreit über der Symphyse. Salzsäure stets vorhanden. Kein Tumor fühlbar. Unter sorgfältiger Diät und bei 3 Mal täglicher Ausspülung erholte Patient sich im Krankenhause und wurde dann als Siecher beschäftigt. Als keine Besserung des Erbrechens eintrat, wurde Pat. die Operation vorgeschlagen. 29. 2. 95 Aufnahme auf die chirurgische Station.

Bei Ausspülung des Magens im nüchternen Zustand werden reichliche Mengen Mageninhalt durch die Expressionsmethode entleert. Dieser Inhalt enthält keine Salzsäure. Uffelmann negativ, keine Fettsäure, keine mikroskopischen abnormen Bestandtheile. Gesammtacidität 10 Cbcm., $^1/_{10}$ Normal-Natronlauge für 100 Cbcm. (also sehr gering). Der Magen fasst, bis Pat. das Gefühl der Spannung hat und überall gedämpfter Schall in der Magengegend eintritt, 3 Liter Wasser. Bei der Percussion in diesem Zustand zeigt es sich, dass es sich um eine gleichmässige Ectasie nach beiden Seiten und unten handelt. Untere Magengrenze 2 fingerbreit unterhalb des Nabels. Ausspülung des Magens im verdauenden Zustand enthält reichlich Salzsäure. (Starke Bläuung des Congopapiers.)

Aufblähung des Magens mit Acid. tart. und Natron bicarb. ergiebt denselben Befund wie oben.

Es handelt sich also um eine idiopathische Ectasie ohne Stenosenbildung, ohne Ulcus, eventuell etwas Magensaftfluss, hauptsächlich aber Atonie der Magenwand (sog. Myasthenia ventriculi).

Pat. wird die Gastroenterostomie vorgeschlagen um an einer zweiten tiefer liegenden Stelle eine Communication mit dem Darm herzustellen, um auf diese Weise für den Abfluss des Mageninhalts zu sorgen. — 2. 3. 95. Laparotomie (Dr. Sick), zuerst Chloroform, dann Aether. Bald nach Beginn der tiefen Narkose bekommt Patient ein sehr schlechtes fahles Aussehen, schwachen Puls, oberflächliche Athmung. Erholt sich bald wieder, es wird aber die weitere Narkose mit Aether gemacht, das gut von ihm vertragen wird. Es wird ein etwa 15 Ctm. langer Schnitt, der den Nabel eben rechts liegen lässt, gemacht, die Bauchdecken durchtrennt und das Peritoneum eröffnet. Es bestehen nirgends Verwachsungen, der Pylorus als ringförmiges Gebilde fühlbar, nicht vergrössert. Kein Zeichen von Ulcus. Därme collabirt. Die Plica duodeno-jejunalis wird aufgesucht und in eine benachbarte Stelle des Jejunums ein längs gerichteter Schnitt gemacht. Einlegen des einen Theils des Murphy'schen Knopfes. Darauf wird an einer correspondirenden Stelle der vorderen Magenwand eben oberhalb der grossen Curvatur der andere Theil des Knopfes in der üblichen Weise eingelegt, beide Knöpfe vereinigt, so dass also Magen und Jejunumschlinge über das darunter liegende Colon gezogen werden. — Darauf wird, nachdem die Stelle des Knopfes mit fortlaufender Serosa-Catgutnaht übernäht ist, das Mesokolon mit dem Mesenterium des Jejunums durch Catgutnaht zusammengenäht, um eine Incarceration zu verhindern. 3 Silberdrähte durch die gesammte Bauchdecken, Catgutnaht des Peritoneum, versenkte Catgutnaht und fortlaufende Catgutnaht der Haut. Collodiumverband. Abends. Pat. hat nur wenig Schmerzen im Leib gehabt, hat 0,01 Morphium erhalten. Puls sehr voll und kräftig. Leib eingefallen. Zunge feucht. Keine Uebelkeit.

Flatus schon in der Nacht abgegangen. — 3. 3. Abendlich hohe Temperatur.
Leib weich, Zunge feucht. Auf der Lunge Rasseln. Pat. wirft viel eitriges Sputum
aus. Es besteht augenscheinlich Bronchitis. Pat. erhält kalte Einwickelungen [1]).
4. 3. Pat. hat sich nach den kalten Einwickelungen sehr wohl gefühlt. Temp.
heute 38,0. Von Seiten des Leibes und der Laparotomiewunde liegen keine,
irgend welche Gefahr drohenden Anzeichen vor. — Expectoration wird befördert durch Inhalation. — 7. 3. Normale Temperatur bei Wohlbefinden.
Expectoration weniger reichlich. — 8. 3. Heute Abend nochmals Anstieg der
Temp. 38,0. Nichts nachweisbar. Pat. erhält ein Glycerinclystier. 9. 3. Nach
dem Clystier hat Pat. Stuhl gehabt, heute Morgen Temp. unter 37,0. 12. 3.
Reactionsloser Verlauf. Entfernung der Silberdrähte. Wunde per primam
geheilt. 18. 3. Etwas träger Stuhl, jeden zweiten Tag Einlauf, Zunge, Puls
dauernd normal. Pat. hat keine Magenbeschwerden, kein Gefühl von Vollsein
im Leibe, kein Erbrechen mehr gehabt, Appetit gut. 24. 3. Pat. steht auf.
Knopf noch nicht erschienen. Pat. hatte nach der Operation, als er am 17. 8.
zuerst gewogen wurde, 8 Pfund abgenommen, jetzt hat er 6 Pfund zugenommen.
31. 3. Ständige Gewichtszunahme. Ausgezeichnet functionelles Resultat. Hat
keine Erscheinungen mehr von Seiten des Magens. 13. 4. Pat. hat eine viel
blühendere Gesichtsfarbe, kann jetzt alles ohne jegliche Beschwerden essen.
Laparotomiewunde idial geheilt. Kein Bauchbruch. Pat. hat bis jetzt 7 Pfund
seit dem Gewicht von der Operation und seit dem Tage des letzten Gewichts
nach der Operation 15 Pfund zugenommen. Da Pat. Siecher ist und also in
Beobachtung bleiben kann, wird er auf Wunsch entlassen, mit der Weisung,
sich alle 8 Tage vorzustellen und sich wiegen zu lassen. Der Murphy'sche
Knopf ist nicht erschienen. Geheilt entlassen. 22. 10. 95. Pat. stellt sich
wieder vor. Seit der Operation nie mehr Erbrechen, hat sich andauernd wohl
gefühlt, keine Magenbeschwerden, kein Aufstossen. Der Abgang des Murphyschen Knopfes ist nicht beobachtet.

    Fall 3. 22 Jahre, Schneiderin.

    Diagnose: Dilatatio ventriculi. — Pat. ist seit 5 Monaten auf der
inneren Abtheilung behandelt; seit 7 Jahren magenleidend, hat einmal Hämat-
emesis gehabt. Bei der Aufnahme am 3. 9. 94 stets die grosse Curvatur bei
gefülltem Magen in der Mitte zwischen Nabel und Symphyse, stets deutliches
Plätschern, verschiedentlich Ferber'sche Dämpfung nachweisbar. Bei nüchternem Magen finden sich stets grosse Mengen nach zersetzter Hefe riechender
Massen. Der Magensaft enthält Salzsäure, keine Milchsäure, Hefe und Sarcine.
Links neben der Wirbelsäule in der Magengegend ein wallnussgrosser druckempfindlicher Tumor, der mit dem verschiedenen Füllungsgrad des Magens
verschieblich ist. Obstipation. Pat. ist 3 Mal täglich gespült, trotzdem Erbrechen nach jeder Nahrungsaufnahme. Die letzte Untersuchung (1. 2. 95)

---

[1]) Die kalten Einwickelungen mehrmals am Tage von einer Dauer von
20—30 Minuten sind bei Bronchitiden, wie sie nach Aethernarkosen häufig vorkommen, äusserst wirksam. Der starke Hustenreiz lässt nach, die Respiration
wird tiefer und freier, die Expectoration leichter und die Patienten fühlen sich
bedeutend wohler und verlangen die Wiederholung.

ergab den Befund des Tumors unverändert. Beim Stehen in nüchternem Zustande am Morgen ist die untere Dämpfungsgrenze des Magens fingerbreit unter
dem Nabel. Magenschall ist 2 fingerbreit über die Medianlinie nach rechts.
Nach Eingiessen von $1\frac{1}{2}$ Liter Flüssigkeit sinkt die untere Dämpfungsgrenze
bis zur Höhe der Spina ilei ant. sup. nach abwärts. Der Magenschall geht
nicht über die Mittellinie hinaus. Aushebern. Aufblähen mit CO_2, Grenzen
des tympanitischen Schalls nach unten handbreit unter dem Nabel R. 2 fingerbreit über die Medianlinie. Gesammtacidität 0,108. Salzsäure vorhanden. —
8. 2. 95. In Chloroformnarkose (Dr. Sick, Dauer 105 Minuten 100,0 Gr. Chloroform) wird die Laparotomie gemacht. Es wird ein Schnitt in der Linea alba gut
3 fingerbreit unterhalb des Proc. xiphoideus beginnend von ungefähr 20 Ctm.
Länge gemacht, die Bauchdecken schichtweise durchtrennt und das Peritoneum
eröffnet. Das erste, was auffällt, sind breite, netzförmig die vorliegenden Därme
umspinnende augenscheinlich vom Netz ausgehende Stränge; dieselben werden
abgebunden und exstirpirt. An der Stelle, wo man den Tumor schon
vorher gefühlt hatte, am äusseren Rande des M. rectus, ist allerdings eine deutliche circuläre Verdrehung der Magenwand zu fühlen, und der Magen hängt von
da nach unten und links herab, wenngleich jetzt bei leerem Magen die Ectasie
keine so grosse zu sein scheint. Auf der Magenserosa und an den Drüsen
lässt sich Nichts bemerken, was auch nur im Entferntesten an Carcinom
denken lassen könnte. Einzelne kleine Lymphdrüsen sind deutlich geschwollen,
fühlen sich jedoch weich an wie einfache hyperplastische. Augenscheinlich
handelt es sich also um ein Ulcus mit Verengerung des Pylorustheils und
Dilatation des Fundustheils. In der Gegend des Tumors finden sich multiple
Verwachsungen des Magens mit Därmen. Die Plica duodenojejunalis lässt sich
leicht finden. Dagegen als man die entsprechende Darmschlinge sucht, zeigt
sich, dass die Verhältnisse sehr verwirrter Natur sind. Es stellt sich schliesslich
heraus, dass ein Theil des untersten Ileums dicht bei der Klappe an Stelle des
obersten Jejunum liegt, und dass hier augenscheinlich eine Achsendrehung
stattgefunden hat. Um diese zu lösen, muss man den gesammten Dünndarm
auspacken. Auch nach Lösung der Achsendrehung bleiben die Verhältnisse
in Folge der vielfachen Verwachsungen in der Umgebung des Magenulcus noch
recht complicirte, und diese Lageanomalien lassen sich auch nicht beseitigen.
Es wird zur Gastroenterostomie geschritten vermittels des Murphy'schen
Knopfes. Der eine Theil wird in die tiefste Stelle des Magens entsprechend
der grossen Curvatur, der andere in eine Schlinge des obersten Jejunums
eingelegt. Nachdem die beiden Theile zusammengebracht sind, wird die Serosa
noch durch fortlaufende Catgutnaht vereinigt. Bauchnaht. Silberdrähte durch
die gesammten Bauchdecken und Catgutetagennaht der Bauchdecken. Collodiumverband. — Pat. kommt mit gutem Puls vom Operationstisch. — Abends.
Kein Erbrechen. Schmerzen im Leib. Morphium 0,01. Ruhiger voller Puls.
Zunge feucht. — 9. 2. Temperatur normal. Puls ruhig um 100. Bisweilen
noch Schmerzen, erhält etwas Morphium. — 14. 2. Reactionsloser Verlauf.
Pat. nimmt schon Kleinigkeiten zu sich. — 19. 2. Idealer Verlauf. Keine
Schmerzen mehr, hat Appetit. — 22. 2. Temperatursteigerung, ohne wesent-

lichen Grund. Etwas Schmerzen im Leib auf Druck. Leib übrigens vollständig
weich. — 23. 2. Wieder Wohlbefinden. — 28. 2. Pat. steht zuerst heute etwas
auf. Wunde vollständig verheilt. Silberdrähte sind nach 9 Tagen entfernt.
Gute Bauchnarbe. — 2. 3. Pat. hat beinahe 11 Pfund zugenommen, fühlt sich
wohl. Sämmtliche Erscheinungen von Vollsein im Leib sind seit der Operation
geschwunden. Bisweilen hat Pat. allerdings noch etwas Schmerzen in der
Magengegend, die wohl von dem noch bestehenden Ulcus herrühren. Die
Magengrenzen haben sich percutorisch im Wesentlichen nicht verändert. Pat.
isst jetzt Alles mit gutem Appetit, ist nie wieder ausgespült worden. — 23. 3.
Andauernd gute Gewichtszunahme. Der Knopf ist im Stuhl bis daher nicht
erschienen. Eine darauf hin vorgenommene Untersuchung des Rectums ist
ebenfalls resultatlos. — 7. 4. 95. Pat. sieht blühend aus, die anämische
Gesichtsfarbe ist verschwunden. Das Gefühl von Vollsein im Leib ist behoben. Bisweilen noch leichte Schmerzen im Magen. Laparotomienarbe fest,
kein Bauchbruch. Gesammtzunahme bis daher 12 Kgr. 200 Gr. — Auf Wunsch
geheilt entlassen. — 27. 4. 95. Pat. hat sich heute wieder vorgestellt. — Der
Murphy'sche Knopf ist noch nicht erschienen. Pat. hat regelmässigen spontanen Stuhlgang, dagegen sind noch öftere dumpfere Schmerzen links vom
Nabel vorhanden ohne merklichen Zusammenhang mit der Nahrungsaufnahme,
auch Nachts Schmerzen zuweilen. Pat. isst ungefähr Alles. Objectiv ist die
Narbe in vorzüglichem Zustande, links vom Nabel oben unterhalb ist der Leib
auf Druck recht empfindlich. Keine Resistenz.

Fall 4. Frau A. K. Schr., 27 Jahr. Aufgenommen den 5. December 94.
Dilatatio ventriculi atonica.

Pat. ist Beginn dieses Jahres bereits einmal laparotomirt wegen doppelter
Pyosalpinx und doppelt kastrirt, kommt jetzt wieder mit Schmerzen im Unterleib und in der Magengegend. Seit Mitte September leidet Patientin an Erbrechen, anfangs nur nach dem Mittagessen, späterhin nach jeder Mahlzeit,
auch nach jeder Flüssigkeitsaufnahme. Die Schmerzen in der Magengegend
strahlen nach dem Rücken und Unterleib aus. Abmagerung.

Status praesens. Schlechter Ernährungszustand. Palpation der Magen-
und Nabelgegend schmerzhaft. Der Magen ist stark ektasirt, seine untere Grezze
steht 3 fingerbreit unter dem Nabel, eine Resistenz ist nicht nachweisbar.
Innere Organe sonst ohne Befund. Scheide kurz, mässig weit, starr. Uterus
anteponirt, Portio klein, mit rechtsseitigem Einriss. Uterus fixirt, nicht vergrössert. Die Palpation des rechten und namentlich linken Parametriums
schmerzhaft. Im letzteren ist ein ziemlich fester, höckeriger Strang fühlbar,
Laparotomienarbe derb und fest, schmerzlos.

1. 1. 95. Pat. ist sehr unwillig und unzufrieden und sträubt sich gegen
die eingeschlagene Therapie, Massage, Magenausspülungen, Abführmittel,
Bismuth subnitr. etc. 10. 1. Pat. bricht unausgesetzt alle eingenommenen
Speisen binnen $^1/_2$—1 Stunde wieder aus. Das Erbrochene besteht nur aus
Speiseresten, reagirt stark sauer, Geruch fade. Sie will auch schon früher am
Magen gelitten haben. Irgend welche Erscheinungen für Ulcus ventriculi sind
nicht vorhanden. Bei der Palpation des Abdomens ist nur die Partie unter

dem Nabel auf Druck empfindlich. Bei der künstlichen Aufblähung des Magens
erfolgt eine starke Dehnung; man kann deutlich die Grenzen des Magens sehen
und perkutiren. Die grosse Curvatur reicht etwa 3 fingerbreit unter den Nabel
herab, die kleine Curvatur steht auch ziemlich tief, so dass neben der Dilatation
auch ein Tiefstand des Magens vorzuliegen scheint. In Anbetracht des Umstandes, dass Pat. seit ca. 4 Monaten unbeeinflusst durch jede Therapie ununterbrochen bricht, wird bei dem stetig schlechter werdenden Allgemeinbefinden beschlossen, eine Gastroenterostomie zu machen. Vorher mehrfache
Magenspülung. 12. 1. Laparotomie. Narkose 120 Minuten, 80 Gr. Chloroform
(Dr. Schede). Schnitt in der Linea alba, vom Processus ensiformis bis zum
Nabel. Bauchdecken ziemlich straff. Nach Eröffnung der Bauchhöhle zeigt
sich der Magen wie auch die Darmschlingen äusserst schlaff und zusammengesunken (Atonie). Die kleine Curvatur tiefer als normal, die Ectasie ist augenblicklich geringer als gedacht war. Eine dem Magen nahe liegende Dünndarmschlinge wurde bald gefunden, über das Querkolon herübergeschlagen und in
der Nähe des Pylorus an die grosse Curvatur mit Murphy'schem Knopf in
gewohnter Weise vereinigt. Sicherheitsnaht der Serosa über dem Knopf mit
Seide. Verschluss der Bauchdecken in üblicher Weise mit Silberdraht. Catguthautnaht. Jodoformkollodiumverband. 14. 1. Gestern und heute etwas Erbrechen
von grünlicher Flüssigkeit, Schmerzen in der Magengegend, Puls kräftig, Leib
nicht aufgetrieben. 17. 1. In den letzten beiden Tagen Fieber ohne erkennbare
Ursache. Kein Meteorismus, kein Erbrechen, Zunge feucht, Puls ziemlich
kräftig, kein Husten. Nahrungsaufnahme ganz per os. 21. 1. Silberdrähte
entfernt. Wunde per primanum geheilt. 1. 2. Mit dem Stuhlgang wurde heute
der Knopf entleert, Pat. geht es jetzt vollkommen gut, das Erbrechen hat ganz
aufgehört. 4. 2. Heute mit dem Stuhl ziemlich viel unverändert flüssiges Blut
entleert. Angeblich etwas Schmerzhaftigkeit bei der Defäkation. Hämorrhoiden
nicht nachweisbar. 10. 2. Noch zuweilen Blut im Stuhl, Ursache nicht nachweisbar. Kein Erbrechen mehr. Ernährungszustand besser, 4 Kilo Gewichtszunahme, Gesichtsfarbe noch etwas blass. Leib ganz weich, keine Schmerzen.
Narbe glatt. Auf Wunsch geheilt entlassen.

Fall 5. Sophie Gr., 27 Jahre alt, aufgenommen den 29. April 1894.
Patientin wird von der inneren Abtheilung verlegt, woselbst sie wegen un-
stillbaren Erbrechens 8 Wochen behandelt ist. Aus dem Journal ergiebt sich,
dass Patientin Typhus und eine schwere Cholera mit 3 Infusionen durchgemacht hat, schon früher häufig magenleidend gewesen ist und stets sehr nervös.
Ist einmal zur Beobachtung ihres Geisteszustandes 14 Tage in der Irrenanstalt
Friedrichsberg gewesen und hat ein Conamen suicidii gemacht. Im Magensaft ist freie Salzsäure, keine Milchsäure. Die Diagnose schwankt zwischen
Wanderniere und Ulcus ventriculi in der Nähe des Pylorus mit Magenerweiterung. Bei der Untersuchung auf der chirurgischen Abtheilung ergiebt die
Percussion keine wesentliche Erweiterung des Magens. In der Gegend des
Pylorus fühlt man eine geringe Resistenz, welche auf Druck leicht empfindlich
ist und unter dem untersuchenden Finger fortgleitet. (Narbenstenose des Pylorus nach einem früheren Ulcus?)

24. 4. Laparotomie (Dr. Schede) 120 Minuten, 40 Gr. Chloroform, 60 Gr. Aether. Eröffnung der Bauchhöhle in der Linea alba, vom Processus ensiformis bis zum Nabel. Am Pylorus wird nichts Pathologisches gefunden, keine Narbe, keine Stenose. Die Gallenblase ist prall gefüllt, der Ductus choledochus schien durch ältere Verwachsungen der Umgebung etwas geknickt. Nach Lösung derselben collabirte die Gallenblase, die Serosa wurde durch fortlaufende Catgutnähte wieder über dem Ductus choledochus geschlossen. Sonst nirgends abnorme Verhältnisse, auch keine Wanderniere. Es handelt sich danach wahrscheinlich um eine functionelle Störung, um eine Neurose des Pylorus.

Daher wurde zur Gastro-Enterostomie geschritten.

Man fand, von der Plica duodeno-jejunalis ausgehend, leicht eine Jejunumschlinge, welche sich bequem und ohne das Colon transversum zu schnüren über das letztere und Netz herüberziehen liess. Dieselben wurden nun mittelst des Murphy'schen Knopfes vereinigt. Es wurde zunächst an der grossen Curvatur des Magens, wenige Finger breit vom Pylorus entfernt, ein kleiner Längsschnitt durch die Magenwandung gemacht, die typische Tabaksbeutelnaht herumgelegt und nun die eine Knopfhälfte in die so entstandene Magenöffnung eingesetzt. Dabei zeigte es sich, dass die Oeffnung zu gross war, sie musste deshalb durch Seidenknopfnähte der Schleimhaut und durch fortlaufende Catgutnaht der Serosa verengert werden, damit der Knopf festsass. Alsdann eröffnete man mit einem ganz kleinen Längsschnitt die Jejunumschlinge und setzte hier ebenso die andere Knopfhälfte ein, aber auch hier war der Schnitt schon zu gross, so dass die Oeffnung durch gleiche Nähte wie vorher verengert werden musste. Dann wurden beide Hälften in einander geschoben und zur Sicherheit noch eine Serosanaht in der ganzen Circumferenz des Knopfes herübergelegt. Schluss der Bauchdecken in typischer Weise mit Silberdrähten und fortlaufender Catgutnaht. Jodoformcollodiumverband. — 26. 4. Aussehen der Patientin gut. Zunge etwas belegt, feucht, Puls langsam, kräftig. Leib weich, Blähungen, Schmerzen in der Wunde. Häufiges Erbrechen theils galliger, theils fäculent aussehender und riechender Massen. — 27. 4. Erbrechen geringer, Allgemeinbefinden gut. — 30. 4. Kein Erbrechen mehr. — 3. 5. Hat heute wieder alles erbrochen, Allgemeinbefinden unverändert gut. — 5. 5. Silberdrähte entfernt. Wunde per primam geheilt. — 11. 5. In den letzten Tagen wieder täglich Erbrechen. Sie behielt aber die Speisen doch wenigstens einige Stunden bei sich, während sie früher sofort nach jeder Mahlzeit brach. Die Speisen sind zum grössten Theil verdaut. Beim Erbrechen ziemlich heftige Schmerzen in der Magengegend. Häufig saures Aufstossen. Es ist möglich, dass der Knopf den Brechreiz auslöst. Allgemeinbefinden sond leidlich. Von der Klammer noch keine Spur. — 14. 5. Täglich wieder Erbrechen, vor- und nachher heftige Schmerzen in der Magengegend, saures Aufstossen, bitterer Geschmack. Stuhlgang regelmässig, Appetit mässig. — 21. 5. Seit 4 Tagen kein Erbrechen, Schmerzen geringer, noch zuweilen in der Pylorusgegend. Allgemeinbefinden sonst gut. — 25. 5. Heute wurde der Knopf mit dem Stuhlgang entleert. — 9. 6. Ausser geringer Stuhlverstopfung

Allgemeinbefinden tadellos. — 25. 6. Seit Entleerung des Knopfes kein Erbrechen mehr. Bisweilen noch bitteres Aufstossen und geringe Schmerzen in der Magengegend. Stuhlgang noch etwas angehalten. — 12 Pfund Gewichtszunahme. — Geheilt entlassen.

Fall 6. Frau Maria Johanna R. 52 Jahre, aufgenommen den 18. 2. 1893. Patientin ist im August 1891 hier operirt (Dr. Sick) wegen eines ziemlich ausgebreiteten Pyloruscarcinoms mit ausgedehnter Magenresection und im September 1891 geheilt entlassen mit ausgezeichnetem Allgemeinbefinden. Sie konnte in den nächsten Monaten auch schwer verdauliche Speisen essen ohne irgend welche Beschwerden zu haben bis zum September 1892. Dann stellten sich zuerst Magenbeschwerden nach schwer verdaulichen Speisen ein, dann Cardialgieen, saures Aufstossen und vollkommene Appetitlosigkeit. Kein Erbrechen. Bei der Aufnahme ist sie noch in gutem Ernährungszustande. Ein isolirter Tumor ist nicht zu fühlen. Im rechten Epigastrium ist eine difforme Resistenz vorhanden, die bis zur Nabellinie reicht; auf Druck schmerzhaft. Die Percussion daselbst ergiebt tympanitischen Schall. In der Magengegend nichts Abnormes.

22. 2. 93 Laparotomie (Dr. Sick), Dauer 3 Stunden. Chloroformverbrauch 175 Gr. Schnitt vom Proc. ensif. bis über den Nabel herab. Der Tumor ist mit den Bauchdecken verwachsen. Loslösen desselben. Verwachsung des Tumors mit den Leberrändern bis zur Gallenblase hin. Durchtrennung der dicken Verwachsungen mit Paquelin. Es gelingt nun, den Tumor durch die Bauchdecken herauszuhebeln und es zeigt sich, dass derselbe dem Magen und Duodenum angehört, mit dem Quercolon fest verwachsen ist und in die Tiefe nach dem Pankreas hin sich erstreckt. Es muss zur Beseitigung des Tumors einmal das Colon resecirt werden, sodann Magen und Duodenum, drittens der Tumor aus seinen Verbindungen in der Tiefe mit dem Pankreas gelöst werden. Unterbindung von Colon und Magen, Lösung der Verwachsungen des Pankreas, das mit dem Paquelin durchtrennt wird, Unterbindung der Vena lienalis, Unterbindung des Duodenums. Es sind zahlreiche Unterbindungen und Umstechungen in der Tiefe nothwendig, zuletzt Durchtrennung des Colons, des Magens und Duodenums. Die Magenwunde wird verkleinert, dann mit dem Duodenum durch Murphy'sche Knöpfe vereinigt, desgleichen das Quercolon. Die Gallenausführungsgänge scheinen nicht verletzt. Schluss der Bauchwunde mit Silberdraht und 4 facher Catgutnaht. Collodiumverband. — 22. 2. Puls während der Narkose sehr kräftig. Athmung gut. Patientin braucht sehr viel Chloroform. Ganz am Ende der Narkose wird der Puls frequenter und etwas kleiner. 2 Spritzen Aether, 2 Spritzen Campher. Nach der Operation ist der Puls wieder besser. Patientin befindet sich leidlich wohl. Um 5 Uhr 2 Nährklystiere mit Cognac, Patientin hat Nachmittags fast garnicht gebrochen, klagt nicht über Schmerzen oder Uebelkeit, noch 1 Nährklystier mit Portwein. 0,012 Morphium subcutan. — 23. 2., Morgens 9 Uhr. Subjectives Befinden gut, Puls jedoch fast nicht zu fühlen. Nährklystiere wird nicht gehalten, 1 Spritze Campher. 10 Uhr. Patientin klagt über heftige Schmerzen. Gesichtsausdruck sehr ängstlich. 0,01 Morphium, Campher. — 11$^3/_4$ Uhr

Exitus letalis. — Section. Todesursache Peritonitis purulenta, die Klammern sitzen fest.

Fall 7. Johann Christoph Friedrich P. 41 Jahre alt. Seit einem Jahre Magenbeschwerden, seit 6 Wochen Verschlimmerung, täglich Erbrechen, starke Abmagerung. Die Untersuchung auf der medicinischen Abtheilung ergiebt beträchtliche Magenektasie, kein fühlbarer Tumor und andauernd Mangel an Salzsäure. Patient wird zur Probelaparotomie zur chirurgischen Abtheilung verlegt. Patient hat bis zur Operation täglich gebrochen. Tumor hat sich hier nicht fühlen lassen. Andauerndes Plätschergeräusch. Pat. wird am Abend und am Morgen vor der Operation der Magen gründlich ausgespült. Es entleeren sich sehr reichliche, grösstentheils unverdaute Speisereste.

19. 1. In Chloroformnarkose wird heute Morgen die Laparotomie (Dr. Sick) gemacht. Dauer der Narkose 90 Minuten. 70 Gramm Chloroform. — Es wird ein Schnitt von etwa 10 Ctm. Länge in der Medianlinie etwas unterhalb des Processus xyphoideus angelegt, die Bauchdecken durchtrennt und das Peritoneum eröffnet. Wie der Magen vorgezogen wird, zeigt sich, dass am Pylorus ein grosser Tumor sich befindet und auf der Magenserose sieht man zahlreiche dissemimirte carcinomatöse Knötchen. Auch im Netz fühlt man einzelne kleine Knötchen, hinterm Magen fühlt man derbe infiltrirte Lymphdrüsen. Deshalb Gastro-Enterostomie. Es wird die Plica duodeno-jejun. aufgesucht und eine obere Jejunumschlinge vorgezogen.

Zuerst wird dann an der Vorderseite des Magens, oberhalb der grossen Curvatur, ein Schnitt in die Magenwand gemacht, während gleichzeitig zu beiden Seiten der Magen digital comprimirt wird. Es wird der eine Theil des Murphy'schen Knopfes eingelegt mit Tabaksbeutelnaht. Darauf wird in das Jejunum der andere Theil des Murphy'schen Knopfes in gleicher Weise gelegt und beide Theile vereinigt. Da die beiden Knopfhälften schief aufeinander gedrückt werden, so gelingt der vollständige Abschluss nicht. Es muss desshalb die Naht des Duodenum wieder gelöst werden, der Knopf herausgezogen und von Nouem ins Duodenum eingelegt werden. — Beim 2. Versuch gelingt die Vereinigung gut. Durch fortlaufende Seidennaht wird die Magen- mit der Duodenumserosa sorgfältig vereinigt. Darauf wird das Mesenterium des Duodenum mit der Serosa des benachbarten Dickdarms mit Catgutnaht derartig vernäht, dass ein Durchtreten von Darmschlingen und eine auf diese Weise ermöglichte Incarceration nicht denkbar ist. Durch die gesammten Bauchdecken werden 6 Silberdrähte gelegt. Catgutetagennaht, zuerst Peritoneum, dann Fascie und Muskulatur, schliesslich fortlaufende Hautnaht. Collodiumverband.

Der Puls des Patienten ist bei Beendigung der Operation etwas klein; er erhält eine Spritze Campher. Abends. Pat. hat sich gut erholt, ganz kräftiger Puls. Mässige Schmerzen im Leib. 0,01 Morphium.

20. 1. Ueber Nacht hat Patient etwas Schleim ausgeworfen, sonst nicht gebrochen. Heute Morgen wird der bis dahin gute Puls plötzlich klein und fadenförmig, erhält stündlich Campher. Da nach einiger Zeit keine Besserung eingetreten ist, wird $1/2$ stündlich Campher und Moschus abwechselnd verord-

net, kalte Extremitäten. $10^1/_4$ Uhr. Der Puls ist jetzt wieder fühlbar. Pat. fühlt sich schlecht. Schmerzen im Leib. Zunge feucht. Leib auf der linken Seite unterhalb des Rippenbogens, entsprechend dem Fundus ventriculi, prall aufgetrieben und druckempfindlich, im Uebrigen ist der Leib weich. Da Pat. immer noch einen äusserst graven Eindruck macht und augenscheinlich der Magen mit Gasen, resp. Flüssigkeit stark gefüllt ist (vielleicht Verlegung des Knopflumens?), so wird ihm in liegender Stellung eine Schlundsonde einge-führt. Die Einführung gelingt ganz glatt und leicht. Es werden sofort grosse Mengen bräunlich grauer Flüssigkeit und Gase entleert. Nachdem die Sonde vielleicht höchstens 1 Minute im Magen ist, sistirt plötzlich der bis dahin fühlbare Puls. Pat. bekommt die typische Facies hippocratica, Pupillen minimal erweitert, kalter Schweiss im Gesicht und an den Händen. Die Sonde wird sofort herausgerissen. Dabei zeigt sich, dass ein plötzlicher Trismus einge-treten ist. Trotz Verabreichung von Moschus, künstlicher Athmung, Massage des Herzens u. s. w. macht Pat. nur noch einige wenige Athemzüge und stirbt dann, wobei reichlicher Mageninhalt fortwährend aus dem Munde hervorquillt. Exitus letalis.

1. Anatomische Diagnose: Carcinoma pylori, Gastro-Enterostomie subsequent. stenosis part. incip. jejun. et duoden.

2. Sections-Protocoll: Nach Eröffnung der Bauchhöhle erweist sich ein zungenförmiger Abschnitt des Magens von der kleinen bis zur grossen Cur-vatur nach innen vom linken Rippenbogen als freiliegend. — Das Duodenum und der Theil des Jejunums bis an die in den Magen eingenähte Schlinge ziemlich stark durch Flüssigkeit aufgetrieben, der Pylorustheil des Magens ist steinhart. Indessen gelingt es, mit dem Zeigefinger und der Scheere durchzu-kommen. Der Inhalt des stark dilatirten Duodenums und Magens wird durch eine dünne, durch Beimengung von Galle gelb gefärbte Flüssigkeit gebildet. Der Umfang des Duodenums in der Höhe der Papille misst 10 Ctm., das Jeju-num jenseits der Nahtstelle 5 Ctm. Die Vereinigung von Magen und Jejunum ist, abgesehen von Nähten, durch einen Murphy'schen Knopf bedingt. Die Magenschleimhaut in der Nähe des Knopfes erscheint noch wenig verändert. An der Jejunumseite im Bereich des Knopfes schon nekrotisirt. — Entsprechend in der stenotischen Stelle am Pylorus befindet sich ein kreisrundes, $1^1/_2$ Ctm. im Durchmesser haltendes Krebsgeschwür mit glattem, bis auf die Muskulatur reichendem Grund und wallartigem prominirendem Rand. Die Wan-dungen dieser Stelle stark verdickt und rigide. Am übrigen Magens nichts Abnormes.

Fall 8. M., 52 Jahre, Schankwirthsfrau. — Diagnose: Carcinoma ventriculi.

Ist einige Tage auf der inneren Abtheilung beobachtet. Seit 2 Jahren Appetitlosigkeit und Abmagerung. Druck in der Magengegend, Aufstossen, Erbrechen. Seit 8 Wochen wesentliche Verschlimmerung, sehr viel Erbrechen. Der Aufnahmebefund ergab einen kleinapfelgrossen Tumor der Magengegend, der beim Aufblähen des Magens verschieblich war. Mässige Magenectasie und fehlende Salzsäure,

11. 1. 95. Pat. ist gestern Abend und heute Morgen der Magen gründlich ausgespült. Nach dem Inhalt zu schliessen, besteht eine beträchtliche Ectasie. In Chloroformnarkose (Dr. Sick, 105 Minuten, 88 Gr. Chloroform) wird heute Morgen die Laparotomie gemacht. Es wird ein Schnitt in der Medianlinie dicht unterhalb des Proc. xiphoideus bis etwas unterhalb des Nabels, diesen zur Rechten liegen lassend, geführt. Die ziemlich fettreichen Bauchdecken werden durchtrennt und das Peritoneum eröffnet. Sofort drängt sich in die Wunde der auch vorher durch die Bauchdecke an dieser Stelle deutlich palpable Tumor vor. Der Tumor zeigt sich auf dem Durchschnitt als ein rundes Ulcus mit stark wallartig verdickten Rändern, zum Theil sehr hypertrophischer Muscularis und weiss-glänzender Mucosa. Es zeigt sich, dass derselbe oberhalb des Pylorus sitzt; der Pylorus ist als deutlicher Ring sichtbar, frei von Tumor. Die Serosa über dem Tumor vollständig glatt. Es wird die Resectio pylori nach Kocher gemacht. Der Magen wird oberhalb des Tumors mit Stahlstäben, die mit Gummidrains überzogen sind, abgebunden und gleichfalls das Duodenum unterhalb des Pylorus durch einen Gummischlauch zusammengeklemmt. Darauf wird der Magen dicht unterhalb der Klemme mit der Scheere durchschnitten (dieses geschieht in Seitenlage des Pat. unter gleichzeitiger Spülung) und ebenfalls das Duodenum. Es zeigt sich, dass das Duodenum noch zu nahe am Tumor abgetragen ist, deshalb wird etwas weiter unter demselben nochmals mit Seidenfaden abgebunden und durchtrennt. Naht des Magens. Die Mucosa wird nicht genäht. Zunächst werden Seidenknopfnähte der Muscularis und Serosa gemacht, dann fortlaufende Catgutnaht, und zwar so, dass die erste Naht nach innen eingebuchtet wird und also breite Serosaflächen aufeinander zu liegen kommen. Schliesslich werden nochmals zahlreiche Seidenknopfnähte gemacht, die den Zweck, grössere Serosaflächen miteinander in Verbindung zu bringen, noch fördern. Es wird sodann in das Duodenum der eine Theil eines Murphy'schen Knopfes eingelegt und mit Tabaksbeutelnaht befestigt. Nach hinten und unten von der Magenresectionswunde wird ein kleines Loch in die Magenwand eingeschnitten, in das der andere Theil des Murphy'schen Knopfes hineinpasst, auch dieser wird mit Tabaksbeutelnaht befestigt und beide Knöpfe zusammengepresst. Darauf werden mit Seidenknopfnähten die beiden Serosaflächen des Duodenums und des Magens miteinander vernäht, so dass Serosa auf Serosa zu liegen kommt. Schliesslich wird noch das reichlich vorhandene Netzgewebe dazu benutzt, um beide Wunden (die Knopf- und die Magenresectionswunde) möglichst von allen Seiten zu umschliessen, so dass also das ganze Operationsfeld von Netz umhüllt erscheint. Die Blutung war im Ganzen nicht bedeutend. Durch die gesammten Bauchdecken werden vier Silberdrahtnähte gelegt, dann wird Peritoneum und Fascie mit Catgutnaht, darauf das subcutane Gewebe schliesslich die Hautwunde mit fortlaufender Catgutnaht geschlossen. Collodiumverband. Die Operation hat ca. 2 Stunden gedauert. Pat. kommt mit gutem Puls vom Operationstisch.

Mikroskopisch hat sich der Tumor als ein die Muscularis tief durchsetzendes, ziemlich zellreiches Carcinom erwiesen.

1½ Stunde später: Puls voll und kräftig, 75 in der Minute. Klagt über Schmerzen im Leib. 0,01 Morphium.

4 h. p. Puls sehr schlecht, kaum zu fühlen. Etwas cyanotische Lippen. Die Extremitäten sind warm. Leib nicht aufgetrieben. Zunge feucht. Halbstündlich Campher.

5 Uhr. Puls unverändert, eben fühlbar, Patientin macht nicht den Eindruck einer inneren Nachblutung, Wangen geröthet. Warme Extremitäten. — 8 Uhr. Puls nicht zu zählen, sonst unverändert. Excitantien. — 12 Uhr Nachts. Status idem. — 12. 1. Puls dann und wann fühlbar. Erbrechen nach jeder Nahrungsaufnahme, das Erbrochene sieht bräunlich aus. Wassereinläufe mit Zusatz von Portwein und Arrowroot. — Abends. Puls scheint etwas besser, eben noch zählbar. Zunge feucht. Leib nicht aufgetrieben. — 13. 1. Status idem, erbricht wieder alles. Nach Cocain 0,01 subcutan Stillstand des Erbrechens. — Abends. Puls hat sich etwas gehoben, 104 Schläge in der Minute. — 14. 1. Besserung. — Mittags wieder Erbrechen, danach starke Leibschmerzen. 0,01 Morphium. — Abends heftigere Leibschmerzen, Leib aufgetrieben. Keine Flatus. Puls wieder schlechter. — Nachts. Trockene Zunge, aufgetriebener Leib. Kein fühlbarer Puls. — 15. 1. Morgens Exitus letalis.

Section: Genähte Laparotomiewunde vom Schwertfortsatz bis zur Nabelgegend. Beim Durchtrennen der Bauchdecken erweist sich das Peritoneum im Bereich der Operationswunde eitrig belegt. Keine allgemeine Peritonitis. Im kleinen Becken 200 Cbctm. nicht geronnenen Blutes. Zwischen den Darmschlingen der linken Seite gleichfalls flüssiges Blut in gleicher Menge. Nach Durchtrennen der Bauchfellverbindungen zwischen Magen und Quercolon stellt sich heraus, dass auch in der Bursa omentalis sich ein bedeutendes Quantum dunkelflüssigen Blutes sich befindet. Auch zwischen Lig. susp. hep. und der Oberfläche des linken Leberlappens ist extravasirtes Blut angesammelt. An dem geöffneten Magen klafft die nicht genähte Mucosa weit. An der breitesten Stelle 1 Ctm. Abstand. Das submucöse Gewebe in der ganzen Ausdehnung missfarben, zum Theil mit pseudomembranösen Auflagerungen bedeckt. Mit dem Duodenum ist der Magen durch einen Murphy'schen Knopf vereinigt. Derselbe sitzt noch absolut fest. Die Schleimhaut der erwähnten Darmabschnitte um den Knopf absolut reactionslos. An der Magenwand sonst kein pathologischer Befund.

Fall 9. Auguste Wilhelmine Dorothea St., 55 Jahre, Schneidermeistersfrau. — Diagnose: Carcinoma ventriculi.

Mutter lebt, ist gesund. Vater angeblich an Carcinom gestorben. Pat. verheirathet, keine Kinder, keinen Abort. Menses immer regelmässig. Im 19. Lebensjahr Typhus, danach häufig an Durchfall leidend. Im Jahre 1880 Diphtherie mit nachfolgender vorübergehender Lähmung (Extremitäten, Augen etc.). Früher nie magenleidend. Seit etwa Anfang Februar Erbrechen nach den Mahlzeiten, Anfangs weniger, dann immer mehr zunehmend, in letzter Zeit fast kaum mehr bei sich behaltend, ausser Flüssigkeit. Viel Aufstossen. Keine Schmerzen. Stuhlgang angehalten. Starke Abmagerung. Magere, etwas cachektisch aussehende Frau. Tiefliegende Augen. Ueber beiden Lungenspitzen ver-

Krankengeschichten.

Fall 1. Friederike Juliane Auguste H., 33 Jahre, Gärtnersfrau. Diagnose: Ulcus ventriculi mit Stenose und Dilatatio ventriculi. Hochgradige Anämie. (Dr. Schede, 70 Minuten, 40 Gr. Chloroform, 210 Gr. Aether.) 26. 11. 94. Gastroenterostomie nach Wölfler: Schnitt in der Mittellinie ober- und unterhalb des Nabels. Magen gleich vorgewälzt, ebenso der Anfangstheil des Jejunum nach Zurückschlagen des Netzes gleich gefunden. Pylorustheil des Magens stark verengt durch einen festen Tumor, ringförmig, der sich entlang der kleinen Curvatur noch bis etwa zur Hälfte des Weges zur Cardia hinzieht. Incision ins Jejunum, quer zur Längsachse, Tabaksbeutelnaht. Einschluss eines Murphy'schen Knopfes. Ringförmige fortlaufende Serosanaht nach Lembert. Versenkung. Silberdrahtnaht der Bauchdecken. Jodoformgaze-Collodium-Verband. Besonders bei dem Bauchschnitt fiel das colossal wässerige Blut der Pat. auf, das gar keine Neigung zur Gerinnung zeigte, so dass die kleinsten Gefässe unterbunden werden mussten. Narkose tief erst nach 40 Cbctm. Chloroform, dann 210 Gr. Aether. Dauer der ganzen Operation incl. Narkose 1 Std. 10 Min. — 12. 12. 94. Pat. hat den Eingriff sehr gut überstanden. Die Laparotomiewunde ist in ganzer Ausdehnung per primam verheilt. Die Pat. fühlt sich viel wohler, wie vor der Operation, sie leidet nicht mehr an Schmerzen nach dem Essen, an dem lästigen Aufstossen. Appetit ist leidlich. Sie steht seit zwei Tagen kurze Zeit auf, ist aber dabei noch sehr schwach.

Die Untersuchung des Blutes ergab ausgesprochene Poikilocytose, vielleicht mit geringer Vermehrung der einkernigen grossen weissen Blutkörperchen (Leukocyten), also die Zeichen einer einfachen, secundären Anämie.

Der rechte Biceps und Triceps ist offenbar durch Druck auf den emporgeschlagenen Arm bei der Operation paretisch, die faradische Erregbarkeit gegenüber der linken Seite deutlich herabgesetzt. — 24. 12. Pat. steht zum ersten Mal. Sehr schwach. Subjectives Wohlbefinden, sieht noch immer sehr blass aus. Appetit befriedigend. Leib nirgends druckempfindlich. Wunde glatt vernarbt. Der Murphy'sche Knopf noch nicht abgegangen.

31. 12. Trotz reichlichen Stuhlgangs Knopf nicht zum Vorschein gekommen. Pat. ist den ganzen Tag ausser Bett, Abends infolgedessen ziemlich müde, es besteht völliges Wohlbefinden. Im Leib weder subjectiv noch objectiv Beschwerden. Nirgends eine Resistenz (Knopf) zu fühlen. Appetit hat sich in den letzten Tagen etwas gebessert. Bisher nur flüssige Diät. Gewichtszunahme 2 Kgr. 200 Gr. Entlassung.

Fall 2. Carl Friedrich Johann P., 20 Jahre alt. Patient ist im Armenhaus erzogen und schiebt sein Leiden auf die mangelhafte Verpflegung, weil er gezwungen war um den Hunger zu stillen, enorme Mengen Schwarzbrod zu verzehren. Schon bei der Aufnahme am 18. 6. 94 auf der medicinischen Station war eine sehr starke Ectasie mit ihren charakteristischen Erscheinungen vorhanden. Bei Füllung mit 2 Liter Wasser steht die grosse Curvatur 3 fingerbreit

Als man jedoch anfing, die Verwachsungen des carcinomatösen Pylorus mit
der Umgebung zu lösen, fand man eine ganz disseminirte Aussaat von kleinen
geschwollenen Lymphdrüsen. Trotz dieser schon ausgedehnten Verbreitung des
Krebses in den Lymphbahnen des Peritoneums entschloss man sich doch zur
Resection des Pylorus, weil die geringen Verwachsungen eine leichte Isolirung
zuliessen. Zunächst wurde der zwischen Magen und Colon transversum liegende
Theil des grossen Netzes, das Ligament. gastro-colicum, soweit als nothwendig
in der Nähe der grossen Curvatur des Magens abgelöst, darauf das kleine Netz
am oberen Magen- und Pylorusrand. Die Abtrennung des Mesocolon vom Colon
transvers. geschah wegen der geringen Verwachsung auch nur in geringem
Maasse. Die bei der Isolirung des Pylorus nachweisbaren vergrösserten Lymphdrüsen wurden zum Theil entfernt, jedoch war die Aussaat so multipel, dass
man von einer vollständigen Exstirpation derselben bald Abstand nahm. Sodann
wurde der Magen etwa 4—5 Ctm. vom Pylorus entfernt mit den Rydygier'schen
Klammern abgeklemmt, die Bauchwunde durch Compressen in nöthiger Weise
gegen etwa ausfliessenden Mageninhalt geschützt, die Frau auf die Seite gelegt
und unter Salicylspülung nun neben der Klammer der Magen durchschnitten.
Der Pylorus mit dem obersten Theil des Duodenums wurde in Jodoformgaze
gehüllt und vorläufig ausserhalb der Bauchhöhle gelagert, um eine Infection
durch ausfliessenden Darminhalt zu verhüten. Bei Besichtigung des Resections-
schnittes sah man, dass im Kranken durchschnitten war, es wurde deshalb
nach Anlegung einer zweiten Klammer noch etwa 3—4 Ctm. vom Magen weggenommen, so dass im Ganzen gut $1/_4$ des Magens resecirt wurde. Aber auch
jetzt noch waren an manchen Stellen der Magenschleimhaut suspecte Stellen
sichtbar. Nun wurde die Magenwunde durch eine fortlaufende Seidennaht der
Serosa so weit verkleinert, dass an der grossen Curvatur ein zur Aufnahme des
einen Theils des Murphy'schen Knopfes genügendes Loch übrig blieb. Der
Knopf selbst wurde durch eine Tabacksbeutelnaht in der gelassenen Magenöffnung befestigt. Das Duodenum wurde etwa am Uebergang vom oberen Quer-
stück zum absteigenden Schenkel mit einem Seidenfaden abgebunden und dort
resecirt. Die andere Hälfte des Murphy'schen Knopfes wurde hier ebenfalls
durch eine Tabacksbeutelnaht befestigt. Sodann wurde der Magen mit dem
Duodenum durch Ineinanderschieben der beiden Theile des Knopfes vereinigt.
Die Klammer am Magen wurde danach gelöst und an der Vereinigungsstelle
zum Schutze des Knopfes die Serosa des Magens mit der des Duodenums noch
durch eine fortlaufende Seidennaht vernäht. Naht der Bauchdecken in üblicher
Weise mit Silberdraht und Catgut. Jodoformgazecollodiumverband. 28. 5. Pat.
fühlt sich leidlich, klagt nur über Husten und Auswurf und Stiche in der rechten
Seite. Rechts vorn ist vom III. Intercostalraum nach abwärts tympanitischer
Schall. Dämpfung nirgends. Die Auscultation ergiebt ausser Rasseln an beiden
Spitzen (oberhalb der Clavicula) nichts Abnormes. Hochlagerung. Pries-
nitz'scher Umschlag um die Brust. Peritonitische Erscheinungen nicht nachweisbar. — 30. 5. Pat. fühlt sich zwar subjectiv ganz wohl, sieht aber sehr
schlecht aus. Husten und Auswurf sind geringer. Ueber den Lungen ist ausser
etwas Rasseln an den Spitzen nichts mit Sicherheit nachzuweisen. Von Seiten

des Peritoneums keine Erscheinungen. Puls klein, sehr beschleunigt. Pat. bekommt jetzt per os: Malzextract, Beeftea, Bouillon; bis dahin war die Ernährung ausschliesslich auf Nährklystiere und Weineinläufe beschränkt. — 1. 6. Pat. verfällt immer mehr, sieht hochgradig elend und abgemagert aus. Subjectives Wohlbefinden. Appetit nur gering. Husten und Auswurf geringer. Wegen der grossen Hinfälligkeit ist die Untersuchung der Lungen sehr erschwert, bei der schnellen Untersuchung können sehr ausgesprochene pathologische Veränderungen nicht constatirt werden. Keine Leibschmerzen, keine wesentliche Auftreibung des Leibes, kein Erbrechen, Zunge belegt, aber feucht. Puls äusserst klein, kolossal beschleunigt. Excitantien: Moschus, Campher, Sect etc. 2. VI. Morgens 2 Uhr Exitus letalis.

Sections-Befund: Vulnus operationis post laparotomiam (Resectio pylori) (Carc. pylori). Bronchopneumonia lobi infer. utriusque. Pleuritis fibrinosa recens duplex. Degen. adiposa myocardii ventriculi dextri. Atrophia granularis renum. Magen: In der Pylorusgegend entsprechend der resecirten Stelle eine harte Vorwölbung, die der Murphy'schen Klammer entspricht, die Naht, die eine fortlaufende Seidennaht ist, hat überall gehalten, ebenso die längs der kleinen Curvatur befindliche Zwickelnaht. Längs der letzteren finden sich lose fibrinöse Verklebungen. Keine Spur einer eitrigen Peritonitis. Die Magenschleimhaut ist blass, auch hier findet man eine 6 Ctm. lange linear vereinigte Schleimhautnaht, die reizlos aussieht. An der Stelle der Einklemmung der Klammer ist die Schleimhaut bis auf die Muscularis durchgeklemmt, doch liegt die Klammer völlig fest und fixirt die resecirten Partien gut aufeinander. Die Schleimhaut des obersten Theils des Duodenums ist hellroth injicirt.

Fall 11. Johann Ernst L., 47 Jahre, Gemüsehändler.

Diagnose: Carcinoma pylori.

Ist seit 25. 9. auf der medicinischen Abtheilung wegen Pylorus-Carcinom behandelt worden, wird zur Operation auf die chirurgische Abtheilung verlegt. Aus dem Journal ergiebt sich, dass er seit 8 Wochen krank ist. Beginn mit Magenschmerzen, Appetitlosigkeit, Abmagerung. Kein Erbrechen.

Status praesens: Grosse Anämie und Cachexie. In der Pylorusgegend ein noch verschieblicher Tumor. Im Magensaft keine Salzsäure. Pat. ist so elend, anämisch und herunter, dass er sicher eine Operation nicht aushalten wird. Er ist daher auch bis jetzt nicht operirt worden. Er verlangt aber dringend die Operation und es ist schwer, ihm die ultima spes abzuschneiden.

10. 10. 94. Daher heute Laparotomie (Dr. Rieder). 100 Minuten, 18 Gr. Chloroform, 130 Gr. Aether. Grosses, völlig inoperables Magencarcinom mit Drüsen entlang der Wirbelsäule und mächtiger Magendilatation. Gastro-Enterostomie. Die oberste Jejunumschlinge wird sehr schnell gefunden, über dem Quercolon gelagert und mit dem Magen durch die Murphy'sche Klammer verbunden. Schluss der Bauchwunde durch dicke Silberdrähte. Catgutnaht des Peritoneum; Fascie und Haut. Nach der Operation zunächst leidliches Befinden, dann fortdauernder Collaps, der Nachts ohne weitere Besonderheiten zum Exitus führt, wie es vorauszusehen war.

Sectionsbefund: Vulnus laparatomiae recens. Pleuritis adhaesiva

18*

invet. dextr. Oedema lobi inf. pulm. utriusque. Degeneratio adiposa myocardii. Endocarditis mitralis polyposa. Peritonitis fibrosa circumscripta invet. Gastro-Enterostomie (Murphy'scher Knopf). Carcinoma ventriculi. Degeneratio adiposa hepatis. Colitis. Proctitis catarrh. recens. — Oberste Jejunumschlinge ist an der grossen Curvatur mit dem Magen verklebt. Das Quercolon unter dem betreffenden Darmtheil durchgezogen. Die Communication der eingenähten Dünndarmschlinge wird durch einen Murphy'schen Knopf an der Nahtstelle offen gehalten. Die Vereinigung ist eine vollkommen feste. 2 Ctm. unterhalb des Pylorus sitzt an der Innenwand des Magens ein pilzartiges Carcinom von 4^1/$_2$ Ctm. Durchmesser.

Fall 12. Catharina Margaretha von A., 40 Jahre, Landmannsfrau.

Diagnose: Carcinoma pylori et ventriculi.

Früher gesund, nie magenleidend, Periode regelmässig, seit Herbst unregelmässig, sehr selten. 4 Entbindungen, leicht; letzte vor 4 Jahren. Mutter an Magenkrankheit (Carcinom) gestorben. Ein Bruder auch magenleidend. — Seit 4 Jahren Magenbeschwerden, hauptsächlich Schmerzen. Seit 10 Wochen bemerkte Pat. in der Magengegend eine Verhärtung, die nicht weichen wollte. Dabei Verschlimmerung des Allgemeinzustandes, tägliches Erbrechen und Gewichtsabnahme.

Status praesens: Gut gebaute, sonst gesunde Frau in mässigem Ernährungszustande. Haut welk, Fettpolster minimal. In der Pylorusgegend etwas rechts von der Mittellinie ein über hühnereigrosser diffuser, aber abtastbarer steinharter Tumor von birnförmiger Gestalt, der direct auf der Aorta liegt und von derselben gehoben wird. Einführung einer Schlundsonde und Expressionsmethode ergiebt nicht viel grünlichen Mageninhalt. Derselbe reagirt sauer, enthält freie Säure, viel Milchsäure, keine Salzsäure. Beim Aufblähen des Magens sitzt der Tumor auf der Unterlage fest und heben sich von ihm ausgehend deutlich die Conturen des aufgeblähten, nur wenig dilatirten Magens ab.

5. 6. Laparotomie (Dr. Sick). Narkose 55 Min., Chloroform 70 Gr. Schnitt vom Processus ensiformis sterni bis zum Nabel. Eröffnung der Bauchhöhle. Es liegt ein faustgrosser Tumor des Magens vor, der an der hinteren Magenwand liegt und vom Pylorus auf die kleine Curvatur übergeht. Der Pylorus ist zwar frei, liegt aber höher als der Tumor, so dass die Passage der Speisen jedenfalls erschwert ist. Miliäre Carcinomknötchenaussaat auf Peritoneum und Netz. Leber frei. Es gelingt nach längerem Suchen, die Plica duodeno-jejunalis zu finden und den obersten Dünndarm an die vordere Magenwand heranzubringen, über das Colon transversum. Anastomosenbildung zwischen Magen und Dünndarm mit Murphy'schen Knöpfen, Serosaschnitt, dann Seidennaht durch Peritoneum und Magenwand, dann Eröffnung des Lumens, Einführung des Knopfes und Schnüren. Dasselbe am Dünndarm. Vereinigung der Knöpfe. Sicherheits-Serosa-Catgutnaht. Bauchdeckennaht, grosse Silberdrähte, 3fache Catgutnaht. Collodiumverband. — 20. 6. Absolut reactionsloser Verlauf. Mässige Schmerzen. Kein Erbrechen. Leidlicher Appetit. Narbe glatt. — 26. 6. Patientin wird geheilt entlassen, hat sich im

Ganzen etwas erholt. Knopf ist bis jetzt nicht abgegangen. — 1. 8. Nach brieflicher Mittheilung des Arztes geht es der Pat. auch jetzt noch leidlich. Kein Erbrechen. Knopfabgang ist nicht beobachtet.

Fall 13. Anna Sophia Dorothea Br., 70 Jahre, Arbeiterwittwe.

Diagnose: Magen- und Lebercarcinom.

Im letzten Sommer Verstopfung, in den letzten Monaten starke Schmerzen in der Magengegend, die nach der Wirbelsäule zu ausstrahlen, in den letzten Wochen Aufstossen, kein Erbrechen. Abmagerung von 40 Kgr. — Cachektische Frau, Anämie, Hautfarbe gelblich. Kein Icterus. In der Magengegend eine circumscripte harte Resistenz, 9 Ctm. Breite, in der Höhe vom Nabel bis zur Herzdämpfung. Im Peritoneum über diesem Tumor fühlt man einen kleineren Tumor. Während der Untersuchung Aufstossen. Rechter Leberlappen nicht vergrössert. Magen scheint stark ectasirt. Därme gebläht. — 5. 12. Magen-inhalt in mässiger Menge (Pat. hat gestern Abend zuletzt etwas Festes ge-nossen). Keine Congo- und Methylviolettreaction, keine Tropaeolinreaction, wohl aber Lacmusreaction. — 6. 12. Morgens gründliche Magenauswaschung mit ca. 10 Liter destillirtem Wasser.

Laparotomie. (Dr. Schede, 60 Gr. Chloroform, 80 Minuten.) Schnitt in der Medianlinie vom Proc. xiphoideus bis etwa unterhalb des Nabels. Es liegt der eben bis zum Nabel reichende Magen und der linke Leberlappen vor. Ersterer, noch beweglich und gänzlich frei, ist von einem von der kleinen Curvatur ausgehenden dicken, höckrigen Tumor zum grössten Theil erfüllt, die Serosa intact. Nach oben reicht der Tumor dicht an die Cardia, abwärts lässt er den Pylorus frei, der nur durch die grosse ausfüllende Tumormasse etwas verlängert ist. Wegen des hohen Hinaufreichens des Tumors zur Cardia muss von Exstirpation abgesehen werden. Daher wird über Colon und Netz die bald gefundene erste Jejunalschlinge heraufgeschlagen, quer zur Darmaxe ein kleiner Einschnitt gemacht, Tabaksbeutelnaht mit Seide, Einführung des weiblichen Theils des Murphy'schen Knopfes. Zuschnüren. Desgleichen Ein-schnitt in die Mitte der grossen unteren Curvatur. Einführung der anderen Hälfte des Knopfes (kleinste Nummer) nach gleicher Tabaksbeutelnaht. Zu-schnüren. Correctur einiger tieferer Falten durch Uebernähen der Serosa. In-einanderschieben. Circuläre Serosa-Muscul. Seidennaht. Schliessen der Bauch-höhle mit starken durchgreifenden Silberdrähten, abwechselnd 2 feinen und 1 starken Periton.-fasc. Muskeldrähte. Oberflächlich fortlaufende Catgutnaht. — 10. 12. Pat. erholt sich gut von der Narkose, Uebelsein hält nur 2 Tage nach der Operation an. Nährklystire mit Wasserklystiren à 100,0 (mit Cognaczusatz) abwechselnd 2stündlich. Eisstückchen zum Mundausspülen. — Pat. behauptet, nicht durch die Nase athmen zu können, sie hat bis zum 4. Tage p. op. gänz-lich trockene, pergamentartige Zunge; dann wird sie mit beginnender Zufuhr von etwas schwarzem Kaffee — Beeftea — Milch mit Wasser — Mixt. Stokes feucht, aber stark belegt. Winde gehen schon am 2. Tage p. op. öfter ab, trotzdem ist ein gewisser Meteorismus vorhanden. Schmerzen in der Magen- und Wundgegend. — 15. 12. Trotzdem Pat. am 13. 12. reichlich Stuhl ge-habt, ist der Meteorismus wieder erheblich geworden. Einlauf ohne Erfolg.

Pat. hat gestern und heute ein paar Mal etwas Flüssigkeit ausgebrochen, die gallig gefärbt ist; vielleicht ist dies auf zu reichliche Flüssigkeitszufuhr per os zurückzuführen. Daher wird nur Mundausspülen verordnet und auf Klystire zurückgegangen. Eine Erholung ist bis jetzt nicht zu constatiren; die Cachexie scheint zuzunehmen. — 7. 1. 95. Pat. fühlt sich leidlich wohl, das Essen schmeckt, in letzter Zeit kein Erbrechen wieder, Stuhlgang ziemlich regelmässig. Meteorismus mehr zurückgegangen. Cachexie im Zunehmen begriffen. Murphy'scher Knopf noch nicht zum Vorschein gekommen. Auf Wunsch wird Pat. heute entlassen.

Fall 14. Johann Andreas von H., 36 Jahre alt. Aufgenommen den 6. Mai 95, wird von der inneren Abtheilung, woselbst er 3 Wochen beobachtet ist, mit der Diagnose Carcinoma pylori et dilatatio ventriculi verlegt. Magenbeschwerden bestehen seit 2 Jahren, der Tumor seit einigen Monaten. Stenosenerscheinungen des Pylorus seit wenigen Tagen. Beim Ausspülen des Magens zeigen sich grosse Mengen unverdauter Speisereste, bei der Aufblähung eine Dilatation bis fast zur Symphyse und ein beweglicher, hühnereigrosser Tumor rechts vom Nabel. Kräftezustand sehr schlecht.

Laparotomie 8. 5. (Dr. Sick). Schnitt in der Linea alba vom Proc. xiphoid. bis über den Nabel. Nach Eröffnung des Peritoneums präsentirt sich in der Mittellinie die Geschwulst als der kleinen Curvatur und dem Pylorustheil des Magens angehörig. Drüsen sind nicht deutlich zu fühlen, dagegen ist das Netz mit kleinen Knötchen durchsetzt. In Folge dessen wird bei dem schlechten Kräftezustand zur Gastroenterostomie geschritten und der oberste Theil des Jejunum mit der vorderen Magenwand in Verbinduug gebracht. Es wird in üblicher Weise die Tabaksbeutelnaht gelegt, die beiden Knopfhälften eingeführt vereinigt und dann eine Sicherheitsserosenaht gelegt. Durchgreifende Silberdrähte, 3fache Catgutnaht. (Peritoneum, Fascie und Muskulatur, Haut). Collodiumverband. — Abends hat Patient sich gut erholt und nimmt schon etwas Nahrung zu sich. — 9. 5. Schlaf trotz Morphium 0,01 mässig. Allgemeinbefinden gut. Im Laufe des Tages über 1 Liter Flüssigkeit ohne Beschwerden per os. Reaktionsloser Verlauf, kein Erbrechen. — 18. 5. Entfernung der Silberdrähte. Wunde per primam geheilt. -- Abends, während Pat. Stuhlgang hatte und hustete, platzte die ganze Bauchnaht, Därme traten nicht aus, da ein Pflasterverband darüber war. — In Chloroformnarkose Naht der Bauchwunde mit versenkten Silberdrähten. Heftpflasterverband. — 20. 5. Wiederum reaktionsloser Verlauf. Kein Erbrechen. — 26. 5. 5 Pfund Gewichtszunahme, Euphorie. — 15. 6. Bauchwunde geheilt, wesentliche Erholung. Gewichtszunahme 16 Pfund. Kein Erbrechen. Auf Wunsch entlassen. Knopf nicht abgegangen. — Am 26. 11. wird Pat. wieder aufgenommen in extremis. Abgang des Knopfes ist nicht bemerkt. Hat sich zuerst sehr wohl gefühlt, dann schnell zunehmende Cachexie, stirbt noch am selben Tage.

Sectionsprotokoll: In der Linea alba eine vernarbte Laparotomiewunde, die darunter liegenden Darmschlingen verwachsen. Metastasen im Peritoneum, im grossen Netz und in der Leber. In der Pylorusgegend ein faustgrosser Tumor. Der Magen stark erweitert und mit schwärzlicher Flüssigkeit angefüllt. Die erste Jejunumschlinge ist nach oben gezogen und geht in den Magen etwa 3 Ctm. oberhalb des Pylorus, ohne dass eine von einer Naht herrührende Narbe zu erkennen ist. Der Pylorus ist durch die Geschwulst so stenosirt, dass man nur mit einer Sonde durchdringen kann. Bei Eröffnung des Magens entleert sich mit dem Inhalt der schwarz verfärbte Murphy'sche Knopf, dessen Lage in vivo nicht zu eruiren ist. Decubitus war nirgends an der Magenschleimhaut zu erkennen. Die Communication zwischen Magen und Jejunum war eine bequeme und weite.

Fall 15. Christoph Heinrich Johann J., 49 Jahre, Gelegenheitsarbeiter. Diagnose: Darmcarçinom. Pat. wird von der medicinischen Abtheilung verlegt. Aus der Krankengeschichte ergiebt sich, dass er seit einem Jahr krank ist, Beginn mit Husten und Kurzluftigkeit bei andauerndem guten Appetit. Nie Erbrechen, nie Stuhlbeschwerden. Im Blut geringe Poicilocytose; diffuse Bronchitis, schwere Anämie, im Urin Spuren Albumen, im Augenhintergrund keine Veränderungen. In der Gegend der rechten Niere ein rundlicher, druckempfindlicher Tumor. Während der Beobachtung verschwand die Bronchitis, der Allgemeinzustand besserte sich, der Tumor wuchs deutlich, ohne dass sich irgend welche Anhaltspunkte für seinen Sitz in einem Organ ergaben. Pat. wird deshalb zur chirurgischen Abtheilung verlegt. (Dr. Sick, Dauer der Operation 150 Minuten, 75 Gr. Chloroform, 50,0 Aether.) In Narkose wird zunächst untersucht. Man findet in der rechten Nierengegend einen über faustgrossen sehr derben festen Tumor, der nur wenig beweglich ist und sich auch bei bimanueller Untersuchung vom Rücken und den Bauchdecken nicht bestimmt abgrenzen lässt; er hängt nicht zusammen mit der Leber und mit der Wirbelsäule, es wird aber in suspenso gelassen, ob er von der Niere oder vom Darm ausgeht. Sodann wird zur Operation geschritten. In linker Seitenlage mit untergelegter Rolle wird in der Seitenlinie ein parallel der 12. Rippe ca. 3 Ctm. unterhalb derselben verlaufender ca. 12 Ctm. langer Schnitt gemacht und durch die Muskulatur auf die rechte Niere vorgegangen. Das Blut ist sehr wässrig. Dabei wird das Peritoneum eröffnet und findet man bei der Digitalexploration der Bauchhöhle die normale Niere an ihrer richtigen Stelle liegend, den Tumor über derselben. Infolge dessen wird in Rückenlage der Schnitt nach vorne und und unten bogenförmig verlängert. Ungefähre Schnittlänge in toto 30 Ctm. Durch die Bauchdecken hindurch bis auf's Peritoneum weite Eröffnung desselben. Man kann den Tumor jetzt übersehen, er zeigt sich als ein Carcinom des untersten Theiles des Colon ascendens. Der Tumor ist fest verwachsen mit der Unterlage und den umgebenden Darmschlingen. Letztere lassen sich noch verhältnissmässig leicht abpräpariren. 3 Ctm. vom Colon entfernt wird das Ileum durchschnitten, nachdem es vorher mit Seidenligaturen unterbunden ist und das centrale Ende mit Jodoformgaze austamponirt und durch einige Seidennähte zum Schutz geschlossen. Die weitere Lospräparirung erweist sich als äusserst schwierig, weil der Tumor mit seiner Umgebung fest verwachsen ist. Dabei zeigt sich, dass der Ureter der rechten Niere fest in die Tumormassen eingebettet ist und durchschnitten werden muss. Im Anschluss daran wird sofort die Niere exstirpirt, indem der Kranke wieder in die linke Seitenlage gebracht wird und von dem ersten Schnitte aus die Exstirpation vorgenommen wird. Die Niere selbst lässt sich schwer herausziehen und gelingt die Abbindung der Nierengefässe nur schwer. Bei der weiteren Präparation zeigt sich der Tumor bis dicht an die Vena cava herangehend. Die Operation in diesem Theile ist sehr blutreich, mehrfach starke arterielle Blutungen, wohl aus dem Tripus Hallerii kommend. Es gelingt aber schliesslich doch, den Tumor von der Unterlage, aber mit einem Stück Peritoneum vom Duodenum und von den Gefässen freizupräpariren und wird dann im Gesunden ca. 5 Ctm. vom Tumor entfernt das Colon ascendens mit der Scheere durchschnitten. Manuelle Compression des Endes. . Es zeigt sich jetzt, dass dieses Ende nicht genügend ernährt wird, weil das zugehörige Mesenterium resecirt ist. Infolge dessen werden noch ca. 3 Ctm. davon abgeschnitten. Die Vereinigung von beiden Darmenden, Ileum und Colon ascendens geschieht mit Murphy'schen Knöpfen. Zum Schutz wird über dieselben noch eine Serosa-Seidennaht gelegt. Es macht jetzt Mühe, den Peritonealdefect zu decken. Es gelingt aber durch Herüberziehen des parietalen Peritonealblattes die Bauchhöhle abzuschliessen bis auf die Stelle, wo das Duodenum ohne Peritonealüberzug liegt. Die retroperitoneale Wundhöhle (gut 3 faustgross) wird jetzt mit Hilfe von 4 schwachen Jodoformgazerollen austamponirt, dann wird das Peritoneum der Bauchdecken mit Catgut genäht und Silberdrähte durch Haut, Fascie und Musculatur gelegt. — 14. 9. Abends. Pat. hat sich von dem Eingriff gut erholt. Guter Puls. Keine Zeichen von Anämie. — 15. 9. Collaps. Kleiner, fadenförmiger Puls. Verband nicht durchtränkt. Kochsalzinfusion. Moschus. Vorübergehende Besserung, dann Exitus letalis.

　　　　Sectionsbefund: Defectus renis dextr. (post exstirpationem). Vulnus laparotomiae recens. Sutura intestini (Ileo-Colostomie, Murphy'scher Knopf). Necroses adiposae multiplices. Bezüglich der Details der Wunde wird auf die Operationsgeschichte gewiesen und hier nur erwähnt, dass die das untere Ileum mit dem Dickdarm vereinigende Naht nach starkem Wasserdruck festhält.

　　　　Fall 16. Frau M. H. M., 41 Jahre alt. Aufgenommen den 18. Juni 94. Scharlach in der Kindheit, sonst stets gesund, 3 Mal geboren. Kinder gesund. Seit letztem Herbst hat sie in der rechten Unterbauchgegend einen Tumor in der Tiefe, der etwa der Grösse des jetzt vorhandenen entsprach, gefühlt und hatte auch leichte Magenbeschwerden. Kein Blutbrechen. Stuhlgang nicht bluthaltig. Hat seit einigen Wochen geringe Schmerzen in der rechten Unterbauchgegend. Hat nie gebrochen oder an Durchfall gelitten. Menses regelmässig, jede 4 Wochen, 2—3 Tage Dauer, mässiger Intensität. Letztes Kind vor 8 Jahren geboren. — Letzte Periode vor 1 Woche. Urin seit einiger Zeit trübe, muss häufig 1—2 mal Nachts aufstehen. Kein Drängen oder Schmerzen beim Urinlassen.

　　　　Status präsens: Gesund aussehende Frau von gracilem Körperbau und gering entwickelter Muskulatur und wenig Panniculus adiposus. — Haut sehr schlaff. Leber, Milz, Lungen und Herz negativer Befund. Zunge leicht belegt, Darmschlingen-Conturen durch die Bauchdecken sichtbar. Hat nie kolikartige Schmerzen gehabt. Bauch auch nicht besonders aufgetrieben, auf Druck nirgends Schmerzen. In den rechten Unterbauch- (Umbilical- und Inguinal-) gegenden

fühlt man äusserst deutlich eine 10 × 14 Ctm. grosse Geschwulst, welche flach
oval in Form ist, mit einigen Einkerbungen nach der Wirbelsäule. Der Tumor
reicht nach oben bis zur Nabelhöhe, nach unten bis 3 Ctm. oberhalb des Lig.
Poupartii, nach innen bis fast zur Wirbelsäule nnd nach aussen bis zur Mamillarlinie. — Er ist frei in der Bauchhöhle verschieblich, doch scheint gegen die
Wirbelsäule zu ein Widerstand gegen diese Verschieblichkeit zu sein. Auf dem
äusseren Rand fühlt man mehrere sehr derbe Höcker, auf dem Inneren eine
pseudofluctuirende Stelle. Der Schall über diesem Tumor ist tympanitisch
und die Darmschlingen über demselben frei verschieblich, als ob er retroperitoneal liegt. Genitalien negativ. — Uterus normale Grösse, retroverirt. —
Körpergewicht 40 Kilo. — Urin alkalisch, 1015 spec. Gewicht.

  21. 6. Laparotomie. (Dr. Schede). 200 Minuten, 60 Gr. Chloroform.
Schnitt in der Linea alba vom Nabel bis zur Symphyse. Nach Eröffnung der
Bauchhöhle lag in der Mitte ein etwa kindskopfgrosser Tumor vor. Derselbe
musste, seiner Lage nach, als vom Quercolon ausgehend angesehen werden;
er sass hinten mit einem anscheinend schmalen Stiel auf und war sehr ausgiebig beweglich. Magen, Netz und die angrenzenden Dünndarmschlingen
waren mit demselben verwachsen. Wegen der freien Beweglichkeit schien eine
Exstirpation (Darmresection) nicht allzu schwierig. — Zunächst Lösung der Verwachsungen mit dem Magen und Abtrennung des Lig. gastro-colicum vom
Ventriculus. Sodann Befreiung des Tumors von dem Netz und von den zu
beiden Seiten befindlichen peritonealen strangartigen Verwachsungen. Alles
ging mittelst Massenligaturen leicht und schnell. Bei Lösung der rechtsseitigen
Pseudoligamente kam auch Pancreas zum Vorschein, so dass man in dem Moment
auch an die Möglichkeit eines grossen Pancreascarcinoms dachte. Diese Annahme bestätigte sich aber nicht, sondern es handelte sich um Verwachsung
des Pankreaskopfes mit der Geschwulst. — Nun kam man nach unten zu den
Verwachsungen mit den benachbarten Dünndarmschlingen mit dem Tumor,
dieselben wurden theils stumpf, theils mit der Scheere leicht gelöst. Das nun
zum Vorschein kommende Mesenterium des untersten Theils des Ileums zeigte
eine ausgedehnte carcinomatöse Drüsenerkrankung des Coecum, Colon ascendens
und Quercolon bis zur Flexura lienalis, war unentwirrbar in dem Tumor enthalten, es musste deshalb der ganze untere Theil des Ileums mit Coecum,
colon ascendens und Quercolon bis zur Flexura lienalis wegfallen, also ein,
wie sich hiernach herausstellte, über 1 M. grosses Stück Darm. — Zunächst
wurde das Ileum etwa 10 Ctm. oberhalb der Bauhini'schen Klappe nach Abbindung mit 2 Seidenfäden durchschnitten und die Darmenden nach gründlicher
Desinfection (Salicylspülung) vorläufig durch Lembert'sche Nähte geschlossen.
Alsdann wurde das Mesenterium des Ileums, soweit es nach oben hinauf krank
war, etagenweise abgebunden und vom Darm losgeschnitten, so dass es nun in
Zusammenhang mit dem Tumor blieb. Das diesem abgelösten Mesenterialtheil
entsprechende Ileumstück war, wie nachher gemessen wurde, 7 Ctm. lang. Es
wurde abgebunden und entfernt. Sodann wurde der Dickdarm an der Flexura
lienalis mittelst Rydygier'schen Klammern abgeklemmt und durchschnitten.
— Nun hatte man den Tumor überall frei bis auf seinen Stiel. Hier begegnete

man ungeahnten Schwierigkeiten. Beim Versuch, den Tumor von der Wurzel des Mesenterium loszupräpariren, fand man, dass die Geschwulst mit der Radix mes. noch in ziemlicher Ausdehnung so sehr verwachsen war, dass man nicht anders konnte, als noch einen der letzteren zu unterbinden und zu durchschneiden. Da man hoffte, dass hinreichende Gefässanastomosen zu dem betreffenden Darmtheil vorhanden seien, wurde derselbe dringelassen. Bei weiterem Loslösen kam man auf neue Schwierigkeiten, es zeigte sich nämlich ein mächtiges Gefäss, welches quer durch den ganzen Stiel durchzog und kaum unversehrt bleiben konnte. Trotz möglichst schonenden Abpräparirens wurde es bei einem Scheerenschlag sehr ausgiebig seitlich verletzt. Was es für ein Gefäss war, liess sich nicht mit Sicherheit sagen, wahrscheinlich aber die Pfortader. Das seitliche Loch wurde durch eine fortlaufende Catgutnaht wieder geschlossen. Zuletzt kam nun noch die allerübelste Ueberraschung. Das Carcinom sass nämlich retroperitoneal mit seinem Stiel so fest auf der Aorta auf, dass es unmöglich war, denselben vollständig wegzunehmen; er musste stehen gelassen werden. Da durch ihn gerade die verletzte Pfortader zog, so wurde der Stumpf über der Vene zum Schutz derselben mit fortlaufender Catgutnaht zusammengenäht. Die Peritonealblätter wurden ebenfalls durch fortlaufende Catgutnaht an einander vereinigt. -- Die beiden Darmenden (also centrales Ende: 80 Ctm. oberhalb der Bauhin'schen Klappe und peripheres Ende: an der Flexura lienal) wurden durch einen Murphy'schen Knopf vereinigt. Befestigung desselben durch Tabaksbeutelnaht aus Seide und zum Schutze darüber noch eine fortlaufende Seidennaht der Serosa. Darauf Aneinandernähen der Mesenterialränder mit fortlaufender Catgutnaht. -- 5 grosse Silberdrähte durch die ganzen Bauchdecken. Muskelnaht mit versenkter fortlaufender Catgutnaht und Hautvereinigung durch fortlaufende Catgutnaht. Die nähere Besichtigung des Praeparats ergab ein ausgedehntes Gallertcarcinom des ganzen Colon transversum, welches hauptsächlich nach hinten zwischen die Blätter des Mesenteriums hineingewuchert war. An der Carcinomstelle war eine Durchgängigkeit für einen Finger erhalten geblieben, deshalb auch so wenig Erscheinungen von Seiten des Stuhls. Die Schleimhaut war vollständig zerstört, in eine jauchige Fläche verwandelt. — Abends 8 Uhr: Pulslosigkeit trotz stündlichen Kamphers, am Herzen nur 1 Ton. Grosse Apathie, auf Anreden nur geringe Reaction. -- Es wird 1 Liter Kochsalzlösung infundirt. Während dem und danach leidlich kräftiger Puls. 2 stündlich Wein, Sect, schwarzen Caffee. 22. 6. Patientin hat sich auf die Infusion hin wesentlich erholt. Sie fühlt sich leidlich wohl, klagt nur über grosse Schwäche. Puls leidlich kräftig, Abends 120 in der Minute. Flüssigkeiten nimmt Pat. zu sich, ohne zu erbrechen. Zunge belegt, trocken. Leib ein klein wenig aufgetrieben, aber nicht besonders schmerzhaft. — 23. 6. Heute Morgen wieder Pulslosigkeit, Zunge belegt, trocken. 11 Uhr Exitus letalis.

Sectionsprotokoll. Anatomische Diagnose: Vulnus laparotomiae recens. Sutura ilei inf. et flexurae coli sin. Murphy'scher Knopf. Defectus coli asc. et transversi (post exstirpat.) Necros. intestini infra suturam et peritonitis circumscripta regionis operationis. Carc. mestatat. capitis pancreatis. Emphysema et Oedema pulmonum. Endometritis chron. — Vom Nabel bis zur Sym-

physe eine durch 4 Silberdrähte und fortlaufende Catguthautnaht geschlossene
Laparotomiewunde, deren Umgebung reactionslos ist. In der linken Ellenbogen-
beuge eine Infusionswunde. Fundus des Magens reicht bis 15 Ctm. unterhalb
des Nabels. — R. Leberlappen reicht handbreit über den Rippenbogen hervor.
Das Peritoneum der vorliegenden Darmschlingen ist stark injicirt. Das grosse
Netz fehlt zum grössten Theil und der Stumpf ist auf der linken Seite mit dem
parietalen Peritoneum fibrös verwachsen. Die Mitte des Quercolon ist mit dem
Ileumende vereinigt, es fehlen vollständig der unterste Theil des Ileums, des
Coecums und der grösste Theil des Colon transversum. — An der Vereinigungsstelle fühlt man durch die Darmwand den Murphy'schen Knopf durch. Die
Serosa ist mit fortlaufender Catgutnaht über ihn vernäht, einige Stichkanäle
sind leicht eitrig trüb. Das Ileumende ist auf den Colonanfang zurückgeschlagen
und mit ihm vernäht. Keine Eiterung der Nähte. Unterhalb der Knöpfe ist
eins der unteren Haustra des Colon grün verfärbt, oberhalb derselben ist der
Dickdarm grünlich und blauroth marmorirt. Magenschleimhaut ohne Besonderheiten, an der Aussenfläche der grossen Curvatur 2 Catgutligaturen. — An der
Stelle des Pankreaskopfes ein etwa apfelgrosser central zerfallender Tumor, an
dessen Stelle das Pancreasgewebe zerstört ist. Der vom Tumor abführende
Ast der Pfortader (Ram. pancreat.) ist unterbunden, die Pfortader selbst frei.
Ein kleiner Ast der Art. mesenterica superior ist unterbunden.

Fall 17. Johann H. L. A. G., 28 Jahre alt, aufgenommen 28. December
1894. Patient wird von der inneren Aufnahme zur chirurgischen verlegt mit
der Diagnose: Unvollständiger tiefer Dünndarmverschluss. Von früher Jugend
an rechtsseitiger Leistenbruch. Stets gesund, bis vor 4 Wochen Durchfall,
Erbrechen, dann Verstopfung. In den letzten 8 Tagen bemerkte Patient, dass
der Leib allmählich anschwoll, Leberschmerzen. Die beiden letzten Tage Bettruhe. Hereditär nichts Sicheres zu eruiren. Vorgestern letzter Stuhlgang.
Gestern auf Einlauf reichlich Stuhlgang. Gestern und heute kein Erbrechen.
In den letzten 14 Tagen starke Gewichtsabnahme. Schlechter Ernährungszustand. Panniculus adiposus geschwunden. Mit dem kleinen Thorax, dessen
einzelne Rippen vorstehen, contrastirt das mächtig aufgeblähte Abdomen. Es
ist in einen gleichmässigen, prall gespannten Tumor verwandelt, in dem Einzelheiten nicht zu unterscheiden sind und der überall tympanitischen Schall ergiebt. Rechts eine Inguinalhernie, leicht zu reponiren. Links ein offener
Leistenkanal. Lungen und Herz nichts. Temp. 37,0, 36,6. K. G. 55 Kg. Urin
sauer 1020. R. Eiweiss. Patient hat nach Magenspülungen wieder entleert.
Im Magen übelriechender, nicht kothiger Inhalt. Hoher Glycerineinlauf bringt
starke Entleerung vom übrigen Koth mit viel Gasen. Jedoch kein vollständiger
Abfall des Bauches. Grosse Dosen von Kohle und Bism. subnitr., Massage
und Faradisation des Bauches.

Operation. Dauer 55 Minuten mit 35 Gr. Chloroform.
3. 1. Anlegung eines Anus praeternaturalis. Nachdem die eingeleitete
Behandlung vorübergehend Erleichterung mit Abgang von Stuhl und Flatus
erreicht hat, ist heute der Leib praller gespannt. Patient klagt über kothiges
Aufstossen und Brechreiz. Es wird daher die Anlegung eines Anus praeter-

naturalis beschlossen. Schnitt von etwa 10 Ctm. Länge in der Linea alba
lateral. dextr. — Nach Eröffnung des Peritoneums entleert sich etwas Ascites.
Es liegen stark geblähte Dünndarmschlingen vor. Am Bruch sind von innen
nirgend Verwachsungen zu fühlen. Bruchsack leer. Etwas links und oberhalb
vom Nabel fühlt man ein grösseres und etwas festeres Convolut von Dünndarmschlingen. Mit 2 Fingern lässt sich hier eine sich scharfrandig vor-
spannende Tasche abfassen, die anscheinend dem grossen Mesenterium des
Dünndarms angehört und in der das Darmschlingenconvolut liegt. Es gelingt
mir, mit 2 Fingern den grössten Theil des Darmes unter grösster Vorsicht aus
der Tasche hervorzuziehen, doch zuletzt stösst man auf Widerstand. Es macht
den Eindruck, als ob der Darm an 2 Stellen fest adhärent sei. Eine Lösung
wird nicht versucht und der Darm in situ gelassen. Eine stark geblähte Dünndarmschlinge wird vorgezogen zur Einnähung. Tuberkel werden nirgends gesehen. Die Incision wird zu einem Drittheil mit einem durchgreifenden starken
Silberdraht mit fortlaufender Catgutnaht geschlossen. Der obere Theil wird
umsäumt, Peritoneum breit, äussere Haut kurz gefasst (Catgut) und eine der
Darmschlingen zunächst mit einigen Seidenknopfnähten fixirt, dann mit fortlaufender Catgutnaht ringsherum eingenäht. Einige Seidenstütznähte. Die
Darmwand ist sehr dünn und wird einmal durchbrochen, doch gelingt es, die
Stichöffnung wieder zu schliessen. Umschlag. -- Abends erfolgt plötzlich
starkes Kotherbrechen. Während des Miserere wird der Darm geöffnet. Es
entleert sich massenhaft Luft und Koth, der Bauch collabirt, die Peristaltik
sistirt nicht, das Kothbrechen hört auf. Der Darm ist mit der Bauchwand gut
verklebt. Magenausspülung. Patient fühlt sich sehr erleichtert. Situationsnähte des Darms. — 4. 1. Patient hat noch massenhaft Koth entleert. — 5. 1.
Patient geniesst leichte flüssige Kost mit Appetit. Aus dem künstlichen After
entleert sich unverdauter Darminhalt von grünlich gelber Farbe mit weisslichen
Eiweissgerinnseln vermischt. Die eingenähte Darmschlinge ist also sehr hoch.
Es wird möglichst bald Laparotomie mit Beseitigung des Hindernisses zu
machen sein. Der Darm hat gut gehalten. Keine Infiltration um die Naht.
Der Darminhalt macerirt die Haut stark.

16. 1. Patient hat sich bei vorsichtiger Ernährung per os leidlich erholt.
Keine allgemeine Beschwerden. In Folge der sehr dünnen und reichlichen
Kothsecretion aus dem Anus praeternaturalis starkes Ekzem in dessen Um-
gebung. Nach Tinct. opii (tägl. 40 Tropfen) wird der Koth breiiger und die
Defäcation weniger lästig.

Das Ekzem ist ziemlich abgeheilt. 2mal breiiger Stuhlgang per rectum.

Operation (Dr. Schede) 152 Minuten, 45Gr. Chloroform, 400Gr. Aether.
— Zur definitiven Beseitigung des Hindernisses wird Laparotomie in der Linea
alba gemacht. Von hier aus fühlt man an der rechten Seite des Abdomen in
der Nähe des Anus praeternaturalis einen derben, etwa hühnereigrossen Tumor,
der von der Mittellinie aus nicht in Angriff genommen werden kann. Infolge
dessen Schluss dieser Laparotomie-Wunde.

Der Anus praeternaturalis wird excidirt. Hierbei werden derbe und ausgedehnte Verwachsungen der festgelegten und incidirten Darmschlinge mit
anderen Darmtheilen, sowie mit den Bauchdecken mühsam und sorgfältig los-

präparirt. Das zu- und abführende Darmrohr zu Seiten des Anus praeternaturalis werden durch Jodoformgazestreifen lose abgebunden, der Darm zu beiden Seiten circulär resecirt, mit beiden Enden mit Murphy'schem Knopf und darübergelegter Lembert'scher Naht vereinigt.

Hierauf wird der dem Colon descendens angehörige Tumor in derselben Weise resecirt und die beiden Darmenden ebenfalls mit Murphy'schem Knopf vereinigt. Die durch das Lösen der Verwachsungen und die Resection der warmtheile entstandenen Lücken im Mesenterium und im Peritoneum werden, soweit möglich, durch Catgutnaht vereinigt. Es wird jetzt auch diese seitliche Laparotomie-Wunde geschlossen, was durch die morsche Beschaffenheit der Bauchdecken ausserordentlich erschwert war. Besonders musste im unteren Theil der Laparotomie-Wunde wegen der starken Spannung des zum Theil excidirten Peritoneums von einer exacten Vereinigung des letzteren durch dünne Silberdrähte Abstand genommen werden. — Nach der Operation sieht Patient sehr schlecht aus, ganzer Körper kühl. — Puls fadenförmig fliegend. — Nach kurzer Bettruhe kommt Patient zu sich, fühlt sich wohl, der Puls wird kräftiger, die Cyanose schwindet. — Abends. Patient ist vollkommen bei Bewusstsein und giebt auf Fragen ruhige und klare Antworten. In den folgenden Tagen bessert sich das Befinden des Patienten zusehends, der Puls wird gut, Sensorium ist völlig frei. Wein wird gut vertragen (vom 2. Tage ab). — Der Versuch, Milch mit Vichy zu geben, ruft Erbrechen hervor. — Die Temperatur steigt am 3. 2. auf 38,1°.

Am 28. 1. stellten sich Flatus und Koth aus dem natürlichen After ein. Von da ab ist regelmässig dünner, zum Theil wässeriger Stuhl und reichliche Flatus. — Patient fühlt sich wohl, der Appetit mehrt sich. Vom 3. 2. ab wird etwas festere Diät gegeben, die gut vertragen wird. — 5. 2. Beim Verbandwechseln sieht die mittlere Laparotomiewunde fast verheilt aus, auch die seitliche ist bis auf eine kleine Stelle ungefähr am unteren Ende geschlossen. Der Leib ist etwas aufgetrieben, wenig druckempfindlich. Patient klagt über Aufstossen und zeitweise auftretenden Singultus. — Nach einer Magenausspülung fühlt er sich besser. Um die Spannung der Bauchdecken zu mindern, wird ein Hegar'scher Heftpflasterverband angelegt. (Die Silberdrähte sind entfernt.) — Da der Magen vor allem und theilweise der Leib noch immer stark aufgetrieben ist, sich hier und da Erbrechen einstellt und der Stuhl spärlicher wird, wird die Ausspülung in den nächsten Tagen des öfteren wiederholt. (Erbrochenes und Spülflüssigkeit nie fäculent.) Ausserdem wird Ricinus verabreicht. — 7. 2. Der Leib ist noch aufgetrieben, das Befinden gut. Die Verbandstoffe über der rechtsseitigen Laparotomiewunde mit fäculent riechender Flüssigkeit durchtränkt. Bei Druck auf das Abdomen entleert sich aus der ca. zehnpfennigstückgrossen Lücke Luft und geringe, fäculent riechende Flüssigkeit. Die Abdominalhaut wird durch Heftpflasterstreifen entspannt.

Die Ausspülungen sowie die Verabreichung der Abführmittel wird fortgesetzt. — 12. 2. Mit Ausnahme des zeitweiligen Erbrechens (sehr reichliche Flüssigkeit und Singultus) hat Patient sich sehr erholt. Der Appetit ist besser geworden und der Magen vermag mehr zu halten.

Vom 14. ab sistirten Stuhl und Flatus. Bei Einläufen kommt wenig Koth.

Der Leib ist stark aufgetrieben, das Erbrechen mehrt sich, ist aber nicht fäculent. Patient klagt anfangs über Druck im rechten Hypochondrium, später verlegt sich der Schmerz nach links. — 17. 2. Alle Mittel, Stuhlgang hervorzurufen (Klysma, Ricinus etc.) versagen. Bei Einläufen ins Rectum dringt geringe Flüssigkeit aus der Bauchwandfistel hervor, so dass also die Passage von hier bis zum Anus als frei zu betrachten ist und man eine Occlusion oberhalb der perforirten Darmschlinge annehmen muss.

Der Leib bleibt aufgetrieben, geringe Schmerzhaftigkeit in den Hypochondrien, Druckempfindlichkeit fast gar nicht vorhanden, Zunge feucht, Temp. normal, Puls klein.

Zuletzt wird die Therapie auf Excitantien beschränkt. Die Kräfte nehmen bei völlig freiem Sensorium rapid ab und morgens $6\frac{1}{2}$ Uhr erfolgt Exitus letalis.

Sections-Protocoll. Stark abgemagerter männlicher Leichnam. Vermuthliche Laparotomiewunde in der Medianlinie 4 Ctm. unterhalb des Nabels beginnend, 9 Ctm. nach abwärts neigend. Parallel dieser Narbe, 8 Ctm. nach rechts, verläuft eine zweite 14 Ctm. lange Narbe, in welcher sich 3 Ctm. oberhalb des unteren Endes eine kreisrunde, missfarbene schwarze Gewebsschicht befindet. Aus der eröffneten Bauchhöhle entleert sich fäculent riechende und aussehende Flüssigkeit. Die vorliegenden Darmschlingen schiefrig gefärbt mit derben fibrinösen Auflagerungen. — In den oberen Abschnitten der rechten Bauchhälfte zwischen Leber und Zwerchfell mehr eitriges, gegen die Bauchhöhle abgegrenztes Exsudat. — Die Darmschlingen erweisen sich zum Theil untereinander, zum Theil mit der Bauchwand fest verklebt. Die in der Regio iliaca dextr. flachliegende, eben erwähnte, schwarze Gewebsschicht gehört einer Ileumschlinge an, welche ungefähr $1\frac{1}{2}$ Mtr. oberhalb der Klappe gelegen ist. — Hier befindet sich eine circuläre Darmnaht mit umschriebener Perforation der Wand. Die Schleimhaut an der Nahtstelle misst ungefähr 2 Mmtr. Abstand. Die Ränder erscheinen glatt. Die Vereinigung der Wandschichten ist an der ganzen Peripherie mit Ausnahme der einen Stelle eine feste. In dieser liegen die Nähte bloss, während im übrigen Nahtumfang die Nähte von derben Pseudoligamenten umgeben sind. Eine andere Nahtstelle am Darmrohr entspricht dem Uebergange des Dünndarms in den Dickdarm. Der Befund an dieser Nahtstelle entspricht dem der ersten. — Im Rectum liegen 2 Murphy'sche Knöpfe, der eine dicht oberhalb des Anus, der andere ungefähr 15 Ctm. oberhalb. An den Stellen ihres Aufenthalts erscheint die Serosa verdünnt, anämisch, während einzelne Stellen etwas prominent und stärker geröthet in das Lumen hineinragen.

Fall 18. Frau A. M. A. P., 49 Jahre alt, aufgenommen 25. Januar 1895.

Anamnese ohne Belang. Seit letzten Sommer will Patientin zeitweilig ein gewisses Druckgefühl im Epigastrium gehabt haben, welches sich in letzter Zeit auch nach oben substernal fortgepflanzt haben soll; zu eigentlichen Schmerzen ist es nie gekommen. Ausser geringer Appetitlosigkeit keine Beschwerden. In letzter Zeit deutliche Abmagerung, keine Uebelkeit, kein Erbrechen, Stuhlgang regelmässig und reichlich ohne Schmerzen, nie Abgang von Blut oder Schleim bemerkt. Urin ohne Beschwerden.

Status praesens: Kräftige, aber anämisch aussehende Frau mit reichlichem Fettpolster. InnereOrgane ohne Befund. In der linken Reg. iliaca fühlt
man durch die Bauchdecken einen etwa faustgrossen, ziemlich beweglichen,
schmerzlosen Tumor, welcher seiner Lage nach dem Colon ascendens anzuge-
hören scheint. Exploration per rectum und vaginam negativ. Leichtes Oedem
der linken Unterschenkel.   Daselbst an der Innenseite am Malleolus ext. und
in der Adductorengegend des Oberschenkels von Incisionen herrührende Narben.
— Urin eiweissfrei.   Laparotomie (Dr. Schede) 150 Minuten, 120Gr. Chloroform.   Schnitt in der Linea lateral. sin. am äusseren Rectusrand.   Nach Eröffnung der Bauchhöhle präsentirt sich der Tumor sofort, vom Netz bedeckt.
Er gehört dem Colon an und zwar der Flexura lienalis.   Die Beweglichkeit
des Tumors war verhältnissmässig gut.   Die Lösung der linksseitigen Adhäsionen geht leicht von Statten.   Um den Tumor auch hinten los zu bekommen,
musste das Peritoneum an seiner Umschlagsstelle durchschnitten werden.
Später wurde das Peritoneum hier mit fortlaufender Catgutnaht genäht.   Nun
hing die Geschwulst nur noch durch das Mesocolon transversum mit dem
Magen zusammen; es wurde daher unter schichtweisem Vorgehen und sorgfältiger Blutstillung das Colon so weit von der grossen Curvatur des Magens
abgelöst, bis etwa an beiden Seiten 3 Finger breit gesunder Darm frei war.
Sodann wurde an beiden Seiten der Darm durch Jodoformstreifen abgebunden
und unter nöthigem Schutz der Bauchhöhle mit Compressen, Seitenlage und
Salicylspülung die Resection des Darmes vorgenommen. Es wurden ca. 18 bis
20 Ctm. Darm ganz im Gesunden resecirt. Die Vereinigung der Darmenden
erfolgte in gewöhnlicher Weise mit Murphy'schem Knopf.   Zur Sicherheit
noch eine Serosanaht über die Vereinigungsstelle.   Typische Silberdrahtnaht
der Bauchdecken.   Catgutnaht der Haut.   Nach Aufschneiden des Tumors
zeigte es sich, dass es sich um ein 6 Ctm. langes, ringförmiges, ulcerirtes
Carcinom handelt, nach beiden Seiten scharf gegen die gesunde Schleimhaut
absetzend.

27.1. Puls kräftig, Zunge feucht, lebhaftes Durstgefühl. Leibschmerzen.
Meteorismus. — 28. 1. Puls kräftig, kein Fieber. Meteorismus nach Flatus
geringer. Durstgefühl sehr stark, Leibschmerzen weniger.   Subcutane Kochsalzinfusion. — 1. 2. Spontan Stuhlgang. Meteorismus verschwunden, Befinden gut. — 5. 2. Wunde per primam geheilt. Täglich Stuhlgang. — 7. 2.
Abgang des Knopfes ohne Beschwerden. — 12. 2. Patientin steht auf. —
27.2. Patientin ist noch schwach und anämisch, fühlt sich sonst wohl. Stuhlgang regelmässig, ohne Beschwerden. — Geheilt entlassen.

1. 11. 1895. Patientin stellt sich heute wieder vor, sieht blühend gesund
aus, hat nie mehr Stuhlbeschwerden gehabt.

Fall 19. Anna H., 42 Jahre alt, aufgenommen 26. September 1894.
Carcinoma coeci.

Anamnese ohne Belang. Vor 4 Jahren Magenkatarrh, im Verlauf desselben Entleerung von Schleim und Blut per anum, dann pausirten die Erscheinungen vollkommen bis vor etwa 13 Wochen.   Neigung zu Durchfällen
bestand aber seit dieser Zeit, Appetit bis vor kurzer Zeit gut. Aufstossen, Er-

brechen fehlte. Bedeutende Abmagerung. Seit 13 Wochen bemerkte Patientin eine Geschwulst in der Ileocökalgegend, die sehr langsam wuchs, anfangs schmerzlos. Seit etwa 5 Wochen aber krampfartige Schmerzen in der Cökalgegend, namentlich Nachts. Blähungen gehen gut ab.

Status praesens: Ziemlich magere, nicht kachektische Kranke. Leib nicht aufgetrieben. In der Cöcalgegend ein leicht zu verschiebender, fester Tumor von runder Form und Grösse einer Pflaume. Auf Druck nicht empfindlich. Der Schall darüber leicht gedämpft. Bauch- und Brustorgane sonst normal.

28. 9. Operation (Dr. Schede) in Aethernarkose. 300 Gr. in 140 Minuten. Laparotomie. 15 Ctm. langer Schnitt in der Linea alba lateral. dextr., die sehr gut ausgebildet ist. Nach Eröffnung der Bauchhöhle lässt sich der Tumor leicht vorziehen. Derselbe gehört dem mit ziemlich langem Mesenterium versehenen Coecum an und sitzt auf der Bauhin'schen Klappe fest. Er ist durch Adhäsionen theils flächenhaft, theils strangförmig mit dem Parietalperitoneum verwachsen. Dieselben lassen sich aber leicht lösen, so dass das Mesenterium entfaltet und der Tumor vor die Bauchdecken geschoben werden kann. Das Colon ascendens wird mit Darmklammern lose abgeklemmt, das Ileum centralwärts manuell comprimirt, peripher mit einem starken Seidenfaden abgebunden, die Zwischenstrecke jetzt durchtrennt und das eine Ende mit einer fortlaufenden Seidennaht sofort geschlossen. Da die Vereinigung der Darmenden mit Murphy'schen Knöpfen geschehen soll, wird gleich die Tabaksbeutelnaht am Ileum mit Seide gemacht und der männliche Theil des Knopfes eingeführt, die Oeffnung mit Jodoformgaze verstopft. Dann wird das Mesenterium durchtrennt und schliesslich der Dickdarm kurz vor der Klammer abgeschnitten. Auch am Dickdarmende wird jetzt die Tabaksbeutelnaht angelegt, doch wird vor der Einführung des weiblichen Knopftheiles die Darmklammer gelöst, weil das Darmende zu kurz ist. Dann gelingt die Vereinigung der Knopfhälften leicht. Der Mesenterialschlitz wird dann durch fortlaufende Seidennähte vereinigt und zugleich über den Knopf noch Lembert'sche Seidenknopfnähte. Versenkung des Darmes. Silberdrahtnaht der Bauchdecken. Catgutnaht der Haut. Jodoformcollodiumverband.

Der Tumor ist ein pilzförmig gewuchertes Carcinom der Bauhin'schen Klappe, das Ileumende ist durch denselben tief in einen Trichter gezogen, das Carcinom ist auf der Cöcalfläche stark gewulstet, fast polypös, zeigt häufig brückenförmige Wucherungen. Die Strictur ist nicht sehr eng, für den kleinen Finger gut passirbar. Carcinomatöse Lymphdrüsen im Mesenterium sind nicht vorhanden. — 7. 10. Idealer Verlauf, fast keine Schmerzen, kein Fieber. Wunde per primam geheilt. Entfernung der Silberdrähte. — 16. 10. Ausstossung des Knopfes ohne Beschwerden mit reichlichem Stuhl. — 25. 10. Patientin erholt sich schnell und wird auf Wunsch geheilt entlassen.

Fall 20. Herr S., 45 Jahre alt. (Privatoperation Dr. Sick.) — Patient litt seit längerer Zeit an Durchfällen. Vor einem Jahre entwickelte sich ein Abscess der Bauchdecken, ungefähr dem Coecum entsprechend. Damals Incision, Entleerung ziemlich grosser Eitermassen. Man fühlte an der Stelle einen hühnereigrossen Tumor, der für ein Carcinom des Coecum gehalten wurde. Der schon sehr abgemagerte Patient erholte sich rasch, nahm etwa 40 Pfund an Gewicht zu, die Abscesshöhle heilte aus und schloss sich verhältnissmässig sehr schnell. Bei dieser so auffallenden Besserung wurde die Diagnose des malignen Tumors wieder zweifelhaft und an die Möglichkeit gedacht, dass es sich um einen perityphlitischen Abscess mit starker Schwielenbildung handelte. Bald brach aber die Fistel wieder auf und secernirte dünnflüssigen Eiter, in dem mikroskopisch wenig für die Diagnose Verwerthbares gefunden wurde, weder Darminhalt noch Tuberkelbacillen. Da die Fistel sich jetzt aber gar nicht schloss und der Allgemeinzustand sich wieder verschlechterte, wurde die erste Diagnose wieder wahrscheinlicher und dementsprechend eine zweite Operation beschlossen.

Bei derselben zeigte es sich, dass die Fistel direct in das Coecum führte und dass dasselbe in einen Gallertkrebs verwandelt war. Die Exstirpation war wegen der vielen Verwachsungen äusserst mühsam und schwierig. Es gelang aber schliesslich, den ganzen Tumor ganz im Gesunden zu exstirpiren. Es musste aber ausser dem Coecum fast das ganze Colon ascendens exstirpirt werden. Die Darmenden wurden mit Murphy'schem Knopf No. III vereinigt und zur Sicherheit noch eine Serosanaht herübergelegt. Schluss der Bauchwunde mit dreifacher Catgutnaht (Peritoneum, Fascie-Musculatur-Haut). — Reactionsloser, ungestörter Verlauf.

Nach 14 Tagen wurde der Knopf unter leicht kolikartigen Schmerzen per anum entleert.

Patient ist seitdem geheilt und hat keine Beschwerden.

Fall 21. Johann P. M. A., 40 Jahre alt, aufgenommen den 2. 4. 95. — Patient fühlt sich bereits seit 14 Tagen unwohl, musste öfters brechen und hat seitdem immer nur sehr wenig Stuhl gehabt. Am Freitag Morgen (29. 3.) hat sich der linksseitige Bruch, den er seit 18 Jahren bereits hat, eingeklemmt. Sein Arzt hat Repositionsversuche gemacht, nach denen Pat. Anfangs Erleichterungen gespürt haben will.

Status. Leidlich genährter Mensch, am ganzen Körper mit schmutziggelbbraunen Flecken übersäet. Gesichtsfarbe graufahl. Patient bricht. In der linken Leistenbeuge eine kleinapfelgrosse, prall gespannte Bruchgeschwulst. Auffallend ist, dass neben der Hernie der Finger noch in die Bruchpforte eindringen kann. Rechts fehlt der Puls, es verläuft daselbst eine Narbe quer über den Unterarm, so dass dort voraussichtlich die Arteria radialis abgeschnitten ist. Links leidlicher Puls.

Operation (Dr. Rieder) 80 Minuten Dauer, 50 Gr. Chloroform, 380 Gr. Aether. — In Narkose wird sofort die Herniotomie gemacht. Es wird zunächst auf den Bruchsack eingeschnitten, dabei zeigt sich, dass daselbst durch alte entzündliche Processe vielfache Verwachsungen bestehen, die das Orientiren ungemein erschweren. Zuerst wird ein mit seröser Flüssigkeit erfüllter Raum eröffnet, der sich aber als Hydrocele zu erkennen giebt. Erst nach längerem Suchen gelingt es, den eigentlichen, weiter oberhalb gelegenen Bruchsack zu eröffnen. Mässige Menge hellen Bruchwassers. Es zeigen sich nun sehr eigen-

thümliche Verhältnisse. Im Bruchsack ist eine Darmschlinge nochmals durch
einen circulären Schnürring fest eingeklemmt. Dieser Schnürring wird vorsichtig gespalten. Das Darmstück ist im Bereich der Schnürfurche von grau-
weisser Farbe und droht bei jeder Manipulation zu perforiren. Im Bruchsack
liegt eine grosse Menge Darmschlingen, die mit schwappendem, flüssigem Koth
gefüllt sind. Der Darm hat oberhalb ein schmutziges, blau-graues Aussehen
mit lebhafter Gefässinjection der Serosa und scheint sehr brüchig und morsch
zu sein. Um ein Zerreissen desselben zu vermeiden, wird der prall gefüllte
Darm zunächst mit Troikart punktirt und grosse Mengen flüssigen, stinkenden
braunen Kothes abgelassen. Die Punctionsöffnung wird vernäht. Nach unten
zu lässt sich bald normaler, gesund aussehender Darm vorziehen. Nach oben
zu lässt sich aus der weiten durchgängigen Bruchpforte ebenfalls Darm hervorziehen, der jedoch dasselbe mindestens verdächtige Aussehen hat, wie der
im Bruchsack gelegene. Beim Versuch, weiteren Darm herauszuziehen, fühlt
man, dass derselbe oberhalb der Bruchpforte festgehalten wird. Es wird der
im Bruchsack gelegene Darmtheil resecirt. Das obere Darmende erweist sich
besonders beim Beschneiden als vollständig morsch und necrotisch, es zerreisst
unter der Hand wie Butter. Deshalb werden beide Darmenden provisorisch
mit Naht geschlossen und oberhalb der Bruchpforte die Laparotomie angeschlossen. Nach Eröffnung des Peritoneum erklärt sich das Hinderniss. Es
besteht daselbst ein Volvulus in der Weise, dass eine Darmschlinge auf der
anderen reitet. Der Volvulus wird gelöst und nun wird versucht, im Gesunden
zu reseciren. Es zeigt sich, dass ein grosser Darmabschitt fallen muss. Im
Ganzen werden schliesslich 100 Ctm. Darm resecirt. Dieser ganze Darm ist
mürbe wie Zunder, in gleicher Weise das Mesenterium. Das Arbeiten wird dadurch sehr erschwert, besonders auch lassen sich Gefässe schlecht fassen, so
dass die Blutung aus den stark gestauten Mesenterialgefässen nicht unbeträcht-
lich ist. --- Nach längerem Abmühen gelingt es, in jedes Darmende einen Theil
des Murphy'schen Knopfes einzulegen, die Hälften zu vereinigen und die
Serosa durch fortlaufende Naht über dem Knopf zu vereinigen. Die Naht des
Mesenterium erschwert sich gleichfalls durch die morsche Beschaffenheit des
Gewebes, doch liegt die Naht schliesslich sehr gut aneinander.

Der Knopf wird durch Catgutnaht an das Peritoneum parietale, und
zwar an die Peritonealwunde, so gut es geht, fixirt und nun von unten Jodoformgaze bis zu dieser Gegend hinaufgeführt, um auf diese Weise eine Drainage nach unten zu ermöglichen. Zu dem Zwecke war es nöthig, vielfache
Verwachsungen von Darmschlingen mit dem Peritoneum parietale zu lösen.
Die Laparotomiewunde wird darauf durch Silberdrähte und fortlaufende Catgutnaht geschlossen. Die untere Wunde wird austamponirt und die Haut darüber situirt. — Die Operation hat fast drei Stunden gedauert. Zuerst wurde
Chloroform zur Narkose benutzt, später, als der Puls schwach wurde, ist
Aether gebraucht worden. Gegen Ende der Operation hatte Patient ein fatales
Aussehen, graufahle Gesichtsfarbe, kalten Schweiss, fehlenden Puls, einge-
trocknete Cornea. — Nach Kochsalzinfusion erholte er sich wieder etwas, bekam etwas Farbe, Puls wurde wenigstens fühlbar.

Infolge starker Excitantien hat sich Pat. 2 Stunden post operationem so weit erholt, dass der Puls wieder fühlbar ist. Flatus gehen ab. — 3. 4. Nachts relativ gutes Befinden. Spontaner Schlaf, dünner reichlicher Stuhl ist zweimal erfolgt. Puls sehr klein und matt, aber wenigstens fühlbar. Abends gutes Befinden. Subjectiv fühlt sich Patient wohl. Später Stuhl und Flatus gehabt. Keine Schmerzen. Abdomen weich, hat noch nicht ein einziges Mal erbrochen. Puls kräftiger. — 4. 4. Nachts über, auch heute am Morgen noch gutes Befinden. Um 10 Uhr plötzlich wieder schlechter Puls und Kurzluftigkeit, Respiration frequent, leichte Cyanose des Gesichts. H. U. R.-Dämpfung, Bronchophonie, Bronchialathmen. Infiltration ca. 3 Finger breit hoch. Starke Excitantien, kalte Einpackungen. Dyspnoe, fliegende Respiration. Infiltration des ganzen rechten Unterlappens, diffuse Bronchitis auch auf der linken Lunge. Alle nur erdenklichen Excitantien werden angewandt, ohne irgend eine Einwirkung auf den Puls. — 5. 4. Auch im unteren Theil des rechten Oberlappens Bronchialathmen. Bis zum Schluss ist das Abdomen tadellos, ganz weich, ganz schmerzlos, niemals Erbrechen oder Uebelkeit, Flatus stets vorhanden. Es nützt nichts, Patient geht an der Pneumonie zu Grunde.

Sections-Protocoll. Laparotomie. Resectio jejuni (Murphy). Pneumonia fibrinosa. Bronchopneumonia sin. Intumescentia renum et hepatis. Nach dem Durchtrennen der Bauchdecken findet man eine in dem oberen Abschnitte der Operationswunde lose verklebte, durch den Murphy'schen Knopf vereinigte Dünndarmschlinge. Das zuführende Ende etwas weiter als das abführende. Die Serosa, sowohl an der Nahtstelle, als an der unmittelbaren Umgebung, hat fibrinöse Auflagerungen, das zugehörende Mesenterium fortlaufend genäht. Die Naht klafft etwas. Die genähte Darmschlinge hält auch bei starkem Wasserdruck dicht. Die genähte Stelle liegt etwa $2\frac{1}{2}$ Ctm. oberhalb der Klappe.

Fall 22. Frau H. L. D. E., 41 Jahre alt. Aufgenommen 4. September 1894. — Patientin ist früher immer gesund gewesen. In der Nacht vom 2. auf den 3. September erkrankte sie. Es trat rechts in der Leistenbeuge eine Geschwulst hervor, die sich nicht reponiren liess. Patientin erbrach heftig und der Stuhl sistirte. Aufstossen und Erbrechen hielten bis heute an. Koth wurde noch nicht gebrochen. Es besteht eine wallnussgrosse rechtsseitige Femoralhernie, die gedämpft tympanitischen Schall aufweist und irreponibel ist. Die Frau ist bei gutem Kräftezustand und hat speciell einen guten langsamen Puls.

Operation in Chloroformnarkose (Dr. Rieder), Dauer 40 Minuten, 8 Gr. Chloroform, 190 Gr. Aether. Längsschnitt auf die Hernie. Herniotomie. Abfluss von wenig Bruchwasser nach Eröffnung des dünnen Bruchsackes. Es liegt eine dünne Darmschlinge vor, die mit dem Bruchsack partiell verklebt ist. Nach Spaltung des Bruchringes wird sie vorgezogen, sie zeigt 2 deutliche Schnürringe, deren einer derart grau-weiss verfärbt ist und sich derart dünn anfühlt, dass Necrose zu drohen scheint und man sich nicht entschliessen kann, die Darmschlinge zu reponiren. Auch weist diese mehrere diffuse Hämorrhagien auf. Es wird daher nach tüchtiger Erweiterung der Bruchpforte in dieser und der Hautwunde mit mehreren Seidennähten eingenäht. Jodoformgaze-Umschlag. Urin sauer. Eiweissfrei, 1005, Puls 84. — 5. 9. Patientin bricht noch, hat noch einen aufgetriebenen Leib. Winde wie Stuhl abgegangen. Patientin ist etwas icterisch. Die herausgenähte Darmschlinge fühlt sich derb an. Die Schnürung scheint sich zu erholen. — 7. 9. Starker Icterus. Zweimal noch Erbrechen, keine Blähungen, kein Stuhl, feuchte Zunge. — Die Darmschlinge ist aber, sowohl das zuführende wie das abführende Ende, absolut durchgängig. Die Stelle der Schnürung sieht nicht wesentlich verändert aus. Seit gestern besser.

8. 9. Da immer noch kein Stuhl erfolgt ist, wurde heute ein Einlauf gegeben. Darauf reichlich Stuhl entleert per anum. Viel Blähungen. — Wohlbefinden. — 9. 9. Heute, 5 Tage nach der Operation, ist, entgegen der anfänglich guten Hoffnung, die Darmschlinge dennoch perforirt, und zwar an 2 Stellen, einmal an Stelle des schlechter aussehenden Schnürringes, zweitens an der abführenden Schlinge, hier bedingt durch eine Gräte, die die Darmwand durchbohrt hat. — Es fliessen enorme Kothmengen aus der Darmschlinge aus. — 18. 9. Patientin liegt seit 7 Tagen tagsüber im Wasserbett, Abends im Bett. Der Stuhl entleert sich gut aus dem Anus praeternaturalis, ist ziemlich dünnflüssig, gelb, seltener grünlich. Der Icterus ist verschwunden. Die Zunge feucht, der Leib wird auch schmerzfrei. Merkwürdig ist nur, dass Pat. immer noch bricht, nicht immer, aber doch häufig, ebenso, dass immer subnormale Temperaturen bestehen. Dabei ist der Puls immer noch leidlich. Nährklystiere werden nicht behalten. — Zufolge dauernder Urinretention und häufigen Catheterisirens hat sich trotz Blasenspülungen ein Blasencatarrh entwickelt. — Es wird angenommen, dass die subnormalen Temperaturen wirklich durch mangelhafte Resorption und erfolgte Perforation einer höheren Darmschlinge bedingt seien und daher auch sehr wenig Wärme von der schlecht ernährten Person producirt werden kann. — Da Patientin immer elender wird, so ist die einzige Hoffnung auf Erhaltung noch die, den Anus praeternaturalis zu schliessen und die Darmschlinge zu versenken. -- Nach gehöriger Vorbereitung mit Ol. Ricini und Bismuth. subnitr. wird daher am 19. 9. die Laparotomie gemacht (Dr. Schede). Aethernarkose. Freilegung der Darmschlinge, Vereinigung durch Murphy'sche Knöpfe. Peritonealnaht. Tamponade der Bruchpforte.

Die ganze, etwas eczematöse und eiternde Umgebung der Wunde wird excidirt bis auf den Darm, dieser dann aus der Bruchpforte unter Vermeidung von Blutungen und unter Digitalcompression der Darmenden quer resecirt. Die beiden Darmenden werden dann durch Murphy'sche Knöpfe in üblicher Weise vereinigt. Ueber die Knöpfe wird noch zur Stütze eine fortlaufende Seidennaht der Serosa gelegt. Der Mesenterialschluss wird gleichfalls durch fortlaufende Seidennaht geschlossen. Die Darmschlinge wird jetzt versenkt, das Peritoneum an der Bruchpforte losgelöst und mit fortlaufender Catgutnaht vereinigt. Die Bruchpforte selbst wird mit Jodoformgaze tamponirt. Situationsnähte der Haut. Krüll-Mooskissen-Verband. — Die ganze Operation hat nicht ³/₄ Stunden gedauert. Trotzdem wird der Puls kaum fühlbar. Blut hat Pat.

nicht verloren. — Unter Campher hat sich Pat. etwas erholt. Die Gesichtsfarbe war dauernd gut. Nachmittags plötzliche Verschlechterung, Puls nicht fühlbar. Patientin fühlt sich kalt an. Sofortige Kochsalzinfusion in die Vena mediana sin. Es fliessen auch ca. 180 Cbctm. ab, aber Pat. stirbt während der Infusion. Sauerstoffinhalation wirkungslos, zu spät.

Die Autopsie ergiebt ein sehr schlaffes Herz, Lungenemphysen und sonst nichts Abnormes. Die Knöpfe sassen wasserdicht und reactionslos.

Fall 23. Frau D. E. W., 74 Jahre alt, aufgenommen am 21. Februar 1893.

Seit langen Jahren Leistenbruch ohne Beschwerden. Seit gestern Nachmittag Incarcerationserscheinungen, Erbrechen, Verstopfung, Schmerzen.

Status praesens: Unter dem rechten Lig. Poupartii etwa gänseeigrosse, feste, schmerzhafte Anschwellung. Operation (Dr. Sick). Die eingeklemmte 6 Ctm. lange Dünndarmschlinge der Gangrän sehr verdächtig. Die Schlinge wird nach Erweiterung der Bruchpforte fixirt. Feuchter Umschlag. — 25. 2. Die Darmschlinge ist perforirt. Reichlicher Stuhlgang. — 28. 2. Wegen Eczem ins permanente Bad verlegt. Im kleinen Becken ist ein ziemlich grosser, höckeriger Tumor vorhanden. — 6. 3. Operation (Dr. Sick). Circuläre Darmresection nach Loslösung der fixirten Schlinge, Vereinigung der Darmenden mit Murphyschen Knöpfen, Sicherheits-Serosa-Seidenknopfnähte. Lagerung der so vereinigten Schlinge im Abdomen in der Bruchpforte, Tamponade. — 13. 3. Reactionsloser Verlauf, guter Appetit. — 20. 3. In der Bruchpforte ist der Darm an einer kleinen Stelle perforirt. — 30. 3. Unter heftigen Schmerzen wird heute der Knopf ausgestossen mit reichlichem Stuhl. Die kleine Kothfistel fast ganz wieder geschlossen. Die entleerte Klammer ist schwarz verfärbt, sonst ganz intact. — 12. 4. Kothfistel geschlossen. Allgemeinbefinden gut. — 1. 5. Secundärnaht der Wunde. — 17. 5. Oedeme beider Beine. Kräfteverfall. Wunden geheilt. — 22. 5. Unter zunehmender Schwäche Exitus letalis.

Sectionsprotocoll: Arteriosclerosis universalis. Emphysema pulmonum. Atrophia renum granularis. Thrombosis ven. crural. dext. et sin. Carcinoma ovarii sin. Peritonitis adhaesiva inveterata.

· Fall 24. Claus Christian K., 53 Jahre alt, aufgenommen am 13. Februar 1895.

Hat seit 1892 eine Nabelhernie, die seit heute Morgen eingeklemmt ist. Flatus sind noch abgegangen. In der Mittellinie des Bauches, so, dass der Nabel etwas unterhalb der Mitte der Geschwulst liegt, eine Anschwellung von ca. 10 Ctm. Durchmesser, die auf der Höhe zum Theil gedämpften, zum Theil tympanitischen Klang giebt und sich stellenweise prall und fest, stellenweise cystisch anfühlt. Der Nabel ist von Schmutz schwarz verfärbt. Operation (Dr. Rieder). Dauer 110 Minuten, 80 Gr. Chloroform. Incision in der Mittellinie des Bruches ca. 5 Ctm. oberhalb des Tumors beginnend. Dies Stück Haut in der Umgebung des Nabels wird elliptisch umschnitten und excidirt. Hierdurch wird schon der Bruchsack, der direct unter der sehr atrophischen Haut liegt, eröffnet. Es präsentirt sich eine dunkelblauroth gefärbte geblähte Darmschlinge. Es entleert sich besonders aus dem rechten

Recessus des Bruchsackes viel rothgefärbtes Bruchwasser, das nicht riecht. Eröffnung der Fascie und des umspannenden Ringes, zuerst oben, dann unten, theils von aussen nach innen, theils mit der Cowper'schen Scheere von innen nach aussen. Es zeigt sich, dass durch den sehr engen einschnürenden Ring (etwa 2 Ctm. im Durchmesser) eine Dünndarmschlinge von ca. 15 Ctm. Länge abgeschnürt ist. Dieselbe ist stellenweise grau verfärbt, die Serosa trübe, die Wandung verdickt. Abschnüren des Darms mit Jodoformgaze. Resection ca. 6 Ctm. weit im Gesunden, unter möglichst geringer Ausschneidung des Mesenteriums. Vereinigung in gewohnter Weise mit Murphy'schem Knopf. Sicherheitsseidenknopfnaht. Naht des Mesenteriums, das zum Theil sehr brüchig ist mit Catgut, wobei sich, da nicht keilförmig resecirt ist, ein Zwickel bildet. Resection des Bruchsackes. Verschluss mit versenkten Silberdrahtnähten. Schluss der Bauchwunde in gewöhnlicher Weise. — 15. 2. Idealer Verlauf. Complicirt mit Urinretention bei sehr enger Strictur; es gelingt aber einen dünnen elastischen Catheter einzuführen. — 17. 2. Normaler Stuhlgang. — 25. 2. Wunde per primam geheilt. — 4. 4. Der Murphy'sche Knopf ist bis jetzt nicht erschienen. Vom 9. Tage ist aufs Genaueste nach ihm gesucht bei jedem Stuhlgang. Es geht dem Patienten sonst ausgezeichnet. Stuhlgang regelmässig, ohne jede Beschwerde. Laparotomienarbe glatt und fest. Geheilt entlassen. — 28. 10. 95. Patient stellt sich heute wieder vor, sieht blühend gesund aus, hat nie Stuhlbeschwerden. Der Knopfabgang ist nicht beobachtet.

Fall 25. Emma S., 15 Jahre alt, aufgenommen am 17. September 1894.

Pat., die Dienstmädchen in einem Schlachterladen ist, wurde vor 1 Stunde von einem Schlachtergesellen, aus einer Entfernung von ca. 10 Meter mit voller Kraft mit einem grossen Schlachtermesser geworfen. Dies Messer drang etwas schräg von aussen nach innen in der Ileocöcalgegend in den Leib und wurde von ihr selbst wieder herausgezogen. Der hinzugezogene Arzt Dr. Maës fand in der Stichwunde Netz prolabirt und brachte sie sofort ins Krankenhaus. Der Befund bei der Aufnahme war folgender: In der Ileocöcalgegend $2^1/_2$ Ctm. oberhalb des Lig. Pouparlii, $2^1/_2$ Ctm. von der Spina ant. sup. entfernt, eine von oben aussen, nach innen unten verlaufende penetrirende Wunde mit glatten Rändern, aus der ca. 8 Ctm. Netz hervorragt. Der Kräftezustand war gut, Puls 100. In Chloroformnarkose Operation (Dr. Rieder) 140 Minuten, 75 Gr. Chloroform. Nach der Desinfection des Bauches wird das Netz abgetragen und mit Catgut unterbunden. Sodann wird durch einen 10 Ctm. langen Schnitt die Bauchhöhle eröffnet, die vorliegenden Darmschlingen waren etwas kollabirt und aus der eröffneten Bauchhöhle entleerten sich grössere Quantitäten einer blutigwässerigen Flüssigkeit (Urin? Blut?). Nach kurzer Untersuchung zeigte sich eine Dünndarmschlinge, an der 3 Stichwunden waren mit Eröffnung des Darmlumens und Ausstülpung der Schleimhaut. Die Wunden waren je $1^1/_2$ Ctm. lang, die eine auf der Convexität, die zweite seitlich davon, die dritte an der Ansatzstelle des Mesenteriums. Die Wunden wurden sofort mit Seiden-, die Mucosa allein fassenden Knopfnähten und doppelter Serosa- (Knopf- und fortlaufend) Naht geschlossen ohne Verengerung des Lumens. Da trotz der vorhergehenden Ausstopfung der Bauchhöhle dieselbe eine grössere Quantität derselben blutig gefärbten, wässerigen Flüssigkeit enthielt, wurde eine weitere Untersuchung der Baucheingeweide vorgenommen und eine gut 2 Ctm. lange schräg verlaufende Wunde am Blasenscheitel gefunden, mit Eröffnung des Blasenlumens. Die Stichwunde der Blase wurde nach Einstülpung der Mucosa durch 3 Etagen von Serosa-Muscularis-Nähten fortlaufend geschlossen. Die Wunde war rechts von der Mittellinie. Weiterhin ergab die Untersuchung eine weitere zweifache Stichwunde des Darmes, eine auf der Convexität, eine halb den Umfang durchtrennend, und eine 2 Ctm. grosse Wunde des Mesenteriums mit weit ausgebreiteter subseröser Blutung und einem am Rande spritzenden Gefäss. Da eine Naht hier mit erhaltener Ernährung unmöglich war und diese Stelle nur 13 Ctm. von der ersten entfernt war, wurde ca. 64 Ctm. vom Ileum, 20 Ctm. oberhalb der Klappe beginnend, resecirt, alle 6 Stichwunden umfassend. Nach Abbinden mit Jodoformgaze wurde der Darm quer durchtrennt und mit einem mittelgrossen Murphy'schen Knopf mit Tabacksbeutelseidennaht vereinigt. Nach gründlicher Austupfung der Bauchhöhle und Abspülung der Resectionsstelle und der benachbarten häufig von schleimigem Darminhalt berührten Dünndarmschlingen mit schwacher Sublimatlösung, wurde die Bauchhöhle mit durchgreifenden Silberdrähten und dreifacher Catgutnaht geschlossen, die Blase durch Dauer-Nélatons drainirt. Die $2^{1}/_{2}$ stündige Operation wird von der Pat. gut ertragen. (Der Urin nach der Narkose enthielt nur einzelne Blutgerinnsel, sonst klar.) — 18. 11. Das Allgemeinbefinden befriedigend, Abdomen etwas empfindlich. Nach 0,01 Morphium ruhiger Schlaf. Puls frequent, aber voll. — 19. 11. Die gestrige Pulsfrequenz sinkt heute beständig. Aussehen besser als gestern. Wangen leicht geröthet. Kein Fieber. Abdomen nur in der Laparotomiewunde empfindlich. Patientin wird unter Morphium gehalten. — 20. 11. Weitere Besserung. Puls voll und kräftig. Es sind Flatus abgegangen. Pat. verlangt zu trinken und zu essen. Dauerkatheter liegt noch. Urin stark sauer. 21. 11. Allgemeinbefinden ausgezeichnet. Urin heute schwach sauer, hat einen grossen Bodensatz. Dauerkatheter bleibt liegen. — Ordination: Salzsäure, Vichy-Milch. Injection von 10 Cbcm. Jodoformglycerin in die Blase. — 22. 11. Urin alkalisch. Dauerkatheter wird entfernt. Stündliche Katheterisation. Leibschmerzen fast ganz verschwunden. Abends ist der Urin wieder schwach sauer. Dauerkatheter wird für die Nacht eingelegt. Injection von 10 Cbcm. Jodoformglycerin. Flatus gehen ab. — 23. 11. Stündlich Catheterisation. — 24. 11. Zweistündlich Catheterisation. — 25. 11. Dreistündlich Catheterisation. — 26. 11. Spontan Urin gelassen. Fester Stuhlgang. 27. 11. Zweiter Stuhlgang. Injection von 5 Cbcm. Jodoformglycerin in die Blase. — 30. 11. Nach Ricinus 4 Stühle. Urin klar. Laparotomiewunde per primam geheilt. — 2. 12. Der Murphy'sche Knopf wird ausgestossen. — 6. 1. Cystitis ganz geheilt. Allgemeinbefinden ausgezeichnet. Geheilt entlassen. — 6. 12. 1895. Patientin stellt sich in blühender Gesundheit wieder vor.

Wir haben also bis jetzt im Ganzen 25 mal den Knopf im Krankenhause angewandt (Dr. Schede hat denselben ausserdem noch häufig in der Privatpraxis gleichfalls immer mit gutem Erfolge benutzt). In 2 Fällen No. 6 und 17 waren 2 Knöpfe nothwendig, in den übrigen jedes Mal nur einer. 14 mal wurde Gastroenterostomie gemacht mit 8 Heilungen und 6 Todesfällen, 11 mal circuläre Darmresection mit 6 Heilungen und 5 Todesfällen, zusammen also 14 Heilungen und 11 Todesfälle, ein Resultat, das garnicht so besonders glänzend zu sein scheint. Wenn man aber die einzelnen Fälle zergliedert, so findet man, dass in keinem Falle der Knopf an dem unglücklichen Ausgange schuld war, die meisten gingen an unglücklichen Complicationen und Zufällen oder bei sehr schweren und trotz der Anwendung der Knöpfe nach langen Operationen bald nachher an Herzschwäche zu Grunde. Murphy hat vielleicht ganz Recht, wenn er in seiner letzten Arbeit sagt: man solle sehr heruntergekommene und kachektische Individuen überhaupt nicht mehr operiren. Denn die Chancen durch eine Operation das doch verfallene Leben noch einige Monate zu verlängern sind so gering, weil bei diesen Kranken die vitale Kraft fast erloschen ist und eine Anforderung, wie sie auch die kürzeste Narkose doch immerhin an das Herz stellt, vollkommen genügt, um das nur noch glimmende Lebenslicht zum Erlöschen zu bringen. Indessen soll man einen Patienten mit Pyloruscarcinom und hochgradigen Stenosenerscheinungen, beständigem Erbrechen etc. ruhig seinem traurigen Schicksal und dem alles lindernden Morphium überlassen? ich glaube der Chirurg wird doch immer wieder im gegebenen Falle zur Gastroenterostomie schreiten, auch wenn der Erfolg noch so oft ein entgegengesetzter ist.

Die 5 Gastroenterostomien, die bei nicht carcinomatöser Erkrankung des Pylorus ausgeführt wurden, verliefen sämmtlich glücklich und war das funktionelle Resultat ein äusserst zufriedenstellendes. Namentlich die Fälle 2 und 3, die lange und aufs genaueste auf der inneren Abtheilung (Oberarzt Dr. Rumpel) beobachtet waren, die Monate lang trotz dreimaliger täglicher Magenausspülung täglich mehrfach gebrochen hatten und körperlich und geistig dabei sehr heruntergekommen, waren so frappirend, dass wir jetzt entschlossen sind, in jedem Falle von hochgradiger Magenerweiterung, aus welcher Ursache dieselbe auch entstanden sein mag, wenn die gewöhnliche interne Therapie zu keinem Ziele führt, wieder die Gastroenterostomie auszuführen. Fall 2 ist noch bei uns in der Anstalt als Schreiber thätig und sah ich ihn vor wenigen Tagen in blühendster Gesundheit. Seit seiner Entlassung hat er nie mehr gebrochen, andauernd guten Appetit und nie Magenbeschwerden. Die Ausstossung des Knopfes ist nicht zu konstatiren gewesen, obgleich Patient mit genauen Instruktionen entlassen war; es spricht aber auch nichts dafür, das der Knopf rückwärts in den Magen gefallen ist, und sich noch dort aufhält. Das Wahrscheinlichste ist immer noch, dass der Knopf doch beim Stuhlgang unbemerkt mit dickeren Kothballen entleert ist.

Fall 3 hatte gleichfalls 2—3 Monate lang nach der Operation nicht gebrochen und kolossal an Gewicht zugenommen, dann trat aber wieder eine Attaque von vierwöchentlicher Dauer mit Magenschmerzen ein, z. Zeit ist sie wieder vollkommen wohl. Hier wäre es ja denkbar, dass der Knopf, der nicht zum Vorscheine gekommen ist, rückwärts in den Magen gefallen ist und die Schmerzen verursacht hat; aber ebenso könnten die Schmerzen von dem immer noch vorhandenen und palpablen vernarbten Ulcus herrühren.

Fall 4 ist nach der Entlassung schon mehrfach wieder hier gewesen mit Magen- und Unterleibsschmerzen. Die Verhältnisse liegen hier sehr ungünstig, da die sehr nervöse arme Frau sich in den traurigsten socialen Verhältnissen befindet und in einem Circulus vitiosus zwischen Krankenhaus, Gefängniss und Untersuchungshaft. Erbrechen tritt nur noch nach heftigen psychischen Aufregungen auf.

Aehnlich liegen die Verhältnisse bei Fall 5, das Erbrechen ist zwar fort; im Allgemeinzustand ist aber keine wesentliche Aenderung eingetreten.

Fall 1 wurde aus socialen Gründen vor Ausstossung des Knopfes entlassen.

Das Erbrechen war jedenfalls in allen Fällen dauernd beseitigt und die Funktionsfähigkeit der neuen Magen- Dünndarmfistel eine tadellose.

Von den 8 wegen inoperablen Pyloruscarcinoms ausgeführten Gastroenterostomien genasen nur 3. Fall 12, 13 und 14. Der Knopf ist bei keinem nachweisbar abgegangen. Die Beschwerden waren gehoben, die Kranken verliessen mit Gewichtszunahme und froher Hoffnung das Krankenhaus und weiss ich von Fall 12, dass noch nach 2 Monaten relatives Wohlbefinden bestand.

Fall 14 wurde $4\frac{1}{2}$ Monate später in extremis wieder aufgenommen und starb nach wenigen Stunden. Bei der Sektion zeigte
sich die Fistel als tadellos weit (cfr. Sectionsprotokoll). Der
Knopf lag im Magen (die Stelle ist nicht anzugeben, weil er
mit dem Mageninhalt ausfloss). Nirgends waren an der Magenschleimhaut Veränderungen zu konstatiren, die durch den Knopf bewirkt sein könnten. Es hat also hier der Knopf als Fremdkörper
mehrere Monate zugebracht, ohne subjektive Erscheinungen bei dem
Träger und ohne objektive Veränderungen an der Magenschleimhaut
zu machen. Im Knopfinnern war noch der nekrotisirte Ring durch
die Seitenfäden fixirt gehalten.

Von den übrigen 5 unglücklich verlaufenen Fällen muss Fall 6
ausgeschaltet werden, weil sich erst nach begonnener Operation die
Unausführbarkeit derselben herausstellte. Woher die Peritonitis ausging, der Patientin nach 22 Stunden erlag, war bei der Autopsie
nicht zu eruiren, die Knöpfe sassen fest an ihrer Stelle. Einem
unglücklichen Zufall ist der Tod in Fall 8 zuzuschreiben — einer
Nachblutung aus einem Mesenterialgefäss in der Nähe der genähten
Magenwunde. Auch hier sassen die Knöpfe fest und zeigten nirgends
zu frühe Nekrose. Im Collaps, 3 Tage nach der Operation, starb
Fall 9 und Fall 7 und 10 24 Stunden später; bei letzterem ergab
die Autopsie hochgradige Verfettung (fettige Degeneration) des
Herzmuskels. Eine unglücklich complicirende, weit ausgebreitete
Pneumonie war Schuld an dem letalen Ausgange des Falles 11.

Bei allen Autopsieen zeigten sich die Nähte vollkommen sufficient. Der einzige Fall, an dem der Knopf indirekt den ungünstigen
Ausgang, wenn auch nicht verursacht, so doch sicher begünstigt
hat, ist Fall 7; und hier ist es nicht der Knopf als solcher, sondern
die Anwendung, indem zur Bildung der Anastomose ein zu grosser
Knopf gewählt war, der das Lumen des Duodenums verlegte, so
dass die Galle nicht abfliessen konnte, (cfr. Sectionsprotokoll),
sondern rückwärts in den Magen floss. Hierdurch wurde neben dem
chemischen Reiz der Galle auf die Magenschleimhaut eine Stauung
und enorme Aufblähung des Magens verursacht, zu deren Beseitigung
am Morgen nach der Operation eine Schlundsonde eingeführt wurde.
Kaum war die Sonde im Magen und einige Gase entwichen, als
Patient kollabirte und in wenigen Sekunden eine Leiche war. Ein
bestimmter Grund für diesen plötzlichen Tod wurde bei der Sektion

nicht gefunden.   Aehnlich gestalten sich die Todesfälle bei den Darmresektionen.   Fall 15, 16 und 22 starben bald nachher und in Folge der Operation, und Fall 21 an einer hinzugetretenen Pneumonie.   Dagegen bedarf Fall 17 einer näheren Besprechung, weil hier beim ersten Anschein der Knopf als Todesursache angenommen werden könnte, weil der Patient nach 4 Wochen an Perforationsperitonitis zu Grunde ging.   Der Fall ist in mancher Beziehung interessant und lehrreich.   Es handelte sich um ein Coloncarcinom bei einem erst 28 Jahre alten Manne, der unter Erscheinungen des chronischen Ileus aufkam und dem zuerst ein künstlicher After angelegt war, und dann in einer 2. Sitzung, als der Allgemeinzustand sich gekräftigt hatte, die Exstirpation des Tumors und Schluss des Anus praeternaturalis vorgenommen war.   Der Verlauf war zuerst ein guter, dann nach 4 Wochen, also zu einer Zeit, wo schon längst hätte eine feste Vereinigung und Verwachsung der Serosablätter eingetreten sein müssen, wenn nicht abnorme Beschaffenheit und Ernährungsverhältnisse vorgelegen hätten, trat unter peritonitischen Erscheinungen der Exitus letalis ein.   Bei der Autopsie ergaben sich als Ausgangspunkte für die Peritonitis Perforationen an beiden Nahtstellen; die Knöpfe lagen im Rectum und der Schleimhautbefund an ihrer Lagerstelle sprach dafür, dass sie dort schon einige Zeit gelegen hatten.   Man muss demnach annehmen, dass die Perforation nicht bei der Lösung, sondern erst später eingetreten ist.   Das merkwürdige Zusammentreffen, dass an beiden Nahtstellen an circumscripter Stelle eine Perforation eintritt, erklärt sich nach unserer Ansicht am besten damit, dass durch mangelhafte Ernährung der Darmwand in Folge des durch die Stenose bedingten Meteorismus abnorme Weichheit, Brüchigkeit und Dünnheit entstanden war, die auch bei jeder anderen Darmnahtmethode zu einem gleich unglücklichen Ausgang geführt hätte.

Bei Gallenblasenoperationen ist bei uns der Knopf nie angewandt; einmal sollte es versucht werden, indess war die Ausführung unmöglich, weil die Gallenblase zu sehr geschrumpft war.

Ueber die neueren Formen der Murphy'schen Knöpfe (oblonge etc.) stehen uns keine Erfahrungen zu Gebote.   Die Vereinigung der Darmenden, auch wenn es nicht gleich grosse Theile waren, wie bei Ileo-Colostomieen, gelang immer leicht und machte nie Schwierigkeiten.

Was die Nachbehandlung anbetrifft, so liessen wir meistens
schon am Abend des Operationstages, falls keine zu schweren
Narkosennachwirkungen bestanden, Flüssigkeit in geringen Mengen
einnehmen, die Diät blieb dann natürlich in den ersten Tagen eine sehr
vorsichtige und wesentlich flüssige, bis der Knopf entleert war, oder
mindestens 8 Tage. Bei Darmresectionen wurde auch Werth darauf
gelegt nur Nahrungsmittel zu verabfolgen, die wenig Faeces machen.
Für Stuhlgang wurde möglichst bald durch milde Abführmittel
gesorgt.

Von zwei Umständen hängt das Gelingen bei der Anwendung
der Buttons ab, von einer guten Construction und richtiger Technik.
Wir haben dieselben durch einen hiesigen Instrumentenmacher[1])
bezogen, der sie wieder direct aus Chicago von den Firmen Ryan
und Truax bekommen hat, und gebrauchen wir drei Grössen, der
kleinste No. 1 hat einen Totaldurchmesser von 1,9 Ctm., einen
einen Umfang von 7 Ctm. und einen Durchmesser des Centralcanals
von 0,9 Ctm., No. 2 in gleicher Weise je 2,3, 8,0 und 1,0 Ctm.
und No. 3 je 2,5, 8,5 und 1,3 Ctm. Die ersten beiden wurden
hauptsächlich bei Gastroenterostomien gebraucht, meistens freilich
No. 1, No. 2 bei Dünndarm- und No. 3 bei Dickdarmvereinigungen.
Wichtig ist, und bei den Knöpfen der neuesten Construction ist
es immer der Fall, dass die Ränder gut abgerundet sind, damit
sie die Magendarmwand nicht durchschneiden, sondern durch langsamen Druck allmälig zum Schwund bringen, dass die Ränder
nicht zu schmal sind, damit Serosa breit auf Serosa zu liegen
kommt und dann — ein Umstand auf den Marwedel aufmerksam
macht, dass der Raum in der Aushöhlung des Näpfchens nicht zu
klein ist, weil sonst das eingestülpte Darmstück nicht genügend
Platz hat und einen festen Schluss beim Zusammendrücken verhindert. Der Rand ist bei unseren Knöpfchen ca. 3—4 Mm. breit,
die Aushöhlung 4—5 Mm. Der Knopf wird schwarz gefärbt ausgestossen, kann aber nach gründlicher Desinfection und frischer
Vernickelung mehrfach gebraucht werden.

In der Technik haben wir uns im Allgemeinen streng an die
Vorschriften des Erfinders gehalten. Vereinzelt wurde zuerst nur
Serosa und Muscularis incidirt und denn die Tabacksbeutelnaht

---

[1]) Weinberg in Firma Bolte Nachfolger, Hamburg, Mönkedamm 14.

nur durch diese beiden Schichten gelegt, meistens aber gleich das
Lumen eröffnet und die Naht durch die ganze Wandung gelegt.
Um einen geradezu idealen Schluss zu erreichen, ist es practisch,
die Mucosa ganz hart am Rande, die Serosa etwas weiter entfernt
zu fassen. So erlebt man es nie, dass Schleimhaut beim
Zusammenschnüren der Naht um den Centralcanal prolabirt; nach
dem Zusammendrücken der Knopfhälften darf jedenfalls nie ein
Schleimhautprolaps vorhanden sein. Sollte ersteres doch mal
vorkommen, muss man die prolabirten Stellen abzutragen. Auf
die penibelste und exacteste Ausführung dieses Theiles der
Operation ist das Hauptgewicht zu legen; davon hängt das Gelingen
ab. Wir haben ausserdem noch in jedem Falle nach dem Zusammendrücken der Knopfhälften circulär eine Lembert'sche Naht
gelegt, entweder fortlaufend oder Knopfnähte mit Seide oder Catgut,
um eine noch grössere Sicherheit zu haben. Vielleicht ist es mit
diesem Umstande zuzuschreiben, dass wir nie bei der Anwendung
einen Unglücksfall gehabt haben. Von Murphy und einigen Anderen
wird diese Serosanaht zwar als überflüssig hingestellt, wir möchten
sie aber nicht missen; steht doch die kurze Zeit, die das Anlegen
der Naht erfordert, in gar keinem Verhältniss zu der grossen Sicherheit, die sie gewährt. Ein Fehler, in den man bei der erstmaligen
Anwendung leicht verfällt, ist der, dass man den Schlitz in der
Wand zum Einführen der Knopfhälften zu gross anlegt, man
erreicht dann keinen guten Schluss, muss ausserdem Hilfsnähte
zur Verkleinerung anlegen und schafft ausser dem kostbaren Zeit-
verlust eine complicirende Naht zwischen den Rändern. Bei Darm-
vereinigungen haben wir auch die Tabacksbeutelnaht stets so angelegt, wie W. Meyer es als wichtig betont, dass das Ende über
die Anfangsstelle hinausgeht, damit beim Zusammenschnüren die
Serosa nicht zurückschlüpfen kann. Nach Eröffnung des Lumens
wird zuerst die Tabacksbeutelnaht gelegt und dann der Knopf,
dessen Centralcanal mit Jodoformgaze verstopft ist, an einem
Schieber schräg gehalten in den Schlitz hineingeführt, was immer
leicht unter rotirenden Bewegungen gelingt. Zur Erleichterung bei
sehr kleiner Oeffnung kann der Assistent die Ränder mit Pincetten
auseinander halten, das wichtigste sind aber die rotirenden Bewegungen. Die Dauer der Anastomosenbildung ist eine sehr kurze,
die Minutenzahl kann ich nicht angeben, die Operationsdauer, die

in den Krankengeschichten genannt ist, erscheint trotzdem recht
hoch; dies kommt daher, dass die Dauer einer Operation bei uns
gerechnet wird von dem Moment, wo der Kranke den ersten
Tropfen Chloroform bekommt, bis zu dem Erwachen aus der Narcose, was zuweilen ja spät erfolgt. Die Operationsdauer wird
ausserdem bei uns etwas verlängert durch die hier übliche von
Schede eingeführte Bauchdeckensilberdrahtnaht, eine Methode, die
zwar absolut sicher vor späteren Bauchbrüchen schützt, die aber
auch wesentlich länger dauert. Wir legen zuerst dicke Silberdrähte
durch die ganze Bauchwand, die nach ca. 10 Tagen entfernt werden,
und dünnere versenkte durch Fascie, Musculatur und Peritoneum.
Die Haut wird mit Catgut zugenäht. Die Vereinigung ist eine
feste und ideal schöne, indem wieder eine normale neue Linea alba
geschaffen wird. Wir haben öfters bei Personen, die zum zweiten
Male laparotomirt wurden, Gelegenheit gehabt zu beobachten wie
tadellos die Vereinigung ist, und wie reactionslos die Silberdrähte eingeheilt waren. Der nach Austossung der Knöpfe geschaffene
Communicationsweg ist in jedem Falle ein genügend weiter und
scheint es auch dauernd zu bleiben, wie es sich bei späteren Au-
topsien zeigt und wie wir es selbst (Fall 14) zu beobachten Gelegenheit hatten. Es scheint keine spätere Schrumpfung und Verkleinerung einzutreten — ein nicht zu unterschätzender Vortheil —.
Trotzdem ist es nicht wegzuleugnen, dass der Murphy'scheu
Methode auch Nachtheile und Gefahren anhaften. Einmal natürlich
ist es der Fremdkörper, der dem Intestinaltractus einverleibt wird,
der sicher bei der Loslösung und bei der Passage durch den ganzen
Darm Unheil anrichten kann.

Bevor der Knopf nicht per vias naturales entleert ist, schweben
die Kranken noch in einer gewissen Lebensgefahr. Theoretisch ist
an die Möglichkeit zu denken, dass die Nekrotisirung des zwischen
den Knopfhälften befindlichen Ringes nicht gleichmässig erfolgt,
dass die eine Seite sich früher abstösst, so dass der Knopf dann
im Darmlumen herumpendelt und die Passage sperrt, später dann
durch drängende Kothmassen abgerissen wird und mit ihm die
noch nicht festen Serosaverklebungen und -Verwachsungen ein-
reissen. Wenn der federnde Metallring aber gut gearbeitet ist und
gleichmässig drückt, so ist es immerhin noch wahrscheinlicher,
dass das halb nekrotisirte Stück eher abreisst als die frischen Ver-

wachsungen. Dabei muss bei der Anwendung auch das richtige Maass eingehalten werden beim Zusammendrücken der Knopfhälften. Sind sie zu fest, tritt die Nekrose zu früh ein, die Knöpfe schneiden durch, sind sie zu lose, tritt keine feste Vereinigung der Serosablätter ein und später dann Perforation, Fälle wie sie vereinzelt schon in der Literatur beschrieben sind. Auch kann bei zu schwacher Compression ein Zipfel der Wandung herausgleiten. Gegen alle diese Eventualitäten gewährt die von uns principiell ausgeführte Sicherheitsserosanaht doch einen ganz bedeutenden Schutz. Bedingung ist natürlich, beim Murphy-Button wie bei jeder andern Darmnaht, dass vollkommen im gesunden Darm resecirt ist. Ist der Knopf nun glücklich gelöst, tritt er seine Wanderung durch den Darm an oder er fällt bei Gastro-Enterostomieen in den Magen zurück, oder bei seitlichen Darmanastomosen mit Ausschaltung eines Darmtheils in den blind endigenden Theil und kann hier als Fremdkörper Decubitus, Nekrose, Gangrän hervorrufen. Das erstere Vorkommniss scheint gar nicht so selten zu sein, und ist schon mehrfach beschrieben. Merkwürdigerweise hat der Knopf im Magen nie Beschwerden gemacht und waren auch bei der Autopsie keine Schleimhautveränderungen am Magen zu constatiren. Wir selbst können dasselbe bestätigen bei Fall 14. Dass man auch bei Fall 1—3 an diese Eventualität denken müsste, habe ich schon vorher erwähnt. W. Meyer schlägt deshalb vor, bei Gastro-Enterostomieen nicht nach der Wölfler'schen Methode des Annähens der Dünndarmschlinge an die vordere Magenwand sich zu bedienen, sondern nach v. Hacker zu operiren und den Dünndarm durch das Mesenterium des Quercolon an die hintere Magenwand zu befestigen. Der Patient liegt ja in der kritischen Zeit auf dem Rücken und sinkt der Knopf daher seiner Schwere nach eher zurück als nach vorn. Praktisch ist es auch, um dies zu verhüten, den schwereren Knopftheil am Dünndarm zu befestigen. Bei der Wölfler'schen Methode empfiehlt Meyer die Anwendung eines Aluminiumknopfes.

Der Vorschlag, nur nach v. Hacker zu operiren, ist sicher beachtenswerth. Bei unseren 14 Fällen wurde 3 mal Pylorusresection gemacht und das Duodenum an der hinteren Magenwand befestigt, in den übrigen 11 Fällen nach Wölfler operirt.

Ist der Knopf aber auf dem richtigen Wege, so kann er sich

noch an der Valvula Bauhini festsetzen oder an einer sonst aus anderen Gründen verengten Stelle ein Hinderniss finden. Chaput[1]) hat durch Versuche an Leichen und Hunden zu beweisen versucht, dass die Knöpfe für das normale Darmlumen überhaupt zu gross seien und dass die beiden grösseren Knopfnummern sich stets im Jejunum einklemmen könnten. Sogar die kleinste Nummer könnte sich noch am Ende des Ileum fangen. Seine Befürchtungen basiren auf 12 Versuchen an der Leiche. Davon konnte 10 mal, und dies nur mit grösster Mühe, der Knopf das Jejunum passiren, 2 mal überhaupt nicht. Selbst im aufgeblähten Zustande war der Umfang des Knopfes grösser als das Darmlumen. Wir sind der Meinung, dass diese Leichenversuche gar nichts beweisen, weil am Lebenden die Erweiterungsfähigkeit des Darmes eine absolut andere ist. Die praktische Erfahrung spricht ausserdem vollkommen dagegen. Ein derartiger Vorgang ist noch nie beobachtet und ist es bekannt, dass noch ganze andere Fremdkörper den Intestinaltractus passiren können, ohne sich festzusetzen.

Die Ausstossung des Knopfes erfolgt nach verschieden langer Zeit. Bei unseren 25 Fällen kommen für diesen Fall 10 nicht in Betracht wegen zu frühen Todes.

Von den übrigen 15 Fällen wurden einmal (Fall 17) nach dem 4 Wochen später erfolgten Tode die beiden angewandten Knöpfe im Rectum gefunden, 7 mal konnte die Ausstossung nicht constatirt werden und in den übrigen erfolgte sie ohne Beschwerden, je einmal am 12., 14., 15., 18., 21., 24. und 34. Tage. Bei einzelnen der 7 Fälle ist der Knopf sicher später unbemerkt abgegangen. Dies kann ja zuweilen sehr spät erfolgen. Meyer erwähnt einen Fall, wo der Knopf erst am 145. Tage erschien. Praktisch ist es jedenfalls, wenn die Ausstossung lange auf sich warten lässt, von Zeit zu Zeit das Rectum zu revidiren, ob er nicht in der Ampulle liegt. Die Passage des Kothes geht, solange der Knopf noch festsitzt, durch den wesentlich engeren Centralkanal, was am Magen und Dünndarm, bei nur flüssigem Inhalt auch ganz unbedenklich ist. Als Unicum möchte ich nur anführen einen derartigen Misserfolg bei einer Gastro-Enterostomie eines französischen Chirurgen, den ich in der vorher genannten Disser-

---

[1]) Société de chirurgie. Séance du 14 Nov. 1894.

tation von Duvivier (pag. 256) finde. Die 77 Jahre alte Frau starb nach 3 Tagen an Inanition. Bei der Autopsie fand man: Estomac très dilaté, rempli d'une énorme quantité de pépins de raisin, qui avaient oblitéré complètement la lumière du bouton anastomotique et empêché les bénéfices de l'anastomose.

Wird der Knopf aber im unteren Theil des Dünndarmes oder gar im Dickdarm angelegt, also an einer Stelle, wo der Darminhalt schon festere Consistenz annimmt, kann die Enge des Centralkanals sehr folgenschwer sein. Es sind auch schon 2 Fälle bekannt, wo einige Zeit nach der Operation Ileuserscheinungen auftraten, als deren Grund dann später die Autopsie Verstopfung des Centralkanals mit dicken Kothmassen gab. Man thut daher gut, in der Nachbehandlung daran zu denken und die Faeces durch salinische Abführmittel dünnflüssig zu erhalten.

Ganz entschieden ist die relative Enge des Centralkanals ein Nachtheil der Methode, der bei Darmresectionen, wo in Folge länger bestehender Enge an und für sich schon eine Kothstauung vorhanden ist, sehr unangenehm werden kann. Eine Vergrösserung des Centralkanals könnte nur mit allgemeiner Vergrösserung des ganzen Knopfes denkbar sein und vor Anwendung grösserer Knöpfe warnen die Amerikaner selbst sehr, weil mehrfach dadurch Druckgangrän hervorgerufen wurde. Wie sonst ein zu gross gewählter Knopf noch schädlich sein kann, haben wir vorher bei Fall 7 gesehen: die richtige Wahl eines passend grossen Knopfes ist jedenfalls von eminenter Wichtigkeit für das Gelingen.

Diese soeben erwähnten, theils theoretischen, theils auf Grund praktischer Erfahrung erhobenen Bedenken sind nicht wegzuleugnen. In wie weit man sie bei der Beurtheilung der Brauchbarkeit und Sicherheit des Murphy-Buttons in Betracht ziehen und mit ihnen rechnen muss, wird erst die Zukunft lehren, wenn grössere Statistiken publicirt sind.

Wie aus unseren Krankengeschichten ersichtlich, haben sich Nachtheile bei uns wenig bemerkbar gemacht und haben wir dadurch allmählich ein grosses Vertrauen auf ihre Leistungsfähigkeit und Sicherheit gewonnen. Wir gehen zwar nicht so weit in unserm Enthusiasmus wie W. Meyer, der in dieser Erfindung den Anbruch einer neuen Aera für die Darmchirurgie sieht, auch nicht wie Joseph Price, Philadelphia, der sich bei Laparotomieen nur

sicher fühlt, wenn er das Instrument bei Hand hat, auch glauben
wir nicht, dass die Knöpfe im Stande sein werden, die alten be-
währten Methoden der Darmnaht vollkommen zu verdrängen. Diese
werden auch weiter angewendet werden, wenn auf die Dauer der
Operation kein zu grosses Gewicht gelegt zu werden braucht.
Auch die Befürchtung König's[1]) besteht wohl nicht zu Recht,
dass die leichte Anwendung der Knöpfe zur Verallgemeinerung der
Anastomosenbildung durch ungeübtere Chirurgen führen könnte.
Sicher ist eine Anastomose nach Murphy unendlich viel leichter
und auch leichter zu erlernen, als eine exacte Darmnaht, aber
doch immerhin noch schwierig und gefährlich in der Hand des
Ungeübten. Sieht man doch bei den Thierexperimenten, wie die
Resultate sichtbar besser werden, je mehr die Experimenteure die
Methode beherrschen und dass die anfänglichen Misserfolge stets
auf einen Fehler in der Technik zurückzuführen waren. Auf Grund
unserer Erfahrung fassen wir demnach unser Urtheil kurz in diesen
Worten zusammen:

Die Murphy-Buttons scheinen ein ausgezeichnetes Ersatzmittel der Darmnaht zu sein. Der Hauptvortheil besteht in der
Leichtigkeit und Schnelligkeit der Ausführung.

Bei exacter Technik und richtiger Wahl eines gut construirten
Knopfes ist die Anwendung fast absolut gefahrlos.

Unangenehme Zufälle können den Verlauf compliciren, scheinen
aber seltener zu sein, als man nach der theoretischen Betrachtung
denken sollte.

In jedem Falle ist es zu empfehlen. über den Knopf zur
Sicherheit eine Serosanaht zu legen.

Wir empfehlen daher die Anwendung der Murphy-Buttons
in allen Fällen, wo von der Schnelligkeit der Ausführung der Anastomosenbildung der Erfolg der Operation abhängig ist und hoffen,
dass diese Zeilen dazu beitragen werden, auch andere Chirurgen
zum Gebrauch in geeigneten Fällen zu ermuntern.

---

[1]) Centralblatt für Chirurgie. 1895. No. 5.

Nachtrag. Seit Beendigung dieser Arbeit haben wir die Knöpfe wiederum mehrmals mit gutem Erfolge angewandt, doch will ich nicht unterlassen, zwei Uebelstände zu erwähnen, die dabei zu Tage getreten sind. Einmal (es handelt sich um ein Pyloruscarcinom, bei dem die Resectio pylori mit nachfolgender Gastro-Duodenostomie mit Murphy'schem Knopf nach Kocher gemacht war [Oberarzt Dr. Kümmell]) wurde bei der Autopsie — (die Kranke starb am 14. Tage nach vollkommenem Wohlbefinden plötzlich an Lungenembolie) der Knopf wiederum im Magen gefunden. Die Vereinigung zwischen Magen und Duodenum war eine vollkommene, fest und schön. Es scheint also auch die Implantation des Darmes in die hintere Magenwand nicht vor diesem unangenehmen Ereigniss des Rückwärtshaltens des Knopfes in den Magen zu schützen und muss man diesen Umstand entschieden als einen Nachtheil der Methode anerkennen, wenn er auch unschädlich zu sein scheint. Ob der Knopf sich noch späterhin aus dem Magen ausstossen kann ist nicht bekannt, aber im Ganzen unwahrscheinlich. Sodann wurde bei einem zweiten Falle (Gastro-Enterostomie wegen inoperablen Carcinoms, Dr. Sick), der am 7. Tage an allgemeiner Cachexie starb, eine Perforation des Darmes in der Knopfgegend nicht an der Vereinigungsstelle der Hälften, sondern unterhalb am Ende des Knopfes gefunden und wäre der Pat. sicher an Perforationsperitonitis, die sich circumscript schon zu entwickeln begann, zu Grunde gegangen. Der Knopf sass noch fest. Die Perforation war zu Stande gekommen durch Druck des gespannten Darmes auf die zum Secretabfluss bestimmten, an diesem Exemplar leider scharfrandigen Löcher der unteren Knopfhälfte. Es war also ein schlecht gearbeiteter Knopf und wird man in Zukunft vor dem Anwenden auch diesem Punkte seine Aufmerksamkeit schenken müssen. Ich erwähne es besonders, weil ein derartiges Vorkommen bisher nicht beobachtet ist.

XVI.

Zwei Vorschläge für die unblutige Behandlung der Strictura recti [1].

Von

Dr. Edwin Werckmeister.

Im Sommer 1894 hatte ich Gelegenheit, einen Fall von ulceröser Strictura recti zu behandeln, dessen Krankengeschichte in Kurzem die nachstehende ist.

Die 24jährige unverheirathete Patientin stammt aus gesunder Familie, giebt an, dass sie niemals vorher eine ernstliche Krankheit gehabt, aber mehrmals an Fluor albus gelitten. Sie arbeitet seit 7 Jahren in einer Zinnfabrik. Seit 3 Jahren hat sie häufige — sie sagt durchschnittlich täglich 10 — dünne blutige Stühle, stets begleitet mit Tenesmus, leidet oft an Leibschmerzen und langdauerndem Kopfweh, hat an Kraft und Gewicht verloren. Wird von· der medicinischen auf die chirurgische Abtheilung des Johns Hopkins Hospital verlegt.

Der objective Befund ist folgender: Hochgewachsenes, hageres, anämisches und neurasthenisches Mädchen. Klagt über starken Kopfschmerz. Innere Organe ohne Besonderes. Genitalien deflorirt, aber normal. Eine Narbe am harten Gaumen, Tibiae sind auf Druck empfindlich. Drüsen nicht vergrössert. Stuhl häufig, gelb, flüssig mit blutigen Beimengungen, zeigt mikroskopisch keine Amöben, aber viele rothe Blutkörperchen. An der vorderen und seitlichen Wand des Rectum, zum Theil innerhalb, zum Theil ein wenig über dem Musculus sphincter ani externus ist eine unregelmässige Geschwürsfläche, deren Ränder nicht besonders hart sind; die Untersuchung schmerzt nicht erheblich. Ungefähr 11 Ctm. über der Analöffnung befindet sich eine nahezu ringförmige Strictur, die man gerade noch mit dem Finger erreichen, bestimmt aber nicht passiren kann. Ein Rectum-Bougie von 8 Mm. Durchmesser passirt die Strictur nach einigem Bemühen unter Schmerz.

---

[1] Nach einem in der Johns Hopkins Medical Society zu Baltimore, Md., gehaltenen Vortrage.

Therapie: Bettruhe, Kalium jodatum 3 mal täglich 1—3 Gr. in regelmässig steigender Dosis, flüssige Diät, Rectum-Bougies 2 mal täglich 2 bis 5 Minuten eingeführt.

Diese Behandlung besserte den Zustand der Patientin nur unwesentlich und vorübergehend. Das Kalium jodatum musste nach 14 tägigem Gebrauche ausgesetzt werden, weil Patientin appetitlos wurde und eine Jodacne ausbrach. Die unregelmässigen Steigerungen der Temperatur und Pulsfrequenz — 101,4° Fahrenheit = 38,6° Celsius und 110 Puls —, die man schon auf der inneren Abtheilung beobachtet hatte, dauerten an; ebenso die diarrhoischen Stühle, aber in verminderter Anzahl, 3—5 täglich. Neun Tage nach der Aufnahme auf die chirurgische Abtheilung war eine harte Masse von länglicher Gestalt entsprechend der Flexura sigmoidea zu fühlen, die zur erheblichen Erleichterung der Patientin verschwand, nachdem aus dem Rectum reichliche verhärtete Kothmassen mit vieler Mühe durch den Stationsarzt entleert waren.

Dreizehn Tage nach der Aufnahme wurde folgende locale Behandlung eingeleitet: Bougies 3 mal täglich für eine Stunde eingeführt, am Schlusse der Application 100 Cbctm. einer 5 proc. Borsäurelösung durch das hohle Bougie injicirt. In den Zwischenzeiten hatte Patientin ein Gummidrainrohr von 6 Ctm. Länge im Anus zu tragen. Schon am selben Tage kein Fieber, am nächsten Tage kein Kopfschmerz mehr. Am 3. Tage Stuhl, zum Theil geformt, wenn auch noch vorwiegend breiig-flüssig; Patientin erhält Erlaubniss, aufzustehen. Am Abend des 6. Tages nach Beginn der neuen Behandlung noch einmal Fieber — 100,5° Fahrenheit = 38,1° Celsius —. Seit dem 7. Tage blutige Beimengungen in den Faeces nur noch ab und zu, Stuhl grösstentheils geformt, 1—2 mal täglich. Am 13. Tage verlässt Patientin ohne ärztliche Einwilligung plötzlich das Krankenhaus, als Grund angebend, dass sie sich gesund glaube. Eine zwei Tage vorher stattgefundene Untersuchung hatte ergeben, dass das Geschwür am Musculus sphincter ani externus sich etwas verkleinert hatte, während die Strictur für ein Bougie von 2 Ctm. Durchmesser bequem durchgängig war. — Ein mündlicher Bericht von Verwandten meldete 6 Wochen später, dass Patientin sich völlig wohl fühle, ihre gewohnte Arbeit verrichte und an Gewicht zugenommen habe. Den Nachrichten zufolge, die 12 Wochen nach dem Austritte aus dem Hospitale zu erhalten waren, schien das erwartete Recidiv in der Ausbildung begriffen, da sich wieder blutige Stühle eingestellt hatten. Doch hat Patientin etwa 8 Monate, nachdem sie das Krankenhaus verlassen, sich verheirathet, wie aus sicherer Quelle gemeldet wurde.

Während der Zeit, in der die Kranke nach der hergebrachten Weise behandelt war, hatte sich nur ein Symptom gebessert: der Stuhlgang, der früher angeblich etwa 10 mal täglich stattgefunden, erfolgte nur 3—5 mal täglich. Aber im Uebrigen war im Zustande der Patientin keine Besserung zu verzeichnen. Eher hätte man noch aus den lebhaften Klagen der leicht erregbaren Person auf eine Verschlechterung schliessen können. Die Wendung zum Besseren trat offenbar ein, nachdem die Behandlung abgeändert war. Seit dieser Zeit blieb das Bougie 3 mal täglich eine ganze Stunde in der Strictur liegen. Ferner wurden Morgens und Abends am Ende der Application 100 Cbctm. einer 5 proc. Borsäurelösung durch das hohle Bougie bis über die Strictur injicirt. In der Zwischenzeit trug Patientin ein Gummirohr von ungefähr 6 Ctm. Länge und 1 Ctm. Durchmesser in der Analöffnung.

Mit der Wirkungsweise der beiden letzteren Massregeln beschäftigen sich die nachstehenden Ausführungen.

Es würde sicher für alle Arten von Rectum-Bougies eine Verbesserung sein, wenn sie mit einem Lumen versehen sein würden. — Im Allgemeinen möchte ich bei dieser Gelegenheit mir die — strenge genommen — nicht hierher gehörige Bemerkung erlauben, dass man am besten die Rectum-Bougies nicht unter 15 Ctm. lang macht. Denn man hebt und dehnt in allen Fällen, in denen die Strictur nicht gerade noch in der Ausbildung begriffen ist, das ganze Rectum in seinen unter der Verengerung liegenden Abschnitten. Man ist daher, falls die verengte Stelle zudem noch etwas hoch sitzt, ganz froh, wenn die Länge des Bougies noch ein weiteres Vorschieben gestattet. — Die Rectum-Bougies des Johns Hopkins Hospital sind aus biegsamem Gummi gefertigt und haben ein Lumen von ungefähr 2—3 Mm., welch' letzterer Umstand nach den von mir angestellten Ermittelungen bisher noch nicht therapeutisch verwerthet worden war; jedenfalls veranlasste er in mir die Idee, milde Desinficientia durch das Bougie zu injiciren. In allen Fällen von nur einigermassen enger Strictur ist es unmöglich, die gebräuchlichen Rohre oder Schläuche für hohe Rectumeinläufe durch die Strictur zu führen. Ein Mastdarmeinlauf, mit den landläufigen Apparaten verabreicht, wird deswegen nur zu den allerkleinsten Bruchtheilen, wenn überhaupt, zu den Abschnitten des Darmes gelangen, welche oberhalb einer engen oder hohen Strictur liegen. Aber es ist einleuchtend, dass es von Nutzen sein muss, ein mildes Desinficiens in directen Contact mit den oftmals eingedickten Kothmassen und dem Secrete zu bringen, das oberhalb einer Strictur stagnirt. Die injicirte Flüssigkeit wirkt mechanisch erweichend auf die Faeces, desinficirt ein wenig und verdünnt vor allem die ichorösen Secrete.

Ich beobachtete in der That, dass natürlicher Stuhlgang ziemlich oft eintrat kurz nach einer Injection von 100 Cbctm. einer 5 proc. Borsäurelösung. Man nimmt am besten diese Injectionen am Ende der regelmässig ausgeführten Bougierungen vor. Ein kleiner Stöpsel schliesst nach der Injection die äussere Oeffnung des Bougies, das man nun noch 10 Minuten liegen lässt, da gleichzeitig mit dem Herausziehen des Bougies der grösste Theil der Flüssigkeit in die tieferen Abschnitte des Rectums abfl essen würde. Zweimal täglich reicht für die meisten, jedenfalls für die fieberlosen Fälle hin. In vielen Fällen, namentlich bei ambulanten nach schon länger dauernder Behandlung, genügt es, einmal am Tage es zu thun.

Wie schon erwähnt, hatte die Patientin in den Zwischenräumen zwischen den einzelnen Applicationen der Bougies stets ein kurzes Gummidrainrohr in der Analöffnung zu tragen, das flüssigen Mastdarminhalt leicht in ein vorgelegtes Wattekissen abfliessen liess. Ich ging bei dieser Maassregel von folgenden Gesichtspunkten aus.

Auf jeden Substanzverlust im Rectum wirkt der Stuhlgang mechanisch irritirend ein, ganz abgesehen davon, dass er chemisch reizende Stoffe und eine Unzahl von Bakterien in directe Berührung mit der der schützenden Epitheldecke beraubten Mastdarmwand bringt. Dieser mechanische Insult ist natürlich noch weit grösser, wenn sich der Substanzverlust auf einem Vorsprunge im Lumen des Rectums befindet, wie es bei der ulcerösen Strictur der Fall ist. Die Folgen des Durchzwängens vom Stuhl, insbesondere von hartem Stuhl äussern sich häufig genug in einer Zerreissung des Gewebes, die sich durch Blutung kundgiebt. Auch die meisten localen therapeutischen Maassnahmen, wie namentlich das Einführen der Bougies, bilden eine Irritation der Geschwürsfläche. Diese antwortet auf den Reiz mit einer Vermehrung der Secretion. Der grösste Theil des Secretes fliesst in die Ampulla recti ab. Auch das oberhalb der Strictur etwa stagnirende Secret gelangt in die unteren Theile des Rectum. Es fliesst beim Herausziehen des Bougies grösstentheils unmittelbar hinter diesem her nach unten und gelangt so theils nach aussen, theils bleibt es innen, da sich der Sphincter schnell wieder hinter dem Bougie schliesst. Alle diese Secretmassen stagniren in der Ampulla recti, bis sie gelegentlich einer Stuhlentleerung herausbefördert werden. Sie unterliegen dabei dem zersetzenden Einflusse der Bacterien, die den Darm resp. dessen untere Abschnitte bewohnen. Da aber, wie wir wissen, die Mastdarmschleimhaut eine ganz ausserordentliche Resorptionsfähigkeit besitzt, wird ein Theil dieser zersetzten Secrete in den Stoffwechsel des Organismus aufgenommen. Der Organismus leidet unter der Aufnahme dieser ichorösen Stoffe. Continuirlicher Kopfschmerz, unregelmässiges Fieber sind die Folgen, wie sie in milderer Form schon bei der einfachen chronischen Obstipation sich finden. Auch der oben mitgetheilte Fall zeigt diese Symptome. Dass sie wirklich durch die Absorption der putriden im Rectum stagnirenden Secrete veranlasst waren, wird dadurch höchst wahrscheinlich gemacht, dass sie schwanden, nachdem die Secrete abgeleitet waren. — Andererseits wirken die Secrete macerirend auf die erkrankten Partien der Schleimhaut ein und verzögern, ja verhindern vielleicht die Verwirklichung der Heilungstendenz des intacten Gewebes in der Nachbarschaft. Sowie die Secrete dauernd abgeleitet werden, wird also einerseits der Organismus vor der Resorption putriden Materials bewahrt, andererseits wird die Geschwürsfläche den localen Einflüssen der Secrete entzogen. In dem mitgetheilten Falle war es in der That überraschend, welche Mengen von dunkelgrauem, schmutzigem, höchst übelriechendem Secrete sich namentlich Morgens auf den vorgelegten Kissen fanden. Den guten Effect der nach vorstehenden Gesichtspunkten geleiteten Therapie erwähnte ich schon.

Die permanente Drainage des Rectum habe ich dadurch zu verwirklichen gesucht, dass ein 8—12 mm im Durchmesser betragendes Gummidrainrohr von etwa 6—7 cm Länge in die Analöffnung eingeführt und dort belassen wird. Das innere Ende muss über dem Musculus sphincter ani internus liegen, der sich 3—4 cm über der Analöffnung befindet. Eine Sicherheitsnadel ist so durch die Wand des Gummirohres gesteckt, dass sie nicht ins Lumen vorspringt. Die Sicherheitsnadel liegt quer vor der Analöffnung und wird durch 2 schmale Streifen des gut klebenden amerikanischen Heftpflasters an der Haut befestigt. Auf diese Weise ist ein Hinein- wie ein Hinausschlüpfen des Drainrohrs verhindert. Ein vorgelegtes und mit einer T-Binde gehaltenes Wattekissen oder eine Mullkompresse fängt die abfliessenden Secrete auf. Für die Patientin ist das Tragen dieser Bandagen nicht so unangenehm, als man anzunehmen vielleicht geneigt ist. Meine Patientin, die höchst empfindlich war, äusserte sich wenigstens zu wiederholten Malen dahin, dass das Gummirohr in ihrem Rectum sie absolut nicht belästige. Die T-Binde und die vorgelegte Watte werden den Frauen im Allgemeinen kaum jemals lästig werden, da sie vielfach gewöhnt sind, dergleichen während der Menses zu tragen. — Wenn ich den vorstehenden Fall zur Veröffentlichung bringe, so bin ich mir wohl bewusst, dass er eben nur ein einziger Fall ist und dass, da er so frühzeitig aus der Behandlung geschieden ist, von einer Heilung noch nicht gesprochen werden kann. Anatomisch war er gebessert, aber nicht geheilt. Weiss man doch auch, dass die Behandlung mindestens ein Jahr hindurch dauern muss, bevor man sich der — häufig trügerischen — Hoffnung auf endgültige Resultate hingeben kann. Der Grund, um dessentwillen ich den Fall publicire, ist vielmehr darin zu suchen, dass in der Therapie zwei Maassnahmen verwerthet wurden, die ich in der Literatur über Strictura recti noch nicht erwähnt gefunden habe. Es ist dies die Injection von Flüssigkeiten durch das Bougie bis oberhalb der Strictur und die permanente Drainage des Rectum. Der Erfolg war sicher zu einem Theile auf Rechnung des stundenlangen Liegenbleibens der Bougies zu setzen[1]), zu einem anderen und doch wohl grösseren Theile auf Rechnung der beiden genannten Massregeln. Ich bin der Ansicht, dass namentlich der schnelle Fortfall der Symptome von Resorption des putriden Mastdarminhaltes, das unregelmässige Fieber und der Kopfschmerz, ganz allein diesen beiden Verordnungen, insbesondere der permanenten Drainage des Rectum zuzuschreiben ist. Gestützt wird diese meine Ansicht durch den bekannten Fall Thiem's[2]) und noch vielmehr durch den Fall, den Israël[3]) in der „Freien Vereinigung der Chirurgen Berlin's" am 8. Januar 1894 erwähnte. Die günstige Wirkung der Colotomie besteht in Thiem's Fall in dem Umstande, dass die Mastdarmgeschwüre nach der Operation den beständigen Insulten durch die vorbeipassirenden Fäces entzogen waren. In Israël's Fall führte die zu diagnostischen Zwecken vorgenommene Exstirpation des Steissbeines und Spaltung des Rectum bis zur Steissbein-Kreuzbeinverbindung zur nahezu völligen Heilung dadurch,

---

[1]) Verhandlungen der Deutschen Gesellsch. für Chirurgie. XXI. Congr. Berlin. 1892. I. 49.

[2]) In neuerer Zeit hat namentlich Credé in einem interassanten Artikel: Die Behandlung der narbigen Mastdarmverengerungen. Archiv für klin. Chir. 1892. Heft III u. IV. S. 175. — auf die Wichtigkeit des längeren Verweilens der Bougies in der Strictur aufmerksam gemacht.

[3]) Vereinsbeilage der Deutschen medicin. Wochenschrift vom 9. August 1894. S. 79.

dass alle Secrete ungehindert aus dem Mastdarme abflossen. — Die Lectüre dieser beiden Krankenberichte hat mich neben dem unbefriedigenden Resultate, das die bisherige Behandlung in dem oben geschilderten Falle ergab, in erster Linie angeregt, darüber nachzudenken, ob man nicht mehr als bisher für Patienten mit Strictura recti thun kann, die eine Operation verweigern oder bei denen man die Operation für nicht gerechtfertigt hält. Es ist ja, wie auch die neueren Berichte lehren, der Erfolg sogar der eingreifendsten operativen Methoden, der Exstirpation und Resection des Rectum, keineswegs immer ein sicherer. Die permanente Drainage des Rectum durch ein Gummirohr ist nichts weiter als die Verwirklichung des Princips, das uns der Israël'sche Fall lehrt, aber ohne Operation. Die Injection von Flüssigkeit durch ein durch die Strictur geführtes hohles Bougie lässt den wohlthätigen Einfluss der Irrigationen auch solchen Abschnitten des Mastdarms zu Theil werden, die für Mastdarmeinläufe mit den üblichen Mitteln so gut wie unzugänglich sind.

Ich glaube, dass beide Maassregeln, vielleicht namentlich im Beginne der Behandlung, dem Arzte willkommen sein werden, da sie auf das subjective Befinden des Patienten durch den Fortfall der Folgen von Resorption putriden Materiales von der Mastdarmschleimhaut aus und durch Herbeiführung eines mehr normalen Stuhlganges einen schnell eintretenden günstigen Einfluss haben. Möglicherweise mag auch die Drainage des Rectum dazu beitragen, den so häufigen Recidiven nach Behandlung der Strictura recti vorzubeugen, wenn man sie noch für einige Zeit anwenden lässt, nachdem man mit dem Bougieren aufgehört hat.

Für die mir in liebenswürdigster Weise gewährte Ueberlassung der Krankengeschichte sage ich Herrn Professor Halsted, Leiter der chirurgischen Abtheilung des Johns Hopkin's Hospital zu Baltimore Md., meinen verbindlichsten Dank.

XVII.

(Aus der chirurgischen Universitäts-Klinik des Herrn
Geheimrath v. Bergmann.)

Beiträge zur Pathologie der Thymusdrüse.

Von

Cand. med. Fischer.

Die Pathologie der Thymusdrüse ist vom Schleier des Nicht-
wissens so sehr umhüllt, wie die kaum eines anderen Organs im
menschlichen Körper, selbst die Nebennieren nicht ausgenommen;
die Lehrbücher der Physiologie und der Pathologie gehen seit
Alters mit wenigen Worten über das räthselhafte Organ hinweg,
und auch die exacten Forschungen der letzten Jahrzehnte haben
an dieser Thatsache nur wenig geändert. Auf Grund der vorliegenden Beobachtungen, insbesondere der mikroskopischen Untersuchungen, hat sich bekanntlich die Ansicht gebildet, dass dieselbe
ein den Lymphorganen zuzurechnendes Gebilde sei; so fasst
Friedleben, dem wir die eingehendsten Forschungen über die
Thymus verdanken, seine physiologischen Untersuchungen in dem
Satze zusammen: „Die Thymus ist ein Organ, welches während
des Wachsthums des Körpers der Ernährung und Blutbereitung,
somit dem Anbilden von Gewebe dient."

Diese Ansicht ist auch noch heute die herrschende, obgleich
Gegenbaur nichts hiervon wissen will und eine Reihe von Gründen aufführt, weshalb das Organ den Lymphdrüsen nicht beizu-
ordnen sei, „so dass es besser wäre, seine physiologische Bedeutung für jetzt noch als problematisch anzusehen". Aber auch
über die Pathologie des Organs ist wenig geschrieben worden und
noch weniger sicher bekannt, und so wird jeder derartige Befund als eine Merkwürdigkeit in der medicinischen Literatur gemeldet. Angesichts dessen glaube ich, muss auch der kleinste

Beitrag auf diesem Gebiete willkommen sein, und ich halte den
im Folgenden besprochenen Krankheitsfall um so mehr von allge-
meinem Werthe, als er in mehr als einer Beziehung von Interesse
ist. Derselbe wurde im April 1895 in der Königlichen chirurgischen Universitätsklinik des Herrn Geheimrath von Bergmann
beobachtet. Ich lasse zunächst den Bericht des Kranken-Journals
folgen:

Willy H., 5 Jahre alt, hatte nach Angabe der Mutter englische Krankheit
gehabt und vor 4 Jahren Keuchhusten. Seit dieser Zeit bestanden leichte
Athembeschwerden, die allmälig etwas zunahmen, mit wechselnder Intensität.
Vor einem Jahre bekam er an der rechten Seite des Halses eine Anschwellung,
die Veranlassung zu einer Incision gab. Dann war Patient wieder bis Januar
dieses Jahres gesund. Zu dieser Zeit entstanden an beiden Seiten des Halses
weiche Anschwellungen, die seit acht Tagen härter geworden sein sollen.
Wegen eines heftigen Erstickungsanfalls am Tage vorher brachte die Mutter
ihn am 8. April in die Klinik.

Die Eltern des Kindes sind gesund. Der Knabe ist kräftig und in gutem
Ernährungszustand; an beiden Seiten des Halses befinden sich harte, con-
glomerirte Drüsenpakete neben verschiedenen vereinzelten kleineren Drüsen,
und zwar rechts stärker als links. Patient athmet sehr angestrengt; beim Inspirium starke Einziehungen des Jugulum und der Hypochondralgegenden.
Die Tonsillen sind hypertrophisch und geschwollen, desgleichen die hintere
Pharynxwand. Patient liegt mit weit geöffnetem Munde da und hat einen
rauhen Husten; Urin spärlich mit Beimischung von Blut.

9. 4. Athmung ist etwas besser geworden, die Einziehungen sind geringer. Ueber den Lungen hört man nur verstärktes Vesiculärathmen; keine
Rasselgeräusche. Der Percussionsschall links vorn oben verkürzt. Zu beiden
Seiten der Trachea im Jugulum sind feste Tumoren zu fühlen. Ein Abscess
ist nicht nachzuweisen. In der Achselhöhle und Leistenbeuge gleichfalls geringe Drüsenschwellungen. Die Milz ist in der linken Bauchgegend deutlich
fühlbar; ihr vorspringender, derb elastischer Rand reicht bis unter die Nabelhöhe. Der Urin, häufig in kleinen Mengen entleert, ist blutig gefärbt. Mikroskopisch zahlreiche rothe Blutkörperchen ohne andere morphologische Bestandtheile. — Patient bekommt Milch und Liqu. Kal. acet.

15. 4. Die Athmung ist wenig verändert, das Blut im Urin ist spärlicher
geworden; geringe Leukocytose (15—18,000 pro Cbmm.). — 17. 4. Urin frei von
Blut, enthält viele harnsaure Salze. Am Rücken über dem Kreuzbein sind
zwei pfenniggrosse Sugillationen in der Haut entstanden. — 20. 4. Die Haut-
blutungen am Kreuzbein haben sich vergrössert; an beiden Händen und
Vorderarmen, sowie am rechten Fusse sind zahlreiche Petechien aufgetreten.
Athmung ist sehr erschwert. Die Drüsen erscheinen stärker geschwollen. —
22. 4. Im Laufe des Tages bedeckt sich der ganze Leib mit Petechien; gegen
Abend ist die Athmung ausserordentlich erschwert und unvollkommen. Um
eine Erleichterung dieses Zustandes zu schaffen, wurde die Tracheotomie vor-

genommen. Es trat unmittelbar nach ihr eine Apnoë ein. Kaum war die Athmung wieder eingetreten, so nahm sie schon nach 6 Minuten wieder mehr und mehr ab. Es gelang noch einmal, durch künstliche Athmung Besserung zu erzielen. Allein auch dieser Erfolg währte nur kurze Zeit; dann sistirte die Respiration vollständig. Das Catheterisiren der Trachea ergab nur wenig flüssiges Blut in ihr. Das Kind blieb todt.

Die Section, 24 Stunden später vorgenommen, ergab folgendes Resultat: Leiche eines gut genährten Knaben mit etwas gedunsenem Gesicht, mit zahlreichen kleinen bis linsengrossen Hämorrhagien in der Haut, mit zwei ungefähr thalergrossen Sugillationen über dem Kreuzbein. In der Mitte des Halses befindet sich eine Tracheotomie-Wunde. Der ganze Hals ist umgeben von zahlreichen kleineren und grösseren Lymphdrüsen. Am rechten Kieferwinkel eine Narbe, von einer alten Incision herrührend. In der Inguinalbeuge, sowie in den Achselhöhlen sind kleinere Drüsen fühlbar. Die Drüsen am Halse liegen ganz irregulär von der einen Seite des Cucullarisrandes bis zur anderen hinüber. Bei Entfernung des Sternum kommt in der Höhe der V. Rippe ein sehr harter Tumor zum Vorschein, der dem Sternum eng anliegt und den ganzen vorderen und mittleren Theil der Brusthöhle einnimmt. Lungen sind nicht sichtbar, beide sind nach hinten zurückgesunken. Das Herz ist nach hinten unten von der Brustwand abgedrängt. Die Brusthöhle ist frei von Erguss. Der Tumor reicht nach oben bis zum unteren Rande der Glandula thyreoidea und liegt der Trachea dicht an, welche er nach hinten zusammenpresst. Derselbe scheint auch seiner Gestalt nach die Stelle der Thymusdrüse einzunehmen; er besteht aus mehreren Lappen von glänzend weissem Durchschnitt; einzelne Stellen sind von ausgetretenem Blute durchsetzt. Der Nasenrachenraum ist durch zahlreiche Lymphdrüsen fast verschlossen, welche von der hinteren Wand in die Höhlung hineinreichen. Die Tonsillen sind beiderseits sehr gross. Die Schleimhaut des gesammten Pharynx ist mit Lymphknötchen bedeckt. Unter der Schleimhaut sind zahllose Lymphknoten, welche fast ununterbrochen um die Trachea und den Oesophagus nach unten ziehen bis an die Bifurcationsstelle der Trachea. Die Schleimhaut im Larynx und der Luftröhre ist gefaltet, offenbar intra vitam ödematös geschwollen gewesen; sie ist hochroth gefärbt. — Herzbeutel und Pleura pulmonalis zeigen kleine Hämorrhagien. Sonst an Herz und Lunge nichts Abnormes, nur dass die Alveolen der Lunge sehr ausgedehnt sind. — Die Milz ist bedeutend vergrössert, etwa 18 Ctm. lang und 9 Ctm. dick. Auf ihrem Durchschnitt treten die Lymphfollikel deutlich hervor. An der Oberfläche befinden sich kleine Blutungen. — Die Nieren sind beide ziemlich gross; schon an der Oberfläche durch eine Anzahl weisser Geschwülste auffallend, welche sich allmälig in das umgebende Parenchym verlieren; auf dem Durchschnitte sieht man, dass an diesen weissen Stellen Nierenparenchym noch vorhanden ist; die weissen Tumoren scheinen demnach durch eine Einlagerung von Geschwulstmaterial zwischen die Nierenbestandtheile bedingt zu sein. — Die Leber ist sehr vergrössert, vereinzelt weisse Knoten auf der Oberfläche. — Die Blase ist collabirt. Schleimhaut stark geröthet. — Im Mesenterium zahlreiche geschwollene Lymphdrüsen. Im Darm stark hervortretende

Peyer'sche und solitäre Follikel, sowie vereinzelte Schleimhautblutungen. — In der Markhöhle des rechten Femur befindet sich tief dunkelrothes Knochenmark. — Die Blutgerinnsel in den grossen Venen haben zum Theil eine blassgelbe Farbe und zerfliessen leicht zu eiterähnlichen Massen.

Die mikroskopische Untersuchung der geschwollenen Lymphdrüsen ergiebt, dass das gesammte Gewebe, auch das Stützgewebe des Hilus und der Kapsel in ein reticuläres Gewebe, das Massen von einkernigen Rundzellen, sowie auch vereinzelte mehrkernige Zellen enthält, umgewandelt ist, so dass eine Unterscheidung von Lymphkolben und Lymphbahnen unmöglich ist. Die Zellen gleichen den normalen Lymphkörperchen. Die Balken des Reticulum sind breiter, auch ist ihre Zahl vermehrt, das Netz dichter als sonst. Die Adventitia der Gefässe ist verdickt und besteht aus glänzenden Bindegewebsbündeln.

An anderen Stellen hat das mikroskopische Bild ein etwas anderes Aussehen. Hier ist die einfache Hypertrophie nicht mehr ausgesprochen vorhanden, das lymphadenoide Gewebe ist ersetzt durch ein dichtes Flechtwerk von Faserzügen, welches zwar vollgepfropft mit Lymphkörperchen, doch den bindegewebigen Charakter in den Vordergrund treten lässt.

Die, wie schon erwähnt, ausserordentlich vergrösserte Milz zeigt die gewöhnlichen Verhältnisse der Hyperplasie von Pulpa und Follikeln.

Bei der Leber, den Nieren und den Follikeln des Darmes ergeben sich die weissen Knoten unter dem Mikroskop als ausgedehnte leukämische Infiltrationen, welche besonders in den Nieren von grosser Ausbreitung sind.

Das Knochenmark, dessen dunkelrothes Aussehen bereits beim Sectionsbefunde hervorgehoben wurde, zeichnet sich durch die sehr erhebliche Zahl der farblosen Markzellen aus, auch die kernlosen Blutkörperchen erscheinen vermehrt; andere Veränderungen fallen bei der Untersuchung nicht ins Auge.

Die Untersuchung des das ganze anatomische Bild beherrschenden Mediastinaltumors zeigt einen durchaus lobulären Bau desselben. Die Läppchen sind durch lockeres Bindegewebe aneinander geheftet, stehen entweder dicht gedrängt, dachziegelartig über einander liegend, oder auch oft so locker unter einander verbunden, dass man auf grösseren Strecken nur ganz schwache Parenchymbrücken findet. Diese Läppchen setzen sich wieder aus kleineren deutlich zusammen, so dass die Structur an den Bau der Lymphdrüsen erinnert. Ueberall findet sich eine ganz ausserordentliche Ueberschwemmung von Rundzellen, welche oft durch ihre Ausdehnung den feineren Bau des Gewebes unerkennbar macht. In der Mitte der Grundläppchen erkennt man, falls die Rundzellen-Infiltration es zulässt, bald einzeln, bald in kleinen Gruppen vorkommende, eigenthümlich concentrisch geschichtete Zellen, die sogenannten Hassall'schen Körperchen, welche die Natur dieses Tumors als eine stark hyperplastische Glandula Thymus ausser Frage stellen. Das Resultat der mikroskopischen Untersuchung ist an den verschiedenen Lappen und Theilen der Geschwulst genau dasselbe; der Verdacht, dass dieselbe vielleicht auf Anschwellung irgend welcher bronchialer oder mediastinaler Lymphdrüsen beruhen könnte, stellt sich somit als vollkommen unbegründet heraus.

Der klinische Verlauf, die Sektion und die mikroskopische Untersuchung ergaben die bestimmte Diagnose eines Falles von malignem Lymphom, (Hodgkin'scher Krankheit oder Pseudoleukämie). Die Pathologie des beobachteten Falles bietet, ganz abgesehen von dem immerhin seltenen Vorkommen der Hodgkin'schen Krankheit in so jugendlichem Alter noch die interessante Betheiligung der Thymusdrüse in so auffallender Weise, dass ein näheres Eingehen auf diese Beobachtung geboten erscheint.

Das Krankheitsbild des malignen Lymphoms ist bekanntlich zuerst von Hodgkin (On some morbid appearances of the absorbent glands and spleen. Medico-chirurg. Transact. Bd. XVIII pag. 68. 1832) beschrieben worden. Doch sind in der von ihm gegebenen Darstellung offenbar verschiedenartige Fälle zusammengeworfen worden. In der Nomenklatur herrscht auch heute noch ziemliche Verwirrung; man hat diese Geschwülste unter dem Namen der Hodgkin'schen Krankheit, der progressiven Lymphdrüsenhypertrophie, der Adenie, der Pseudoleukämie zusammengefasst, jetzt wird wohl am häufigsten für die Tumoren die Bezeichnung malignes Lymphom (Billroth), Lymphadenom (Rindfleisch) und Lymphosarkom (Virchow) gebraucht. Die letztere Bezeichnung könnte zu Missverständnissen Anlass geben, da sie nur für ein wirkliches, in den Lymphdrüsen auftretendes primäres oder metastatisches Sarkom gebraucht werden sollte. Hier, wo es sich um eine Hyperplasie der Lymphdrüse handelt, ist sie gewiss nicht am Platze. In präziser Weise hat Winiwarter (v. Langenbeck's Arch. Bd. VIII) die Trennung beider pathologischen Zustände durchgeführt. Er gründet die prinzipielle Scheidung darauf, dass es sich beim malignen Lymphom um eine Hyperplasie, beim Sarkom dagegen um eine Heteroplasie handelt, wobei das Gewebe den Charakter der Lymphdrüse verloren und einen von dem Grundgewebe vollständig differenten Charakter angenommen hat, der nicht mehr dem Muttergewebe entspricht. Er hebt mit Recht hervor, dass das maligne Lymphom, trotz seines scheinbar lokalen Beginnes, durchaus den Charakter einer allgemeinen Erkrankung des lymphatischen Apparates trägt, während beim eigentlichen Sarkom die Krankheit zunächst durchaus lokal ist, die Metastasen aber in der Regel nicht in den Lymphdrüsen erfolgen, ja oft sogar die nächsten Lymphknoten intakt lassen und wie bei jeder sarkomatösen Affektion in jedem beliebigen

Organe des Körpers aufzutreten pflegen. Abgesehen hiervon gebührt Virchow das Verdienst, die hierher gehörigen Geschwülste näher definirt und von ähnlichen Krankheitsbildern gesondert zu haben. Erst als er die Leukämie und ihre Beziehung zu den Geschwülsten der Lymphapparate erkannt hatte, häufte sich die Zahl der mit Sicherheit hierher zu rechnenden Fälle, bei denen vor Allem die Gleichheit des anatomischen Befundes mit demjenigen der Leukämie, bei dem Mangel der entsprechenden Blutveränderung das Interesse in Anspruch nahm.

Lassen wir die Arbeiten anderer, wie Wunderlich's, Billroth's bei Seite, so können wir in Bezug auf die Pseudoleukämie mit den Worten J. Dreschfeld's im Jahrgang 1891 der Deutschen med. Wochenschrift enden: „Dem Wesen nach ist die Pseudoleukämie als eine Hyperplasie der blutbildenden Organe, der Leukämie als sehr nahestehend zu betrachten und wahrscheinlich als auf Infektion beruhend anzusehen. Die angegebenen Uebergänge der Pseudoleukämie in Leukämie sind nicht einwandsfrei, und wenn mitunter im Laufe der Pseudoleukämie die im Blute enthaltenen Leukocyten sich vermehren, so ist dies einer plötzlichen Ueberschwemmung des Blutes mit Zellen aus den erkrankten lymphatischen Apparaten zuzuschreiben."

Was in unserem Falle die Anamnese betrifft, so darf nicht unerwähnt bleiben, dass der Entwickelung der Krankheit ein Keuchhusten vorausging. Das ist bereits in zwei Fällen von Hillier (Path. Transact. XIII) und Murchison (Path. Trans. XX p. 192) erwähnt worden, wo sich gleichfalls die Erkrankung bei Kindern an eine Keuchhusten-Rekonvalescenz anschloss. In den meisten anderen Beziehungen bietet dieser Fall nur die bekannten Erscheinungen des Krankheitsverlaufes der Pseudoleukämie, die Schwellung der Drüsen an allen Körperregionen, die ausserordentliche Vergrösserung der Milz, das Verhalten des Knochenmarks, die Metastasen in Leber und Nieren, wie im Darmtractus. Die geringe Zunahme der weissen Blutkörperchen am Ende der Krankheit, lässt den Fall als einen nicht aussergewöhnlichen erscheinen. Nur in einer Hinsicht verdient er eine besondere Beachtung, in dem Verhalten der Tymusdrüse. Bereits Virchow macht (Virch. Geschw. Bd. II, S. 566 u. 733) darauf aufmerksam, dass die Thymus sich an den lymphatischen Geschwülsten betheiligen kann, wobei er aber die leukämischen, nicht die pseudoleukämischen Tumoren im Auge hat: „Das Verhalten der Thymusdrüse ist viel streitig gewesen; ich muss mich nach eigener Erfahrung für die Ansicht erklären, dass eine persistente Thymusdrüse in eine Hyperplasie übergehen kann, die nach und nach den lymphosarkomatösen Character annimmt. Es sind dies Geschwülste, welche sich durch ihre weichere, markige Beschaffenheit und ihren mehr gleichartigen Bau von den Lymphosarkomen der Lymphdrüsen unterscheiden. Sie füllen den oberen und vorderen Mediastinalraum gleichmässig aus, reichen nach oben bis zum unteren Rand der Schilddrüse, nach unten bis weit über den Herzbeutel, haben eine mehr platte Gestalt und erreichen einen gang colossalen Umfang. Mikroskopisch bestehen sie fast ganz aus kleinen Rundzellen mit verhältnissmässig grossen Kernen; die mediastinalen und bronchialen Lymphdrüsenschwellungen dagegen bilden stets knotige Geschwülste, deren Zusammensetzung aus einzelnen Drüsenknoten man auf dem Durchschnitte leicht erkennt; sie sind mehr hart, fibrös und mikroskopisch stellenweise fast ganz aus Bindegewebe zusammengesetzt, so dass man bei einzelnen Schnitten sich über die Natur der Bildung täuschen kann. Der maligne Charakter beider Formen äussert sich hauptsächlich in der infectiösen Erkrankung der Nachbartheile. Die thymischen Lymphosarcome gehen besonders leicht auf den Herzbeutel, die bronchialen auf die Lunge über." Dreschfeld (Deutsche med. Wochenschr. 1891) sagt über des Verhalten der mediastinalen Organe bei Pseudoleukämie: „Von Mediastinal-Lymphosarcomen habe ich über 20 untersucht; die meisten dieser Tumoren entstehen in den Mediastinaldrüsen; die wenigsten konnten in Verbindung mit der Thymus gebracht werden." Ausser der Virchow'schen Abhandlung und diesen allgemeinen Angaben Dreschfeld's existirt in der ganzen Literatur nur ein Fall, der die Affection der Thymus bei dieser Krankheit zeigt, und auf den spätere entsprechende Angaben sich zu stützen scheinen; derselbe stammt aus dem pathologischen Institut zu Zürich und ist von Eberth in Virchow's Archiv, Bd. 49, 1870, beschrieben.

Es handelt sich um einen neunjährigen Knaben, der, wie seine Geschwister, scrophulös gewesen und im dritten Lebensjahr längere Zeit erkrankt war. Ein Landaufenthalt brachte Besserung. Seitdem normale Entwickelung, doch blieb Patient mager und litt fortwährend an Obstruction. Im zehnten Jahre plötzlich schwere Erkrankung. Allgemeine Ermattung; Schwellung der linken Parotis; der Mund kann nicht geschlossen werden; seine ganze Schleimhaut aufgelockert, mit blutigen Borken bedeckt; übelriechender Speichel. Nach 4 Tagen Vergrösserung der Parotisgeschwulst, blutiger Schleim in der Nase. Am 5. Tage weitere Verschlimmerung des Allge-meinzustandes; Augenlider ödematös; Pharynx mit zahlreichen Ecchymosen durchsetzt, Gehör vermindert, volle Besinnung, Schlaf gut. Am folgenden Tage Doppelsehen, Puls 140. Petechien auf der linken Brust, blutiger Schleim aus Mund und Nase, später leichte Delirien; Exitus letalis am 11. Tage der Erkrankung. Die Section ergiebt eine vergrösserte Thymus, welche um das Dreifache die eines Neugeborenen übertrifft. Gewicht 26,5 g. Mesenterial-drüsen, Milz vergrössert, metastatische Processe in Leber und Nieren. Die mikroskopische Untersuchung von Milz und Thymus ergab nichts von der einfachen Hyperplasie Abweichendes.

Man sieht, dass diese Beobachtung unserem Falle in vielen Beziehungen gleicht, wenn auch die Athembeschwerden hier ganz gefehlt zu haben scheinen. Es ist kein Grund vorhanden, trotz des Mangels einer genauen mikroskopischen Untersuchung des Me-diastinaltumors daran zu zweifeln, dass er eine Thymusgeschwulst gewesen sei. Wenn von uns noch ein zweiter sicherer Fall einer Betheiligung dieses Organs bei der pseudoleukämischen Affection des Körpers konstatirt wird, so lenkt das auf's Neue die Aufmerk-samkeit auf eine Beziehung der Drüse zur Entstehung und Ent-wickelung der Pseudoleukämie. Dazu kommt, dass die meisten Fälle von Pseudoleukämie an Erwachsenen beobachtet worden sind, nicht an Kindern, bei welchen die Thymusdrüse noch ihre Functionen zu erfüllen hat. Unser Fall kam zwar im fünften Lebensjahre zum tödtlichen Ausgange, stammt aber gewiss schon aus dem ersten, in welchem zweifellos die Thymusdrüse in den Stoffwechsel des Organismus eingreift.

Denken wir uns nun, dass beim malignen Lymphom irgend eine allgemein wirkende Schädlichkeit — sagen wir ein Virus — die Affection des gesammten lymphatischen Apparates besorgt, welches auf einmal oder wenigstens in sehr kurzen Intervallen die Lymphdrüsengruppen der verschiedensten Körper-Regionen zu einer atypischen Wucherung bringt, so müssen wir zugeben, dass dieses Virus insofern mit den grossen malignen Tumoren eine Analogie hat, dass es im Laufe der Zeit noch an Organen, welche nicht dem lymphatischen System angehören, wie in Leber und Nieren, die gleichen aus Lymphzellen bestehenden Wucherungen hervorruft. R. Schulz hat angenommen, dass die lymphatische Neubildung, die in der Thymusdrüse gefunden worden, auch eine metastatische im oben erwähnten Sinne sei. Allein da liegt die Sache doch anders. Die Thymusdrüse ist, wie der makroskopische und mikroskopische Befund zeigen, so vorwiegend erkrankt, dass man unwillkürlich an sie als den Ausgangspunkt der Krankheit denken muss. Gesetzt aber auch sie sei gleichzeitig mit den Lymphdrüsen erkrankt, so hat auf sie eben dasselbe von uns angenommene Virus gewirkt, welches die allgemeine Drüsenerkrankung hervorrief. Dass eine allgemeine Erkrankung bei der Pseudoleukämie existirt, daran kann kaum gezweifelt werden: die verschiedenen Angaben über die Verminderung der rothen Blutkörperchen, sowie die Veränderungen in den Bändern der Kapillargefässe, die sich in dem Auftreten von Petechien und Blutungen der Nasen- und Blasen-Schleimhaut äussern, sprechen dafür. Ein Organ, welches wie die Thymusdrüse bei einer specifischen Affection des lymphatischen Apparates dieselben Veränderungen wie jede andere Lymphdrüse, ja sie in hervorragendem Maasse aufweist, muss auch aus gleicher Ursache wie diese in dieselbe Störung — die beschriebene Wucherung — versetzt worden sein.

Rechnet man die Thymusdrüse während der Zeit ihres Functionirens dem lymphatischen Apparate zu, wenn auch, wie Gegenbaur sagt, seine Beziehungen zu den Lymphgefässen anatomisch noch unsicher gestellt sind, so würde aus dem Umstande, dass gerade in dieser Drüse die Veränderungen am meisten ausprägt waren, thatsächlich auf ihre primäre Erkrankung geschlossen werden dürfen. Der Einwand, dass in andern Fällen von Pseudoleukämie von dieser Primäraffection nicht die Rede sein kann, ist hinfällig, denn in den sehr seltenen Fällen, wo Kinder an Pseudo-Leukämie zu Grunde gegangen sind, wird die Affection der Thymusdrüse kaum jemals vermisst werden, wenn nach ihr gesucht und das Augenmerk des Beobachters auf sie gerichtet wird.

Die meisten heutigen Forscher bejahen die Frage nach einer selbstständigen Hyperplasie der Thymusdrüse.

Friedleben ist allerdings geneigt, die betreffenden Fälle von Hyperplasie der Thymus für unzuverlässig zu erklären mit Ausnahme des von v. Wittich in Virch. Arch. Bd. VIII veröffentlichten Falles, der überhaupt der erste zuverlässig beobachtete Fall einer Thymusgeschwulst ist und deshalb auch hier erwähnt sein mag. Ein. 18jähriger Gymnasiast, heiser, hustet Monate lang alle 1—2 Minuten. Puls 100, klein. Athmung 25. Fieber, viel Durst, Nachtschweisse. Die Herzdämpfung reicht rechts bis über die Mitte des Brustbeins. Oedeme. Hydrothorax. Ascites. Asthmaanfälle, die oft bis zu 4 Stunden andauern, bisweilen mit kurzer, schnappender Inspiration und lauter Exspiration. Exitus letalis durch Erstickung bei Bewusstsein. Sectionsergebniss: Das ganze Mediastinum anticum war von einer 14 Ctm. langen, fast ebenso breiten herzförmigen Geschwulst erfüllt, welche nach oben zu den Aortenbogen und einen Theil der grossen Gefässe verbarg, nach unten die Herzspitze freiliess und mit dem verdickten Herzbeutel innig verwachsen war. Das Gewicht der schwer ausschälbaren Thymus allein wird auf mehr als 500 g berechnet; Gewebe zum Theil normal, stellenweis durch eine rahmige, rothgelb gesäumte Masse verdrängt, weiter innen noch mehrere zum Theil zusammenhängende kleine Höhlen von gleichem Inhalte: Molekularkörnchen, Eiterzellen, gelbes Fett.

Alle übrigen, noch beschriebenen Fälle erklärt Friedleben für nicht beweisend; er hält dieselbe durchweg für Anschwellung bronchialer oder mediastinaler Lymphdrüsen und stützt sein Urtheil mit Recht auf den Mangel einer mikroskopischen Untersuchung. Aber auch einer der neuesten Forscher auf diesem Gebiete, C. Hennig hält die Hyperplasie der Drüse für etwas sehr seltenes und ist gleichfalls geneigt die beobachteten Fälle in Zweifel zu ziehen. Wenn Hennig (Gerhardt, Handb. d. Kinderkrankh., Nachtrag III.) sagt: bei Leukocythämie und Leukämie nimmt die Thymusdrüse an den Anschwellungen Theil, so lehrt unser Fall, dass eine Hyperplasie der Thymus auch bei der Pseudoleukämie auch ganz sicher vorkommt, ja bei dieser Krankheit, wenn es sich um kindliche Individuen handelt, mit grosser Regelmässigkeit.

Zu den schon erwähnten Gründen für die Annahme einer primären Erkrankung der Thymusdrüse bei der Pseudoleukämie kommt noch in unserem Falle ein neuer dadurch, dass bei ihm lange, Jahr und Tag, schon der Lymphdrüsen-Schwellung Respirationsstörungen vorausgingen, der in der Krankengeschichte erwähnte sogenannte Laryngismus.

Dieselben führen uns zur Frage, welche Stellung wir dem beobachteten, seltenen Falle in der Frage des Asthma thymicum einräumen sollen, waren doch die Erscheinungen und Symptomenkomplexe, unter denen die Krankheit verlief und der Exitus letalis eintrat, ganz diejenigen, welche unter der genannten Bezeichnung zusammengefasst werden. Die viel umstrittene Frage, ob eine grosse Thymusdrüse gefahrdrohende Erstickungsanfälle herbeiführen, eventuell sogar zur Todesursache werden könne, ist von den älteren Forschern bald bejaht, bald verneint worden. Nachdem jedoch Alexander Friedleben 1859 nach seinen reichhaltigen Untersuchungen den Schlusssatz aufstellte: „Die Thymus vermag weder im normalen, noch im hypertrophischen Zustande den Laryngismus zu erzeugen, es giebt kein Asthma thymicum!", schien die Frage im negativen Sinne entschieden zu sein. Friedleben suchte die Ursache der beobachteten Respirations-Störungen in einer Ernährungsstörung der Nervencentren. Eine Reihe von Jahren ist dann das Thema nicht erörtert worden, bis wieder Abelin (Stockholm) neue Untersuchungen anstellte und darauf hinwies, dass man so weit wie Friedleben zu gehen, doch nicht berechtigt sei; es sei durchaus nicht unmöglich, dass die krankhaft aufgetriebene und vergrösserte Drüse einen Einfluss auf das Athmen ausübe. In neuester Zeit mehrten sich wieder die Fälle mit dem Asthma und mit ihnen die darüber aufgestellten Theorieen. Erschöpfende Mittheilungen hierüber sind von Grawitz, Hortmann, Scheele, Paltauf, Pott, Hennig u. A. gemacht worden.

Grawitz in Greifswald berichtet in der Deutsch. med. Wochenschrift, 1888, No. 22, über einige plötzliche Todesfälle im Säuglingsalter, wo für die Erstickung keine andere Ursache sich nachweisen liess als eine auffallend vergrösserte Thymusdrüse. Er glaubt auf Grund dieser Befunde zwei Punkte anführen zu können, welche den Werth des negativen Standpunktes von Friedleben zweifelhaft machen: erstens, dass Friedleben ebenso wie die einfache Hyperplasie, so auch jede Geschwulst der Drüse ableugnet, die darauf bezüglichen Angaben, wie schon erwähnt, als unbrauchbar bezeichnet, während doch das maligne Lymphosarkoma thymi-

cum (im Sinne Virchow's) existiere, und zweitens eine Bemerkung von Virchow in Band II seiner Geschwulst-Lehre, wo es
heisst: „Ich besitze in der Sammlung ein Präparat, wo das Kind
durch Asthma zu Grunde gegangen ist, und wo die Thymus so
bedeutend vergrössert war, dass auch ich nicht einsehe, wie man
die Möglichkeit leugnen sollte, dass durch ihren Druck die Dyspnoe entstanden sei." Ohne hieran ein positives eigenes Urtheil
zu knüpfen, beschränkt sich Grawitz auf die gerichtsärztliche
Bedeutung der Sache zu weisen und zur sorgfältigen Beobachtung
in gegebenen Fällen aufzufordern.

Nordmann (Schweiz. Corresp.-Blatt No. 6, Refer. in Jahresber. Virchow-Hirsch. 1889. I.) der den Tod eines zwanzig-
jährigen Rekruten schildert, bei dem die persistirende Thymusdrüse
eine bedeutende Vergrösserung erlitten hatte, tritt sehr entschieden
dafür ein, dass eine hochgradig vergrösserte Thymusdrüse unter
Umständen einen Erstickungstod herbeiführen könne. Er unterlässt
es jedoch sich über das Nähere des Vorganges auszusprechen. Der
20jähr. Patient, der als tüchtiger Schwimmer bekannt war, hatte
vor dem Mittagessen gebadet, kehrte nach einigen Minuten an das
Ufer zurück, wurde blass und stürzte unter Rollen der Augen zu
Boden. Trotz sofort angestellter Wiederbelebungsversuche, die noch
einige Athemzüge hervorriefen, starb der junge Mann. Die Section
ergab flüssiges, dunkles Blut, Lungenödem, blutreiche innere Organe, eine Hyperplasie der Glandula thyreoidea, der Tonsillen, der
Follikel am Zungengrunde, der Lymphdrüsen und der Milz. Die
Thymus war faustgross.

Es folgen dem drei Mittheilungen, die von v. Recklinghausen herrühren. Die erste betraf einen dreizehnjährigen Knaben,
der ins Wasser fiel und, obgleich er kurz darauf herausgezogen
wurde, nicht ins Leben zurückkehrte. Die Section ergab normale
innere Organe, eine kolossal vergrösserte Thymus, die etwa die
Grösse der Leber eines Neugeborenen erreichte, sowie sehr entwickelte Lymphdrüsen. In der zweiten wird von einem jungen
Manne erzählt, der nach dem Bade in der Badeanstalt verstorben
war; bei der Autopsie fielen die bedeutend vergrösserte Thymus,
die weniger stark vergrösserten Halslymphdrüsen und Tonsillen
auf; sonst war keine Abnormität nachzuweisen. Dem ersten ähnlich lautet der dritte Fall. Ein 18jähriger Schwimmer verstarb

während des Bades, die sofort eingeleiteten Wiederbelebungsversuche blieben erfolglos. Alle inneren Organe waren normal, nur
beträchtliche Schwellung der Lymphdrüsen und der Thymus.

Scheele-Danzig beobachtete einen Fall von Erstickung bei
einem 16 Monate alten, gut entwickelten, etwas frühreifen Kinde,
welches nach anscheinendem Wohlbefinden todt im Bette gefunden
worden war. Die in allen Theilen genau vorgenommene Section
ergab die anatomische Diagnose: „Chronischer, folliculärer Darmcatarrh; Hyperplasie der Glandula Thymus; Tod durch Erstickung."

Zahlreiche Ecchymosen auf dem Pericard, der Pleura und der
Thymus selbst.

Scheele ist der Meinung, dass der follikuläre Darmcatarrh
den Grund zu eclamptischen Zuständen gegeben habe, und das
Kind in einem solchen Anfalle gestorben sei. Dieses Urtheil wird
nach seiner Meinung nur dadurch unsicher, dass frühere Anfälle
ausgeschlossen werden konnten, und kaum jemals gleich der erste
Anfall tödtlich sei. Trotzdem hält Scheele an der Friedleben-
schen Theorie fest, ja bekräftigt dieselbe noch durch Experimente,
bei denen er fand, dass erst bei einer Belastung von 1000 Gramm
die Trachea comprimirbar sei. Die grösste bis jetzt beobachtete
Thymus hatte aber bloss 500 Gr. gewogen.

Paltauf (Wiener klin. Wochenschr. 1890) setzt voraus, dass
eine vergrösserte Thymus nur dann eine Compression der Trachea
oder überhaupt abnormen Druck auf ihre Umgebung ausgeübt
habe, wenn solche in der Leiche nachweisbar wären. Solche habe
er aber niemals, selbst nicht bei auffallend grosser Thymus constatiren können. Deswegen vertritt er die Ansicht, dass bei allen
in Frage kommenden Fällen ein allgemein krankhafter Zustand
des Körpers, der durch die gegenwärtig fast obsolet gewordene
Bezeichnung lymphatische Constitution gekennzeichnet werden
könnte, vorhanden sei.

Eine weitere Bearbeitung dieses Themas ist von Pott (Jahrb.
f. Kinderheilk. Bd. XXIV. 1892) erschienen. Er hat in 6 Fällen
von Laryngismus eine auffallend grosse Thymus gefunden, meist
verbunden mit Schwellung der Hals-, Bronchial- und Mesenterial-
drüsen. Indem er nun die directe Compression der Trachea oder
ihre säbelscheidenförmige Verengerung als nicht bewiesen ansieht,
nimmt er an, dass der Spasmus glottidis allemal eine Theilerschei-

nung der Eclampsie ist. Unter Eclampsie aber versteht er eine functionelle Neurose, bei der sich die psycho-motorischen Krampfcentra in der Grosshirnrinde, sowie im Pons und der Medulla oblongata, selbst in der Medulla spinalis sich vorübergehend oder auch längere Zeit in einem gesteigerten Erregungszustand befinden, ein Zustand, welcher bei Kindern des ersten Lebensalters schon an und für sich vorhanden ist und durch Schädelrhachitis noch erheblich gesteigert werden kann.

Durch periphere Reize auf dem Wege des Reflexes könnten die dem Kindesalter eigenthümlichen Krampfanfälle ausgelöst werden. Solcher veranlassenden Reize seien gar viele, daher liege kein Grund vor, die hyperplastische Thymusdrüse nicht zu einem solchen, mindestens indirect wirkenden Reize zu rechnen. Der Tod im Spasmus glottidis käme nicht durch Erstickung, sondern dadurch zu Stande, dass ein plötzlicher Stillstand des Herzens eintrete. Das anzunehmen hielte er sich für berechtigt, einmal weil der Tod oft bereits im ersten Anfall erfolgt, dann weil alle Versuche, die Respiration durch die Tracheotomie oder die künstliche Athmung wieder in Gang zu bringen oder zu erhalten, fehlschlügen. Er nimmt ausser dem von Paltauf erwähnten Momente der allgemeinen lymphatischen Constitution noch an, dass die mechanische Wirkung der hyperplastischen Thymus auf das Herz und den Ursprung der grossen Gefässe mitbetheiligt sei.

Hennig, dem wir die neueste Arbeit über die Thymusdrüse danken, meint, dass es eine Hypertrophie bezw. bindegewebige oder fettige Hyperplasie der Thymusdrüse gebe. In einzelnen Fällen verursache diese durch eine periodische oder bleibende Zunahme ihrer Grösse Beschwerden, ja sogar den Tod. Je jünger das befallene Individuum sei, desto grösser sei diese Gefahr. Der Thymus anliegende oder sie einhüllende Lymphdrüsengeschwülste können die Hypertrophie der Brustdrüse vortäuschen.

Dem entspricht ein von Kruse und Calen in Greifswald mitgetheilter Fall von Tod durch Hyperplasie der Thymus, der für die Erörterung der Frage des Thymustodes mir von principieller Bedeutung scheint, da eine klinische Beobachtung von Verlegung der Bronchien durch die Thymus bisher noch nicht vorgebracht war. Ein zweijähriger Knabe mit den Erscheinungen einer hochgradigen Stenose der Trachea wird tracheotomirt. Während der

Operation tritt trotz aller Bemühungen, und trotzdem die Trachea weit eröffnet ist, der Tod ein. Bei der Section findet sich eine vergrösserte Thymus, 71 Mm. lang, 42 Mm. breit, 17 Mm. dick. Ein zungenförmiger, 25 Mm. langer Lappen ragte über das obere Ende des Brustbeins bis nahe an den Isthmus der Thyreoidea hinauf. Die Entfernung von Wirbelsäule und Brustbein betrug nur 21 Mm. Die anatomischen Verhältnisse waren also in diesem Falle derart, dass in einem Raume von 21 Mm. sich die 17 Mm. dicke Thymus und die Trachea mit den beiden Hauptbronchien, sowie diesen anliegend die Plexus pulmonales der Nn. vagi, ausserdem der Oesophagus, etwas Fettgewebe und eine hyperplastische bronchiale Lymphdrüse befanden. Diese Verhältnisse, welche schon im Leben Stenosenerscheinungen ausgeübt hätten, hätten nun bei der Operation durch die in Folge der Kopfstellung entstehende Lordose der unteren Hals- und oberen Brustwirbel eine derartige Steigerung erfahren, dass sie im Verein mit der hierdurch bewirkten venösen Stauung und dem Druck auf die Plex. pulm. und Rami cardiaci eine Knickung der Luftwege und damit die Erstickung zu Stande brachten.

Fragen wir uns nun gegenüber diesen widerspruchsvollen Ansichten, ob der von uns beobachtete Fall dazu beitragen kann, grössere Klarheit in die Sache zu bringen?

Eine mechanische, d. h. Druckwirkung der vergrösserten Thymusdrüse auf die Respirationsorgane ist wohl in allen denjenigen Fällen ausgeschlossen, wo ein plötzlicher Tod, wie in den von Nordmann beschriebenen Fällen, ohne vorhergegangene Beschwerden, vor Allem ohne langzeitige Dyspnoe und ohne Stenosenerscheinungen erfolgt. Es lässt sich nicht gut begreifen, dass die doch langsam wachsende Thymusdrüse momentan eine Compression oder gar Knickung der Luftröhre zu Stande bringen sollte, oder dass ganz plötzlich ohne vorhergegangene Anfälle eine tödtlich wirkende Lähmung der Mm. arytenoides postici durch Compression der Nn. recurrentes eintreten könnte. Anders ist es aber bei den langsam unter langer Dyspnoe verlaufenden Fällen, wie in dem von uns beobachteten. Hier ist eine allmälig zunehmende Compressionsstenose der Trachea, welche unter dem Bilde des Laryngismus verläuft, gut denkbar. Freilich zeigte sich auch in unserem Falle bei der Section, die 24 Stunden post mortem vorgenommen wurde, nur eine leichte Compression der Trachea, welche, wie in allen Fällen, höchstens die Dyspnoe, niemals aber den Tod durch Erstickung erklären könnte. Auch in dem von Kruse beschriebenen Falle, wo der Nachweis gebracht werden soll, dass in einem 26 Mm. tiefen Raum nicht Organe von etwas grösserer Ausdehnung liegen könnten, ohne die Trachea zu comprimiren, wird die Brusthöhle wohl durch die Ausdehnung nach mehr als einer Seite hin einen Ausgleich zugelassen haben. Jedenfalls hat die Erklärung des Laryngismus durch centrale Störungen bedeutend mehr Wahrscheinlichkeit für sich. Diese centralen Störungen könnten durch eine Constitutionserkrankung des Körpers schon hervorgerufen werden. Sieht man alle die beschriebenen Fälle durch, so wird man in den weitaus meisten neben einer Erkrankung der Thymus eine Schwellung der Lymphdrüsen aufgezeichnet finden. Auch in unserem Falle hat es sich um eine Erkrankung des lymphatischen Apparates gehandelt. Hierauf ist jedenfalls bisher zu wenig Gewicht gelegt worden. Denn es dürfte wohl kaum, wie aus den erwähnten Fällen hervorgeht und wie auch im ersten Theil dieser Arbeit zu beweisen versucht wurde, eine Erkrankung der Thymusdrüse geben, ohne Betheiligung des gesammten lymphatischen Apparates. Demgemäss hätten wir in der hyperplastischen oder abnorm lange erhaltenen Thymusdrüse nicht eine Ursache des Todes, sondern nur ein Theilsymptom, vielleicht auch den Ausgangspunkt jener allgemeinen Ernährungsstörung zu erkennen, die des Weiteren durch die Vergrösserung der Lymphdrüsen, der Tonsillen etc. gekennzeichnet ist.

Wie jedoch durch die supponirte Constitutionserkrankung jene Affection der psycho-motorischen Krampfcentra, welche Pott als Eclampsie bezeichnet und von der der Spasmus glottidis eine Theilerscheinung ist, zu Stande kommt, wie weit ferner periphere Reize auf dem Wege des Reflexes durch den Druck der vergrösserten Drüse auf die Nn. recurrentes mitspielen, kann der beobachtete Fall so wenig wie alle bisher beschriebenen entscheiden, und diese Frage wird auch bei dem Mangel unserer Kenntnisse von dem Wesen der pathologischen Vorgänge im Centralnervensystem noch nicht ausgetragen werden können.

Literatur.

Friedleben, Die Physiol. der Thymusdrüse in Gesundheit und Krankheit. Frankfurt a. M. 1858. — v. Winiwarter, v. Langenbeck's Archiv. XVIII. 1875. — Schulz, Arch. f. Heilk. 1874. — Dreschfeld, Deutsche med. Wochenschr. 1891. — Eberth, Virchow's Arch. Bd. 49. 1870. — v. Wittich, Virchow's Arch. Bd. 8. — v. Ziemssen, Handbuch. Bd. 13. — Grawitz, Deutsche med. Wochenschr. 1888. — Paltauf, Wiener klin. Wochenschr. 1889 u. 1890. — Bienwald, Inaug.-Diss. Greifswald 1889. — Nordmann, Corr.-Bl. f. Schweiz. Aerzte. 1889. — Scheele, Zeitschr. für klin. Med. Bd. XVII. Suppl. — Pott, Jahrb. f. Kinderheilk. Bd. XXXIV. — Hennig, Krankh. d. Thymusdrüse. Gerhardt's Handb. f. Kinderkrankh. Nachtr. III. — Virchow, Krankhafte Geschwülste. II. — Virchow-Hirsch, Jahresbericht. — Gegenbauer, Anatomie. — Ortner, Wiener klin. Wochenschrift. 1890.

XVIII

Die operative Behandlung der Dünndarm-genitalfisteln mit besonderer Berücksichtigung der „Darmausschaltung".

Von

Dr. Albert Narath,

Assistent der Klinik Gussenbauer in Wien.

(Mit 12 Figuren.)

Während Communicationen des Genitaltractus mit dem Rectum ziemlich häufig beobachtet werden, bilden solche mit den übrigen Darmabschnitten, speziell mit dem Dünndarm, grosse Seltenheiten. Petit(20)[1] hat mit dem grössten Fleisse alle Nachrichten über derartige Fälle gesammelt und kritisch bearbeitet. Er konnte im Ganzen über 39 Fälle berichten, wovon jedoch ein Theil sehr ungenau beschrieben ist oder überhaupt zweifelhaft erscheint. Sie entstammen der deutschen, englischen, französischen und italienischen Literatur der letzten hundert Jahre und enthalten auch die sehr spärlichen Ueberlieferungen früherer Jahrhunderte. Die meisten dieser Beobachtungen fallen in die vorantiseptische Zeit; die Aera der Anti- und Aseptik hat bei dem gewaltigen Aufschwunge der Gynäkologie und Chirurgie nur wenige einschlägige Fälle aufzuweisen. Aber gerade diese sind wegen der chirurgischen Eingriffe, die bei ihnen ausgeführt wurden, für die Therapie der Erkrankung besonders wichtig. In den 13 Jahren, die seit der Publication Petit's verflossen sind, vermochte ich trotz eifrigen Suchens in der Literatur nur sechs weitere Fälle aufzutreiben. Einen siebenten konnte ich selbst als Assistent Billroth's genau beobachten. Da er mir ausserdem Gelegenheit bot, ein neues Operationsverfahren, die totale

---

[1] Die Zahlen neben den Autornamen beziehen sich auf das Literaturverzeichniss im Anhange.

Darmausschaltung, zu erproben, so will ich ihn ausführlich mittheilen, und auf die operative Behandlung derartiger Darmgenitalfisteln näher eingehen. Ein zweiter Abschnitt der Arbeit sei der „Darmausschaltung" überhaupt gewidmet.

I. Abschnitt.
„Ueber Darmgenitalanastomosen."

Bevor ich auf die Aetiologie, den Verlauf und die Therapie der Darmgenitalanastomosen zu sprechen komme, möge die Krankengeschichte unseres Falles vorausgeschickt werden, bei dem es sich um eine Jejuno- et Ileovaginalfistel, entstanden auf Abortus, handelt[1]).

E. B., 32 Jahre alt, Bauersgattin aus dem Neutraer Comitat in Ungarn. Die Pat. war angeblich stets gesund und hatte drei ausgetragene Kinder ohne Kunsthilfe geboren.

Das vierte Kind soll im 9. Monat der Schwangerschaft, Mitte Januar 1893, abgestorben und dann noch 4 Wochen getragen worden sein. Nach dieser Zeit, also Mitte Februar, entfernte ein Arzt in Ungarn den stark macerirten Foetus stückweise. Drei Tage nach der Operation bemerkte der Arzt bei der Ausspülung der Vagina, dass noch ein Stück vom „Os occipitale" im Uterus zurückgeblieben sei, konnte es aber nicht entfernen, da sich Pat. gegen jeden weiteren operativen Eingriff sträubte. Pat. war nun längere Zeit schwer krank und bettlägerig. Der Appetit war gering und sie nährte sich nur von etwas Wein, Cognac und Milch. Nach der Operation bestanden Schmerzen im Bauche, Fieber und es stellte sich auch gleich ein Ausfluss aus der Scheide ein, den der behandelnde Arzt durch täglich zweimaliges Ausspülen zu bekämpfen trachtete. Nach mehreren Wochen besserte sich der Zustand und als die Pat. nun anfing feste Speisen, wie Fleisch, Brod u. dergl., zu sich zu nehmen, bemerkte sie und auch der Arzt, dass dieselben ein bis zwei Stunden nach der Mahlzeit unwillkürlich durch die Vagina abgingen. Es wurde das ungefähr sechs Wochen nach der Operation zum ersten Male constatirt. Später, (es ist nicht genau zu eruiren wann) sollen auch zwei circa 4 Ctm. lange Knochenstückchen, die vom Kinde herrührten, per vaginam zum Vorschein gekommen sein. Es bildete sich nun ein für die Pat. unerträglicher Zustand aus, indem der grösste Theil der eingenommenen Nahrung den Weg durch die Vagina nahm und nur ein ganz geringer den natürlichen. Flatus sollen nur per rectum abgegangen sein. Das äussere Genitale und die ganze Haut der Umgebung entzündete sich heftig und verursachte der Patientin sehr grosse Schmerzen. Da diese nur durch immer grössere Dosen von Morphium zu stillen waren, und die

---

[1]) Die Patientin wurde am 24. November 1893 in der k. k. Gesellschaft der Aerzte in Wien vorgestellt.

Kranke sichtlich herunter kam, wurde sie endlich im Juli 1893 von ihrem Arzte nach Wien geschickt. Mein Freund, Herr Dr. R. Braun von Fernwald, an den sie sich zuerst wandte, hatte die Freundlichkeit, sie mir behufs Operation zu überlassen. Ich sage ihm hiermit dafür den besten Dank. Die Pat. wurde am 17. Juli 1893 in die Klinik Billroth's aufgenommen.

Als ich die Patientin das erste Mal sah, befand sie sich in einem erbarmungswürdigen Zustande. Ihre Kleider waren nach einer langen Bahnfahrt über und über mit Koth beschmutzt und verbreiteten einen penetranten Gestank. Die Pat. klagte fortwährend über unerträgliche Schmerzen. Ich hatte vor mir ein gracil gebautes aber bis zum Skelette abgemagertes Weib. Am ganzen Rücken, am Bauche, an den Oberschenkeln und insbesondere am äusseren Genitale und dessen Umgebung war die Haut stark geröthet, geschwollen, ungemein empfindlich und stellenweise der Epithelschichte beraubt. An den Unterschenkeln und Füssen liessen sich Oedeme constatiren, ohne dass daselbst eine Dermatitis bestand. Aus der Vagina entleerte sich unwillkürlich eine mit Schleim untermengte gallig tingirte, weissliche Flocken enthaltende, geruchlose Flüssigkeit in ziemlicher Menge. Die Untersuchung der Brustorgane ergab nichts Abnormes, die der Bauchorgane und namentlich des Genitales war ohne Narkose wegen der ungemeinen Empfindlichkeit der Pat. nicht möglich.

Die nächsten 10 Tage, (18.—28. Juli) waren einer sorgfältigen Behandlung des Eczems und einer genauen Beobachtung der Pat. gewidmet. Durch zwei in Narkose vorgenommene vaginale Untersuchungen konnte Folgendes festgestellt werden: Durch einen ziemlich engen Scheideneingang gelangte man in die mässig weite Vagina. Die Schleimhaut derselben war stark geschwollen, hochgradig entzündet und stellenweise mit Ulcerationen und Narben bedeckt. Nach oben zu wurde die Scheide etwas enger und zog sich nach rechts hinten hinauf. Das Scheidenende, sowie die Portio vaginalis uteri, konnten weder mit dem Finger erreicht, noch mit Hilfe von Speculis und Spateln zugänglich gemacht werden. Eingeführte Bougies stiessen rechts hinten oben auf ein Hinderniss, das nicht überwunden werden konnte. Die Ovarien waren nicht zu tasten. Durch die erschlafften eingesunkenen Bauchdecken palpirte man über dem rechten Darmbeinteller einen harten, runden, wenig beweglichen, etwa klein-apfelgrossen Tumor, der als verlagerter und fixirter Uterus gedeutet wurde. Durch Einspritzungen von gefärbten Flüssigkeiten in Urethra und Blase einerseits, in das Rectum und die Flexur andererseits konnte man Communicationen dieser Organe mit der Vagina ausschliessen.

Genaue Fütterungsversuche ergaben, dass die eingenommenen Speisen schon nach 1—2 Stunden in grosser Menge unwillkürlich per Vaginam abgingen. Wann die letzte Portion bei der Vagina zum Vorschein kam, konnte man aus dem Grunde nicht bestimmen, weil die Pat. fortwährend vom Hunger gequält wurde und immer wieder nach Speisen verlangte, die sie in grosser Menge verzehrte. Der Speisebrei war dünnflüssig, bald mehr, bald weniger gallig tingirt, vollständig geruchlos und enthielt unverdaute feste Partikeln wie Reis, Gries, Mohn, Caseinflocken u. s. w. Daneben entleerte jedoch Pat. alle 2 bis 3 Tage auch per rectum eine ganz geringe Menge festen Stuhles, der stets acholisch aussah. Winde sollen auch per rectum abgegangen sein.

Wenig erfolgreich waren die Bemühungen, die auf eine Besserung des Eczems hinzielten. Verschiedene Arten von Drains, die in die Vagina gelegt wurden, um permanent den Darminhalt in ein Gefäss abzuleiten, wurden nicht vertragen und von der Pat. trotz aller Vorstellungen selbst herausgezogen. Noch schmerzhafter erwiesen sich Tamponaden der Vagina, sowie Ausspülungen derselben. Schliesslich musste man alle derartigen Manipulationen aufgeben, und sich auf eine sorgfältige äussere Reinigung der Pat. beschränken. Es stellte diese Procedur nicht geringe Anforderungen an den Arzt und das Wartepersonal, denn kaum war Pat. frisch umgebettet und die eczematösen Stellen verbnnden, als sich wieder aus der Vagina eine grössere Menge von Darminhalt entleerte, der alles von neuem besudelte. Dass auf diese Weise das Eczem trotz der gewissenhaftesten Behandlung sich nur wenig besserte, ist klar. Linderung der Schmerzen, sowie Schlaf konnte man nur durch Darreichung von Morphium erzielen, das Pat. oftmals im Tage verlangte.

Der Urin, der übrigens regelrecht entleert werden konnte, enthielt geringe Mengen von Eiweiss und von geformten Bestandtheilen neben Eiterkörperchen epitheliale Elemente der Blasenschleimhaut, nicht aber Cylinder.

Das Oedem der Beine schwand binnen wenigen Tagen.

Nach Alledem musste die Diagnose gestellt werden auf eine weite Communication einer hohen Dünndarmschlinge entweder mit der Uterushöhle oder mit der Vagina, also auf eine Fistula Jejunouterina oder Jejunovaginalis, die einem wirklichen Anus praeternaturalis nahekam, da sich die grösste Menge des Stuhles per vaginam entleerte.

Am 28. Juli 1893 unterzog sich Pat. der Operation. Es konnte a priori nur an Laparotomie gedacht werden, da die Fistel von der Vagina aus vollständig unzugänglich war. Ich entschloss mich trotz der eczematösen Bauchdecken und der hohen Infectionsgefahr zu diesem Eingriffe, da kaum ein spontaner Schluss der Fistel zu erwarten stand und die Pat., die übrigens dringend die Operation verlangte, sonst durch Inanition zu Grunde gegangen wäre.

Es wurde der Bauch in der Linea alba eröffnet, 4 Ctm. oberhalb des Nabels beginnend, bis zur Symphyse. Da der genannte Schnitt keine genügende Uebersicht und für die complicirten Verhältnisse zu wenig Raum gewährte, wurde senkrecht darauf ein zweiter geführt, der in der Medianlinie dicht unter dem Nabel ansetzend bis in die rechte Flanke reichte. Der so gebildete Lappen wurde nach rechts unten geschlagen, wodurch man das Operationsfeld genügend freilegte. Es zeigte sich zunächst, dass der von aussen getastete Tumor thatsächlich den Uterus vorstellte. Derselbe lag rechts von der Wirbelsäule, mit seinem Längsdurchmesser anteroposterior gestellt, war etwas vergrössert und härter, plump, birnförmig und mit seinem unteren cervicalen Antheile fest adhärent an der Unterlage. Verschieben konnte man ihn gar nicht, sondern nur oscillirende Bewegungen mit seiner Längsachse ausführen. An seiner hinteren Oberfläche befanden sich Pseudomembranen. Das mit vielen Narben versehene rechte Ovarium hatte normale Grösse, zeigte sich aber an der rechten Seite des Uterus durch straffe Stränge fixirt. Die rechte Tube erwies sich als zart und dünn, war jedoch vielfach gewunden und geknickt und so ebenfalls durch Stränge fixirt. Vom

rechten Parametrium konnte man ausser einer schwieligen, derben Masse, die
der hinteren Bauchwand fest aufsass, nichts mehr sehen. Das normale linke
Ovarium lag vor der Synchondrosis sacro-iliaca sinistra am Eingange des kleinen
Beckens. Um die complicirten Darmverhältnisse überblicken zu können, musste
der grösste Theil des Dünndarmes ausgepackt werden. Da zeigte sich nun, dass
der Dickdarm leer und völlig normal war. Processus vermiformis und Coecum

Fig. 1.

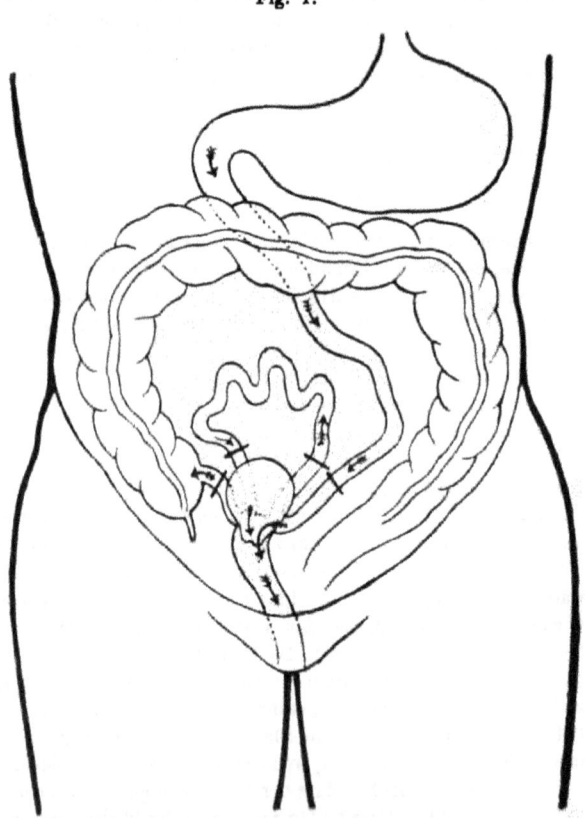

befanden sich rechts vom Uterus. Verfolgte man nun den Dünndarm nach aufwärts, so liess sich constatiren, dass er gegen das schwielige Gewebe, das sich
hinter dem unteren Cervixtheile des Uterus ausbreitete, hinzog und dort fixirt
war, 18 Ctm. von der Valvula ileo-coecalis entfernt (siehe Fig. 1, welche die Verhältnisse schematisch wiedergiebt). Hierauf zog das Ileum unter einem spitzen
Winkel sich abknickend nach oben. Der grösste Theil dieser adhärenten Schlinge

und ihres Mesenterium war auch dorsal an die hintere Bauchwand angelöthet, so dass man sie rückwärts nicht umgreifen konnte. Der übrige Theil des Ileum, sowie das untere Stück des Jejunum, erwies sich als gesund. Eine einzige lange fadenförmige Adhäsion zog vom Darm zur vorderen Bauchwand; sie wurde durchtrennt. Das Jejunum weiter hinauf durchmusternd kam ich auf eine ziemlich hohe Schlinge, welche ebenfalls zu der oben erwähnten Schwiele hinter dem

Fig. 2.

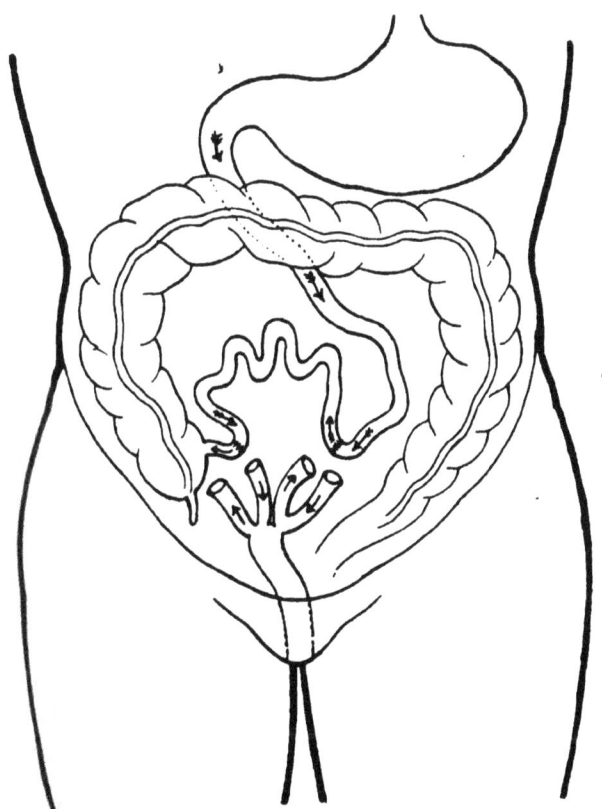

Uterus zog und dort mit ihrer Kuppe fixirt war (siehe Fig. 1). Die schönen hohen Plicae conniventes kennzeichneten das Darmstück hinlänglich als Jejunum. Diese Schlinge, die ebenfalls mit ihrem Mesenterium der hinteren Bauchwand breit anhaftete, lag dicht an und zum Theil hinter der oben erwähnten Ileumschlinge. Auch sie konnte von hinten nicht umgriffen werden. Der ganze Dünndarm war leer und besass, so viel man sehen konnte, normale Wandungen. Führte man

nun ein Bougie in die Vagina, so fühlte man die Spitze desselben hinter dem
Uterus in dem schon mehrfach hervorgehobenen schwieligen Gewebe ziemlich
deutlich anstossen. Die Uterusachse stand senkrecht zur Sondenachse. Es gelang
mir nicht das Bougie so zu dirigiren, dass es ins Lumen des Dünndarms eingetreten wäre. Ich konnte mich daher auch nicht überzeugen, ob bloss eine oder
beide Darmschlingen mit der Vagina communicirten und musste also mit der
letzteren Eventualität rechnen. An eine Loslösung der beiden Schlingen mit
folgender zweifacher Resection und Naht war wegen der ausgedehnten Adhäsionen, wegen der unmittelbaren Nachbarschaft der Cava, wegen der Enge des
Operationsfeldes und namentlich wegen der Gefahr alte Abscesse zu eröffnen,
nicht zu denken. Es blieb also als rationellstes Verfahren bloss die totale Darm-
ausschaltnng mehr übrig, die in folgender Weise ausgeführt wurde (siehe Fig. 2
[schematisch]): Nach temporärer Abschnürung des zu- und abführenden Schenkels
der spitzwinklig geknickten Ileumschlinge durch je zwei Jodoformdochte wurde
der Darm so durchschnitten, dass auf den zuführenden Schlingenschenkel circa
12 Ctm., auf den abführenden circa 8—9 Ctm. entfielen. Das am Coecum ein-
gefügte letzte Ileumstück war nur mehr 3—4 Ctm. lang. Weiters durchtrennte
je ein Schnitt das Mesenterium. Die beiden Schnitte convergirten, trafen aber
nicht aufeinander um die Gefässe der ausgeschalteten Schlinge zu erhalten. Es
folgte, während die letztere sorgfältig in Jodoformgaze eingepackt worden war,
sofort die Herstellung der Continuität des Dünndarmes durch eine circuläre Darmnaht nach Wölfler. Auf ganz ähnliche Weise wurde hernach die Jejunumschlinge behandelt. Ausgeschaltet wurden circa 30 Ctm. davon, die sich zu
gleichen Theilen auf zu- und abführenden Schenkel vertheilten. Das restirende
Jejunum wurde ebenfalls durch circuläre Naht vereinigt. Es war also jetzt die
Passage des Dünndarms wieder hergestellt und gleichzeitig die doppelte
Knickung behoben. Es galt nun noch die beiden ausgeschalteten Schlingen zu
versorgen. Nachdem bei jeder Schlinge die beiden Gekröseblätter am wunden
Rande durch einige Nähte eingesäumt worden waren, trachtete ich, die beiden
Schenkel der Schlinge parallel aneinander zu legen und so mit Nähten zu fixiren.
Es gelang das beim Ileum vollständig, beim Jejunum nur an den freien Enden
Es geschah dies in der Absicht, um möglichst einfache Verhältnisse herzustellen
und namentlich um Lücken, die zu späteren Incarcerationen Veranlassung hätten
geben können, zu vermeiden. Der aus demselben Grunde unternommene Versuch,
alle vier Schlingenschenkel neben einander nach aussen zu leiten misslang wegen
der verschiedenen Länge und Richtung der Darmstücke und der Fixation ihrer
Mesenterien an die hintere Bauchwand. Ich nähte daher die beiden Mündungen
des Ileumstückes in die quere, die des Jejunum in die mediane Bauchwunde
ein, wie es in Fig. 3 angegeben ist. Die Bauchdecken wurden vollständig durch
Seidennähte in drei Etagen vereinigt. Die Operation hatte wegen der complicirten Verhältnisse sehr lange gedauert und die Pat. wurde ziemlich schwach zu
Bett gebracht. Die Pat. ertrug den ausgedehnten Eingriff relativ gut. Sie erbrach bloss einmal im Verlaufe des Nachmittages, klagte aber über keine besonderen Schmerzen im Bauche. Der Puls war allerdings schwächer und
frequenter als früher, die Temperatur hingegen normal (37,0). Eine Morphiuminjection brachte eine ruhige Nacht.

Besondere Aufmerksamkeit wurde der Ernährung der Pat. geschenkt. Die ersten Tage bekam sie per os nur Flüssigkeiten, wie Wein, Weinsuppe, Milch. Ausserdem wurden ihr mehrmals im Tage Nährklysmen verabfolgt (Fleischsolutionen, Pepton, Wein). Obwohl der Kranken auf diese combinirte Weise ziemlich viel Nahrungsmaterial zugeführt wurde, klagte sie doch fortwährend über Hunger, wurde täglich ungebärdiger, tobte, schrie bei Tag und Nacht und verlangte stürmisch, man solle ihr doch so viel zu essen geben wie vor der

Fig. 8.

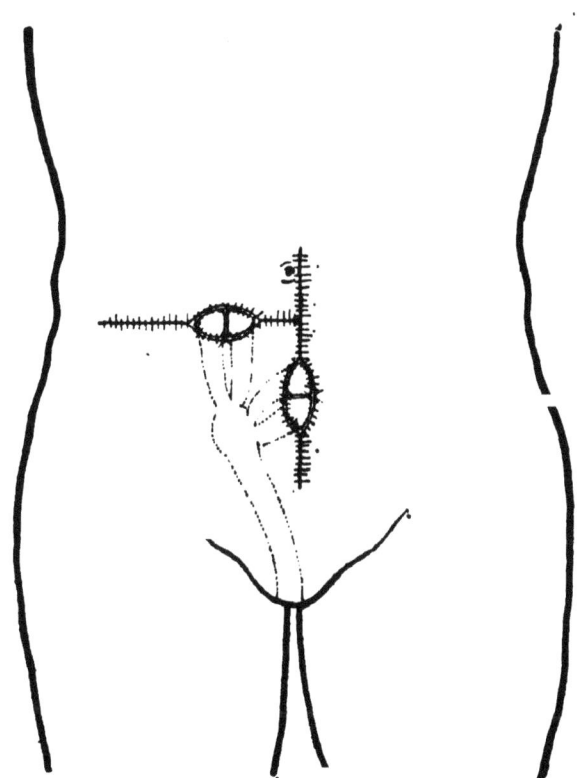

Operation. Erst am sechten Tage nach der Operation (am 3. August) bekam sie feste Nahrung und wurde nun ruhiger. Gleich bemerkt möge hier werden, dass diese Excitationserscheinungen wohl auch zum Theil darauf zurückzuführen sind, dass der Pat. die gewohnte tägliche Morphinmenge langsam entzogen wurde. Nach etwa zehn Tagen bekam sie keine Injectionen mehr. Der erste Stuhl war von breiiger Consistenz und wurde fünf

Tage nach der Operation in reichlicher Menge abgesetzt. Von da an war die Stuhlentleerung immer eine regelmässige.

Die Körpertemperatur schwankte in den ersten Tagen Morgens zwischen 36,3 und 36,5, Abends zwischen 37,0 und 37,7 ° Cels. Aus der Vagina floss in ziemlicher Menge eitrige Flüssigkeit.

Am 31. Juli 1893, also 3 Tage nach der Operation, wurde der Verband zum ersten Male gewechselt. Die Hautnähte schienen reactionslos, der Bauch war nicht aufgetrieben, auch nicht druckempfindlich. Die Schleimhaut der vier Schlingenschenkel prolabirte etwas und zeigte lebhafte Röthung. Vor jedem Darmlumen lag ein kleines Klümpchen dicken, gelblich weissen undurchsichtigen Schleimes. Nur der untere Theil der Vagina wurde vorsichtig ausgespült.

Wegen Temperatursteigerung (37,9 am Abend) wechselte ich am nächsten Tage abermals den Verband. Auch jetzt lag vor jedem Lumen ein kleines Schleimflöckchen. Da ich als Ursache der Temperatursteigerung eine Secretretention im obersten Vaginaltheile vermuthete, führte ich einen dicken Nelatoncatheter in den zuführenden Schenkel der Jejunumschlinge und spritzte nun unter geringem Drucke Wasser ein. Es kam zunächst durch die Mündung des abführenden Schenkels der Schlinge zum Vorschein und dann erst durch die Vagina. Genau dasselbe ergab sich bei Durchspülung der Ileumschlinge, nur dass hier etwas weniger Wasser durch die Scheide abfloss. Die ersten Portionen der Spülflüssigkeit enthielten schleimige weisslich gelbliche Flocken und einzelne Bröckeln. (Temp. Früh 37,0, Abends 37,2.) Ich wusste also jetzt, dass sowohl eine Jejunum- als auch eine Ileumfistel bestand.

Beim dritten Verbandwechsel am 2. August wurde zuerst ein Vaginalrohr in die Scheide geführt und so von unten hinauf Wasser unter stärkerem Drucke durchgespült. Aus den beiden Ostien der Jejunumschlinge kam das Wasser im starken Strahle, während es aus den beiden Ileummündungen nur hervorsprudelte. Es war also ziemlich wahrscheinlich gemacht, dass die Fistel zwischen Jejunum und Vagina grösser sei als zwischen Ileum und Vagina.

Die Bauchdeckennaht, die bis jetzt reactionslos ausgesehen, bot am 2. Aug. am lateralen Ende ihres queren und am 3. am oberen Zipfel ihres medianen Schenkels Zeichen der Entzündung dar (Röthung, Schwellung, Schmerzhaftigkeit). Nach Entfernung einiger Haut- und Muskelfasciennähte liess sich etwas Eiter ausdrücken. Die Eiterung nahm in den folgenden Tagen noch zu, weswegen die Wunden noch mehr erweitert werden mussten. Die Abendtemperaturen erreichten ihr Maximum mit 37,7 am 6. August.

Vom 2. August angefangen, hatte man täglich sowohl von der Vagina hinauf als auch von den 4 Darmlumina aus hinunter Ausspülungen vorgenommen. Die physikalischen Erscheinungen an den isolirten Darmstücken änderten sich nur insofern, als man immer weniger Wasser durch die Ileovaginalfistel durchtreiben konnte. Aus der Vagina floss beständig etwas dünner Eiter. Das erste Spülwasser kam trübe und mit Flocken durchsetzt zum Vorschein. Eiter und Spülflüssigkeit waren bis zum 6. August geruchlos. Als ich an diesem Tage einen Nelatoncatheter tief in den abführenden Schenkel des Jejunum einführte und Wasser durchlaufen liess, entleerte sich mit einem Male aus der Vagina eine grosse Menge übelriechenden Eiters.

Zehn Tage nach der Operation (am 7. August) liess sich ein neues Factum constatiren. Die Fistel zwischen Ileum und Vagina war entweder verheilt oder zum mindesten verstopft, da man weder vom Darm noch von der Vagina aus Wasser durchtreiben konnte. Die Passage zwischen Jejunum und Vagina hingegen bestand noch fort, weil sich so wie früher aus beiden Darmmündungen das Wasser im Strahle erhob (besonders aus dem abführenden Schenkel), wenn man per vaginam einspritzte. Aus letzterer kam wieder eine reichliche Menge stinkenden Eiters. Die Abendtemperatur stieg bis auf 39,3 °.

Die nächsten 10 Tage (8.—18. August) musste die Patientin wegen des übelriechenden Eiters, der aus dem obersten Theile der Vagina kam, täglich zweimal durchgespült und verbunden werden. Die Communication zwischen Ileum und Vagina blieb dauernd aufgehoben. Das Spülwasser der Ileumschlinge floss stets fast klar ab. Die Schleimhaut der Schlinge retrahirte sich und wurde bedeutend blässer als die der Jejunumschlinge. Ueberdies zog sich die Mündung des abführenden Ileumstückes allmälig tiefer ins Abdomen zurück. Später trat diese Erscheinung auch beim zuführenden Stücke auf. Die Schleimhaut des Jejunum war geröthet und prolabirte. Die Eiterung in den Bauchdecken nahm vom 12. August angefangen ab und die schön granulirenden Wundflächen verkleinerten sich zusehends. Auch die Temperatur ging seit dem 8. August nie über die normale Höhe hinauf.

Vom 19. August angefangen brauchte täglich bloss einmal durchgespült zu werden, da die Menge des übelriechenden Eiters, der aus der Vagina abfloss, bedeutend kleiner geworden. Im weiteren Verlaufe blasste auch die Schleimhaut des Jejunum ab, und es hatte den Anschein, als ob die Lichtungen sämmtlicher ausgeschalteter Darmpartien langsam enger würden, wenigstens konnte man die anfangs verwendeten dicken Gummirohre nicht mehr leicht einführen und musste sie mit dünneren vertauschen.

Das zur Zeit der Operation bestandene Eczem hatte sich unterdessen bedeutend gebessert. Es nahm gleich anfangs rasch an Ausdehnung und Intensität ab und hielt sich nur an dem Rücken, den Nates und in der nächsten Umgebung des Genitales hartnäckiger. Schliesslich beschränkte es sich nur mehr auf die letztere Oertlichkeit. Die Pat. erholte sich zusehends.

Vier Wochen nach der Operation (28. August) liess sich folgender Status aufnehmen:

Die Pat. ist gut genährt (Panniculus reichlich entwickelt). Eczem bloss in der nächsten Umgebung des Genitales zu sehen, sonst ganz ausgeheilt, nur eine tiefdunkle Farbe der Nates ist geblieben. Die beiden Schenkel der Laparotomiewunde sind vollständig verheilt; die Narben wulstig, die rechte eingezogen in der Tiefe einer Furche. Lumina des Ileum eng spaltförmig, Schleimhaut retrahirt, Secretion sehr gering (Schleimflocke), Spülwasser klar. Durch eingeführten Nelatoncatheter, der die ganze Schlinge durchzieht, wird die Länge derselben auf ca. 22–23 Ctm. bestimmt. Von den beiden Mündungen der Jejunumschlinge ist die untere (zuführende) eng mit retrahirter Schleimhaut, die obere (abführende) weiter und mit prolabirter Schleimhaut. Der Catheter kann in jeden Schlingenschenkel ca. 20 Ctm. weit eingeführt werden und stösst dann auf ein Hinderniss. Spritzt man Wasser in den eingeführten Catheter, so kommt es mit etwas nicht riechendem Eiter und einigen weisslichen Flocken getrübt sofort zur Vagina heraus. Um die Spülflüssigkeit den umgekehrten Weg gehen zu lassen, muss ein langes Mutterrohr sehr tief und etwas nach rechts oben in die Scheide eingeführt werden. Dann kommt Wasser im Strahl aus beiden Darmostien.

Die Vagina ist enger als früher, die Schleimhaut nicht mehr so gebläht und aufgelockert, sondern ganz glatt. Das obere Ende der Vagina ist nicht zu erreichen, der Uterus nicht zu tasten. Stuhl, Harn, Temperatur, Puls normal. Pat. geht seit längerer Zeit herum.

Die folgenden 6 Wochen boten nichts Bemerkenswerthes dar. Das Eczem heilte vollständig aus, Pat. nahm wieder an Gewicht zu. Die Secretion aus der Vagina war immer gering und geruchlos, doch mussten tägliche Ausspülungen vorgenommen werden, weil Pat. sonst regelmässig Fieber bekam. Die Mündungen der Darmschlingen wurden kaum enger, sie selbst veränderten sich auch nicht sichtbar. Man konnte wohl Mitte November annehmen, dass aller Wahrscheinlichkeit nach der damalige Zustand im Wesentlichen dauernd erhalten bleiben würde, da bereits 10 Wochen nach der Operation vergangen waren und sich in den letzten 6 Wochen kaum etwas verändert hatte.

Da an eine Exstirpation der ausgeschalteten Schlingen nicht zu denken war, machte ich zunächst den Versuch, eine Schlinge zur Verödung zu bringen. Ausersehen war hierzu die Ileumschlinge. Nachdem ihre Gesammtlänge durch neuerliche Messungen auf 25 Ctm. festgesetzt war, wurde am 15. November zunächst die ganze Scheidewand zwischen den beiden parallel aneinanderliegenden Schlingenschenkeln mit eine Dupuytren'sche Darmscheere gefasst und eingeklemmt.

Vier Tage darnach (am 18. November) musste der Verband entfernt werden, weil die Secrete durchgeschlagen hatten. Die Darmklemme wurde abgenommen. Die von ihren Branchen gefassten Partien waren zwar nekrotisch, aber noch nicht durchtrennt. Ein dicklicher, spermaähnlicher Schleim, der sich ziemlich schwer herausspülen liess, erfüllte die ganze Darmschlinge.

Am 22. November fand ich die Scheidewand der beiden Darmschenkel durchrissen und nur mehr zwei vorragende Leisten als Reste derselben erkenntlich. Aus der U-förmig gebogenen Schlinge war ein einfacher Schacht geworden. Der ganze Vorgang hatte sich ohne Schmerzen und Temperatursteigerung vollzogen. Die gereizte Schleimhaut secernirte noch mehrere Tage eine grosse Menge glasigen durchscheinenden Schleimes.

Um die Schleimhaut des Ileum zu zerstören, wurden zunächst Aetzungen derselben mit rauchender Salpetersäure vorgenommen. Die erste derartige Verschorfung erfolgte am 25. November mittelst eines in Salpetersäure getauchten Holzstäbchens. Die Kranke hatte dabei keinerlei unangenehme Empfindungen. Sofort nach der Verätzung der Schleimhaut wurde sorgfältig mit Wasser nachgespült. Die Secretion war durch einige Tage hindurch wieder etwas stärker. Die Ablösung des Schorfes erfolgte nicht auf einmal, sondern allmälig in kleineren Partien. Hernach schrumpften die Wandungen des Schachtes zusammen, so dass man nach 4 Tagen kaum mehr mit dem Finger eindringen konnte. Gleichzeitig verringerte sich seine Tiefe bis auf 8 Ctm.

Für die Jejunumschlinge konnte ich das gleiche Verfahren nicht anwenden, da nur die Enden der Schlingenschenkel parallel aneinander lagen. Weil nun nach so langer Zeit der Beobachtung sich die Jejunumfistel nicht geschlossen hatte, konnte mit ziemlicher Wahrscheinlichkeit angenommen werden, dass die Communication eine dauernde bleiben werde. Ich fasste daher den Plan, die Mündungen der ausgeschalteten Jejunumschlinge in der Bauchhaut zu verschliessen, so dass die Secretionsproducte der Schleimhaut nur mehr durch die Vagina abfliessen konnten. Für den Fall, dass später aus irgend einem Grunde der Abfluss aus einem Schlingenschenkel behindert sein würde, sollte eine Verbindung der beiden Schlingenschenkel untereinander am Ende hergestellt werden. Zu diesem Zwecke legte ich am 1. December eine Dupuytren'sche Klemme an, welche den Sporn zwischen den beiden Schlingenenden bis in eine Tiefe von 5 Ctm. comprimirte. Pat. hatte weder Schmerzen noch Fieber. Durchschlagende Secrete zwangen 3 Tage später (4. December) zum Verbandwechsel. Die Klemme wurde entfernt, die gefasste Scheidewand war nekrotisch und stiess sich nach weiteren 2 Tagen ab. Die beiden Darmrohre mündeten jetzt in einen gemeinsamen 5 Ctm. langen Canal.

Am 10. December wurde dieser durch eine Operation (in Chloroformnarcose) zum Verschluss gebracht. Ich umschnitt die freie Mündung und präparirte das Rohr aus dem schwieligen Gewebe der Umgebung bis zu einer Tiefe von 2—3 Ctm. heraus. Dann stülpte ich den Rand nach innen zu ein und vernähte die Oeffnung in zwei Etagen. Auf die Mucosanaht folgte eine sorgfältige Naht der Muscularis mittelst Seidenknopfnähte, hernach präparirte ich nicht ohne Mühe (Schwiele!) die beiden Musculi recti frei und nähte sie über dem Darm in der Mitte zusammen. Die Hautwunde wurde ebenfalls vollständig geschlossen. Die ganze Operation erfolgte extraperitoneal.

Der Wundverlauf gestaltete sich leider nicht ganz glatt. Pat. war unruhig, klagte über Schmerzen im Bauche, hatte etwas gesteigerte Temperatur und schwachen Puls. Am zweiten Tage entfernte ich den Verband und fand ein über faustgrosses Hämatom unter der Haut, welches dadurch entstanden war, dass eine Muskelnaht einen grossen Ast der Epigastrica durchschnitten hatte. Auch die übrigen Nähte hatten wegen der starken Spannung die Muskeln zum Theil durchtrennt. Die Wunde musste offen bleiben und eiterte in der folgenden Zeit etwas. Auch die Secretion aus der Vagina, die jetzt nur von unten ausgespült werden konnte, wurde eine reichlichere und nahm wieder den üblen Geruch an.

Sechs Tage nach der Operation bemerkte man eine kleine Fistel in der Naht des Darms und 2 Tage später eine zweite. Das war damals insofern von Vortheil, als man wieder von oben den Darm und die Vagina durchspülen konnte. Es entleerte sich auch gleich beim ersten

Versuche eine ziemlich erhebliche Menge stinkenden Eiters, worauf alsbald die immer etwas erhöhte Körpertemperatur zur Norm abfiel. Trotz der sorgfältigsten Behandlung wurden die beiden Fisteln immer grösser, confluirten, und schliesslich war nach 3 Wochen die Mündung des Darmrohres so weit offen, wie vor der Operation.

Der Ueberrest der Ileumschlinge hatte sich unterdessen wieder etwas verengt und zeigte auch eine Abnahme im Längsdurchmesser. Am 14. December konnte man nur mit Mühe den Finger einführen und constatirte mit der Sonde eine Tiefe von 5 Ctm. Der Schleimhautrest secernirte nur sehr wenig mehr. Dieser günstige Erfolg der Salpetersäureätzung ermunterte das Verfahren fortzusetzen. Es wurde von nun an immer so vorgenommen, dass ich eine mit Salpetersäure gefüllte Pipette bis zum Grunde des Schachtes einführte und dann 1 oder mehrere Cctm. Säure einfliessen liess. Anfangs spülte ich sofort, später erst nach einiger Zeit mit Wasser nach. Ich muss ausdrücklich hervorheben, dass die Patientin weder während noch nach der Aetzung jemals Schmerzen verspürte, wenn nur die Haut sorgfältig geschützt wurde. Diese Art der Aetzung wiederholte ich siebenmal, der Schorf stiess sich vom 5. Tage angefangen stückweise in den folgenden Tagen ab. Die Secretion war nicht sehr bedeutend und lieferte nur rein schleimige Massen. Einmal wurde auch eine Abkratzung der inneren Rohrwand mit dem scharfen Löffel versucht.

Am 27. Januar 94 trat nach vielen Monaten zum ersten Male die Periode ein. Die Blutung erfolgte nur per Vaginam, war nicht bedeutend, ging mit Krämpfen einher, hörte aber schon am zweiten Tage auf. Sie wiederholte sich mit gesteigerter Intensität am 2. Februar und hielt durch vier Tage an. Das Blut floss dabei nicht nur durch die Vagina ab, sondern auch durch das mediane Darmlumen, hier allerdings in geringerer Menge.

Da Patientin in keinen grösseren operativen Act mehr einwilligte, versuchte ich auch das mediane Darmostium durch Kauterisation zum Verschluss zu bringen. Es wurde mit Salpetersäure, Kali causticum und Chlorzink geätzt, aber wenig Erfolg erzielt; die Schorfe stiessen sich ab, die Narben zogen sich zusammen, doch immer wieder prolabirte neue Darmschleimhaut. Um schneller zum Ziele zu kommen, wurde mehrmals der äusserste Ring der Schleimhaut excidirt. Auch das half nicht. Schliesslich versuchte ich die Schleimhaut in grösserer Ausdehnung zu entfernen. Am 24. Februar umschnitt ich zunächst die Schleimhaut des zuführenden Schlingenschenkels am obersten Ende und löste sie von der Muscularis ab. Anfangs war das sehr mühsam, als aber ein Ring von 1 Ctm. Breite abgelöst war und man nun die Schleimhaut stärker herausziehen konnte, gelang die weitere Ablösung überraschend leicht. Man brauchte nur mit einer Pincette oder mit einem Gazebäuschchen die Muscularis zurückzustreifen. Die Blutung war nicht sehr erheblich. Es wurde auf diese Weise aus dem zuführenden Schlingenschenkel ein Schleimhautrohr von $21\frac{1}{2}$ Ctm. Länge herausgezogen, aus dem abführenden eines von 5 Ctm. Ein weiteres Ablösen unterliess ich wegen allzugrosser Spannung der Schleimhaut. Tief unten umschnürte ich das Schleimhautrohr mit einem dicken Seidenfaden, leitete diesen heraus und knotete ihn aussen über einem Gazebäuschchen, um ein Zurücksinken der Schleimhaut zu verhindern. Am nächsten Tage konnte ich neuerdings vom zuführenden Schenkel $6^1/_2$ vom abführenden 3 Ctm. Schleimhaut abstreifen. Von einer weiteren Ablösung musste wieder Abstand genommen werden wegen allzugrosser Spannung und weil Pat. nun durch den starken Zug am Mesenterium Schmerzen verspürte. Die ganze Ablösung war im übrigen schmerzlos.

Am folgenden Tage wurde kein weiterer Versuch mehr gemacht, Schleimhaut zu lösen, da Pat. wieder die Periode bekam. Ich band daher das Schleimhautrohr in der Tiefe mit einer Ligatur ab und schnitt es oberhalb durch. Der Stumpf schlüpfte auf das hin ziemlich tief hinein. Die Periode verlief ohne Complicationen und dauerte vier Tage (bis 1. März). Am letzten Tage kam wieder Blut bei der Bauchöffnung zum Vorschein, ein Beweis, dass die Schleimhaut-Ligatur abgeglitten war, was sich auch später durch Ausspülung constatiren liess.

Nun verkleinerten sich die ihrer Schleimhaut beraubten Darmmündungen rasch. Leider konnte Patientin nicht länger beobachtet werden, da sie einer dringenden Familienangelegenheit halber nach Hause abreiste, am 8. März 1894.

Am letzten Tage vor ihrer Abreise wurde nochmals eine genaue vaginale Untersuchung vorgenommen. Der untere Theil der Vagina war glatt; führte man nun den Finger mit Gewalt so hoch hinauf als man konnte, so verspürte man an der vorderen Wand der Scheide eine längs verlaufende Narbe. Das obere Ende der Vagina, sowie die Portio vaginalis uteri konnte ich nach wie vor nicht erreichen. Der Uterus befand sich noch immer an der alten Stelle. Die Mündung des Ileumschachtes liess den Zeigefinger nicht mehr durchtreten, die des Jejunum konnte gerade noch passirt werden. Patientin verliess das Spital in sehr gutem Ernährungszustande, hatte stets normalen Stuhl und keinerlei Beschwerden im Bauche. Die geringe Secretion der beiden Fisteln belästigte sie nur ganz wenig insofern, als sie noch einen kleinen Verband tragen musste.

Am 7. November 1894 stellte sich Patientin mir wieder vor. Sie sah blühend aus und hatte (besonders auf dem Bauche) ein reichliches Fettpolster. Die Arbeiten im Hause und auf dem Felde konnte sie ohne Mühe ausführen und sie litt überhaupt an keinerlei Beschwerden. Ihr Körpergewicht betrug 55,8 Kilo, was für die kleine, sehr gracil gebaute Person ein ganz respectables Gewicht bedeutete. Die Menstruation erfolgte seit ihrem Spitalaustritte regelmässig, ohne Schmerzen, das Menstrualblut ging nur per vaginam ab. Von der Bauchnarbe betrug der longitudinale Schenkel 14 Ctm., der quere $12^1/_2$ Ctm. In beiden sah man je eine Fistelöffnung, die mit einer rothen, schleimhautartigen Membran ausgekleidet war. Der aus der Ileumschlinge hergestellte Gang hatte eine Tiefe von etwa $7^1/_2$ Ctm., war am Eingange nur für einen dünnen Catheter durchgängig und führte nach unten hinten. Die entsprechend der Linea alba eingenähten vereinigten Lumina der Jejunumschlinge bildeten eine Fistelöffnung von circa 12 Mm. Durchmesser. 5 Mm. unter dem Niveau der Haut ragte ein Sporn ventral vor, der die Grenze zwischen zu- und abführendem Schlingenschenkel angab. Nach unten zu vom

Sporn kam man mit einer Sonde in einen Blindsack, der der Mündung des zuführenden Jejunumschenkels entsprach, etwa 1 Ctm. tief war und nach mehrmaliger sorgfältiger Untersuchung keine weitere Fortsetzung hatte. Die oberhalb des Sporns sichtbare Oeffnung gehörte dem abführenden Schenkel des Jejunum an und liess eine Sonde 13 Ctm. tief eindringen. Passirbar war das Lumen nur für einen ganz dünnen Catheter. Schleimhaut prolabirte weder beim Ileum, noch beim Jejunum. Der Introitus der Vagina zeigte sich ziemlich enge, die Vagina selbst in ihrem unteren Theile vollständig glatt und mässig weit. Nach oben zu verengte sie sich trichterförmig. Führte man den Finger ein, so spürte man in der vorderen Wand des trichterförmig verengten Theiles eine longitudinale Narbe, die sich nach oben zu fortsetzte. Das obere Ende der Vagina konnte man mit dem Finger nicht erreichen. Vom Uterus war nichts zu tasten. Speculum- und Sondenuntersuchung der Scheide wurden nicht zugegeben, da Patientin eine neuerliche Verletzung fürchtete. Führte man ein Mutterrohr tief in die Vagina und spritzte nun Wasser unter starkem Drucke (über zwei Meter Druckhöhe) durch, so kam nicht ein Tropfen bei den Darmmündungen heraus. Liess man hingegen Flüssigkeiten von oben in die ausgeschalteten Darmstücke einlaufen, so floss nichts durch die Vagina ab. Die Versuche wurden mehrmals wiederholt und mit verschieden gefärbten Flüssigkeiten vorgenommen, immer mit demselben negativen Erfolge. Er war also jetzt sicher gestellt, dass sich auch die Communication zwischen dem Jejunum und der Vagina geschlossen hatte. Aus den beiden Fisteln kam täglich nur eine ganz geringe Menge von Schleim, der die Pat. nicht belästigte.

Wenn wir im Folgenden die Darmgenitalanastomosen im Allgemeinen besprechen, so verstehen wir darunter alle fistulösen Verbindungen des Genitalschlauches mit dem Dick- und Dünndarm, nicht aber mit dem Rectum. Denn die Verbindungen dieses Darmabschnittes mit dem Genitaltracte entstehen auf andere Weise, erfordern eine andere Behandlung und sind auch bei ihrer relativen Häufigkeit schon genau studirt worden.

Ein Darmstück kann mit dem Genitalschlauche auf zweifache Weise communiciren. Es besteht entweder im Darmrohre bloss eine seitliche Lücke und diese führt in das Genitallumen, oder es mündet der ganze Querschnitt des Darmes in den Hohlraum des Genitales. Im ersteren Falle geht bloss ein Theil des Darminhaltes den abnormen Weg und wir sprechen dann von einer Fistel, im zweiten Falle wird der ganze Darminhalt durch das Genitale nach aussen geleitet und wir haben es mit einem Anus praeternaturalis zu thun.

So richtig vom theoretischen Standpunkte aus auf den ersten Blick die scharfe Trennung beider Arten von Anastomosen ist, so

lässt sie sich doch klinisch nicht immer aufrecht erhalten und
feststellen. Zunächst ist schon das Eine zu bedenken, dass alle
möglichen Uebergangsformen zwischen dem Anus und der Fistel
vorkommen können, je nachdem ein grösserer oder kleinerer
Abschnitt der Darmwandung an der Communication sich betheiligt.
Anus und Fistel stehen an den beiden Enden einer Reihe von
Uebergangsformen. Es ist ferner hervorzuheben, dass bei einer
Fistel durch besondere Verhältnisse am abführenden Schenkel der
Darmschlinge der ganze Inhalt per vaginam abgehen kann und
nichts per rectum, und dass umgekehrt bei einem wirklichen Anus
ein Theil des Stuhles den widernatürlichen, der andere den natür-
lichen Weg nehmen kann, wenn gewisse günstige Bedingungen im
Uterus oder in der Scheide (z. B. Stricturen) für den Uebertritt der
Massen in das Lumen des abführenden Schlingenschenkels gegeben sind.

Das Darmstück communicirt entweder mit der Tube, mit dem
Uterus oder mit der Vagina und wir müssen daher drei Gruppen
von Verbindungen aufstellen; die Anastomosis intestino-
tubaria, intestino-uterina und intestino-vaginalis. Jede
hat wieder zwei Unterabtheilungen, je nachdem es sich um eine
totale oder nur partielle Anastomose, um einen Anus oder nur um
eine Fistel handelt.

Von der Anastomosis intestino-tubaria ist bis jetzt nur
ein durch Section sicher gestellter Fall von Fistel vorhanden
(Maslieurat-Lagémard [36], Fistel zwischen S Romanum und
Tube), während in einem zweiten Falle von Kuthé (92) eine derartige Fistel nur vermuthet, aber keineswegs bewiesen wurde. Es
liegt in der Natur der Sache, dass die Verbindung zwischen Tube
und Darm wohl kaum als Anus auftreten kann und es besteht
auch diesbezüglich keine Beobachtung.

Von der zweiten Gruppe, der Anastomosis intestino-
uterina, vermochte ich 14 Fälle zu sammeln; dreimal erwies
sich die Verbindung als Anus (Wood [24], Smyly [32], beide mit
dem Dünndarm, Bidder [35] mit dem S. Romanum), und elfmal als Fistel (Davis [19], Scharlau [10], Davey [4], Skinner
und Ellis [16], Einbeck [17], Kaufmann [21], Forget [8],
Husson [3], Hufeland [12], alle 9 mit dem Dünndarm; ferner
Dianoux [33] und Röseler [34] mit dem S. Romanum; dazu

käme noch als zwölfter Fall der von Davey [4], bei dem neben Dünndarm-Gebärmutter-After eine Coecum-uterus-Fistel bestand). Die dritte Gruppe, die Anastomosis intestino-vaginalis, wurde am häufigsten beschrieben. Sie kam 25 mal vor, und zwar 9 mal als Anus (davon 8 mal zwischen Vagina und Dünndarm: Birkett [28], Keever [23], Corradi [29], Jones [26], Casamayor [25], Heine [27], Bartels [30], Jennings [31], und 1 mal zwischen Vagina und Coecum: Garmann [38]), und 16 mal als Fistel (davon 15 mal zwischen Vagina und Dünndarm: Kiwisch [6], Veit [13], Breitzmann [7], Radfort [11], Thurnam [5], Dahlmann [18], Simon [9], Verneuil [20], Gussenbauer [15], Roux [2], Colmann [1], Müller [14], Brenner [22], Narath [88], Erlach [86] und einmal zwischen Vagina und S. Romanum: Lauwers [37]).

Das Darmstück, das mit dem Genitale communicirt, kann entweder Dünndarm oder Dickdarm sein. 34 mal war der erstere betheiligt und bloss 6 mal der letztere. Die überwiegende Mehrzahl der Fälle betrifft also den Dünndarm. Von diesen kommt nur das Jejunum und das Ileum in Betracht; denn das Duodenum ist so weit entfernt und so fixirt, dass eine Anastomose dieses obersten Dünndarmabschnittes mit dem Genitale nicht gut denkbar wäre. Es liegt auch keine derartige Beobachtung vor. Wie oft nun das Jejunum und wie oft das Ileum an der Anastomose sich betheiligte, lässt sich nach den vorhandenen Angaben über die einzelnen Fälle nicht entscheiden. Jedenfalls steht das Eine fest, dass sich der untere Dünndarmabschnitt, das Ileum, viel häufiger mit dem Genitallumen in Verbindung setzt, als der obere, das Jejunum, und es hat das seinen Grund in der geringeren Entfernung des Ileum vom Genitale.

Unser Fall ist eigentlich der einzige, bei dem eine Fistel des Jejunum constatirt wurde, denn der Fall von Einbeck (17) bleibt anatomisch nicht sicher gestellt. Von Ileumanastomosen findet man hingegen eine Reihe von Fällen vor, die durch Laparotomie oder die Section vollkommen bewiesen sind. Das Studium dieser Fälle ergiebt nun, dass vom Ileum gerade der unterste Abschnitt desselben, die letzte Schlinge vor der Valvula ileo-coecalis sich mit Vorliebe an der Verbindung mit dem Genitale betheiligt. Es bezeugen das die Beobachtungen von Weber, Erlach, mir u. a., und wäre wieder so zu erklären, dass eben diese Schlinge am häufigsten ins kleine Becken absteigt und so in unmittelbare Nähe des Genitales kommt.

Vom Dickdarm (abgesehen vom Rectum) können nur jene Abschnitte eine Communication mit dem Genitale eingehen, die entweder diesem von Hause aus sehr nahe liegen oder in Folge eines langen Gekröses frei beweglich sind. Es wären das: das Coecum, das Colon transversum und die Flexura sigmoidea. Bis nun traf ich auf keine Mittheilung, die besagt hätte, dass das Colon transversum und das Genitale durch eine Fistel verbunden gewesen wäre. Dagegen fand ich fünfmal angegeben eine Verbindung des S. Romanum (darunter 4 Fisteln: Dianoux [33], Röseler [34], Maslieurat-Lagémard [36], Lauwers [37], und einen Anus: Bidder [35]) und zweimal eine solche des Coecum (ein Anus: Garmann [38] und eine Fistel Davey [4]) mit dem Genitalcavum.

Wir haben früher die Anastomosen eingetheilt nach den Darmabschnitten, nach den einzelnen Theilen des Genitales und noch die Unterscheidung zwischen Anus und Fistel aufrecht erhalten. Combinirt man die drei Eintheilungsmodi mit einander, so bekommen wir nicht weniger als 18 verschiedene Typen von Darmgenitalanastomosen, von denen jedoch bis jetzt nur 10 Formen beobachtet worden sind. Die folgende kleine Tabelle diene zur Uebersicht über das in der Literatur vorhandene Material.

		Dünndarm.	S Romanum.	Coecum.	Summe.
Anus	Uterus	2	2	0	4
	Vagina	8 }=10	0 }= 2	1 }= 1	9 }= 13
	Tuba	0	0	0	0
Fistula	Uterus	9	1	(1¹)	10 + (1¹)
	Vagina	15 }=24	1²) }= 3	0 }=(1¹)	16 }=27 +(1¹)
	Tuba	0	1	0	1
Summe v. Anus und Fisteln .	Uterus	11	3	(1¹)	14 + (1¹)
	Vagina	23 }=34	1 }= 5	1 }=1+ (1¹)	25 }=40 +(1¹)
	Tuba	0	1	0	1

¹) Davey (4). Bei diesem Falle bestand gleichzeitig eine Dünndarmuterusfistel.

²) Fall Lauwers ist möglicherweise auch Anus.

Die Zusammenstellung von Petit umfasst 39 Fälle, davon sind aber 6 auszuschalten, weil es entweder überhaupt noch nicht bis zur Anastomosenbildung bei ihnen gekommen war, sondern früher Exitus eintrat, oder weil sie wegen ganz ungenauer Beobachtung oder Ueberlieferung zweifelhaft erscheinen.

Zu den restirenden 33 alten Fällen konnte ich noch 7 (mit meinem) aus der neuesten Literatur hinzufügen, so dass sich die Gesammtsumme aller Anastomosen auf 40 beläuft. Davon erwiesen sich 27 als Fisteln und 13 als Anus. Die Fisteln sind also mehr als doppelt so häufig als der Anus. Ein Blick auf die vorstehende Tabelle lehrt, dass die Dünndarmscheidenfistel (15 Fälle) am häufigsten beobachtet wurde. Den zweiten Platz nehmen ein die Dünndarmgebärmutterfisteln mit 9 Fällen, den dritten der Dünndarmscheidenafter mit 8 Fällen und den vierten der Dünndarmgebärmutterafter mit 2 Fällen.

Es können gleichzeitig mehrere Darmgenitalfisteln bei einer Patientin vorkommen. So beschreibt Davey (4) einen Fall von gleichzeitiger Coecum-uterus- und von Dünndarmuterusfistel. In unserem Falle bestand eine Jejuno- und eine Ileo-vaginalfistel. Besonders häufig sind Combinationen mit Rectovaginalfisteln (Thurnam (5), Dianoux (33), Röseler (34), Favera (29)). Neben der Darmfistel kann noch als Complication eine Vesicovaginalfistel bestehen (Kiwisch (6), Keever (23), Dahlmann (18), Bartels (3), Simon (9)).

Die Ursachen dieser Darmgenitalanastomosen sind manigfacher Art. Sie beruhen auf Schädlichkeiten, die entweder vom Genitale ihren Ausgang nehmen, und das ist das Häufigste, oder vom Darme aus wirken. Wir können daher, was die Aetiologie anbelangt, zwei grosse principiell von einander verschiedene Gruppen von Darmgenitalanastomosen aufstellen, solche genitalen und solche intestinalen Ursprungs.

Bei der ersten Gruppe stellt die Gravidität, und zwar sowohl die normale uterine als auch die abnorme extrauterine, mit ihren Zufällen und Folgen das Hauptcontingent dar. Als Schädlichkeiten werden hier im Allgemeinen anzusehen sein: 1) die Verletzungen und 2) die entzündlichen Processe.

Bei der Verletzung, die entweder eine spontane oder artificielle sein kann, wird entweder bloss der Uterus oder die

Vagina (nebst ihrem peritonealen Ueberzuge) eröffnet, oder die
Gewalt trifft durch die entstandene Lücke auch den Darm, oder
sie beschränkt sich nur auf diesen selbst, während das Genitale
vorderhand unversehrt bleibt. Die Verletzung des Uterus oder der
Vagina (Uterus- oder Vaginalruptur) erfolgt gar nicht so selten
bei schweren Geburtshindernissen entweder spontan oder
artificiell bei Ausführung der Wendung, bei der Handhabung
des Forceps, des Cephalotriptors, des Perforatoriums, des Hakens
u. s. w. Bei oder nach der Extraction der Frucht können Darmschlingen, die ein längeres Gekröse haben, vorfallen und sich im
Risse incarceriren. In der vorantiseptischen Zeit war das eine
böse Complication, der man oft machtlos gegenüberstand. Die
Fälle von Dunn (45), Percy (46), Birkett (28), Keever (23),
Jones (26), Casamayor (25), Heine (27), Wood (29) u. s. w.
beweisen das zur Genüge. In der späteren Zeit wurde die
Incarceration des Darmes öfters vereitelt durch Reposition der
Schlingen mit nachfolgender Tamponade des Uterus und der Vagina,
resp. Naht des Risses oder durch Laparotomie und Extirpation
des Uterus. Bleibt die Schlinge incarcerirt, so tritt Gangraen derselben ein und es bildet sich, wenn die Patientin nicht während
dieses Stadiums zu Grunde geht, stets ein Anus practernaturalis.

Mehrmals wurde die vorgefallene oder vorgezogene Dünndarmschlinge für die Nabelschnur gehalten, bei dem Versuche, die Nachgeburt zu extrahiren, weit herausgezogen und
sogar von ihrem Mesenterialansatze abgetrennt (Keever (23),
Bartels (30), Heine (27)).

Wird nicht sofort und zweckmässig eingegriffen, so überstehen
die Patientinnen nur selten die schwere Verletzung. Jones (26) berichtet über eine Frau, bei der $19\frac{1}{2}$ Fuss Dünndarm herausgerissen
worden waren, und die überhaupt nur mehr $1\frac{1}{2}$ Fuss Dünndarm im
Bauche hatte. Die Frau überlebte die furchtbare Verletzung noch
18 Tage. Die Patientinnen von Keever (23), Casamayor (25),
Heine (27), Bartels (30), Wood (29), Bidder (35), Röseler (39),
Birkett (28) und Smyly (32) kamen mit dem Leben davon, es
etablirte sich bei ihnen der Anus practernaturalis (im ganzen 9 Fälle).

Auch die Entfernung von Placentarresten kann zur
Perforation des Uterus und zur Darmverletzung führen. Es sind
eine ganze Reihe von Fällen bekannt, wo nach dem Curettement

der Uterus perforirt und mit der Korn- oder Polypenzange Darmschlingen vorgezogen wurden (Alberti (52), Veit (52), Orthmann (52), Olshausen (52), Martin (52), Fleischmann (50).
Ein Theil der Frauen starb, ein anderer konnte noch durch
Operation gerettet werden. Zur Etablirung eines Anus ist es bei
keiner gekommen.

Auch Manipulationen, um einen Abortus herbeizuführen, können zur Verletzung des Uterus oder der Vagina führen
[Pennel (44), Casamayor (?) 25].

Ziemlich häufig gibt die puerperale Infection Veranlassung zur Entstehung von Darmfisteln, sei es mit oder ohne
Verletzung von Uterus oder Vagina bei der Geburt. Es kann zur
Bildung einer Endometritis, Perimetritis und Parametritis, ja sogar
zu einer Phlegmone des kleinen Beckens oder Gangraen des Uterus
und der Vagina kommen. Durch circumscripte Peritonitis werden
Darmschlingen an Uterus oder Vagina fixirt und dann durch einfaches Fortschreiten der Ulceration eröffnet, oder es bilden sich
Abscesse, welche schliesslich nach beiden Richtungen hin, sowohl
gegen den Darm als auch ins Genitale durchbrechen und so eine
Communication zwischen beiden herstellen.

Von den 24 Dünndarmfisteln entstanden nicht weniger als 15
im Anschlusse an eine Gravidität; diese war 13 mal eine uterine
und zweimal eine extrauterine. Beinahe bei allen diesen Fällen von
uteriner Gravidität war die Geburt eine schwere und musste entweder
durch Wendung, (Breitzmann (7), Dahlmann (18)) oder durch
Anlegung der Zange oder anderer Instrumente (Scharlau (10),
Verneuil (20), Veit (13), Thurnam (5)) zu Ende geführt werden.
In zwei Fällen trat das Kind durch eine Uterusruptur in die
Bauchhöhle (Radfort (11), Davis (19)). Bei unserer Patientin
wurde eine abgestorbene Frucht stückweise entfernt. In all
diesen Fällen (der Fall Veit's ist ungenau überliefert) kam es zur Infection, zur Perimetritis, Parametritis und circumscripten Peritonitis
und zur Usur oder Perforation von Darmschlingen. Ob bei allen
ausser der Infection noch eine Verletzung des Uterus, der Vagina
oder sogar des Darmes stattgefunden, lässt sich nicht constatiren.

Bei einigen Dünndarmfisteln könnte man eine seitliche Einklemmung der Darmwand in dem gesetzten Risse von Uterus
oder Vagina annehmen. So bei Kiwisch (6), Gussenbauer (15),

Roux (2) und Brenner (22); doch ist es fraglich; ob nicht auch in diesen Fällen die Entzündung die Hauptrolle gespielt hat.

Bei den zwei Extrauteringraviditäten, die uns Colman (1) und Müller (14) berichten, kam es zu einer Entzündung des Cystensackes und zur Usur von Darmschlingen. Diese öffneten sich nicht direkt in die Vagina, sondern zunächst in den Sack, so dass wir es eigentlich nicht mit echten Intestinovaginalfisteln, sondern mit Intestino-cysto-vaginalfisteln zu thun haben.

Auch ausserhalb der Gravidität können verschiedene Ursachen zur Anastomosenbildung zwischen Darm und Genitale führen. Es sind das 1. Verletzungen, 2. Entzündungen und 3. Neoplasmen.

Nicht puerperale Verletzungen geben selten Veranlassung zur Fistelbildung. Das Wenige, das ich in der Literatur hierüber fand, sei hier mitgetheilt.

Favera (29) berichtet, dass ein Mädchen von 10 Jahren von einem Manne gewaltsam begattet wurde. Es riss die Rectovaginalwand ein, eine Dünndarmschlinge fiel vor und hing zwischen den Schenkeln. Die Schlinge wurde nekrotisch und durch Resection (?) entfernt. Die Wunde schloss sich bis auf eine kleine Fistula rectovaginalis. Der durch ein Trauma entstandene Dünndarmscheidenafter heilte wahrscheinlich spontan aus.

Garmann(38), erwähnt, dass ein Arzt in der Meinung, einen Abscess vor sich zu haben, eine Vaginalhernie incidirte, Coecum und ein Theil des Colon fielen vor, wurden brandig und die Frau starb.

Fehling (47) erwähnt einer 63jährigen Frau mit einem totalen Scheidenvorfall. Beim Versuche denselben zu reponiren, platzte die Vagina und es fielen Dünndarmschlingen vor, der Tod trat nach 11 Stunden ein. In diesem Falle hätte es zu einem Anus kommen können.

Bei der Kranken von Simon (9), die an einer Vesico-vaginalfistel litt, war wahrscheinlich durch eine Kauterisation der Fistel mit dem Höllensteinstifte eine benachbarte Dünndarmschlinge berührt und so eine Dünndarmvaginalfistel gesetzt worden. (Breisky [50]).

Die nicht puerperalen Entzündungen, die vom Genitale ausgehen, könnten ebenfalls zur Fistelbildung führen. Die hier einzureihenden Fälle von Skinner und Ellis (16) sowie von

Einbeck (17) sind nicht ganz einwandsfrei, da die Infection auch vom Darme her ihren Ausgangspunkt nehmen konnte. Im ersten Falle führte eine Cellulitis des kleinen Beckens zu einer Fistula intestinouterina, beim zweiten entstand bei einer chronischen Peritonitis auf einen Sturz von einer Leiter ohne nachweisbare Verletzung eine gleiche Art von Fistel.

Von Tumoren die zur Fistelbildung führen, wurden bis jetzt nur Uteruscarcinome beobachtet. Es giebt davon im Ganzen 5 Fälle. Bei Dianaux (33) war S. Romanum und Rectum, bei Hufeland (12), v. Erlach (86) und Forget (8) Dünndarm, bei Husson (3), Dünndarm und Rectum vom Carcinom ergriffen und usurirt. Zu bemerken ist, dass das Uteruscarcinom erst spät auf den Darm übergreift. Der interessanteste Fall ist entschieden der von v. Erlach (86). Er exstirpirte den Uterus wegen Carcinom, in der Narbe trat Recidive auf und jetzt erst wurde die unterste Ileumschlinge, die adhärent war vom Carcinom ergriffen und usurirt.

Wir kämen jetzt zu der zweiten Gruppe von Anastomosen, die vom Darm her ihren Ausgang nehmen. Sie gehören zu den selteneren Erscheinungen und beruhen wohl durchgehends auf Processen entzündlicher Natur. Kaufmann (21) berichtet, dass ein tuberkulöses Dünndarmgeschwür ins Cavum uteri, das durch Myome deformirt war, durchgebrochen sei; Davey (4) erzählt von einer Enteritis acuta, die mehr chronisch geworden und plötzlich zu Symptomen des Darmverschlusses geführt hatte. Schliesslich trat Darmperforation ein und man konnte bei der Obduction eine Fistula coeco- et ileo-uterina constatiren. Die Fälle von Skimner und Ellis und Einbeck gehören möglicher Weise auch in diese Abtheilung.

Aus der obigen Darstellung erhellt, dass der Anus hauptsächlich durch Verletzung von Uterus und Vagina und Einklemmung der Schlinge entsteht, die Fistel hingegen durch entzündliche Processe und durch das Carcinoma uteri.

Die Diagnose scheint auf den ersten Blick leicht zu sein, wurde aber doch nicht immer gestellt. Manchmal deckte erst die Section die Fistel auf [Davis (19), Davey (4), Scharlau (10)]. Die Diagnose stützt sich auf den Abgang von Darminhalt per vaginam. Nachdem man durch Inspection, Palpation, und durch

Eingiessen gefärbter Flüssigkeiten eine Communication zwischen Rectum und Genitale ausgeschlossen, wäre zunächst zu erheben, ob der Darminhalt aus dem Dünndarm oder dem Dickdarm herrührt. Es dürfte das nicht schwer zu bestimmen sein. Schwieriger ist es hingegen festzustellen, aus welchem Abschnitte des Dünn- oder Dickdarms die Massen, die per vaginam abgehen, herrühren. Es wäre das in prognostischer und therapeutischer Hinsicht nicht unwichtig. Ueber die Dickdarmgenitalfisteln liegen jedoch so wenige und zum Theil ungenaue Berichte vor, dass man diesbezüglich kein Urtheil abgeben kann. Bei den Dünndarmfisteln käme in Betracht, ob sie dem Jejunum oder dem Ileum angehören. Hier wird man die Entscheidnng fällen nach dem Grade der Verdauung (makroskopisch und mikroskopisch) und nach der Länge der Zeit, welche nothwendig ist, bis dass die eingenommene Nahrung in der Vagina erscheint. Auch in diesen Punkten finden wir nur spärliche Angaben vor. Unsere Patientin, die neben der Ileum- eine Jejunumfistel besass, gab die eingeführten Speisen nach 1—2 Stunden in fast ganz unverändertem Zustande wieder von sich. Bei Dahlmann erschienen sie $1/2$—1 Stunde nach der Mahlzeit, bei Verneuil 1 Stunde später und flossen wenigstens 2 Stunden, bei Simon nach „einigen" Stunden, bei Casamayor nach $2^1/2$ Stunden und dauerten $1/4$ Stunde; bei Keever zeigten sich die Speisen frühestens nach 2 Stunden, gewöhnlich viel später. Je früher die Speisen per vaginam abgehen, desto sicherer kann man annehmen, dass die Oeffnung im Jejunum sitzt. Wenn die Nahrung schon nach einer Stunde, oder sogar noch früher erscheint, so deutet das, glaube ich, wohl ziemlich sicher auf Jejenumfistel.

Man wird wohl in den meisten Fällen Anus und Fistel darnach unterscheiden können, dass im ersten Falle der ganze Darminhalt per vaginam, im zweiten nur ein Theil per vaginam abgeht. Ganz beweisend ist das, wie wir oben schon erwähnt haben, nicht. Es ist ferner nicht zu vergessen, dass Stuhl per rectum abgehen kann, ohne dass dem Darme von oben der geringste Nahrungsbrei zukommt. Es liegen diesbezüglich Beobachtungen von Casamayor vor. Oft dürfte schon die Anamnese den Ausschlag geben, ob Anus oder Fistel vorhanden ist.

Sehr wichtig zur Feststellung der Diagnose ist die Untersuchung des Genitales. Durch Inspection und Palpation wird man wohl in den meisten Fällen die Fistelöffnung finden und so die vaginalen von den uterinen Fisteln unterscheiden können. Die uterinen Fisteln sitzen erfahrungsgemäss an der hinteren Uteruswand oder gegen die Vagina zu an der Grenze zwischen beiden, die vaginalen hingegen im hinteren Scheidengewölbe, selten im vorderen. Manchmal ist es jedoch nicht möglich, den Sitz der Fistel näher anzugeben. In unserem Falle zog z. B. die Vagina nach rechts und oben so hoch hinauf, dass man die Fistelöffnung gar nicht erreichen konnte. Manche Fisteln sind wieder unzugänglich durch Stricturen in der Scheide (Simon (9).

Der Verlauf der Darmgenitalanastomosen ist höchst verschieden, je nach den ursächlichen Momenten. Ein Theil der Patientinnen geht im ersten schweren Stadium der Erkrankung, wenn es sich um Incarceration, Verletzung oder Entzündung handelt, zu Grunde. Der kleinere Theil kommt mit dem Leben davon.

Liegt ein Anus praeternaturalis vor (oder eine diesem nahe kommende weite Fistel), so bildet sich ein für die Pat. qualvoller Zustand aus. Sie werden durch den Abgang von Darminhalt fortwährend belästigt und es stellt sich alsbald ein hartnäckiges Eczem der Haut ein, das wie in unserem Falle sich weit über den Körper ausbreiten kann. Der Abgang von Darminhalt ist öfter sehr profus, da die Kranken, um ihren Hunger zu stillen, grosse Quantitäten von Nahrungsmitteln zu sich nehmen. Es darf nicht Wunder nehmen, dass die Mehrzahl dieser bedauernswerthen Geschöpfe dringend die Operation verlangten. Die nicht operirten Kranken gingen entweder durch fortschreitende Entzündung oder durch Inanition zu Grunde. Nur einige Wenige hielten sich längere Zeit am Leben. (Jennings 20 Jahre, Casamayor 4 Jahre, Kever 2 Jahre.) Dass der Zustand um so gefährlicher ist, je höher der After am Darmrohr sitzt, ist ohne Weiteres klar.

Hat sich eine Fistel etablirt, so befindet sich die Pat. insofern in einem besseren Zustande, als bloss ein Theil der eingeführten Nahrung durch die Fistel fliesst, der andere aber den natürlichen Weg geht. Eine weite Fistel nähert sich, wie schon oben angegeben, dem Anus; die engen hingegen machen viel geringere Beschwerden, sie können sogar von der Pat. und selbst vom Arzte jahrelang ganz unbemerkt bleiben, ja manche deckte erst die Obduction auf.

Hat sich eine Fistel nach einem Carcinoma uteri entwickelt, so stellt das eine sehr böse Complication für die Kranke dar und führt auch immer, wenn nicht operativ eingegriffen wird (v. Erlach), zum Tode.

Es können Fisteln zwischen Dünndarm und dem Genitalrohre spontan ausheilen. Es scheint das nicht einmal gar so selten zu sein, denn von den 15 Dünndarmscheidenfisteln heilten nicht weniger als vier, von den 9 Dünndarmgebärmutterfisteln zwei spontan aus. Die Behandlung bestand einzig und allein in Bädern, Ausspülungen, Irrigationen, Ruhe, Rückenlage (manchmal Tamponade der Vagina). Von den vaginalen Fisteln heilte eine nach 14 Tagen (Kiwisch [6]), eine nach 10 Wochen (Veit [13]), eine nach 4 Monaten (Breitzmann [7]), bei einer ist die Heilungsdauer nicht angegeben, (Radfort [11]). Von den uterinen Fisteln heilte der Fall von Skinner und Ellis (16) in 5—7 Wochen und der Fall von Einbeck (17) nach circa 4 Wochen.

Auch bei den 10 Anus wurden spontane Heilungen beobachtet, so der Fall von Favera (29) und der von Keever (23), beides Dünndarmscheidenafter.

Der Fall von Keewer steht wohl einzig in der Literatur da.

Eine 26 Jahre alte, starke Frau war zum zweiten Male gravid. Da die Geburt nicht von Statten gehen wollte, musste das Kind perforirt und mit dem Haken extrahirt werden. Dabei kam es zu einem Gebärmutterriss, durch den am 5. Tage 1½ Yard (= 1,37 Meter) Darm vorfielen. Er wurde incarcerirt und stiess sich nach weiteren drei Tagen ab. Von nun an gingen Urin und der ganze Stuhl durch zwei Jahre per vaginam ab. Die Pat. wurde wieder gravid und das „Hinaufsteigen" des Uterus machte den alten natürlichen Weg wieder passirbar. Unter grossen Schmerzen kam der erste Stuhl per rectum ähnlich harten Wachskugeln zum Vorschein. Mit dem Fortschreiten der Schwangerschaft nahm die Menge, die per vaginam abging, immer mehr ab und hörte dann ganz auf. Pat. gebar ohne Kunsthilfe ein lebendes Kind und war dauernd von ihrer Darmfistel befreit, nur die Vesicovaginalfistel blieb bestehen.

Mehrmals wurde der Versuch gemacht, durch reizende und adstringirende Mittel (Argentum nitricum in Lösung, Cantharidentinctur, rothe Präcipitatsalbe, Unguentum basilicum u. s. w.) oder durch Verschorfung mit dem Glüheisen, oder mittelst Causticis die Fistelöffnung zum Verschluss zu bringen. Das schönste Resultat erzielte hierbei Dahlmann (18), der eine Dünndarmvaginalfistel durch eine viermalige Cauterisation mit Argentum nitricum

zur Heilung brachte. In anderen Fällen wurde bloss eine Verengerung der Fistel herbeigeführt (Gussenbauer [15], Bartels [30])
oder gar keine wesentliche Besserung erzielt, (Otto Weber und
Heine [27]).

Von den 40 Fällen von Darmgenitalanastomosen trat demnach
spontan oder unter Anwendung von Causticis, Ausspülungen u. dgl.
9 Mal Ausheilung ein (= 22,5 pCt.). Die Zahl dürfte sich noch
ungünstiger gestalten, wenn man bedenkt, dass wohl viele Fälle,
die ungünstig verliefen, nicht publicirt worden sind. Weil also nur
geringe Aussicht auf Spontanheilung vorhanden ist, die Erkrankung
aber einen höchst qualvollen und sogar gefährlichen Zustand für
die Patientinnen herbeiführt, so darf es uns nicht Wunder nehmen,
dass die Chirurgen eifrig bestrebt waren, durch operative Eingriffe
Besserungen und Heilungen zu erzielen. Die Versuche der älteren
Chirurgen wurden bei der mangelhaften Technik jedoch selten von
Erfolg begleitet und erst der neueren Chirurgie war es beschieden,
auf diesem Gebiete bahnbrechend zu wirken.

Die Operationen, die ausgeführt oder wenigstens vorgeschlagen
wurden, lassen sich in zwei Hauptgruppen theilen.

In die erste Gruppe fallen gewisse Voroperationen, die
ausgeführt wurden, um eine unzugängliche Darmgenitalfistel überhaupt zur Ansicht zu bringen oder um ausgedehnte Prolapse zu
entfernen, die späteren Eingriffen gegen die Fistel hinderlich gewesen wären. Hierher gehören die Fälle von Simon (9, Incision
einer Vaginalstrictur — Tod), Bartels (30, Abtragung eines umfangreichen Darmprolapses) und Röseler (34, Entfernung eines
prolabirten Darmstückes — darauf spontane Heilung des Anus).

Simon beschreibt einen Fall von Blasenscheidenfistel, die bei einer
37jährigen Frau nach einer schwierigen und lang dauernden Geburt, die mit
der Zange vollendet werden musste, entstanden war. Erst nach vier Jahren
kam sie in die Behandlung Simon's. Er cauterisirte die schwer zugängliche
Fistel 6mal mit Höllenstein und und 2mal mit Kali causticum. Nach der letzten
Sitzung traten Erscheinungen von innerer Darmeinklemmung (?) auf und es
etablirte sich eine Dünndarmscheidenfistel. 4 Ctm. vom Scheideneingange constatirte man nach einigen Monaten eine enge ringförmige Strictur der Scheide,
aus der Urin und Dünndarminhalt zum Vorschein kam. Um die Fisteln zugänglich zu machen, incidirte Simon die ringförmige Strictur und legte zur
Erweiterung Pressschwamm ein. Die Frau verschied jedoch am 6. Tage an
Peritonitis.

Bartels musste mit dem Glüheisen einen grossen Prolaps abtragen, der aus den Stümpfen der durch einen hinteren Vaginalriss (lange dauernde Geburt, Extraction, Hebamme entwickelte die Placenta und zog Darmschlingen herab!) vorgefallenen und grösstentheils brandig abgestossenen Darmschlingen bestand, die durch chronische Entzündung verdickt und untereinander verschmolzen waren. Erst dann konnte er gegen den Anus selbst operativ vorgehen.

Röseler entfernte bei einer I-para, bei der inter partum spontan eine Ruptura uteri entstanden war, durch die sich Darmschlingen (S. romanum) durchzwängten und einklemmten, ein circa 20Ctm. langes Darmstück, worauf sich der Anus spontan schloss.

In die zweite grosse Gruppe fallen die eigentlichen Fisteloperationen.

Das einfachste Verfahren bildet die Anfrischung der Fistelränder und die Naht derselben. Sie wurde angewendet von Bartels (30) ohne Erfolg; Heine (27) erzielte durch mehrmalige Naht eine Verkleinerung der Fistel, die dann schliesslich auf Pinselung mit Tinctura cantharid. ganz ausheilte. Bidder (35) gelang es, den in eine Fistel umgewandelten Anus durch Verdopplung der Wundränder und Naht zur Heilung zu bringen.

Birkett (28) schloss einen Anus intestinovaginalis durch eine plastische Operation. Es ist aber nicht näher bekannt, worin die Operation eigentlich bestanden hatte. Auch im Falle Smylys(30) war eine plastische Operation versucht worden, jedoch ohne Erfolg.

Operationen, die eine Communication des zuführenden Darmendes mit dem Rectum herbeiführen sollten, wurden mehrmals vorgeschlagen und auch ausgeführt.

Die Idee rührte von Casamayor (1829) her.

Eine 42jährige Frau hatte einen Abortus durchgemacht. Mit der Nachgeburt kam eine Darmschlinge zum Vorschein, die bald bis zur Mitte der Schenkel reichte. Die Frau band sich die schon gangraenöse Schlinge selbst hoch oben ab und bekam einen Anus intestinovaginalis. Sie musste circa vier Jahre zu Bette bleiben, bis sich endlich Casamayor zur Operation entschloss.

Er constatirte durch sehr sorgfältige Untersuchung, dass zwischen Rectum und zuführender Darmschlinge keine dicke Schicht vorhanden sei und construirte sich ein eigenes scheerenartiges Instrument, das an den Enden plattenartige Stücke hatte, die mit Hilfe einer am anderen Ende befindlichen Schraube gegen einander gedrückt werden konnten. Eine Branche wurde ins Rectum, die andere in die zuführende Dünndarmschlinge eingeführt und hierauf der zwischenliegende Darm zusammengepresst. Casamayor erreichte wirklich eine Communication (siehe Fig. 4 S. 367), wie er beabsichtigte, konnte jedoch den Anus praeternaturalis nicht zum Verschluss bringen. Die Excremente gingen zum grossen Theil per rectum, zum kleineren per vaginam ab. Die Pat. war mit ihrem Zustande zufrieden, ging nach Hause, starb aber daselbst an einer Pleuropneumonie, circa 7 Wochen nach der Operation.

Jobert (49), der Casamayor in seinem Werke: Traité des fistules vésico-utérines (1852) citirt, macht einen anderen Vorschlag, derartige Fisteln zu heilen. Er meint, man solle das zuführende Dünndarmende von der Scheide ringsum loslösen und nach Anlegung einer Wunde in der Mastdarmscheidenwand in diese einschieben und durch Nähte fixiren. (Siehe Fig. 5 auf S. 367.)

Heine (27) machte einen dritten Vorschlag. Er erwähnte, dass man Vagina und Rectum durch eine neu angelegte Communication mit einander verbinden und dann unterhalb der Stelle die Vagina quer obliteriren könne (Siehe Fig. 6 auf S. 368).

Die beiden letzten Methoden blieben beim Vorschlage, die Idee Casamayor's hingegen wurde erst in neuester Zeit (1892) von Lauwers (37) wieder aufgenommen.

Dieser erzielte durch eine sehr originelle Modifikation der alten Methode eine vollständige Heilung.

Eine 32jährige Frau wurde wegen eines kompleten Dammrisses nach Lawson Tait mit Erfolg operirt. Bei der Ausspülung der Scheide fiel plötzlich eine Beimengung von Darminhalt auf. Bei einer jetzt vorgenommenen genauen Untersuchung constatirte man nun im hinteren Scheidengewölbe eine grosse Fistel mit verdickten Rändern, die in den Darm führte. Sie wurde anfangs für eine Mastdarmfistel gehalten. Zwei Monate später wurde versucht die Fistel plastisch zu schliessen, was jedoch nicht gelang. Bei einer neuerlichen in Narkose vorgenommenen Untersuchung stellte es sich endlich heraus, dass die Fistel in das S.-Romanum führte. L. meinte, dass sich bei der Geburt die Schlinge im hinteren Scheidengewölbe eingeklemmt und sich später brandig abgestossen hätte.

Die Operation (siehe Fig. 7 auf S. 368) wurde in der Weise vorgenommen, dass Lauwers zunächst eine Communication zwischen dem Darmvaginalrohr und dem Rectalrohr herstellte. Hierzu drängte er mit dem in die Vagina eingeführten Finger die Scheidewand zwischen S. Romanum und Rectum durch den After nach aussen, incidirte dieselbe und legte eine Klemme vom Anus aus so an, dass die eine Branche derselben durch die Incisions-Wunde in das S. Romanum, die andere in das Rectum zu liegen kam. Durch Abklemmung wurde eine weite Communication zwischen den genannten Darmstücken und eine kleine zwischen Vagina und Mastdarm hergestellt. Letztere schloss sich nach drei Wochen spontan.

Erst durch Heine-Weber (22) kam (1869) ein rationelles Operationsverfahren gegen den Dünndarmscheidenafter auf. Sie construirten ein scheerenartiges Instrument, um den Sporn, der sich zwischen zu- und abführendem Schenkel befand, langsam durchzuquetschen. Nach zweimaligem Anlegen gelang ihnen dieses. Sie hatten nun den Anus in eine Fistel umgewandelt, die sie hernach durch Naht schlossen. Die Operation wurde von Verneuil wiederholt, jedoch nicht mit dem gleichen günstigen Erfolge. Er legte in seinem Falle zweimal eine Polypenzange am Sporn an, es etablirte sich jedoch in der Nachbarschaft der Fistel eine Entzündung, welche das abführende Darmende auf eine kurze Strecke zur vollständigen Obliteration brachte.

Glücklicher war Bidder (35), der dieselbe Methode (1885) in einem Falle von Dickdarm-Gebärmutter-Scheidenafter anwendete. Er verwandelte den Anus, der dem S. Romanum angehörte und nach spontaner Uterusruptur mit Darmvorfall entstanden war, durch Anlegung einer Dupuytren'schen Darmklemme in eine Fistel, die er dann durch Naht verschliessen konnte.

Als ein wesentlicher Fortschritt ist das Verfahren von Brenner (22) zu bezeichnen; er konnte (1890) die Darmenden von der Scheide aus loslösen, in der Vagina eine Resection der Darmschlingen vornehmen und dieselben nach vollführter circulärer Darmnaht reponiren. Nach Tamponade der Scheide glatter Verlauf und Heilung.

Versuche, derartigen Fisteln auf dem Wege der Laparotomie beizukommen, wurden sehr wenige gemacht. (Roux, Narath, Erlach, Smyly).

Die Idee, die Dünndarmvaginalfistel per laparotomiam anzugehen, ist schon ziemlich alt; Casamayor erwähnt schon, dass im Jahre 1826 mehrere Aerzte seiner Patientin eine derartige Operation anriethen. Sie schlugen ihm vor, er sollte die beiden Darmenden reseciren und durch die Naht vereinigen. Casamayor lehnte aber die Operation entschieden ab.

Roux (2) ist als der erste anzusehen, der die gleiche Operation in einem anderen Falle zwei Jahre später (1828) zu machen versuchte. Durch einen sehr verhängnissvollen Irrthum während der Operation starb jedoch die Patientin bald nach dem Eingriffe.

Eine 22jährige kräftige Wäscherin hatte eine schwere Zangengeburt durchzumachen. Es scheint, dass mit dem Kopfe auch eine der Muttermundslippen, eine Falte der Vagina und eine Darmschlinge gefasst worden war. Unmittelbar nach der Entbindung zeigten sich bei der Frau keine bedrohlichen Erscheinungen, wohl aber bestand Obstipation. 8—10 Tage später gingen halbflüssige Fäcalmassen durch die Vagina ab und seit der Zeit nichts mehr per rectum. 20 Tage post partum kam die Frau in die Charité. Man fand im hinteren Scheidengewölbe links eine Fistel, aus der continuirlich Darminhalt herausfloss. Die hintere Muttermundslippe fehlte. Roux stellte die Diagnose auf Dünndarmvaginalfistel. Die Frau, die durch den fortwährenden Verlust chymöser Massen immer mehr abzehrte, verlangte die Operation. Roux machte in der Linea alba eine 3 Zoll lange Incision, holte die zuführende Dünndarmschlinge heraus, ebenso suchte er die abführenden Schenkel und wälzte eine Schlinge, die er dafür hielt, heraus. Beide Schlingen wurden durchschnitten und die Continuität des Darmrohres durch vier Nähte hergestellt, worauf er den Darm versenkte. Die Operation dauerte eine Stunde. Die Patientin starb jedoch nach 36 Stunden unter den Erscheinungen einer heftigen Peritonitis. Bei der Obduction fand man den Dünndarm gebläht und mit Exsudat bedeckt. Das Ileum war einige Zoll von seinem Ende entfernt, adhärent an der Stelle, wo sich die Vagina hinten an den Uterus anschloss und bildete dort den Anus praeternat. $1^1/_2$ Zoll oberhalb der Stelle war das Ileum quer abgetrennt. Die zweite Durchschneidung fand sich am Colon descendens, ein wenig oberhalb des Rectums. Roux hatte das Colon descendens, wahrscheinlich die Flexura sigmoidea, für den abführenden Schlingenschenkel gehalten, durchtrennt und das Ileum an das obere (zuführende) Stück des Colon ascendens angenäht. Ausserdem mündeten zwei Darmlumina frei in die Bauchhöhle (Colon descendens und Ileum).

Der Fall Roux ist in der Literatur vielfach citirt, aber meistens unrichtig wiedergegeben worden. Roux beabsichtigte keineswegs, wie es oft dargestellt wurde, eine Einpflanzung des Ileum in das Colon descendens, sondern eine Resection des Darmes.

Nach diesem ersten ganz missglückten Versuche wagte man es lange Zeit nicht, bei Dünndarmfisteln eine Laparotomie auszuführen. Erst in der letzten Zeit (1891) nahm Smyly (32) das Operationsverfahren nach Roux wieder auf und brachte seinen Fall zur Heilung. Es ist das einzige Mal, dass wirklich die beiden Darmenden intraperitoneal resecirt und durch Naht vereinigt wurden.

Bei einer 30jährigen Frau (VI para) musste wegen einer verschleppten Querlage eine schwierige Wendung ausgeführt werden, wobei eine Uterusruptur gesetzt wurde. Zwei Tage nach der Geburt ging dünnflüssiger Darminhalt per vaginam ab. Der Versuch, die Fistel plastisch zu schliessen, misslang. Bei der Untersuchung fand sich, dass nach links zu ein grosser Riss im Cervix bestand, welcher sich einen halben Zoll in das Scheidengewölbe erstreckte und durch welchen sämmtliche Faeces entleert wurden. Dieselben hatten einen chymusähnlichen Charakter und gelbe Färbung, so dass es keinem Zweifel unterworfen sein konnte, dass die Communication mit dem Dünndarm bestand. Das Rectum war ganz leer und zeigte keine Verbindung mit der Oeffnung. Smyly hielt es für gefährlich, die Fistel von der Vagina aus zu schliessen, da er nicht wusste, ob der Darm unterhalb derselben durchgängig sei. Er beschloss daher, das Roux'sche Verfahren nachzuahmen. Nach Eröffnung des Leibes fand er eine Ileumschlinge mit der hinteren Wand des Uterus verwachsen. Dieselbe liess sich ohne Schwierigkeit ablösen, worauf sich nun eine Oeffnung in dem unteren Theile des Uterus zeigte, welche provisorisch mit Jodoformgaze verstopft wurde. Der Darm befand sich in solcher Verfassung, dass Smyly ein ziemliches Stück desselben reseciren musste und dann die Enden mittelst Knochenplatten nach dem Verfahren von Senn vereinigte. Dabei ergab sich, dass das untere Ende des Darmes derart verengt war, dass es Schwierigkeiten verursachte, die Platten einzubringen. Glatte Heilung. In der Reconvalescenz störte anfangs nur die beständige Neigung zur Diarrhoe.

In meinem Falle war ich auch wegen der vollständigen Unzugänglichkeit der Fistel, von der ich ja nicht einmal constatiren konnte, ob sie im Uterus oder in der Vagina ihren Sitz hatte, gezwungen, zur Laparotomie zu greifen, um die Frau von ihrem Leiden zu befreien. Mir schwebte auch die Operation Roux's, nämlich die Resection, vor, ich konnte sie jedoch nicht ausführen, da an eine Ablösung der beiden Dünndarmschlingen wegen der Verwachsungen und Schwielenbildungen, wegen der Gefahr, alte Abscesse zu eröffnen oder die grossen Gefässe und den Ureter zu verletzen, nicht zu denken war. Es blieben mir nur zwei Operationsverfahren übrig. Das eine bestand darin, zwei Enteroanastomosen anzulegen, eine im Jejunum und eine im Ileum, aber dann wäre noch immer ein Theil des Darminhaltes per vaginam abgegangen. Das zweite und rationellste Verfahren bildete demnach die totale Darmausschaltung, zu der ich mich auch nach reiflicher Ueberlegung entschloss. Es wurde sowohl die Jejunumschlinge als auch die Ileumschlinge total ausgeschaltet und die Continuität des Dünndarmrohres durch zwei circuläre Darmnähte hergestellt. Die vier Ostien der ausgeschalteten Schlingen nähte

ich in die Haut ein. Der Erfolg war ein vollkommen zufriedenstellender, die Frau wurde geheilt.

Mein Verfahren fand bald Nachahmung. v. Erlach (86) wandte
es (1893) bei einer Dünndarmvaginalfistel, die nach Exstirpation
eines carcinomatösen Uterus entstanden war, an. Das Carcinom
recidivirte, ergriff eine benachbarte adhärente Dünndarmschlinge
und durch Zerfall der Geschwulstmasse bildete sich eine Communication zwischen Darm und der Vagina. Auch hier wäre wegen
des Carcinoms eine einfache Ablösung und Resection der Schlinge
undurchführbar gewesen. v. Erlach schaltete daher die adhärente
Ileumschlinge total aus und vernähte das Dünndarmrohr circulär.
Das proximale Ende der ausgeschalteten Schlinge fügte er in den
untersten Wundwinkel ein, das distale hingegen versenkte er, nachdem er es blind vernäht hatte. Der Erfolg der relativ einfachen
Operation entsprach allen Erwartungen[1]).

Wir wollen jetzt noch in Kürze die Resultate der Behandlungsmethoden zusammenstellen. Von den 40 Fällen von Darmgenitalanastomosen wurden 24 entweder gar nicht behandelt oder
man beschränkte sich einfach auf Bäder, Ausspülungen u. s. w.
Davon heilten, wie oben schon angegeben, 8 Fälle, zwei besserten
sich und 13 starben (darunter der Fall von Maslieurat-Lagémard, zufälliger Befund an einer Leiche). Von den letzten ist
als Todesursache zu verzeichnen Inanition, Fortschreiten der Entzündung (Peritonitis u. s. w.) und des Carcinoms.

Die alleinige Anwendung von Ferrum candens oder Causticis
erzielte bei zwei Fällen eine Heilung und eine Besserung.

Zur Operation kam es in 16 Fällen. Man erreichte damit
9 mal Heilung, 1 mal Besserung, 3 starben und 3 blieben ungeheilt.

Die einzelnen Operationen ergaben folgende Resultate:

1. Voroperationen 3.
   a) Incision einer Vaginalstrictur = 1. Tod an Peri-
      tonitis (Simon [9]).
   b) Abtragung von Darmprolapsen = 2, davon:
      1 geheilt (Röseler [34]),
      1 ungeheilt (Bartels [30]).

---

[1]) Ich kenne den Fall aus eigener Anschauung, da ich die Ehre hatte,
Herrn Dr. v. Erlach bei der Operation zu assistiren.

2. Fistel-Operationen:
   a) Naht der Fistel wurde in 3 Fällen nach anderen Operationen versucht und damit 1 mal Heilung (Bidder [35]), 1 mal Besserung (Heine [27]) und 1 mal kein Resultat (Bartels [30]) erzielt.
   b) Plastische Operation in der Scheide = 2 mal, 1 mal mit Heilung (Birkett [28]), 1 mal ohne Erfolg (Lauwers [37]).
   c) Durchtrennung des Spornes (Umwandlung des Anus in eine Fistel) = 3 mal, 2 mal mit Erfolg (Heine-Weber [27], Bidder [35]), 1 mal mit schlechtem Erfolge (Verneuil [20]).
   d) Anlegung einer Anastomose zwischen zuführendem Darmstück und Rectum = 2 mal:
      1 mal geheilt (Lauwers [37]),
      1 mal gebessert (Casamayor [25]).
   e) Verschluss der Vulva = 1 mal, gestorben (Jennings [31]). (Die Operation war eigentlich nicht gegen die Fistel gerichtet.)
   f) Vaginale Resection = 1 mal, geheilt (Brenner [22]).
   g) Laparotomie = 4 mal, davon geheilt 3, gestorben 1, und zwar:
      α) Resection 1, geheilt (Smyly [32]),
      β) beabsichtigte Resection 1, gestorben (Roux [2]).
      γ) totale Darmausschaltung 2, beide geheilt (Narath, v. Erlach [86]).

Prüfen wir nun endlich all die Mittel und Wege, die uns zur Verhütung und Heilung von Darmanastomosen zu Gebote stehen, so unterliegt es wohl nicht dem geringsten Zweifel, dass auf die Prophylaxis das Hauptgewicht zu legen ist. Mit dem Fortschreiten der Technik der geburtshilflichen und gynäkologischen Operationen und unter dem Schutze der Anti- und Aseptik werden die Verletzungen des Genitaltractus, die erfahrungsgemäss das Hauptcontingent für Darmfisteln abgeben, immer seltener. Ist trotzdem eine Ruptur oder Perforation des Uterus oder der Vagina erfolgt, und Darm vorgefallen oder verletzt, so erfordert dies sofort energische Maassnahmen. Man überlässt nicht mehr wie in früheren Zeiten die Heilung der Natur, man wartet nicht mehr, bis sich die incarcerirte Darmschlinge brandig abstösst, sondern reponirt sie,

näht oder tamponirt den Riss in utero oder vagina, macht, wenn
nöthig, mit oder ohne Laparotomie primär sofort die Resection des
Darmes.

   Zur Illustration mögen mehrere Fälle angeführt werden, zunächst
einer, der von Billroth operirt wurde und den Fleischmann (51)
mittheilte.

   Eine 34jähr. Frau abortirte am Ende des dritten Lunarmonates ihrer
4. Gravidität. Ein sehr erfahrener und geübter Gynäkologe suchte mit der
Polypenzange zurückgebliebene Plantarreste zu entfernen, hatte aber das
Unglück, den Uterus zu durchbohren, Darmschlingen zu erfassen und bis vor
die Vulva hervorzuziehen. Die ohnmächtig gewordene Pat. wurde von Billroth
operirt. Da an eine Reposition der arg zerquetschten prolabirten Darmschlingen
nicht zu denken war, schritt Billroth zur Eröffnung der Bauchhöhle. Nach
Entleerung einer trüben, blutigen Flüssigkeit wird der vergrösserte Uterus
sichtbar, in dessen Fundus ein quer verlaufender, etwa 3 Ctm. langer, nicht
klaffender Spalt mit zerfetzten Rändern zum Vorschein kommt. In diesem
Spalt ist eine leere Dünndarmschlinge eingeklemmt. Sie wird vorgezogen,
dann wird die Uteruswunde geglättet und in zwei Schichten vernäht. Die eingeklemmt gewesene Darmschlinge zeigt sich nun vom Gekröse losgerissen,
vom Peritoneum viscerale entblösst, vielfach suffundirt und so gequetscht, dass
ein 24 Ctm. langes Stück resecirt werden muss. Nach vollzogener Darmnaht
wird noch eine zweite, dem Dickdarm angehörige, eingerissene Schlinge resecirt. Am 8. Tage erste Stuhlentleerung. Im weiteren Verlaufe kam es zur Entwickelung parametritischer Exsudate zu beiden Seiten des Uterus. Der Fall heilte
schliesslich.

   Ein ähnlicher Fall wurde von Alberti (52) operirt.

   Eine 32jähr. Frau abortirte im ersten Monate der Schwangerschaft und
litt im Anschlusse daran an heftigen Blutungen. Ein Arzt wollte aus dem
Cervix übelriechende Gewebsfetzen entfernen. Er machte das Curettement und
suchte einige Gewebsstücke mit der Polypenzange zu entfernen, zog aber Darm
vor. Er tamponirte sofort die Scheide und liess die Kranke ins Spital bringen.
Daselbst machte Alberti nach 3 Stunden die Laparotomie und resecirte eine
17 Ctm. lange Darmschlinge. Die Risswunde des Uterus wurde vernäht, Heilung.

   Ueber gleiche Fälle berichten Veit, Orthmann, Olshausen
und Martin (52). Auch könnte man eine ganze Reihe von Fällen
anführen, wo eine Ruptur des Uterus oder der Vagina erfolgte,
Darmschlingen vorfielen und durch zweckentsprechende Behandlung
vollständige Heilung eintrat, ohne dass es zur Bildung von Darmfisteln (oder Anus) gekommen wäre.

   Es frägt sich nun, was soll man nach unseren Erfahrungen
bei schon bestehender Darmgenitalanastomose machen.
Ich glaube, es ist nicht nöthig, diesbezüglich eine scharfe Grenze

zwischen Fistel und Anus zu ziehen, da beide klinisch mit den
gleichen Erscheinungen einhergehen können und unsere neuen Operationsverfahren sich auf beide Arten der Anastomose anwenden
lassen. Zudem ist es ja bekannt, dass ein Anus durch Retraction
des Spornes sich allmälig in eine Art Fistel umwandeln und dass
eine Fistel durch eigenthümliche anatomische Bedingungen als Anus
imponiren kann.

Hat sich eine Verbindung zwischen Darm und Genitale hergestellt, so wird man für's erste ganz exspectativ verfahren. Man
wird abwarten, bis sich die stürmischen Erscheinungen gelegt haben,
man wird dies Stadium der acuten Entzündung, das wohl meistens
vorhanden ist, ruhig vorübergehen lassen. Bettruhe, Ausspülungen,
grösste Reinlichkeit, Lavements werden angezeigt sein.

Hat die Patientin diese kritische Periode überstanden, so muss
sich die weitere Behandlung darnach richten, ob der ganze oder
nahezu der ganze Darminhalt per vaginam abgeht oder nur ein
kleinerer Theil. Im ersteren Falle halte ich die sofortige Operation
für dringend angezeigt. Es sind zwar Fälle dieser Art bekannt, die
jahrelang bestanden, ohne für die Trägerin eine Lebensgefahr herbeizuführen (Birkett, Keewer, Casamayor), der Zustand ist aber
derart unerträglich, dass die Operation schon aus diesem Grunde
allein geboten erscheint. Geht ein grosser Theil des Darminhaltes
per rectum ab, ein kleinerer per vaginam, so wird es sich empfehlen,
noch zuzuwarten. Die Fistel kann sich spontan schliessen. Man
wird die Verkleinerung der Fistelöffnung dadurch zu fördern suchen,
dass man den Rand cauterisirt entweder mit dem Thermocauter
oder mit Causticis oder die Umgebung mit adstringirenden und
reizenden Flüssigkeiten touchirt (Lapislösung, Jodtinctur u. s. w.)

Erst wenn diese Mittel nicht zum Ziele führen, dann tritt die
blutige Operation in ihre Rechte. Man kann einer Darmgenitalanastomose auf zwei Wegen beikommen, entweder per vaginam
oder per laparotomiam, und wir hätten demnach zwei
grosse Gruppen von Operationen aufzustellen.

I. Die vaginalen Operationen.

Sie bilden das natürlichste Verfahren und müssen, wo sie
überhaupt möglich sind, immer zuerst versucht werden. In Betracht
kommen:

1. Anfrischung der Ränder und Naht als einfachste Methode. Sie eignet sich selbstverständlich nur für Fisteln, nicht aber für Anus. Sie wird nur anzuwenden sein bei kleinen, gut zugänglichen Fisteln. Sind die Fisteln grösser, so kann noch eine

2. Plastische Operation in der Scheide zum Ziele führen. Es dürften da ebenso wie bei Punkt 1 die Erfahrungen, die man bei der Operation von Vesicovaginalfisteln gemacht hat, gut zu verwerthen sein. Einige Methoden liessen sich ohne Weiteres auf die Darmfisteln anwenden.

3. Die Operation nach Heine-Weber, nämlich die langsame Durchtrennung des Spornes bei Anus praeternaturalis vaginalis mittelst klemmenartiger Instrumente, wodurch der Anus in eine Fistel umgewandelt wird. Die Fistel wäre dann durch Cauterisation der Ränder durch Bestreichen mit reizenden oder adstringirenden Flüssigkeiten oder schliesslich durch Methode 1 oder 2 zum Verschluss zu bringen. Die Methode ist in allen Fällen anwendbar, wo zu- und abführender Darmschenkel dicht an einander liegen und mit einander verbunden sind. Sind diese beiden Bedingungen nicht erfüllt, so bestehen dieselben Gefahren wie beim gewöhnlichen Anus praeternaturalis. (Peritonitis, Einklemmung einer anderen Darmschlinge.) Ein Nachtheil haftet übrigens unter allen Umständen der Methode an, dass sie nicht auf einmal die Darmcommunication beseitigt und noch andere Fisteloperationen nöthig macht.

4. Die vaginale Resection des Darmes nach Brenner ist ausführbar sowohl bei der Fistel als auch beim Anus. Sie stellt unter streng antiseptischen Cautelen eine einwandsfreie, sehr zweckmässige Operation dar, da sie direkt die natürlichen Verhältnisse wieder herzustellen sucht. Die Operation erfordert jedoch ein gut zugängliches weites Operationsfeld, das Fehlen von stärkeren Verwachsungen der Darmschlingen untereinander und Mangel an Schwielenbildungen in der Umgebung der Fistel[1]).

---

[1]) Die Patientin Brenner's ist dauernd geheilt geblieben, trotzdem sie zwei schwere Entbindungen durchgemacht hatte. Herr Primarius Brenner hat mir freundlichst die Fortsetzung seiner Krankengeschichte zur Verfügung gestellt, die ich hiermit veröffentliche, da sie für die Beurtheilung des Operationseffectes von grosser Bedeutung ist. Brenner schrieb mir: „Die Frau befolgte den Rath, den ich ihr nach der Operation der Fistel gegeben hatte und kam am 4. April 1893 im 7. Monate der Schwangerschaft zur Aufnahme in die Landesgebäranstalt. Herr Prof. Piskacek war so freundlich, nachstehende

5. Operationen, die eine Communication der zuführ-renden Darmschlinge mit dem Rectum herbeiführen sollen. Derartige Operationen sind im Ganzen vier angegeben worden, nämlich: a) Die Operation Casamayor's (Fig. 4). Durch-

Fig. 4.   Fig. 5.

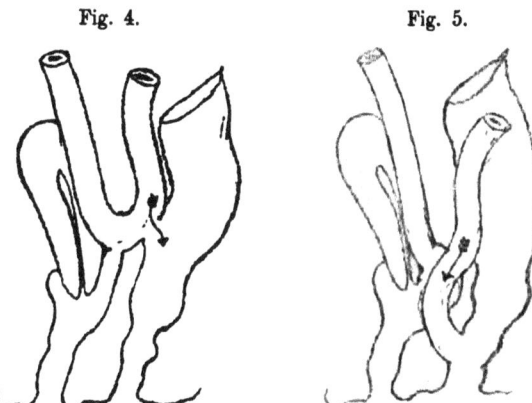

klemmung der Darm-Mastdarmwand mittelst eines zangenartigen Instrumentes, dessen eine Branche in das Rectum und dessen andere durch die Vagina in den zuführenden Darm eingeführt wird. b) Die Operation Jobert's (Fig. 5). Loslösung und Herabziehung

Daten mit den Anstaltsprotokollen zur Verfügung zu stellen. — Beckenmaasse: Spina 27, Cristae 28, Promontorium 33, D. B. 18½, Conjug. Diagon. 10½ Conjug. vera 8. Tub. ischii 10, Spinae p. s. 8, äusserer gerader der Becken-enge 17.

An der hinteren Symphysenwand eine kleinfingerdick vorragende Exostose.

Ein Theil der Portio vaginalis fehlt; an dieser Stelle strahlige Narben. Orificium in letztere eingebettet, kreuzergross, Cervix für den Finger durch-gängig, 1 Ctm. lang.

Vom 5.—13. April 1893 Dilatation des Cervix mit Jodoformgaze. Am 13. April Sprengung der Blase, Wendung der in Querlage befindlichen Frucht auf den Fuss (nach Braxton Hicks), 20 Stunden darauf Weheneintritt, nach weiteren 12 Stunden wegen Lebensgefahr des Kindes Extraction. Mädchen asphyctisch, durch Schultze'sche Schwingungen belebt, Länge 48 Ctm., Gew. 2550. Wochenbett ungestört, am 26. April 1893 Mutter und Kind gesund entlassen.

Am 1. December 1894 wurde sie wieder im 8. Monate der Schwanger-schaft aufgenommen. Am 4. 12. Beginn der Dilatation des Cervix, am 7. 12. spontaner Blasensprung ohne Wehen, Einstellung des Kopfes. Weheneintritt am 10. 12. Trotz kräftiger Wehen bleibt der Kopf über dem Beckeneingange stehen und das Orificium erweitert sich nicht über dreifingerbreit. Herztöne werden unregelmässig und hören bald auf. Am. 11. 12. Temperatur 38.2, Frau erschöpft. Craniotomie. Wochenbett normal, Frau am 22. 12. 94 gesund entlassen."

des zuführenden Darmendes und Einpflanzung desselben in eine
zwischen Vagina und Rectum angelegte Oeffnung. c) Die Operation Heine's (Fig. 6). Anlegung einer weiten Rectovaginalfistel
und Obliteration der Scheide unterhalb derselben. d) Die Operation
Lauwer's (Fig. 7). Durchtrennung der Darm-Mastdarmwand an
einer kleinen Stelle und Anlegung einer Klemme, die durch den
Anus eingeführt wird und deren eine Branche ins Rectum, deren
andere hingegen durch die frisch angelegte Oeffnung hindurch
gesteckt in den Darm zu liegen kommt.

All' die genannten Operationen haben mehrere nicht zu unter-
schätzende Nachtheile. Vor allen Dingen wird durch sie ein nicht

Fig. 6.   Fig. 7.

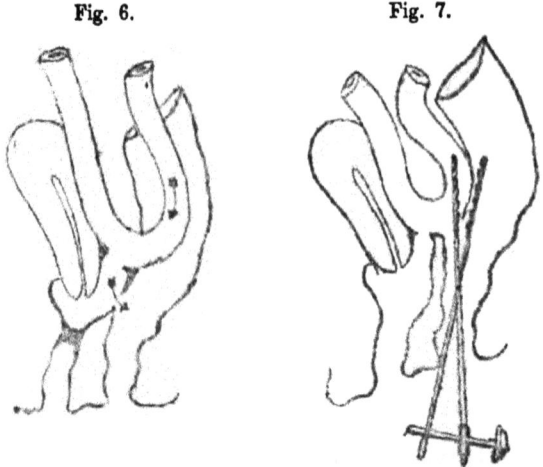

unbeträchtlicher Theil des Darmtractus aus der Kothcirculation
ausgeschaltet. Liegt z. B. eine Dünndarmfistel (oder Anus) vor,
so wird das ganze Colon (ascendens, transversum und descendens) und
die Flexura sowie ein Stück des Dünndarms selbst eliminirt, was
für die Ernährung des Individuums nicht ganz gleichgültig sein
dürfte. Am meisten Berechtigung hätte die Operation dann, wenn
ein möglichst tief liegendes Dickdarmstück, also die Flexura sigmoidea sich in die Vagina öffnen würde (Fall Lauwer's), dann
wird nur ein ganz kurzes Dickdarmstück ausgeschaltet.

Ein zweiter Uebelstand bei diesen Methoden liegt darin, dass
sie nicht auf einmal das Leiden beseitigen, sondern noch andere

Fisteloperationen später nothwendig machen (ausgenommen Methode Jobert's) und daher lange Zeit bis zur definitiven Heilung nöthig ist.

Als dritter Nachtheil wäre noch hervorzuheben, dass wohl die Mehrzahl der angeführten Methoden nicht ungefährlich ist. Casamayor's und Lauwer's Operation erfordern breite, flächenartige Verwachsungen zwischen Mastdarm und fisteltragendem Darmstück; existiren diese nicht, so besteht die Gefahr, andere Darmstücke zu verletzen und die grosse Gefahr der peritonealen Infection. Der Vorschlag Heine's entbehrt nach unseren heutigen chirurgischen Begriffen jeder Berechtigung und er ist auch zum Glück niemals ausgeführt worden. Kann man nach Jobert's Vorschlage das zuführende Darmstück isoliren und herabziehen, so dürfte man auch das abführende auf dieselbe Weise isoliren können und dann ist die Brenner'sche Operation am Platze.

Viertens wäre noch zu bedenken, ob nicht später die Ränder der angelegten Fisteln schrumpfen und in Folge dessen zu Stricturen Veranlassung geben.

Aus alledem folgt, dass die unter Punkt 5 angegebenen Operationen am besten zu unterlassen sind. Am ehesten wird man sich noch, wenn besonders günstige Verhältnisse vorliegen, zur Operation Lauwer's entschliessen.

Die vaginalen Operationen, von denen No. 1, 2 und 4 als die besten angesehen werden müssen, können jedoch nur bei vaginalen Fisteln angewendet werden und erfordern auch da noch ein gut zugängliches Operationsfeld. Für uterine Fisteln (oder Anus) kommen sie kaum jemals in Betracht; diese bleiben der Laparotomie vorbehalten.

II. Die Laparotomie.

Sie ist bei allen Fällen von Darmgenitalfisteln (oder Anus) indicirt, bei denen die vaginalen Operationen nicht zum Ziele führten, oder die von vorn herein für dieselben unzugänglich sind.

Nach Eröffnung des Bauches dürfte man sich meist ziemlich leicht über die Darmverhältnisse orientiren können, es sei denn, dass ausgedehntere Verwachsungen von Darmschlingen untereinander bestehen. Es bleiben uns nun vier Wege offen, die Darmfistel (oder den Anus) zu eliminiren und die natürliche Kothpassage wiederherzustellen. Man kann ausführen:

24*

1. Die Darmresection (Fig. 8 und 9). Sie bildet unstreitig
von den abdominalen Operationen das ideale Verfahren. Sie besteht
darin, dass man die an Uterus oder Vagina adhärente Darmschlinge
loslöst, resecirt und die beiden Enden des Darmrohres nach einer
der gebräuchlichen Methoden (Naht, Platten, Knopf u. s. w.) aneinander bringt. Die Oeffnung im Genitale wird entweder genäht
oder mit Jodoformgaze, die man zur Vagina hinaus leitet, tamponirt.
Die Operation ist von Smyly mit sehr günstigem Erfolge ausgeführt
worden. Es giebt aber gewisse Umstände, welche diese ideale
Operation contraindiciren, oder sogar unausführbar machen. Dahin
gehören: Unzugänglichkeit oder Enge des Operationsfeldes, aus-

Fig. 8.   Fig. 9.

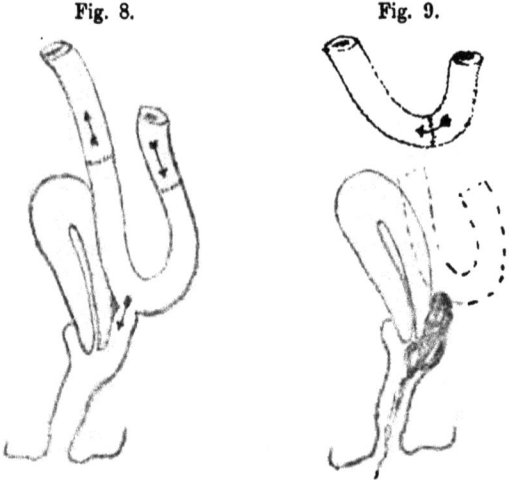

gedehnte Verwachsungen von Darmschlingen untereinander und mit
der Umgebung, (hintere Bauchwand, Beckenwandung, Uterus, Para-
metrien u. s. w.), Abscessbildungen in Schwielen, jauchendes inoperables Carcinom u. s. w. Man ist dann gezwungen, andere
Operationsverfahren einzuschlagen, die zu den Errungenschaften
der modernen Chirurgie gehören. Es wäre zu denken an:

2. Die Enteroanastomose mit lateraler Apposition
(Fig. 10) und an

3. Die Enteroanastomose mit lateraler Inplantation
(Fig. 11).

Es sind das zwei Methoden der partiellen Darmausschaltung.
Im ersteren Falle macht man eine breite seitliche Communication
zwischen zu- und abführendem Schenkel, im letzteren Falle durchtrennt man den zuführenden Schenkel, vernäht das distale Ende

Fig. 10.   Fig. 11.

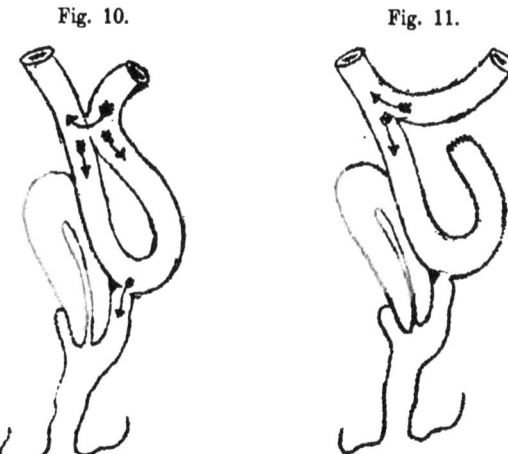

desselben vollständig und pflanzt das proximale Ende seitlich in
den abführenden Schlingenschenkel ein. Oberhalb dieser Stelle
könnte man das Darmrohr noch verengern durch Faltenbildung,
wie es von v. Hacker (83) für die Ileocolostomie angegeben

Fig. 12.

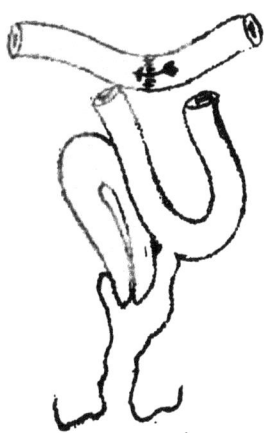

wurde. Bei der lateralen Apposition kann immer noch, wenn
nicht sehr günstige mechanische Verhältnisse vorliegen, ein beträchtlicher Theil des Darminhaltes durch die widernatürliche Oeffnung
abgehen. Es wäre daher besser, die zweite Operation auszuführen,
obwohl auch da die Möglichkeit des Uebertrittes von Darminhalt
in die Vagina nicht ganz ausgeschlossen erscheint. Um sicher
dieses verhüten zu können, muss man von dieser partiellen Darmausschaltung absehen und

4. Die totale Darmausschaltung (Fig. 12) ausführen,
das heisst, man isolirt jenen Darmtheil, der die Fistel trägt,
vollständig vom übrigen Darmrohre, ohne ihn zu exstirpiren. Das
isolirte Darmstück kann man auf vierfache Weise versorgen, man
näht entweder beide Ostien zu und versenkt die ganze Schlinge,
oder man näht beide Ostien in die Bauchhaut ein, oder man
verschliesst eine Oeffnung und versenkt sie, während man die
andere nach aussen offen lässt, entweder distal oder proximal.
Welche von den vier Arten vorzuziehen ist und was wir von der
Ausschaltung zu erwarten haben, werden wir im folgenden Abschnitte, der speciell der Darmausschaltung gewidmet ist, des
Näheren erörtern.

II. Abschnitt.

„Ueber Darmausschaltung."

Von Darmausschaltung spricht man dann, wenn man aus dem
Darmtractus ein Stück Darm isolirt, es jedoch nicht exstirpirt,
sondern mit Schonung seines Mesenterium im Bauchraume belässt.
Diese Operation wurde schon vor längerer Zeit von den Physiologen an Thieren (hauptsächlich an Hunden) ausgeführt, um Versuche über Secretion des Darmsaftes, über Resorption von eingeführten Substanzen und über die Kothbildung anzustellen. Anfangs
isolirte man ein Darmstück auf die Weise, dass man eine Dünndarmschlinge im Verlaufe des Darmrohres an zwei Stellen abband.
Diese Methode war nicht einwandsfrei, schon aus dem Grunde,
weil die Continuität des Darmschlauches aufgehoben war, und die
Thiere deshalb nur kurze Zeit am Leben erhalten werden konnten.
Es galt daher als ein ganz bedeutender Fortschritt, als Thiry (53)

im Jahre 1864 der Akademie der Wissenschaften in Wien eine
„neue, sehr zweckmässige Methode der Isolirung eines Dünndarm-
stückes" vorlegte. Er resecirte eine Schlinge mit Schonung des
Mesenterium und stellte die Continuität des Darmtractus durch
die Naht wieder her. Die isolirte Schlinge wurde an einem Ende
(gleichgiltig an welchem) vernäht und versenkt, am andern jedoch
in die Bauchwunde eingefügt, nach Verengerung des Ostiums, um
Schleimhautprolaps hintanzuhalten. Durch die Fistel konnte man
nun leicht Darmsaft auffangen und andere Experimente am Darm
ausführen.

Professor Vella (54) in Bologna, der sich mit derartigen Versuchen beschäftigte, brachte im Jahre 1882 die Idee auf, beide
Ostien des isolirten Experimentirdarmes in die Bauchhaut einzunähen. Seitdem ist die Darmisolirung den Physiologen wohlbe-
kannt und die „Thiry-Vella'sche Fistel" wurde oft zu Versuchs-
zwecken angelegt.

In ein neues Stadium traten die Versuche am Experimentir-
darm durch die Arbeiten des Physiologen Hermann (59) im Jahre
1890. Um über die Entstehung des Kothes Aufschluss zu bekommen, leitete er nicht die beiden Ostien der isolirten Schlinge
nach aussen, sondern vereinigte sie untereinander durch Naht so,
dass er einen allseits abgeschlossenen Darmring erhielt, den er
dann ganz in die Bauchhöhle versenkte. Schon drei Jahre vorher
(1887) hatte der Amerikaner Halsted (68) das gleiche Verfahren
publicirt, es blieb aber den deutschen Physiologen unbekannt.

Berenstein (60), ein Schüler Hermann's, modificirte den
Versuch noch auf die Art, dass er die beiden Ostien des isolirten
Darmes für sich vernähte und so ein „wurstförmiges" Darm-
stück bekam, das er in die Bauchhöhle versenkte (1893).

Es war also die „Darmausschaltung" fast in allen Modificationen von den Physiologen ausgebildet worden, ehe sich die Chirurgen der Idee bemächtigten und sie praktisch am Menschen er-
probten.

In der Chirurgie hat die Darmausschaltung ihre eigene Ent-
wicklungsgeschichte. Die Anfänge der genannten Operation sind
in der Enteroanastomose zu suchen. Durch die Gastro-
enterostomie und später durch die Ileocolostomie war ein
Darmstück wenigstens zum Theile ausgeschaltet (partielle Darm-

ausschaltung) worden insofern, als der Magen- oder Darminhalt
jetzt in grösserer Menge den neuen kürzeren Weg nahm und
weniger durch den alten längeren Weg ging, der ja ausserdem
durch pathologische Processe verengt war. Die „Ausschaltnng"
des kranken Darmes wurde dann später eine vollständigere, als
man nicht mehr oberhalb und unterhalb eine seitliche Communication
anlegte (Enteroanastomose mit lateraler Apposition), sondern das zuführende Darmrohr quer durchtrennte und hinter der
erkrankten Partie seitlich in das abführende Darmstück implantirte
(Enteroanastomose mit lateraler Implantation). Das am
quer durchschnittenen Ende vernähte kranke Darmstück stellte ein
blindsackähnliches Anhängsel des Hauptdarmrohres dar, es war
nur zum Theile ausgeschaltet, sein Inhalt konnte in den übrigen
Darmtractus abfliessen. Dadurch konnte freilich nicht verhindert
werden, dass der Koth bisweilen in den Blindsack gelangte, dort
zu Reizungen der erkrankten Darmwand Veranlassung gab und
eventuell bei bestehenden Fisteln sich nach aussen entleerte. Ausserdem mussten Eiter und Zersetzungsproducte in den gesunden Darm
gelangen, und konnten dort als schädigendes Moment wirksam
sein. Nachdem man so weit gekommen, war der Gedanke naheliegend, das kranke Darmstück vollständig zu isoliren, um jede
Verbindung seines Lumens mit dem des Hauptdarmrohres aufzuheben. Man ging von der partiellen Darmausschaltung
zur totalen über. Der Erste, der meines Wissens vom chirurgischen Standpunkte aus die totale Darmausschaltung vorschlug,
war von Hacker (1888). Er erwähnt in seiner Arbeit über die
Bedeutung der Anastomosenbildungen am Darm (84), dass „im
Falle einer nothwendigen Resection, namentlich bei den Fisteln
mit Doppelmündung, auch daran zu denken wäre, von innen her
das zu- und abführende Stück quer abzutrennen und durch die
Enterorhaphie zu vereinigen, dabei aber die die Bauchwand durchsetzenden Endstücke dieser Darmtheile in ihren Verwachsungen
mit den Bauchdecken zu belassen, sie jedoch nach aussen einzustülpen und mit ihren Serosaflächen gegen die Bauchhöhle durch
Nähte abzuschliessen." Der Vorschlag wurde jedoch von v. Hacker
nicht weiter ausgearbeitet und blieb von den Chirurgen unbe-
achtet.

Erst Salzer (1891 und 1892) war es beschieden die Frage
ins Rollen zu bringen (63 u. 64). Durch ein reiches klinisches
Beobachtungsmaterial kam er zu der Idee, dass es in gewissen
Fällen von Darmprocessen, die mit Stenose und Fistelbildungen
einhergehen, zweckmässig sein würde, den kranken Darmtheil vollständig zu isoliren. Er wurde so auf die von den Physiologen
schon lange geübte Operation aufmerksam und erprobte sie am
Thiere. Als Resultat seiner Untersuchungen konnte Salzer den
Satz aufstellen, dass die totale Darmausschaltung, ausgeführt unter
gewissen Cautelen, eine vollständig berechtigte und rationelle Operation sei. Salzer arbeitete den Vorschlag bis ins Detail aus,
machte uns mit den Indicationen zu der neuen Operation bekannt,
hatte aber selbst keine Gelegenheit dieselbe am Menschen auszuführen.

Hochenegg (76) war der erste, der den genialen Vorschlag
Salzer's beim Menschen anwenden konnte (1891) und dabei einen
günstigen Erfolg erzielte. Nachdem so die neue Operation gewissermassen ihre Feuerprobe überstanden, und ihre Berechtigung und
Ausführbarkeit auf's Klarste bewiesen worden, mehrten sich rasch
ihre Erfolge. Sehr häufig ist die Operation allerdings nicht ausgeführt worden. Ich konnte in der Literatur nur 14 Fälle aus-
findig machen, denen sich unserer als 15. anreiht.

Chronologisch geordnet hatten je einen Fall operirt:

No.	Operation.	Operateur.	Publication.
1.	1891, 28. Mai	Hochenegg	1891
2.	1892, 5. März	Obalinsky (1)	1894
3.	„ 20. März	Frank	1892
4.	„ 31. August	von Eiselsberg (1)	1893
5.	1893, 3. Juni	Körte	1894
6.	„ ?	von Eiselsberg (2)	1894
7.	„ 28. Juli	Narath	1896
8.	„ 13. August	Baracz	1894
9.	„ 16. Decbr.	von Erlach	1895
10.	1894, 25. April	Obalinsky	1894
11.	„ 10. Septbr.	Bier (1)	1895
12.	„ 1. Novbr.	Funke	1895
13.	1895, 31. Januar	Bier (2)	1895
14.	„ 5. Juli	Bier (3)	1895
15.	„ 29. August	Wiesinger	1895

Da eine genauere Zusammenstellung der Darmausschaltungen his jetzt nicht gemacht wurde und gewisse principielle Fragen nur durch eingehende Berücksichtigung aller operirten Fälle der Lösung näher gebracht werden können, so möge es mir erlaubt sein, dieselben hier im Auszuge anzuführen.

1. Hochenegg (71 u. 72). Mann, 35 Jahre alt, seit einem Jahre mehrmals erkrankt unter den Erscheinungen von Perityphlitis. Ein grosser höckeriger Tumor in der Ileocoecalgegend. Wahrscheinlichkeitsdiagnose: Carcinoma coeci ohne Stenose. Laparotomie (28. Mai 1891), gefunden wird: ein Coecaltumor mit dem untersten Ileum und Colon ascendens zu einem Convolut vereinigt, in schwielig verdicktes Peritoneum eingescheidet, verwachsen mit der hinteren Beckenwand und den Beckengefässen. Aus diesen Gründen Exstirpation nicht versucht. Die erkrankte Partie (unterstes Ileumstück, Coecum, unteres Colon ascendens) wird wegen befürchteter Darmstenose total ausgeschaltet mit Einpflanzung der proximalen und distalen Oeffnung in die Haut. Circuläre Darmnaht am Hauptrohre. Heilung ohne Zwischenfall. Nach einem Monate Tumor halb so gross, beweglich (daher jetzt Diagnose: chronisch entzündlicher Coecaltumor), Schleimsecretion gering, ohne Beschwerden für den Kranken. In den folgenden 6 Monaten wird der Tumor noch kleiner und beweglich. 14 Monate nach der Operation entleert die Fistel grosse Mengen von Koth, was sich öfters wiederholt. Am 12. März 1893 zweite Operation: Exstirpation des ausgeschalteten Darmes und Resection einer adhärenten Ileumschlinge. Heilung. Die ehemaligen Adhäsionen an der hinteren Bauchwand vollständig geschwunden, das Ileocoecum hat die Grösse einer frischen Feige und communicirt mit dem Dünndarmstücke. Nirgends Tuberkulose nachweisbar.

2. Obalinski (80). Mann, 36 Jahre alt. Anus praeternaturalis in Folge vernachlässigter eingeklemmter Inguinalhernie. Am 1. December 1891 Laparotomie zum Zwecke einer Enterectomie mit Enterorrhaphie. Diese unterbleiben wegen sehr starker Verwachsungen zwischen Coecum und Ileum. Umwandlung des Anus in eine Fistel durch Anlegung der Dupuytren'schen Darmscheere. Versuche, die Fistel durch Plastik zu decken, schlagen fehl. Am 5. März 1892 totale Ausschaltung von Coecum und unterstem Ileum mit Einpflanzung beider Ostien in die Haut. Da diese so viel Schleim secerniren, dass Patient selbst bittet, von seinem unerträglichen Zustande befreit zu werden, wird am 21. Juni 1892 das ausgeschaltete Stück exstirpirt. Heilung.

3. Frank (75). Frau, 25 Jahre alt. Erscheinungen von Perityphlitis. Schmerzhafte, über mannsfaustgrosse Geschwulst in der Ileocoecalgegend. **Diagnose:** entzündlicher oder neoplastischer Coecaltumor. Am 2. December 1891 Probelaparotomie. Man findet: einen grossen, derben Coecaltumor, der dem Darmbeinteller fest aufsitzt und mit herangezogenen Dünndarmschlingen verwachsen ist. An Exstirpation ist nicht zu denken. Enteroanastomose wird nicht ausgeführt, da es nicht möglich ist den zuführenden Dünndarm zu finden. In der Meinung, dass ein maligner Tumor vorliege, wird der Bauch wieder geschlossen. Nach mehreren Wochen Beschwerden wie früher, Tumor kleiner, daher Diagnose: entzündlicher (Tbc.) Tumor. Am 20. März 1892 Laparotomie. Versuch einer Exstirpation, Ablösung der Dünndarmschlingen; der schwielige am Darmbeinteller festsitzende Tumor kann nicht exstirpirt werden. Strictur im Ileum und oberen Colon ascendens. Totale Ausschaltung von 70 Ctm. Ileum, Coecum, Colon ascendens (1 Meter Darm) mit Einpflanzung beider Enden in die Haut. Circuläre Darmnaht am Hauptrohre. Tamponade. Heilung. Mündung des Ileum (am 20. Mai) erbsengross (keine Entleerungen), Mündung des Colon nahezu kreuzergross, entleert zähen Schleim, der Patientin nicht belästigt.

4. v. Eiselsberg (73). Mädchen, 15 Jahre alt, sehr abgemagert, 26 Kilo schwer. Seit drei Jahren Erscheinungen von manchmal acut sich steigernder Perityphlitis. Langsam wachsender Coecaltumor. Aufbruch desselben durch die Bauchdecken vor ungefähr 2 Monaten mit Entleerung von Eiter und Koth. Etablirung von 4 Fisteln, durch die sich fast ausschliesslich der Koth entleert. Operation am 31. August 1892. Laparotomie. Coecum ganz in eine Schwiele aufgegangen, die sowohl mit der vorderen Bauchwand als auch mit dem Darmbeinteller fest verwachsen ist. Ileum zieht direkt in die Schwiele, an deren oberen Umrandung das Colon ascendens dieselbe verlässt. Wegen der ausgedehnten Verwachsungen an Resection nicht zu denken. Ausschaltung der erkrankten Darmpartie mit Vernähung und Versenkung beider Enden. Axiale Vereinigung des untersten Ileum mit dem Colon ascendens durch circuläre Darmnaht. Vollständiger Verschluss des Bauches bis auf eine kleine Stelle, durch die je ein Jodoformstreifen gegen die abgenähten Darmenden geführt wird. Stuhl normal. Aus den Fisteln entleert sich nur in den ersten Tagen etwas Koth, später nur Eiter, der auch am 12. Tage versiegt. Vorübergehende Kothsecretion an der Drainagestelle 8 Wochen nach der Operation. Körpergewicht anfangs Januar: 52 Kilo. Fistel und Operationswunde solide vernarbt. Vollständige Heilung.

5. Körte (79). Mann, 25 Jahre alt. Unter Ileuserscheinungen erkrankt. Diagnose schwankt zwischen Darmverschluss und Bauchfellentzündung. Laparotomie (1. Operation 17. November 1891): eitrige Peritonitis, Entleerung des Eiters, Drainage. Es bleibt eine Fistel, die gegen den Processus vermiformis führt; daher 2. Operation (16. März 1892), Exstirpation des Processus vermiformis. (In demselben chronische Entzündung, keine Tbc). Heilung bis auf eine Fistel. Patient bleibt blass und elend. In der Coecalgegend und Gegend des Colon ascendens eine Resistenz. 3. Operation (27. August 1892) Exstirpation des Coecum und Colon ascendens bis fast zur Flexura hepatica. Um die Operation schnell zu beenden, Einnähung beider Darmlumina (des Ileum und Colon) nebeneinander in die Bauchhaut. (Tbc. der Schleimhaut des resecirten Darmes nachgewiesen). Versuch, den Anus in eine Fistel mittelst der Dupuytreu'schen Darmscheere umzuwandeln, misslingt. 4. Operation (19. November 1892) Resection von 21 Ctm. Colon transversum, jedoch Schleimhaut an der durchschnittenen Stelle noch immer nicht normal. Vernähung des invaginirten Colon. 2 Ctm. unterhalb Ileocolostomie durch laterale Apposition. Tamponade der Wunde. Es etablirt sich wieder eine Kothfistel, die den meisten

Stuhl entleert. Versuch, die Fistel durch einen Dieffenbach'schen Lappen zu schliessen: 5. Operation (am 25. Februar 1893), bleibt ohne Erfolg. Daher am 5. Mai 6. Operation: Implantation des Ileum (12 Ctm. von der Enteroanastomose entfernt) in die Flexura coli iliaca. Verengerung des Colon oberhalb durch Faltennähte. Es geht wieder ein Theil des Kothes durch die Fistel. 7. Operation (7. Juni 1893). Ausschaltung des blindsackförmigen Darmstückes, Durchtrennung in der Mitte der Flexura iliaca. Naht der distalen und proximalen Schnittwunden im Colon. Es entleert sich mässig viel Darmschleim durch die Fistel, so dass ein Verband nothwendig ist. Da dieser Zustand dem Patienten unerträglich ist, wird am 28. Juni 1893 (8. Operation) die Exstirpation des ausgeschalteten Stückes vorgenommen. Tamponade. Heilung. Keinerlei Nachtheile durch die Entfernung des grossen Darmstückes. Ausgeschaltet sind: 30 Ctm. vom Ileum und der Dickdarm (Colon transversum und descendens[?]) bis zur Mitte der Flexura iliaca. Vorher resecirt waren: untersters Stück des Ileum, Coecum und Colon ascendens(?).

6. v. Eiselsberg (73). Mann, 24 Jahre alt. In den letzten Jahren wiederholt Anfälle von Perityphlitis verbunden mit Obstipation. Unbewegliche harte, sehr druckempfindliche Geschwulst in der Coecalgegend. Laparotomie. Coecum in schwielige Massen eingebettet. Ileumschlingen bis ins kleine Becken hinein unter einander verwachsen. Beim Versuch, das zuführende Ileumstück freizumachen, reisst es ein. Exstirpation des Coecum und Processus vermiformis. Wegen der Fixation kann das Ileum nicht dem Colon ascendens behufs Naht genähert werden. Daher Einpflanzung des Ileum in die Haut und Enteroanastomose zwischen einer schon ganz freien Ileumschlinge und dem Querschnitte des Colon ascendens. Anfangs geht der grösste Theil des Stuhles durch den künstlichen After ab, später nimmt ein Theil den Weg durchs Colon. Da jedoch $2^{1}/_{2}$ Monate später immer noch mindestens $^{1}/_{3}$ durch den künstlichen After austritt, so wird totale Darmausschaltung vorgenommen. Durchtrennung des Ileum distal von der Ileocolostomiestelle, dort wo es anfängt frei zu werden, und Einpflanzung desselben in die Flexura sigmoidea. Naht und Versenkung der proximalen Mündung des ausgeschalteten Ileum. Eingriff sehr mühsam wegen der vielen Verwachsungen. Tod am folgenden Tage wegen acuter Peritonitis. Infection wahrscheinlich von einem kleinen Abscesse, der bei der Operation eröffnet wurde.

7. Narath (88). Doppelte Darmausschaltung (Ileum und Jejunum) wegen doppelter Dünndarmvaginalfistel: siehe ausführliche Krankengeschichte auf Seite 331 dieser Arbeit.

8. Baracz (76). Mann, 19 Jahre alt. Seit einem Jahre öfter anfallsweise auftretende Erscheinungen einer schweren Perityphlitis. In der Ileocoecalgegend ein eigrosser, wenig schmerzhafter, mobiler Tumor, der seit 8 Monaten bestehen soll. Diagnose: maligner Tumor des Coecum. Operation am 13. August 1893. Laparotomie. Tumor sitzt am Coecum, das Ileum in dieses invaginirt und mit ihm fest verwachsen. Ileum und Colon ascendens werden durchtrennt, die Enden blind vernäht durch eine einfache Kürschnernaht. Das ausgeschaltete Stück sollte exstirpirt werden, es wird jedoch wegen der zahlreichen derben Verwachsungen, wegen der tiefen Lage des Tumors und weil noch dazu wahrscheinlich eine andere Darmschlinge adhärirt, davon Abstand genommen. Das isolirte kranke Darmstück wird ebenfalls an beiden Enden blind vernäht und in der Bauchhöhle belassen. Ileocolostomie nach Senn mittelst Kohlrübenplatten (Baracz), vollständiger Schluss der Bauchwunde. Nach der Operation Erbrechen und Meteorismus durch drei Tage. Abscess in der Bauchdeckenwunde. Heilung. Sieben Wochen nach der Operation lässt sich kein Tumor mehr nachweisen. Am 27. September 1894 lebt Patientin noch und ist gesund. (Ausgeschaltet über 30 Ctm. Darm; Darmstenose in Folge chronischer Invagination und entzündlicher Schwellung der Darmwände.)

9. v. Erlach (86). Frau, 41 Jahre alt. Am 14. November 1892 Totalexstirpation des Uterus per vaginam wegen Carcinom. Vaginalwunde heilt bis auf eine kleine linsengrosse Stelle; hier Recidive constatirt im Mai 1893. Ende September greift das Carcinom auf den Darm über und es etablirt sich eine Fistel zwischen Ileum und Vagina. Fast der ganze Darminhalt entleert sich durch die Vagina. Am 16. December 1893 Laparotomie: Ausschaltung von circa 30 Ctm. vom untersten Ileum, das die carcinomatöse Fistel trägt. Occlusionsnaht und Versenkung des distalen Endes. Einnähung des proximalen Ostiums in die Bauchwunde. Circuläre Darmnaht im Ileum. Heilung. Der ausgeschaltete Darm secernirt sehr wenig. Patientin stirbt Ende October 1894 am Carcinom.

10. Obalinski (80). Mädchen, 24 Jahre alt. Rechts und unterhalb des Nabels eine Fistel, deren Natur nicht sichergestellt werden kann (weder Tuberkulose noch Actinomycosis). Heilung derselben auf Cauterisation. Nach vier Wochen bricht sie wieder auf und entleert durch zwei Monate Koth. Operation am 25. April 1894. Laparotomie. Die Fistel führt ins Coecum, dieses ist verdickt und hart. Exstirpation des Coecums. Das Ileum kann mit dem Colon nicht vereinigt werden „theils wegen Kürze des Mesenterium, theils in Folge Peritonealverwachsungen." Es wird das Colon noch einmal durchschnitten an seiner Uebergangsstelle zum transversum, die so isolirte Flexura hepatica nicht exstirpirt, sondern im Bauche belassen und an beiden Enden blind vernäht. Nun gelingt es das Lumen des Ileum mit dem des Colon transversum direct zu vereinigen. Tamponade mit steriler Gaze. Volle Heilung nach zwei Monaten. Stuhl normal, keine Beschwerden. Tuberkulose des Coecum mikroskopisch festgestellt. (Das ausgeschaltete Stück ist gesund und länger als im Baracz'schen Falle.)

11. Bier (81 und 91). Frau, 27 Jahre alt. In der Ileocoecalgegend zwei Kothfisteln, die von einer vor 14 Jahren acut aufgetretenen Typhlitis herrühren und sich nicht schliessen wollen. Laparotomie am 10. 9. 1894. Man findet einen Abscess, Schwielen und zahlreiche miteinander verwachsene Darmschlingen und endlich eine Darmpartie, die man für Colon und einmündendes Ileum halten muss. Totale Ausschaltung mit beiderseitiger Occlusion. Ileus. Eröffnung des Bauches. Die für ausgeschaltet gehaltene Partie ist prall gespannt und Dünndarm. Der Dünndarm ist in seiner Continuität aufgehoben,

und das, was als Dickdarm gehalten wurde, ist ebenfalls Dünndarm. Von den
beiden vernähten Darmlumina erweist sich das eine als das Ende des vom
Magen kommenden Dünndarms, das andere als der Anfang des zum Dickdarm
eilenden unteren Dünndarmes. Was als Continuitätsnaht gemacht war, kann
nur Naht von Dünndarm an Dünndarm sein; es war also ein Dünndarmstück
ausgeschaltet und ringförmig in sich vernäht worden. Das blind vernähte
Dünndarmende wird geöffnet, in die Bauchwunde eingefügt und so ein Anus
praeternaturalis etablirt. Ein späterer Versuch, diesen Darm in das Colon
transversum zu implantiren, misslingt wegen der starken Verwachsungen.
Schliesslich wird eine Anastomose zwischen Colon transversum und einer
freien Dünndarmschlinge gemacht. Der Koth kommt zur Hälfte aus dem Anus
praeternaturalis, zur anderen Hälfte aus dem normalen After. Ein Versuch,
den Anus praet. zu schliessen, missglückt. Die früheren Kothfisteln secerniren
nur Eiter, aber keinen Koth mehr und versiegen dann ganz. (?) Bei der fünften Laparotomie wird das zum Anus praet. führende Darmstück durch quere
Durchtrennung und Vernähung beider Stümpfe ausgeschaltet. Heilung.

12. Funke (82). Mann, 39 Jahre alt. Zu Ostern 1894 Erscheinungen
von Perityphlitis. Seit der Zeit Tumor in der Coecalgegend. Am 25. Juli
Spaltung eines Kothabscesses. Etablirung einer Fistel im Coecum, durch die
sich der ganze Koth entleert. Operation am 1. November 1894. Beabsichtigt:
Resection des Coecums. Verschluss der Fistel mittelst zweier seitlich abprä-
parirter Hautlappen. Da jedoch das Coecum und der grösste Theil des Colon
ascendens schwielig verdickt und sowohl an die vordere Bauchwand, als auch
am Darmbeinteller fast adhärent ist, wird von der Resection abgesehen und
totale Darmausschaltung gemacht. Ausgeschaltet wird: 10 Ctm. Ileum, das
Coecum und das Colon ascendens, Naht und Versenkung beider Enden. Ileocolostomie durch laterale Implantation des Ileums in das Colon transversum.
Wegen Fieber, Druck im Unterleibe und Unbehagen wird am dritten Tage
die Fistel wieder geöffnet. Es entleert sich eine grosse Menge einer fäculenten
schleimigen Flüssigkeit, darauf sofortige Erleichterung. Die Fistel secernirt
sehr wenig und verursacht dem Patienten keine allzu grossen Beschwerden.
Autor hält die Erkrankung für eine tuberculöse, da die Serosa des Coecums
mit multiplen kleinen Knötchen bedeckt und leichte Spitzeninfiltration der rechten Lunge vorhanden war.

13. Bier (91). Mann, Alter ?. Vor 2 Jahren acute Perityphlitis; seit
der Zeit Erscheinungen von chronischer Darmstenose (anfallsweise auftretende
Darmkoliken, Abmagerung). In der Gegend des Colon ascendens ein grosser
Tumor, der den Eindruck einer bösartigen Neubildung machte. Laparotomie
am 31. Januar 1895. Derber, schwieliger, an der hinteren Bauchwand fest-
sitzender Tumor im Bereiche des Coecums und des unteren Theiles des Colon
ascendens, der zur Darmstenose geführt hatte. Exstirpation unmöglich. Ausschaltung von Coecum, Colon ascendens bis nahe an die Flexura hepatica und
eines Stückchens vom untersten Ileum. Proximale Occlusion, distale Darmfistel. Axiale Vereinigung (des Ileum und Colon) des Hauptdarmes durch
Naht. Glatte Heilung mit Ausnahme eines kleinen Bauchdeckenabscesses.

Keine Beschwerden, Gewichtszunahme um 43 Pfund. Der grosse Tumor geht so zurück, dass er nicht mehr zu fühlen ist. Der Patient geht auf den Vorschlag, sich das ausgeschaltete Darmstück exstirpiren zu lassen, nicht ein, weil es ihm so gut wie keine Beschwerden macht. Aus der Fistel entleert sich eine geringe Menge von Schleim.

14. Bier (91). Mann, Alter ?. Acute Perityphlitis im April 1894, im October 94 Recidive. Seitdem schwere Darmstenose (Anfälle alle 8 Tage unter Schmerzen, Koliken, Meteorismus und vollständige Stuhlverhaltung). In der rechten Fossa iliaca eine handtellergrosse, auf Druck empfindliche Resistenz, vom Rectum aus im kleinen Becken rechts eine druckempfindliche Geschwulst zu tasten. Laparotomie am 5. Juli 1895. Coecum, Processus vermiformis, das unterste Ileum und ein grosser Theil des Netzes in eine schwielige Masse eingebettet. Totale Ausschaltung von: Coecum, einem Theil des Colon ascendens und ca. 30 Ctm. Ileum. Proximale Occlusion, distale Darmfistel. Naht des Hauptdarmes. Heilung ungestört, Wohlbefinden. Die Darmfistel entleert nur Spuren von Secret, welches den Mann nur wenig belästigt.

15. Wiesinger (89 und 90). Frau, 31 Jahre alt. Seit 3 Jahren Obstipation, Eiterabgang mit dem Stuhle; dann Schmerzen auf der linken Seite des Leibes. Daselbst Druckempfindlichkeit; in der Gegend der Flexura coli sinistra ein harter schmerzhafter Strang zu fühlen, im Rectum mehrere oberflächliche Ulcerationen der Schleimhaut. Keine Anhaltspunkte für Lues oder Tuberculose. Anlegung eines Anus praeternaturalis an der Flexura coli dextra, um die Kothpassage vom kranken Darm abzuleiten und um von der Fistel aus Ausspülungen und Sondirungen (mehrere Stenosen zu constatiren!) vornehmen zu können. Keine Besserung zu erzielen. Um den Anus praet. zu beseitigen, am 29. August 1895 Ausschaltung von: Colon transversum, Colon descendens, eines Theiles der Flexura sigmoidea. Distal Occlusion, proximal Fistel. Axiale Vereinigung von Colon ascendens mit der unteren Hälfte der Flexura sigmoidea durch circuläre Darmnaht. Verlauf ungestört, Stuhl regelmässig, jedoch noch mit geringer Beimengung von Eiter und Schleim (aus den Ulcerationen des Rectum). Besserung des Allgemeinbefindens, Gewichtszunahme. Die Fistel entleerte Anfangs reichlich eitrigen Schleim, doch verringerte sich bald die Secretion bei desinficirenden Ausspülungen, so dass am 9. October der Verschluss der Fistel vorgenommen werden konnte. „Damit wurde weniger einer chirurgischen Nothwendigkeit — denn die bestehende Fistel, die nur wenig secernirte, genirte die Patientin verhältnissmässig wenig —, als einem psychischen Erfordernisse Folge geleistet, denn die Patientin war ausser sich bei dem Gedanken, diese Fistel nun zeitlebens behalten zu müssen."

Von diesen 15 Fällen sind mir 4 aus eigener Anschauung bekannt. Dahin gehören, abgesehen von meinem eigenen, die zwei Fälle von v. Eiselsberg und der von v. Erlach.

14 Patienten überstanden die Operation, bloss einer starb in unmittelbarem Anschlusse daran in Folge einer acuten Peritonitis. Die Infection erfolgte wahrscheinlich von einem intraperitonealen

Abscesse her, der bei der Operation zufällig eröffnet wurde (Fall No. 6, v. Eiselsberg [74]).

Das Alter der Patienten, die sich auf männliches und weibliches Geschlecht fast gleich vertheilen (8 : 7), schwankte zwischen 15 und 41 Jahren. Es waren alt je einer 15, 19, 27, 31, 32, 39 und 41 und je zwei 24 und 25 Jahre. Es zeichneten sich also fast alle durch ein jugendliches Alter aus. Bei 2 Fällen (Bier No. 13, 14) ist das Alter nicht verzeichnet.

Berücksichtigt man die Grundkrankheit, die entweder direct oder indirect durch ihre Folgezustände zu einer Darmausschaltung geführt hatte, so fällt auf, dass nicht weniger als elfmal ein entzündlicher Process des Coecum, Processus vermiformis, und der angrenzenden Partien des Dick- und Dünndarmes zu verzeichnen ist. Bloss in einem einzigen Falle (Wiesinger [89, 90]) bestand eine chronisch entzündliche Erkrankung in anderen Darmabschnitten, nämlich im Colon descendens, in der Flexura coli dextra und im S. Romanum. Einmal war es eine rechtsseitige incarcerirte Leistenhernie, die zur Gangrän des Darmes, Bildung eines Anus praeternaturalis und zur circumscripten Peritonitis geführt hatte. Im Falle v. Erlach's bestand Uteruscarcinom, welches nach Operation recidivirte, auf den Dünndarm übergriff und zur Bildung einer Fistula stercoralis ileovaginalis Veranlassung gab. In unserem Falle endlich führte eine acute Parametritis auf Abort zur abnormen Communication zwischen Vagina, Ileum und Jejunum.

Die Erkrankungen des Coecum und Wurmfortsatzes waren durchweg schwerer Art. Sie bestanden meist längere Zeit, ein, mehrere oder sogar viele Jahre, exacerbirten öfter unter heftigen Erscheinungen (Stuhlbeschwerden, Colik, Erbrechen, Fieber) und führten gewöhnlich zu einer ei- bis faustgrossen, auf Druck schmerzhaften, wenig oder gar nicht verschieblichen Geschwulst in der Ileococcalgegend. Der Tumor wurde nicht weniger als 4 mal als Carcinom diagnosticirt und zweimal schien sich auch nach Eröffnung des Bauches die Diagnose zu bestätigen. Aber auch in diesen Fällen wurde man durch den Verlauf der Krankheit belehrt, dass kein Neoplasma vorhanden gewesen sein konnte. Es handelte sich wohl immer um mehr weniger chronisch verlaufende, bisweilen sich acut steigernde Entzündungsprocesse in den oben angegebenen Darmpartien. Die Entzündungsprocesse waren meist catarrhalischer,

seltener tuberculöser Natur und zeichneten sich dadurch aus, dass
sie zur Bildung von derben, festen Schwielen in der Nachbarschaft und zur circumscripten Peritonitis führten, die oft ausgedehnte Verwachsungen von Darmschlingen untereinander veranlasste. Häufig kam es zur Darmstenose oder zur Abscessbildung
und Perforation des Darmes. Auf diese Weise entstand im Falle
Körte's eine allgemeine eitrige Peritonitis, die eine Eröffnung des
Abdomen nothwendig machte. Der Process heilte schliesslich mit
Bildung einer Stercoralfistel aus. In vier anderen, weniger acuten
Fällen erfolgte der Durchbruch nach aussen durch die Bauchdecken.
So bildete sich bei der Patientin Obalinski's eine Stercoralfistel
rechts und unterhalb des Nabels, bei der Patientin Bier's deren
zwei in der Ileococcalgegend. Bei dem jungen Mädchen v. Eisels-
berg's, das ich auch auf der Klinik Billroth beobachten konnte,
bestanden nicht weniger als vier solcher Fisteln, die fast den
ganzen Koth entleerten. Der Patient Funke's endlich gab den ganzen
Darminhalt durch eine weite Fistel, die ins Coecum führte, von sich.

In allen 11 Fällen (Bier ?) beabsichtigte der Operateur Anfangs eine Exstirpation (Resection) des Ileo-Coecums. Sie wurde
auch mehrmals wirklich versucht, gelang aber nur in drei Fällen
(Körte, v. Eiselsberg, Obalinski), und auch da nur unter
grossen Schwierigkeiten. Letzterer konnte nach vollführter Exstirpation der erkrankten Darmpartie das Ileum nicht ans Colon ascendens heranbringen, theils wegen Kürze des Mesenterium, theils
wegen peritonealer Verwachsungen. Er machte daher die Ileocolostomie im Colon transversum, schaltete aber das proximale gesunde Stück des Dickdarms (also die Flexura hepatica coli) total
aus, weil er üble Folgen der Kothmassen fürchtete, die sich leicht
in dem grossen Dickdarmblindsacke anstauen konnten. v. Eiselsberg befand sich bei Fall 6 nach Exstirpation des Coccaltumors
in einer ganz ähnlichen Lage wie Obalinski. Das Ileum war in
seinem unteren Theile so fixirt, dass es nicht ans Colon heran-
gebracht werden konnte. Es wurde daher die Ileummündung in
die Bauchwunde eingefügt und eine Entero-Anastomose zwischen
einer viel höheren freien Ileumschlinge und dem Querschnitte des
Colon ascendens angelegt. Das untere Ileum war daher für's erste
nur partiell ausgeschaltet worden. Da jedoch nach $2^{1}/_{2}$ Monaten
immer noch sehr viel Koth bei der Ileumfistel zu Tage trat, so

ergab sich die Nothwendigkeit, das nur partiell ausgeschaltete
Ileum total zu isoliren vom übrigen Darmtractus. Zu dem Zwecke
durchtrennte v. Eiselsberg unterhalb der Ileocolostomie-Stelle das
Ileum, implantirte den proximalen Schenkel in die Flexura sigmoidea,
vernähte jedoch die Oeffnung des distalen blind und versenkte sie.

Noch complicirter gestalteten sich die Verhältnisse im Falle
Körte's, dem dritten Falle, bei dem die Resection des Coecum
durchgeführt wurde. Körte hatte schon das Coecum und Colon
ascendens entfernt bis zur Flexura hepatica, traf aber noch immer
nicht auf gesunden Darm. Da der Zustand des Patienten zur
raschen Beendigung der Operation drängte, so wurden beide Darmostien nebeneinander in die Haut eingenäht. Später wurde ein
Stück Colon resecirt, dann eine Ileocolostomie gemacht und endlich Implantation des Ileums in die Flexura iliaca ausgeführt, aber
jedesmal kam wieder Koth rückläufig durch die nur „partiell"
ausgeschalteten Darmtheile. So blieb auch in diesem Falle schliesslich nichts Anderes übrig, als eine „totale Darmausschaltung" des
Dickdarms bis zur Flexura iliaca vorzunehmen. Erst auf diesen
Eingriff hörte der Kothabgang durch die Fistel vollständig auf.

Bei den übrigen 8 Fällen ergab die Laparotomie, dass der
Coecaltumor so fest in schwieliges Gewebe eingetragen, so stark
an dem Darmbeinteller und den grossen Gefässen fixirt und mit
den Dünndarmschlingen so innig verwachsen war, dass entweder
die schon begonnene Exstirpation unterbleiben musste (Frank,
Baracz), oder dieselbe überhaupt gar nicht versucht wurde
(Hochenegg, v. Eiselsberg, Funke, Bier). In diesen Fällen
machte man statt der beabsichtigten Resection, die „totale Darmausschaltung" direct.

Auch bei den übrigen vier Fällen, die nicht wegen entzündlicher Coecalprocesse operirt wurden, liessen gleiche oder ähnliche
Gründe die Ausschaltung zweckmässiger erscheinen als die Resection.

Bei Obalinski's Patienten mit Anus praeternaturalis (resp.
Fistula stercoralis) inguinalis vereitelten die Verwachsungen des
Ileum mit dem Coecum eine Exstirpation und drängten zur Darmausschaltung. In v. Erlach's und meinem Falle gaben die schwere
Zugänglichkeit des Operationsfeldes, die Anlöthungen des Dünndarmes, die Frucht, alte Abscesse zu eröffnen und die Gefahr, die
grossen Gefässe bei der Ablösung im schwieligen Gewebe zu verletzen, Gründe genug ab, um von einer Resection abzusehen und

das viel weniger eingreifende und dabei viel sicherere Verfahren der Darmausschaltung einzuschlagen. Auch im Falle Wiesinger's dürften ähnliche Gründe massgebend gewesen sein.

Fassen wir kurz zusammen, so ergiebt sich aus allem der Schluss, dass fast ausnahmslos als Hauptgrund zur Darmausschaltung die Unmöglichkeit einer Resection oder Gefährlichkeit derselben wegen Schwielenbildungen, Verwachsungen u. dergl. anzusetzen ist.

Als unmittelbare Veranlassung zur Darmausschaltung stellt sich in unseren 15 Fällen dar:

Hochenegg.	Chron. Coecaltumor.	—	
Obalinski.	—	Fistula stercoralis ilei nach gangränöser incarcerirter Hernie.	
Frank.	Chron. Coecaltumor (mit Stenose).	—	
·. Eiselsberg.	—	Fistulae stercorales coeci nach Perityphlitis.	
Körte.		Fistula stercoralis coli transv. nach Darmoperation.	
. Eiselsberg.		Fistula stercoralis ilei nach Darmoperation.	
Naratb.		Fistula stercoralis ileo- et jejunovaginalis nach Parametritis.	
Baracz.	Chron. Coecaltumor (mit Invag. und Stenose).		
v. Erlach.	—	Fistula ileovaginalis nach Ca uteri.	—
Obalinski.		—	Die für Entero-Amose bestimmten stücke können einander genähert den.
Bier.		Fistulae stercorales nach Perityphlitis.	—
Funke.	—	Fistula stercoralis nach Perityphlitis.	
Bier.	Chron. Coecaltumor (mit Stenose).	-	
Bier.	Chron. Coecaltumor (mit Stenose).	—	
Wiesinger.		Anus praeternaturalis coli ascend., angelegt wegen chron. Entzündung im Colon desc.	

5

Also bloss fünfmal führte die chronische Perityphlitis direct zur Darmausschaltung (einmal wegen befürchteter Strictur, dreimal wegen bestehender Strictur und einmal wegen Invagination mit Strictur). In allen übrigen Fällen (mit Ausnahme des Falles Obalinski No. 10) war es der unnatürliche Kothabgang durch Fisteln oder Anus praeternaturalis, der zur Operation drängte. Diese Fisteln

perateur.	Durch Resection wurden vorher entfernt:	Ausgeschaltet wurde:	Länge des ausgeschalteten Stückes?	Das schalte wird wieder pi
ochenegg.		Unterstes Ileum, Coecum, unteres Colon ascendens.	Nicht angegeben.	
Obalinski.		Unterstes Ileum, Coecum, unteres Colon ascendens. (?)	Nicht angegeben.	
Frank.		Ileum 70 Ctm., Coecum, Colon ascendens.	1 Meter.	N
Eiselsberg.	—	Unterstes Ileum, Coecum, unteres Colon ascendens.	Nicht angegeben.	N
Körte.	Unterstes Ileum, Coecum, Colon ascendens und vom Colon transversum 21 Ctm.	Ileum 30 Ctm., Colon transversum und descendens bis zur Mitte der Flexura iliaca.	Nicht angegeben.	
Eiselsberg.	Unterstes Ileum, Coecum, Colon ascend.	Ileum.	Nicht angegeben.	N
Narath.	—	Ileum 15 Ctm., Jejunum 25 Ctm.	Circa 50 Ctm.	N
Baracz.		Unterstes Ileum, Coecum, unteres Colon ascendens.	Ueber 30 Ctm.	N
v. Erlach.	—	Letzte Ileumschlinge.	Circa 30 Ctm.	N
Obalinski.	Unterstes Ileum, Coecum, Colon ascend.	Flexura coli hepatica.	Ueber 30 Ctm.	N
Bier.	—	2 Dünndarmstücke.	Nicht angegeben.	N
Funke.		Unterstes Ileum (10 Ctm.), Coecum und Colon ascendens.	Vom Ileum 10 Ctm. + Dickdarm ?	N
Bier.		Coecum, Colon ascendens bis nahe an die Flexura dextra und unterstes Stückchen vom Ileum.	Nicht angegeben.	N
Bier.		Coecum, ein Theil des Colon ascendens und unterstes Ileum.	Vom Dünndarm circa 30 Ctm., v. Dickdarm nicht angegeben.	N
Wiesinger.		Colon transversum, Colon descendens, Flexura sigmoidea bis zur Mitte.	Nicht angegeben.	N

bestanden in zwei Fällen zwischen Dünndarm und Vagina und führten in den übrigen Fällen direct durch die Bauchhaut nach aussen, und zwar zweimal vom Ileum (resp. dreimal, wenn man Fall Bier No. 11, zweite Ausschaltung wegen Anus, hinzurechnet), viermal vom Coecum (davon No. 11 Bier, erste Ausschaltung?), einmal vom Colon ascendens (Anus artificialis!) und einmal vom Colon transversum ausgehend. Der Darminhalt ging zuweilen in solcher Menge ab, dass die Patienten dadurch in ihrer Ernährung sehr herunterkamen oder sich in einem unerträglichen Zustande befanden. Der Fall 10 (Obalinski) bot eine ganz besondere Indication zur Darmausschaltung dar und wir werden darauf später noch zurückkommen.

Der Uebersichtlichkeit halber stelle ich in der vorstehenden kleinen Tabelle zusammen, welche Darmstücke bis jetzt ausgeschaltet wurden und wie viel deren Länge betrug nach den Angaben der einzelnen Autoren.

Der Darmausschaltung ging in drei Fällen eine Exstirpation des Coecum und der angrenzenden Darmpartieen voraus; in den übrigen zwölf Fällen erfolgte sofort die Ausschaltung. Unser Fall ist der erste, bei dem gleichzeitig zwei von einander getrennte Darmstücke ausgeschaltet wurden, in allen übrigen Fällen kam bei einer Operation immer nur ein einziges zusammenhängendes Darmstück zur Isolirung. Im Falle Körte's wurden zwar auch zwei verschiedene Darmabschnitte ausgeschaltet, nämlich das Colon transversum und ein Stück Ileum, beide standen aber durch eine früher ausgeführte Ileocolostomie in Communication. Bier endlich schaltete im Falle 11 ausser dem „Ringdarme" später noch eine zweite Dünndarmschlinge aus, um einen Anus praeternaturalis zu eliminiren.

Nach den einzelnen Darmabschnitten geordnet, waren ausgeschaltet worden: Jejunum einmal (unser Fall), Ileum allein dreimal (v. Eiselsberg, v. Erlach, unser Fall), zwei Stücke Dünndarm, nicht näher bezeichnet, einmal (Bier No. 11), ein grösseres Stück Ileum, Coecum und Colon ascendens einmal (Frank), das Coecum und die angrenzenden Stücke von Ileum und Colon ascendens siebenmal (Hochenegg, Obalinski, von Eiselsberg, Baracz, Funke, Bier No. 13 und 14), ein Stück Ileum (30 Ctm.), Colon transversum und Colon descendens einmal (Körte), die Flexura coli hepatica einmal (Obalinski), das Colon transversum, Colon descendens und halbe Flexura sigmoidea einmal (Wiesinger).

Die Länge des ausgeschalteten Darmstückes wird nicht überall genau angegeben. Doch unterliegt es keinem Zweifel, dass bei Körte wohl das längste Stück ausgeschaltet wurde (ganz abgesehen von den resecirten Darmpartien), des zweitlängste dürfte Frank isolirt haben, es betrug nicht weniger als 1 Meter. In unserem Falle wurde gut ein halber Meter, bei Baracz, Obalinski, v. Erlach ca. 30 Ctm. Darm aus der Continuität des Hauptrohres eliminirt. Ausdrücklich hervorzuheben wäre, dass die Ausschaltung auch langer Darmstücke den Patienten keinen Schaden brachte, dass die Ernährung nicht beeinträchtigt wurde, im Gegentheil, durch die Elimination des kranken Darmes erholten sich alle zusehends und nahmen an Körpergewicht zu.

Eine eingehendere Besprechung erfordert die Art der Versorgung ausgeschalteter Darmstücke. Dieselbe kann auf vierfache Weise erfolgen, je nachdem man eine oder beide Mündungen nach aussen leitet oder nach vorausgegangener Occlusionsnaht versenkt. Man unterscheidet also vier Typen der totalen Darmausschaltung:

1. Einpflanzung des proximalen und distalen Endes in die Haut (proximale und distale Fistel).

2. Einpflanzung des proximalen Endes in die Haut, Vernähung und Versenkung des distalen Endes (proximale Fistel).

3. Einpflanzung des distalen Endes in die Haut, Vernähung und Versenkung des proximalen Endes (distale Fistel).

4. Vernähung und Versenkung beider Enden, und zwar
   a) jedes Ende wird für sich allein verschlossen (wurstförmige Ausschaltung),
   b) die beiden Enden werden aneinander genäht (ringförmige Ausschaltung).

Bei allen vier Typen müsste man je zwei Unterabtheilungen machen, je nachdem der ausgeschaltete Darm schon früher eine Kothfistel (direct nach aussen, nach der Vagina, Uterus, Tuba, Blase oder Darm) hatte oder nicht.

Es sind die verschiedenen Haupttypen der Ausschaltung am Menschen vorgenommen worden, wie folgende kleine Tabelle übersichtlich zeigt.

Viermal (resp. fünfmal, wenn man unseren Fall, bei dem zwei Darmstücke bei einem Individuum isolirt wurden, doppelt rechnet) war also eine distale und proximale Fistel angelegt worden, drei-

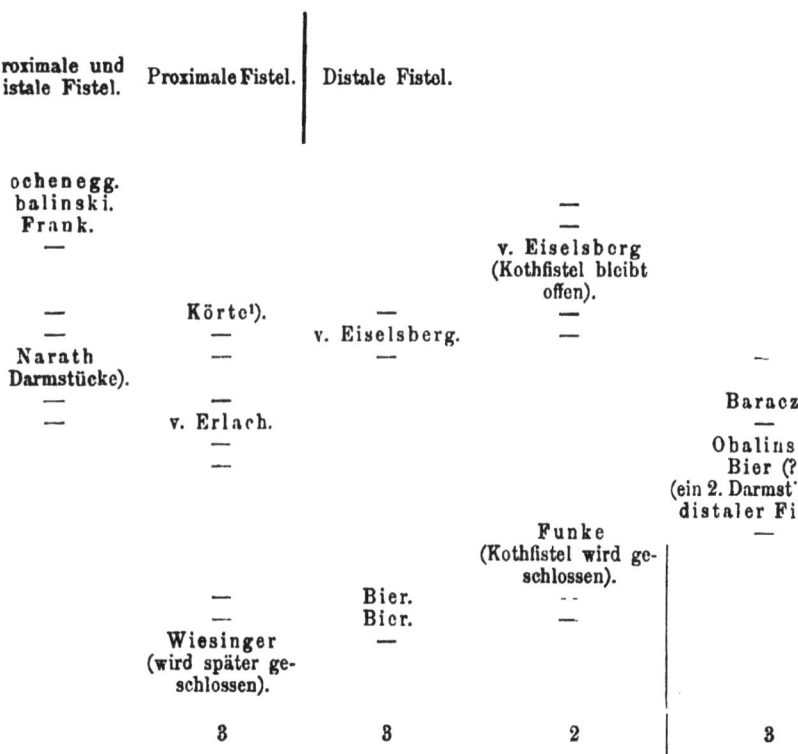

roximale und istale Fistel.	Proximale Fistel.	Distale Fistel.	
ochenegg. balinski. Frank. —			—
			v. Eiselsberg (Kothfistel bleibt offen).
—	Körte[1].	—	—
—	—	v. Eiselsberg.	—
Narath Darmstücke).	—	—	
—			Baracz
—	v. Erlach.		—
	—		Obalins
	—		Bier (? (ein 2. Darmst' distaler Fi
		Funke (Kothfistel wird geschlossen).	—
—	Bier.	- -	
—	Bier.	—	
Wiesinger (wird später geschlossen).	—		
8	8	2	8

mal eine proximale, dreimal (resp. viermal mit Fall Bier No. 11) eine distale. In fünf Fällen wurde der Darm primär vollständig versenkt, davon einmal als Ringdarm (Bier) und viermal wurstförmig nach Naht der Oeffnungen. Von den fünf vollständig versenkten Darmstücken hatten zwei sicher keine Kothfisteln, die nach aussen führten, während sie bei zwei anderen vorhanden waren, jedoch in einem Falle (Funke) bei der Operation geschlossen wurden. Der Fall Bier ist zweifelhaft, da nicht angegeben wird, ob die Kothfisteln in den ausgeschalteten Darm geführt hatten oder nicht. Bier (Fall 11, erste Ausschaltung) schaltete ein Dünndarmstück ringförmig aus, aber nicht absichtlich, sondern zufällig, was bei den complicirten Verhältnissen seines Falles leicht

---

[1] Das mit dem ausgeschalteten Dickdarm anastomosirende Ileum hatte eine distale Fistel.

begreiflich erscheint. Er wollte das Coecum ausschalten und schloss die vermeintliche Colonmündung und ebenso die vermeintliche Ileummündung des isolirten Darmes. Zweitens machte er eine circuläre Naht in der Continuität des vermeintlichen Hauptdarmes. Der Verlauf deckte jedoch bald den wahren Thatbestand auf. Es war der Hauptdarm mit dem ausgeschalteten Darm verwechselt worden. Aus dem Hauptdarm hatte er ein Dünndarmstück isolirt und ringförmig vereint, die Mündungen am Hauptdarm selbst jedoch ebenfalls verschlossen und so eine Darmocclusion herbeigeführt, die durch eine zweite Operation wieder behoben werden musste.

Von grossem Interesse und von besonderer Wichtigkeit für die Beurtheilung des ganzen Operationsverfahrens sind die Angaben über das weiterere Schicksal der ausgeschalteten Schlingen.

Wir wollen zunächst die neun Fälle besprechen, bei denen proximal oder distal oder an beiden Enden Darmfisteln angelegt wurden, das Secret der Schleimhaut also frei abfliessen konnte. Der 10. Fall (v. Eiselsberg, No. 6) ist nicht zu verwerthen, da bald Exitus eintrat.

Was zunächst die Fistelöffnung selbst anbelangt, so ist sehr wahrscheinlich von allen Operateuren der ganze Querschnitt des Darmrohres in die Haut eingenäht worden. Ich finde keine Angaben, dass die Darmmündung irgendwie verkleinert worden wäre, wie das zuerst Thiry und später Salzer empfahl, um Schleimhautprolapse hintan zu halten. Diese entstanden thatsächlich an drei Mündungen unserer ausgeschalteten Darmschlingen. Nur an der 4. Mündung, am Ostium des abführenden Ileumschenkels, erfolgte keine derartige Vorstülpung der Schleimhaut, weil dieses Darmstück wegen seiner Kürze straff gespannt war. Die übrigen Autoren machen entweder ungenaue oder gar keine Angaben über diesen Punkt. Es wird sich jedoch in allen Fällen die Verkleinerung der Darmmündung durch einige Nähte empfehlen, um die sehr lästigen Prolapse der Schleimhaut, die ja auch auf die Secretion einen gewissen Einfluss ausüben, zu vermeiden.

Es ist ferner hervorzuheben, dass die Darmfisteln im Laufe der Zeit kleiner werden, eine Erscheinung, die auf zwei Factoren zurückzuführen wäre. Einmal wird das ausgeschaltete Darmrohr, das seiner normalen Function enthoben wurde, als solches enger, wie ich aus unserem Falle und aus anderen Beispielen ersehen konnte; ferner ziehen sich die Bauchdeckenschichten, in die das Darmende eingefügt wurde, selbst zusammen und constringiren allmälig das Lumen. So war im Frank'schen Falle die Mündung des Ileums nach zwei Monaten erbsengross, die des Colon nahezu kreuzergross. Auch in unserem Falle konnte ich eine bedeutende Verkleinerung der Fisteln constatiren, wohlgemerkt, ohne dass die Fistelränder irgendwie behandelt wurden. Die übrigen Autoren schweigen auch über diesen Punkt.

Nach den bis jetzt vorliegenden Beobachtungen kann ich nicht angeben, was das schliessliche Schicksal dieser Darmfisteln ist, wenn sie nicht behandelt werden. Jedenfalls können sie so klein werden, dass sie den Patienten nicht belästigen. Es wäre sogar möglich, dass diese Fisteln im Laufe der Zeit sich vollständig schliessen, obwohl sie zu den Lippenfisteln zu zählen sind. Analoge Befunde liegen bei Magenfisteln vor, wovon ich auch aus eigener Erfahrung sprechen kann. Werden die Darmfisteln jedoch in gewisser Weise behandelt, so dürfte ein Verschluss derselben wohl ziemlich sicher zu erzielen sein, worauf wir noch später zurückkommen werden.

Sehr verschiedene Angaben liegen über die Secretion ausgeschalteter Darmstücke vor. Was zunächst die Qualität der Ausscheidung anbelangt, so wäre hervorzuheben, dass Ausfluss von fäculenten Massen nur in den ersten Tagen nach der Ausschaltung beobachtet wurde (Hochenegg). Diese Massen stammen wohl ohne Zweifel noch von dem Kothe her, den die Schaltschlinge zur Zeit der Operation enthielt. Nach dem Versiegen der fäculenten Beimengung entleerte sich aus den Fisteln nur mehr eitriger Schleim. Wiesinger berichtet, dass sich in seinem Falle anfangs eitriger Schleim gezeigt hätte. Die übrigen Autoren sprechen nur von „Schleim" oder „Darmschleim" schlechtweg, ohne sich über die Qualität desselben näher zu äussern.

Noch weniger übereinstimmende Berichte bestehen über die Quantität der Darmsecrete, was wenigstens zum Theil darauf zurückzuführen ist, dass nicht immer genaue Angaben über die Secretion in der ersten Zeit nach der Operation gemacht, sondern spätere Befunde verzeichnet werden. Von den 9 Fällen mit Darmfistelanlegung zeichneten sich 5 durch geringe Secretion von Darmschleim aus (**Frank, v. Erlach, Narath, Bier** No. 13, **Bier** No. 14). Es wurden dadurch die Patienten entweder gar nicht oder nur sehr wenig belästigt. Es genügte ein kleiner Verband, um die geringe Menge Schleimes aufzufangen. In den übrigen vier Fällen (von angelegter Darmfistel) wird über reichliche Secretion berichtet. In zweien der Fälle (**Hochenegg** und **Wiesinger**) gelang es jedoch, durch Ausspülungen die Menge der Secrete erheblich herabzumindern (bei **Wiesinger** „bald", bei **Hochenegg** erst nach einem Monate), so dass schliesslich auch nur ganz geringe schleimige Secretion aus den Fisteln bestand, welche die Patienten so wenig belästigte wie in den ersten fünf Fällen.

Anders stand es mit den Patienten **Körte's** und **Obalinski's**. Beim ersten entleerte sich „mässig viel" Darmschleim, beim zweiten „sehr viel". Beide Patienten fanden ihren Zustand unerträglich und wünschten davon befreit zu werden. Es gelang auch beide male ganz leicht, das ausgeschaltete Darmstück zu exstirpiren. Einen Zusammenhang zwischen der Menge des sich entleerenden Darmschleimes und der Länge des ausgeschalteten Darmstückes konnte ich nicht herausfinden. **Frank** schaltete einen Meter Darm aus, **Obalinski** viel weniger; ersterer berichtet von geringer, letzterer von sehr starker Secretion. Ebensowenig lässt sich nach der Art des Darmstückes, ob nun Dickdarm oder Dünndarm ausgeschaltet worden war, eine allgemein gültige Regel über Secretionsmenge aufstellen, wie aus der folgenden Uebersicht zu entnehmen ist.

Ausgeschaltet:	Fall:	Secretion:
I. **Dünndarm allein** (dreimal). 1. Jejunum. 2. Ileum.	Narath. Narath. v. Erlach.	Wenig (wenn nicht gereizt) Wenig („ „ „) } 3 Wenig . . . .
II. **Dickdarm allein** (einmal).	Wiesinger.	Viel (im Anfange) 1.
III. **Dickdarm und Dünndarm** (Ileum) sechsmal.	Frank. Bier (13). Bier (14). Hochenegg. Obalinski. Körte.	Wenig } Wenig } 3 Wenig } Viel (im Anfange) } Viel (dauernd) } 3 Viel (dauernd) }

Ganz besonders betonen möchte ich, dass bei Dünndarmausschaltung wenig, bei Dickdarmausschaltung viel geliefert wurde. Es steht das scheinbar im Widerspruche mit der herrschenden Ansicht, wonach wir den Dünndarm als den Ort der Secretion, den Dickdarm jedoch als den der Resorption aufzufassen haben (Reichel [85]). Ich meine, die Secretionsmenge hängt nicht davon ab, ob Dickdarm oder Dünndarm ausgeschaltet wurde, sondern in welcher Weise und in welchem Grade die Darmschleimhaut erkrankt ist. Ich möchte den Schwerpunkt auf die Art und den Grad des Reizes legen, der auf die Darmschleimhaut einwirkt oder eingewirkt hat. Je stärker die Reizung, desto grösser die Menge des Secretes (siehe unten). Dass die Quantität der Absonderung von der Art der Darmstücke unabhängig ist, beweisen die 6 Fälle, bei denen gleiche Stücke von Dickdarm und Dünndarm ausgeschaltet wurde. Bei dreien war eine starke, bei den übrigen eine geringe Secretion. Dass in mehreren Fällen die Absonderung anfangs eine starke war, später jedoch sich bedeutend verringerte, spricht auch für die oben erwähnte Ansicht.

Angaben über das physiologische Verhalten ausgeschalteter Dünndarmstücke am Menschen existiren nicht und es dürfte daher am Platze sein, hier meine Beobachtungen anzuführen. Die Resultate derselben sind allerdings auch mangelhafte, was nicht zum geringen Theile auf die Widerspänstigkeit meiner Patientin zurückzuführen ist. War der Darm nicht gereizt worden, so lag vor jedem Ostium täglich beim Verbandwechsel eine ganz kleine Quantität dicken, zähen Schleimes. Derselbe erschien undurchsichtig, weisslich oder gelblich-weiss gefärbt. Spülte man den Darm behutsam durch, so liessen sich noch mehrere solche Flöckchen heraus befördern, jedoch war die Secretion im Allgemeinen als eine geringe zu bezeichnen. Nach eingenommener Nahrung beobachtete ich keine Steigerung der Secretion. Anders verhielt es sich, wenn man den Darm reizte. Führte man z. B. den Zeigefinger in eine Schlinge ein und fuhr einige Male drin hin und her, so steigerte sich die Schleimsecretion ganz auffällig. Zuerst entleerte sich dicker, noch leicht getrübter Schleim, bei längerer Dauer das Reizes wurde jedoch der Schleim immer dünner und klarer und war schliesslich ganz wasserhell. Auch chemische Reize hatten ein ähnliches Resultat. Liess man z. B. concentrirte

Salpetersäure einfliessen, so stellte sich gleich massenhafte Schleimsecretion ein, die längere Zeit andauerte. Man konnte regelmässig
am nächsten Tage noch relativ grosse Mengen eines etwas con-
sistenteren Schleimes im Verbande und im Lumen der Darmschlinge finden. Gesellte man zu der chemischen Reizung noch
eine mechanische, so war die Secretion so stark, dass der Darm
förmlich überfloss. Dieselbe Darmschlinge mehrere Tage vollständig in Ruhe gelassen, producirte wieder so wenig Schleim wie
vorher. Es stimmt das überein mit den Resultaten, die Thiry
(53), Quinke (57), Masloff (58) und Gummilewski (55) an
ihren Versuchsthieren herausbekamen. Die genannten Autoren
fanden übereinstimmend, dass von den nicht gereizten Darmschlingen überhaupt kein oder sehr wenig Secret geliefert wird
und dass erst bei Reizungen Secretion eintritt oder stärker wird.
Bei mechanischen Reizungen ist die Menge des gelieferten Darmsaftes abhängig von der Intensität des Reizes. Masloff bemerkt
ausserdem, dass bei schwachen Reizen der Darmsaft dickflüssig,
bei starken hingegen dünnflüssig sei, so wie ich es am Menschen
beobachten konnte.

Die Peristaltik ist an den ausgeschalteten Darmstücken
nicht aufgehoben, scheint aber keine regelmässige mehr zu sein.
Berührte man die prolabirte Schleimhaut des proximalen Endes
mit einem Kochsalzstückchen, so zog sich dieselbe allsogleich
zurück, das andere Ende blieb in Ruhe. Nach kurzer Zeit stülpte
sich der Prolaps wieder vor. Am distalen Ende beobachtete ich
dieselben Phänomene. Reizte man die Schleimhaut gar nicht, so
blieb sie an beiden Ostien prolabirt, jedoch nicht dauernd. Bei
längerer Beobachtung ersah man, dass in ganz unregelmässigen
Intervallen sich bald der distale, bald der proximale Prolaps zu-
rückzog, um sich kurze Zeit darauf wieder vorzustülpen. Ich
konnte mir keine Gewissheit darüber verschaffen, ob sich während
der Verdauung der Zustand wesentlich änderte.

Die Schleimhaut des Darmes war vollständig analgetisch auf
mechanische und chemische Reize, wovon ich mich sehr oft überzeugen konnte. Selbst wenn man in die Darmschlinge rauchende
Salpetersäure, concentrirte Chlorzinklösung oder Kalilauge einfliessen liess, äusserte die sonst sehr empfindliche Patientin
keinerlei Schmerz. Tast- und Schmerzempfindung fehlte sicher.

Ja, man konnte sogar grosse Stücke der Schleimhaut excidiren, ohne dass die Patientin Schmerz empfand. Einmal präparirte ich ein Schleimhautrohr von nicht weniger als 30 Ctm. Länge aus einer Darmschlinge heraus. Erst gegen Ende der Operation, als schon ein starker Zug am Mesenterium der Schlinge ausgeübt wurde, verspürte Patientin Schmerzen im Bauche.

Ich kam leider nicht dazu, Verdauungsversuche in den ausgeschalteten Darmschlingen vorzunehmen. Sie wären ganz leicht ausführbar gewesen und hätten vielleicht nicht uninteressante Resultate über das Verhalten der Resorption und Verdauung im Jejunum und Ileum ergeben.

Der Zweck, den die Operation erfüllen sollte, ist auch in allen Fällen durch die totale Ausschaltung mit Fistelanlegung erreicht worden. Ganz besonders interessant sind nun die 4 Fälle, bei denen die Ausschaltung wegen chronisch entzündlichen Coecaltumors gemacht wurde (Hochenegg, Frank, Bier No. 13 und 14). Es zeigte sich Folgendes: Die Patienten hatten nach der Operation keinerlei erhebliche Beschwerden von Seiten des Tumors. Dadurch, dass die erkrankte Schleimhaut nicht mehr vom Inhalt des Darmtractus gereizt wird, können die Ulcerationen ausheilen, die Infiltrate sich resorbiren und Schwielen zurückbilden. Es darf uns daher nicht wundern, wenn sich nach der Ausschaltung derartige Coecaltumoren verkleinern und die starren Fixationen so lockern, dass der Tumor schliesslich beweglich wird. Im Hochenegg'schen Falle war der Tumor nach ca. 7 Monaten kaum halb so gross und vollständig beweglich, und als nach ca. 2 Jahren wegen einer Perforation einer Dünndarmschlinge ins Lumen des ausgeschalteten Darmes eine neuerliche Laparotomie nothwendig wurde, konnte Hochenegg Folgendes constatiren: „Die ehemaligen Adhäsionen an der hinteren Bauchwand sind vollständig verschwunden. Die Grösse und Form des ausgeschaltet gewesenen Ileocoecums entspricht einer frischen Feige; sie ist also kleiner als ein normales Coecum mit einem ebenso grossen Stücke Dünndarm." Hochenegg war bei der zweiten Operation im Stande, das Ileocoecum verhältnissmässig leicht zu exstirpiren, während bei der ersten Operation gerade wegen der Unmöglichkeit der Exstirpation die Ausschaltung vorgenommen worden war. Auch Verwachsungen der Därme untereinander wegen circumscripter Peri-

tonitis können sich nach gemachter Ausschaltung so lockern, dass
in einem zweiten Acte die Exstirpation der ganzen Darmpartie
leicht gelingt, wie uns Obalinski über seinen ersten Fall berichtet. Bier erwähnt ebenfalls, dass ein grosser Coecaltumor,
der den Eindruck eines bösartigen machte, sich so zurückgebildet
habe, dass er ihn später nicht mehr tasten konnte.

Wir kommen jetzt zur Besprechung jener vier Fälle, bei denen
keine Darmfistel angelegt, sondern die beiden Enden verschlossen
und versenkt wurden (Baracz, Obalinski, v. Eiselsberg,
Funke). Der Fall Bier's (No. 11) ist in mancher Beziehung
unsicher und kann nach den früher angegebenen Gründen nicht
verwerthet werden. Bei zwei Fällen bestanden Kothfisteln, die
von dem ausgeschalteten Stücke nach aussen führten (v. Eiselsberg, Funke). Diese Fälle vermitteln den Uebergang zu der
zuerst besprochenen Gruppe von Ausschaltungen, bei denen absichtlich Darmfisteln angelegt wurden. Wenn diese Kothfisteln
offen bleiben und den Abgang der Secrete gestatten, so müssten
die Fälle genau so verlaufen, wie Ausschaltungen mit künstlicher Fistelbildung. Der Fall v. Eiselsberg's beweist jedoch,
dass derartige Kothfisteln bei geeigneter Behandlung vollständig
heilen können, so dass dann das ausgeschaltete Darmstück keine
Verbindung nach aussen besitzt und die Darmsecrete mithin keinen
Abfluss mehr haben. (Siehe weiter unten S. 405.) Schon nach
12 Tagen hörte die Secretion der Fisteln auf, Patientin genas
und empfand keinerlei Beschwerden von Seite des ausgeschalteten
Darmes. Funke (82) hatte ganz ähnlich operirt wie v. Eiselsberg, aber die ziemlich grosse Kothfistel durch zwei seitlich ab-
präparirte Hautlappen vollständig verschlossen. Er musste jedoch
die Fistel schon am dritten Tage wieder öffnen, da sich bedroh-
liche Erscheinungen einstellten, wie Fieber, Pulsbeschleunigung, Unbehagen, Druck im Unterleibe. Nachdem sich eine grosse
Menge fäculenter, schleimiger Flüssigkeit entleert hatte,
trat sofortige Erleichterung auf. Die Fistel blieb bestehen,
secernirte in der folgenden Zeit sehr wenig und verursachte dem
Patienten keine allzu grossen Beschwerden.

Von ganz besonderer Wichtigkeit sind endlich die zwei bis
jetzt bekannten Fälle von Darmausschaltung, bei denen weder
Kothfisteln bestanden, noch Darmfisteln künstlich angelegt wurden.

Baracz (76) war der erste, der eine derartige Operation am Menschen ausführte. Er schaltete ein chronisch entzündetes Coecum mit Invagination des Ileum aus und vernähte und versenkte die beiden Darmenden vollständig. Der Verlauf nach der Operation gestaltete sich nicht ganz glatt und wir werden gerade auf diesen Punkt noch näher zu sprechen kommen. Der Patient überstand schliesslich den Eingriff und wurde geheilt. Baracz konnte später keinen Tumor in der Ileocoecalgegend mehr nachweisen.

Den zweiten Fall operirte Obalinski (80). Er resecirte bei einem Mädchen, das nach Perityphlitis eine Kothfistel bekam, das Coecum, konnte jedoch das Ileum nicht ans Colon heranbringen — theils wegen Kürze des Mesenterium, theils wegen peritonealer Verwachsungen. Es gelang nur, das Ileum bis zum Colon transversum zu bringen. Da auf diese Weise ein langer Blindsack entstanden wäre, schaltete Obalinski die ganze Flexura coli hepatica aus und machte am quer durchschnittenen Colon transversum Ileocolostomie. Die Kranke genas ohne Zwischenfall.

Es drängt sich uns nun die Frage auf, welches ist nach den vorliegenden Resultaten die rationellste Art der Versorgung total ausgeschalteter Darmstücke? Die mit künstlicher Fistelbildung oder die ohne Fistelbildung? Bedenkt man, dass das Vorhandensein einer Fistel am Bauche unter allen Umständen für den Patienten etwas Missliches ist, auch wenn sie noch so klein wäre und noch so wenig secerniren würde (siehe Wiesinger [89, 90]), so müsste man ceteris paribus der Methode der vollständigen Occlusion des ausgeschalteten Stückes den Vorzug geben. Die Frage spitzt sich also dahin zu: Darf man ein vollständig abgeschlossenes Darmstück ausschalten oder nicht? Das Darmstück, das isolirt wird, kann entweder gesund oder krank sein, und wir wollen im Folgenden beide Fälle streng von einander scheiden und gesondert besprechen.

Ein gesundes Darmstück, und zwar das Colon, ist bis jetzt ein einziges Mal ausgeschaltet und verschlossen worden (Obalinski [80]). Der Fall verlief glatt, der Patient genas. Da jedoch über das Schicksal des ausgeschalteten Colon nichts weiter bekannt ist (es könnte sich ja eine Communication mit dem Hauptdarme hergestellt haben!), so ist in meinen Augen der Fall Obalinski's so lange nicht zu verwerthen für die Frage, ob man

beim Menschen berechtigt ist, ein gesundes Darmstück ohne Fistelbildung auszuschalten, bevor nicht ein genaues Obductionsergebniss
vorliegt. Wir sind daher auf das Thierexperiment angewiesen.

Es haben eine ganze Reihe von Physiologen und Chirurgen
Thierversuche über totale Ausschaltung von geschlossenen gesunden
Darmschlingen angestellt und wir wollen nun die Resultate, die
sich aus ihren Experimenten ergeben, näher prüfen.

Die Gefahr, die durch Versenken einer allseits abgeschlossenen
gesunden Darmschlinge entstehen kann, beruht, wenn man von
allen Complicationen absieht, entweder in der Secretion der
Schleimhaut oder in dem Ansammeln von Darmbakterien.

Wir wollen zunächst den ersten Punkt besprechen: Wie verhält sich an ganz abgeschlossenen gesunden Darmstücken die Secretion der Schleimhaut?

Hermann (59) schaltete an 9 Hunden ein Darmstück aus,
spülte es mit warmem Wasser durch und nähte die beiden Enden
zusammen, so dass ein „Ringdarm" entstand. Drei Thiere blieben
längere Zeit am Leben. Bei der Obduction fand Hermann im
Ringdarme eine grünlich-graue, dickliche, täuschend wie Faeces
aussehende Masse. Er meint, dass der Ursprung der Masse
nur in einer Secretion der Darmwand selbst gefunden
werden könne und in resorptiver Eindickung des Secretes. Hermann glaubt ferner, dass die fortschreitende Secretion den Betrag
der eingedickten Masse beständig steigern wird, so dass es schliesslich zu einer Katastrophe kommen muss.

Blitstein und Ehrenthal (61), zwei Schüler Hermann's,
stellten 10 Versuche am „Ringdarm" an. Fünf Thiere (kleinere
Hunde) starben schon nach einigen Tagen an Peritonitis, die durch
Infection entweder von den Bauchdecken her oder von der Naht
des Hauptdarmes aus entstanden war. Die übrigen fünf Hunde
befanden sich anfangs wohl, wurden aber dann plötzlich krank und wiesen die Nahrung zurück. Sie wurden
in diesem Stadium getödtet und man fand die Darmringe sehr
stark gespannt und im Zustande der Entzündung. Es ergiebt sich
aus diesen Versuchen der Autoren, dass der Darmring sich allmälig mit einer flüssigen bis breiigen Masse füllt, die schliesslich
„sich nur durch Wasserresorption einzudicken braucht, um dieselben festen Kothmassen zu ergeben, wie bei Hermann". Es

erfolgt eine Secretion des Darmes, die eine leicht getrübte Flüssigkeit liefert. Es stossen sich dann von der Darmwand in grosser
Menge Epithelien ab, die zu Detritus zerfallen und sich dem Darmsecret beimengen. Die Hauptmasse des Ringkothes besteht
daher aus eingedicktem Darmsecret und aus zu Detritus
zerfallenen Darmepithelien. Als Ursache der Entzündung
der Ringschlingen wurden „sicher" die Mikroorganismen angenommen.

Reichel (70) machte Darmausschaltungen am Thier, um über
die Frage Aufschluss zu erhalten, ob die gesteigerte Secretion der
Darmschleimhaut allein hinreicht, um die colossale Flüssigkeitsansammlung oberhalb eines Darmverschlusses für sich allein zu
erklären. Wie Hermann, so gingen auch ihm mehrere Thiere
durch Insufficienz der Naht zu Grunde. Er operirte deshalb später
in zwei Sitzungen, indem er die beiden Darmenden zunächst in
die Haut einnähte und erst nach 8—10 Tagen vereinigte. Von
vier Hunden bekamen drei Peritonitis und bloss einer blieb
längere Zeit am Leben. Er wurde am 47. Tage getödtet. Die
Ringschlinge war prall gefüllt und enthielt neben einer geringen
Menge von fäculentem Gase eine lehmartige zähe Masse, ganz ähnlich wie bei den Versuchen Hermann's. Die Darmwandung
war normal. Das Ergebniss der Untersuchung der drei anderen
Darmringe war ein verschiedenes; einmal fand man die Schlinge
„enorm", ein zweites Mal nur „etwas" ausgedeht, und im dritten
Falle gar nicht gebläht. Reichel kommt zu dem Schlusse, dass
die Secretion der Darmdrüsen an der Kothbildung einen
sehr erheblichen Antheil habe.

Salzer (63) schaltete bei einer Reihe von Hunden ein Darmstück total aus, ohne es vom Kothe zu reinigen. Alle Thiere
gingen bis auf zwei an acuten peritonitischen Erscheinungen zu
Grunde. Eines blieb 1, das andere 2 Monate am Leben. Das
erste starb wahrscheinlich an „Ptomainintoxication", bedingt durch
Kothstörung im Ileum, das zweite an Endocarditis bacteritica.
Bei diesem Thiere liessen sich keine Zeichen recenter oder alter
Peritonitis constatiren. Das ausgeschaltete Colon ascendens war
wurstförmig, prall ausgedehnt und enthielt eine braun-graue breiige
Masse. Die Mucosa besass multiple „folliculäre" und „peptische"
Geschwüre.

Salzer (64) erhielt aber später bessere Resultate. Er operirte zwei Hunde, welche dauernd gesund blieben. Sie wurden nach 9 und nach 10 Monaten getödtet. Bei dem ersten, bei dem ein 26 Ctm. langes Ileumstück wurstförmig ausgeschaltet war, konnte man als Inhalt der Schlinge nur eine minimale Menge eines krümligen Detritus, von Epithelzellen herrührend, finden. Das Darmstück war ad maximum contrahirt, die Darmwand vollständig gesund. Bei dem zweiten Hunde hatte Salzer das Coecum mit einem kleineren Stücke des Ileum und Colon ascendens ringförmig ausgeschaltet. Bei der Obduction des Thieres fand er nirgends Zeichen von Peritonitis. Der ausgeschaltete Darm war prall gefüllt mit einer Glaserkitt-ähnlichen Masse. Die Darmwand bot weder makroskopisch, noch mikroskopisch einen besonders bemerkenswerthen Befund. Salzer schliesst aus seinen Versuchen, „dass locale Darmausschaltung mit totaler Occlusion unter günstigen äusseren Lebensbedingungen der Thiere ohne jegliche Krankheitserscheinung günstig verlaufen kann. Es geht daraus vor Allem hervor, dass die Darmsecretion bei der Ausschaltung nicht eine so continuirliche ist, dass man ein Platzen des Darmes zu befürchten hätte."

Klecki (65, 66, 67) schaltete bei 22 Hunden ein Darmstück aus, um die Frage der Kothbildung aufzuklären. Nur bei drei Hunden war die Schlinge die ganze Zeit nach der Operation vollständig normal, ohne Zeichen von Peritonitis, ohne pathologische Veränderungen in der Wand. Diese normalen Schlingen enthielten minimale Mengen von Darminhalt. Klecki schliesst daraus, dass die Menge des in ausgeschalteten Darmschlingen sich ansammelnden Inhaltes nicht so gross ist, wie man dies nach den Experimenten Hermann's und seiner Schüler erwarten sollte.

Wie verhalten sich nun die Darmbakterien in ausgeschalteten gesunden Schlingen?

Wir haben schon oben erwähnt, dass Ehrenthal die Entzündung der ausgeschalteten Darmschlinge auf Rechnung der angesammelten Darmbakterien schob. Er suchte die Wirkung dieser aufzuheben durch Desinfection der ausgeschalteten Schlingen. Er spülte die Schlinge in einem Falle mit $2^1/_2$ procent. Carbol-

säure aus und liess überdies noch 18 Cbctm. davon zurück.
Der Hund überstand eine Carbolintoxication, starb aber am
neunten Tage an Peritonitis, die von der Bauchwunde ausging.
Die Schlinge enthielt keine Mikroorganismen in dem klaren, gelben
flüssigen Inhalte. Das Peritoneum war blass und glänzend, die
Mucosa bedeckte eine dicke weissliche Gallerte, die ganz aus Epithelien bestand. In zwei anderen Fällen, bei denen die Darmschleimhaut mit Jodoformgaze, die in 5 proc. Carbolsäure getaucht
war, abgerieben worden, konnte auch vollständige Desinfection erzielt werden. Die Thiere wurden im besten Wohlsein getödtet,
der Ring war stark geschrumpft, die Schleimhaut atrophisch. Der
Darm enthielt nur ganz geringe Mengen von Flüssigkeit. Diese
Versuche sind jedoch zur Feststellung der Wirkung der Darmbakterien nicht verwendbar, da durch die Carbolsäure eine Verätzung der Schleimhaut gesetzt worden war.

Auch Berenstein (60) stellte Versuche an desinficirten Darmstücken an, um zu entscheiden, ob nicht die hochgradige Vermehrung der Darmbakterien von wesentlichem Einflusse auf die Darmsecretion sei. Er desinficirte die Darmschlingen mit 3 proc. Borsäure und mit Sublimat (1 : 2000). In den gelungenen Fällen
fand er keine pathologischen Veränderungen der Darm-
wandungen und im Innern eine grün-gelbliche Masse, die hauptsächlich aus zerfallenen morphologischen Elementen bestand. Er
schloss daraus, dass physiologisch ohne Einwirkung von Bakterien
eine stete Absonderung von Epithelien der Darmschleimhaut stattfindet.

Klecki (67) bespricht die Wirkung der Darmbakterien in
eingehender Weise und erwähnt, dass man zwar nicht berechtigt
ist, eine Wirkung der Bakterien auf die normale Darmwand vollständig auszuschliessen, dass er jedoch bei seinen Untersuchungen
die Ueberzeugung gewonnen habe, dass dieselbe keine bedeutende
sei. Er desinficirte die Darmschlingen mit 3 proc. Borsäure und
künstlichem Magensafte. Er konnte dadurch die Mikroorganismen
zwar nicht vollständig eliminiren, aber doch erheblich einschränken.
In zwei von den gelungenen Fällen betrug der Darminhalt 1,67
und 4,5 Gr. und im dritten fand er sich nur in minimaler Menge
vor und enthielt eine verhältnissmässig grosse Zahl von Darmepithelien. In einem Falle, wo die Desinfection nicht gelungen

war (ein Hund, der nach 77 Tagen getödtet worden), fand Klecki
in der ausgeschalteten Dünndarmschlinge einen in morphologischer
Hinsicht fast ausschliesslich aus Mikroorganismen bestehenden Inhalt. Die Wand der Schlinge zeigte durchaus keine Abweichung von der Norm. Auch die zwei gelungenen Versuche
Salzer's, bei denen ja überhaupt keine Reinigung der Darmschlinge vorgenommen wurde, die also sicher Bakterien enthielten,
können dahin verwerthet werden, dass der Darm nicht nothwendiger Weise erkranken muss, wenn im Inhalte Fäulnisskeime vorhanden sind.

Vergleichen wir nun die verschiedenartigen Resultate der Experimentatoren mit einander, so ergiebt sich daraus Folgendes:
Am besten gelangen die Versuche dann, wenn der Darm möglichst
wenig gereizt worden war. Fast alle Experimentatoren stellten
die Versuche an, um physiologische Fragen, besonders die der
Kothbildung zu studiren und berücksichtigten nicht das rein practische Interesse der Chirurgie. Salzer ist der einzige, der die
Ausschaltungen nur zu dem zuletzt genannten Zwecke vornahm.
Er liess sich dabei von ganz richtigen Gesichtspunkten leiten. Er
schaltete die Darmschlingen wie sie waren, ohne sie vom Kothe
zu reinigen, ohne sie durchzuspülen, aus. Auch seine Versuche fielen nicht gleichartig aus. Sie gelangen erst, als
auf die Ernährung der Versuchsthiere grosse Sorgfalt verwendet
worden war. Die verschiedenartigen Versuchsergebnisse der einzelnen Forscher sind darauf zurückzuführen, dass sie in verschiedener Weise den Darm reizten, sowohl mechanisch, als auch
chemisch.

Mit Recht wirft Klecki den meisten Experimentatoren vor,
dass sie ihr Augenmerk fast ausschliesslich auf den Inhalt der
ausgeschalteten Darmstücke gerichtet haben, die pathologischen
Veränderungen der Schlingen selbst jedoch nicht genügend gewür-
digt hätten. Er stellt als Postulat eines gelungenen Versuches
auf, dass sich in der Bauchhöhle keine Zeichen einer Peritonitis
vorfinden und dass an der ausgeschalteten Schlinge keine pathologischen Veränderungen bestehen. Bei 20 Experimenten traf das
nur bei dreien ein. Als Resultat dieser Untersuchungen hat sich
ergeben, dass in den ausgeschalteten Dünndarmschlingen ein reichlicher, mehr oder weniger kothähnlicher Inhalt sich nur dann an-

sammelt, wenn entweder die Darmwand pathologische Veränderungen aufweist, oder wenn eine genügende Desinfection des Darmlumens nicht gelungen war.

Die pathologischen Veränderungen sind auf das Entstehen von Verklebungen der peritonealen Flächen zurückzuführen. Durch diese Verwachsungen können die Mesenterialgefässe comprimirt werden und es kann darnach zur Circulationsstörung in der Darmwand kommen. Früher meinte man, die Veränderungen der Darmwand erstünden durch Einwirken des Darminhaltes auf dieselbe, Klecki suchte sie in Circulationsstörungen. Es hat sich ferner durch seine Versuche herausgestellt, dass die Schwere der in der Darmwand eingetretenen pathologischen Veränderungen in keinem Verhältnisse zur Quantität und Qualität des im Lumen der betreffenden Schlingen angesammelten Inhaltes stand. Sind einmal die pathologischen Veränderungen der Wand gesetzt, so können dann secundär die Darmbakterien gefährlich werden, indem sie jetzt im Stande sind, die Darmwand zu durchwandern und Peritonitis zu erzeugen.

Aus den Thierversuchen ergeben sich nun für den Chirurgen folgende Schlüsse: Es ist möglich, gelingt jedoch nicht immer, eine gesunde Darmschlinge ganz auszuschalten und zu versenken. Der Versuch glückt dann am besten, wenn auf Pflege und Nahrung der Thiere grosse Sorgfalt verwendet, aseptisch operirt und wenn die Darmschlinge möglichst wenig gereizt wurde. Es können bei der peinlichsten Sorgfalt Misserfolge eintreten. Diese sind durch die Operation selbst gegeben (peritoneale Verklebungen!). Die Gefahr droht nicht von einer übermässigen Ansammlung von Inhalt in der ausgeschalteten Schlinge und auch nicht durch Anhäufung von Darmmikroorganismen, sondern von den pathologischen Veränderungen der Darmwand selbst.

Man ist also nicht berechtigt (wenn man die Ergebnisse der Thierversuche ohne Weiteres auf den Menschen übertragen dürfte) am Menschen ein gesundes Darmstück auszuschalten. Als Indication zu einer solchen Ausschaltung wurde bekanntlich von Obalinski der Fall hingestellt, dass man die nach Exstirpation eines Darmstückes entstandenen Darmlumina wegen Adhäsionen, wegen Kürze des Gekröses u. dgl. nicht in genügender Weise aneinanderbringen kann. Man solle dann so viel vom gesunden

Darme total ausschalten und blind vernähen, bis die directe Vereinigung des Hauptdarmes ohne Blindsackbildung möglich ist.
Ich wenigstens muss gestehen, und darin glaube ich die Ansicht
der meisten Chirurgen zu theilen, dass die Gefahr, die durch
die Anlegung eines Darmdivertikels entstehen könnte, eine viel
geringere ist als die, welche durch das vollständige Abschliessen
eines Darmstückes droht.

Ausschaltungsversuche an von vornherein kranken Darmstücken wurden an Thieren nicht gemacht und wir sind diesbezüglich auf die wenigen Operationen, die am Menschen ausgeführt
wurden, angewiesen. Baracz (76), der zuerst ein krankes Darmstück am Menschen mit vollständiger Occlusion ausschaltete, stützte
sich, wie er selbst angiebt, nicht nur auf „experimentelle, sondern
auch auf (zwar mangelhafte) klinische Erfahrnng“. Die erste Stütze
ist, wie wir des näheren früher auseinandergesetzt, hinfällig, die
experimentelle Erfahrung hätte Baracz gerade abhalten sollen, die
Operation auszuführen, denn nur bei ganz gesundem Darmstück blieben
die Thiere am Leben, bei pathologisch (in Folge der Operation)
verändertem Darme gingen die Thiere zu Grunde. Seine zweite,
wie er selbst zugiebt, mangelhafte Stütze bildete die klinische Erfahrung. Diese erstreckte sich einerseits auf zwei Fälle von Darmausschaltung mit Anlegung einer distalen und proximalen Fistel
(Hochenegg, Frank), andererseits auf den sehr interessanten Fall
v. Eiselsberg's. Die beiden ersteren Fälle konnte doch Baracz
nicht recht für die Berechtigung der totalen Occlusion herbeiziehen,
selbst wenn die Secretion der Fisteln im Anfange noch so gering gewesen wäre. Hochenegg erwähnt im Gegentheile ausdrücklich, dass bei seiner Pat. anfangs der Verband mehrmals täglich gewechselt werden musste, da aus beiden eingenähten Darm-
öffnungen viel eitriger Schleim und in den ersten Tagen auch bröck-
liger Koth abging. Er hebt ferner hervor, dass es erst nach einem
Monate gelang durch Ausspülungen die Secretion einzuschränken.
Was nun Frank anbelangt, so berichtet er in seiner Publication
eigentlich gar nicht, was und wie viel der ausgeschaltete Darm in
den ersten Tagen nach der Operation entleerte, sondern theilt nur
einen viel späteren Befund mit. (Siehe pag. 377.)

Schliesslich bleibt also noch der Fall v. Eiselsberg (73) als
einzige Stütze Baracz übrig; wir wollen ihn näher analysiren.

v. Eiselsberg vernähte und versenkte in seinem Falle beide Darmenden. Vier Kothfisteln führten ins Lumen des Darmes. Aus den
Fisteln kam am ersten Tage nach der Operation etwas Koth, später
nur mehr eitriges Secret. Es wurde täglich verbunden, die Secretion aus den Fisteln nahm ab und hörte nach vier Wochen fast
vollständig auf. Bemerkenswerth ist, dass bei der Operation gegen die
blindvernähten Darmstellen hin Jodoformgazestreifen geleitet worden
waren. Einer von ihnen wurde am 9., der andere am 12. Tage
entfernt. In der Krankengeschichte heisst es dann weiter:

„Acht Wochen nach der Operation zu einer Zeit, als die Laparotomiewunde
vollkommen, die Kothfistel bis auf eine minimale Lücke verheilt war, klagte die
Kranke nach einer reichlichen Mahlzeit über Schmerzen im Bauche, und es
begann sich die Stelle der Laparotomiewunde, welche den herausgeleiteten
Gazestreifen entsprach, etwas vorzuwölben. Am folgenden Tage brach diese
Vorwölbung spontan auf, wobei sich etwa ein Esslöffel voll etwas faeculent
riechenden Secretes entleerte. (Mikroskopische Untersuchung ergab weisse und
rothe Blutzellen, Margarinsäurenadeln, einige gallig tingirte Zellen, weder
elastische Fasern noch verdaute Muskelfasern oder Amylacea). Die Kranke
wurde auf schmale Diät gesetzt und im Bette behalten; nach wenigen Tagen
nahm die Kothsecretion ab, um nach einer Woche ganz aufzuhören“.

Ich halte es nun für ziemlich unwahrscheinlich, dass sich
nach 8 Wochen an der Nahtstelle des Hauptdarmes, die bis dahin gut funktionirt hat, eine Dehiscenz gebildet habe. Wäre die
Darmnaht nicht ganz tadellos gewesen, so hätte sich das schon
früher gezeigt, zum Mindesten zu der Zeit, als die beiden Jodoformtampons entfernt worden waren. Ich habe mir eine eigene
Meinung über diesen räthselhaften Zwischenfall gebildet und
glaube sie hat einige Wahrscheinlichkeit für sich. In dem Maasse
wie die Kothfisteln in dem schwieligen Gewebe allmählich enger
wurden und sich dann ganz (nach circa 4 Wochen) schlossen,
sammelten sich die Secrete der Schleimhaut im ausgeschalteten
und unvollständig occludirtem Darme an und brachen schliesslich am Punctum minimae resistentiae, an der distalen Occlusionsnaht durch (8. Woche). Nun befand sich aber die Circulär-
naht am Hauptdarme in nächster Nähe der distalen Occlusionsnaht.
Ist es nicht naheliegend anzunehmen, dass die Massen auch diesen
Hauptdarm gerade an der Nahtstelle ebenfalls durchbrachen, und
so zum grössten Theile in den Dickdarm abflossen? Bloss ein
kleiner Theil nahm den Weg des Jodoformgazestreifens und brach in

der Narbe durch. Die lange Fistel durch die Narbe heilte, die
kurze in der Tiefe der Bauchhöhle blieb bestehen und stellte jetzt
eine Communication zwischen dem ausgeschalteten Stücke und dem
Hauptdarme her, eine Fistel, die sich durch Epithelauskleidung in
einen dauerden Canal umwandeln konnte. Wenn ich auch diese
meine Anschauung nicht vollkommen beweisen kann, so besteht
doch immerhin wenigstens die Möglichkeit, dass sich der Vorgang so abgespielt, wie ich vermuthe. Daraus ergiebt sich aber
wieder der Schluss, dass Baracz im Falle v. Eiselsberg's nicht
berechtigt war als sicher anzunehmen, dass nach Heilung der Kothfisteln, das Darmstück wirklich nach allen Seiten hin vollständig
abgeschlossen war und dauernd geblieben ist.

Ich kann also nach Prüfung aller Fälle nicht mit Baracz
übereinstimmen, wenn er sagt, er stützte sich auf die Erfahrung
des Experimentes und der klinischen Beobachtung. Beide hätten
ihn viel mehr abhalten sollen, vollständige Occlusion des ausgeschalteten Darmes zu machen. Er operirte aber doch und der
Patient kam mit dem Leben davon. Baracz säumte nicht, sofort
zu behaupten, sein Fall beweise, „dass die totale Darmausschaltung bei gewissen krankhaften Processen ein
ausführbarer und sogar gerechtfertigter Eingriff ist".
Zerlegen wir einmal die angebliche Beweiskraft des Falles. Es
heisst in der Krankengeschichte:

„Seit dem 2. Tage nach der Operation hartnäckiges Erbrechen und bedeutender Meteorismus, welche Symptome 3 Tage andauerten. Suspension der
Ernährung per os und ernährende Klystiere, worauf Aufhören des Erbrechens.
Der Meteorismus weicht nach Application von Eisbeuteln auf die Bauchdecken,
hohen Eingiessungen von Salzwasser und Einführung eines langen, dicken
Drainrohres in den Mastdarm. Gegen hartnäckigen Singultus und gegen Bauch-
schmerz in Folge von Meteorismus wurden mit Erfolg subcutane Morphium-
injectionen gemacht. Seit dem 2. Tage nach der Operation Harnbeschwerden,
so dass Pat. durch mehrere Tage katheterisirt werden musste." Pat. bekam
noch einen Abscess im oberen Wundwinkel und später „stieg die Temperatur
noch einmal bis zu 38,4 in Folge von einem Diätfehler; nach Darreichung von
Oleum Ricini und ausgiebiger Entleerung fiel sie dauernd zur Norm ab."

Man sieht also, dass zwei Tage nach der Operation sehr be-
denkliche Erscheinungen aufgetreten sind, und dass Pat. in Lebensgefahr schwebte. Der Verlauf der Operation war also durchaus
kein glatter. Auf welchen speciellen Factor die schweren peri-

toncalen Symptome zurückzuführen sind, das lässt sich allerdings
nicht beweisen, aber die Möglichkeit, dass dieselben vom ausgeschalteten Darmstücke ausgingen, ist nicht auszuschliessen. Woher
weiss Baracz, dass der vollständig ausgeschaltete kranke Darm
wirklich nach allen Seiten abgeschlossen blieb? Wieder befand
sich, wie im von Eiselsberg'schen Falle die distale Occlusionsnaht in nächster Nähe der Nahtstellen am Hauptdarme, konnte
nicht da im Verlaufe der schweren Erscheinungen eine Communication zwischen dem Lumen des ausgeschalteten Ileocoecums mit
dem des Hauptdarmes eingetreten sein und konnte sich nicht so
der Inhalt der Schlinge in diesen entleert haben? Nach den
Auseinandersetzungen muss man mit Fug und Recht daran festhalten, dass der Baracz'sche Fall so lange kein Testimonium
für die Berechtigung der vollständigen Occlusion eines kranken
Darmes abgeben kann, als man sich nicht durch directe Inspection
davon überzeugt hat, dass der ausgeschaltete Darm mit keiner
anderen Darmpartie in Verbindung steht oder gestanden hat.

Dass ein total ausgeschaltetes krankes Darmstück selbst längere
Zeit nach seiner Isolirung eine fistulöse Communication mit dem
Hauptdarme eingehen kann, beweist der Fall Hochenegg's (72).
Hier kam es 14 Monate nach der Operation plötzlich zu einem
„vulcanischen Ausströmen von grossen Mengen Kothes aus der
ausgeschalteten Schlinge." Es hatte sich eine Communication
zwischen Ileocoecum und einer Ileumschlinge gebildet. Wenn
sich nun ein Darmstück, dessen beide Enden in die Haut eingenäht
sind und das durch lange Zeit hindurch sehr wenig secernirte,
mit dem Hauptdarme durch eine Fistel in Verbindung setzen kann,
um wie viel eher kann das nicht bei einer ganz verschlossenen
und versenkten kranken Darmschlinge der Fall sein.

Welche Erscheinungen das primäre vollständige Verschliessen
des ausgeschalteten kranken Darmes hervorzurufen im Stande ist,
geht deutlich aus der Mittheilung Funke's hervor. Er berichtet,
dass, nachdem er das Ileocoecum beiderseits blind vernäht und
die nach aussen führende Kothfistel ebenfalls geschlossen, Pat.
sich die ersten zwei Tage, abgesehen von Singultus, recht wohl
befand, dann aber trockene Zunge, Fieber und frequenten Puls
bekam und über Unbehagen und Druck im Unterleibe klagte.
Funke eröffnete daher am 3. Tage nach der Operation wieder die

Kothfistel, aus der sich eine grosse Menge einer faeculenten, schleimigen Flüssigkeit entleerte, worauf sich der Kranke sofort erleichtert fühlte. Hätte man die Kothfistel nicht eröffnet, wer weis, ob nicht der Inhalt des Ileocoecums auch in den Hauptdarm durchgebrochen wäre, genau so, wie ich es bei dem Baracz'schen Fall vermuthe.

Schliesslich muss ich noch als weiteren Beweis für die Gefährlichkeit der totalen Occlusion von meiner Patientin ausdrücklich hervorheben, dass sie Fieber bekam und einen stinkenden Ausfluss aus der Vagina, wenn man den Darm nicht gehörig jeden Tag durchspülte. Hätte ich die ausgeschalteten Darmschlingen vollständig geschlossen, so wäre die Durchspülung nicht möglich gewesen (einfache vaginale Ausspülungen genügten nicht) und es wären höchst wahrscheinlich schwere Entzündungserscheinungen aufgetreten.

Nach den Ergebnissen der klinischen Erfahrung, lassen sich demnach folgende Punkte aufstellen:

1. Es liegt bis jetzt kein sicherer Beweis vor, dass ein krankes total ausgeschaltetes und allseits verschlossenes Darmstück auch wirklich vom Hauptdarme vollständig isolirt blieb.

2. In den Fällen, wo man das kranke Darmstück primär vollständig vernähte, traten schwere Symptome auf. Vergleicht man damit die Ergebnisse der Experimentatoren, dass

1. die Thiere nur am Leben blieben, wenn das Darmstück normal war,

2. dass sie hingegen erkrankten und auch starben, wenn die Darmwand pathologische Veränderungen aufwies, so ergiebt sich als Schlussresultat im strengsten Gegensatz zu Baracz: dass die totale Ausschaltung kranker Darmtheile mit primärem totalen Verschluss ein gefährlicher Eingriff ist und als durchaus verwerflich angesehen werden muss.

Die klinische Erfahrung drängt uns also auf denselben Standpunkt, den Salzer in seiner Publication eingenommen. Salzer stellte bekanntlich trotz einiger gelungener Thierversuche die vollständige Occlusion der ausgeschalteten Schlinge als einen immerhin gewagten Eingriff hin und rieth eine Darmfistel anzulegen.

Die Frage, ob man bloss ein Darmende oder beide in die Haut einnäht, dürfte nicht allgemein zu entscheiden sein. Es richtet sich das nach dem jeweilig vorliegenden Falle. Beabsichtigt man eine Durchspülung und medikamentöse Behandlung des kranken Darmes, so dürfte es sich empfehlen beide Darmmündungen in die Bauchdecken einzupflanzen, will man jedoch nur eine Lücke offen halten, um den Secreten Abfluss zu verschaffen, so lege man nach dem Vorschlage Salzer's eine distale Fistel an. Manchmal zwingen die localen Verhältnisse zur Anbringung einer proximalen Fistel (v. Erlach). Sind Kothfisteln vorhanden, so könnte man wohl daran denken, beide Darmenden blind zu vernähen. Die Darmsecrete werden dann durch die bestehende Fisteln ihren Ausgang nehmen. Doch möchte ich nicht allzu sehr auf diese Sicherheitsventile vertrauen. Sie können sich schliessen und dann liegen dieselben Verhältnisse vor wie bei der primären totalen Occlusion (siehe das auf p. 405 über den v. Eiselsberg'schen Fall Erwähnte). Es ist daher am sichersten in jedem Falle eine Darmfistel anzulegen. Hat sich die Secretion verringert und ist sie ganz unbedeutend geworden, hat sich die kranke Schleimhaut erholt und ist Ausheilung eingetreten, so kann man ja später noch immer mit der nöthigen Vorsicht den Versuch machen, die Fistel zu schliessen.

Der Versuch kann gelingen, wie aus dem sehr interessanten Falle Wiesinger's (89, 90) zu ersehen ist. Er schloss die proximale Fistel des ausgeschalteten Dickdarmes, nachdem die anfangs starke Secretion sehr gering geworden, und erzielte damit ein befriedigendes Resultat. (Totale Darmausschaltung mit secundärer Occlusion.) Freilich muss ich auch hier wiederum einwenden, dass der Beweis nicht erbracht ist, dass der abgeschlossene Darm auch dauernd abgeschlossen blieb.

Will man den Versuch machen, die künstliche Darmfistel zum Verschluss zu bringen, so kann ich sehr warm ein Verfahren empfehlen, das ich auf den Vorschlag Professor Albert's (88) hin bei meiner Patientin anwandte, nämlich die Exstirpation des Schleimhautrohres der ausgeschalteten Schlinge. Es gelingt überraschend leicht (wenigstens beim Dünndarm) von der Fistel aus die Schleimhaut in bedeutender Länge als Rohr schmerzlos von der Muscularis abzustreifen und zu entfernen. Ich konnte in meinem Falle aus einer Darmmündung die Schleimhaut in einer Länge von 30 Ctm. herauspräpariren und so Heilung der Fistel erzielen. In geeigneten Fällen wäre es immerhin möglich, die ganze Schleimhaut auf die angegebene Weise zu entfernen.

Schliesslich müsste ich noch auf die Indicationen zur Ausschaltung eingehen. Da jedoch dieses Kapitel schon seiner Zeit von Salzer (64) ausführlich und erschöpfend behandelt wurde, verweise ich auf die betreffende Abhandlung in der Billroth'schen Festschrift. Nur Eins möchte ich hervorheben. Beim Studium der Fälle von Darmausschaltung, die bis jetzt publicirt wurden, kann man sich nicht verhehlen, dass wohl mehrmals das einfachere Verfahren der Enteroanastomose (partielle Darmausschaltung) mit derselben oder noch grösserer Berechtigung am Platze gewesen wäre. Ich meine, dass mehrere Fälle durch partielle Darmausschaltung ebenso gut oder noch besser behandelt worden wären, als durch die totale. (Vergleiche die schönen Resultate von v. Hacker (83, 84) und Hochenegg (72). Die totale Darmausschaltung soll immer die ultima ratio sein. Ist das ideale Verfahren der Resection, welche zunächst in Betracht kommt, nicht möglich, so ist in erster Linie die Enteroanastomose zu versuchen. Nur wenn diese aus irgend einem triftigen Grunde (z. B. Bestehen von Kothfisteln, Anus praetern.) nicht am Platze erscheint, tritt die totale Darmausschaltung in ihre Rechte.

Literatur.

1. Colman, The medical and physical Journal. London 1799. II. Bd. pag. 262. — 2. Roux, „Anus contre nature aux fond du vagin, gastroenterotomie". Journal général de médecine. Bd. 103. pag. 282. 1828; ferner in: Bulletin des sciences médicales von Férussac (Bd. XIV. 1828. p. 70): „Anus contre nature iléo-vaginal. Entérorhaphie." — 3. Husson, Bull. de la Société anatom. 1834. T. 9. pag. 80. — 4. Davey, The Lancet. 1835/36. Bd. II. pag. 236. -- 5. Thurnam, The Lancet. 30. April 1836. Bd. II. pag. 190. — 6. Kiwisch, Klinische Vorträge über specielle Pathologie und Therapie der Krankheiten des weiblichen Geschlechtes. Bd. II. 3. Aufl. S. 559. § 178. — 7. Breitzmann, „Kothfistel in der Mutterscheide, nach einer schweren Entbindung entstanden und durch die Natur geheilt." Medicin. Zeitung, hrsg. von dem Verein für Heilkunde in Preussen. 1844. Bd. 13. No. 26. S. 122. (Aus den Beiträgen zum Sanitäts-Berichte des Potsdamer Regierungs-Bezirkes, von Augustin.) — 8. Forget, Gazette méd. de Paris. 1851. pag. 641. --

9. Simon, „Beschreibung einer Dünndarmscheidenfistel bei gleichzeitiger Blasen-scheidenfistel mit epikritischen Bemerkungen über die Dünndarmscheidenfisteln." Monatsschrift für Geburtskunde. 1859. Bd. 14. S. 439. — 10. Scharlau, Monatsschrift für Geburtskunde. 1866. T. XXVII. S. 1. — 11. Radfort, Trans. of the obstetr. Society of London. 1866. T. VIII. pag. 199. obs. XVIII. 1867. — 12. Hufeland, Journal der pract. Arzneikunde. Bd. IX. S. 131. - 13. Veit, Virchow's Handbuch der speciellen Pathologie und Therapie. Bd. 6. Abth. 2. Hft. 2. S. 565. 2. Aufl. Erlangen 1867. — 14. Müller, „Seit 4 Jahren bestehende Extrauterinschwangerschaft. Extraction der Frucht durch das hintere Scheidengewölbe. Tod nach 23 Tagen nach der Operation an Erschöpfung". Charité-Annalen. 2. Jahrg. 1875. Berlin 1877. S. 395. — 15. Gussenbauer, Rapport de la clin. chirurg. de Liège. 1876—1878 obs. CLXXXVI. pag. 210. — 16. Skinner & Ellis, Philadelphia Med. Times. 30. Aug. 1879. pag. 568. — 17. Einbeck, „Ein Fall von Enterouterinfistel." Saint-Louis Courier of medicine. August 1880. T.IV. pag. 122. Ref.: Centralbl. f. Gyn. 1881. S. 89. — 18. Dahlmann, „Ein Fall von gleichzeitiger Dünn-darmscheiden- und Blasenscheidenfistel. Arch. f. Gyn. Bd. XV. 1880. S. 122. — 19. Davis, The principles and pract. of obst. med. Vol. II. pag. 1072. — 20. Petit, De l'anus contre nature iléo-vaginal et des fistules intestino-uté-rines. Annales de gynécologie. December 1882, enthält den Fall Demarquay-Verneuil. — 21. Kaufmann, „Perforation eines tuberculösen Dünndarm-geschwüres in die durch Myome deformirte Uterushöhle." Arch. f. Gynäk. Bd. 29. 1887. p. 405. — 22. Brenner, „Zur operativen Behandlung des Anus praeternaturalis ileovaginalis." Wiener klin. Wochenschr. 1891. S. 4. -- 23. Mac Keever, Transactions of the Association of Fellows and Licen-tiates of the King's and Queen's College of Physic in Ireland. T. III. Dublin 1820. pag. 280; ferner Practical Remarks on laceration of the uterus and the vagina, with cases. London 1824. pag. 41 à 58. — 24. Wood, London Med. Repository. 1822. Vol. 15. pag. 450. — 25. Casamayor, Journal hebdo-madaire de médecine. 1829. Bd. IV. pag. 170. — 26. Jones, The Dublin Journal. 1845. T. 26. pag. 162. — 27. Heine, Arch f. Chirurgie. Bd. XI. S. 485. 1869. — 28. Birkett, Chirurgie von Holmes. 1870. Bd. II. S. 748. — 29. Corradi, Della chirurgia in Italia. Bologna 1871, citirt den Fall Favera nach Renzi und Ciccone: Instituzione di pathologica chirurgica. T. V. pag. 362. — 30. Max Bartels, Archiv f. Gynaekol. 1872. Bd. III. Hft. III. pag. 502. — 31. Jennings, Proceedings of the Path. Society of Dublin. 1874. Vol. VI. pag. 105. — 32. Smyly, „Fall von Kothfistel bei einem Weibe." Verhandlungen der britischen Gesellsch. f. Gynäkol. (Brit. gynaecol. Journ. 1891. Nov. 27.) Sitzung v. 19. Juni 1891. Ref.: Centralbl. f. Gynaekol. 1892. No. 26. S. 508; ferner Prov. Med. Journ. 1891. Juli 1. pag. 408. Ref.: Centralbl. f. Gynäk. 1892. No. 10. pag. 199. — 33. Dianoux, Bull. de la Soc. anat. 1875. pag. 71. — 34. Röseler, Berliner klin. Wochenschr. 1879. No. 29. S. 440. Fall berichtet in der Gesellsch. für Geburtshülfe und Gynäkologie in Berlin. Sitzung vom 11. März 1879. — 35. Bidder, „Ueber die Entstehung und Heilung eines Anus praeternaturalis colo-utero-vaginalis

(resp. Dickdarm-Gebärmutter-Scheidenfistel). Arch. f. klin. Chirurgi. Bd. 32. S. 606. 1885. Bericht in: „Verhandl. d. Deutschen Gesellsch. f. Chir. XIV. S. 52. Centralbl. f. Chir. 1885· Anhg. S. 88. — 36. Maslieurat-Lagémard, „Observation d'une fistule tubo-intestinale, et réflexions sur cette altération pathologique." Arch. gén. de méd. 1836. II. Série. T. XII. pag. 452. — 37. Lauwers, „Une observation d'anus vaginal de l' S iliaque." Ann. de gynécol. 1892. T. XXXVIII. pag. 118. — Ref.: Centralbl. f. Chir. 1893. S. 158. — 38. Garmann, in Genzius Obs. anat.-chir. De herniis libellus. Leipzig 1744. pag. 83—84. — 39. Ashwell, A pratical treatise on the diseases peculiar to women. London 1845. pag. 520. Obs. 80. — 40. Lambron, citirt in Deneux, Essai sur la rupture de la matrice pendant la grossesse et l'accouchement. Thèse de Paris an XII (1804). No. 278. pag. 66. — 41. Simpson, Clinique obstétricale et gynécologique. (Trad. par Chantrenie. Paris 1874. pag. 768.) — 42. Smellie, Observations sur les accouchements. Aus dem Englischen von Preville. Paris 1777. Bd. II. pag. 169. — 43. Morgan, Western Journ. of Med. and Surg. December 1844; und American Journ. of med. sciences. April 1845. 2. Serie. Bd. IX. p. 521. — 44. Pennel, France médicale. 1881. Vol. II. pag. 649. — 45. Dunn, Trans. of the Obst. Society. 1868. Vol. IX. pag. 65. — 46. Percy, mitgetheilt 1783 der Académie de chir.; publ. von Deneux 1804 in seiner These, pag. 53. — 47. Fehling, „Ein Fall von Vaginalruptur mit Vorfall der Gedärme." Archiv f. Gynäkol. 1874. Bd. VI. S. 103. — 48. Michon, Des opérations que nécessitent les fistules vaginales. 1841. pag. 229. Thèse de concours pour la chaire de méd. opérat. — 49. Jobert, Traité des fistules vésico-utérines. Paris 1852. pag. 222. — 50. Breisky, Krankheiten der Scheide. Stuttgart 1886. § 154. — 51. Fleischmann, Centralbl. f. Gynäkol. 1894. S. 980. Protokoll der geburtshülflich-gynäkolog. Gesellsch. in Wien. Sitzung vom 26. Juni 1894. — 52. Alberti, „Fall von Perforation des Uterus mit Vorfall des Darmes und Einklemmung desselben nach Curettement." Vorgestellt in der Sitzung der Berl. Gesellsch. f. Gynäk. am 9. März 1894. Centralbl. f. Gynäk. 1894. S. 506 und S. 937. Daselbst die Fälle von Veit, Gusserow, Orthmann, Olshausen, Martin. 53. Thiry: „Ueber eine neue Methode den Dünndarm zu isoliren." Sitzungsberichte der K. K. Akad. der Wissensch. zu Wien. 1864. Bd. L. S. 77. (Vorgelegt 25. Febr. 1864.) — 54. Vella, „Neues Verfahren zur Gewinnung reinen Darmsaftes und Feststellung seiner physiologischen Eigenschaften." Untersuchungen zur Naturlehre von S. Moleschott. Bd. XIII. 1882. S. 40. — 55. Gumilewski, „Ueber Resorption im Dünndarm." Archiv f. Physiol. 1886. Bd. 39. S. 556. — 56. Röhmann, „Ueber Secretion und Resorption im Dünndarm." Archiv f. Physiol. Bd. 41. 1887. S. 411. — 57. Quincke, Ueber die Ausscheidung von Arzneistoffen durch die Dünndarmschleimhaut. Arch. f. Anat. u. Physiol. 1868. — 58. Masloff, Zur Dünndarmverdauung. Untersuchungen aus dem physiolog. Inst. d. Univ. Heidelberg. Bd. II. 1882. S. 290. — 59. Hermann, „Ein Versuch zur Physiologie des Darmkanales." Arch. f. Physiol. 1890. No. 46. S. 93. — 60. Berenstein, „Ein Beitrag zur experimentellen Physiologie des Dünndarmes." Arch. f. Physiol. 1893. Bd. 53.

S. 52. – 61. Ehrenthal, „Neuere Versuche zur Physiologie des Darmkanals." (Von Dr. Blilstein und Dr. Ehrenthal, mitgetheilt von letzterem.) Arch. f. Physiol. 1891. Bd. 48. S. 74. — 62. Blilstein, Zur Physiologie der Koth-bildung. Inaug.-Dissert. Königsberg 1890. — 63. Salzer, „Ein Vorschlag zur Modification der Enteroanastomose durch völlige Ausschaltung des kranken Darmtheiles. Centralbl. f. Chir. 1891. No. 26. Beilage: Bericht über die Verhandl. d. Deutschen Gesellsch. f. Chir. XX. Congr. – 64. Salzer, „Ueber Darmausschaltung." Beitr. z. Chirurgie. Festschrift, Theodor Billroth ge-widmet. Stuttgart, Enke 1892. — 65. Klecki, „Experimentelle Untersuchungen über das Verhalten der Dünndarmsecretion." (Anzeiger d. Akad. f. Wissensch. zu Krakau. Octob. 1893.) Ref.: Centralbl. für Physiologie. 1894. Bd. VII. No. 23. S. 736. — 66. Klecki, Bericht über die Verhandlungen des V. Con-gresses polnischer Chirurgen zu Krakau. Przeglad lekarski 1893. No. 34, 35. S. 453, 454, 464, 465. — 67. Klecki, „Ueber Darmausschaltung." (Nach einem Vortrage gehalten auf dem V. Congress polnischer Chirurgen in Krakau am 12. Juli 1893.) Wiener klin. Wochenschr. 1894. No. 25. S. 457. — 68. Halsted (New York), The American Journal of the Medical Sciences, Octbr. 1887. „Circular Suture of the Intestine; An Experimental Study." — 69. Senn, An experimental contribution to intestinal surgery, with special reference to the treatment of intestinal obstruction. Annals of Surgery. Vol. VII. Ref. im Cen-tralblatt f. Chir. 1889. S. 84. — 70. Reichel, „Zur Pathologie des Ileus und Pseudoileus." Deutsche Zeitschr. f. Chirurgie. 1893. Bd. 35. S. 495. — 71. Hochenegg, „Ein Beitrag zur Coecalchirurgie und zur Ileocolostomie." Wiener klin. Wochenschr. 1891. No. 53. S. 995. — 72. Hochenegg, „Chirurgische Eingriffe bei Blinddarmerkrankungen." Wiener klin. Wochenschr. 1895. No. 16, 17, 18, 20. — 73. v. Eiselsberg, „Zur Casuistik der Darmausschaltung." Wiener klin. Wochenschr. 1893. No. 8. — 74. v. Eiselsberg, Verhandlungen der Deutschen Gesellsch. f. Chir. 1894. XXIII. — 75. Frank, „Einige Darm-operationen mit Bemerkungen über die Darmnaht." Wiener klin. Wochenschr. 1892. No. 27. S. 390. — 76. Baracz, „Ueber totale Darmausschaltung und über Verwendbarkeit der Kohlrübenplatten bei der Ileocolostomie." Centralbl. f. Chir. 1894. No. 27. S. 617. — 77. Baracz, „Berichtigung betreffend totale Darausschaltung beim Menchen." Centralbl. f. Chir. 1894. No. 43. S. 1056. 78. Richter, „Mittheilung betreffend totale Darmausschaltung beim Menschen." Centralbl. f. Chir. 1894. No. 33. S. 792. — 79. Körte, „Ausgedehnte Darm-resection wegen Tuberculose, geheilt durch Implantation des Ileums in das Colon, und Exstirpation des ausgeschalteten Darmtheiles." Arch. f. Chirurgie. Bd. 48. 1894. S. 715. — 80. Obalinski, „Zur totalen Darmausschaltung." Centralbl. f. Chir. 1894. No. 49. S. 1193. — 81. Bier, „Ueber circuläre Darmnaht." Arch. f. klin. Chir. 1895. Bd. 49. Heft 4. S. 762. — 82. Funke, „Zur Casuistik der Darmausschaltung." Prager medicin. Wochenschr. 1895. No. 32, 33. — 83. v. Hacker, „Zur Operation der Darmanastomose." Wiener klin. Wochenschr. 1892. No. 1. – 84. v. Hacker, „Ueber Bedeutung der Anastomosenbildung am Darm für die operative Behandlung der Verengerungen desselben. Wiener klin. Wochenschr. 1888. No. 17 u. 18. — 85. Reichel,

„Ueber die Berechtigung der Darmausschaltung mit totalem Verschluss des ausgeschalteten Darmstückes." Centralbl. f. Chir. 1895. No. 2. S. 37. — 86. v. Erlach, „Ein Fall von Fistula ileo-vaginalis carcinomatosa durch Darmausschaltung geheilt." Wiener klin. Wochenschr. 1895. No. 24. S. 433. — 87. Baracz, Zur Frage der Berechtigung der totalen Darmausschaltung mit totalem Verschlusse des ausgeschalteten Darmstückes. Wiener klin. Wochenschr. 1895. No. 28. S. 507. — 88. Narath, Fall von doppelter Dünndarmvaginalfistel durch doppelte Darmausschaltung geheilt. Officielles Protokoll der K. K. Gesellsch. der Aerzte in Wien. Demonstration: Sitzung vom 24. Nov. 1893. Wiener klin. Wochenschr. 1893. No. 48. S. 869. — 89. Wiesinger, Ein Fall von totaler Darmausschaltung mit totaler Occlusion. Münchener med. Wochenschr. 1895. No. 51. S. 1182. — 90. Wiesinger, Demonstration eines Falles von Darmausschaltung. Münchener med. Wochenschr. 1895. No. 41. S. 969. Bericht über die Sitzung vom 24. Sept. 1895 des ärztlichen Vereins in Hamburg. — 91. Bier, Ueber Darmausschaltung. Officielles Protokoll des Physiol. Vereins in Kiel. Sitzung vom 29. Juli 1895. Münchener med. Wochenschrift. 1895. No. 51. S. 1197. — 92. Kuthé, Fistula entero-vesicalis und Fistula entero-tubaria. Nederl. Tijdschr. v. Geneeskunde 1889. No. 21. Ref.: Centralbl. f. Gynäk. 1890. No. 4. S. 68. — 93. Obalinski, Zur Berechtigung der Darmausschaltung mit totalem Verschluss des ausgeschalteten Darmstückes. Centralbl. f. Chir. 1895. No. 6. S. 129.

Nachtrag.

Während der Correctur dieser Arbeit wurden zwei weitere Fälle von totaler Darmausschaltung publicirt durch: v. Eiselsberg, „Over Darmausschaltung." Ned. Tijdschrift voor Geneeskunde. 1896. Decl 1. No. 8, und v. Eiselsberg, „Weitere Beiträge zur Casuistik der Darmausschaltung." Wiener klinische Wochenschrift. 1896. No. 12. pag. 201. Es liegen also jetzt im Ganzen 17 Fälle von totaler Darmausschaltung vor. Die beiden letzten Fälle von v. Eiselsberg beweisen wiederum die Gefährlichkeit der vollständigen Occlusion der Darmstücke.

XIX

Ueber cerebrale Erkrankungen bei der Otitis media.

Von

Dr. med. Kr. Poulsen,

in Kopenhagen.

Wenn zu einer Otitis media Cerebralsymptome hinzukommen, und man davon absehen kann, dass diese von einer Pusstagnation im Cavum tympani oder der Cellulä mast. herrühren, steht man in den häufigsten Fällen vor einer sehr schweren Diagnose. Es handelt sich gewöhnlich um 4 Möglichkeiten: Hirnabscesse, Meningiten, Sinusthrombosen und dem epiduralen Abscess. Die Diagnose kann leicht sein, wenn sich die verschiedenen Symptome auf charakteristische Weise äussern, aber gewöhnlich ist das Bild so undeutlich, dass man kaum eine Wahrscheinlichkeitsdiagnose stellen kann, und ist es von grösster Bedeutung, dass man zur Klarheit über die Diagnose kommt, da es sich bei mehreren der Möglichkeiten um einen operativen Eingriff handeln kann.

Der Hirnabscess sitzt gewöhnlich im Lob. temporalis oder im Cerebellum; oft hat er einen vollständig latenten Verlauf, ohne Fieber, ohne objective Symptome, und eine unbedeutende Gelegenheitsursache kann einen letalen Ausgang bewirken, entweder durch eine Perforation in die Ventrikel oder dadurch, dass der Abscess auf die Meningen übergeht und eine diffuse Meningitis ergiebt. Gewöhnlich sind Kopfschmerzen vorhanden, die anfallsweise auftreten, ab und zu Brechreiz und Erbrechen, Schwindel, häufig etwas Fieber und langsamer Puls; etwas seltener treten Paresen auf, theils universelle, theils isolirte Convulsionen, z. B. Strabismus, sowie Seh- und Sprechstörungen.

Bei Meningiten sind gewöhnlich auch Kopfschmerzen vorhanden, oft sogar sehr intensive, häufig Erbrechen; wenn dann zuletzt De-

lirien, Convulsionen, Zähneknirschen und Schielen auftreten, dann
ist die Diagnose leicht.

In Bezug auf die Sinusthrombose, so kann diese oft erst diagnosticirt werden, wenn pyämische Zustände eingetreten sind, sowie Schüttelfrost, Temperatursteigerungen, die schnell wieder zum
normalen Zustand zurückkehren, metastatische Abscesse in den
Lungen, Articulationen oder in den verschiedenen Abdominalorganen.

Wenn nun diese verschiedenen Symptome vermischt sind, ist
es leicht erklärlich, wie schwer eine Diagnose sein kann, um nicht
gar zu sagen, wie unmöglich.

Als ich bei Gelegenheit der zwei von Prof. A. Iversen operirten Fälle von Hirnabscessen (Krankengeschichte 1 und 2) versuchte, mich mit der Symptomatologie dieser hier besprochenen
Krankheiten mehr vertraut zu machen, benützte ich mit Erlaubniss
der Herren Oberärzte das am Kommunehospital vorhandene Material[1]).

Ich habe die Sectionsprotokolle der 6 Spitalabtheilungen benutzt[2]) von 1870—1895 incl. und habe dabei bei 14580 Sectionen
48 Fälle (0,3 pCt.) gefunden, wo der Tod durch eine sich an eine
Otitis media anschliessende Cerebralaffection bewirkt wurde.

Ich habe die betreffenden Krankengeschichten in 3 Gruppen
eingetheilt, in der ersten sind Hirnabscesse gesammelt, in der
zweiten Sinusthrombosen und in der dritten die diffusen Meningiten·
Im Abschnitte über Sinusthrombosen ist der epidurale Abscess behandelt. Die Unterscheidung ist doch nicht genau durchgeführt, da
die betreffenden Affectionen mitunter vermischt sein können, z. B.
sind bei einigen Fällen von Hirnabscessen auch Sinusthrombosen
vorhanden, sowie in der zweiten Gruppe sich ein paar Fälle von
diffusen Meningiten zeigen. In den meisten Fällen handelt es sich
um chronische Ohrenleiden, aber die Sonderung zwischen acut und
chronisch ist nicht so leicht zu stellen, wenn sie nach den Jour-

---

[1]) Ausser dem Spitalsmateriale habe ich zu dieser Abhandlung auch noch
Journale benützt über zwei von mir an meiner Privatklinik operirte Patienten,
der eine hatte einen Temporalabscess (Krankengeschichte 12), der andere eine
Sinusthrombose (Krankengeschichte 33).

[2]) Das Kommunehospital zu Kopenhagen, wo für ca. 970 Patienten Platz
ist, besteht aus 6 Abtheilungen: zwei chirurgische (1. Prof. Studsgaard, und
5. Oberarzt Tscherning), zwei medicinische (2. Oberarzt Rosenthal und 3.
Oberarzt Mügge) eine Abtheilung für Haut- und Geschlechtskrankheiten (4. Prof.
Haslund) und eine Nervenabtheilung (6. Prof. Pontoppidan).

nalen gemacht werden soll, da nicht immer eine otoskopische Untersuchung vorliegt. Vielleicht handelt es sich in den Krankengeschichten 8, 22, 43, 47, 48 um cerebrale Affectionen bei einer acuten Otitis media.

―――――――

I. Fälle von Hirnabscessen.

A. Abscesse im Temporallappen.

Krankengeschichten.

I. Abscess im rechtsseitigen Temporallappen; Trepanatio cranii. Heilung. Alma Nielsen, 32 Jahre alt. 5. Abth. 23. 12. 87. bis 11. 3. 88.

Im August 1887 begann, von Kopfschmerzen und Erbrechen begleitet, ein rechtsseitiges Ohrenleiden mit bedeutender Pusentleerung. Bei der Ankunft ist sie apathisch und schläfrig, leidet an starken Kopfschmerzen und Schüttelfrost; in den letzten Tagen Erbrechen. Bedeutender Ohrenfluss.

24. 12. Temp.[1]) 41―37,3. P. 80. Gestern Nachmittag ein starker Schüttelfrost, der eine halbe Stunde dauerte. Hat fortwährend Kopfschmerzen, besonders an der rechten Seite, starken Schwindel; ist apathisch; weder Erbrechen noch Convulsionen. Keine Empfindlichkeit beim Druck auf den Proc. mast.; ziemlich starke Eiterentleerung aus dem rechten Ohre.

26. 12. Temp. 41,2―38,6. P. 72. Eine geringe Röthe der Haut am Proc. mast., nicht empfindlich dort, aber dagegen bei einem Druck auf die Squama oberhalb des Ohres, doch ohne jede Fluctuation. Keine neuen Gehirnsymptome.

In der Narkose: Resectio Proc. mast. Nachdem die Weichtheile durchschnitten waren, entleerte sich eine grosse Menge stinkenden Eiters, der zwischen Periost und der in hohem Grade denudirten Squama angesammelt war. Die Aussenwand des Proc. mast. war sehr sklerotisch, wenigstens 2½ Ctm. dick; Anthrum enthielt, wenn auch nur wenig, so doch etwas Eiter und ausserdem eine grosse Menge stinkenden Detritus; das Spülwasser floss durch den Gehörgang. Jodoformmèchen. Kissenverband.

27. 12. 39,4―39,2. War gestern sehr schläfrig, andauernde Kopfschmerzen, besonders in der Frontalgegend und hinter dem Ohre. Die ophthalmoskopische Untersuchung ergab normale Verhältnisse.

30. 12. 37,9―37,8. Keine Kopfschmerzen, weniger apathisch. — 31. 12. 39,6―38. Stärkere Kopfschmerzen. — 1. 1. 88. 39,6―38,5. Schläfriger; der Verband wird gewechselt und Ausspülungen werden vorgenommen.

―――――――

[1]) Alle Temperaturen sind im Rectum genommen. Bei zwei Temperaturangaben ist die erste vom Abend vorher, die zweite die Morgentemperatur des betreffenden Tages. Dasselbe gilt, wenn zwei Pulsangaben vorhanden sind.

2. 1. 39,5—40. Starke Kopfschmerzen, die nicht genau zu localisiren sind, aber doch beiläufig in die rechte Temporalgegend passen; gestern und heute Morgen Erbrechen; Pat. liegt ruhig, aber immer klagend. Es ist gute Communication vorhanden zwischen der Oeffnung des Proc. mast. und dem Gehörgang, doch zeigte sich kein Eiter bei der Ausspülung; da ausserdem keine Anzeichen einer Suppuration im Umkreise des Ohres sind, entschliesst man sich zu einer Trepanatio cranii. Mit einem Trepan nimmt man eine ca. 13 Mm. im Diameter grosse Beinscheibe, beiläufig 1½ Ctm. oberhalb der Insertion des Ohres; es entleert sich gleich eine grosse Menge stinkenden Eiters; Dura pulsirt nicht gleich, erst nachdem ein Theil des Eiters fort ist, beginnt die Pulsation; Dura ist verdickt, nicht decolorirt, ist mit einer Granulationslage bedeckt, schwer zu erkennen. Man nahm an, der Abscess läge epidural, hauptsächlich nach vorn unter der Squama drang die Sonde bis in einer Ausstreckung von 4—5 Ctm. ein; es zeigte sich, dass keine Communication zwischen dem Abscess, dem Gehörgange oder der Trepanationsöffnung im Proc. mast. war. Drains und Jodoformmèchen. Kissenverband.

3. 1. 38,8—38. P. 84, regelmässig. Sie ist lebhafter, wenig Kopfschmerzen. — 5. 1. 38,4—37,3. Der Verband wird gewechselt, die Wunde reactionslos; es wird eine Ausspülung durch das Drain gemacht, ohne dass sich Eiter zeigt. — 7. 1. 38—37,6. Wieder Kopfschmerzen, 4 maliges Erbrechen. — 8. 1. 37,9—37. Wiederholtes Erbrechen; sie liegt ganz somnolent.

9. 1. 37,3—37,5. Involuntärer Abgang der Excremente; Pat. liegt in einem tiefen schnarchenden Schlaf, seufzt ab und zu tief, greift mit der rechten Hand an den Kopf, scheint vorzugsweise die rechte Seite des Körpers zu bewegen. Der Puls langsam, regelmässig; die Pupillen reagiren kaum, die rechte ist grösser als die linke. Cornea complet insensibel. Keine Reaction bei Nadelstichen im linken Arm, Bein oder Gesichtshälfte.

Die Patientin wird in der Narkose genauer untersucht, die Trepanationsöffnung wird dilatirt, wobei sich etwas Eiter entleert, der, wie es scheint, von oben kommt. Man nimmt daher noch eine Beinscheibe oberhalb der Trepanationsöffnung und meisselt die dazwischenliegende Beinbrücke weg; Dura war ausgespannt, wird gespalten, aber es ist kein Eiter dort, dagegen entleert sich plötzlich vom untersten Theil des Temporallappens kommend, eine grössere Menge stinkenden Eiters; die Cerebralmasse an der Perforationsstelle ist missfarbig; in die Abscesscavität des Temporallappens werden Jodoformmèchen eingelegt. Kissenverband.

Da der Eiter entfernt war, erholte sich der Puls sofort und stieg von 60 auf 80, ja sogar ein einzelnes Mal auf 100.

10. 1. 39,1—38,7. Schon gestern zeigte es sich, dass die linksseitige Parese geringer war wie vor der Operation; heute Morgen ist es noch ausgesprochener, Pat. bewegt sowohl den Arm wie das Bein, erkennt die Umgebung und antwortet, wenn sie befragt wird, ist aber noch ziemlich apathisch.

11. 1. 38,2—37,1. Die Parese im Gesicht beinahe verschwunden, die Pupillen sind egal; Pat. bewegt den linken Arm und das Bein, aber nur in geringem Grade.

13. 1. 38,6—37,6. P. 80. War die letzten Tage etwas unklar, ist aber jetzt wieder vollständig bewusst, obwohl noch ein wenig apathisch. Die Parese des linken Armes ist geschwunden. Der Verband wird gewechselt und die Mèchen entfernt; lebhafte Gehirnpulsation; bei der Ausspülung der Abscesscavität werden eine grosse Menge purulenter Fasern entfernt.

17. 1. Die letzten Tage normale Temperaturen und Wohlbefinden, ist aufrecht im Bett gesessen; heute Morgen wieder etwas Kopfschmerzen, weshalb der Verband gewechselt wird. Es ist eine starke purulente Secretion vom Ohre und der Trepanationsöffnung im Proc. mast., aber dagegen keine bedeutende aus der Cerebralcavität, weshalb dort keine Mèchen eingelegt werden.

22. 1. 38—37,7. Die letzten Tage etwas apathisch, aber vollständig klar; ab und zu etwas Kopfschmerzen; war gestern eine Viertelstunde ausser Bett, bekam aber Erbrechen.

24. 1. 37,9—37,3. In der Trepanationswunde sieht man eine prominirende, granulationsartige Geschwulst (Cerebralmasse), die einige Centimeter prominirend über dem Niveau der Haut liegt; sie pulsirt stark und ist sowohl nach oben wie nach unten mit Epidermis bekleidet.

25. 1. 37,9—37,7. Gestern zweimaliges Erbrechen, ist mehr apathisch, die Pulsation in dem obersten Theil der Cerebralmasse ist heute nicht so deutlich; eine Sonde wird wenigstens 2 Ctm. tief in diesen Theil eingeführt, aber es erscheint nur wenig Blut. — 1. 2. 38,2—37,4. Wieder lebhafter, ist die letzten Tage ausser Bett gewesen; nur wenig Kopfschmerzen.

16. 2. Die Granulationen liegen jetzt im Niveau mit der Haut und sind mit Epidermis gut bedeckt. Pat. ist, wie schon erwähnt, seit langer Zeit ausser Bett und fühlt sich vollständig wohl. Ihre Gemüthsstimmung ist vielleicht etwas mehr aufgeregt als normal; sowohl ihr Gesicht wie ihr ganzes Benehmen äussern eine ungeheure Zufriedenheit, aber sonst absolut nichts psychisch Abnormes. Die letzten Tage ist sie etwas mehr hysterisch gewesen und hat ab und zu geweint.

17. 2. Pat. war gestern ausser Bett, verzehrte ihr Essen, war zwar etwas deprimirt, befand sich aber sonst wohl. Sie schlief bis um 4 Uhr; seitdem hat sie häufige spasmodische Anfälle gehabt, die mit heftigem Weinen und Zittern am ganzen Körper anfingen; sie ist während der Anfälle etwas disorientirt gewesen und nach den Anfällen sehr deprimirt. Ein Anfall wurde während der Morgenvisite beobachtet: Pat. begann zu weinen, worauf klonische Zuckungen beinahe in allen Muskeln des Körpers eintraten, aber hauptsächlich in den Gesichtsmuskeln und denen der Oberextremitäten; während des Anfalles, der wohl ein paar Minuten dauerte, war sie vollständig bei Bewusstsein und kannte die Umgebung.

18. 2. Temperatur normal. Gestern 5—6mal einen Anlauf zu einem Anfall, der aber durch heftige Zusprache coupirt wurde. — 19. 2. Später keinen Anfall mehr. — 24. 2. Der mentale Zustand der Patientin ist seitdem normal gewesen. — 11. 3. Die Wunde ist ca. $1^1/_2$ Ctm. gross. Pat. wird entlassen.

Da die Trepanationsöffnung am Proc. mast. nicht heilen wollte, kam Pat. am 28. 3. 88. wieder auf die Abtheilung. Man machte eine Ausschabung, wobei eine Menge nekrotischer Beinpartikeln entfernt wurden, sowie auch bei der

Ausschabung durch den Gehörgang, worauf sie am 24. 4. 88. wieder entlassen und zur poliklinischen Behandlung angewiesen wurde.

25. 7. 88. Pat. hat seit März eine kleine silberne Canüle in der Trepanationsöffnung am Proc. mast. getragen, täglich Ausspülungen bekommen, es ist gute Comminucation zum äusseren Gehörgang. Da die Flüssigkeit immer ganz klar ist, und man mit der Sonde kein denudirtes Bein fühlt, wird die Canüle entfernt.

24. 10. 88. Pat. klagt über plötzlich auftretenden Schwindel mit Neigung nach rechts zu fallen, hat immer die Empfindung, als ob sie an Bord eines Schiffes wäre, sowohl in liegender als aufrechter Stellung. Minimale übelriechende Secretion aus dem Gehörgang, der am Uebergang vom knorpeligen zum knochigen Gehörgang bedeutend verengert ist, so dass kaum das kleinste Otoskop eingeführt werden kann. Der Boden des Gehörganges ist theilweise von blutenden Granulationen, theilweise von stinkenden Desquamationsmassen und Eiter angefüllt. Die Decke des knochigen Gehörganges ist, soweit es sich durch Sondirung bestimmen lässt, in einer grossen Ausdehnung zerstört und gegen das Cavum tympani zu in eine Höhle umgewandelt, die mit Eiter und Desquamationen erfüllt ist. Das Gehör, sowie die Luft- und die ossöse Leitung an der rechten Seite total vernichtet.

20. 2. 91. Geringe Kopfschmerzen abgerechnet hat sich Pat. ab und zu vollständig wohl gefühlt; sie hat immer noch eine purulente Secretion aus dem Ohr, hat aber im letzten Jahre keine ärztliche Hülfe gesucht. Alle Wunden bleiben geheilt; gerade vor dem Ohre fühlt man einen 1—2 Ctm. grossen Defect im Cranium, der sich etwa 7 Ctm. nach aufwärts streckt; dort sieht man die Gehirnpulsation und bei Husten dringt die Gehirnmasse hervor. Am Defecte sind die Integumente ein wenig vertieft.

6. 3. 96. Pat. befindet sich vollständig wohl, leidet aber ab und zu an Schwindel, namentlich bei anstrengender Arbeit: hat noch etwas stinkenden Ohrenfluss, weshalb sie Ausspülungen anwendet. Die Narbe wie früher.

2. Abscess im rechten Temporallappen. Trepanatio cranii. Mors. Niels Nielsen, 7 Jahre. 5. Abth. 18. 12. 89, † 10. 1. 90.

Vor einigen Jahren hatte Pat. Masern und Keuchhusten; war dann gesund bis vor 3—4 Monaten, wo sich purulente Secretion aus dem rechten Ohr einstellte. Das Secret war übelriechend und dauerte 3 Wochen, hörte dann auf, fing aber vor 14 Tagen wieder an, gleichzeitig hatte er Kopfschmerzen und Schmerzen in der Gegend des Proc. mast.

Heute Nacht hat der Pat. zu Hause klonische Convulsionen gehabt, Zähneknirschen und Schielen und auch Erbrechen; er war bewusstlos nach den Krämpfen, später aber wieder bei Bewusstsein. Im Spital ein paar Mal Erbrechen, aber keine Convulsionen. Temp. 39,5. Im rechtsseitigen Gehörgang reichlich Eiter, nach unten und nach rückwärts findet man am Trommelfell einen bedeutenden Defect; die Schleimhaut im Cavum tympani ist geschwollen und granulirend.

19. 12. 38—37,8. Ist empfindlich bei einem Druck an der Spitze des Proc. mast. Keine Cerebralien. — 22. 12. 38,9--38,2. Gestern Kopfschmerzen

und Brechreiz, deutliche Empfindlichkeit bei einem Druck auf den Proc. mast. — 24. 12. 38—37,4. Schlief einen grossen Theil des gestrigen Tages; war heute Nacht unruhig, schrie laut; otoskopisch nichts Neues. Puls regelmässig und natürlich. In der Aethernarkose Incision hinter dem Ohre, nachdem man durch Periost gekommen ist, findet man eine kleine Eiteransammlung; im Proc. mast. sieht man eine punktförmige Perforationsöffnung, die dilatirt wird, worauf man in das Antrum mast. kommt, das mit caseösen Granulationen angefüllt ist, die ausgeschabt werden; bei einer Ausspülung findet man keine Verbindung mit dem Gehörgange. Jodoformmèchen, Kissenverband.

26. 12. 39—38,3. Gestern Erbrechen. Der Verband wird gewechselt, heute ist Communication vorhanden zwischen der Resectionsstelle und dem Gehörgange. Neue Mèchen werden eingelegt. — 29. 12. 38,3—38,1. Liegt apathisch und schreit zuweilen auf sowohl bei Tag wie bei Nacht.

30. 12. 38,3—38,4. Heute Nachts einen Schüttelfrost, der eine gute Viertelstunde dauerte; hierauf Krämpfe, die in der rechten Gesichtshälfte angefangen haben sollen und dann allgemein wurden; sie wiederholten sich jede zweite Stunde, es zeigte sich aber keine Cyanose. Bei der Morgenvisite liegt Pat. auf dem Rücken, den Kopf nach links gewendet. Er bewegt beide Oberextremitäten, namentlich die rechte, wobei ein krampfartiges Zusammendrücken der Finger entsteht. Er reagirt nur wenig bei Nadelstichen in die linke Unterextremität, mehr bei Berührung der rechten. Puls langsam, gespannt. Die ophthalmoskopische Untersuchung, die durch die Unruhe des Kindes sehr erschwert ist, zeigt weder grössere Choroidealexsudate noch eine abnorm starke Windung der Venen.

31. 12. 38,5—37,4. Puls 66, kräftig; war sehr unklar bei Nacht. Keine Krämpfe. Pat. liegt und bewegt den rechten Arm und das Bein ununterbrochen. Die Pupillen sind gleichmässig.

1. 1. 90. 37,7—37,8. Einzelne laute Schreie; weder Krämpfe noch Erbrechen, antwortet vernünftig; bewegt beide Beine, das linke vielleicht etwas weniger kräftig als das rechte; die linke Gesichtshälfte etwas mehr schlaff als die rechte. Das Spülwasser vom Antrum mastoideum ist vollständig klar.

2. 1. 38,7—38. Gestern 4 mal Krämpfe, namentlich rechtsseitige; die Anfälle dauerten beiläufig $3/_4$ Stunden, worauf Pat. ruhig lag. In der Zwischenzeit zwischen den Anfällen war er lebhaft und hungrig; klagte über starke Kopfschmerzen.

In der Aethernarkose Trepanatio cranii mit dem Hohlmeissel und dem Hammer, dicht oberhalb der Insertion des rechten Ohres. Der rückwärtige Theil der Trepanationsöffnung, die von vorn nach hinten einen Diameter von 5 Ctm., von oben nach unten einen von 3 Ctm. hatte, lag $1/_2$ Ctm. oberhalb der Oeffnung in das Antrum mastoideum. Dura war gespannt, nicht pulsirend; mit einer Sonde wird zuerst der Theil, der dem oberen Abschnitt der Pars petrosa entspricht, abgesucht, aber mit negativem Resultat; hierauf wird die Dura mit einem Kreuzschnitt gespalten; ein grösserer Zweig der Arteria meningea media wurde vor dem Durchschneiden unterbunden. Cerebrum drängte sich stark hervor in die Wunde; der vorderste Theil war etwas cyanotisch, der rückwärtige Theil hatte eine gelbliche emollirte Farbe; eine Sonde wurde von dieser Stelle aus in der Richtung nach rückwärts und aufwärts eingeführt und öffnete hierbei einen grossen Abscess, der augenscheinlich am rückwärtigen Theil des Temporallappens seinen Sitz hatte; der in reichlicher Menge ausströmende Eiter war sehr übelriechend und faserig. Die Abscesscavität wurde mit Borsäurewasser ausgespült, ein Drainrohr und Jodoformmèchen wurden eingelegt; gleich nach der Entleerung des Eiters begann die Gehirnmasse zu pulsiren. Kissenverband.

3. 1. 39,2—38. 24 Stunden sind gut vergangen, Pat. hat sich wohl befunden; der Verband wird gewechselt, da er durchnässt ist; bei einer Ausspülung durch das Drainrohr kommt kein Eiter. Epithema. — 7. 1. 37,8—37,2. Die drei letzten Tage ist die Temperatur normal gewesen und hat Pat. sich wohl gefühlt. Ziemlich bedeutende Secretion.

8. 1. 40,2—39,3. Fühlte sich wohl bis gestern Mittag um 12 Uhr, bekam dann Erbrechen, das sich später wiederholte. Heute Nacht ab und zu Zähneknirschen, keine Krämpfe; Pat. schrie laut auf und jammerte. Puls des Morgens 168, nicht sehr kräftig. Pat. wird in der Aethernarkose untersucht. Durch die Trepanationsöffnung sieht man prominirende Cerebralmasse, die abgeschnitten und abgeschabt wird. Das Drainrohr wird entfert, kein Eiter wird ausgespült; man versucht vergeblich eine Jodoformmèche einzulegen. Kissenverband.

9. 1. 39,7—39,9. Das Kind ist sehr unruhig gewesen, hat furchtbar geschrien, ist blass, apathisch; die Pupillen sind dilatirt. Der Verband wird gewechselt; es ist eine bedeutende ödematöse Anschwellung der ganzen Temporalregion; in der Trepanationsöffnung findet man wieder ein prolabirtes ziemlich grosses Stück Cerebralgewebe, dieses wird abgeschabt; in der Aethernarkose wird die Trepanationsöffnung nach rückwärts und aufwärts etwa 1½ Ctm. dilatirt, man sieht weder hier noch in der früheren Oeffnung Gehirnpulsation. Die Dura wird gespalten, aber der Einschnitt in das Gehirngewebe zeigt nur, dass dieses emollirt ist; ein einzelnes Mal wird eine vollständig helle Flüssigkeit entleert. Jodoformgaze. Man noch macht eine Incision in die ödematöse Temporalgegend bis zum Bein, ohne aber Eiter zu finden. Nach der Operation wurde der Patient unruhig, klagte laut, führte fortwährend den rechten Arm an den Kopf, die linke Körperhälfte bewegte er nicht.

10. 1. 39,7—38,3. Einige Stunden nach der Operation bewegte das Kind wieder die linke Seite des Körpers, lag aber unruhig, war unklar, kein Zähneknirschen, aber geringer Strabismus. Der Puls war des Morgens sehr schnell, schwach; Pat. liegt und jammert, hat ab und zu Zähneknirschen, Strabismus convergens des rechten Auges; starb um 4 Uhr Nachmittag.

Die vollständige Section verboten. Beim Entfernen des um die Trepanationsöffnung liegenden Theils des Craniums zeigte es sich, dass eine diffus purulente Meningitis vorhanden war, keine begrenzten Abscesse. Das Gewebe im Temporallappen emollirt. Auf der herausgenommenen Pars petrosa sieht man eine bedeutende cariöse Destruction an der Decke der Cav. tympani, die nach oben 2 Ctm. lang und 1 Ctm. breit war und nur Dura mater zur Decke gehabt hat; in diesen cariösen Theil hinein führt die Perforationsöffnung, die am 24. 12. constatirt und damals dilatirt wurde. Der Proc. mast. ist von dem Leiden ganz unberührt. Membrana tympani fehlt.

3. Abscess im rechten Temporallappen. Jörgen Winther. 45 Jahre. 5. Abth. 8. 7. 77. † 25. 7. 77. Kl. D. Absc. reg. temporal., Otitis, Absc. cerebri.

Vor 2½ Monaten hatte der Patient einen Abscess im rechten Ohre. Er wurde mit Ausspülungen dreimal täglich behandelt. Vor etwa 8 Tagen zeigte sich bei sonstigem vollständigen Wohlbefinden eine Geschwulst in der rechten Regio temporalis, die ihn stark genirte. Er hat gefiebert und die Geschwulst hat nach und nach zugenommen und sich mehr nach rückwärts über das Ohr erstreckt. Man findet eine bedeutende Geschwulst in der ganzen rechtsseitigen Temporalregion und eine starke Empfindlichkeit und Fluctuation beim Druck auf den Proc. mast. Er kann den Mund nicht öffnen. Beim rechten Ohre ist nichts Abnormes zu entdecken.

10. 7. Incisio theils vor, theils über dem Ohr; man fühlt Squama denudirt. — 17. 7. Die Geschwulst ist bedeutend gefallen, er klagt über Kopfschmerzen. — 21. 7. 38,4—38. P. 66. Die letzten Tage haben sich Cerebralsymptome gezeigt: Stirnkopfschmerzen, Ohrensausen, Schwindel und Schläfrigkeit. Die Beweglichkeit der linken Oberextremität scheint etwas geringer zu sein als die der rechten, das Gefühl bei Nadelstichen ungeschwächt, die Pupillen natürlich, keine Facialisparesen.

22. 7. Er fängt an alles fallen zu lassen, was er in den Händen hält, wo die Muskelkraft sehr geschwächt zu sein scheint, namentlich an der linken Seite; das Gefühl ungeschwächt. Keine Secretion aus dem linken Ohre.

23. 7. 37,4—37,2. Gestern Erbrechen. — 24. 7. 38,6—38,2. P. 52. Später kein Erbrechen mehr, liegt schläfrig mit schnarchendem Athemzug, kann geweckt werden, ist aber kaum vollständig bei Bewusstsein, er kann den linken Arm und das linke Bein nicht bewegen und reagirt nicht bei Nadelstichen. Unwillkürlicher Harnabgang, die Blase aufgetrieben. Die Pupillen eher contrahirt, die Zunge wird gerade aus dem Mund gestreckt. — 25. 7. Liegt im Coma. Mors.

Sectionsdiagnose: Caries ossis temporis, Pachymeningitis int. haemorrhagica, Hyperaemia meningeum, Abscessus magnus lobi temp. dext., Oedema cerebri.

Auf der Innenseite der Dura sieht man hier und dort einzelne leicht loszulösende Neubildungen, theils in der Fossa cranii media, theils den freien Rand der Ala parva entlang. Auf der vorderen Fläche der rechten Pars petrosa ist Dura verdickt und von dem darunter liegenden Beine losgelöst, dieses ist stark cariirt (eine genauere Schilderung der Caries und des Zustandes des Ohres fehlt). Bei der Entfernung des Gehirns entfliesst aus dem rechtsseitigen Lobus temporalis eine Menge Eiter. Gyri an dieser Stelle abgeflacht. Bei einem Einschnitt findet man den ganzen Temporallappen in einen hühnereigrossen Abscess umgewandelt. Die Wände, die beiläufig 4 Mm. dick sind,

sind aus der stark ödematösen Subst. medullaris gebildet; an der Innenseite sieht man nekrotisches Gehirngewebe; es waren beiläufig 3 Esslöffel voll dicker klumpiger Eiter darin enthalten. Pia war stark injicirt, war aber doch leicht loszulösen. Im linken Seitenventrikel 1 Esslöffel sero-sanguinolente Flüssigkeit.

4. Abscess im linken Temporallappen. D. S., 37jähriger Mann. 5. Abth. 21. 10. 80. † 22. 10. 80. Kl. D. Otitis media. Meningitis.

Vor 14 Tagen bekam der Patient Schmerzen im linken Ohr und wurde an dem Ohr taub; vor 4 Tagen wurde ausserhalb des Spitals die Exstirpation eines Ohrenpolyps gemacht, der nach der Beschreibung das Trommelfell perforirt haben soll (?), so dass das Operationsfeld theilweise im Cavum tympani lag. Am selben Tage, an dem er operirt wurde, ging er aus und seinen Geschäften nach; vom Ohre kam eine geringe Suppuration, die aber doch am nächsten Tag wieder aufhörte; gleichzeitig bekam er heftige Schmerzen im Hinterkopf. Es entwickelte sich eine linksseitige Facialisparalyse.

Er ist bis heute bei Bewusstsein gewesen, ist aber jetzt in einen soporösen Zustand verfallen. Er kommt in diesem Zustand in's Spital, kann nicht geweckt werden, fährt ab und zu mit den Händen an den Kopf, indem er gleichzeitig jammert. Keine Suppuration aus dem linken Ohre. P. 58, Die Respiration stöhrend, die Pupillen contrahirt. — 22. 10. P. 128. Das Gesicht cyanotisch; liegt im Sopor; im Gehörgang dicker gelber Eiter; keine Geschwulst der Regio mastoidea. Mors.

Sectionsdiagnose: Otitis media purulenta sin. Caries cav. temp. Suppuratio cellulä mast. Meningitis purulenta baseos. Meningitis circumscripta septica lob. temporal. sin. Abscess lob. temp. sin. Contentum purulentum ventric. utriusque. Phlebitis suppurat. sinus transversi.

An der Basis, namentlich um Chiasma herum, dicker gelber Eiter. Pars petrosa sin. entsprechend, findet man Dura grünlich decolorirt, übelriechend; dasselbe ist der Fall in einer Ausdehnung von 3 Ctm. mit Pia auf der Unterseite vom Lob. temporal.; in der Mitte dieses Fleckes findet man eine erbsengrosse Perforationsöffnung mit unregelmässigem zackigem Rand; diese führt in eine hühnereigrosse im Temporallappen liegende Abscesscavität mit grünlich decolorirten Wänden, die theils eine purulente dünne Flüssigkeit, theils käsige stinkende Massen enthält. Bei der Aufmeisselung des Cav. tympani findet man die Wände überall denudirt, sie ist mit dickem Eiter erfüllt; dieser wird auch in den Cellulä mastoideä gefunden. Im linken Sinus transversum sind theils purulent infiltrirte Thromben, theils dicker Eiter. In beiden Ventrikeln ist Eiter, namentlich im linken. Die Gehirnganglien sind ein wenig eiterinfiltrirt, aber sonst normal.

5. Abscess im linken Temporallappen. Trepanatio cranii. Heilung. Charles Olsen, 13 Jahre. 1. Abtheilung. 1. 4. 91—5. 6. 91.

Hat schon lange Eiterfluss aus beiden Ohren. Vor 14 Tagen bekam er Schmerzen im linken Ohr und Schläfe, sowie starken Eiterfluss aus diesem Ohre; er ist somnolent geworden, hat bis vor 3 Tagen Erbrechen gehabt. Bei der Ankunft in das Spital ist Fluss aus beiden Ohren, keine Geschwulst oder Empfindlichkeit des Proc. mast. Puls 80, regelmässig, kräftig.

2. 4. Temp. 37,5. P. 56. Er ist sehr unklar, hat Schwindel. Der Urin ohne Albumen.

3. 4. Im Laufe des gestrigen Vormittags starke Convulsionen in allen 4 Extremitäten, mit Cyanose und Bewusstlosigkeit, keine Paresen. In der Narkose machte man daher Resection des linken Proc. mast. Dieser war sklerotisch ohne Zellen, weshalb man hinter dem Processus ein 5 Ctm. langes und 4 Ctm. breites Stück Knochen ausmeisselte. Dura wurde geöffnet und man fand einen prominirenden natürlich gefärbten Gyrus; man führte ein Messer ein und in der weissen Substanz wurde eine wallnussgrosse Cavität dabei geöffnet; nach innen erstreckte sich diese beinahe bis zur Mittellinie; sie enthielt übelriechenden körnigen Eiter; Drains werden eingelegt. Unmittelbar nach der Operation hörten die Convulsionen auf. P. heute 80. Temp. 38,1—37,5. Ist später klar gewesen, hat die Umgebung erkannt; es ist weder Paralyse noch Aphasie.

4. 4. Ist ein wenig deprimirt und klagend. Puls 80. — 5. 4. Da der Verband übel riecht, wird er gewechselt. Die Trepanationsstelle sieht gut aus, und von dieser nur ein geringes Secret; im Gehörgang ist aber dagegen eine reichliche Menge grüner Eiter. Er wird so bandagirt, dass es möglich ist das Ohr auszuspülen, die Trepanationsstelle wird aber nicht berührt.

9. 4. Andauerndes Wohlbefinden. Das Drain wird verkürzt und die Hirncavität mit Borsäurewasser ausgespült, wobei einige nekrotische Fasern entfernt werden. — 21. 4. Er ist später jeden zweiten Tag verbunden worden, die Cavität wird kleiner, und eine Mèche wird eingelegt; es zeigt sich etwas Prolaps des Hirngewebes.

10. 5. Die Mèche ist vor 10 Tagen entfernt worden; die granulirende oberflächliche Wunde ist jetzt nur mehr 1½ Ctm. im Durchmesser. Vollständiges Wohlbefinden.

11. 5. 91. Der Cerebralprolaps zieht sich immer mehr und mehr zurück, indem er vom Rand aus heilt. Es ist beinahe gar kein Ohrenfluss mehr, das Gehör wird wieder besser.

5. 6. 91. Die Wunde ist nun geheilt und vollständig glatt. Er trägt eine Schutzklappe an der knochenlosen Stelle, der Ohrenfluss hat bedeutend abgenommen. Sein Allgemeinbefinden ist schon längst vorzüglich gewesen.

16. 2. 96. Seit seiner Entlassung hat er sich vollständig wohl gefühlt; er hat bald die beschützende Klappe abgelegt und hat sie später nicht mehr getragen; er ist Schmied und kann jedwede Arbeit ausführen, nur darf er sich nicht zu tief bücken, da er sonst schwindlig wird. Er hat keine Kopfschmerzen. Hinter dem Ohre fühlt man einen kreisrunden Defect des Craniums ca. 2 Ctm. im Diameter, der Defect ist mit einer festen Cicatricemasse ausgefüllt, die im Niveau mit der umgebenden Haut liegt; man sieht deutlich das Gehirn pulsiren. Ab und zu zeigt sich ein spärlicher Ohrenfluss, der aber nach einigen Ausspülungen wieder aufhörte.

6. Abscess im rechten Temporallappen. Trepanatio cranii. Mors. Christine Larsen, 44 Jahre. 1. Abth. 12. 4. 93. † 15. 5. 93. Kl. D. Otitis media. Absc. cerebri.

Seit mehreren Jahren stinkender Eiterfluss aus dem rechten Ohre; ab und zu Kopfschmerzen und Schwindel; im letzten Monat haben die Symptome zugenommen, und sie hat einige Male erbrochen; vor 8 Tagen plötzlich eine rechtsseitige Facialisparese. Der Schwindel ist jetzt so stark, dass sie sich nur sehr schwer aufrecht halten kann; sie hat Schmerzen im Genick und um das Ohr herum; in der Regio mast. etwas Oedem und Röthe; totale Facialisparalyse. Temp. 36,8.

13. 4. Resection des Processus mast. und Wegmeisselung der hinteren Wand des Gehörganges; man fand keine Zellen, aber eine ca. ½ Zoll dicke Osteosclerose. Aus der Paukenhöhle entfernt man eine Menge Cholesteatompartikeln. — 22. 4. Normale Temperatur. Noch ein wenig Schwindel, aber die Beschwerden in der Abnahme. — 29. 4. Geht umher; reichliche Suppuration aus dem Gehörgange.

3. 5. Stacke's Operation wird gemacht; es ist eine cariöse Destruction der Paukenhöhle vorhanden; der Hammer und Amboss fehlen. Der ganze Kuppelraum ist mit Polypenmassen erfüllt. — 6. 5. 39,2—38,3. Hat über starke Schmerzen in der Wunde und im Genick geklagt, die Wundcavität sondert eine Menge übelriechenden Eiter aus. — 10. 5. War heute sehr schlaftrunken. — 12. 5. Nach einer Ausspülung haben die verschiedenen Beschwerden aufgehört. — 13. 5. Klagt über Schmerzen an der rechten Seite des Kopfes, ist sehr schläfrig, keine meningitischen Anzeichen. Puls 80. — 14. 5. 37,5—36,8. Puls 66, unregelmässig, klagt über Kopfschmerzen an der rechten Seite der Stirn, ist sehr apathisch. 7 Uhr Abends: Sie liegt in einem comatösen Zustand. Puls 78. Respiration 24. Ophthalmoskopisch sieht man eine Geschwulst des Papillgewebes mit verwischten Grenzen. Die linksseitigen Extremitäten sind schlaff, aber können bei starken Schmerzempfindungen bewegt werden. In leichter Aethernarkose macht man mit dem Meissel eine 1½ Ctm. grosse Trepanation 1 Finger breit über und hinter dem obersten Theil des Ohres. Dura ist gespannt, wird gespalten, das Hirngewebe dringt hervor. Nach ein paar vergeblichen Punkturen fliesst dünner faseriger Eiter heraus, die Abscesscavität liegt ca. 1—1½ Ctm. unter der Oberfläche, wird mit Borsäurewasser ausgespült, eine Mèche wird eingelegt. Mors am nächsten Tage.

Sectionsdiagnose: Otitis media. Abscessus cerebri. (Nur das Gehirn wurde untersucht.)

Die Wände in dem bei der Operation geöffneten nussgrossen Abscess sind unregelmässig, faserig und grauroth. Beim Herausnehmen des Gehirns findet man die untere Fläche des Temporallappens mit Tegmen tympani verwachsen; dem entsprechend findet man im zweiten Temporalgyrus und dem darunter liegenden Hirngewebe einen beinahe wallnussgrossen Abscess, der mit einer dicken, glatten, gelbgrünen Abscessmembran bekleidet ist und dicken, grüngelben Eiter enthält. Die Decke der Paukenhöhle ist in einer beiläufig erbsengrossen Ausdehnung durchbrochen, cariös. Im Sinus nichts Abnormes. Meningen normal.

7. Abscess im rechten Temporallappen. Anton Jensen, 50 Jahre. 1. Abth. 9. 12. 82 † 15. 2. 82. Kl. D. Otitis interna, Abscessus cerebri, Meningitis.

Durch $2^1/_2$ Jahre eine chronische Otitis dext., in der letzten Zeit ist das Secret übelriechend geworden, und einzelne Male sind kleine Knochenfragmente ausgeschieden worden. Nachdem der Eiterfluss einige Zeit gedauert hat, fing er an taub zu werden, bekam Ohrensausen und Kopfschmerzen; die letzteren hatten einen intermittirenden Charakter, waren sowohl im Genick wie in der Stirne und strahlten oft von der einen Stelle nach der andern aus. Nach und nach stellte sich auch Gedächtnissschwäche ein, er bekam Schwindel und fiel oft um. Mitunter sah er doppelt, sonst waren aber keine Sehabnormitäten vorhanden. Keine Paresen, Anästhesien oder Parästhesien.

Er ist apathisch, antwortet nur träge auf Fragen, es ist ein leichter Strabimus convergens vorhanden, die Pupillen sind egal, stinkende Secretion aus dem rechten Ohr.

11. 2. Mehr apathisch, klagt über Schmerzen in der linken Unterextremität, die er nicht von der Unterlage zu heben vermag, aber es scheint doch keine Paralyse vorhanden zu sein, da er die Muskeln spannt, wenn man die Lage des Beines verändern will.

12. 2. Zunehmende Apathie, antwortet auf keine Frage, involuntärer Abgang der Excremente und des Harns. Ausgesprochene Parese der linken Unterextremität und beginnende der linken Oberextremität. P. 80 klein. Pupillen egal.

13. 2. Complette linksseitige Paralyse. Pupillen egal.

15. 2. Zunehmender Sopor. Mors.

S. D. Otitis media dext. Ascessus lobi temporal. dext. Meningitis purulenta hemispheriae dext. Oedema pulm.

Dura injicirt, bei der Loslösung eine bedeutende Menge Eiter, der aus dem Zwischenraum zwischen den zwei Hemisphären kommt, an der rechten Hemisphäre sind die weichen Häute bis gegen die Falx cerebri hinauf stark eitrig infiltrirt; dasselbe ist der Fall mit den weichen Häuten am vordersten Theil des rechten Stirnlappen. Das Gehirngewebe ist an den zwei Gyri frontales auf dieser Seite mürbe und, wenn es Wasserstrahlen ausgesetzt wird, flottirt es. Die weichen Häute sind überhaupt stark injicirt. Kein Eiter oder plastisches Exsudat an der Basis des Gehirnes.

Der unterste Theil des rechten Temporallappen ist eingesunken und wenn man an dieser Stelle hineinsticht, kommt man in eine wallnusgrosse Höhle, die mit graugrünem Eiter gefüllt ist, ihre Wände sind mit einer graugrünen pulpösen Masse bekleidet.

Das Hirngewebe ist sonst natürlich, vielleicht etwas mehr hyperämisch als normal, namentlich in der Nähe des Abscesses. Die Seitenventrikeln sind intact.

Im rechten Cavum tympani findet man eine bedeutende Menge graugrünen Eiter, der die Gehörknochen ganz bedeckt, sämmtliche Wände des Cavum tympani sind cariös und von·einer graugrünen Farbe.

8. Abscess im linken Temporallappen. Otto Brun, 12 Jahre. 1. Abth. 6. 6. 94 † 18. 6. 94. Kl. D. Otitis media.

Vor etwa 4 Wochen begann er heftige Schmerzen im linken Ohre zu bekommen, 8 Tage später zeigte sich ein spärlicher Ohrenfluss. Vor 8 Tagen Er-

brechen, am Tage nachher wurde er apathisch und konnte nicht sprechen.
Keine Convulsionen.

Er ist klar, leidet aber an Aphasie, so dass er auf gestellte Fragen (wo
er wohne, der Name seines Vaters u. s. w.) mit einem unverständlichen „ha, ha"
antwortet, wenn man ihm aber hilft und das Wort nennt, fasst er es sogleich
auf, kann es aber nicht wiedergeben. Auf andere Fragen kann er zusammenhängend antworten und giebt an, keine Schmerzen zu haben. Er ist blass,
mager, apathisch, hat linksseitigen Ohrenfluss, ist aber nicht empfindlich bei
Druck. Keine Paresen.

7. 6. Schläft viel, nur unbedeutender Ohrenfluss, keine Empfindlichkeit
am Proc. mast. Ausgesprochene Genicksteifheit. Es ist eine leichte Parese
der rechten Gesichtshälfte.

11. 6. Bei der Otoscopie sieht man den obersten Theil der Paukenhöhle
und die Decke des Gehörganges stark hervorgewölbt, der Sitz der Perforation
kann nicht bestimmt werden, keine Empfindlichkeit des Craniums oder Proc.
mast. (Acute Suppuration im Kuppelraume). Bei der Ophthalmoscopie zeigte
sich eine ausgesprochene Hyperämie der linken Papille und eine starke Füllung
der Venen, das rechte Auge normal.

15. 6. Er fühlt sich wohl, weder Fieber noch Kopfschmerzen, ist klar,
hat Appetit. Es ist nur geringer Ohrenfluss, der Boden des Gehörganges mit
einer grossen Granulationsgeschwulst erfüllt.

16. 6. Da er immer über Schmerzen klagt, wird Proc. mast. und der
Kuppelraum aufgemeisselt; man fand zahlreiche Zellen, Granulationen und
Eiter.

18. 6. Er kollabirte plötzlich um 6 Uhr des Morgens mit bedeutender
Cyanose. Der Puls hielt sich lange recht gut. Trotz künstlicher Respiration
und Aetherinjection konnte die Respiration jedoch nicht wieder hergestellt
werden und er starb. Tp. ist während der ganzen Krankheit nicht über 37.5
gewesen.

S. D. Otitis media supp., Absc. cerebri lobi sin. Deg. parench. organorum.
Dura natürlich aber über ihren Inhalt ausgespannt. Die weichen Häute ganz
dünn, ein wenig blutgefüllt, leicht loszulösen. Im linken Temporallappen ist
eine gänseeigrosse Abscesscavität, die mit einer 1 Mm. dicken Eitermembran
bekleidet ist; sie enthält gelblichen, körnigen, geruchlosen Eiter. Der Abscess
war sowohl an der untersten wie an der äussersten Seite des Temporallappen
nach aussen c. 3 Mm. von der Oberfläche entfernt. Im Seitenventrikel ziemlich
viel seröse Flüssigkeit. Durch die Operationswunde am Proc. mast. geht die
Sonde theils durch die Decke der Cav. tympani, theils hinaus in den Sulcus
Sinus transvers.

9. Abscess im rechten Temporallappen. Rasmus Johansen,
24 Jahre. 3. Abth. 20. 2. 82. † 27. 2. 82. Kl. D. Encephalitis ex otitide
media dupl.

Pat. ist seit seiner Kindheit taub und hat an beiden Ohren eine spärliche Suppuration; seit October 1881 wird er von einem Ohrenarzte behandelt.
Vor 5 Tagen (am Tage vorher war er einer schmerzhaften Behandlung unter-

zogen worden) bekam er einen starken Schüttelfrost, Brechreiz und mehrma-
liges Erbrechen, worauf sich starke Transspiration einstellte. Später scheint
kein eigentlicher Schüttelfrost mehr gewesen zu sein, aber er hat noch immer
gefroren, erbrochen und intensive Kopfschmerzen gehabt. Er ist sehr apathisch,
spricht sehr langsam, dreht sich nur schwer im Bette um, hält den Kopf nach
vorne gebeugt, den Rücken steif, ist ängstlich vor jeder Bewegung, wenn er
sich sehr beschwerlich im Bett aufrichtet. Columna ist nicht empfindlich, aber
bei einem Druck auf das Cranium ist eine diffuse Empfindlichkeit. Stetoskopie
normal. Keine Paresen. Temp. 39,1. P. 64.

21. 2. T. 38,5. P. 56. Fortwährend Kopfschmerzen. Harnentleerung
ungehindert. Der Harn enthält ein wenig Albumen. — 22. 2. 38,7—37,5. P.
52—56. Wenig Kopfschmerzen und namentlich mehr an die Stirn- und
Scheitelgegend localisirt; die Pupillen egal, keine Paresen; Pat. hält noch
immer den Kopf steif und ist empfindlich bei einem Druck auf die Processus
spinosi der Dorsalwirbel. — 23. 2. 38,5—38,1. P. 60—68. Starke Kopfschmerzen, geringe Contractur der Genickmusculatur; ist klar; der Unterleib
ist in den letzten Tagen etwas eingesunken gewesen. Kein Erbrechen. —
24. 2. 38,9—37,8. P. 76—48. Ist sehr somnolent gewesen. Kopfschmerzen
besonders stark bei einem Versuch mit dem Kopfe zu nicken.

25. 2. 38,4—37,4. P. 68—52. Nachdem Pat. sich gestern wohl gefühlt
und heute Nacht so ziemlich gut geschlafen hat, bekam er zwischen 6 und
7 Uhr Morgens starke Kälteempfindungen, wurde blass und seine Züge wurden
schlaff, Stimulantia frischten ihn auf. Er liegt jetzt apathisch; wenn man ihm
laut zuspricht, kann man durch wenige Minuten seine Aufmerksamkeit wecken;
während man noch beim Bette steht, fällt er in einen tiefen schlafähnlichen
Zustand mit schnarchendem Laut. Puls 48, unregelmässig.

26. 2. 37,6—36,5. Gestern wieder während ein paar Stunden Schüttelfrost. Involuntaire Urinentleerung. Liegt des Morgens in einem soporösen Zustand; die Pupillen egal, keine deutlichen Gesichtsparesen, aber eine ausgesprochene Parese der linksseitigen Extremitäten, wo er auch bei Nadelstichen
nicht reagirt. Im rechten Ohre findet man Eiter. Ophthalmoskopisch nichts
Abnormes.

Im Laufe des Tages häufig Convulsionen in allen Gliedern, an der linken
Seite doch erst als sich der Tod näherte. Die letzten Stunden, bevor dieser
eintrat, war eine vollständige Facialisparese vorhanden, auch in den Zweigen
des M. orbicularis und frontalis.

Sectionsdiagnose: Caries ossis temporalis dext. Otitis media duplex.
Abscessus lobi temporal. dext. Encephalitis cerebri dext.

Das Cranium, natürlich die weichen Häute etwas injicirt, Gyri flachgedrückt, mehr auf der rechten als auf der linken Seite. Beim Herausnehmen
zerplatzt ein Abscess an der untersten Spitze des Temporallappens; an dieser
Stelle ist Dura, wo sie die rechte Pars petrosa bedeckt, ulcerirt und mit
Eiter infiltrirt. Sinus nicht thrombosirt. Der Abscess sitzt in dem rückwärtigen
Theil des Lob. temporal., ist wallnussgross, mit einer grauen Membran bedeckt und mit grauem klumpigen Eiter gefüllt. Das umgebende Hirngewebe

bildet in der Ausstreckung von einigen Millimetern einen grauen gelatinösen infiltrirten Gürtel; das gegen den Seitenventrikel zu liegende Gehirngewebe ist gelblichweiss, gelatinös, beinahe fliessend. Dasselbe Aussehen hat. der ganze hintere Theil des Corpus striatum (die Linsenkapsel nicht erreichend). Auch der obere Theil des Thalamus ist gelatinös verändert und diese Veränderung reicht sogar zurück zum Pedunculi cerebri. Das Ependym im rechten Seitenventrikel ist verdickt, es ist aber dort keine Flüssigkeit vorhanden. Auf der Oberfläche der Pars petrosa, der purulent infiltrirten Stelle der Dura entsprechend, fand man Lamina vitrea an einer kleinen Stelle sehr dünn und decolorirt, Cavum tymp. mit Eiter erfüllt, sowie auch die cariirten Cellulae mast. Im linken Cavum tymp. eine reichliche Menge Eiter, keine Caries im Umfang.

10. Abscess im rechten Temporallappen. Gustav Holmgren, 44 Jahre. 6. Abth. 10. 10. 80. † 13. 10. 80. Kl. D. Deliria in febrilibus, Meningitis?

Der Patient kam ins Spital (Med. Abtheilung) den 7. 10. 80 mit der Diagnose Febr. typhoidea, ohne nähere Bezeichnung; er war unruhig, sprach in unzusammenhängenden Sätzen von Unglück, das ihm drohte, von seiner schlechten pecuniären Lage und bat in einem klagenden Tone um Hülfe. Er schien vollständig disorientirt zu sein, sprang einige Male aus dem Bett und ging zum Fenster. Temp. 39,2, Puls 76. Die Untersuchung ergab nichts Besonderes.

8. 10. 39,2—39,4. P. 80. Hat nicht geschlafen und unzusammenhängend gesprochen, ein wenig Tremor der Zunge und Hände; des Morgens grünliches Erbrechen; der Unterleib weich, es ist unzweifelhaft Roseola vorhanden. Die Milz sehr nahe der Curvatur.

9. 10. 38,2—38,2. P. 72. Tremor der Zunge und Hände, nach dem Chloral, das er gestern Abend bekam, wurde er unruhig, ging im Zimmer herum; gegen Morgen war er mehr klar, klagt über Kopfschmerzen.

10. 10. 38,4—38,3. P. 92. Wieder delirirend, lag unruhig, riss die Bettdecke entwei, und wird deshalb auf die Abtheilung für Nervenkrankheiten gebracht. Die klinische Diagnose an der medicinischen Abtheilung war: Febr. typhoidea in alcoholismo.

11. 10. 40,1—38,3. Schlief nach Chloral, aber delirirte im Schlafe. Keine deutlichen Roseolaflecken.

12. 10. 39,8—39,1. P. 96. Starke Suppuration aus dem rechten Ohr. Pat. ist schläfrig, antwortet nicht, wenn er gefragt wird; hat Kopfschmerzen und klagt bei passiver Bewegung des Kopfes. Involuntärer Abgang des Urins.

13. 10. Pat. delirirte gestern bedeutend, diesen Morgen sehr kurzathmig und cyanotisch. Schleimrallen in den oberen Luftwegen. P. 140, schwach. Starb kurz nach der Morgenvisite.

Sectionsdiagnose: Otitis media supp. dext. Suppuratio cellul. mast. Meningitis purulenta septica partialis lobi temporalis. Leptomeningitis supp. baseos. Abscessus cerebri lobi temporal. dext.

Der Inhalt des Abscesses war stinkendes Blut und mit Blut gemischter Eiter, der in den Ventrikel hineingedrängt war.

II. Abscess im linken Temporallappen. Hans Nielsen, 16 Jahre. 6. Abth. 17. 10. 83. † 22. 10. 83. Kl. D. Otitis media sin. Meningitis? Thrombosis sinus transv.?

Seit der frühesten Kindheit hat Patient an verschiedenen scrophulösen Affectionen gelitten; unter Anderem auch an starkem Eiterfluss aus dem rechten Ohre, wo er auch taub war. Vor etwa 5 Jahren hatte er einen ähnlichen Anfall wie den jetzigen, dieser dauerte 4 Wochen; seitdem hat er öfters an Erbrechen und Kopfschmerzen gelitten. Vor 8 Tagen wurden die Kopfschmerzen stärker, namentlich in der linken Hälfte des Kopfes; gleichzeitig nahm der Ohrenfluss ab; er hatte Schüttelfrost und war ab und zu disorientirt, häufig Erbrechen, keine Krämpfe. Temp. 38,5. Puls 58. Bei einem Versuche, aufrecht im Bett zu sitzen, wird er blass und unwohl, und hat Neigung zum Erbrechen, er liegt in einem halbschläfrigen Zustand, antwortet träge und unsicher. Keine Empfindlichkeit oder Geschwulst am Proc. mast. Keine Paralysen.

18. 10. 38,5—39,5. P. 62. Ist diesen Morgen mehr bei Bewusstsein und antwortet correct. Die Kopfschmerzen sind etwas geringer, keine Convulsionen, keine Contractur der Genickmusculatur, der Unterleib etwas aufgetrieben, Defäcation in Ordnung.

19. 10. 38,8—39,1. P. 90. Kein Schlaf, keine Kopfschmerzen, ist vollständig bei Bewusstsein. — 20. 10. 39,1—39,3. P. 100. Ist klar, klagt nicht mehr über Kopfschmerzen, aber über Schmerzen im Rücken, namentlich bei Bewegung. Auf der Lippe und Nase ein Ausbruch von Herpes. — 21. 10. 38--37,7. — 22. 10. 38—37,7. Starke Suppuration aus dem linken Ohre.

23. 10. P. 68. Nachdem sich der Patient die letzten Tage besser befunden hat, recht natürlich gewesen ist und mit Appetit gegessen hat, begann er gestern über Schmerzen im Kopfe und namentlich in der Genickmusculatur zu klagen; heute Nacht hat er delirirt. Gegen Morgen hat er ein zusammengesunkenes Aussehen, klagt über starke über den ganzen Kopf gleich verbreitete Schmerzen, — collabirt und stirbt ziemlich plötzlich des Abends.

Sectionsdiagnose: Otitis media. Abscessus lobi temporal. sin.

Dura ist mit der oberen Seite von Pars petrosa, die der Decke des Cavum tympani entspricht, verwachsen, und diese ist hier in der Ausdehnung von 4 Ctm. im Diameter grünlich gefärbt; dasselbe ist mit dem Bein selbst der Fall. Cavum tympani ist cariös, Cellulae mastoideae mit Eiter gefüllt. In der Membrana tympani findet man nach auf- und auswärts eine ein paar Millimeter im Diameter grosse Perforationsöffnung. Auf der Convexität der Hemisphäre zeigt sich eine weisse Infiltration der Häute, den erweiterten Venen entlang. Bei der Entfernung des Gehirns strömt eine Menge stinkenden Eiters aus der Oeffnung in der Mitte der unteren Fläche des linken Temporallappens; diese Oeffnung führt in eine mehr als hühnereigrosse, mit grünlichem Eiter erfüllte Abscesshöhle, die mit einer ziemlich festen Bindegewebsmembran bekleidet ist. Sie erfüllt den grössten Theil des Temporallappens und ist in den Seitenventrikel eingebrochen gerade bei dem untersten Horn; in beiden Seitenventrikeln ist Eiter.

12. Abscess im rechten Temporallappen. Trepanatio cranii. Heilung. Hans Jörgensen, 52 Jahre. Privatklinik des Verfassers. 13. 9. 95 bis 12. 1. 96.

Seit mehreren Jahren hat er an Ohrenfluss am rechten Ohre gelitten, aber keine Schmerzen gehabt. Im August 1895 bekam er intensive Kopfschmerzen in der rechten Hälfte des Kopfes; er glaubte, sie rührten von einem cariösen Zahn her, den er sich deshalb ziehen liess, aber die Schmerzen nahmen an Intensität zu, und er wurde empfindlich bei einem Druck hinter dem Ohre. Vor etwa 14 Tagen trat eine unbedeutende Schiefheit des Gesichts ein, die Kopfschmerzen sind in der letzten Zeit furchtbar heftig gewesen, er litt an Schwindel; heute ein Erbrechen, kein Schüttelfrost oder Fieber. Während des Transportes vom Land in die Stadt ist er sehr elend gewesen; sein Gang war wackelnd. Er hat eine leichte rechtsseitige periphere Facialisparese. Am Proc. mast. ist eine Geschwulst, die an einer kleinen Stelle fluctuirt, bei Druck ist er dort sehr empfindlich. Keine Geschwulst an der Seite des Halses. Bei der Otoskopie (Dr. V. Lange) sieht man, dass die Membran theilweise weg ist; im Gehörgang ist Eiter.

In der Chloroformnarkose macht man eine bogenförmige Incision hinter dem Ohre; unter dem Periost findet man ein wenig Eiter, es ist aber keine Perforation des Knochens. Man meisselt hierauf die äusserste Wand des Proc. mast. ab; dieser ist sklerotisch mit wenig Zellen, an der normalen Stelle ist kein Antrum und auch kein Eiter in der untersten Hälfte des Processus, aber die wenigen obersten Zellen sind pusinfiltrirt, und nachdem die ganze Wand durchgemeisselt ist, strömen ein paar Esslöffel geruchloser Eiter aus der Cav. cranii med.; das Hirn pulsirt stark. Die Cavität erstreckte sich über Tegmen tympani, lag zwischen dieser und Dura, dagegen war sie gegen hinten abgeschlossen; ein im Durchmesser $2^{1}/_{2}$ Ctm. grosses Stück des Craniums wird weggemeisselt und eine Jodoformmèche gegen Tegmen zu eingelegt; hierauf wird der knorpelige Gehörgang gegen hinten losgelöst und Cav. tympani mit scharfem Löffel ausgeschabt, wobei Granulationsmassen entfernt werden, auch hier wird Jodoformgaze eingelegt. Kissenverband.

14. 9. 35,6—36,7. Puls 66. Wohlbefinden. Die Facialisparese unverändert. — 17. 9. 36,8—37,4. Verband wird gewechselt, Wunde reactionslos, neue Mèchen werden eingelegt. Er ist apathisch, aber sonst wohl. — 18. 9. 37,7—37,2. — 19. 9. 37,4—37. — 24. 9. 36,9—36,5. Er hat Kopfschmerzen und Brechreiz gehabt. Beim Wechseln des seit den 4 letzten Tagen ordinirten Umschlages wird nichts Besonderes bemerkt; eine Sonde wird gegen Tegmen zu eingeführt, es kommt aber kein Eiter. — 25. 9. 36,9—36,9. P. 54. Starke Schmerzen, ein einzelnes Erbrechen, immerfort Brechreiz. Er ist sehr apathisch. — 26. 9. 36,9—36,6. P. 66, kräftig, regelmässig. Weniger Schmerzen, ein einzelnes Erbrechen. Dura pulsirt stark am Boden der Wunde. — 27. 9. 37—36,8. P. 60. Er ist lebhafter gewesen und hat weniger Schmerzen. — 28. 9. 36,8 - 36,7. P. 54. Ist ab und zu apathisch, aber hat guten Appetit.

1. 10. 36,6 -36,6. Der Zustand unverändert, die Kopfschmerzen nicht besonders stark, ab und zu ein dunkel gefärbtes trübes Erbrechen; Appetit gering. Die Wunde lässt sich gut reinigen. Die Augenuntersuchung (Dr. Eiler Hansen) zeigt keine Stauungspapille, aber beide Papillen haben einen „wollenen" Anstrich (Papillitis bei Meningitis); keine Blutung, Erweiterung oder Krümmung der Venen. Die Papillitis ist eigentlich nur andeutungsweise vorhanden. — 5. 10. 36,5—36,6. P. 56—56. Die letzten Tage hat er in einem apathischen Zustand gelegen, hat nichts essen wollen und war ab und zu unklar. An der rechten Seite hat eine Stauungspapille begonnen.

6. 10. 36,7—36,5. P. 52—64. Heute lebhafter, isst etwas mehr, die Wunde füllt sich gut, am Boden derselben sieht man nur mehr einen erbsengrossen Theil der Dura. — 9. 10. 36,8—36,1. P. 60—48. Heute wieder schläfriger; ein Erbrechen; die Wunde etwas schlaffer. — 13. 10. 36,5—36,7. P. 72—60. Ist die letzten Tage wohl gewesen und hat mehr Appetit gehabt; er ist bedeutend abgemagert. Rectalclysmata aus einem Ei und zwei Theelöffel Pepton, zweimal täglich, werden ordinirt. — 19. 10. 36,6—36,5. P. 72 bis 76. Seit gestern Vormittag wieder etwas somnolent; es ist Stauungspapille an beiden Augen mit Blutungen in der Retina um die Papille herum.

20. 10. 36,5—36,1. P. 64—64. War gestern Nachmittag lebhaft, vollständig klar, keine Schmerzen; gegen Morgen Erbrechen und Somnolenz. In der Chloroformnarkose wird die Wunde ausgeschabt, wobei Dura, die missfärbig ist, in der Ausstreckung von 1½ Ctm. entblösst wird; man entfernt vorn einen 2 Ctm. grossen nekrotischen Sequester von der Innenseite des Craniums (in der Höhe mit Crista petrosa). Dura wird durchschnitten, sie ist durch und durch emolliirt, das Hirngewebe gespannt, keine Pulsation. Ein Stilet wird nach verschiedenen Richtungen in das Gehirn eingeführt, aber mit negativem Resultat; hierauf durchschneidet man den freiliegenden Theil des Hirngewebes etwa 1 Ctm. tief; das Messer wird dann 2 Ctm. tief erst nach unten und vorn, dann geradeaus eingeführt, aber immer mit negativem Resultat; nachdem man es aber dann nach aufwärts und hinten richtete (wo das Stilet im Voraus gewesen war) entströmte eine reichliche Menge gut aussehender, nicht übelriechender Eiter, wohl 4—5 Esslöffel voll, worauf Hirnpulsation gemerkt wurde. In die Abscesscavität wird ein Drain gelegt, das zur Haut fixirt wird; sterile Mèchen. Kissenverband.

21. 10. 37,4—37,8. P. 76—76. Hat sich recht wohl gefühlt, ist klar, nicht apathisch, hat bei Bewegung Kopfschmerzen, ist aber schmerzfrei, wenn er still liegt. Kein Erbrechen. Der Verband wurde gestern Abend gewechselt, da er durchnässt war und auch heute Morgen. Das Drain wird ausgespült, kein Eiter. Die Cerebralmasse pulsirt stark, man lässt die Mèche unberührt. Umschlag von Borsäurelösung. — 22. 10. 38,5—38,2. P. 64—88. Ab und zu Kopfschmerzen, ein einzelnes Erbrechen. Die Mèche wird gewechselt, im Drain kein Eiter. — 23. 10. 39—37,8. P. 80—60. War gestern Abend unklar und unruhig; das Drain wird herausgenommen, es war mit Hirnmasse verstopft und streckte sich ein paar Centimeter in die Hirnmasse hinein; konnte nicht auf's Neue eingeführt werden. Heute Morgen ist er übrigens klar und hat Milch getrunken.

24. 10. 38,6- 38. P. 60—58. Heute ein wenig Brechreiz. — 25. 10.
39,1—38,9. P. 64—60. Gestern etwas somnolent, heute Nacht ein paar Erbrechen, ist klar des Morgens, moderate Kopfschmerzen. In der Narkose wird
ein Messer nach aufwärts und hinten eingeführt und aus der Tiefe von 2 Ctm.
entleert man ca. 2 Theelöffel Eiter; mit Lister's Zange wird die Oeffnung
dilatirt und ein Drain wird eingelegt und fixirt; die Incision des Hirngewebes
war vollständig schmerzlos. — 26. 10. 39—37,9. P. 78—76. Wohlbefinden.
Bei der heutigen Ausspülung durch das Drain bleibt das Spülwasser klar. —
28. 10. 39,4—38,5. P. 76—76. Gestern klagte er über Kopfschmerzen und
hatte einige Erbrechen. Beim Wechseln des Verbandes gestern Abend, zeigte
es sich, dass das Drain herausgestossen war, es war mit Coagulum verstopft.
Ein spitzes Messer wurde in der früher angegebenen Richtung nach aufwärts
und nach hinten eingeführt, wobei eine recht bedeutende venöse Blutung eintritt, die durch die Erweiterung der Oeffnung mit einer Lister'schen Zange
noch zunimmt. Man muss mit Jodoformgaze tamponiren. Die Nacht ist gut
gewesen, er ist schmerzfrei, etwas apathisch, aber klar.

29. 10. 37,4—36,7. P. 68—68. Wohlbefinden. — 30. 10. 37,4—36,9.
P. 68—76. Der Tampon wird entfernt, das Hirngewebe pulsirt. Bei der Augenuntersuchung sieht man noch immerStauungspapille; am rechtenAugeBlutungen
in und um die Papille herum; am linken Auge hat sich die Stase vermindert,
aber es ist noch eine geringe Schwellung des Papillargewebes, die Venen sind
stark gefüllt, keine Blutungen in dem Auge. Er hat ganz ordentlich gegessen
die letzten 24 Stunden; ab und zu ein jagender Schmerz im Kopf, aber nicht
wie die früheren Kopfschmerzen, kein Erbrechen.

1. 11. 38,5—36,6. P. 84—68. — 7. 11. 37,6—37,2. P. 76—72. Ab und
zu ein wenig Schmerzen in der Stirngegend, aber sonstiges Wohlbefinden. Die
Augenuntersuchung zeigt am rechten Auge die Contour der Papille schärfer,
das Gewebe natürlich gefärbt, die Gefässe überall sichtbar und normal gefüllt; an der Papille und an deren Rand sieht man noch die Reste der Hämorrhagien. Die linke Papille normal, hier keine Blutungen. Die Functionen
können noch nicht untersucht werden, aber scheinen normal zu sein. Es ist
kein Prolaps des Hirngewebes, das gut granulirt; es ist deutliche, aber nicht
starke Pulsation.

9. 11. Temperatur stieg gestern Abend bis auf 38,6, ist aber heute normal; er hat Appetit, aber klagt ab und zu über einen jagenden Schmerz im
Kopf. — 11. 11. 38,9—37,7. P. 88—68. Zweimal Diarrhoe heute Nacht,
keine cerebralen Symptome.

13. 11. 38,4—37,8. P. 76 -68. Klagte die letzten Tage über Stechen in
der rechten Seite der Brust; stethoskopisch zeigt sich nichts Besonderes (er hat
in seiner Jugend an dieser Seite eine Lungenentzündung gehabt. — 14. 11.
39,9—38,3. P. 88—76. Keinen Schüttelfrost, keinen Husten, keine cerebralen
Symptome. Am Boden der Wunde ist starke Pulsation, diese zieht sich gut
zusammen.

15. 11. 39,3—37,5. P. 84—72. Das Stechen geringer, es ist vielleicht
eine etwas geschwächte Respiration in der rechten Infrascapularis, aber die
Percussion ist recht natürlich. — 16. II. 38,1—37,1. — 18. 11. 37,9—37,3.

— 23. 11. Temperatur normal, es geht ihm gut, er merkt nur ab und zu ein Stechen in der Brust, keine cerebralen Symptome; am Boden der Wunde ist noch eine kleine pulsirende Granulation, in deren Mitte eine pussecernirende Fistel gefunden wird.

2. 12. War gestern ausser Bett. Aus der pulsirenden Fistel entfernt man heute einen gangränösen $1\frac{1}{2}$ Ctm. langen stricknadeldicken Strang (thrombosirtes Gefäss?). Das Stechen hat aufgehört. Stethoskopie normal.

10. 12. Geht herum und fühlt sich wohl. Die cerebrale Wunde war nahe daran sich zu schliessen, aber da dabei merkbar Pusstagnation eintritt, wird sie mit einer Mèche offen gehalten; sie bildet jetzt eine erbsengrosse Cavität. Vor einer Woche kam höher oben an der Narbe ein kleiner Abscess, wovon einige schlaffe Granulationen ausgeschabt wurden.

8. 1. 96. Vor etwa 3 Wochen schloss sich die Wunde nach dem Gehirn zu; aus der höher oben liegenden Fistel wurde gestern ein kleines $\frac{1}{2}$ erbsengrosses Knochenstück entfernt. Er ist spaziren gewesen und fühlt sich wohl.

11. 1. Alles ist geheilt. Ophthalmoskopie normal. Facialisparese schon lange geschwunden. Es kommt nur mehr ein minimales Secret aus dem Gehörgang. Die Narbe ist fest und man sieht keine Pulsation in der Tiefe. Ein wenig Schwindel abgerechnet, fühlt er sich vollständig wohl und wird entlassen.

22. 3. 96. Er befindet sich wohl.

B. Abscesse im Cerebellum.

13. Abscess in der rechten Hemisphäre. Caroline Neve, 47 Jahre. 3. Abtheilung. 10. 3. 73. † 11. 3. 73.

Kam im bewusstlosen Zustand ohne jede Aufklärung in das Spital. Liegt ruhig mit schnarchenden Athemzügen; die Pupillen sind nicht erweitert und reagiren bei Licht. Es scheinen keine Paralysen zu sein; die Sensibilität abgestumpft. P. 68. Involuntärer Harnabgang. Mors.

Sectionsdiagnose: Otitis media dext. Abscessus cerebelli hemispherii dext. Pneumonia croup. incipiens lobi sup. dext.

Dura natürlich, kein Exsudat in der Pia. Cerebrum natürlich; dagegen findet man in der rechten Hemisphäre des Cerebellum einen wallnussgrossen Abscess, der mit grüngelbem Pus gefüllt ist, etwas Oedem in der Umgebung; im Sinus transversus nichts Abnormes; dagegen findet man in der Dura in ·der Gegend des Foramen jugular. dext. eine Pusinfiltration. Rechte Trommelhöhle ist mit einer käsigen Masse gefüllt. Cellulae mast. mit schleimigem Eiter und Granulationsgewebe. Die linke Paukenhöhle gesund.

14. Abscess in der rechten Hemisphäre des Cerebellum. Agnete Jensen, 17 Jahre. 3. Abtheilung. 8. 4. 80. † 8. 4. 80.

Kam moribund in das Spital mit der Diagnose Febr. gastrica, starb noch im Aufnahmezimmer.

Im December 1890 gab die Familie nachfolgende Aufklärung: Die Patientin hatte während eines halben Jahres an Ohrenfluss und häufigen Kopfschmerzen gelitten; 8 Tage vor ihrer Ankunft in das Spital verschlimmerten sich diese, sie bekam Fieber und musste zu Bett gehen; ihr Zustand wurde

für gastrisches Fieber angenommen; sie hatte kein Erbrechen, keine Convulsionen, kein Schielen, war vollständig klar. Sie war noch am selben Tag
Vormittag recht wohl, aber im Laufe des Tages wurde sie mehr und mehr
apathisch, ihr Zustand verschlimmerte sich schnell, sie kannte ihre Umgebung
nicht, lag ganz still, immer ohne Paresen und Convulsionen; nichts Abnormes
in ophthalmoskopischer Richtung.

Sectionsdiagnose: Otitis media sin. Meningitis partial. purulenta.
Abscessus cerebelli sin.

Die weichen Häute an der Basis der linken Hemisphäre vom Cerebellum
sind stark missgefärbt, an einer einzelnen Stelle sieht man eine Oeffnung, die
in einen Abscess hineinführt, der den ganzen vorderen Theil der linken Hemisphäre einnimmt und sich bis in die rechte Hemisphäre erstreckt; er enthält
grünen stinkenden Eiter, die Wände sind emollirt. An der entsprechenden
Stelle der Fossa cranii post. sowie an der Pars petrosa ist Dura succulent und
von einer dicken, gelbgrünen, übelriechenden Eitermasse in die Höhe gehoben.
In der Fossa sigmoidea ist das Knochengewebe oberflächlich cariös, und in dem
hier liegenden Theil des Sinus transversus sitzt ein theilweise farbloses Coagulum. Die Wände sind grünlich decolorirt. Cavum tymp. sin. und Cellulae
mastoideae sind cariös und enthalten Eiter; die Membran ist destruirt.

15. Abscess in der linken Hemisphäre des Cerebellum. Louise
Arnesen, 9 Jahre. 1. Abtheilung. 30. 5. 85. † 7. 6. 85. Kl. D. Otitis med.

Hat längere Zeit an Ohrenfluss aus dem linken Ohre gelitten, liegt nun
seit 6 Tagen zu Bett, ist apathisch und schläfrig, keine Convulsionen. Momentan ist keine Secretion, aber eine ödematöse Geschwulst und Empfindlichkeit in der Umgebung des Ohres.

31. 5. 38,5—39,6. Ist unruhig gewesen, hat aufgeschrien, schielt ein
wenig und knirscht mit den Zähnen; Paresen scheinen keine zu sein. Fluctuation hinter dem Ohre. Man macht deshalb eine Incision $^3/_4$ Ctm. hinter
dem äusseren Ohre, die von der Spitze des Proc. mast. bis 1 Ctm. über das
äussere Ohr reicht. Unmittelbar unterhalb Periost findet man einen kleinen
fötiden Abscess, der geöffnet wird, und sieht man jetzt eine grüne Decoloration
des Knochens nach vorn an der Basis des Proc. mast.; nachdem man an dieser
Stelle aufgemeisselt hat, strömt grünlicher, stinkender Eiter heraus; da der
rückwärtige Theil der Lamina int. in die Brüche ging, sah man die cerebrale
Pulsation ganz deutlich; die ganze Aussenseite des Proc. mast. wird weggemeisselt und Eiter, Granulationen und kleine Sequester werden entfernt. Jodoformgaze.

1. 6. 38,1—38. P. 90, etwas unregelmässig; die Pupillen waren gestern
Abend ein wenig contrahirt, sind jetzt dilatirt, reagiren aber gut; weder Erbrechen, Schielen, noch Zähneknirschen; bewegt alle Extremitäten. Entleerung
und Uriniren in Ordnung. Sie ist klar, aber apathisch.

2. 6. 38—37,6. Befindet sich besser. — 3. 6. Temperatur normal. Das
Allgemeinbefinden bessert sich in allen Richtungen.

4. 6. Temperatur normal. Ist des Morgens weniger wohl gewesen, hat
laut geschrien, mit den Zähnen geknirscht und einige Male erbrochen. P. 80,

sehr unregelmässig. Keine Convulsionen oder Paresen. Die Wunde sieht gut aus; in der Tiefe der Pars petrosa liegen einige fötide Coagula, die entfernt werden.

6. 6. 38—37,6. Klagt über Schmerzen im Genick, liegt sehr unruhig, schreit oft, ist klar. Heute Nacht scheint sie in den Händen und Armen Krämpfe gehabt zu haben.

7. 6. Temp. 38. Das Kind liegt ganz apathisch, klagt über Schmerzen im Kopf, kein Erbrechen, ziemlich erweiterte Pupillen. Involuntärer Abgang des Harns und der Excremente. Des Morgens hatte sie Krampf im rechten Arm und Bein. Keine Parese der Extremitäten. Starb im Laufe des Tages.

Sectionsdiagnose: Nur das Cranium wurde untersucht und zwar durch die Trepanationsöffnung. Otitis os. temp. Thrombosis sin. transv. sin. Abscessus lobi occipit. et hemispherii sin. cerebelli.

Bei der Ausmeisselung der Squama oss. temp. findet man Dura überall decolorirt, Sinus transv. ist vollständig thrombosirt und mit missgefärbten, pusinfiltrirten, fibrinösen Massen erfüllt; im Lobus occipitalis findet man in der Nähe dieser Massen einen nussgrossen Abscess und in der linken Hemisphäre des Cerebellum eine noch grössere Abscesscavität, die beinahe bis zur Mittellinie reicht.

16. Abscess in der linken Hemisphäre des Cerebellum. Oskar Petersen, 23 Jahre. 1. Abth. 9. 11. 89 † 9. 12. 89. Kl. D. Otitis media.

Als Kind hat er bis zu seinem 14. Jahre an linksseitigem Ohrenfluss · gelitten; nachdem dieser eine kurze Zeit aufgehört hatte, zeigte er sich wieder und gleichzeitig hatte er starke Schmerzen im linken Ohr, Ohrensausen und Fieber. Seitdem ist ein starker Eiterausfluss aus dem Ohre; in den letzten zwei Tagen hat er auch starke Kopfschmerzen, Schwindel nnd Erbrechen gehabt, das Gehör am linken Ohre, das früher gut war, ist die letzten Tage vollständig vernichtet. Keine Empfindlichkeit bei Druck auf den Proc. mast., im Gehörgang ein wenig eingetrocknetes Secret.

11. 11. Die Beschwerden sind geschwunden, keine Schmerzen.

13. 11. Nach aufwärts und rückwärts sieht man am linken Trommelfell und der rückwärtigen Gehörgangswand eine granulirende Fläche, ein Versuch · zu sondiren missglückt, weil es zu starke Schmerzen verursacht. Am rechten Ohr ist das Trommelfell verdickt, mit einem nierenförmigen Defect nach unten und nach rückwärts.

18. 11. Die letzten Tage starke Schmerzen an der linken Seite des Kopfes. Im untersten rückwärtigen Segment ist eine unsichtbare Perforation, die sich durch neuen hervorsickerndeu Eiter erkenntlich macht. Mit Paracentesennadel wird die Perforationsstelle erweitert. .

22. 1. In der Narcose wird ein grosses Stück des Trommelfells gespaltet, und durch Ausspülungen, theils durch den Gehörgang, theils durch Tuba wird eine grosse Menge dicken Eiters entfernt.

23. 11. Nach der Operation einige Stunden schmerzfrei, hierauf wieder Schmerzen, die von Erbrechen begleitet sind.

24. 11. Starke Schmerzen und häufiges Erbrechen.

25. 11. 38—37,5. P. 72. Liegt apathisch und schläfrig mit congestio-
nirtem Gesicht, ununterbrochen kleinere Erbrechen; klagt über Schmerzen im
Kopfe namentlich in der linken Hälfte, keine Paralysen, keine Empfindlichkeit
bei Druck auf den Proc. mast. Ophthalmoscopisch eine etwas stärkere Füllung
und Windung der Venen an der linken Seite, doch kaum über die physiologischen Grenzen hinaus.

2. 12. Der Eiterfluss aus dem linken Ohr dauert fort, die Beschwerden
in der Abnahme. Man macht Resectio processus mastoidei. Der Processus
ist ungewöhnlich sclerotisch, $1\frac{1}{2}$ Ctm. tief, deutliche Zellen wurden nicht
geöffnet, an einer einzelnen Stelle berührte man die Dura. Ausbrennen mit
Platina candens, Jodoformgaze.

4. 12. 37,2—36,8. Wieder Erbrechen und starke Kopfschmerzen, der
Gehörgang ist voll dicken übelriechenden Eiter, die Wände sind so stark
infiltrirt, dass man den Boden des Gehörganges gar nicht sehen kann.

5. 12. Immer Schmerzen und Erbrechen, reichliche Secretion aus der
Wunde.

7. 12. Temp. normal. Liegt apathisch und schwer zu wecken. Keine
Paralysen, P. regelmässig natürlich.

9. 12. Lag wie die früheren Tage, klagte gegen Abend über starke Kopfschmerzen, weshalb er eine Morphiuminjection (15 Mmg.) bekam, worauf er ein-
schlief. Gegen 2 Uhr des Morgens Mors.

S. D. Otitis media sin. Thrombosis suppurativa Sinus transv. sin.
Abscessus cerebelli. Degenerat. parench. organorum. Bei der Dura nichts zu
bemerken, das Hirngewebe blass, feucht, ein wenig mehr seröse Flüssigkeit
in den Seitenventrikeln als gewöhnlich. In der linken Hämisphäre des Cerebellum findet man nach vorn gegen die Oberfläche eine gut wallnussgrosse
Cavität, die dicken, gelbgrünen Eiter enthält. Im linken Sinus transv. eine
theilweise purulent zerfallende Thrombe. Die Paukenhöhle mit Granulationsgewebe und schleimigem Eiter gefüllt; Cellulae mast. mit Granulationsgewebe
gefüllt; Tegmen tympani nicht cariös.

Die Trepanationsöffnung am Proc. mast. hat Sulcus Sinus transv. geöffnet und ist 1 Ctm. in Cellulae mast. eingedrungen ohne Antrum zu öffnen.

17. Abscess in der rechten Hemisphäre des Cerebellum. Emma
Nord, 15 Jahre. 1. Abth. 7. 9. 95 † 26.·9. 95. Kl. D. Cholesteatoma suppu-
rans. Endocarditis verrucosa.

Vor ein paar Jahren wurde sie behandelt wegen eines Polypen am rechten
Trommelfell. Sie ist bis vor 3 Wochen wohl gewesen, dann bekam sie Kopfschmerzen und Erbrechen. Eine Woche später hörte das Erbrechen auf, aber
sie bekam dann häufig Schüttelfrost. Vor 8 Tagen kam sie an die medicinische
Abtheilung mit der Diagnose Febris typhoidea. Sie litt an Schläfrigkeit, Kopfschmerzen, Hitze und Kälteempfindungen, keine Pectoralia; sie bekam Nasenbluten, und man constatirte Roseola-Flecken. Die Tp. war bei der Ankunft
40,2 aber sank im Laufe der 3 ersten Tage bis auf 37.2. Erst dann begann
sie Schmerzen im rechten Ohre und in der Regio mast. zu bekommen, es zeigte
sich ein purulentes Secret mit einem leichten fötiden Geruch. Die letzten

3 Tage hatte sie wiederholt Schüttelfrost mit Temperatursteigerungen bis über 40°.

Otoscopisch konnte man die Paukenhöhle nicht sehen, da der Gehörgang stark geschwollen und empfindlich war. Auf der medicinischen Abtheilung, wo noch ausserdem ein intensiver rauher Misslaut oberhalb der Art. pulm. gefunden wurde, war die Diagnose; Endocarditis verrucosa und Otitis media. Bei der Ueberführung auf die chirurgische Abtheilung zeigte sich eine starke Empfindlichkeit am rechten Proc. mast. mit einem im Umfang nur geringen Infiltrat, übelriechendes Secret aus dem Gehörgange. Ein paar Mal Schüttelfrost mit Temperatursteigerungen bis zu 40,5 und 41,2.

8. 9. 41.2—41.3. In der Chloroformnarcose machte man eine Incision hinter dem Ohre und öffnet die Paukenhöhle, die in eine beinahe kastaniengrosse Cavität verwandelt war und theils eine graue Flüssigkeit enthielt, theils Cholesteatommassen, die in dichten Schichten die Wände bedeckten. Nachdem der Inhalt entfernt war, sah man, dass der Sinus nach hinten und oben purulent war. Die Resectionsöffnung war so gross wie die Spitze eines Fingers. Tamponade mit steriler Gaze.

9. 9. 39,2—41,1. Ein unbedeutender Schüttelfrost nach der Operation, später keiner mehr. Sie ist klar, sehr unruhig. Es ist eine geringe rechtsseitige Facialisparese vorhanden, kein Strabismus.

10. 9. 40,2—39,2. Die letzten Tage kein Schüttelfrost, heute Nacht ein einzelnes Erbrechen. Heute bekommt sie statt der festen Bandage Umschläge.

11. 9. 41,2—39,7. Des Morgens einen Schüttelfrost mit Temperatursteigerung bis zu 40.8. Ist heute nicht klar gewesen. Keine Pectoralia, keine Symptome eines Focalleidens im Gehirn. Es ist noch immer eine Facialisparese. Puls lebhaft und regelmässig.

12. 4. 41,3—40. Hat gegen Morgen einen Schüttelfrost gehabt.

17. 4. 39,8—37. Temperaturfall von 40 auf 37, sie ist klar, die Facialisparese ist an der operirten Seite stärker ausgesprochen. Ab und zu Schüttelfrost, kein Erbrechen. Ophthalmoscopisch sieht man Stauungspapille am rechten Auge mit geschwollener Papille und erweiterten, gewundenen Venen, der ganze Verlauf der Gefässe ist aber sichtbar. Keine Blutungen. Am linken Auge ist die Papille stark injicirt und die Vene erweitert, es ist aber keine Geschwulst des Papillgewebes und auch keine Blutung der Retina.

19. 9. 39,6—39,7. Die Augenuntersuchung im wesentlichen unverändert, die Papillengeschwulst und Füllung der Venen heute eher weniger ausgesprochen. Des Morgens wieder Schüttelfrost.

21. 9. 36 bis 38,5—40,2. Gestern Morgen Schüttelfrost mit Temperaturfall von 41° auf 36°. Hierauf wieder Steigen bis auf 40° heute Morgens. War gestern unklar, keine Convulsionen, kein Schielen, die Pupillen egal, reagiren nicht bei Licht.

25. 9. 37,5—38,9. Die Augenuntersuchung zeigte keine Zunahme der Stauungssymptome, aber sie hat eine mehr ausgesprochene Papillitis an beiden Augen. Weder Blutungen noch Embolie in der Retina. Die Augen stehen in divergirender Stellung (Meningit.). Des Morgens ein einzelnes Erbrechen.

26. 9. 37,7—38,4. Mors.

S. D. Otitis media. Thrombosis sinus Durae matris. Phlebitis purulenta. Abscessus subduralis et cerebelli (nur das Cranium wird untersucht). Das Cranium normal; Dura normal, im ganzen nicht besonders gespannt. Im Sinus longitudinalis findet man vorne fliessendes Blut, während die hintere Hälfte mit einer ziemlich festen, mit der Wand verwachsenen Thrombe erfüllt ist; diese ist dunkelroth mit einzelnen, helleren, rothgelben Flecken. Sie erstreckt sich in den rechten Sinus transv. bis zur Vena jugularis, aber dem Boden der Operationsstelle entsprechend ist die Thrombe emollirt und pusinfiltrirt. Vom Sinus longitudinalis aus erstreckt sich die Thrombe ausserdem hinab gegen das Foramen magnum zu und zwar nach dessen beiden Seiten. Die Venen sind hier mit dickem stinkendem Eiter gefüllt, der hier auf beiden Seiten des Foramen magnum die Venenwände symmetrisch durchbrochen hat, so dass unter jeder Hemisphäre des Cerebellum ein beiläufig wallnussgrosser Abscess im Subduralraume ist. Die weichen Häute sind im Umkreis um den Abscess pusinfiltrirt und auf der rechten Seite findet man noch ausserdem in der Cerebellumsubstanz, der Venenperforation entsprechend, einen nussgrossen Abscess mit ähnlichem fötiden Inhalt. Die Hirnsubstanz ist im übrigen haemorrhagisch, schlaff, die Ventrikel enthalten reichlich klare, seröse Flüssigkeit. das rechte Mittelohr bildet eine grosse unregelmässige eitergefüllte Cavität mit necrotischen Wänden. Die linke Paukenhöhle und Cellulae mast. enthielt eine puriforme etwas schleimige Flüssigkeit.

Wie bekannt sind die Hirnabscesse bei Ohrenleiden beinahe ausschliesslich im Temporallappen oder Cerebellum.

Barr[1]) hat 75 Fälle gesammelt, bei diesen war der Abscess bei 55 im Temporallappen, bei 13 im Cerebellum, bei 4 sowohl im Cerebrum als im Cerebellum, bei 2 im Pons Varoli, bei 1 im Crus cerebelli.

Körner[2]) hat 54 Fälle, bei denen war der Abscess bei 31 im Grosshirn, (1 im Corp. striatum und Thalamus, 1 im Parietallappen, 1 im Occipitallappen, 1 im Stirnlappen, 1 in der ganzen rechten Hemisphäre, der Rest im Temporallappen,) bei 19 im Cerebellum und bei 4 sowohl im Cerebellum wie im Temporallappen. Später hat Körner[3]) 119 Abscesse gesammelt, davon sassen 79 im Grosshirn und 40 im Kleinhirn. Bei meinen 17 Fällen sind 12 im Temporallappen (9 Erwachsene und 3 Kinder) 4 im

---

[1]) Barr, Abscess in the brain resulting from disease of the ear. British med. Journal. 1887. Vol. I. pag. 723.

[2]) Körner, Zur Kenntniss der bei Felsenbeincaries auftretenden letalen intracraniellen Erkrankungen. Arch. f. Ohrenheilkunde. 1889.

[3]) Körner, Die otitischen Erkrankungen des Hirns, der Hirnhäute und der Blutleiter. 1894.

Cerebellum (alle Erwachsene), 1 endlich bei einem Kind sowohl im Cerebellum als im Cerebrum (Occipitallappen). Es ist also kein Zweifel vorhanden dass die häufigste Lokalisation im Temporallappen ist; dorthin kommt der Eiter bei einer Infection durch die Decke des Cavum typani, in der Regel ist diese leicht zu constatiren. Man kann eine vollständig cariöse Destruction des Tegmen typani finden, so dass die in der Regel decolorirte Dura die Decke der Paukenhöhle bildet (vide Krankengeschichte No. 2 und 3); hier ist also ein directes Ueberhandnehmen des Suppurationsprocesses möglich. Aber Tegmen kann widerstehen; die Infection der Meninges muss dann die durch die Decke gehenden Vasa entlang vorgehen; als Ausdruck hierfür finden wir eine lokale suppurative Meningitis (Krankengeschichte No. 9, 10 und 11). Nachdem die Entzündung Dura angegriffen hat, geht sie aber auf die weichen Häute über; da sie in der Regel einen chronischen Verlauf hat, bilden sich erst Zusammenlötungen zwischen Dura und Pia mit dem Gehirn, wo sich der Abscess dann entwickelt, — bei den mitgetheilten Krankengeschichten wird man mehrere finden, wo der Temporallappen mehr oder weniger mit Pars petrosa verwachsen ist. Es giebt aber auch Fälle wo das Gehirn vollständig frei liegt, und wo man nicht einmal Veränderungen in der Dura finden kann; die Infection muss aber doch auch hier die Gefässe der Pia erreicht haben und mit diesen die Cerebralmasse, wo der Abcess dann in der Substantia medullaris liegt, eingeschlossen von einer Schichte graues Hirngewebe in der Regel mit stinkendem Eiter gefüllt und mitunter von einer deutlichen Abscessmembran umgeben. Ab und zu kann sich der Abscess an einer einzelnen Stelle der Oberfläche nähern z. B. in der Nähe von Pars petrosa; und man sieht dann den Eiter durchschimmern, oder er strömt von dort heraus, wenn das Hirn aus der Cavität des Craniums entfernt wird.

Bei Abscessen im Cerebellum ist gewöhnlich als Zwischenglied eine cariöse Destruction der Decke der Cellulae mastoideae, oder eine suppurative Trombe im Sinus transv.; dies ist der Fall bei 4 meiner Patienten; in dem einen Fall ist eine Suppuration im Umfange des Foramen jugulare, wohin die Infection entweder durch den Aquaductus cochleae gekommen sein kann oder auch Nervus accusticus entlang, wie aus der Literatur ersichtlich ist, wo eine directe Fortpflanzung der Entzündung dieses Nerves entlang bewiesen wurde.

Wie soll man nun einen Hirnabscess diagnosticiren? In der bekannten Abhandlung über die chirurgische Behandlung von Hirnkrankheiten bezeichnet v. Bergmann[1]) 3 Gruppen von Symptomen: 1. diejenigen, die durch die Suppuration selbst verursacht sind, 2. diejenigen, die durch den intracraniellen Druck hervorgerufen werden, und 3. endlich die Focalsymptome. Es ist doch leicht erklärlich, dass, wenn man von Abscessen spricht, die von einem Ohrenleiden herrühren, die Suppurationssymptome z. B. das Fieber, selbst wenn es von Schüttelfrost begleitet ist, keine grosse Rolle bei der Diagnose spielt, da es von der, der Krankheit zu Grunde liegenden Otitis media, stammen kann. Die Temperatur ist übrigens, wenn der Abscess nicht complicirt ist, nur wenig erhöht, ab und zu normal, ja sogar subnormal. Barker hat bei einem seiner Fälle die Abendtemperatur subnormal gesehen, und sogar niedriger als die Morgentemperatur; etwas ähnliches habe ich bei meinem Falle (Krankengeschichte No. 12) beobachtet; gewöhlich ist eine geringe Temperatursteigung vorhanden, natürlich vorausgetzt, dass der Abscess nicht complicirt ist. Wenn die Temperatur erhöht ist, so ist in der Regel Suppuration im Proc. mast., eine Sinusthrombose, eine Meningitis vorhanden. Ein schönes Beispiel hierfür ist Krankengeschichte No. 1. Die Patientin kommt mit einer Temperatur von 41°; man macht Resection des Proc. mast., und die Temperatur wird normal; steigt aber wieder, bei einer Trepanatio cranii wird ein epiduraler Abscess gefunden; wieder fällt die Temperatur auf 37°, und hierbei bleibt sie sogar unter den stärksten Cerebralsymptomen: Sopor, Paresen, genaue Zeichen eines vorhandenen Hirnabscesses. Bedeutungsvoller sind aber die Drucksymptome: Kopfschmerzen, Erbrechen, Schwindel, Schläfrigkeit und der langsame Puls. Ab und zu sind die Kopfschmerzen localisirt entweder in der Temporal- oder Occipitalgegend, aber in der Regel sind sie wie bei meinen Fällen mehr diffus. Es kann Erbrechen, Schwindel und Schläfrigkeit vorhanden sein; aber diese Symptome können auch fehlen, jedenfalls die zwei ersten; — die Schlaftrunkenheit, der soporöse Zustand tritt ab und zu erst gegen Exitus letalis ein. Auf den langsamen Puls muss viel Gewicht gelegt werden; bei zwei meiner Fälle waren einmal nur 48 Pulsschläge, gewöhnlich

---

[1]) v. Bergmann, Die chirurg. Behandlung von Hirnkrankheiten. 1888.

ist der Puls aber zwischen 50—60 oder ein wenig mehr, doch auch hier gilt dies nur, wenn der Abscess uncomplicirt ist; bei Sinustrombosen und Meningiten steht der Puls im Verhältniss zur Temperatur, schneller Puls hohe Temperatur. Aus dem Zustand der Pupillen kann man auf gar nichts schliessen, in der Regel sind sie unverändert, bei ein paar Fällen contrahirt, in einem einzelnen Falle dilatirt; selbstverständlich reagiren sie nur träge bei dem soporösen Zustand.

In Bezug auf die ophtalmoscopische Untersuchung die bei 7 Fällen angewandt wurde, war sie bei 3 negativ, dagegen war bei 4 Fällen mehr oder weniger ausgesprochene Stauungspapille; bei der Krankengeschichte No. 12 war die zunehmende Stauungspapille von grosser Bedeutung, da man trotz fehlenden Focalsymptomen, durch die Stauungspapille geleitet, zu einem operativen Eingriff schritt. Man muss aber doch hinzufügen, dass diese Augenkrankheit ein inconstanter Fund bei Hirnabscessen ist, man findet sie viel häufiger bei dem soliden Tumor.

Wenn man nun jedes einzelne der hier genannten Drucksymptome nimmt, so haben sie wohl, der langsame Puls ausgenommen, keine so grosse Bedeutung für die Diagnose: Hirnabscesse; streng genommen deuten sie nur ein cerebrales Leiden an, ja nicht einmal immer das; es ist ja zur Genüge bekannt, wie Retentionsfälle im Proc. mast. Schwindel, Erbrechen, Somnolens hervorrufen können, Symptome, die wieder schwinden, wenn eine Resection gemacht ist. Dieser Symptomencomplex kann aber doch ab und zu den Gedanken auf die Hirnabscesse bringen. ▪ Von Bedeutung für die Diagnose ist es, dass die Symptome wechseln, der Patient kommt in's Spital, sehr angegriffen, liegt beinahe comatös, am Tage darauf ist er vollständig klar, antwortet vernünftig auf alle Fragen, klagt vielleicht ein wenig über Kopfschmerzen, um aber gegen Abend wieder zu collabiren (vide Krankengeschichte No. 11). Der Abscess wächst, übt einen Druck aus theils durch den Eiter, theils durch das umgebende collaterale Oedem, das Cerebrum gewöhnt sich an den Druck, oder auch es verringert sich das Oedem, und die Heftigkeit der Symptome nimmt ab, es kommt ein neuer Anfall, Kopfschmerzen, Schwindel, die Schlaftrunkenheit findet sich wieder ein. Viel wichtiger als dieses Wechseln der Symptome ist aber doch die ganze Entwickelung des Krankheitsbildes. Es wird

gelehrt, und es ist wohl auch richtig, bei einem Theil der Fälle
wenigstens, dass der Hirnabscess bei einer Otitis media sich nur
langsam entwickelt, ja einen chronischen Verlauf hat. Unter meinen
Krankengeschichten ist eine (No. 11), die ein schönes Beispiel
hiervon ist.

Es handelt sich um einen 16jährigen Jungen, der viele Jahre an linksseitigem Ohrenfluss gelitten hat; vor 5 Jahren hatte er ähnliche Cerebralbe-
schwerden wie jetzt, die 4 Wochen dauerten, seitdem hat er häufig an Kopfschmerzen und Erbrechen gelitten. 8 Tage vor der Ankunft werden die Kopfschmerzen stärker, er bekommt Schwindel, Stupor, Schüttelfrost und Temperatursteigerungen. Die ersten Tage im Spital erholt er sich, collabirt dann wieder
und stirbt. Die Section zeigt eine hühnereigrosse Abscesscavität, die mit einer
ziemlich festen Bindegewebsmembran bekleidet ist. Der Eiter ist in den Seitenventrikel eingedrungen.

Die besprochene Krankengeschichte ist wohl die einzigste, wo
ein so langsamer Verlauf constatirt werden kann; wenn man die
andern betrachtet, ist die Entwicklung viel schneller gegangen, von
wenigen Tagen bis 1—2 Wochen, und in den Journalen ist nichts
von vorhergegangenen Symptomen zu finden. Hier kann wohl,
das muss zugegeben werden, eine mangelhafte Anamnese angenommen worden sein, die Aufmerksamkeit war nicht auf den
Abscess gerichtet, und man hat dem Kranken die für die Diagnose
eines solchen nothwendigen Fragen gar nicht vorgelegt, vielleicht
auch hat der Abscess gar keine Symptome gegeben. Dies ist wie
gesagt eine Möglichkeit, doch weshalb kann man nicht ebenso gut
bei Abscessen nach Ohrenleiden einen acuten Verlauf annehmen,
wie bei anderen·Abscessen? Es scheint ab und zu, als ob die
Cerebralsymptome sich als Folge eines Trauma, z. B. eines operativen Eingriffs (wie die Krankengeschichten No. 4, 9) entwickeln
können; hier meinen nun einige, dass das Trauma nur der Tropfen
ist, der den Becher zum Uebergehen bringt; es ist schon längere
Zeit ein Abscess vorhanden, das Trauma bewirkt nur, dass er sich
verbreitet und vielleicht perforirt. Dies kann man wohl nur beweisen, wenn es uns bei der Section gelingt, eine Abscessmembran
zu finden, die älteren Ursprungs ist, eine solche Abscessmembran
ist nur bei wenigen meiner Fälle besprochen. Gemeinsam für die
meisten Abscesse ist deren Inhalt, stark stinkender Eiter, die Cavität ist in der Regel nur mit nekrotischem Gehirngewebe bekleidet.
Solche Fälle in Verbindung mit dem sich schnell entwickelnden

Krankheitscomplex, scheinen wohl nur auf einen acuten Ursprung deuten zu können. Es liegt doch nahe anzunehmen, dass ab und zu ein Auflodern des Suppurationsprocesses im Cavum tympani stattfinden kann, wobei die Möglichkeit einer sich fortsetzenden Infection nicht ausgeschlossen ist. In einer der Krankengeschichten (No. 2) wird die Krankheit mit Convulsionen eingeleitet, die auch während des weiteren Verlaufs auftreten und sogar recht häufig. Es handelt sich hier um ein Kind, einen 7jährigen Knaben; oft beginnen febrile Krankheiten bei Kindern mit Krämpfen, doch weit eher ist es hier der Ausbruch einer schon früher vorhandenen Meningitis, dem das Kind zuletzt unterliegt. — Convulsionen sind ein seltenes Symptom bei den uncomplicirten Hirnabscessen, man findet es nur noch bei einem meiner Fälle, einem 13jährigen Kinde (Krankengeschichte 5), das durch die Operation geheilt wird.

Jedes einzeln genommen, sind die hier besprochenen Druck- und Irritationssymptome nur wenig charakteristisch für die Hirn- abscesse, vielleicht mit Ausnahme des langsamen Pulses (dieser kann jedoch bei der epiduralen Pusansammlung namentlich, wenn diese bedeutend ist, gefunden werden); die besprochenen Symptome können auch bei Sinusthrombosen und Meningiten vorkommen, jedenfalls im Anfang.

Im Ganzen genommen können sie uns ab und zu zu einer Diagnose helfen; andererseits darf nicht vergessen werden, dass sie auch sehr wenig hervortretend sein können und mitunter ganz fehlen; der Abscess kann einen ganz latenten Verlauf haben und der Exitus letalis kommt dann ganz unerwartet. Der Patient fällt vielleicht auf der Strasse bewusstlos um, kommt moribund in das Spital, wo dann keine Diagnose gestellt werden kann. Hier prä- sentirt sich der Abscess gleich in seinem letzten Stadium, welches durch die Perforation in die Ventrikeln oder das acute Hirnödem bewirkt wird. Das plötzliche Zusammenfallen der Patienten wird man auch bei einigen meiner Krankengeschichten (No. 4, 8 und 11), finden, in der Regel dauert es doch einige Tage, wenn Exitus durch eine complicirte Meningitis hervorgerufen ist.

Wir kommen nun zu den Fokalsymptomen, und müssen da zwischen jenen sondern, wo der Abscess im Temporallappen ist oder im Cerebellum. Wie nun oben besprochen, kann ein Abscess im Temporallappen einen vollständig latenten Verlauf haben, ohne die gewöhnlichen cerebralen Symptome zu geben und noch viel weniger Fokalsymptome, und es ist nicht nothwendig, dass es kleine Abscesse sind; der ganze Schläfenlappen kann eine grosse Puscavität sein. Unter der Voraussetzung, dass sich der Eiter auf den betreffenden Gehirnabschnitt beschränkt, können wir nur ein Fokalsymptom erwarten — und dieses nur, wenn der Abscess auf der linken Seite ist — die Aphasie. Man constatirt wie bekannt zwei Sprechcentren, das motorische im hintersten Theile des untersten, linken Frontalgyrus, und das sensorische im obersten linken Temporalgyrus.

Es sollte also das letztgenannte Centrum sein, auf welches der Hirnabscess einwirkt, und wir sollten in Folge dessen eine sensorische Aphasie vor uns haben; die Sprache des Patienten ist verworren, er verändert allgemein gebräuchliche Wörter und macht sie unverständlich, oft benutzt er verkehrte Worte.

Bei den vom Kommunehospital mitgetheilten Journalen ist unter 3 linksseitigen Temporalabscessen einer, wo sensorische Aphasie vorhanden ist (Krankengeschichte No. 8); es handelt sich hier um eine gänseeigrosse Abscesscavität. Dr. Schmiegelow hat 54 Fälle von linksseitigen Temporalabscessen gesammelt und bei 23 (42,6pCt.) waren Sprachstörungen; der Abscess braucht nicht im obersten Theil des Temporallappens zu sein, in der Regel findet man die Suppuration wie bekannt nach unten zu, in der Nähe des Infectionsursprunges, und die Aphasie muss eher als Reflex- oder Drucksymptom vom betreffenden Abscess aufgefasst werden. Wir müssen aber erinnern, dass Salzer[1], wie später mitgetheilt werden wird, einen Fall von ausgesprochener sensorischen Aphasie bei einem epiduralen Abscess mitgetheilt hat, man hat auch Aphasie als Reflexphänomen genommen, die als Ausgangspunkt eine Otitis media hatte ohne Epidural- oder Hirnabscess. Bei einigen in der Literatur mitgetheilten Fällen war die Aphasie das Symptom, das sich am längsten nach der Oeffnung des Abscesses hielt; es vergingen halbe Jahre, bis die Sprache normal wurde; es handelte sich hier augenscheinlich nicht um einen Druck auf das Centrum, sondern um eine tiefer eingreifende Destruktion.

Wenn sich die Suppuration im Temporallappen verbreitet, arbeitet sich der Eiter nach aufwärts und nach innen in die weisse

---

[1] Salzer, Zur operativen Behandlung der Sinusthrombose. Wiener klin. Wochenschr. No. 34. 1890.

Substanz ausserhalb der Hirnganglien, trifft nun hier die äussere
Fläche des Linsenkörpers und kann diesen nach innen drängen,
comprimiren und destruiren und dadurch auf die motorischen Bahnen
der Extremitäten in der Capsula interna einwirken" [1]. Es entsteht
hierbei ein Symptom, auf welches das grösste Gewicht gelegt
werden muss, nämlich die Lähmung der dem Ohrenleiden entgegengesetzte Körperhälfte. Weder die Aphasie noch die Parese sind
aber pathognomonisch für den Hirnabscess.

Salzer hat einen Fall mitgetheilt von geheilter linksseitiger
Sinusthrombose mit Operation behandelt, es war eine wohl ausgesprochene sensorische Aphasie vorhanden, Anästhesie in der dem
Ohrenleiden entgegengesetzten Körperhälfte, Spasmen in den dortigen Muskeln; die Operation zeigte einen Epiduralabscess, eine
Sinusthrombose, aber keinen Eiter im Temporallappen: hier müssen
die betreffenden Fokalsymptome durch das den Abscess umgebende
kollaterale Oedem in der Cortikalsubstanz des Gehirnes hervorgerufen worden sein. Bei diesem Falle ist doch keine deutliche
Parese der Muskeln der Extremitäten; damit das Oedem oder auch
der durch den Epiduralabscess hervorgerufene Druck, auf die
Centren um den Sulcus Rolandi herum einwirken kann, musste der
Abscess sehr gross sein; dass Irritationszustände und dadurch
Spasmen wie bei Salzer's Fall entstehen können, ist leicht verständlich. Unter den von mir mitgetheilten 12 Krankengeschichten, die Temporalabscesse behandeln, sind 7 (No. 1, 2,
3, 6, 7, 8, 9), wo diese Lähmung bewiesen ist; bei No. 1 ist
sie es, die den operativen Eingriff bestimmte, wobei der Hirnabscess
auch honstatirt wurde.

Bei einigen der 5 anderen muss man sagen, dass die Diagnose
sehr schwierig, um nicht zu sagen beinahe unmöglich gewesen ist;
bei einem Falle steht als Diagnose angeführt: Meningitis und Sinusthrombose, bei einem anderen Febris typhoidea. Dieser letztgenannte (Krankengeschichte No. 10) ist charakteristisch für einen
maskirten Hirnabscess; der Patient kommt ohne Aufklärungen, ist
unruhig, spricht von Unglück, das ihm drohe, von seiner
schlechten pecuniären Stellung, bittet in einem jammernden Ton
um Hülfe, ist disorientirt, will aus dem Bett heraus, Temp. 39,2,

---

[1] **Friedenreich**, Klinische Vorträge über Nervenkrankheiten. Kopenhagen 1882.

Puls 76; man glaubt Roseolaflecken finden zu können, sowie eine
Schwellung der Milz; er delirirt fortwährend, fällt plötzlich zusammen und stirbt; man findet dann einen in den Ventrikel perforirten Temporalabscess. Bei dem von mir glücklich operirten
Falle (Krankengeschichte 12) fehlte ein Fokalsymptom; der Verlauf war wechselnd, bald war das Befinden des Patienten schlechter,
bald besser, ein Verlauf, der wohl für die Hirnabscesse charakteristisch ist, aber einen operativen Eingriff erschwert; sobald der
Patient wohler ist, hofft man, dass das Leiden sich von selbst
bessere; es war bei meinem Falle die zunehmende Stauungspapille,
die den Anstoss zur Operation gab.

Von den 5 Cerebellumabscessen kamen 2 moribund eine und die
anderen verliefen mit den gewöhnlichen cerebralen Symptomen, von
denen die meisten unzweifelhaft durch die complicirte Thrombose
im Sinus transvers. bewirkt wurden; die Diagnose Hirnabscess ist
in keinem der Fälle gestellt worden, und selbst wenn dies möglich
gewesen wäre, so wäre wohl eine Lokalisation des Abscess absolut
unmöglich gewesen. Man pflegt die starken Genickkopfschmerzen,
die Steifheit der Genickmusculatur, den Schwindel, das Erbrechen,
die Somnolenz als charakteristisch anzuführen, aber man wird leicht
einsehen, dass, wenn die Genickkopfschmerzen und die Contractur abgerechnet werden, die doch auch bei einer beginnenden Meningitis
hervortretend sein können, so sind die übrigen Symptome nur gewöhnliche Drucksymptome, die auch bei den Temporalabscessen
gefunden werden können. Von Bedeutung ist zweifellos der eigenthümlich taumelnde Gang, der bei Leiden des Cerebellum und
namentlich des Vermis zu finden sein soll; in der Krankengeschichte No. 13, wo Vermis afficirt war, war nichts besonders am
Gange des Patienten, während der 8 Tage, die er krank war.
v. Bergmann hat dieses Symptom bei einem Cerebellumabscess gefunden, der von einer Ostitis des Os occipitis herrührte.

Als Stütze für die Diagnose muss ausserdem noch gelten,
dass der Hirnabscess beinahe ausschliesslich bei der chronischen
Otitis media zu finden ist[1]). Bei der acuten Otitis media können
ja sogar sehr ernste Cerebralzustände auftreten, wie Kopfschmerzen, Schwindel, Sopor, Delirien und Convulsionen, die wieder

---

[1]) Vielleicht handelte es sich bei der Krankengeschichte 8 um eine acute
Otitis media.

schwinden, wenn die Membran entweder spontan oder operativ geöffnet wird. Eitelberg[1]) theilt einen solchen Fall mit, wo ein junger Mann plötzlich zu deliriren begann und in einen komatösen Zustand zu fallen; man fand eine Hervorbauschung der Membrana tympani; nach der Paracentese, wobei ein seröses schleimiges Sekret entleert wurde, hörten die Cerebralzustände auf.

Eine chronische Otitis media, zu welcher bei einer geringen Temperatursteigerung cerebrale Symptome kommen: Kopfschmerzen, Schwindel, Erbrechen, langsamer Puls, plötzliche Verschlimmerung dieser Symptome, vielleicht in Verbindung mit Aphasie oder Lähmung der dem Ohrenleiden entgegengesetzten Körperhälfte — und wir haben das typische Bild eines Temporalabscesses.

Wenn man nun das Prodromalstadium weglässt, und sich der Patient gleich mit starken Kopfschmerzen, Sopor, Delirien und kurz gesagt auf die Weise präsentirt, wie es in den meisten der früher mitgetheilten Journalen der Fall ist, so hat man das Bild, wie sich der Hirnabscess so oft manifestirt. Es ist ganz natürlich, dass man in solchen Fällen nur schwer die richtige Diagnose stellen kann, man kann vielleicht nur eine mangelhafte Anamnese bekommen, der Ohrenfluss ist vielleicht nur spärlich gewesen, vielleicht ganz übersehen worden. Es wäre ja auch eine Möglichkeit vorhanden, dass der Abscess, selbst wenn er diagnosticirt worden ist, mit dem Ohrenleiden gar nicht in Verbindung steht: er kann traumatischer Natur, kann durch eine Bronchiestase hervorgerufen worden sein, oder auch ein pyämisches Universalleiden sein. Die cerebralen Symptome könnten ja auch ganz unabhängig vom Abscesse sein, könnten vielleicht von einem soliden Tumor herrühren, so dass dieser und das Ohrenleiden selbständige Krankheiten sind.

Friedenreich[2]) hat einen Fall mitgetheilt, wo die Wahrscheinlichkeitsdiagnose ein Temporalabscess nach einer Otitis media war, und wo die Section ein Sarkoma fusicellulare zeigte. Neuritis optica soll ein häufigeres Symptom bei Tumoren sein als bei Hirnabscessen; aber eine Differentialdiagnose ist oft unmöglich, namentlich, wenn sich der Abscess auf die geschilderte chronische Art entwickelt.

---

[1]) Referat aus Schmidt's Jahrbuch. Bd. 218 1888. S. 197.
[2]) l. c. 1. Vorlesung.

Noch unglücklicher ist man situirt, wenn uns der Patient ohne Aufklärungen gebracht wird, und er selbst keine solchen geben kann; er ist in seiner Wohnung in einem comatösen Zustand gefunden worden, bei der Ankunft findet man ein Ohrenleiden. Wir haben gehört, dass der Hirnabscess einen vollständig latenten Verlauf haben kann, der Patient hat beinahe seine Arbeit verrichten können, bis zu dem Augenblick, als der Durchbruch in die Seitenventrikeln stattfand, dann trat plötzlich Coma ein und bald darauf der Tod. Es versteht sich von selbst, dass, wenn ein Patient auf diese Art eingebracht wird, braucht es nicht der geborstene Hirnabscess zu sein, der das Coma verursacht hat; es könnte auch eine Contusio cerebri sein, mit oder ohne Fraktur, eine Apoplexie, vielleicht irgend eine Vergiftung. Es wird oft unmöglich sein, bei solchen Fällen eine sichere Diagnose stellen zu können.

Die Prognose für Hirnabscesse ist, wenn diese sich selbst überlassen werden, pessima; wir finden in der Literatur Fälle, wo der Eiter in den Gehörgang eingedrungen ist, oder an irgend einer Stelle in die Oberfläche des Craniums nach vorhergegangener cariöser Destruction — alle haben jedoch mit dem Tode geendet. Mors wird, wie schon bemerkt, dadurch hervorgerufen, dass der Eiter entweder in die Ventrikeln eindringt oder auch sich der Oberfläche nähert und eine acute Meningitis hervorruft; endlich kann er auch durch ein acutes Gehirnödem bewirkt werden. Es sind keine Mittheilungen bekannt, dass man am Sectionstisch Anzeichen gefunden hat, dass ein Hirnabscess nach einer Otitis media resorbirt worden ist; selbstverständlich würde es auch schwer zu beweisen sein. Ich habe die Journale aller Patienten mit Otitis media untersucht, die in den Jahren 1870—95 an den zwei chirurgischen Abtheilungen des Kommunehospitals behandelt worden sind und mehr oder weniger geheilt wieder entlassen wurden, um zu sehen, ob einige von ihnen Symptome von Cerebralabscessen hatten. Es handelt sich hier nur um 174 Personen, ein verschwindend kleiner Theil der chronischen Otiten, da die meisten, wie bekannt, ambulant behandelt werden. Bei keinem dieser Fälle sind Symptome eines Abscesses gewesen; es waren verschiedene meningeale Irritationen, die grösstentheils durch Pusstagnation in den Cellulae mastoideae hervorgerufen waren. Wie gesagt, muss man zu dem

Resultat kommen, dass die Prognose der sich selbst überlassenen Abscesse pessima ist; diese Beobachtung übt natürlich auch ihren Einfluss auf die Behandlung aus.

Währenddem man früher vollständig machtlos den nach Ohrenleiden auftretenden Hirnabscessen gegenüber stand, haben die letzten Jahre mehrere geheilte Fälle aufzuweisen, so dass die allgemeine Parole jetzt mit der alten Regel übereinstimmt: wo Eiter ist, muss er entfernt werden, wo ein Hirnabscess diagnosticirt ist, muss Trepanatio cranii gemacht, um dem Eiter Luft zu schaffen, und es muss Drainage angewendet werden; die Frage ist nun, ob es richtig ist dies unter allen Umständen zu thun, oder auch, ob es von Bedeutung für den Patienten ist, wenn es gethan wird. Es könnte wohl Fälle geben, wo ausser dem Abscesse noch eine ausgesprochene Sinusthrombose mit pyämischen Symptomen vorliegt; dies würde doch meiner Meinung nach keine Contraindikation sein, denn die Pyämie kann spontan verschwinden, der Abscess aber kaum. Viel schwieriger wäre aber die Situation, wenn klar ausgesprochene meningitische Anzeichen vorhanden wären; bei einer diffusen Meningitis ist die Operation hoffnungslos. Man darf sich aber hier nicht verleiten lassen, eine diffuse Meningitis zu diagnosticiren; ein begrenztes Leiden der Hirnhäute, in der Nähe von der Pars petrosa kann zweifellos ausgesprochene meningeale Symptome geben, vide Krankengeschichte No. 2, wo Zähneknirschen, Schielen, intensive Convulsionen vorhanden waren und wo doch nur, jedenfalls in dem Moment, wo die Trepanation gemacht wurde, ein sehr begrenztes Basalleiden vorlag. Da man das nicht wissen kann, und da die Operation eigentlich nicht gefährlich ist, — man muss nur bedenken, gegen welche Krankheit sie vorgenommen wird — so wird man heutzutage sehr geneigt sein, operativ einzuschreiten, wenn man meint, dass Pus da ist.

Sulphen hat versucht, den Abscess im Temporallappen zu erreichen, indem er einen Trocart durch den äusseren Gehörgang und die destruirte Membran hinauf, durch die Decke des Cavum tympani führte; aber er fand keinen Eiter; der Trocart war, wie die Section zeigte, am Abscess vorbeigegangen; bei allen anderen glücklich oder unglücklich verlaufenden Fällen ist Trepanation des Craniums gemacht worden, entweder mit Meissel oder Trepan.

Wegen der Stelle war man uneinig. In Bezug auf den Temporallappen haben die Meisten jedoch Barker[1]) gefolgt.

Er giebt an, dass die meisten Abscesse im Temporallappen,
in dessen mittlerem und rückwärtigstem Theil sitzen, $^9/_{10}$ findet
man in einem Kreise, dessen Radius 2 cm ist, und dessen Mittelpunkt 3,2 cm ($1^1/_4''$) über und ebenso weit hinter dem Centrum
des knöchernen Gehörganges liegt. Diese Stelle liegt ein wenig
vor und oberhalb des untersten hintersten Winkel des Os parietale,
und man findet sie, indem man vom Gehörgange aus $3^1/_2$ cm nach
hinten auf der Basallinie misst (eine Linie, die von der untersten Orbi-
talwand durch die Mitte des äusseren Gehörganges nach hinten
geführt wird). Von dem gefundenen Punkt aus zieht man dann
eine lothrechte Linie 4—5 cm nach aufwärts.

v. Bergmann empfiehlt auch diese Stelle als die beste für eine
Trepanation; sehr praktisch bestimmt er sie durch die Kreuzung
von zwei Linien, die eine Tangential zum obersten Rande, die
zweite zum hintersten Rande des äusseren Ohres, der Kreuzungs-
punkt entspricht der Mitte der Trepankrone.

Stoker meint, dass die besprochene Trepanationsstelle nur
den untersten Temporalgyrus entblösst; er räth deshalb, man
solle $1^1/_2$—$1^3/_4''$ oberhalb der Basallinie trepaniren. Endlich
empfiehlt Mc. Bride[2]), der behauptet, dass die meisten Temporalabscesse dicht oberhalb der Decke vom Cavum tympani sitzen,
gerade oberhalb und vor dem knöchernen Gehörgang den Trepan
anzusetzen; Professor Iversen hat bei seinen beiden Fällen hier
operirt. Wo bei meinem Materiale von dem Sitze des Abscesses
die Rede ist, scheint er in den meisten Fällen nach abwärts zu sein;
jedenfalls floss der Eiter beim Herausnehmen des Hirnes bei
3 Fällen aus der unteren Seite des Temporallappen, bei einem
Falle aus dem vordersten Abschnitt; nur bei zweien ist bemerkt,
dass der Abscess nach rückwärts liegt. Es ist doch ein Vortheil
dabei, wenn man die von Barker und v. Bergmann bezeichnete
Stelle benutzt, man kommt nämlich dann in die Nähe des Sinus
transversus. Barker giebt den Rath, die Operation damit zu

---

[1]) Barker, Remarks on cerebral abscess due to disease of the temporal
bone and its treatment. Lancet 1887. 1. Volume.

[2]) Mc. Bride and Miller, The diagnosis and treatment of cerebral abscess
due to ear disease. Edinburgh med. Journal. Vol. 32. Part. II. 1887.

beginnen, dass man das Foramen mastoideum entblösst und die hier liegende Vena emissaria untersucht; wenn eine Sinusthrombose vorhanden ist und ein sich anschliesssender Cerebellumabscess oder ein epiduraler Abscess in derFossa sigmoidea, so meint Barker, dass sich ein solcher zu erkennen geben muss, indem Pus durch das Foramen mastoideum heraussickert. Dies ist gewiss nur eine Theorie; dagegen ist es aber absolut sicher, dass wir durch die Entblössung des Sinus transversus möglicherweise unterrichtet werden, dass eine Phlebitis vorhanden ist und hierdurch vielleicht aufmerksam gemacht werden, den vermutheten Abscess im Cerebellum zu suchen; auf diese Art fand Macewen Eiter im letztgenannten Hirnabschnitte. Die besprochene Trepanationsstelle dürfte also für jene Fälle geeignet sein, wo man nicht sicher ist, ob der Abscess im Temporallappen oder im Cerebellum sitzt; sollte aber die Möglichkeit eine grössere sein, dass der Abscess im Temporallappen ist, so kann man natürlich etwas weiter nach vorne operiren. Da man in der Regel damit beginnt, den Proc. mast. zu reseciren, ist es sehr bequem, bei vermuthetem Hirnabscess weiter nach oben aufzumeisseln, so wie es in der Krankengeschichte No. 12 geschah.

Um den Abscess im Cerebellum zu erreichen, der in der Regel in der vorderen Hälfte liegt, hat Hulke[1]) Os occipitis 2 cm hinter Proc. mast. perforirt, eine Stelle, die der Linea occipitalis inf. entspricht; Macewen ist hinter den bei der Resection entblössten Sinus transv. eingedrungen. Barker[2]) räth 1½" hinter und 1" unter dem Centrum des knöchernen Gehörganges zu trepaniren; Balance[3]) geht nur ¼" unterhalb dieses Centrums, dagegen ebenso weit nach rückwärts, wie Barker. Zuletzt soll noch angeführt werden, dass Hare[4]) von der Trepanationsstelle am Temporallappen aus gerade gegenüber und hinter Meatus auditorius ext. nach negativer Punctur hier seine hohle Nadel durch das Tentorium in das Cerebellum einführte; er bekam hier Eiter, durfte aber wegen des naheliegenden Sinus und den beschränkten Raumverhältnissen

---

[1]) Hulke, Remarks on threphining for evacuation of intracranial abscess occurring in connexion with suppurations in the ear. Lancet 1886. Vol. II. pag. 3.

[2]) Barker, A short manual of surgical operations. 1887. pag. 405.

[3]) Balance, On the removal of pyaemic thrombi from the lateral sinus. Lancet 1890. Vol. I. 17. and 24. Mai.

[4]) Miligan and Hare, Abscess of the cerebellum following chronic otitis media. Threphining, death. The british med. Journ. 1890. Vol. I. pag. 231.

die Oeffnung nicht dilatiren, weshalb er dicht unterhalb des Sinus transversus trepanirte und den Abscess hier öffnete.

Nachdem das Cranium geöffnet ist, präsentirt sich die Dura, in der Regel nicht pulsirend, was eine Folge der starken Spannung ist. Einige haben sich damit begnügt, das Cerebrum durch Dura hindurch zu punktiren, wenn Pus gefunden wurde, dilatirte man die Oeffnung. Es ist angenehm, wenn es auf die Art gehen kann, wie Weir es in einem seiner Fälle mittheilt, indem die intacte Dura einen später sehr genirenden Hirnprolaps hindert, die Drainage wird aber dabei erschwert. Weir macht diese, indem er die Canüle liegen lässt; ich kann doch nicht daran glauben, dass es immer so leicht gehen wird, es kommt mir vor, als ob auf diese Art leicht eine Pusstagnation eintreten kann. Es ist richtiger, wie es die Meisten machen, Dura zu spalten; das Hirn präsentirt sich nun, ab und zu sind die bedeckenden Häute missfarbig und purulent infiltrirt. Bei Iversen's zweitem Fall sah man eine deutlich begrenzte gelbliche Emollition des Hirngewebes und bei der Punktur dort kam gleich Pus. In der Regel ist keine Pulsation, wenn ein Abscess da ist; bei v. Bergmann's[1] Fall sah man diese doch ganz deutlich. Bei einer Operation wegen eines Hirntumors, die Köhler[2] machte, pulsirte die Dura nach der Trepanation nicht; als man aber den Kopf emporhob, stellte sie sich ein; er giebt an, dies oft gesehen zu haben, und ich habe bei einem einzelnen Fall auch dasselbe bemerkt. Obwohl es eigentlich nicht so viel Bedeutung hat, ob Pulsation ist oder nicht — wenn nämlich die Operation so weit vorgeschritten ist, wird man es wohl auf keinen Fall unterlassen, das Cerebrum zu punktiren — so kann man wohl jedenfalls das einfache Experiment, den Kopf in die Höhe zu heben, versuchen, um zu sehen, ob die Pulsation auch dann noch fehlt.

Wenn das Gehirn entblösst ist, wird eine spitze Nadel oder ein Trocart zuerst in der Richtung nach innen, unten und nach vorn eingeführt. Barker räth $1\frac{1}{2}''$ (3,8 cm) in dieser Richtung, d. h. gegen die Decke des Cavum tympani zu, einzudringen; wenn hierbei nichts kommt, muss man es mit einer anderen Richtung versuchen; es ist interessant zu beobachten, dass es Stoker[3] erst

---

[1] Berliner klin. Wochenschr. 1888. No. 52.
[2] Casuist. Beitr. z. Cap. der Hirnchirurgie. Berl. kl. Wochenschr. 1890. No. 30.
[3] Brit. med. Journ. 28. 6. 90.

bei der 9. Punktur gelungen ist, Pus zu finden und das war in
der Richtung nach unten innen und hinten. v. Bergmann räth
ab, den Trocart zu benutzen, da dieser beim Abscess vorbeigehen
kann; dies dürfte kaum geschehen, wenn man z. B. 9 mal punktirt;
aber in dem Falle kann man ebenso gut das Messer benutzen, wie
es v. Bergmann thut, wenn er meint, dass ein Abscess da ist (vide
Krankengeschichte No. 12, wo erst das eingeführte Messer den
Eiter fand, den das Stilet nicht herausbringen konnte). Nachdem
der Eiter entfernt ist, wird die Oeffnung stumpf erweitert, und es
werden Drains eingelegt, von Anderen auch Jodoformmèchen, die
Puscavität wird mit einer Borsäurelösung ausgespült, oder auch mit
Sublimat oder anderen Antiseptica. Diese Ausspülung muss sehr
vorsichtig gemacht werden, um das Hirngewebe nicht zu destruiren;
es ist zweifelhaft, ob sie überhaupt berechtigt ist, wenn die Drainage
gut liegt, so entleert sich der Eiter ja von selbst. Zur Drainage
werden die gewöhnlichen Gummidrains verwendet, nur Macewen[1])
hat resorbirbare Drains angewendet. Sein Fall (ein Cerebellumabscess) hatte einen ungewöhnlich günstigen Verlauf; der Verband
wurde das erste Mal 10 Tage nach der Operation gewechselt. Die
Wunde war da beinahe geheilt.

Im Allgemeinen kann man die Drainage nicht so früh entbehren,
das Drain wird 2—3 Wochen nach der Operation entfernt, bei
einzelnen schiebt es sich von selbst heraus und muss aber dann
wieder eingeführt werden, da Retentionszustände eintreten können.
Bei Iversen's Fällen wurde wenigstens Anfangs trockener Verband
angewendet, der nur gewechselt wurde, wenn er durchnässt war;
Andere haben tägliches Wechseln und Ausspülung durch die Drains
angewendet. Es kommt ein ziemlich starker Prolaps des Hirngewebes; man sieht, namentlich wenn das Drain weg ist, eine
Granulationsmasse sich aus der Trepanationsöffnung hervorbauschen;
sie schrumpft wieder von selbst ein; während sie sich gleichzeitig von den Seiten aus mit Epidermis bedeckt, ab und zu wird
diese Granulationsmasse weggeschabt, um die Heilung zu beschleunigen,
ohne dass dies dem Patienten geschadet hätte. Es ist zu verwundern,
wie viel man überhaupt einem Gehirn bieten kann, jedenfalls dessen
Temporallappen; grosse Theile desselben werden weggespült, weggeschabt, ohne dass man dem Patienten etwas Abnormes anmerkt.

----

[1]) Ref. in Zeitschr. f. Ohrenheilkunde. 1890.

Die Meisten sind nach Verlauf von 1—2 Monaten geheilt; wenn
hier von Heilung die Rede ist so gilt das nur von den Abscessen; die
Behandlung des zu Grunde liegenden Ohrenleidens muss selbstverständlich durch längere Zeit fortgesetzt werden. Die Heilung
geschieht folgendermassen: der Hirnprolaps schrumpft ein, es bildet
sich an seiner Stelle ein festes Gewebe, durch welches die Hirnpulsation längere Zeit gesehen werden kann; die Trepanationsöffnug
im Knochen scheint sich auch zu verkleinern.

Unter diesen hier mitgetheilten 17 Fällen von Hirnabscessen
ist bei 5 ein operativer Eingriff gemacht worden, siehe Krankengeschichten No. 1, 2, 5, 6, 12; es ist bei 3 gelungen zu einem
glücklichen Resultat zu kommen, nämlich:

No. 1 operirt von Prof. Iversen;   sie fühlt sich wohl 8 Jahre nach d. Operat.
„ 5 „ „ Prof. Studsgaard; er „ „ „ 5 „ ″ „ „
„ 12 „ „ Kr. Poulsen   er „ „ „ ¹/₂ „ „ „ „

Bei der Krankengeschichte No. 6, wo die Patientin starb, waren
zwei Abscesse, von welchen nur der eine geöffnet wurde, das ist
der einzige der 17 Fälle, wo der Hirnabscess nicht isolirt war. Es
liegt in der Natur der Sache, dass ein Theil der Patienten stirbt,
auch wenn bei der Trepanation Pus gefunden wird. Es kann vielleicht schon früher eine Perforation in de Ventrikeln gewesen sein,
oder eine solche kann später eintreten, es kann ja auch eine begrenzte Meningitis, wie bei Iversen's Fall, diffus werden. Wie
weit die Operation in einem solchen Falle Mors beschleunigt, ist
schwer zu sagen; keinesfalls dürfte dieses Moment eine grosse
Rolle bei der Beurtheilung des operativen Eingriffes bei Hirnabscessen spielen, die, wenn sie sich selbst überlassen bleiben,
immer einen tödtlichen Ausgang haben werden. Viel grössere Bedeutung haben die geheilten Fälle; man kann sagen, dass sie in
hohem Grade aufmunternd wirken: Coma, Lähmung, Augenzu-
stände, Aphasien, kurz gesagt, alle Symptome sind geschwunden
und trotz einer oft sehr bedeutenden Destruction des Temporallappens sind die Patienten vollständig geheilt. Erst verschwinden
natürlicherweise alle Drucksymptome, Kopfschmerzen, Schwindel,
der Puls bessert sich, am längsten hält sich die Aphasie, die wohl
auch als ein Fokalsymptom aufgefasst werden muss.

Wenn wir nun die operirten Fälle etwas genauer untersuchen,
bemerken wir bald, dass sie sehr ungleichartig sind. Es giebt

Fälle, wie z. B. v. Bergmann's, wo die Diagnose Hirnabscess gleich
gestellt werden kann, und wo man auch gleich die Trepanatio cranii
machen kann; dies ist überhaupt ein typisches Exempel eines
chronisch entwickelten Hirnabscesses, mit Kopfschmerzen, Schläfrigkeit, langsamen Puls, sowie dem Ohrenleiden entgegengesetzter
Hemiparese. Dasselbe gilt auch Greenfielde's, Cheyne's[1]) und
Weir's[2]) Fällen, wo der Patient in einem soporösen delirirenden,
halb comatösen Zustand liegt; bei Greenfield[3]) war noch ausserdem eine Ptosis auf derselben Seite, wie das Ohrenleiden, die einen
Druck auf den Nervus oculomotorius andeutete. Aber dagegen giebt
es wieder Fälle, wie Schede's, Barker's, Macewen's und
Iversen's, wo Cerebralsymptome, aber keine besonders ausgesprochenen, vorhanden waren; man machte erst eine Resection des
Processus mast., um zu sehen, ob es nicht die hier vorhandene
Pusstagnation gewesen sei, die· die Cerebralia hervorrief. Es sind
eine Menge Krankengeschichten veröffentlicht worden, bei denen
-sogar die stärksten Cerebralia nach Oeffnung des Antrum mastoideum wieder verschwunden sind; ein langsamer Puls besserte sich,
Sopor verschwand, die Erbrechen hörten auf, ja Barker hat sogar
auch eine Neuritis optica verschwinden sehen. Wenn es ein Hirnabscess gewesen wäre, hätte die Resection selbstverständlich nichts
genützt; die cerebralen Symptome dauerten fort, haben sogar wie
bei Iversen's Patient an Intensität zugenommen und sich deutlicher manifestirt, indem eine Lähmung der dem Ohrenleiden entgegengesetzten Extremitäten eintrat. Es wurde dann Trepanatio
cranii gemacht.

Schede gelangte leicht zu der Diagnose, es zeigte sich nämlich
in der Resectionswunde eine Fistel, aus der Eiter floss; er brauchte
nur das die Fistel bedeckende Stück des Craniums wegzumeisseln,
um den Abscess zu erreichen. Barker[4]) trepanirte am Platz des
Temporallappens, indem er voraussetzte, dass die Abscesse dort
am häufigsten sind; es ist dies der erste operirte Fall, wo man
durch normal aussehendes Hirngewebe eindrang, um den Eiter zu
erreichen.

---

[1]) Brit. med. Journ. 1890. Vol. I.
[2]) Ebenda. Vol. II.
[3]) Ebenda. 1887. 1. Vol.
[4]) Ebenda. 1886. Vol. II.

Bei unsern 5 operirten Patienten wurde bei zweien zuerst ein Epiduralabscess geöffnet, dann die Dura gespaltet, da die Symptome nicht schwanden, worauf der Eiter vom´ Temporallappen herausströmte, bei dem einen Fall spontan, bei dem anderen, nachdem das Messer normal aussehendes Hirngewebe passirt hat. Bei den 3 anderen fand man keinen Epiduralabscess, bei dem einen schimmerte der Eiter durch, nachdem Dura gespalten war, bei den zwei anderen musste man normal aussehendes Hirngewebe passiren, bevor man den Eiter erreichte. Bei allen 5 Fällen war erst Resection des Proc. mast. gemacht worden, nur bei einem Fall wurde im Zusammenhang mit dieser Operation der Temporalabscess geöffnet, bei dem anderen expectirte man, bis die Symptome einen Eingriff in das Cerebrum nothwendig machten.

Es liegen einige operirte Fälle vor, wo der Abscess im Cerebellum übersehen worden ist, wo eine negative Punktur im Temporallappen dazu beigetragen hatte, dass eine jede weitere Operation aufgegeben wurde, und wo dann die Section Eiter im Kleinhirn aufwies. Solche Fälle tragen vielleicht dazu bei, die Indicationen für den operativen Eingriff bei Hirnabscessen zu vermehren werden; am Schlusse dieser Abhandlung werde ich wieder auf diese Frage zurückkommen.

(Schluss folgt.)

Gedruckt bei L. Schumacher in Berlin.

XX

Ueber cerebrale Erkrankungen bei der Otitis media.

Von

Dr. med. Kr. Poulsen,

in Kopenhagen.

(Schluss zu Seite 458.)

II. Fälle von Sinusthrombosen.

Krankengeschichten.

18. Thrombose im linken Sinus transvers. Abscessus epiduralis. Caroline Andersen, 13 Jahre. 5 Abt. den 17. 11. 1874. † den 30. 11. 1874. Vor einem Jahre war die Patientin 14 Tage krank, und hatte dieselben Beschwerden wie jetzt, Kopfschmerzen, Ohrenfluss aus dem linken Ohr und und starke Schmerzen in demselben sowie Schluckbeschwerden. Die letzten zwei Monate ist sie ab und zu unwohl gewesen, war jedoch nicht zu Bette bis vor 10 Tagen, klagte über Kopfschmerzen, Schmerzen im Ohre, von welchem stinkende purulente Suppuration, ist apathisch und schläfrig gewesen. Vor 14 Tagen bekam sie gleichzeitig mit gewöhnlichen Febrilia Brechreiz, Erbrechen und stärkere Kopfschmerzen.

18. 11. 40,4—38,4. P. 96. Starke Hitzeempfindungen. Momentan kein Ohrenfluss.

19. 11. 40,3—38. Liegt ganz apathisch. In der linken Submentalregion eine taubeneigrosse empfindliche Drüse. Sowohl an der Ulnar- wie an der Dorsalseite des linken Unterarmes ist eine 6 Zoll lange und 2 Zoll breite Stelle der Haut geschwollen, roth und empfindlich.

20. 11. 40,8—38,9. P. 108. In den letzten Paar Tagen Schmerzen im obersten Theil der Brust. Stethoscopie normal. Die ophthalmoskopische Untersuchung ergiebt eine Anschwellung der beiden Papillen, sowie eine Ueberfüllung und Windung der Venen.

21. 11. 39,4—41. Die Röthe am Unterarm hat sich mehr verbreitet und bis zum Handgelenk erstreckt. 22. 11. 41,4. Bad. 38—39,5. Die Röthe am Arme ist geschwunden.

23. 11. 40,2—40,9. Liegt und jammert fortwährend, klagt über Schmerzen in der Brust und im Unterleib, starker Durst. Der Unterleib ist überall empfindlich, aufgetrieben und giebt bei der Perkussion einen tympanitischen Ton.

24. 11. 41,3, Bad 38,3—41,2. Klagt ununterbrochen, delirirt des Morgens ein wenig, unfreiwilliger Abgang des Urins. Keine Parese.

25. 11. 41,3, Bad 39,2—41,4. Bad 40,1. Delirirt ab und zu; die Pupillen etwas contrahirt, keine Convulsionen. — 26. 11. 41,8—40,1. P. 126. R. 60. Delirirt ununterbrochen, noch immer keine Symptome von der Seite des Nervensystems. — 27. 11. Trotz des Bades hält sich die Temperatur auf 40,5 und 41. 6 mal dünne Entleerung theilweise mit unfreiwilligem Abgang. Klagt über starke Schmerzen in der Vorderfläche der Brust, über der rechten Lungenspitze ist heute gedämpfte Percussion und die Respiration ist von grossblasigem Rasselgeräusche begleitet; sie hustet nicht.

29. 11. 40,2—40,3. Delirirt, jammert; weder Convulsionen noch Paresen. — 30. 11. 39,8. Mors.

S. D. Otitis media sin. Thrombosis sinus transv. sin. et venae jugularis comm. sin. Infarctus et abscessus metastat. pulm. et lienis. Tumor lienis acutus. Pyarthrus cubiti dextr. et genus sin. Phlegmone incipiens brachii dextr.

Dura natürlich, ebenso das Gehirn und die weichen Häuten. Im linken Sinus transversus findet man in dem Theile, der in der Fossa sigmoidea liegt, eine grosse weiche decolorirte Thrombe. Zwischen Dura und dem Knochen findet man einen haselnussgrossen Abscess, der mit einem gelben puriformen Exsudat gefüllt ist, und an dieser Stelle ist der Knochen mürbe. Die linke Paukenhöhle ist mit schleimigem Eiter gefüllt. Die Thrombe erstreckt sich in die Vena jugularis int. sin., die mit Pus angefüllt ist, hinunter; unterhalb dieses mit Eiter gefüllten Theiles (beiläufig an der Mitte des Halses) findet man eine frische adhärente Thrombe.

An der Innenseite des rechten Oberarmes eine subcutane Phlegmone; eine reichliche Menge von Eiter im linken Kniegelenk; im rechten Ellbogengelenk eine trübe schleimige Synovia. In der rechten Pleura $\frac{1}{2}$ l puriforme Flüssigkeit, im obersten Lappen der rechten Lunge grosse hämorrhagische Infarcte mit beginnender Emollition und reichlicher Ablagerung eines fibrinösen Exsudats in der Pleura, mit grossen gelben weichen Embolien in den entsprechenden grösseren Zweigen der Arteria pulmonalis. Die linke Pleura und Lunge wie an der rechten Seite.

Bedeutende Milzhyperplasie mit einem nussgrossen Infarct, der decolorirt ist und an der Spitze emollirt.

19. Thrombosis Sinus petrosi sup. et inf. dext. Abscessus epidural. Peter Petersen. 5 Jahre. 5 Abt. Aufn. 3. 7. 84. † 5. 7. 84. Kl. D. Otitis media. War gesund bis vor einem Jahre, wo ein Ohrenfluss am rechten Ohre begann, erst spärlich, dann aber reichlich. Vor 14 Tagen wurde das Kind mehr leidend, hatte Fieber und klagte über starke Schmerzen im Ohr und im ganzen Kopf, es wurde apathisch, klagend und musste zu Bette gebracht werden, die Entleerung wurde träge; keine Convulsionen, kein Schielen

oder Zähneknirschen, kein Erbrechen. Die letzten Tage ein wenig Husten;
aber während der Hustenanfälle griff sich das Kind immerfort an den Kopf
und klagte über Schmerzen dort.

Es liegt apathisch und schreit auch bei der leisesten Berührung. Die
Haut ist brennend heiss. Temp. 39. P. 128. Die Pupillen sind egal, reagiren
nur langsam. Keine Paresen. Momentan nur geringer Ohrenfluss aus dem
rechten Ohr.

4. 7. 39—38,8. Schreit oft laut auf; heute Morgen öfters Erbrechen,
ist stark cyanotisch. Nur schwache Andeutungen von tâches cerebrales.
Puls 156.

5. 7. 40—39,6. Liegt in demselben apathischen Zustand. Mors.

S. D. (Nur das Cranium wurde untersucht.) Abscessus cavi tympani;
Abscessus subduralis fossae sigmoideae, Thrombosis sinuum petros. sup. et inf.
Keine Meningitis. Cerebrum normal. Es zeigt sich, dass Dura leicht von
dem Theil des Cav. cranii post., der der Oberfläche des Proc. mast. entspricht,
loszulösen ist und dass Dura ganz frei beinahe bis zum Porus acusticus int.
hin dissecirt werden kann; hier findet man ein wenig Eiter und die anstossen-
den Sinus petrosi sind von Thromben obturirt; dagegen ist aber Sinus transversus und Sinus longitudinalis natürlich; Dura ist an der bezeichneten Stelle
stark verdickt und pigmentirt; Cavum tympani mit dickem käsigen Eiter angefüllt.

20. Thrombose im rechten Sinus transversus. Resectio
cranii. Oeffnung des Sinus. Mors. Johan Hwalling, 18 Jahre. 5. Abt.
14. 3. 91. † 19. 3. 91. Scarlatina in seinem 7. Jahre, hat mehrere Jahre eine
rechtsseitige Otitis gehabt mit purulentem Ohrenfluss, häufig Kopfschmerzen in
der rechten Schläfen- und Stirngegend; die Beschwerden sind im ganzen
moderat gewesen, bis vor 14 Tagen, da die Schmerzen zunahmen, er wurde
schwerhöriger und musste das Bett hüten, es fröstelte ihn ab und zu, er
hatte Schwindel, aber weder Convulsionen noch Erbrechen. Bei der Ankunft
ist er apathisch, aber klar; die Pupillen ein wenig dilatirt, reagiren gut, er
schielt nicht; er verträgt nicht sich im Bette aufzurichten wegen des Schwin-
dels; im rechten Gehörgang ist ein übelriechendes Sekret, keine Anschwellung
oder Empfindlichkeit des Proc. mast.; er kann die Uhr an diesem Ohr nicht
hören, auch nicht bei der Leitung durch die Knochen. Temp. 38,4. P. 74,
regelmässig.

15. 3. Temp. um 12 Uhr Mittag 38,2, um 7 Uhr 40,3, um 10³/₄ Uhr 37,8,
um 11 Uhr 38,6, um 2 Uhr 40,3, um 6 Uhr 38,2. War somnolent, und hat nicht
geklagt. Gestern Abend einen Schüttelfrost, der eine halbe Stunde dauerte;
er hat starke Kopfschmerzen gehabt, weder Krämpfe noch Paresen. Sein
Expectorat ist schleimig und reichlich; Stethoskopie zeigt nur einzelne feuchte
Rasselgeräusche. Er ist nicht empfindlich die Vena jugularis entlang. Puls
diesen Morgen 68, etwas schwach.

In der Aethernarkose macht man Resectio proc. mast. (Kr. Poulsen)
Nachdem Corticalis durchmeisselt war, begann stinkender Eiter durch das spon-
giöse Gewebe herauszusickern; man öffnete kein eigentliches Antrum, sondern

fand, nachdem man durch die ganze Dicke des Knochen gekommen war, eine wallnussgrosse Abscesscavität zwischen dem Cranium und der Dura, in der Fossa sigmoidea liegend; Dura war missfarbig, mit Eiter belegt und pulsirte, wenn man denKopf des Patienten emporhob. Jodoformmèche, Kissenverband.

16. 3. Temp. um 12 Uhr 39,7, um 4 Uhr 37,6, um 8 Uhr 38,5, um 12 Uhr 37,9, um 6 Uhr 40. Eine Stunde nach der Operation war der Patient ein wenig unklar, er beruhigte sich jedoch nach einer Morphininjection, schlief gut und ist des Morgens klar, hat einen natürlichen Gesichtsausdruck. P. 84. regelmässig, kräftig; er hat immer noch Schwindel und Schmerzen an der rechten Seite des Kopfes. Seit 4 Uhr heute Morgen 4 maliges Erbrechen einer gallenfarbigen Flüssigkeit. Der Urin, der gestern Abend genommen wurde, giebt eine starke Blutreaktion und enthält viel Albumen. Diurese 300 g. Er hat weder Schüttelfrost noch Krämpfe oder Paresen gehabt.

17. 3. Temp. um 12 Uhr 38,2, um 4 Uhr 38,1, um 8 Uhr 39,7, um 12 Uhr 38,2, um 6 Uhr 38,8. P. 120. Gestern um 12 Uhr einen Schüttelfrost, der 10 Minuten dauerte, hierauf einmaliges Erbrechen, später 4 maliges Erbrechen, liegt apathisch und unklar. Er ist sehr ikterisch, hat gestern Abend Urin quittirt (150 Ccm.), diesen Morgen aber nichts, man nimmt 420 Ccm. Bei der mikroskopischen Untersuchung findet man zahlreiche Cylinder von allen möglichen Formen: hyaline, fein- und grobkörnige, mehrere die mit Epithelzellen und rothen Blutkörperchen belegt sind, ausserdem eine Menge frei liegende rothe Blutkörperchen und oberflächliche Epithelzellen.

In der Aethernarkose wird die Trepanationsöffnung verlängert, sowohl nach hinten wie nach oben, wobei Sinus transvers. 3 Cm. lang entblösst wird, man findet ihn mit Eiter belegt, deutlich thrombosirt, weshalb man das entblösste Stück öffnet; die Thrombe ist etwas zerfallen. Während einer leichten Ausschabung und Abtrocknung mit Schwämmen strömt plötzlich eine grosse Menge Blut sowohl peripher wie central aus dem geöffneten Sinus, weshalb Tamponade mit Jodoformgaze. Der Puls während der ganzen Operation gut.

18. 3. Temp. um 12 Uhr 39,3, um 4 Uhr 39, um 8 Uhr 38, um 12 Uhr 38,8, um 6 Uhr 37,9. Er ist seit der Operation unklar, hat aber nicht erbrochen. Ikterus hat zugenommen, ab und zu hat er gehustet und sanguinolente Klumpen expectorirt, er ist des Morgens ruhig und sieht recht kräftig aus.

19. 3. Temp. um 12 Uhr 38,1, um 4 Uhr 37,8, um 8 Uhr 37,8, um 12 Uhr 39,3, um 6 Uhr 37,5, um 8 Uhr 36,4. Ist apathisch und unklar gewesen, liegt in diesem Zustand bis um 7 Uhr Nachmittags. Mors.

S. D. Otitis media dextr. Abscessus epiduralis. Thrombosis sinus transv. Pneumonia gangränosa metastatica dupl. Empyema duplex. Nephritis acuta parenchymatosa septica. Hyperplasia lienis. Degeneratio parenchymatosa myocardii.

Meningen mittelmässig blutgefüllt, ohne Exsudat; das Hirngewebe natürlich. Im rechten Sinus transv., vom Foramen jugulare bis zur Biegungsstelle eine ältere mit der Wand verwachsene nicht ganz obturirende Thrombe, in dem rückwärtigen Theil des Sinus transv. findet man nur flüssiges Blut und frische Coagula. Keine Thromben in der Vena jugularis. Im rechten Cavum tympani sind Granulationsmassen, in den Cellulae mast. Eiter und oberhalb dieser ein gut erbsengrosser epiduraler Abscess.

21. Thrombose im linken Sinus transv. Resectio cranii. Punktur des Sinus. Mors. Wilhelm Nielsen. 13 Jahre. 5. Abth. 22. 5. 91. † 9. 7. 91. Kl. D. Otitis media. Pyaemia.

Seit mehreren Jahren ab und zu linksseitiger Ohrenfluss und Taubheit am linken Ohr. Vor 3 Wochen bekam er ohne bekannte Ursache starke Schmerzen im linken Ohr und einen bedeutenden purulenten Eiterfluss daselbst. Vor 8 Tagen nahmen sowohl die Schmerzen wie die Suppuration ab, aber er bekam Schmerzen in der linken Scheitelgegend unter der linken Stirnhälfte; gleichzeitig stellte sich auch wiederholt Erbrechen ein. Er fühlte eine Schwere im Kopfe, keine Paresen. Temp. 37,6. Puls 80.

23. 5. 37,6—38,4. Hat keine Schmerzen und fühlt sich wohl; stinkendes Sekret aus dem · linken Ohr. Keine Empfindlichkeit bei Druck auf den Proc. mast., wird beim aufrecht Sitzen nicht schwindelig.

24. 5. 39,4—39,2. P. 96, regelmässig kräftig. Seit gestern Abend sehr apathisch, heute Morgen einmal Erbrechen. Kein Schüttelfrost. Die Pupillen natürlich. Ophthalmoskopisch nichts Abnormes.

25. 5. 39,8, 39—38. P. 100. Fühlte sich gestern wohl, keine Anzeichen eines Leidens des Proc. mast. — 26. 5. 39,8—37,6. Ein wenig Kopfschmerzen gestern Abend, heute Morgen wohlauf; keine empfindlichen Stellen am Cranium.

27. 5. 39,8—38,2. Am Boden des Gehörganges ist ziemlich viel stinkender Eiter, an der Decke oberhalb des Proc. brevis ist eine Granulationsmasse, von welcher ein fistulöser Gang in den obersten Theil der Paukenhöhle führt. Der übrige Theil der Membran ist mit Eiter bedeckt. Nichts Abnormes an den Umgebungen des Ohres.

29. 5. 39,1—37,8. Klagt über Unruhe und stechenden Schmerz im rechten Auge. — 1. 6. 37,5—37,8. — 2. 6. 37,3—40,1. Hat seit gestern Schmerzen in der rechten Schulter. Weder Kopfschmerzen noch Schüttelfrost. — 3. 6. 38,5—38,8. Die Schmerzen im Arm nehmen ab. In der Chloroformnarkose und mit winkeligen Sonden findet man, dass die Gehörknöchelchen fehlen, und dass der oberste Theil der Paukenhöhle sowie Antrum mast. mit dicken grünen Colesteatommassen angefüllt ist, die Wände sind theilweise cariös.

4. 6. 37,8—40,1. In der Aethernarkose Resectio proc. mast. Vom Antrum werden grosse stinkende Cholesteatommassen entfernt, bei der Ausspülung Verbindung mit dem Gehörgang constatirt. Kissenverband.

5. 6. 36,6, 36,8—40. Weder Kopfschmerzen noch Brechreiz, giebt an, sich wohler zu fühlen als vor der Operation. Ophthalmoskopisch nichts Abnormes. — 6. 6. 37,1, 37,8--40,3. Befindet sich recht gut. Der Verband wird gewechselt, die Wunde reactionslos. — 8. 6. 40,3, 40,1—38. Schläfrig und apathisch. Weder Convulsionen noch Erbrechen, Harn ohne Albumen. — 10. 6. 40,2, 40,4—39,2. Puls 100. Klagt über nichts. — 12. 6. 39,5, 40,4—39,5. — 15. 6. 40,4—37,9. In der Aethernarkose wird der Verband gewechselt. Zuerst schafft man mit einer Sonde eine neue Verbindung zwischen Antrum

und dem Mittelohr, so dass die eingespritzte Flüssigkeit mit Leichtigkeit durchdringen kann. Hierauf macht man eine nach rückwärts gehende Incision, so dass man zusammen mit dem Resectionsschnitt, einen dreieckigen Lappen bekommt, der subperiostal losgelöst wird. Dann wird das Cranium oberhalb des Winkels des Sinus transv. weggemeisselt. Der sich nach hinten streckende Zweig des Sinus ist ausgesprochen blutig, aber der nach unten gehende und das Knie selbst sind gelb missfarbig, man fühlt, dass im Sinus fliessender Inhalt ist. Man macht mit einem spitzen Messer 2 Punkturen, wobei doch keine bedeutende Menge Blut entleert wird, eine eingeführte Sonde bewegt sich unzweifelhaft in einer Thrombe, welche jedoch keinen Eiter absondert. Jodoformgazetamponade.

16. 6. 40,7, 39—39. Zustand unverändert. — 17. 6. 39,8, 40—38,4. Es hat sich ein Oedem an der rechten Wange und der rechten Seite des Halses im Verlauf von wenigen Stunden entwickelt. Die Mèche wird entfernt, Sinus transv. scheint normal zu sein, die kleinen Incisionen sind geheilt.

19. 6. 40,5—38,6. — 20. 6. 36—38,6. Das Oedem an der rechtsseitigen Gesichtshäfte und Halses hält an. P. 92, regelmässig. — 22. 6. 40,1—37,8. Es hat sich an der rechten Seite des Halses, dicht hinter dem M. sternocl. ein grosser Abscess gebildet, der incidirt wird, der Abscess erstreckt sich bis zum hintersten Bogen des Atlas, man macht daher eine Contraöffnung rechts vom Proc. spinosus einen Finger breit unterhalb der Spina occipit. Drainage.

23. 6. 39,6—38,6. Etwas schläfriger, das Oedem an der rechten Seite des Gesichtes unverändert. — 25. 6. 39,3—39,8. Etwas unklar. — 27. 6. 39,7—37,6. Es ist ein Oedem am linken Auge eingetreten. — 30. 6. 36,6—37. Der ganze rechte Bulbus ist heute stark hervorgeschoben, und findet man innerhalb der Palpebra inf. am Boden einen Abscess, der durch die Palpebra incidirt wird und woraus eine Menge Eiter strömt.

3. 7. 38,1—38,3. Zwischen den zwei Incisionen im Genick hat sich ein grosser Abscess gebildet, der mit den früher genannten Incisionen nicht in Verbindung steht. — 4. 7. 39,5—39,5. Sehr apathisch. Das Oedem am linken Auge und der linken Wange nimmt zu.

Die folgenden Tage hohe Temperatur. 9. 7. 40,6—36,9. In der Aethernarkose wird das Drain aus der Orbita entfernt, wo noch immer ein Oedem und ein Hervordringen des Bulbus ist; hierauf wird die Incision im Genick untersucht und es zeigt sich, dass eine bedeutende Unterminirung an der linken Seite vorhanden ist, weshalb eine Contraöffnung gemacht wird. Während der Narkose bedeutender Collaps. — Mors. Keine Section.

22. Thrombose im rechten Sinus transversus. Absc. subduralis. Peter Larsen, 23 Jahre. 1. Abth. 8. 3. 74. † 9. 3. 74.

Der Patient kam am 23. 2. 74 in die dritte Abtheilung des Spitals. Vor etwa einer Woche bekam er heftige Ohrenschmerzen, starke Kopfschmerzen und gleichzeitig Brechreiz und Erbrechen, die Ohrenschmerzen hörten auf, nachdem eine Incision in den Gehörgang gemacht wurde, wobei erst Blut, dann Eiter herausfloss. Er schien die letzten Tage unklar gewesen zu sein, und kann nicht angeben, wann die Schmerzen im linken Knie anfingen. Keine

Pectoralia. Er klagt nun über Kopfschmerzen und Schmerzen im rechten Ohre, wo man eine Menge Eiter sieht. Er ist vollständig klar, etwas congestionirt, das linke Knie schmerzhaft, aber ohne Ansammlung, die Pupillen egal, keine Paresen.

24. 2. 39,5—39. P. 108. Abwechselnd Kälte und Hitzeempfindung, starke Kopfschmerzen und Ohrensausen im rechten Ohre, ein wenig Schmerzen in beiden Knieen.

25. 2. 40 –39,2. P. 102—100. Delirirte gestern, ist aber diesen Morgen klar, sehr schläfrig, in beiden Knien eine geringe Ansammlung und ein unbedeutender Strabismus divergens am rechten Auge. Ophthalmoscopisch vielleicht eine geringe arterielle und venöse Hyperämie der Pupillen und Retina, sonst nichts besonderes.

26. 2. 40—38,2. P. 102—84. Keine Kopfschmerzen, fortwährend eine geringe Suppuration aus dem rechten Ohre, liegt apathisch.

27. 2. 40—40. P. 114—112. Starke Schmerzen in der rechten Schulter, die Ansammlung in den Kniegelenken etwas geringer.

28. 2. 40—39,6. P. 120—96. Keine Delirien, kein Schüttelfrost, starker Schweiss, klagt über Schluckbeschwerden, giebt an, dass das Essen hinten im Larynx stecken bleibt. Etwas Husten. Man findet heute eine ziemlich bedeutende Anschwellung der ganzen Partie um den Larynx herum, die sich beinahe bis zur Clavicula hinab erstreckt, bei einem Druck auf den Larynx ist er empfindlich. Eine bedeutende Ansammlung in beiden Kniegelenken, namentlich im rechten. Laryngoscopisch nichts Abnormes. Durch den Ohrenspiegel entdeckt man keine Perforation, aber man konnte den vorderen Theil der Membran nicht sehen, da der Gehörgang geschwollen war.

2. 3. 38,2—40. P. 112—108. Begann gestern Abend zu deliriren, war des Morgens klar, starke Schmerzen und Anschwellung in beiden Kniegelenken.

4. 3. 41—39. P. 120—96. Ab und zu delirirend, starker Schweiss. Beginnender Decubitus am Os sacrum.

5. 3. 39,6—38,6. Schläfrig, klagt über Schwere im Kopf und Schmerzen im rechten Ohr. Die Anschwellung am Halse scheint an Umfang etwas zugenommen zu haben, die Empfindlichkeit hat aber ganz aufgehört. Die Geschwulst, die an beiden Seiten gleich ist, nimmt den ganzen untersten und vordersten Theil des Halses ein, reicht nach hinten bis zum rückwärtigen Rand des M. sternocleidomastoideus, die Geschwulst scheint fluctuirend zu sein. Auf der Ulnarseite des linken Handgelenkes ist die Haut roth und empfindlich.

8. 3. 39,6—39. P. 120—120. Fortwährend Hitzeempfindungen, spricht irre und ist beinahe immer unklar, wird auf die chirurgische Abtheilung gebracht mit der Diagnose Pyämia.

9. 3. Man macht eine Incision an beiden Seiten des Halses dem vorderen Rand des Sternocleidomastoides entlang, beiläufig $1/2$ Liter Eiter fliesst heraus (hier hört das Journal auf).

S. D. Otitis media dextr. Caries partis petrosi dextr. c. perforatione in sinus transversum, Thrombosis sinus transv., Abscess. reg. temporal. Pyämia. Absc. regionis ant. colli, Pyarthrus genuum et humeri, Tumor lienis. Degeneratio parenchymatosa organorum.

Beim Herausnehmen des Gehirns entfliesst eine Menge Eiter aus dem rechten Sinus transv. und man findet dort einen Abscess von emollirten Thrombenmassen umgeben, das Periost ist eitrig infiltrirt, Cavum tympani mit Eiter und schlaffem Granulationsgewebe erfüllt, auch im Gehörgange ist Eiter. Innerhalb und unterhalb des Proc. mast. ist ein Abscess zwischen den Muskeln; dieser steht nicht in Verbindung mit dem Abscesse an der Vorderseite des Halses, er liegt zwischen Larynx und den Prätrachealmuskeln, reicht nach oben zu bis zum Os hyoideum, nach unten zum untersten Rand der Cart. thyr. In beiden Kniegelenken, Schultergelenken und in den Strecksehnenscheiden der linken Hand ist Eiter.

23. Thrombose im rechten Sinus transversus. Valborg Nielsen, 5 Jahre. 1. Abth. 2. 9. 84. † 7. 9. 84.

Kl. D. Ostitis ossis temporis. Hämorrhagia Sinus transv. Meningitis.

Schon ein paar Jahre rechtsseitige Otitis mit Eiterfluss. Die letzten 3 Wochen hat sich eine Geschwulst hinter dem Ohr entwickelt, der Ohrenfluss ist reichlicher und mehr übelriechend. Sie ist febril gewesen, hat bei Nacht aufgeschrieen, hat Kopfschmerzen gehabt, aber keine Krämpfe und schielt nicht.

Das Kind ist blass und angegriffen, die Pupillen reagiren bei Lichteindrücken, die rechte etwas weniger als die linke, im rechten Gehörgang viel Eiter, ein wenig unterhalb des Proc. mast. ist eine Infiltration. Temp. bei der Ankunft 39,6. P. 130.

5. 9. 39,8—37,8. Heute Morgen eine so bedeutende venöse Hämorrhagie aus dem rechten Ohre, dass das Kind ganz anämisch wurde, gleichzeitig hiermit wurde die Geschwulst in der Reg. sterncleidom. grösser, so dass man dort eine Incision machte. Man fand eine Entblössung des Proc. mastoid. bis ein Stück hinauf auf die Squama. Der Proc. war ein wenig, aber nicht vollständig losgelöst, die Abscesscavität war mit venösem Blut angefüllt, das fortwährend aber doch nur langsam heraus sickerte. Bei der Ausspülung zeigte es sich, dass eine Verbindung zwischen der Cavität und dem Gehörgange war. Sublimattampons.

6. 4. 37,9—37,8. Beim Wechseln des Verbandes findet man ein stinkendes blutiges Sekret, aber keine Blutung, weder aus dem Gehörgang, noch aus der Abscesscavität.

7. 4. 41,2—40,8. Das Kind ist anämisch und collabirt, es ist ein wenig Strabismus divergens vorhanden und Inegalität der Pupillen, sie schreit auf im Schlafe. Mors.

S. D. Otitis media supp. Ostitis Oss. temp. Necrosis proc. mastoid. Phlebitis supp. c. perforatione et thrombosis sinus transversi. Abscessus metastat. pulm. utriusque. Hyperplasia lienis. Anämia universalis.

Der Gehörgang und Cavum tympani mit eitrig-infiltrirten käsigen Massen angefüllt, Membrana tympani fehlt, die Wände der Paukenhöhle stark cariös, das Labyrinth scheint gesund zu sein. Dura und die weichen Häute natürlich ebenso wie das Hirngewebe. Beim Aufschneiden des rechtsseitigen Sinus transversus zeigt es sich, dass dieser mit gelben puriformen Thromben angefüllt ist, die sich bis zur Mittellinie und zum Foramen jugulare erstrecken, die Wände des Sinus transv. sind stark ulcerirt, namentlich findet man in der Fossa sigmoidea, dem Proc. mast. entsprechend, einen Substanzverlust, der sich durch die ganze Wand (Dura und den Knochen) erstreckt, und durch dieses Loch, das an dem hintersten Rande des Proc. mast. ist, steht der Sinus in direkter Verbindung mit der unterhalb des nekrotischen Proc. mast. vorhandenen Abscesscavität. In beiden Lungen, aber doch grösstentheils in der rechten, sind im untersten Lappen mehrere erbsen- bis wallnussgrosse Abscesse.

24. Thrombose im rechten Sinus transversus. Christiane Christiansen, 6 Jahre. 1. Abth. 20. 9. 85. † 2. 10. 85. Kl. D. Otitis media. Meningitis. Absc. femoris septic.

Seit 3 Jahren rechtsseitige Otitis. Vor 14 Tagen Ohrenschmerzen, Kopfschmerzen, Febrilia; ein paar Tage darauf regulären Ohrenfluss. Man machte eine Incision hinter dem Ohre, später auch dort reichliche Suppuration. Das Kind ist blass und mager. P. 140. Temp. 40,3. Stethoskopie normal. Durch die kleine Incision hinter dem Ohre fühlt man eine Denudation. Keine cerebralen Zustände.

21. 9. Die Incision wird verlängert und die Weichtheile nach der Seite rouginirt. Man fand einen erbsengrossen Defect im Knochen, durch welchen dunkles Blut mit weissem Eiter gemischt entleert wurde; das umgebende Knochengewebe wurde $1/2$ Zoll breit und 1 Zoll lang weggemeisselt, wodurch der grösste Theil des Proc. mast. entfernt wurde. Dies alles wurde nur unternommen, um den Abscess zu erreichen, der epidural war. Dura war an mehreren Stellen missfärbt. Das herausströmende Venenblut floss in einem mit dem Puls isochronen Strom, sistirte aber bald. Jodoform und trockener Verband.

22. 9. 39,7—38,9. Puls schnell, unregelmässig. Deutliche Cerebralsymptome sind nicht vorhanden gewesen.

24. 9. Auf der Rückseite des rechten Femur ist oben eine grössere fluctuirende Ansammlung, eine ziemlich bedeutende Ausfüllung im Trigonum Scarp. und handbreit oberhalb Ligament. Poupart. Die Wunde hinter dem Ohr sah gut aus, vom Boden aus fliesst unter Pulsation eine trübe purulente Flüssigkeit, aber nur in geringer Menge. Der Abscess am Schenkel wird incidirt und es entfliesst demselben eine Menge stinkenden Eiters.

26. 9. 37,4—38,8. Ophthalmoskopisch nichts. Liegt und jammert, ist ab und zu unklar. Puls schnell, unregelmässig. Das rechte Bein ist im Hüftgelenk abducirt und nach aussen rotirt, bedeutende Anschwellung um das Gelenk herum.

28. 9. 38—38. P. 150, andauernd unregelmässig. Hat aufgeschrien und ein einzelnes Mal mit den Zähnen geknirscht. Unfreiwillige Entleerung des Harns und der Excremente. Liegt immerfort und jammert; die Pupillen sind dilatirt. Eine geringe Steifheit der Genickmuskeln. Beinahe keine Secretion aus der Wunde hinter dem Ohr.

1. 10. Andauerndes hydrocephalisches Aufschreien, springende Temperatur, deutliches Schielen. Die Pupillen sind dilatirt. Sie ist bei Bewusstsein.

2. 10. Liegt den grössten Theil der Zeit und phantasirt, schreit ab und zu auf, dreht den Kopf abwechselnd von der einen nach der anderen Seite. Die Pupillen sind inegal. Mors.

S. D. Otitis media. Phlebitis sinus transv. Hyperaemia meningum et substantiae cerebri. Synovitis purulenta articulationis coxae dext. Absc. periarticularis. Pneumonia metastatica sin. Pleuritis purulenta sin.

Proc. mast. ist entfernt und Sinus transv. entblösst, dieser in einer grossen Ausstreckung thrombosirt, die Thrombe theilweise purulent zerfallen, sie erstreckt sich sowohl in den linken Sinus transv., wie hinauf in den Sinus longitudinalis sup. Pia mater und die Hirnsubstanz hyperämisch, sonst natürlich, kein Exsudat. Das rechte Hüftgelenk mit Eiter angefüllt. Der Knorpel sowohl am Femur wie im Acetabulum abgestossen. In der linken Pleura 1000 Grm. käsiger Eiter, die Lungen comprimirt und sowohl haselnuss- wie wallnussgrosse pusinfiltrirte pneumonische Partien enthaltend. Die rechte Lunge natürlich, sowie die Pleura.

25. Thrombose im rechten Sinus transversus. Christian Erganz, 27 Jahre. 1. Abth. 2. 9. 86. † 5. 9. 86. Kl. D. Otitis media. Meningitis.

Es wird mitgetheilt, dass das Ohrenleiden des Patienten beim Baden entstanden sei, selbst kann er keine Aufklärungen geben. Er ist sehr debil, unruhig, antwortet nicht, wenn er gefragt wird, obwohl es scheint, als ob er die Frage verstehe, klagt über Kopfschmerzen, kein Eiterfluss am rechten Ohr.

3. 9. 38,8—38,9. P. 80. War heute Nacht unruhig, hat erbrochen, unfreiwillige Urinentleerung, ist weniger apathisch, klagt über diffuse Kopfschmerzen sowie Schmerzen im Genick. Die rechte Pupille contrahirt sich nicht so stark wie die linke; eine leichte Ptosis am rechten Auge. Resectio proc. mast. Cellulae mast. sind mit Eiter angefüllt; man sieht Dura am Boden der Wunde, sie wird punktirt, aber es kommt nur ein wenig Blut.

4. 9. 39,7—39. P. 88. Hat heute Nacht delirirt, liegt des Morgens zusammengesunken im Bett, antwortet vernünftig, hat ein prickelndes Gefühl in den Händen. Ptosis am rechten Auge hat zugenommen, es ist Strabismus convergens und Doppelsehen durch Contractur des rechten M. rectus vorhanden. Schwindel sobald er sich im Bett aufrichtet.

6. 9. 40,4. Der Patient war im Laufe des gestrigen Tages sehr unruhig, wollte zum Bett heraus, erkannte nur momentweise die Umgebung. Hatte weder Convulsionen noch Zuckungen, Strabismus war nicht deutlicher ausgesprochen, ab und zu schrie er auf. Mors um 4 Uhr des Morgens.

S. D. Otitis media chron. dext. Thrombosis vetus sinus transv. dext. Leptomeningitis purulenta diffusa cerebri et medull. spin. Hyperaemia cerebri et medullae. Emphysema et Hypostasis pulm. Degeneratio parenchymatosa organorum.

Das Cranium hatte eine natürliche Form. Hinter dem rechten Ohr findet man eine Operationswunde, wo ca. 2 Ctm. der Pars mastoidea entfernt sind. Den Boden der Wunde bildet Dura, die auf ihrer Aussenseite mit einer Schichte röthlicher Granulationen bedeckt ist. Sinus transv. ist an der betreffenden Stelle mit einer graurothen organisirten Thrombe angefüllt, die nirgends einen purulenten Zerfall zeigt und bei der man an keiner Stelle zwischen der Gefässwand und dem ausfüllenden Gewebe sondiren kann. Weiter nach rückwärts im Sinus transv. findet man eine organisirte Thrombe, die jünger zu sein scheint, und die von der Wand der Gefässe loszulösen ist. Die Thrombe verlängert sich bis an die Stelle, wo der Sinus transv. sich mit dem Sinus longitudinalis sup. verbindet, der ein frisches, schwarzes, weiches, feuchtes Coagulum enthält. Die rechte Paukenhöhle ist mit Granulationsmassen ganz angefüllt, worin die cariösen Gehörknöchelchen liegen. Im Vestibulum findet man ein trübes gelatinöses Exsudat, aber die Wände haben ein natürliches Aussehen. Dura mater ist im ganzen gesund, keine Ansammlung im Subduralraum. Pia mater hat an der Convexität eine Menge purulente Streifen den Gefässen entlang. An der Basis ist ein sehr bedeutendes purulent gelatinöses Exsudat vom Chiasma an bis zur Medulla oblongata; man findet es auch an der Unterseite des Temporallappens und des Cerebellums. Die weichen Häute sind leicht loszulösen. Die Oberfläche des Gehirns zeigt sich nach der Loslösung uneben. Die Seitenventrikeln sind von einer purulenten trüben Flüssigkeit aufgetrieben; die Hirnsubstanz sehr blutreich und feucht.

26. Thrombose im linken Sinus transversus. Henrik Henriksen, 9 Jahre. 1. Abth. 14. 5. 89. † 18. 5. 89.

Kam an die medicinische Abtheilung am 26. 4. mit der Diagnose gastrisches Fieber; er soll damals eine Woche hindurch an continuirlichem Fieber gelitten haben, sowie an Erbrechen. Er ist taubstumm, wurde im Alter von 3 Jahren taub, nachdem er Perlen in die Ohren gesteckt hatte, die aber bei einer Operation entfernt wurden; die Taubheit soll den Verlust des Sprachvermögens bewirkt haben.

Er ist klein, in gutem Nahrungszustand, stark congestionirt, die Augen glänzend, er liegt und jammert, scheint keine Kopfschmerzen zu haben, aber Schmerzen in der linken Seite der Brust und des Unterleibes.

27. 4. 40,3—37,6. P. 108. Klagt immerfort und greift an den Kopf, der Ton oberhalb des rechten Apex ist etwas kürzer, und hat eine scharfe Inspiration, rückwärts bronchial, aber ohne Rasselgeräusche.

29. 4. 39,9—40,7. P. 112—132. Schläft viel, kein Husten; nichts Neues in den Brustorganen oder anderswo, das das Fieber erklärlich machen würde.

1. 5. 40,4—39.6. P. 139—116. Zustand unverändert. Gestern ein wenig Suppuration aus dem linken Ohr, die sich später nicht wiederholt hat; das Spülwasser war klar.

2. 5. 42,2—38,4. P. 140—132. War gestern Abend unruhig, weshalb ein Bad von 24° R. während 10 Minuten ordinirt wurde. Temperatur sank auf 38,9. Er wurde hierauf ruhig. Die Dämpfung über dem rechten Apex hat sich verbreitet, kein Rasselgeräusch. Keine Empfindlichkeit bei Druck auf den Proc. mast. Heute Nacht Zähneknirschen und Schielen.

3. 5. Nach einem Schüttelfrost gestern stieg die Temperatur auf 40,7, weshalb ein Bad ordinirt wurde, das jedoch kein Fallen derselben bewirkte. Er liegt apathisch und unruhig, jammert immerfort; durch das Spülwasser aus dem linken Ohr wurde ein 1 Ctm. langes Stück Griffel entfernt; keine Suppuration aus dem Ohr.

Bei der otoskopischen Untersuchung findet man am Boden des Gehörganges im linken Ohre einige Desquamationsmassen; das Trommelfell ist narbig; keine Infiltration der Gehörgangswände, keine Empfindlichkeit im Umkreise des Ohres oder irgend etwas, das auf einen frischen Entzündungszustand im oder im Umkreise des Mittelohres schliessen liesse. Aehnliche Verhältnisse an der rechten Seite.

5. 5. 41,7—38,5. P. 136—108. Hat ein Bad von 28⁰ bekommen, das die Temperatur auf 39,1 herabsetzte, weder Schielen noch Zähneknischen. — 6. 5. Des Morgens einen Schüttelfrost, der 1½ Stunde dauerte und worauf starker Schweiss eintrat. — 7. 5. 40,5—38,5. Wird mit Bädern behandelt, die die Temperatur einen Grad herabsetzen. Er schläft viel. Gestern Abend einen Schüttelfrost, der 20 Minuten dauerte. Er greift oft mit den Händen an den Kopf; der Unterleib ist ein wenig eingezogen. Stethoskopisch nichts neues.

9. 5. 39,3—38,4. P. 124—120. Gestern einen kleinen Schüttelfrost. — 10. 5. Aus dem linken Ohre kam ein dicker purulenter Ohrenfluss, keine Empfindlichkeit bei Druck auf den Proc. mast.

11. 5. 39,9—39,2. War gestern viel unruhiger und jammerte mehr, hatte 2mal Nasenbluten; die bedeutende Genicksteifheit hält sich. Bei der ersten Ausspülung des Ohres kam ein dickes weisses Sekret, später aber nichts mehr; kein Erbrechen.

12. 5. 39,7—39,2. Puls 136—140. Gestern wieder starke stinkende Suppuration aus dem Ohr. — 13. 5. 39,2—40,6. Er ist jetzt empfindlich bei einem Druck auf den Proc. mast., keine Röthe der Haut. Otoskopisch findet man den Gehörgang mit Pus angefüllt, nach dessen Entfernung sieht man oben eine erbsengrosse knochenharte Prominenz (Exostose?), deren Berührung sehr empfindlich zu sein scheint, es ist keine Infiltration der hinteren Gehörgangswand vorhanden. Die Untersuchung ist beschwerlich, da sie sehr schmerzhaft ist. 14. 5. 39—39,1. P. 124—132. R. 44. War gestern unruhig; hatte einen Schüttelfrost, der 20 Minuten dauerte. Er liegt mit aufgezogenen Beinen, die Steifheit der Gelenkmusculatur hält an; er ist stark abgemagert. Die Perkussion ist überall an der rechten Vorderfläche stark gedämpft und nimmt gegen oben zu, Respiration geschwächt und von bronchialem Charakter, nur gegen unten von feuchten Rasselgeräuschen begleitet. Auf der rechten Rückenfläche ist überall Dämpfung, die Respiration wie vorne. Er ist empfindlich bei Druck auf den Proc. mast. Weder Schielen noch Krämpfe. Wird an die chirurgische Abtheilung überführt mit der Diagnose: Otitis media, Pyämia.

15. 5. In der Narkose zeigt es sich, dass nichts Abnormes am Proc. mast. zu bemerken ist und kein Ohrenfluss. Die Haut ist am untersten Theil des Unterleibes von der Symphyse bis zum Umbilicus ödematös; es ist Urinretention da, der Urin, der normal ist, muss mit dem Katheter entnommen werden; man macht eine Incision in der Linea media, wobei ein gangränöser Abscess, der in dem Cavum präperit. Retzii liegt, entleert wird; Periost an der Symphyse gangränös, aber es ist keine Denudation des Knochens vorhanden.

Hierauf Probeincision am Proc. mast.; Periost wurde seitwärts rouginirt; der Knochen normal, weshalb man weitere Operation aufgab.

17. 5. 39,2—36,8. Liegt apathisch und schläfrig, gestern einen Schüttelfrost. — 18. 5. 38,7—39,7. Stinkenden Ohrenfluss; in der Narkose Resectio

proc. mast. Es war gar kein Eiter in den Zellen; das Kind starb unmittelbar, nachdem der Verband angelegt worden war.

S. D. Otitis media sin. Phlebitis sinus transversus sinistr. Oedema meningum; Abscessus metastat. pulm. utriusque; Bronchiectasis; Absc. suprapubicus; Hyperplasia lienis und Degeneratio parenchym. organorum. Dura mater natürlich, die weichen Häute ödematös; der linksseitige Sinus transversus ist missfarbig sowie die daran angrenzende Oberfläche des Gehirns, man findet aber keine meningitischen Veränderungen; nach dem Aufschneiden findet man Sinus mit einer grauen, dünnen, ichorösen Flüssigkeit angefüllt. Im Cavum tympani ist missfarbiger Eiter; die Membran fehlt.

In beiden Lungen findet man unten mehrere purulente Foci, die grössten (taubeneigrosse) an der rechten Seite, wo auch hier und da eine Erweiterung der zuführenden Bronchienzweige ist. Im rechtseitigen obersten Lappen ist das Gewebe beinahe luftleer, stark ödematös und von fester gelatinöser Beschaffenheit; im Uebrigen ist diese Lunge und die ganze linke lufthaltig hyperämisch. In der Pleura ist nichts.

27. Thrombe im linken Sinus transv. Resectio cranii. Oeffnung des Sinus. Mors. Cristian Nielsen, 17 Jahre. 1. Abth. 4. 10. 91. † 16. 10. 91. Kl. D. Otitis media.

Seit seiner Kindheit schwerhörig. Vor 14 Tagen Schmerzen im linken Ohr, die von einem reichlichen Eiterfluss begleitet waren; vorgestern bekam er einen Schlag auf den Kopf, bekam Erbrechen aber verlor das Bewusstsein nicht. Die letzten Paar Tage Schmerzen im Hinterkopf und Schwindelgefühl bei aufrechter Stellung. Temp. 39,5. Er ist träge, schläfrig und ziemlich schwerhörig. Reichlicher linksseitiger Ohrenfluss. Empfindlichkeit und eine leichte Röthe der Haut am Proc. mast. Der Gehörgang ist mit Granulationen angefüllt; die Membran ist unten perforirt; von dem rechten Trommelfell ist nur ein Rand nach oben und vorne zurückgeblieben.

5. 10. 39,2 - 38,6. P. 80. — 6. 10. 39,6—38,9. P. 104. Immerfort Schmerzen im Hinterkopf, ein einmaliges Erbrechen. — 7. 10. 40,4—37,8. Resection des Proc. mast. mit reichlicher Entleerung von stinkendem Eiter aus den Zellen. — 8. 10. 39,6—39,2. Heute Nacht Schüttelfrost. Wiederholtes Erbrechen, ist apathisch. — 10. 10. 39,8—38,8. Heute Nacht Schüttelfrost. — 12. 10. 40,8—41,3. P. 108. Keine Lungenaffection. Weder Convulsionen noch Lähmungen.

14. 10. 40,4—40. Von der Resectionswunde aus wird das Cranium rückwärts weggemeisselt und der Sinus 4—6 Ctm. breit entblösst; dieser war mit Blut gefüllt aber nicht thrombosirt; unmittelbar über demselben war Dura aber graugrün gefärbt und als sie gespalten wurde, entleerte sich dünner septischer Eiter, der aus einer Cavität kam, die nicht grösser war als die Spitze eines Fingers. Man öffnete hierbei einen Sinus im oberen Theil der Wunde, der so stark blutete, dass tamponirt werden musste.

16. 10. 40,5—40,3. Liegt apathisch. Mors.

S. D. Thrombosis purulenta sinus transv. sin. Otitis purulenta média. Empyema dupl. Absc. metastat. pulm. Hyperplasia lienis. Deg. parenchymatosa organorum.

Im linken Sinus transv. findet man eine in der Mitte zerfallende purulente Thrombe, die sich von der bei der Operation hervorgerufenen Operationswunde aus bis zum Sinus longit. erstreckt. Nichts Abnormes im Gehirn oder den Hirnhäuten. Die Paukenhöhle ist mit einer geringen Menge Eiter angefüllt, die Wände sind cariös, die Gehörknöchelchen fehlen. In der rechten Pleurahöhle 500, in der linken 300 Gm. einer trüben sero-purulenten Flüssigkeit. An der Pleura fibrinöse Belege. In beiden Lungen sind eine Menge kleinerer und grösserer Abscesse.

28. Thrombose im linken Sinus transversus. Resectio cranii. Oeffnung des Sinus. Mors. Anna Johansen, 11 Jahre. 1. Abth. 18. 6. 92. 13. 7. 92. Kl. D. Otitis media.

Seit einem Jahre linksseitiger Ohrenfluss. Die letzten 14 Tage Febrilia, starke Kopfschmerzen, besonders in der Stirngegend, bedeutende Empfindlichkeit bei Druck auf den Proc. mast.; die Haut dort nicht infiltrirt. Tp. 39,4.

19. 6. Resection des Proc. mast.; zwischen Dura und dem Cranium fand man dünnen weisslichen Eiter. Cellulae mast. war mit Granulationen ausgefüllt. Ein grösserer Sinus wurde bei starker Blutung oben geöffnet.

22. 6. Temperatur wurde nach der Operation normal, heute wieder 39,7. Keine Cerebralien. — 25. 6. ˙ 41—38,9. Hat keinen Schüttelfrost gehabt, klagt über Kopfschmerzen besonders in der Stirngegend und den vorderen Rand des M. sternocleidom. entlang, wo man auch eine Ausfüllung spürt.

27. 6. 40,8—40,4. Kein Schüttelfrost, die Infiltration den M. sternocleid. entlang ist beinahe ganz geschwunden.

30. 6. Auch weiter kein Schüttelfrost, aber die Temperatur ist intermittirend; sie hat zu husten begonnen. — 2. 7. Ist empfindlich am vordersten Rand des M. sternocleid., aber man spürt keine Thrombose der Vena jugularis. Andauernde Stirnkopfschmerzen.

6. 7. 40,5—37. Gestern Abend ein Schüttelfrost. Man macht eine Incision den vordersten Rand des M. sternocleidom. entlang, keine Senkung, nur geschwollene Lymphdrüsen. Keine meningitischen Symptome.

10. 7. 39,3—39. Heute Nacht Schüttelfrost. P. 150. Es ist Dämpfung in der rechtsseitigen Infrascapularis mit geschwächter Respiration. Um den Angulus herum hört man feine crepitirende Rasselgeräusche und bronchiale Respiration. Probepunktur mit negativem Resultat.

12. 7. 41—38,6. — 13. 7. Mors.

S. D. Otitis media sin. Thrombosis sinus transv. Multiple Abscesse in den Lungen.

Beide Lungen übersäet mit kleineren und grösseren Abscessen, die meisten sind erbsen- bis kirschengross; gegen unten in der rechten Lunge eine grössere broncho-pneumonische Infiltration mit Zerfall in der Mitte.

Bei der Oeffnung des Cranium findet man keinen Eiter in den weichen Häuten, im Sinus transv. findet man eine von der Operationswunde ausgehende gelbgefärbte festhängende Thrombe. Im Cavum tympani Pus, dass sich den Nervus acusticus entlang hineinstreckt aber ohne die Hirnhäute zu erreichen. Keine Abscesse im Gehirn.

29. Thrombose im linken Sinus transversus. Resectio cranii. Oeffnung des Sinus. Mors. Eleonora Mathilde Möller, 11 Jahre. 1. Abth. 19. 5. 95. † 31. 5. 95. Kl. D. Otitis media.

Die Mutter erklärt, das Kind habe das erste Mal im Monat Januar dieses Jahres Ohrenschmerzen und Eiterfluss am linken Ohre gehabt, sie wurde mit Einspritzungen behandelt, worauf der Ohrenfluss nach einigen Tagen aufhörte. Vorgestern hatte sie wieder Ohrenschmerzen und Eiterfluss; heute Morgen wurde sie apathisch und erkannte die Umgebung nicht. Weder Krämpfe noch Paresen, keinen Schüttelfrost, einzelne Erbrechen. Sie ist jetzt klar, aber apathisch, Temp. 38,9, P. 132, kräftig. Sie hat purulenten, stinkenden, linksseitigen Ohrenfluss und ist empfindlich bei Druck auf den Proc. mast. — 21. 5. 38,8—39,5. Resection des Proc. mast.; man findet Pus in den Cellulae mast., Sinus wird entblösst, er sieht grau aus, missfärbt. Dura im Ganzen gesund. — 22. 5. 40,6—39,3. Keine fokalen Symptome von der Seite des Gehirns. — 24. 5. 40,3—38,8. Andauernd apathisch, aber klar.

26. 5. 39,1—38,5. Gestern einen Schüttelfrost, ab und zu unklar; klagt über Schmerzen in der Reg. temporal. Weder Convulsionen, noch Paresen. — 27. 5. 39,7—38,6. Gestern wiederholte Schüttelfröste, sowie Krämpfe. Gestern Abend wurde die Resectionswunde nach oben und nach vorn zu verlängert und mit dem Meissel ein zweimarkgrosses Stück des Craniums entfernt; das Gehirn war gespannt und pulsirte nicht. Dura, die grau und missfärbt ist, wird gespalten, ein Trocart wird nach verschiedenen Richtungen in das Gehirn eingeführt, man findet aber keinen Eiter. Keine ausgesprochene purulente Meningitis. Hierauf wird Sinus transv. geöffnet, dieser ist mit einer stinkenden, dünnen, puriformen Flüssigkeit angefüllt; die Wände des Sinus werden ca. $1^1/_2$ Ctm. weit aufgeschnitten. Man tamponirt mit steriler Gaze. — 28. 5. 40,9—40,3. Keine Krämpfe, sie ist unklar, schläfrig. — 29. 5. 40—39,4. Keinen Schüttelfrost, der Verband wird gewechselt, spärliches, stinkendes Secret aus der Wundcavität. Das Hirngewebe ist nur wenig prolabirt, geringe Pulsation. — 30. 5. 40,1—40. Sehr unklar. — 31. 5. 40,6 bis 40,4. Der Verband wird gewechselt; das prolabirte Hirngewebe ist nekrotisch; man sucht durch Punktur in verschiedenen Richtungen einen Abscess zu finden, aber ohne Resultat. Das Secret aus dem Sinus stark stinkend. Ophthalmoskopisch sieht man keine Stauungspapille. Mors.

S. D. Otitis media supp. sin. Thrombosis sinus transv. Meningitis supp. localis.

Bei der Oeffnung des Craniums findet man Dura gespannt. An der convexen Seite sind die weichen Häute natürlich. Auf der Unterseite des Temporallappens ist ein beiläufig wallnussgrosser Theil, der Trepanationsöffnung entsprechend, wo das Hirngewebe contundirt ist, indem es eine Cavität bildet, die mit röthlichen emollirten Hirnmassen angefüllt ist. An der linken Hemisphäre des Cerebellum und an der linken Seitenfläche des Pons findet man Meningen beiläufig 4 Ctm. im Durchmesser geschwollen und pusinfiltrirt. Das darunter liegende Hirngewebe ist geschwollen, weich, etwas ecchymosirt, aber sonst nicht verändert. Nirgends Abscesse. Die Seitenventrikel etwas erweitert und eine ichoröse Flüssigkeit enthaltend. Der linke Sinus transv. ist beinahe in seiner ganzen Ausstreckung thrombosirt und zwar mit einer weichen, grauen, theilweise zerfallenden Thrombenmasse.

30. Thrombose im linken Sinus transversus. Anders Rasmussen, 46 Jahre. 3. Abth. 25. 3. 76. † 30. 3. 76. Kl. D. Pneumonia croup. sin.

Vor ein paar Monaten bekam der Patient ein linksseitiges Ohrenleiden, ohne Schmerzen bildete sich ein Abscess, der perforirte. Später ist aus diesem Ohre eine geringe Suppuration gewesen. Die gegenwärtige Krankheit begann vor 4 Tagen mit starken Kopfschmerzen, Mattigkeit und etwas Husten, ab und zu Schüttelfröste und gleichzeitig Schmerzen im linken Hypochondrium. Kein Expectorat, gestern mehrmals Diarrhöe. Das Sensorium ist frei, aber er antwortet nur langsam. P. 100, regelmässig, kräftig. Vom linken Gehörgang ein wenig purulentes Secret. → 26. 3. 39—39. Trockener Husten, starker Durst. Der Urin enthält Spuren von Eiweiss. An der linken Rückfläche hört man zahlreiche, halbfeine, feuchte Rasselgeräusche, Respiration in der Infraspinata leicht bronchial. Percussion normal. — 27. 3. 39,2—39. P. 90. Unruhiger Schlaf mit Hallucinationen, weiss momentan wo er ist. Respiration ist beschleunigt, Stethoskopie wie gestern, im Gehörgang eingetrocknetes Secret. — 28. 3. 39,4—40. P. 84. Delirirte gestern Abend und war etwas collabirt. Unfreiwilliger Abgang des Harns. Eine leichte Dämpfung über der linken Infrascapularis mit verlängertem Ausathmen, begleitet von mittelstarken, feuchten Rasselgeräuschen; um Angulus herum ist die Respiration ein wenig bronchial. Ein paar Herpesblasen an der Nase und dem Munde. — 29. 3. 40,1—39,2. P. 120, schwach. Hat delirirt und weiss nicht wo er ist. Die Dyspnoe ist stark; der Urin geht unfreiwillig ab. Am Os sacrum beginnt Decubitus. — 30. 3. 40—40. P. 120. schwach. R. 54. Vollständig unklar, hustet selten, expectorirt nichts. Auch an der rechten Rückfläche feuchte Rasselgeräusche. Zunehmender Collaps. Mors.

S. D. Otitis chron. oss. temp. sin. c. fistula meatus audit. ext. Thrombosis sinus transversi sin. et longitudinal. et venae jugularis. Pyaemia. Infiltratio purulenta intra vaginam musculi recti. Hyperplasia acuta lienis. Bronchitis. Oedema pulm. Degeneratio parenchymatosa organorum.

Dura natürlich; vorn im Sinus longitudinalis ein frisches Coagulum; die Venen der Pia sind stark blutgefüllt, leicht loszulösen; in den Ventrikeln etwas mehr Flüssigkeit als normal. Das Hirngewebe natürlich. Im hintersten Theile des Sinus longit., im ganzen linken Sinus transvers., sowie im obersten Theil des Sinus occipital. findet man eine obturirende Thrombe, die im Sinus longit. am frischesten ist; sie hat abwechselnd graue, gelbliche und rothschwarze Abtheilungen; im untersten Theil des Sinus transv. findet man mehrere gelatinöse, durchsichtige, feste Theile, die mit der Wand fest verwachsen sind (organisirte Thromben). In der Nähe hiervon hat die Thrombe angefangen in der Mitte emollirt zu sein; sie setzt sich fort in die Vena jugularis int. bis 6 bis 7 Ctm. unter das Cranium, wo sie mit einer kleinen röthlichen Schichte endet, dicht an der Einmündung eines grossen Zweiges (V. facialis?). Die Thrombe ist in der Vena jugularis den ganzen Weg entlang in der Mitte emollirt und rothgrau gefärbt. In die Vena emissaria hinter dem Proc. mast. geht auch eine kurze Thrombe. Bei der Loslösung der Dura ist Os temporis oberhalb der Paukenhöhle etwas rauh, aber Dura ist nicht verändert. In der Paukenhöhle ist kein Pus, nur ein wenig klarer Schleim an der Wand; diese sowie die Schleimhaut der Tuba nicht injicirt; die Paukenhöhle und Gehörknöchelchen unbeschädigt. Im äusseren Theil des knorpeligen Gehörganges ist eine senfkorngrosse Oeffnung ohne hervortretende Granulationen, aber mit einer Verdickung der Weichtheile im Umkreise; hierdurch führte man eine Sonde in die erbsengrosse Höhle an der Basis von Pars petrosa, die beinahe mit einem spärlichen, weichen, röthlichen Granulationsgewebe (mikroskopisch wesentlich aus runden Zellen und zahlreichen Gefässen bestehend) ausgefüllt ist. Die Höhle liegt unmittelbar an dem Sinus transversus an, wo dieser die Fossa sigmoidea passirt. Der Hohlraum setzt sich nach unten fort durch einen schmäleren Theil in einen wallnussgrossen ähnlichen Hohlraum, der mit Granulationen erfüllt ist und auch ziemlich dicht am Canal des Sinus transversus liegt. Man sieht an der Schnittfläche (der Länge nach durch Os temporis in der Richtung der Tuba Eustachii) beinahe keine einzige Zelle, aber etwas nach vorn in der Nähe des besprochenen rauhen Theiles, an der Oberfläche des Knochens findet man wieder eine kleine mit Granulationsmassen gefüllte Höhle; im Uebrigen ist sowohl Proc. mast. sowie Basis der Pars petrosa sehr fest, sklerotisch. Vorn im rechten Hypochondrium ist eine seropurulente Infiltration, vor dem M. transv. abdominis und hinein unter den M. rectus zwischen dem Muskel und dem hinteren Blatt der Scheide; sie reicht drei Finger breit unter den Umbilicus. In den Lungen nur wenig Schleim.

31. Thrombose im linken Sinus transv. Ane Knudsen, 59 Jahre. 3. Abth. 6. 3. 93. † 8. 3. 93. Kl. D. Moribunda. Septicaemia.

Die Patientin kam stark collabirt an; hatte einen Schüttelfrost kurz nach der Ankunft. Temp. 38,7. P. 150, schwach. Es liegen gar keine anamnestischen Aufklärungen vor. Am Os sacrum gangränöser Decubitus. Andauernder Collaps. Mors.

S. D. Otitis media purul. sin. Phlebitis purul. sinus durae matris. Pachymeningitis int. haemorrhag. chron. Bronchitis purulenta. Emphysema pulmon. Degeneratio parenchymatosa organorum.

An der Innenseite der Dura findet man eine feine farblose Membran mit zerstreuten Ecchymosen. Die weichen Häute sind natürlich. Der linke Sinus transv. ist vom Foramen jugularis an bis zur Mittellinie theils mit dünnem gelben Eiter angefüllt, theils mit pusinfiltrirten obliterirten Thrombosenmassen. Das linke Cavum tympani, Cellulae mast. und der Gehörgang sind mit Eiter gefüllt.

32. Thrombose im rechten Sinus transversus. Carl Vinkvist, 25 Jahre. 6. Abth. 8. 5. 82. † 27. 5. 82.

Seit seiner Kindheit hat er zeitweise an einem ziemlich reichlichen purulenten Ohrenfluss aus dem rechten Ohre gelitten; die letzten paar Jahre ist dies aber nicht bemerkt worden. Vor 4 Tagen bekam er Schmerzen im rechten Ohre und besonders heftige Schmerzen am ganzen Hinterkopf, im Genick und die Wirbelsäule entlang. Diese Kopfschmerzen sind ungemein heftig gewesen, haben den Schlaf gestört; er wurde schwindlig, wenn er sich aufrichtete, er sah doppelt, Sprachvermögen gestört, aber die Intelligenz war nicht in Mitleidenschaft gezogen. Ein einzelnes Mal Erbrechen. Die letzten paar Tage starkes Fieber, weder Convulsionen noch Paresen. Er ist stark congestionirt, hat einen leidenden Gesichtsausdruck, klagt fortwährend. Er macht einen intelligenten Eindruck und giebt gute Auskünfte, aber es fällt ihm schwer zu sprechen, indem die Silben nur schleppend hervorgebracht werden; namentlich einzelne Consonanten werden nur undeutlich ausgesprochen oder entfallen ganz. Sein ganzer Hinterkopf ist sehr empfindlich, sowie auch das Genick und die ganze Columna, in der Region des rechten Ohres ist er weniger empfindlich, es ist auch keine Suppuration vorhanden. Ein bedeutender Strabismus convergens und Doppeltsehen ist da; die Pupillen sind dilatirt, sind egal, aber contrahiren sich langsam. Keine Paresen. Stethoskopie normal. In beiden Oberextremitäten entsteht bei intendirten Bewegungen ein starkes Zittern, so dass es ihm schwer fällt, die Gegenstände zu umfassen und sie zu halten. Der Händedruck ist nur schwach.

9. 5. 39,7—39,6. P. 64, regelmässig. R. 28, gleichfalls regelmässig. Immerfort Kopfschmerzen und Doppelsehen; keine Sprachstörungen, die Rede klingt nur ein wenig wie durch die Nase. Die Bewegungen in den Extremitäten sind heute von keinem Zittern begleitet.

10. 5. 40—39,8. P. 80. Er kann die Zähne nur einen Zoll breit auseinanderbringen; wenn man den Mund weiter öffnen will, stellt sich ein spasmodisches Zusammenziehen des M. masseter ein.

11. 5. 40—39,4. Einmal Erbrechen, fortwährend Kopfschmerzen. Er wird mit Calomelpulver behandelt, und man setzt ihm Blutegel und Vesicatorien hinter die Ohren.

13. 5. 40,1—38,2. P. 88. Gestern wiederholt Erbrechen. — 14. 5. 40,2—38,3. Die Schmerzen sind moderat. Die Contracturen des Masseter und der Genickmuskeln sind unverändert. — 15. 5. 38,4—38,4. Keine Schmerzen, fühlt sich wohler. — 16. 5. 38,7—38,4. P. 80. Wieder mehr apathisch, Pupillen stark dilatirt.

18. 5. 40—38,5. P. 72. Wieder Kopfschmerzen, die Sehkraft scheint unbeschädigt, kein Doppelsehen. — 19. 5. 39,1—39,5. P. 116. Der Patient liegt apathisch mit stierem Blick, dilatirten Pupillen, geniesst nichts.

21. 5. 39—39,3. P. 100. War gestern sehr unruhig, warf sich im Bett herum, liegt jetzt ganz apathisch. — 23. 5. 39,3—39,5. P. 120. Die rechte Pupille dreht sich heute viel weniger nach links, beide reagiren nur langsam.

26. 5. 41—38,5. Gestern Nachmittag brachte er theils durch Räuspern, theils durch Husten eine grosse Menge dünner, graugrüner, geruchloser, schleimiger Flüssigkeit herauf. Gestern Abend ein vorübergehender Collaps, mit Hitze und Kälteempfindungen, die nach einer Aetherinjection wieder aufhörten. Des Morgens ist er klarer, klagt über Stechen in der Brust. Er liegt wie früher, den Kopf nach rechts gedreht; es ist ausserdem eine conjugirte Deviation der Augen nach rechts vorhanden. Strabismus convergens tritt nur ein, wenn er

geradeaus und nach links sieht und scheint von einer Paralyse des linken
Nervus abducens herzurühren. Die Contractur der beiden Mm. masset. dauert
fort, so dass die Zahnreihen nur wenige Linien von einander entfernt werden
können, sowie auch die Contractur der rechtsseitigen Hals- und Genickmuskeln,
wo auch eine Empfindlichkeit ist. Die Motilität und Sensibilität der Extremitäten normal. Stethoskopie an der Vorderfläche normal.

27. 5. Temp. 39. P. 160, klein. Collabirte schnell heute Nacht und
starb gegen Morgen.

S. D. Caries partis petrosae dext. Otitis media purulenta. Pachymeningitis purulenta partialis. Thrombosis sinus transv. dext. Absc. region. late-
ralis colli. Oedema pulmon. Pneum. hypostat. dext. Degeneratio parenchymatosa organorum.

Dura injicirt, bei der Loslösung derselben fliesst eine Menge Pus aus
dem Zwischenraum zwischen dem hintersten Ende der Falx und der Unterfläche der beiden grossen Hemisphären, sowie auch zwischen dem Tentorium,
den Occipitallappen und dem Kleinhirn, wo namentlich die rechte Hälfte stark
zusammengedrückt ist. An diesen Stellen sind die weichen Häute pusinfiltrirt
und von einer Abscessmembran umgeben, an den übrigen Stellen dagegen
sind sie nicht mit Eiter infiltrirt; sie sind etwas feucht, injicirt und
schwer loszulösen. Der Eiterbelag an der Dura liegt den Sinus transv. dext.
entlang bis zur Pars petrosa. Sinus ist thrombosirt und die Thrombe enthält
einzelne purulente Foci. Bei der Loslösung der Dura von der Basis des Craniums findet man bei der rechten Pars petrosa eine dunkelgraue Decoloration
des Knochengewebes; es fliesst Pus aus cariösem Knochengewebe oberhalb
Foramen jugulare und aus der Fossa sigmoidea. Cavum tympani und Cellulae
mast. sind mit Eiter angefüllt; das Knochengewebe ist mürbe, cariös; das
Trommelfell fehlt. Innerhalb und hinter Proc. mast. ist ein Abscess mit
stinkendem Eiter, der sich jedoch nicht besonders tief gegen den Hals hinab-
senkt.

38. Thrombose im linken Sinus transversus. Resectio cranii.
Oeffnung des Sinus. Heilung.

Ove Strandberg, 15 Jahre. Privatklinik des Verf. 15. 2. 95. — 19. 4. 95.
Seit seiner Kindheit hat er linksseitigen Ohrenfluss gehabt, der aber die letzten
Jahre nicht behandelt worden ist. Am 1. 1. 95 kam eine stärkere Suppuration
und Kopfschmerzen; Dr. V. Lange entfernte eine polypöse Granulationsmasse;
die Kopfschmerzen nahmen aber zu an Intensität und er fieberte, weshalb
er in die Klinik kam; hier machte Dr. Lange am 15. 2. eine Resection des
Proc. mast. und entfernte hierbei eine grosse Menge Pus. Die Temperatur ver-
blieb jedoch noch erhöht (40—41⁰) und er hatte einen einzelnen Schüttelfrost.
Ich sah ihn den 17. 2., es war eine bedeutende Anschwellung und Empfindlichkeit in der Gegend des Foramen mast. sowie Geschwulst und Empfindlichkeit an der linken Seite des Halses den ganzen Verlauf der Vena jugularis int.
entlang; ob diese aber thrombosirt sei, konnte nicht constatirt werden. Die
Kopfschmerzen waren etwas geringer, aber er war matt, nicht eigentlich apathisch, das Sensorium war frei. Die Ophthalmoskopie zeigte normale Verhält-

nisse. Temp. 39. Puls ca. 120. Urin normal. Nach einer Consultation mit Dr. Lange stellte ich die Diagnose „purulente Sinusthrombose“, aber da sich der Patient wieder wohler fühlte, wurde vorläufig exspectirt. Den 19. 2. war die Morgentemperatur 37,5, aber er sah schlecht aus und war empfindlich an der Innenseite des rechten Knies (Entzündung der dortigen Bursa); da die Temperatur Mittags auf 40,5 stieg, wurde er chloroformirt, ich entblösste dann durch eine Meisselresection den Sinus transversus in einer Ausdehnung von 3 Ctm. von der Mastoidalwunde nach rückwärts. Die Venenwand war röthlich injicirt, aber ohne Eiterbelege, es war keine Pulsation. Indem eine Sonde in die Fossa sigmoidea eingeführt wurde, strömten ca. ein Paar Theelöffel Eiter heraus (Epiduralabscess), und eine Mèche wurde eingelegt. Hierauf wurde der Sinus punktirt, aber da das Resultat ein negatives war, wurde er incidirt, wobei man sah, dass er eine puriforme Thrombe enthielt, bei einem weiteren Aufschneiden nach hinten, wohl etwa ein Paar Centimeter, trat eine starke venöse Blutung aus dem Sinus ein, weshalb die Operation mit einer Jodoformgazetamponade abgeschlossen wurde.

20. 2. Ein Schüttelfrost nach der Operation und die Temperatur stieg auf 41⁰; er hat jedoch gut geschlafen heute Nacht und fühlt sich wohl. Temp. 37,6. Die Schmerzen an der Innenseite des Knies haben abgenommen.

21. 2. Temp. 40,5—38,7. Wohlbefinden. — 22. 2. 41,6—37,9. Hatte gestern einen Schüttelfrost, aber fühlte sich sonst wohl. Die Empfindlichkeit an der Innenseite des Knies ist verschwunden.

23. 2. 40,5—38,7. Gestern Schüttelfrost. Der Verband wurde gewechselt, eine Menge stinkenden Eiters im Gehörgange; die äussersten Schichten der Jodoformgaze werden entfernt, die inneren lässt man liegen. Umschläge von Borsäurelösung. Die Empfindlichkeit und Anschwellung am Halse beinahe verschwunden. – 24. 2. 41,5—39,5. Puls 110. Die tiefliegende Mèche wird heute entfernt bei nur geringer Blutung; man macht eine losere Jodoformgazetamponade. Wohlbefinden.

25. 2. 39,1- 37,9. Seit gestern ist eine Anschwellung und Empfindlichkeit der rechten Artic. metatarso-phalang. hallucis eingetreten. Epith. tepid. ---26. 2. 39,6—38. Diesen Morgen eine sickernde Blutung, da die Jodoformmèche entfernt wird, strömt das Blut aus der centralen Oeffnung des Sinus, weshalb man wieder eine feste Jodoformgazetamponade macht und einen Kissenverband anlegt. — 27. 2. 39,2—39. — 28. 2. 40,5—39,6. Befindet sich wohl, die Empfindlichkeit an der rechten Zehe schwindet. — 1. 3. 39,5—40,7. Puls 96, kräftig; diesen Morgen Schüttelfrost, die Anschwellung der Zehe geschwunden. Sep. Umschläge. — 2. 3. 40,4—37,7. Er ist empfindlich bei Druck oberhalb Caput. fibulae sin. Epith. tepidum.

3. 3. 38,7—37,5. — 5. 3. Gestern um 11 Uhr stieg die Temperatur plötzlich ohne Schüttelfrost auf 40,8, des Abends war sie wieder 37,5, diesen Morgen 37,4. Die Schmerzen im rechten Kniegelenk sind verschwunden. Sep. Umschläge. Der Kissenverband wird abgenommen und durch Umschläge ersetzt; die oberflächlichen Schichten der Jodoformgaze werden entfernt, etwas Suppuration.

6. 3. 39,5—37,5. Gestern Abend Schüttelfrost, diesen Morgen Empfindlichkeit an der Innenseite des linken Knies die Insertion des M. sartorius entlang. Epith. tepidum.

7. 3. 37,9—37,9. — 8. 3. 38,3—37,6. Die Schmerzen in linken Knie geschwunden, er klagte gestern Abend über Schmerzen in der linken Schulter, die aber heute wieder verschwunden sind.

9. 3. 40,2—37,3. Bei dem Wechseln des Umschlages gestern Abend trat eine stärkere Granulationsblutung vom obersten Rande der Hautwunde ein, so dass mit Jodoformgaze tamponirt werden musste.

10. 3. 38—37,5. — 13. 3. Nachdem die Temperatur die vorhergehenden Tage normal gewesen ist, stieg sie gestern Abend wieder auf 39,5, war diesen Morgen 38,4. Es gelang, den grössten Theil der Jodoformgaze zu entfernen.

Den 14. 3. 38,6—37,5. — 21. 3. Ist seitdem fieberfrei und fühlt sich wohl. Jedes Mal, wenn man versucht den restirenden Theil der Jodoformgaze zu entfernen, kommt eine Blutung, die doch bei einer Lapistouchirung aufhört. Die Granulationen sind sehr schlaff. Er hat guten Appetit.

23. 3. Gestern Abend gelang es endlich mit vieler Mühe und ohne Blutung den Rest der Jodoformmèche zu entfernen; die schlaffen Granulationen waren in diese hineingewachsen, und man musste die Mèche fadenweise frei machen. Es ist jetzt eine oberflächliche granulirende Wunde.

27. 3. Die Wunde zieht sich gut zusammen. Die ganze linke Reg. sternocleidom. entlang hat sich ein fingerbreite, ein wenig empfindliche Infiltration entwickelt, die von der einen nach der anderen Seite verschiebbar ist, und sich fest anfühlt. (Thrombose in der Vena jugularis.) Kein Oedem.

4. 4. Die Empfindlichkeit schwindet. Die Wunde ist 2 Ctm. breit und 1 Ctm. hoch. E. l. — 15. 4. Die Wunde ist geheilt. Wohlbefinden. Der trombosirte Venenstrang ist oberhalb Clavicula so dick wie ein Bleistift, weiter oben doppelt so dick; keine Empfindlichkeit. — 1. 6. 95. Befindet sich gut, keine fühlbare Infiltration am Halse, er hat noch linksseitigen Ohrenfluss, weshalb er ambulant behandelt wird.

22. 2. 96. Er befindet sich wohl.

Auch die Sinusthrombosen gehören in der Regel zu der chronischen Otitis; es sind aber auch Fälle referirt worden, wo die Phlebitis sich an eine acut entstandene Otitis media schliesst, die Krankengeschichte No. 22 ist ein Beispiel hierfür. Wenn während des Verlaufes eines chronischen Mittelohrleidens bei starkem Fieber, wiederholte Schüttelfröste, Kopfschmerzen, Schwindel, Somnolenz und starke Prostration auftreten, wenn Oedem des Proc. mast., der Reg. temporalis, der Augenlider, Anschwellung und Röthe der Conjunctiva, Exophthalmus, Empfindlichkeit bei Druck auf das Foramen mastoideum oder Foramen condyloideum post. vorhanden ist, kann man in der Regel auf eine Thrombose im Sinus transversus schliessen. Die Symptome rühren davon her, dass die Thrombe sich in den Sinus cavernosus und die Vena ophthalmica, sowie in die Venenemissarien des Sinus transversus erstreckt. Sicher wird die Diagnose sein, wenn eine empfindliche Geschwulst die Vena jugularis int. entlang, die die Entwicklung der Thrombe bezeichnet, constatirt werden kann, und wenn man die Vena jugularis ext. wie einen harten empfindlichen Strang am ödematösen Hals fühlt. Die letztgenannten Symptome, die also eigentlich „den Nagel auf dem Kopf treffen sollten", fehlen leider oft; so ist es der Fall bei den meisten hier mitgetheilten Krankengeschichten, von welchen 15 von einer Thrombose im Sinus transversus handeln, eine von einer Thrombose im Sinus petrosus sup. et inf. (Krankengeschichte 19). Es ist doch eine Möglichkeit vorhanden, dass die Symptome ab und zu übersehen worden sein können, weil man seine Aufmerksamkeit nicht auf dieselben gerichtet gehabt hat. Jedenfalls ist im Sectionsbericht von No. 30 und 18 mitgetheilt, dass die Thrombe im erstgenannten Fall 6 bis 7 cm in die Vena jugularis hineinreichte und im letztgenannten bis an die Mitte des Halses.

Wie besprochen, so können auch diese mehr pathognomonischen Zeichen ganz fehlen; man hat dann nur die ganz gewöhnlichen cerebralen Symptome; selten aber fehlt das starke Fieber, der schnelle Puls und die wiederholten Schüttelfröste. Man kann aber dann keine absolut sichere Diagnose stellen, wenn sich nicht auch noch zu den angeführten Cerebralien Zeichen eines pyämischen Zustandes, der eine Folge losgerissener Thrombenpartikeln ist, anschliessen. Erstens haben wir die Lungenabscesse, und wenn die Bakterien den Lungenkreislauf passirt haben, die verschiedenen im ganzen Körper herumgestreuten Suppurationsfoci, die sich dann in den Muskeln, Articulationen u. s. w. finden. Man muss bei dieser Gelegenheit doch auch noch bemerken, dass ein solcher pyämischer Zustand nicht blos von einem purulenten zerfallenen Thrombus im Sinus transversus herrühren kann, sondern dass er auch in einer Absorption des Infectionsstoffes im Cavum tympani, den die kleinen Venen der Diploe aufgenommen und in die Vena jugularis weitergeführt haben, begründet sein kann.

Bei keinem der vor dem Jahre 1891 behandelten Patienten ist, insofern man nach den Journalen urtheilen kann, eine richtige

Diagnose gestellt worden, bei einigen ist man sogar weit entfernt von einer solchen gewesen, sowie bei No. 30, wo die Krankheit als eine croupöse Pneumonie aufgefasst wurde; und doch waren hier gute diagnostische Zeichen, während bei anderen Fällen das Krankheitsbild ein sehr verwischtes ist. Bei No. 25 und 32 ist es durch die vorhandene Meningitis maskirt, die das Schielen und Doppeltsehen hervorruft; vielleicht muss man auch No. 25 am ehesten zu den Fällen zählen, wo die diffuse Meningitis die cerebralen Hauptcomplicationen hervorruft; jedenfalls zeigt uns der Sectionsbericht, dass die vorhandene Sinusthrombose keine Zeichen von einem purulenten Zerfall hat. Gemeinschaftlich für alle Krankengeschichten ist das hohe Fieber, 39—40°, der im Verhältniss dazu stehende, schnelle Puls 80—90—100 und mehr; die starken Schüttelfröste, Stupor und Schwindel; bei mehreren waren Delirien, dies alles sind kurz gesagt Symptome einer von Cerebralien begleiteten, stark febrilen Krankheit, für welche auch die stark vergrösserte Milz ein Symptom ist. Die Krankengeschichte No. 26 ist ein gutes Beispiel eines solchen pyämischen Fiebers: die Temperatur ist 40—41—42° und hält sich so erhöht durch beinahe 3 Wochen; schneller Puls, Husten als Folge der metastatischen Lungenabscesse; unmittelbar vor dem Tode ein Abscess im Cavum präperitoneale Retzii. Endlich hat man die Krankengeschichten No. 22, 18 und 24, die Beispiele sind von Metastasen in den Gelenken; die erste im Kniegelenk, die zweite im Ellbogengelenk und die dritte im Hüftengelenk; bei No. 18, 20, 24, 27, 28 findet man Abscesse in den Lungen. Von anderen Metastasen findet man bei No. 30 Pus in der Scheide des M. rectus, bei No. 22 eine grosse Ansammlung im prävisreralen Halsraume. Bei ein paar Fällen waren etwas dilatirte, nur träge reagirende Pupillen, sowie Andeutung zu einer Stauungspapille, aber wenn man die Fälle ausnimmt, wo der Process mit einer Meningitis complicirt war, sind die Augensymptome nicht besonders hervortretend gewesen; Barker meint, dass eine Neuritis optica kein seltenes Phaenomen bei einer Thrombose sei. Wie bei den Hirnabscessen besprochen, hat Salzer[1]) einen Fall mitgetheilt, wo bei einer linksseitigen Sinusthrombose sensorische Aphasie, Anästhesie der rechten Körperhälfte und Spasmen in den rechts-

---

[1]) Salzer, Zur operativen Behandlung der Sinusthrombose. Wiener klin. Wochenschr. No. 34. 1890.

seitigen Extremitäten auftraten; diese Beschwerden ist es wohl richtiger als von einer ödematösen Infiltration der Corticalis, des Temporal- und Parietallappens herrührend, aufzufassen; man fand einen die Thrombose complicirenden bedeutenden Epiduralabscess. Bei meinen Krankengeschichten sind doch keine solchen, man muss wohl sagen Fokalsymptome aufzuweisen.

Die Phlebitis und Thrombose im Sinus transversus sind nicht selten von epi- und subduralen Abscessen begleitet; die letzten sind wohl immer durch die Phlebitis hervorgerufen und der Eiter ist dann gewöhnlich, obwohl nicht in grosser Menge, in der Fossa sigmoidea zu finden. Dagegen braucht der epidurale Abscess nicht mit der Thrombose in Verbindung zu stehen, obwohl dies oft der Fall ist; er kann auch dadurch entstehen und zwar mehr direct, indem sich der cariöse Process in der Pars petrosa der Dura nähert, diese kann zuletzt sogar die Decke oder Rückwand des Cavum tympani bilden; wenn nun in der Paukenhöhle eine Pusstagnation ist, kann sich der Eiter zwischen Dura und dem Knochen sammeln; der epidurale Abscess kann sich dann mehr und mehr unter den gewöhnlichen Abscesssymptomen: hohes Fieber, begleitet von den so oft besprochenen Druckbeschwerden, Kopfschmerzen, Schwindel, Erbrechen, Stupor verbreiten; der Puls entspricht anfangs dem Fieber; wenn der Abscess aber wächst, wird der Puls langsamer; es geschieht doch nur selten, dass der Abscess eine solche Grösse erreicht, dass sich dieses Symptom geltend macht; man findet in der Literatur Mittheilungen über Pulsfrequenz von 50—60⁰.

Ein von Schöndorf[1]) mitgetheilter Fall ist ein hübsches Beispiel eines Epiduralabscesses: Ein 24jähriger Mann hatte im Juli 1883 eine acute linksseitige Otitis, im October Schmerzen im Kopfe, die wieder aufhörten, nachdem eine Menge Pus durch das Ohr entleert wurde; er ging seiner Beschäftigung nach, bis am 2. Februar 1884, da er starke linksseitige Kopfschmerzen bekam und starken Schwindel; er hatte kein Fieber aber reichlichen Ohrenfluss; man fand eine Perforation oben in der Membran, man spaltet und spült aus, aber es kommt noch immer eine Menge Eiter; er verlangt entlassen zu werden; kommt aber am 3. März wieder; die Trepreutur ist dann 39,5, er hat Erbrechen, lang-

---

[1]) Casuistische Beiträge zur operativen Behandlung der Caries nach Otitis media. Arch. f. klin. Chir. 1885.

samen Puls, starke Prostration; klagt über einen bestimmten Schmerz, der dem Angulus mastoideus ossis parietalis entspricht, und bei einem Druck auf diese Stelle fällt er ohnmächtig um. Keine Empfindlichkeit bei Druck auf den Proc. mast. Man stellt die Diagnose: es sei Pustagnation in den Cellulae mast. und eine beginnende Meningitis. Am 12. März macht man eine Resection des Proc. mast.; nicht besonders viel Eiter; der Pat. fährt fort mit dem Erbrechen, und war schwindelig; in der Rückwand der Resectionswunde findet man eine Fistel, von welcher Eiter ausströmt; diese erstreckte sich ein paar Centimeter nach innen und nach hinten; es tritt Genickstarre ein, Schmerzen bei Druck auf den Proc. spinosi, Schwere und Stumpfheitsempfindung in den Armen, Temperatur normal. Die Fistel wird mit Meissel gespaltet; sie ist 7,5 cm lang, 5 mm breit und enthält eine Menge Pus; am Boden sieht man die verdickte pulsirende Dura. Vollständige Heilung.

Prognostisch betrachtet, ist die Sinusthrombose nicht so bösartig wie der Hirnabscess oder die diffuse Meningitis. Es sind Fälle mit gutem Verlauf mitgetheilt worden; die Ursache war vielleicht bei einem Theil von diesen kaum die Sinusthrombose, die Pyämie rührte möglicherweise von einer directen Absorption aus dem Cavum tympani her. Aber es sind doch auch Krankengeschichten referirt worden, wo die Diagnose sicher war; wo man lange Zeit, nachdem das Ohrenleiden abgelaufen war eine Section nach einer intercurrenten Krankheit gemacht hat, und als Resultat des früher vorhanden gewesenen Ohrenleidens eine organisirte Thrombe im Sinus transversus gefunden hat. Selbstverständlich ist der Zustand ein sehr bedenklicher; selbst wenn der Pat. die Thrombose überwindet, können die metastatischen Processe derart sein, dass er unterliegt. Ab und zu kann das Leben auch durch eine profuse venöse Blutung gefährdet werden, wenn die Sinuswand usurirt wird.

Die Krankengeschichte No. 23 ist ein Exempel hierfür. Kommt man bei Zeiten, so kann die Blutung wohl in der Regel mit einem Jodoformgazetampon gestillt werden.

Während dem man früher die Sinusthrombose vollständig symptomatisch und exspektativ behandelt hat, die äusseren Abscesse öffnete, Roborantia und ähnliches anwendete, hat man in der letzten

Zeit versucht, die zu Grunde liegende Krankheit, die Sinusthrombose, anzugreifen.

Alle sind wohl einig darin, dass bei dieser jedenfalls eine Resection des Proc. mast. gemacht werden soll, wenn auch keine deutlichen Anzeichen einer Infiltration dort sind, — alles nur mit der Absicht einer Pusstagnation im Cavum tympani und einer daraus resultirenden neuen Infection zu entgehen; wenn man gute Drainageverhältnisse dabei erreicht, wäre ja eine Möglichkeit vorhanden, dass der Organismus selbst die schon vorhandene Infektion überwinde.　An der 5. Abtheilung ist ein Fall auf diese Art behandelt worden; wie viel die Resection hierbei zu bedeuten hatte, ist schwer zu sagen.　Der Fall ist ein schönes Beispiel einer geheilten Sinusthrombose.

34. Thrombose im rechten Sinus transv. Resectio proc. mast. Heilung.

Christian Hansen, 6 Jahre. 5. Abth. 15. 9. 89. 25. 11. 89. Kl. D. Otitis media. Thrombosis sinus transversi. Abscessus pulmonum.

Seit einem Jahre rechtsseitige chronische Otitis und Eiterfluss. 8 Tage vor der Ankunft bekam er starke Schmerzen im rechten Ohre und Febrilia: 2 Tage später kam reichlicher purulenter Ohrenfluss, worauf sich das Befinden besserte; gestern bekam er Schmerzen in der Regio proc. mast., wurde somnolent, keine Convulsionen.　Er ist sehr empfindlich bei Druck auf den Proc., an dessen Basis Fluctuation ist, starker purulenter Ohrenfluss.

16. 9. 38,8—38,2. Incision des Abscesses mit reichlicher Pusentleerung, man findet einen erbsengrossen Defect des Knochens, der Basis des Proc. mast. entsprechend; es entleert sich eine Menge Eiter; mit dem Meissel arbeitet man sich $2^1/_2$ Ctm tief hinein durch den ganzen Knochen, ohne dabei ein deutliches Antrum zu öffnen; am Boden der Wunde sieht man Pulsation; bei einer Ausspritzung bekommt man keine Verbindung zwischen Cav. tymp. und der Trepanationsöffnung.

18. 9. 39,8—39,6. Sehr somnolent. — 19. 9. 40,1—40. In Anbetracht des somnolenten Zustandes des Patienten wird der Verband in der Narkose gewechselt; man findet körnigen Eiter in der Trepanationsöffnung, die hintere Gehörgangswand wird weggemeisselt, so dass eine gute Verbindung eintritt; aber es kommt doch nicht mehr Eiter.　Er ist auch noch die folgenden Tage sehr somnolent; Temp. 39—40°. Puls beinahe 130. Träger Stuhl.

27. 9. 39,5—40. Vorgestern war der Patient wohler, Temp. 38,1; gestern klagte er über Schmerzen beim Athmen in der rechten Brusthälfte; es ist heute eine ausgesprochene Dämpfung in der rechten Infrascapularis mit geschwächter Respiration.　Die letzten Tage ist ein wenig Oedem der beiden Palpebrae gewesen. — 28. 9. 38,3, 40,7—40,3. Gestern Schüttelfrost und diesen Morgen Erbrechen. Die stethoskopischen Verhältnisse unverändert.

1. 10. 38—39,7. Die letzten Tage keinen Schüttelfrost, aber er

liegt somnolent, ist klar; in der rechten Infrascapularis ist stark gedämpft, weshalb man eine Thorakocentese in den 8. Intercostalraum macht, wobei 70 Cctm. seropurulenter Flüssigkeit entleert werden. — 2. 10. 40,3—39,7. Keinen Schüttelfrost, war gestern somnolent, ist aber heute Morgen lebhafter. — 3. 10. 38,5—37,4. Gestern Abend um 10 Uhr einen starken Schüttelfrost; expectorirt viele übelriechende sanguinolente Klumpen; die Dämpfung beginnt an der rechten Seite schon oberhalb der Spina; Respiration geschwächt; während des Hustens zahlreiche krepitirende Rasselgeräusche; auch unter dem linken Angulus eine Menge feiner Rasselgeräusche.

5. 10. 36—39,8. Heute Nacht gefröstelt mit einer Temperatur von 40°. — 6. 10. 38,1—36,8. Heute Nacht wieder Schmerzen in der Brust und Schüttelfrost, die Temperatur stieg auf 41,5, hierauf somnolent; hat ein Paar Schleimklumpen expectorirt. Respiration in der rechten Infrascapularis von feinen Rasselgeräuschen begleitet. — 8. 10. 41,6—41. Diesen Morgen starke Dyspnoe. Resp. 48. Puls 180. — 9. 10. 37,2—37,7. Wohlbefinden. — 10. 10. 41,3—41,1. 2 mal Schüttelfrost; stark übelriechendes Expectorat, weshalb man an der rechten Seite eine Thorakocentese in den 9. Intercostalraum macht, aber mit negativem Resultat. — 12. 10. 38,5—37. Früh diesen Morgen Schmerzen in der Brust mit einer Temperatur von 40,9. Die Percussion in der rechten Infrascapularis hat sich geklärt, er hat eine Menge schäumender Flüssigkeit mit stark stinkenden purulenten Klumpen expectorirt. — 13. 10. 38,5—38,1. Diese Nacht Schüttelfrost, Stechen in der rechten Seite der Brust und Husten; des Morgens Wohlbefinden. — 14. 10. 38,1—37. Hat sich wohl gefühlt aber viel erbrochen. — 16. 10. 37,6, 40,5—41. Schüttelfrost diesen Morgen, die Respiration hört man nun an der rechten Seite bis zur Basis von feinen Rasselgeräuschen begleitet. — 17. 10. 40—36,8. Heute ist Dämpfung in der linken Infrascapularis, Respiration von Rasselgeräuschen begleitet; er expectorirt paroxysmenweise grosse Mengen einer stark riechenden Flüssigkeit. — 18. 10. 36,5, 41,3—36,8. Gestern Schüttelfrost, diesen Morgen Wohlbefinden. — 21. 10. 38,4, 40—38. $1\frac{1}{2}$ stündiger Schüttelfrost, starke Hustenanfälle. — 23. 10. 37,5, 39,5 —37. Die Perkussion klärt sich an beiden Seiten, das Expectorat, das keine elastischen Fäden enthält, ist andauernd übelriechend.

28. 10. 37,2—37,6. Ist die letzten Tage lebhafter gewesen, hat nicht viel gehustet. Wärend der ganzen Krankheit hatte er fortwährend Ohrenfluss, weshalb er mit Ausspülungen behandelt wird.

4. 11. Seit mehreren Tagen keinen Husten mehr, befindet sich vollständig wohl, die stethoskopischen Verhältnisse sind normal.

25. 11. Wird entlassen.

Hier ist wohl kein Zweifel über die Richtigkeit der Diagnose; ein echtes thrombotisches Symptom ist wohl nur das leichte Oedem des Augenlides, aber das ganze Krankheitsbild bringt gleich den Gedanken auf eine Affection des Sinus transversus; man kann förmlich die kleinen losgerissenen Thrombenpartikeln auf ihrem Wege in die Lungen verfolgen, wo sie dann kleinere und grössere Abscesse bilden; characteristisch sind auch die freien Intervalle zwischen den schweren Anfällen.

Im April 1889 veröffentlichte Lane[1]) einen operativ behandelten Fall von Sinusthrombose; da die cerebralen Symptome nicht aufhörten, nachdem Resection des Proc. mast. gemacht worden war, wurde Sinus transv. entblösst; dieser war missfarbig und mit Eiter bedeckt; man öffnet ihn in einer ziemlichen Ausdehnung; die vorhandenen ichorösen Massen werden entfernt, bis man die gesund aussehende Thrombe erreichte, worauf Vena jug. int. unterbunden wurde, gerade unterhalb der dortliegenden Thrombe, um die septischen Stoffe zu hindern in den Kreislauf überzugehen; der Patient wurde geheilt.

Ballance[2]) hat 4 auf diese Art operirte Fälle mitgetheilt, 2 wurden geheilt, 2 starben, er ist einen Schritt weiter gegangen als Lane, indem er bei einigen Fällen die Vena jugul. int. oberhalb der Ligatur geöffnet hat, dann dort drainirte und den Sinus sowohl von oben wie von unten ausspülte. Endlich hat Salzer[3]) zwei Fälle mitgetheilt, einen mit glücklichem Verlauf und einen wo der Patient starb, er begnügte sich damit, den Sinus zu öffnen, die putride Thrombe auszuschaben, aber er unterliess, die Vena jugularis zu unterbinden.

Die letzten Jahre sind Mittheilungen über eine bedeutende Anzahl von operirten Patienten gemacht worden. Die Oeffnung des Sinus ist zweifellos rationell, dagegen ist man aber noch nicht ganz einig, ob man Lane und Ballance folgen und die Vena jugularis int. entweder vor oder nach der Operation des Sinus unterbinden soll, oder Salzer, der sich nur damit begnügt, den Sinus zu reinigen. Die mitgetheilten Fälle zeigen nicht alle das früher beschriebene für die Sinusthrombose eigenthümliche Krankheitsbild; es ist starkes Fieber da gewesen, heftige Schüttelfröste, Sommolenz; man ist unsicher in der Diagnose gewesen, hat damit begonnen, das Antrum mastoideum zu öffnen, und erst später den Sinus entblösst, in einem von Salzers Fällen sogar erst den Temporallappen punktirt, da man den Verdacht hatte, es sei ein Hirnabscess (ebenso in der Krankeng. 29).

---

[1]) British med. Journal. 1889. Vol. I. S. 997.
[2]) Ballance, On the removal of pyaemic thrombi from the lateral sinus. Lancet 1890. Vol. I. pag. 1057.
[3]) l. c.

Der Sinus transversus ist wie gesagt cr. 3 Ctm entblösst, in der Regel indem man von der Resectionsstelle nach aufwärts meisselt[1]); ein epiduraler Abscess ist geöffnet, man hat den Sinus missfarbig gefunden, nicht pulsirend, eine hohle Nadel wird hineingesteckt und Eiter entleert; hierauf ist der Sinus geöffnet und die putride Thrombe entfernt in der Regel in einer Ausdehnung von 3 Ctm. Man ist wohl nicht sicher, dass dadurch alle die infectiosen Partikeln entfernt worden sind, — die Sectionsprotocolle der von mir mitgetheilten Krankengeschichten zeigen ja auch, dass sich die Thrombe viel weiter erstrecken kann; es ist aber ein allgemein bekanntes Factum, dass wenn bei einer Eiteransammlung nur genügend Luft geschafft worden ist, so werden sich die putriden Elemente nach und nach von selbst ausscheiden.

Diese Seite der Operation wird wahrscheinlich den Meisten rationell vorkommen; sie muss aber zweifellos sehr vorsichtig gemacht werden, damit man nicht bei dem Meisseln oder der Trepanation Thrombenpartikeln loslöst, die dann in den Kreislauf übergehen könnten. Eine Contraindication wären wohl nur ausgesprochene meningitische Symptome, man muss aber auch hier mit seiner Diagnose vorsichtig sein und sich nicht fehl leiten lassen, — in der Krankengeschichte No. 24 ist z. B. Zähneknirschen und das bei der Meningitis characteristische Aufschreien und doch zeigt die Section nur eine einfache Hyperämie der Meningen.

Etwas schwerer dürfte es sein die Nothwendigkeit einer Unterbindung der Vena jugul. int. zu begründen. Im ersten Augenblick scheint sie auch gut motivirt zu sein; man sollte ja glauben, dass der Weg in die Lungen und den Kreislauf durch die Ligatur abgesperrt sei. Die Unterbindung ist jedoch wohl kaum eine ungefährliche Sache, es kommt gleich eine bedeutende Cyanose, der Patient collabirt, erholt sich wohl wieder, aber ab und zu sehr schwer. In einem von Lane mitgetheilten Falle ist der Collaps so bedeutend gewesen, dass jede weitere Operation aufgeschoben werden musste; dazu kommt auch noch, dass wenn man auch noch so vorsichtig ist, man den Finger auf die Vene legen muss, und leicht hierbei Thrombepartikeln loslösen kann, wenn solche an der Stelle sind.

---

[1]) Wenn man den Sinus transv. gleich entblössen will, empfiehlt Ballance, das Centrum der Trepankrone 1" hinter und 1/4"über der Mitte des Meatus auditorius ext. anzubringen.

Einer von Ballance's Patienten fühlte sich vollständig wohl die ersten 36 Stunden nach der Operation, dann zeigten sich starke pyämische Infiltrationen überall, von denen sich der Patient nur sehr schwer befreite. Hier meint nun Ballance, die Infection habe vor der Operation stattgefunden, es ist wohl aber ebenso berechtigt, anzunehmen, sie sei eine Folge derselben. Da die Unterbindung also wohl kaum eine so ungefährliche Sache ist, so sind wichtige Gründe nothwendig, um sie vorzunehmen. Ein solcher wichtiger Grund wäre es, wenn Ballance Recht hätte in seiner Auffassung der anatomischen Ordnung der verschiedenen Sinus. Er meint, dass die zwei Sinus transversi durch die Protuberantia interna genügend von einander geschieden sind; sie sind nur durch einen schmalen Canal mit einander verbunden, so dass eine Thrombe nicht von einem Sinus transversus in den anderen übergehen kann; Sinus longitudinalis geht in den rechten Sinus transv. über, Sinus rectus in den linken. Wenn es richtig wäre, so wäre wie gesagt dies ein wichtiger Grund, Vena jugularis an der dem Ohrenleiden entsprechenden Seite zu unterbinden. Es ist aber doch bei einem meiner Fälle (No. 24) und bei einem von Salzer behandelten bewiesen worden, dass die Thrombe von einem Sinus in den anderen hinüber kommen kann; bei diesen Fällen wäre ja also eine Möglichkeit vorhanden, dass die Infection an der dem Ohrenleiden entgegengesetzten Seite stattfinden kann und die Unterbindung der Vena jugularis an der kranken Seite wäre dann überflüssig, ja vielleicht sogar schädlich. Man hat versucht die Statistik zu Hülfe zu nehmen. Forselles hat 16 Fälle mit Unterbindung der Vena jugularis gesammelt, wovon 10 (62,5 pCt.) geheilt wurden und 6 (37,5 pCt.) starben, 13 ohne Unterbindung, wovon 7 (53,8 pCt.) geheilt wurden und 6 (46,2 pCt.) starben. Ich habe Forselles' Statistik mit 19 Fällen aus den letzten Jahren supplirt und das Resultat ist Folgendes: von 25 Fällen mit Unterbindung wurden 17 (68,0 pCt.) geheilt und starben 8 (32,0 pCt.) und von 23 Fällen ohne Unterbindung wurden 13 (56,5 pCt.) geheilt, während 10 (43,5 pCt.) starben.

Der Unterschied in den Zahlen ist eigentlich nicht so besonders gross, aber es kommt noch dazu, dass die Fälle, wo Unterbindung vorgenommen wurde, sehr ungleichartig waren. Bei einigen wurde die Unterbindung vor der Oeffnung des Sinus gemacht, bei anderen nachher, einige Male machte man die Unterbindung ein paar Tage nach der Operation, da die Schüttelfröste andauerten, bei Herczel's[1]) Fall sogar volle 14 Tage, nachdem der Sinus geöffnet war, indem um diesen Zeitpunkt ein periphlebitischer Abscess auftrat, der die thrombosirte Vena jugularis umschliesst; einige Male begnügt man sich mit der Unterbindung allein, andere Male macht man noch ausserdem eine Ausspülung der Vene und des Sinus. Die Zahlen sind im voraus klein genug, wenn nun auch noch so vielerlei Verschiedenartigkeiten in der Art der Behandlung dazu kommen, so ist es gewiss nicht berechtigt, jedenfalls vorläufig nicht, einen Schluss aus der Statistik zu ziehen, inwiefern die Unterbindung berechtigt sei. Aber man könnte vielleicht auf eine andere Art zur richtigen Lösung der Frage kommen, indem man untersucht, ob die Unterbindung eine merkbare Besserung der Symptome hervorrufe, und wenn auch nicht gleich, so doch kurze Zeit, nachdem sie stattgefunden hat, und wenn diese Untersuchung zu nichts führte, könnte man überlegen, ob man der Unterbindung direct für das Individuum schädliche Folgen nachweisen kann, die also die genannte Operation contraindiciren würden, eine Operation, die, wie schon früher bemerkt, im ersten Augenblick so einladend aussieht.

Man muss nun auch sagen, dass es Fälle giebt, die, sei nun eine Unterbindung gemacht worden oder nicht, gleich eine merkbare Besserung zeigen, aber im grossen Ganzen geht es nicht so glatt, es können Schüttelfröste, kleinere und grössere Metastasen eintreten, ob unterbunden wird oder nicht. Es kommt mir vor, dass Schwartze[2]) Recht hat, wenn er sagt: „Verläuft ein Fall günstig nach Unterbindung der Jugularis, so darf daraus nicht der Schluss gezogen werden, dass diese das lebensrettende Moment abgegeben hat, sondern das Entscheidende wird für den einzelnen Fall neben der vollständigen Entfernung des Jaucheherdes im Knochen, das Verhältniss der vor der Operation oft gar nicht zu erkennenden Ausbreitung der Thrombose sein, sowie der Kräftezustand des Kranken, ob derselbe sich mit den pyogenen Mikroorganismen abzufinden im Stande ist." Man muss nämlich erinnern, dass die Thrombe in andere Sinus übergehen kann, z. B.

---

[1]) Wiener med. Wochenschr. 1894.
[2]) Handbuch der Ohrenheilkunde. II. S. 847.

in den Sinus transversus auf der anderen Seite, und endlich ist
ja auch eine Möglichkeit vorhanden, dass die Thrombenpartikel
aus den Diploevenen kommen und z. B. durch die Vena jugularis
ext. in den Kreislauf überführt wurden, so dass die Unterbindung,
wenn man eine solche machen will, sich auch auf diese Vene erstrecken müsste, wie es auch Langenbuch[1]) in der letzten Zeit
vorgeschlagen hat. Den einen oder den anderen Weg muss der
Infectionsstoff eingeschlagen haben bei den Fällen, wo sich die
Metastasen mehrere Wochen nach der Operation erst zeigten, zu
einer Zeit, da man annahm, dass sich alles beruhigt habe — der
Patient war schon einige Zeit afebril. Es kommt mir vor, als sei
es unwahrscheinlich, anzunehmen, dass die Absorption schon vor
der Unterbindung stattgefunden habe. Eine absolute Sicherheit bietet
uns die Ligatur nicht, aber es kann nicht geleugnet werden, dass
der Hauptverkehrsweg der Thrombenpartikeln hierdurch gesperrt
ist, und Salzer's Einwand, dass man durch eine Unterbindung
eine progrediente Periphlebitis nicht verhindert, ist wohl kaum von
Wichtigkeit, da man ja doppelt unterbinden kann und zwischen
den Ligaturen durchschneiden.

Kann die Unterbindung auch einen Schaden verursachen? Man
sagt im Allgemeinen, es sei eine ungefährliche Sache und warum
soll man die Ligatur dann nicht legen, die doch jedenfalls eine
Beruhigung ist? Ich glaube nicht, dass man so ganz ohne weiteres
die Unterbindung vertheidigen kann, weil gerade kein Todesfall unmittelbar darauf eingetreten ist. Es kann nicht geleugnet werden,
dass ab und zu ein starker Collaps unmittelbar nach der Unterbindung erfolgte; dann sieht man auch, dass nach der Unterbindung oft Schüttelfröste und Metastasen auftreten, diese können
wohl auch von der Oeffnung der Sinusthrombose herrühren, aber man
sieht es auch, wenn die Unterbind ungzuerst gemacht wird, ja sogar
wenn sie mehrere Tage nach der Trepanation des Sinus gemacht worden
ist, namentlich bei solchen Fällen, wo sich die Thrombe bis in die
Vene erstreckt hat. Ballance[2]) referirt einen Fall, wo bei der
Section constatirt wurde, dass frische Infarcte in den Lungen
und der Milz waren, sie waren nicht zerfallen, und er giebt Los-
lösungen der noch nicht inficirten Thrombe in der Vena jugularis

---

[1]) Freie Vereinigung der Chirurgen Berlins. Centralbl. f. Chir. 1895. S. 203
[2]) Lancet 1890. I. pag. 1058.

die Schuld, die durch die Unterbindung hervorgerufen wurden, und ebenso gut, wie sich nicht inficirte Thrombenpartikeln loslösen können, so kann dies auch mit purulenten geschehen. Es ist ja auch leicht erklärlich, denn wenn man auch die Operation noch so behutsam ausführt, so kann man eine Berührung der Vene, wie früher gesagt, nicht unterlassen, und eine grössere oder kleinere Contusion kann die Loslösung der Partikeln bewirken. Wenn also eine Unterbindung gemacht werden soll, muss man sie meiner Meinung nach so vorsichtig wie möglich machen und zwar unterhalb der thrombosirten Stelle, vielleicht am besten, wo die Vena jugularis mit der Vena subclavia zusammenstösst.

Also, eine absolute Garantie ist die Unterbindung nicht, und ab und zu kann sie schädliche Folgen haben. Bei der ganzen Discussion über Unterbindung ist man aber nicht klar darüber geworden, dass die in die Jugularvene fortgesetzte Thrombe oft eine Schranke für die Infection ist, vorausgesetzt dass es gelungen ist, dem ursprünglichen Pusfocus, in casu der purulenten Sinusthrombose, Luft zu schaffen. Es ist ja in der Regel der Fall, dass die Thrombe in der Mitte purulent und in der Peripherie roth ist, gebildet aus einer frischen Blutmasse, die natürlich inficirt wird, wenn man den Focus nicht entfernt; je nachdem die Infection weiter schreitet, bilden sich fortwährend frische Schichten einer neuen noch nicht inficirten Thrombenmasse. Nicht nur einmal, sondern oft wird mitgetheilt, dass die Unterbindung in einer frischen, röthlichen Thrombe gemacht wurde. Wenn es nun einmal so ist, und wir auch von anderen Fällen in der Chirurgie gewöhnt sind, die thrombosirten Gefässe in Ruhe zu lassen, so finde ich, dass wir auch hier dieselbe für den betreffenden Abschnitt der Hirnchirurgie gelten lassen sollen. Schaffe dem purulenten Theil Luft, lass aber den Rest in Ruhe, — es ist ja allgemein bekannt, dass, wenn man einen Ausweg schafft, so werden die septischen Stoffe nach und nach eliminirt. Aber wenn das eine Regel sein soll, so folgt auch daraus, dass man bei der Sinusoperation selbst auch nicht zu aggressiv vorgehen und nicht allzu eifrig sein darf, die purulenten Thrombenpartikel gleich zu entfernen; man kann hiermit eine Calamität herbeiführen, die wohl im Augenblick nicht sehr gefährlich ist, aber später schon ihre Bedeutung haben kann, ich denke an die profuse Sinushämorrhagie, die so oft eintritt,

wenn alles Thrombotische entfernt wird. Die Blutung lässt sich
ja leicht durch Compression stillen, aber es ist die Unannehmlichkeit dabei, dass die comprimirende Gaze leicht so fest liegt, dass
der Eiter nur schwer einen Ausweg findet.

Bei 6 meiner Krankengeschichten (No. 20, 21, 27, 28, 29
33) ist Resection des Craniums und Oeffnung des Sinus gemacht
worden; bei No. 28 scheint es aber doch vielleicht eher zufällig
geschehen zu sein bei einer Resection des Proc. mast.; es kam
nur fliessendes Blut. Bei No. 21 begnügt man sich mit ein paar
Punkturen, obwohl man den Eindruck hat, dass es sich hier um
eine Thrombe handelt, bei den anderen Fällen ist Sinus geöffnet
und Eiter und puriforme Thrombenpartikeln daraus entleert worden,
ab und zu ist hierbei eine ziemlich reichliche venöse Blutung eingetreten, so dass man zu einer Tamponade gezwungen war, wie
bei No. 33, wo diese ziemlich kräftige Compression kaum günstig
auf den Verlauf eingewirkt hat; die Temperatur blieb erhöht, er
hatte mehrere Schüttelfröste, kleinere Metastasen, stinkenden Ohrenfluss; mir scheint, dass diese Symptome darauf deuten könnten,
dass ein mangelhafter Ausfluss sei und dadurch eine Gelegenheit
zur Absorption der putriden Stoffe geboten wurde. Ich versuchte
daher schon am 5. Tage eine lockrere Tamponade zu machen, aber
da am nächsten Tage eine Sinusblutung eintrat, musste man wieder
fest tamponiren, die Folgen waren neuerdings Schüttelfröste und
andauerndes hohes Fieber; von jetzt ab liess man wenigstens die
tiefliegenden Schichten beinahe 4 Wochen unberührt, da jedesmal,
wenn man eine Loslösung versuchte, eine Blutung aus den schlaffen
Granulationsmassen kam, und man musste zuletzt mühsam Faden
für Faden aus den Granulationen lösen. Alle diese Unannehmlichkeiten hätten möglicherweise vermieden werden können, wenn
ein genügender Ausfluss gewesen wäre und die Tamponade nicht
so fest.

Bei keinem der Fälle ist Unterbindung der Vena jugularis gemacht worden; bei 2 Fällen wurde Empfindlichkeit und Anschwellung an der Seite des Halses bemerkt und bei No. 28 macht man
eine Incision den vorderen Rand des M. sternocleidom. entlang,
aber man findet nur geschwollene Lymphdrüsen. Bei No. 33 fühlt
man die Geschwulst den ganzen Verlauf der Vena jugularis entlang, aber sie scheint doch nicht thrombosirt zu sein, die Ge-

schwulst schwindet wenige Tage nach der Oeffnung des Sinus und es hat sich also hier nur um eine verpflanzte Periphlebitis gehandelt.

Von den 6 Patienten ist es nur gelungen einen zu heilen (Krankengeschichte No. 33), ob die anderen gerettet worden wären, wenn man Vena jugularis unterbunden hätte, ist schwer zu sagen, doch ist es kaum wahrscheinlich, da verbreitete pyämische Processe vorhanden waren. Wenn man das Journal des geheilten Patienten durchliest, so wird man sehen, dass Metastasen in Verbindung mit Schüttelfrösten auftraten, zwar weniger bedeutende, hauptsächlich Bursiten und Sehnenscheidenentzündungen, die bald wieder schwanden. Die Metastasen hätte man aber vielleicht vermeiden können, wenn die Vena jugularis unterbunden worden wäre. Aber sind die betreffenden Partikeln auch vom Sinus direct in die Jugularvene gekommen? Dies scheint mir nur wenig wahrscheinlich, denn die gegen die Vene wendende Oeffnung des Sinus war unzweifelhaft mit einer rothen nicht inficirten Thrombenmasse verschlossen. Körner[1] hat ein Kapitel: „Die otitische Pyämie ohne Sinusphlebitis (Pyämie durch Osteophlebitis im Schläfenbein); es handelt sich hier um eine von dem cariösen Process im Cavum tympani ausgehende Phlebitis und Thrombose in den Venä diploicä, die theils in den Sinus ausmünden, theils in die extracraniellen Venen; da die Thrombenpartikeln klein sind, passiren sie oft den Lungenkreislauf und geben kleinere Metastasen, namentlich in den Bursae, in den Musculaturen, in dem subcutanen Gewebe, Metastasen, die oft spontan geheilt werden.

Es scheint mir, dass es sich um Aehnliches bei meinem Falle gehandelt haben kann. Hessler[2] hat in einer grösseren Abhandlung zeigen wollen, dass Metastasen immer Sinus als Zwischenglied haben müssen, ich glaube aber, dass man bei meinem Falle, vorausgesetzt, dass es sich um Thromben in den Venä diploicä gehandelt hat, von dieser Passage Abstand nehmen muss, indem, wie schon gesagt, das centrale Ende des Sinus unzweifelhaft von einer frischen, kaum inficirten Thrombe verschlossen war; es ist viel wahrscheinlicher eine Absorption durch die Venä temporales anzunehmen.

---

[1] l. c. S. 78.
[2] Hessler, Ueber die otitische Pyämie. Archiv für Ohrenheilkunde 38. Bd. 1894.

Ganz eigenthümlich entwickelte sich bei unserem Patienten, während die Wunde oberflächlich granulirt war, bei vollständigem Wohlbefinden eine fortgesetzte nicht inficirte Thrombose in der ganzen Vena jugularis; bei der grössten Vorsicht organisirte sie sich allmälig und bereitete dem Patienten keine Gêne. Es ist möglicherweise ein seltener Verlauf, der selbstverständlich aber nicht gefahrlos war, da sich die Thrombe losreissen und eine Pulmonalembolie hätte hervorrufen können, aber die Vene wegen einer solchen Möglichkeit zu unterbinden, ist doch etwas weit zu gehen.

Vorläufig verhalte ich mich noch reservirt in Bezug auf die Unterbindung der Vena jugularis int.; unter allen Umständen finde ich nicht, dass sie berechtigt ist bei einer sogenannten Osteophlebitis in den Diploevenen, bei pyämischen Zuständen ohne Sinusthrombose, wo sowohl Ballance als Lane[1]) eine Unterbindung proponirt hatten. Es kommt mir vor, dass Körner Recht hat gegen diese Indication einer Unterbindung zu opponiren, die pyämischen Metastasen sind, wenn sie sich überhaupt bilden, in der Regel nûr wenig hervortretend, und es scheint mir ein wenig voreilig, unterbinden zu wollen wegen der Möglichkeit, dass der Process auf den Sinus transv. übergehen kann.

III. Fälle von Meningitis.

Krankengeschichten.

35. Linksseitiges Ohrenleiden.

Jens Jensen, 27 Jahre. 5. Abth. 17. 5. 73. † 3. 6. 73. Kl. D. Delirium tremens.

Der Pat. hat früher kein Delirium gehabt; trinkt jetzt $^1/_4$—$^3/_4$ L. Branntwein. Er ist sehr unruhig, lärmend, spricht oft verwirrt, springt ein Mal mitunter aus dem Bett heraus und hat Seh-Hallucinationen, weiss aber, wo er ist und ist auch mit der Zeit à jour; starken Tremor der Hände und Zunge. — 19. 5. Hat gut geschlafen, noch starker Tremor; Durst und Kopfschmerzen. — 23. 5. Delirirte gestern wieder. — 28. 5. Schlaf unterbrochen. Er verlässt immer das Bett. Spricht verwirrt. (Wird an die Landes-Irrenanstalt gewiesen.) — 2. 6. Sehr debil, sehr verwirrt, oft unrein. — 3. 6. Seit gestern liegt er ganz zusammengesunken, starkes Trachealröcheln. Krampf-

---

[1]) Lane, The treatment of pyaemia consequent upon disease of the middle ear and unassociated with thrombosis of the lateral sinus. British med. Journ. 1890. Vol. 1. pag. 1480.

artige Zuckungen in den Oberextremitäten und den Genickmuskeln. Puls klein, 145. Unfreiwilliger Abgang des Harns und der Exkremente; ab und zu profuser Schweiss. Mors.

S. D. Otitis media sin. Caries partis petrosae; Meningitis cerebelli et medullae oblongata; Pneum. croup. incip. utriusque. Adipositas hepatis, Hyperplasia lienis.

Beim Herausnehmen des Gehirns entfliesst eine Menge Eiter aus der Hemisphäre des Kleinhirnes und dem Abschnitte um Medulla oblongata herum; man findet zwischen Dura und Pia besonders in der linken Fossa cerebelli einen dicken puriformen Belag, sowohl auf der Dura wie auf der Pia; er erstreckt sich zwischen die Lappen des Kleinhirnes, aber nicht in das Hirngewebe selbst; keine Thromben im Sinus transv. Die linke Paukenhöhle und die betreffenden Cellulae mast. mit Pus und käsigen Massen angefüllt; im linken Gehörgange reichlich ichoröser Eiter; rechte Paukenhöhle normal. Ein wenig mehr Flüssigkeit in den Seitenventrikeln als normal, das Hirngewebe etwas ödematös, sonst normal.

36. Rechtsseitiges Ohrenleiden. Resectio cranii. Punktur des Gehirns.

Olaf Jensen, 14 Jahre. 5. Abth. den 17. 7. 90. † den 29. 10. 90. Seit ein Paar Jahren rechtsseitiger Ohrenfluss, wird seit März 1890 poliklinisch mit Ausschabung und Lufteinblasen behandelt. Am 16. 7. bekam er plötzlich, ohne nachweisbaren Grund Schmerzen im rechten Ohr und Fieberzustände. Er liegt apathisch mit dilatirten Pupillen, die nur träge reagiren. Er hat eine ausgesprochene phlegmonöse Infiltration der rechten Regio mastoidea mit deutlicher Fluctuation.

18. 7. 39,6—38,3. Puls 84—66. Wenig Kopfschmerzen, ist etwas apathisch aber klar. In der Athernarkose macht man eine vertikale Incision am Proc. mast. etwa 3—4 Ctm. lang. Man entleert hierbei einen Esslöffel voll stinkenden Eiters, der unter dem Periost lag. Nachdem man die Weichtheile wegrouginirt hat, wird der Proc. mast., dessen Cellulae mit Pus angefüllt sind, aufgemeisselt. Es gelingt nicht bei der Ausspülung eine Communication mit dem Gehörgang herbeizuführen. Bei der Aufmeisselung wird ein kleines Stück des Schläfenbeines oberhalb des Proc. mast. weggesprengt, wobei die Dura entblösst wird. Da diese eitriginfiltrirt ist, meisselt man noch ausserdem ein 3 Ctm. grosses Stück des Knochens weg, wobei der unterste Theil des Schläfenlappens sowie ein kleiner Theil des Cerebellum entblösst wird; Dura ist missfarbig, eitriginfiltrirt, wird gespalten. Das darunterliegende Hirngewebe pulsirt nicht. Ein Trocart wird in den Temporallappen eingeführt und zwar nach allen Richtungen, aber ohne Resultat; hierauf führt man ein spitzes Messer etwa 3 Ctm. tief hinein, aber auch mit negativem Resultat. Zuletzt macht man eine Punktur des Cerebellum; da hierbei eine Blutung entsteht (Läsion des Sinus transversus), schiebt man die Operation vorläufig auf: Jodoformgaze-Kissenverband.

Als die Dura geöffnet war, stieg der Puls auf 84, während er früher in der Narkose nur beiläufig 64 war.

19. 7. 39,1—38,7. Fühlt sich wohl. Puls 66. — 20. 7. 39—37,8.

Schlief gestern viel, um die Mittagsstunde war der Puls 48, gegen Abend 66, diesen Morgen gleichfalls 66. — 21. 7. 38,6—37,2. Befindet sich gut, keine Kopfschmerzen. Puls 75, ein wenig unregelmässig. — 23. 7. 37,8—38,7. Andauerndes Wohlbefinden. Puls 74. Der Verband riecht, wird gewechselt. Die Wunde hat sich von nekrotischen Fasern befreit. Am Boden der Wunde sieht man Pulsation des Cerebrum und des Cerebellum (er sitzt aufrecht im Bette während des Wechselns des Verbandes). Neue Jodoformgaze. Kissenverband. — 25. 7. 39,9—40,1. War gestern sehr schläfrig. P. 96, regelmässig; der Verband wird gewechselt. Keine Eiterstagnation. — 28. 7. 39,6—38. Eine geringe Eiterstagnation, weshalb Epithema. — 29. 7. 39,6—38. P. 120, ein wenig unregelmässig, Kopfschmerzen und Somnolenz. Reichliche Eitersecretion aus dem Ohre. —

1. 8. 39,6—38,5. Immer sommnolent, schreit im Schlafe auf, hat ab und zu Zähneknirschen; giebt an, wenn er gefragt wird, dass er sich wohl fühlt. Die Granulationen in der Resectionswunde werden weggeschabt, die Gehirnmasse ist stark prolabirt, aber von Granulationen bedeckt und pulsirend. — 2. 8. 38,6—37,5. Starke Kopfschmerzen. — 3. 8. 40,9—36,7. Andauernd Kopfschmerzen. — 13. 8. Seit dem 4. 8. ist die Temperatur normal gewesen und er hat sich wohl gefühlt; man entfernt heute eine lange gangränöse übelriechende Faser (nekrotisches Duragewebe oder Sinusthrombe). — 15. 8. Aus der obersten Gehörgangswand entfernt man einen 1 Ctm. grossen Sequester. E. l. — 25. 8. Fühlt sich wohl ausser Bett; man entfernt heute einen kleinen Sequester aus dem Gehörgange. — 17. 9. 38,3—37,3. Die letzten Paar Tage hat sich der Patient weniger wohl gefühlt, nachdem man durch die mastoidale Wunde, in deren Mitte eine Fistelöffnung war, eine Untersuchung mittelst Sonde machte. Aus der Fistelöffnung kam Eiter; die Sonde wurde 2—3 Ctm. tief eingeführt; es konnte aber doch keine Denudation nachgewiesen werden. An den folgenden Tagen war eine erhöhte Temperatur; den 21. 9. entfernte man einige Granulationsklumpen, von der obersten hintersten Wand des Gehörganges.

24. 9. 39,3—38,5. Gestern ein Schüttelfrost, ist sehr apathisch und hat Stirnkopfschmerzen. — 25. 9. 40—38. In der Aethernarkose macht man eine Incision die Rückfläche des Ohres entlang. Nach der Wegrouginirung zeigt sich, dass eine Pusstagnation im Cavum tympani ist, man meisselt daher die Knochenbrücke, die die Trepanationsöffnung im Proc. mast. vom Cavum tympani scheidet, weg (es ist die hinterste Gehörgangswand). Hierauf Ausschabung der Granulationsmassen und Ausfüllung der Wunde mit Jodoformgaze. Nach der Erwachung zeigt es sich, dass eine Parese des rechten Nervus facialis in allen seinen Zweigen eingetreten war. — 26. 9. 40—39,4. Fühlt sich wohl. — 13. 10. 37,6—37,2. Seit dem 27. 9. ist die Temperatur normal und hat sich der Patient wohl gefühlt. Die grosse Knochencavität hat sich gut ausgefüllt, sie ist trocken mit Jodoformmêchen behandelt worden. — 15. 10. 39,2—39,6. Starke Stirnkopfschmerzen; kein Schüttelfrost, das Sensorium frei. — 16. 10. 39,1—38,6. Immer Kopfschmerzen; die Facialisparese etwas geringer. — 18. 10. 40—38,6. Die Kopfschmerzen waren gestern

weniger stark, und sind heute ganz geschwunden, dagegen hat er aber die letzten Tage über Schmerzen im Rücken und den Beinen geklagt. Die Pupillen sind egal, reagiren gut. Ophthalmoskopisch sieht man, dass die rechte Papille, namentlich deren temporale Hälfte, bedeutend blässer ist als die linke; sonst nichts Abnormes. — 19. 10. 39,3—38,6. Starke irradiirende Schmerzen in beiden Beinen, namentlich die Aussenseite entlang; ist etwas empfindlich bei Druck auf die Proc. spinosi der Lumbalwirbeln. Er liegt in rechter Seitenlage etwas opisthotonisch. Keine Kopfschmerzen, das Sensorium frei. — 20. 10. 39,4—38,3. Die contrahirten Muskeln können in der Aethernarkose leicht gerade gerichtet werden, der Unterleib und Rectum werden untersucht, aber mit negativem Resultat.

21. 10. 39,6—38. Ziemlich schmerzfrei, aber diesen Morgen wieder eine Contractur des rechten Extensor dorsi. — 24. 10. 37,7—37,6. Wieder starke Schmerzen in den Beinen, man entfernt einen Sequester von der Decke des Cavum tympani. — 27. 10. 37,7—37,5. Starke Schmerzen in der Hüftgegend, die in das linke Bein ausstrahlen. Keine Cerebralia. — 28. 10. 39,5—36,7. Gestern Abend starke Kopfschmerzen, liegt wieder mit gekrümmter Columna (Convexität nach rechts). Ist seit gestern Abend unklar, hat nicht sprechen oder sich verständlich machen können. Hat Zähneknirschen, die Pupillen sind natürlich; bewegt ununterbrochen die linksseitigen Extremitäten, liegt ruhig mit dem rechten Bein. Puls frequent, schwach.

29. 10. Temp. 39,6. Er lag den ganzen Tag in demselben comatösen Zustande und hatte Zähneknirschen; bewegte ab und zu den rechten Arm, aber nie das rechte Bein; schlug um sich mit dem linken Arm. Starb um 11 Uhr Abends.

S. D. Meningitis crebro-spinalis purulenta ex otitide media supp. dext. Oedema pulm. Degeneratio parenchymatosa myocardii, hepatis et renum.

Nichts im Sinus, Dura injicirt, die weichen Häute blutgefüllt und unter diesen findet man, namentlich an der Basis, ein sehr bedeutendes purulentes Exsudat, das sich in den Spinalkanal fortsetzt. Das Gehirn bietet sonst nichts abnormes dar, nur ist der rechte Temporallappen in der Gegend der Trepanationsöffnung mit der Dura adhärent. Bei der Oeffnung des Canalis spinalis in der Lumbalgegend findet man auch hier ein bedeutendes purulentes Exsudat, so dass Medulla in Eiter schwimmt; diese ist ziemlich mürbe aber sonst nicht abnorm.

Nachdem Dura zur Seite geschoben war, zeigte sich an der Vorderfläche der Pars petrosa, der Eminentia arcuata entsprechend, eine haselnussgrosse Perforationsöffnung, durch cariöse Destruction hervorgerufen. Nachdem man Pars petrosa herausgenommen hatte, constatirte man eine ziemlich bedeutende cariöse Destruction an der ganzen Innenseite des Cavum tympani; überall purulente Granulationen und noch ausserdem ein erbsengrosser freiliegender Sequester. Nachdem die Granulationsmassen entfernt waren, zeigte es sich, dass ein centimetergrosses Stück des Canalis Falloppii und des N. facialis ganz fehlte (der Abschnitt, der oberhalb der Fenestra ovalis liegt); kein ausgesprochenes Promontorium; es schien als ob die ganze äussere Wand des Labyrinthes fehle (was sich auch nach der Maceration des Knochens als factisch erwies). Die Gehörknöchelchen sowie die ganze Membran fehlten.

Die besprochene Perforationsöffnung an der Vorderseite der Pars petrosa führt direct in das Cavum tympani hinein.

37. Linksseitiges Ohrenleiden. Jens Hoy, 52 Jahre. 5. Abth. 18. 4. 91. † 19. 4. 91. Kl. D. Meningitis.

Ist seit mehreren Jahren taub auf dem linken Ohr gewesen. Die Taubheit ist in Folge einer Verletzung des Ohrs entstanden, und hatte er damals eine starke Blutung aus demselben. Vor 8 Tagen bekam er einen starken Schnupfen mit reichlicher Sekretion, dieser ist seit 3 Tagen vorüber und hat er seitdem starke Schmerzen im linken Ohre und der linken Nasenhälfte. Er hat weder Schüttelfrost noch Krämpfe gehabt, aber die Kopfschmerzen waren sehr intensiv, namentlich heute Nacht, wo er auch Erbrechen hatte, und seitdem ist er bewusstlos.

Er liegt in einem comatösen Zustand, reagirt nicht beim Ansprechen, keine Gesichtsschiefheit, die Pupillen sind stark contrahirt und reagiren nicht. Respiration schnarchend, regelmässig. Temp. 39,7. Puls 68, kräftig. Kein Sekret aus dem linken Ohre, keine Anschwellung des Proc. mast.

19. 4. 39,7—39,4. Puls 96, sehr schwach. Er ist unklar, wirft sich im Bett herum, bewegt alle Extremitäten, er hat linksseitige Facialisparese, die linke Hand scheint schlaff zu sein. Kein Zähneknirschen und kein Schielen. Mors, während die Temperatur auf 40,3 steigt.

S. D. Otitis media. Meningitis supp. Degeneratio parenchymatosa organorum.

An der Pia mater sieht man verbreiteten Eiterbelag sowohl an der Basis wie an der Convexität. In den Ventrikeln eine grosse Quantität trüber Flüssigkeit. Die Hirnsubstanz feucht, mürbe. Im linken Cavum tympani findet man alte Cholesteatomassen, schleimige Granulationen und graugelben Eiter; es ist kein Eiterbelag an der Dura und diese ist nicht decolorirt oberhalb Tegmen tympani. Das Trommelfell intact. Im Sinus frontalis kein Eiter.

38. Linksseitiges Ohrenleiden. Helga Hansen, 16 Jahre. 2. Abth. 10. 6. 91. † 26. 6. 91. Kl. D. Meningitis cerebro-spinalis.

(Im Journal ist nichts erwähnt von einem früheren Ohrenleiden.) 4 Tage vor ihrer Ankunft bekam sie einen starken Schüttelfrost, heftige Kopfschmerzen und Ohrensausen am linken Ohre. Die folgenden Tage fühlte sie sich unwohl, sie soll geschielt, Zähneknirschen und Zuckungen im Gesicht gehabt haben, gleichzeitig soll sie ab und zu unklar gewesen sein; sie hat mehrmals erbrochen und hat Schwindel gehabt. Weder Schnupfen noch Husten. Vor ein paar Tagen trat Genickstarre ein.

Bei der Ankunft ist sie klar, klagt über intensive Kopfschmerzen in der Stirne und im Genick, sie ist empfindlich bei Druck an der ganzen Pars capillata, sowie auch an den Proc. spinosi. Stethoscopie normal. Temp. 38,2. P. 120, kräftig, regelmässig. Urin ohne Albumen.

11. 5. 38,2—39,5. P. 120. War gestern Abend unklar, bedeutende Genicksteifheit, kein Schielen, kein Ohrenfluss. Kernig's Phänomen stark ausgesprochen, sowie auch Trousseau's Kreuz.

12. 6. 38—39,4. P. 104. Heftige Schmerzen im Hinterkopf, ab und zu kommt ein Ruck, der durch den ganzen Körper zu gehen scheint.

14. 6. 38,8—38,4. P. 104. Gestern Abend Erbrechen, klagt über Schwindel, sie hat aber keine Schmerzen, weder im Genick noch im Rücken.

15. 6. 38—38,3. P. 116. Diesen Morgen unklar; die Pupillen und Augenbewegungen normal. Klagt über Schmerzen im rechten Ohre und ist sehr empfindlich am Proc. mast.; sie hat keinen Ohrenfluss.

17. 6. 38,6—38,9. P. 136. Ist ziemlich unklar gewesen die letzten Tage und hat Schmerzen im Hinterkopf gehabt.

19. 6. 39,3—38,8. P. 136, ziemlich schwach. Ist später nicht unklar gewesen, die Genickschmerzen weniger stark.

20. 6. 38,4—38,8. P. 120. Keine Schmerzen, befindet sich im Ganzen besser, ist lebhafter und kräftiger; diesen Morgen einmal Erbrechen.

22. 6. 38,8—38,2. Sie ist heute apathisch gewesen, der Ausdruck leidend, hat einige Male erbrochen.

24. 6. 38,7—38. P. 108. Hatte diesen Morgen ein paar kurze Zeit dauernde Anfälle von Strabismus, gleichzeitig konnte sie nicht zusammenhängend reden, sie war die ganze Zeit klar. Man constatirte heute eine rechtsseitige Facialisparese.

25. 6. 38—36,3. P. 127, schwach, regelmässig. Die rechtsseitigen Extremitäten und Muskeln leicht paretisch.

26. 6. Sie begann des Morgens mehr und mehr zusammen zu fallen, die Respiration näherte sich dem Cheyne-Stokes-Typus. Deutliche rechtsseitige Facialisparese, Parese des rechten Armes und wahrscheinlich auch des rechten Beines. Collaps. Mors.

S. D. Meningitis purulenta cerebro-spinalis, Otitis media chron. sin. Bronchopneumonia lobularis pulm. Degeneratio parenchymatosa organorum. In der Pia ein gelatinöses, purulentes Secret, wesentlich um den Pons herum und an der Fossa Sylvii entlang, doch nicht ganz bis an die Convexität reichend. In den Ventrikeln eine wenig blutig gefärbte, seröse Flüssigkeit. Das Hirngewebe feucht hyperämisch. In der Medulla findet man ein bedeutendes purulentes Exsudat im Subarachnoidalraume bis hinten zur Cauda equina. Bei der Oeffnung des linken Ohres findet man die Paukenhöhle und Cellulae mast. mit Granulationen ohne Eiter angefüllt. Die Gehörknöchelchen am Platze. Im rechten Mittelohre nichts. Im untersten Lappen der beiden Lungen sind kleinere lobuläre Pneumonien.

39. Rechtsseitiges Ohrenleiden. Waldemar Mortensen, 25 Jahre. 3. Abth. 6. 9. 83. † 11· 9. 83.

Kl. D. Encephalitis ex otitide media dext.

Seit ein paar Jahren rechtsseitiger Ohrenfluss, der die letzten Monate von starken Kopfschmerzen begleitet ist; die Schmerzen sind hauptsächlich rechtsseitig, er hat Schwindel und Lähmung des rechten Nervus facialis; wegen dieser Beschwerden wurde er von einem Specialisten behandelt, der eine Resection des Proc. mast. vornahm und eine Menge Eiter dabei entleerte. Der Zustand besserte sich bedeutend und er wurde nach Verlauf eines Monats wieder entlassen; die Operationsstelle war vernarbt und es war nur geringer Ohrenfluss.

Ein paar Tage vor der Ankunft ins Spital bekam er wieder Schwindel, Schielen mit dem rechten Auge nach innen zu, sowie heftige Schmerzen in der Kreuzgegend, die in die Regio glutaea und in die Unterextremitäten, sogar bis in die Füsse, ausstrahlten. Diese Schmerzen kamen theils anfallsweise, theils längere Zeit andauernd, sie waren nicht an den Verlauf der Nerven gebunden, wie auch keine Empfindlichkeit diesen entlang war, dagegen aber war er empfindlich bei Druck an verschiedenen Stellen der Hüftgegend, keine Empfindlichkeit die Columna entlang oder im Sulcus transverso-spinalis. Keine Anästhesien, Parästhesien oder motorische Störungen. Ausserdem hatte er ab und zu Urinretention in Verbindung mit Polyurie, beiläufig 6—7000 Ccm. am Tage vor der Ankunft. Der Patient ist vollständig klar, etwas blass, die Pupillen normal, die Zunge kann gerade ausgestreckt werden, ein leichter Strabismus convergens am rechten Auge. Der Urin, der normal ist, wird entnommen, da die Blase stark aufgetrieben ist, die lancinirenden Schmerzen in den Unterextremitäten sind sehr heftig, weshalb er Morphin und Chloral bekommt.

9. 9. Fortwährend Schmerzen, bald im rechten Bein am ärgsten, bald im linken, sie können mit Morphin nicht gestillt werden, fortwährend Urinretention.

10. 9. Temp. 37,3. P. 116, schwach. Ein wenig Kopfschmerzen und Neigung zu Opisthotonus, fortwährend Polyurie und Schmerzen.

11. 9. Temp. 39,5. P. 110. Hat heute Nacht über Schmerzen in den Armen und im Kopf geklagt, ist heute vollständig klar, der Urin wird entnommen; nach der Morgenvisite wird der Zustand ärger und ärger, er liegt mit erweiterten Pupillen und stierem Blick, spricht ununterbrochen mit einer rauhen, undeutlichen Stimme, der Kopf stark nach rückwärts gebogen. Mors.

S. D. Meningitis cerebro-spinalis purulenta ex otitide (nur das Cranium wird untersucht).

Im Subarachnoidalraume eine reichliche Menge trüber eiterähnlicher Flüssigkeit, ebenso im Spinalcanal. An der Unterfläche des Gehirns ein bedeutendes, gelb gefärbtes Exsudat, das beinahe die ganze Unterfläche des Gehirns einnimmt, sich aber doch hauptsächlich auf die vordersten Rand des Cerebellum concentrirt, das Exsudat erstreckt sich auch auf die oberste Fläche des Gehirns. Das Hirngewebe ist feucht, mürbe, an einzelnen Stellen ist eine unbedeutende Erweichung an der Oberfläche. An der hintersten Fläche der Pars petrosa ist das Gewebe im Porus acusticus int. stark grau missfarbig, im obersten Theil des Sulcus mast. ist ein Abschnitt, wo der Knochen grau ist und die Dura verdickt und adhärent.

40. Rechtsseitiges Ohrenleiden. Charles Sórensen, 24 Jahre. 3. Abth. 13. 7. 85. † 16. 7. 85.

Kl. D. Meningitis cerebro-spinalis (tuberculosa?). Der Patient soll ab und zu schlecht auf dem linken Ohre gehört haben, eine Woche vor der Ankunft klagte er über Kopfschmerzen, konnte wohl seine Arbeit verrichten, aber den Lärm, den die Feilen und ähnliche Werkzeuge verursachten, nicht vertragen. Am 12. 7. war er wohler, war im zoologischen Garten, den er jedoch bald verlassen musste. Tags darauf war er „verstört und wild." Er wirft sich im Bett umher, greift oft mit der Hand an den Kopf, ist desorientirt, schreit auf, ist somnolent, congestionirt.

14. 7. 40—39,5. P. 84—100. Hat aus dem Bett gewollt, weder Schielen noch Zähneknirschen, ist so ziemlich klar, doch weiss er nicht die Zeit, antwortet nicht immer auf das, was er gefragt wird, die Rückenmuskeln sind gespannt, keine Empfindlichkeit bei Druck auf die Columna, keine Paresen.

15. 7. 40,2—38,5. Diese Nacht sehr unruhig, des Morgens recht klar, starke Contractur der Rücken- und Genickkmuskeln, die Pupillen egal, der Blick unstet, ab und zu stier, klagt nicht über Schmerzen, weder im Kopf noch im Rücken, der Unterleib leicht eingezogen. P. 72, regelmässig.

16. 7. 40—39,3. P. 84—84. Liegt immer und plaudert, tastet immer an der Bettdecke herum, die letzten Tage ist das linke Auge zusammengekniffen und der linke Mundwinkel hinaufgezogen, er kann aber das Auge öffnen, hält den Kopf immer noch stark nach rückwärts gebogen. Gestern ein Schüttelfrost. Kein Zähneknirschen, Strabismus convergens an beiden Augen, kein Ohrenfluss.

17. 9. Temp. 40,5. Lag gestern den ganzen Tag in dem beschriebenen Zustande. Um 9 Uhr brach er zusammen, behielt aber die opisthotonische Stellung bei, das Gesicht nach rechts gedreht, die Augen halb offen. Respiration unregelmässig, mit einer Andeutung des Cheyne-Stoke'schen Typus. Starker Schweiss. Herpesblasen um den Mund herum. Die Ober- und Unterextremitäten sind in einem halb contrahirten Zustand steif und machen Widerstand bei einem Versuch, sie gerade zu richten, der Unterleib ziemlich weich. Mors ein paar Stunden später.

S. D. Otitis media et interna, Neuritis purulenta n. acustici dext. Meningitis cerebro-spinalis. Hyperaemia pulm., Degeneratio parenchym. organorum.

Dura normal. Pia an der Convexität durchsichtig, nirgends adhärent, Gyri etwas flachgedrückt. An der Basis findet man um Chiasma, Hypophysis, Pons Varoli und Cerebellum, sowie um die ganze Medulla oblongata herum ein gelbes, theilweise flüssiges purulentes Exsudat, dass sich auch an die oberste Fläche des Cerebellum und N. acusticus dext. entlang in den Meatus auditorius int. hinein erstreckt. Alle Ventrikeln sehr aufgetrieben und eine trübe Flüssigkeit enthaltend. Nirgends Tuberkel. Im rechten Cavum tympani fand man zwischen dem Promontorium und dem Amboss ein theils purulentes, theils klares, geléeartiges Exsudat, das durch die „Fenestra" mit einem ähnlichen im Vestibulum in Verbindung stand, die Gehörknöchelchen und das Trommelfell ganz gesund. An der Rückfläche des Rückenmarkes ein wenig unterhalb der Cervicalintumescens fand man Eiter unter der Arachnoidea in einer Ausdehnung von beiläufig 3 Ctm.

41. Rechtsseitiges Ohrenleiden. Kristine Eriksen, 57 Jahre. 3. Abth. 13. 12. 85. † 14. 12. 85. Kl. D. Nephritis chronica. Haemorrhagia cerebri. (Wird moribund eingebracht.)

Die Patientin wird von der Polizei in das Spital gebracht, man hat sie in ihrer Wohnung ohne jedwede Aufklärung gefunden und meint, sie habe mehrere Tage ohne Pflege und Nahrung dort gelegen.

Sie war sehr benommen, konnte keine Aufschlüsse geben, antwortete ab und zu mit unverständlichen Worten, bewegte die Extremitäten frei, keine Facialisparese. Nach einem warmen Bad erholte sie sich bedeutend, aber lag apathisch ohne Krämpfe oder Erbrechen, das Gesicht nach rechts gedreht; sie leistet bei Versuchen, ihre Stellung zu ändern, Widerstand, ihr Blick ist gleichfalls nach rechts gerichtet, etwas stier; die Pupillen sind egal, reagiren gut. Im Urin, der mit Katheter genommen wurde, viel Albumen und Cylinder. Kurz vor dem Tode bemerkt man eine leichte Parese der linken Gesichtshälfte. Kein Ohrenfluss. S. D. Otitis media dext. Meningitis; Atrophia granularis renum. Oedema pulm.

An der Oberfläche des Gehirns dicker Eiterbelag, sowohl an der Basis wie an der Convexität, Meningen infiltrirt; nachdem diese entfernt waren, fand man die Corticalsubstanz von natürlichem Aussehen, keine miliaren Tuberkel. Dura überall natürlich, nirgends missfarbig. Das Hirngewebe natürlich. Nach der Entfernung des Tegmen tympani fand man das ganze rechtsseitige Cavum tympani mit Eiter angefüllt; eine grosse Perforationsöffnung in der Membran.

42. Linksseitiges Ohrenleiden. Svend Jónsson, 34 Jahre. 6. Abth. 27. 6. 76. † 30. 6. 76.

Man weiss von dem Patienten nur, dass er seit langer Zeit an einer Otitis media gelitten hat. Der Patient ist unruhig, wirft sich im Bett herum, ist vollständig unklar, liegt und jammert, schreit manchmal laut auf. Wenn er einen Augenblick bei Bewusstsein ist, klagt er über Schmerzen im Kopf, nach dem er auch oft greift, weder Krämpfe, Zähneknirschen, noch Schielen. Die Pupillen sind dilatirt, aus dem linken Ohre ein dünnes, gelbes, übelriechendes Secret; weder Anschwellung noch Empfindlichkeit der Regio mast.

28. 6. 40--38,8. P. 120—96. Liegt bewusstlos, die Pupillen sind contrahirt, ein einzelnes Mal Zähneknirschen und leises Zittern der Finger. Der Urin muss mit dem Katheter genommen werden.

29. 6. 39—39. Apathisch, Zähneknirschen, Genickstarre; die linke Pupille heute mehr contrahirt als die rechte. P. 112, regelmässig, recht gut. Collaps. Mors.

S. D. Otitis media sin. Meningitis convexitatis et baseos. Degeneratio parenchymatosa organorum.

Dura normal, in der Pia ein reichliches, gelbliches Exsudat, namentlich in den Sulci, sowohl an der Convexität wie an der Basis; keine Tuberkel. In den Ventrikeln eine trübe Flüssigkeit, das Hirngewebe normal; keine Sinusthrombosen. Im Cavum tympani viel schleimiger Eiter, die Membran bedeutend destruirt, nur wenig Zellen im sklerotischen Proc. mast., der nicht eitrig infiltrirt ist.

43. Rechtsseitiges Ohrenleiden. Jens Okkermann, 45 Jahre. 6. Abth. 13. 3. 79. † 13. 3. 79. Kl. D. Otitis media. Meningitis?

Kam in die 5. Abth. am 6. 3. 79. Ist seit seinem 11. Jahre vollständig taub auf dem linken Ohre, hat bis vor 1 1/2 Monaten auf dem rechten Ohre gut gehört, bekam aber dann dort Schmerzen und wurde taub; die letzten 3 Wochen reichlicher purulenter Ohrenfluss. Seit 8 Tagen Schwindel, Neigung zum Erbrechen, das Allgemeinbefinden ungestört. Im rechten Ohre ist etwas Eiter, das Trommelfell grauweiss, hervorgebogen, aber ohne Perforation.

8. 3. Ist apathisch. Pupillen normal.

13. 3. Seit gestern ist der Patient sehr unruhig und verstört gewesen, hat erbrochen; diesen Morgen ist er vollständig unklar, keine Paralysen, die Pupillen sind egal. Temp. 39. Puls schnell.

Wird in die 6. Abtheilung gebracht; liegt in einem soporösen Zustand und stirbt am selben Tage.

S. D. Otitis media suppur.; Caries oss. temporis; Leptomeningitis supp. diffusa; Tuberculosis localis apicis pulm. dext.; Oedema pulm.; Catarrh. chron. ventriculi.

Pia überall eitrig infiltrirt, namentlich die grossen Gefässe entlang, in den verschiedenen Venensinus nur flüssiges Blut mit Ausnahme des Sinus transv., wo man ein festes, theilweise decolorirtes, freiliegendes Koagulum findet; bei der Loslösung der Dura findet man über dem rechten Tegmen tympani einen 3 Mm. dicken Belag, der aus käsigen, puriformen Massen besteht; der betreffende Knochenabschnitt theilweise destruirt; im äusseren Gehörgang Eiter und man kann von hier aus mit einer Sonde in das Cavum tympani eindringen, dessen Wände man entblösst fühlt.

Im obersten Lappen der rechten Lunge ein erbsengrosser Herd mit einigen miliaren Körnern in der Umgebung.

44. Rechtsseitiges Ohrenleiden. Carl Bladt, 59 Jahre. 6. Abth. 19. 2. 86. † 20. 2. 86. Mangelhafte anamnestische Aufschlüsse. Ist ein paar Monate wegen eines rechtsseitigen Ohrenleidens von einem Specialisten behandelt und vor 14 Tagen als geheilt entlassen worden.

Er liegt apathisch, klagt über Kopfschmerzen und kann keine Aufklärungen über seinen jetzigen Zustand geben. Die linke Pupille ist ziemlich stark dilatirt, beide reagiren kaum auf Licht. Nirgends Paresen. Temp. 37,2.

20. 2. Temp. 38,5. Liegt fortwährend apathisch, keinOhrenfluss. Mors.

S. D. Otitis media dext.; Ostitis proc. mast. c. perforatione; Meningitis purulenta impr. baseos; Pyo-hydrocephalus acut. int. Emphysema pulm. Degeneratio parenchymatosa organorum.

Dura gespannt, Pia kann mit Leichtigkeit überall gelöst werden, bis auf einzelne Stellen an der Convexität, wo sie purulent infiltrirt ist; an der Basis ist dies überall der Fall, im Subduralraume ist viel Eiter und von hier aus erstreckt er sich mit der Tela chorioidea in die Seitenventrikeln hinein, deren hinterstes und unterstes Horn mit Eiter angefüllt ist; im Uebrigen sind die Seitenventrikeln von einer trüben serösen Flüssigkeit aufgetrieben. Die Hirnsubstanz blass, feucht; Sinus überall normal. Nach Ablösung des rechten Sinus transv. sieht man am Boden der Fossa sigmoidea eine Oeffnung, die in die Cellulae mast. hineinführt und von wo aus Eiter strömt; das Knochengewebe, das hier die Cellulae deckt, ist grösstentheils destruirt und von fibrösem Gewebe ersetzt. Ausserdem findet man das rechte Cavum tympani mit schleimigem Eiter angefüllt.

45. Linksseitiges Ohrenleiden. Johan Nielsen, 40 Jahre. 6.Abth. 15. 11. 89. † 19. 11. 89. Kl. D. Encephalopathia chronica (Abscessus cerebri?). Otitis media sin.

Vor 7 Monaten hat der Patient mit einer Eisenstange einen Schlag auf den Kopf bekommen; seit dieser Zeit und namentlich die letzten 3 Monate hat er Kopfschmerzen, die letzen 4 Wochen auch linksseitigen Ohrenfluss; er ist deshalb poliklinisch behandelt worden, ist wohl herumgegangen und hat, obzwar sehr beschwerlich, seine Arbeit verrichtet, bis er am 14. 11. plötzlich taub, unruhig und somnolent wurde.

16. 11. Temp. 40. P. 90., regelmässig, kein Erbrechen, liegt und jammert, antwortet nicht, wenn er gefragt wird. Keine Paresen.

17. 11. 40,2—38,7. P. 78. Ist kaum ganz klar, klagt über Kopfschmerzen, ist sehr taub; kein Ohrenfluss, keine Empfindlichkeit bei Druck auf den Proc. mast. Weder Contracturen noch Paresen.

18. 11. 39,9—38,7. P. 96, regelmässig, schwach; war gestern unruhig, wollte aus dem Bett heraus. Gegen Morgen fängt er an zusammenzufallen und liegt comatös. Der Kopf ist stark nach rechts gedreht, und er verzieht das Gesicht, wenn man versucht, die Lage des Kopfes zu verändern; Bulbi rotiren stark nach rechts; die Pupillen sind stark dilatirt. Es scheint keine Parese der Extremitäten vorhanden zu sein, vielleicht ein geringes Hängen des linken Mundwinkels.

19. 11. 40,3—40,5. Liegt unverändert. Mors.

S. D. Otitis media sin. Meningitis purulenta. Hyperaemia pulm. Degeneratio parenchymatosa organorum.

Es ist keine Depression oder Fractur des Craniums, keine Narbe in der Kopfhaut. Dura gespannt, die weichen Häute injicirt, Sulci entlang purulent infiltrirt, am stärksten an der linken Seite, sowie an der Basis und um das Cerebellum herum. Keine Thromben im Sinus; in den Seitenventrikeln eine klare, seröse Flüssigkeit; das Hirngewebe natürlich. Die Spitze der linken Pars petrosa ist cariös, im Cavum tymp. eine Menge Eiter, die Gehörknöchelchen destruirt.

46. Linksseitiges Ohrenleiden. Karen Goth, 41 Jahre. 6. Abth. 10. 4. 91. † 11. 4. 91. Kl. D. Coma und Delirien. Albuminuria (Urämia?). Die letzten Jahre hat sie viel an Kopfschmerzen gelitten, besonders linksseitig, gleichzeitig ist sie auf dem linken Ohre taub geworden; vor einem Monat wurde sie poliklinisch mit Paracentese behandelt, wobei eine grosse Menge Exsudat entleert wurde. Sie ist bis vorgestern herumgegangen, an diesem Tage wurden die Schmerzen aber entsetzlich; bis gestern Mittag ist sie noch bei Bewusstsein gewesen, dann wurde sie „wild" und kannte die Umgebung nicht.

Sie ist vollständig unklar, jammert und wirft sich von der einen auf die andere Seite; weder Krämpfe noch Paresen. Temp. 40,2. Puls schwach, kann nicht gezählt werden, da die Patientin zu unruhig ist. Der Harn giebt eine starke Albumenreaction.

11. 4. Kein Zähneknirschen. Mors während eines plötzlich entstandenen Collapses. Temp. gleich nach dem Tode 41.

S. D. Otitis media sin. Meningitis baseos. An der Basis des Gehirns sieht man eine geringe Menge purulenten Exsudats, an der Convexität nichts. Die Hirnsubstanz natürlich. Unter der blanken, natürlich gefärbten Dura an der linken Pars petrosa sieht man am Tegmen tympani eine erbsengrosse Eiteransammlung; in den Cellulae mast. ist auch Pus.

47. Rechtsseitiges Ohrenleiden. Adolf Petersen, 26 Jahre. 6. Abth. 6. 2. 92. † 8. 2. 92. Kl. D. Meningitis (ex otitide dextra?). Coma.

Man weiss nur von dem Patienten, dass er seit ca. 8 Tagen an Ohrenschmerzen leidet; gestern begann ein rechtsseitiger Ohrenfluss. Bis gestern hat er gearbeitet. Er wird bewusstlos eingebracht. Temp. 40,5. P. 84, regelmässig; er liegt mit geschlossenen Augen und schnarchenden Athemzügen, reagirt nicht, wenn er angesprochen wird, aber weigert sich gegen Schmerzempfindungen; er klagt fortwährend und wirft sich im Bett herum. Hat weder Convulsionen noch Paresen. Die Pupillen sind egal und reagiren bei Lichteindrücken momentan; kein Ohrenfluss, keine Schwellung des Proc. mast.

7. 2. Temp. 40. P. 120. Er liegt immerfort jammernd, aber ist etwas ruhiger, sagt, es sei das rechte Ohr, das schmerzt; er scheint eine geringe Genicksteifheit zu haben, kein Erbrechen.

8. 2. 40,7—40,5. Puls schwach, nicht zu zählen. Gestern Nachmittag verfiel er in einen comatösen Zustand, der sich auch später noch fortsetzte; die rechte Pupille doppelt so gross wie die linke. Mors.

S. D. Otitis interna dext. Meningitis cerebro-spinalis. Degeneratio parenchymatosa organorum.

Es ist eine starke Injection der Meningealgefässe vorhanden, Gyri sind applanirt und zwischen ihnen ist ein geleeartiges, theils purulentes Exsudat, am stärksten an der Basis und im Umkreise des rechten Temporallappen. Bei der Oeffnung der Pars petrosa findet man Pus im Cavum tympani dext. und Nervus acusticus entlang. Die Ventrikeln sind stark dilatirt, aber ohne Eiter, die weisse Hirnsubstanz ist hyperämisch. An der Rückfläche der weichen Häute des Rückenmarkes ist ein purulentes Exsudat, das bis zur Cauda equina hinabreicht. Das Rückenmark selbst ist normal.

48. Rechtsseitiges Ohrenleiden. Sofus Gunthel, 21 Jahre. 6. Abth. 1. 3. 92. † 3. 3. 92. Kl. D. Otitis media dext. (nach Influenza). Meningitis purulenta.

Er bekam vor 3 Monaten Influenza mit Schluckbeschwerden. Vor 6 Wochen bekam er starke Schmerzen im rechten Ohr und nach dem Verlauf von einer Woche rechtsseitigen Ohrenfluss; er wurde mit Ausspülungen behandelt; vor zwei Wochen hörte der Ohrenfluss plötzlich auf; er bekam wieder starke Kopfschmerzen, namentlich hinter dem rechten Ohre. Er hatte mehrmals Erbrechen; gestern begann er zu deliriren und war heute Nacht sehr unruhig. Er ist vollständig verwirrt, antwortet nicht, wenn er gefragt wird, aber jammert in einem fort, schreit auf ab und zu und macht den Eindruck, als habe er viel Schmerzen. Die linke Pupille grösser als die rechte, er schielt nicht, hat eine ausgesprochene Genicksteifheit, Parese des unteren linken Facialisgebietes, die Extremitäten können ungehindert bewegt werden. T. 39. P. schwach, schnell.

2. 3. Er ist ganz bewusstlos, ab und zu kleinere Zuckungen, bald im rechten, bald im linken Arm; am rechten Auge ist Ptosis und es ist Parese

des rechten Rectus ext. vorhanden. Die Pupillen sind egal. Kernig's Phänomen ist auch zu finden. Der Urin wird mit Katheter genommen, giebt bedeutende Albumenreaction. Er hat keinen Ohrenfluss und keine Schwellung
in der Umgebung des Ohres.

3. 3. Temp. 39,9. Beruhigt sich mehr und mehr im Laufe des Tages.
aber jammert noch immer, ist bewusstlos. Mors.

S. D. Otitis purulenta media et interna dext. Meningitis pur. diffusa.
Degeneratio parenchym. organ.

Man findet eine bedeutende diffuse Injection der weichen Häute des Gehirns, die überall, besonders an der Basis, an der Convexität und die Stämme
der grossen Gefässe entlang mit grüngelbem Eiter infiltrirt sind. Das Hirngewebe hyperämisch; im 4. Ventrikel ist Pus; in den Seitenventrikeln nichts.
Bei der Oeffnung des rechten Os petrosum findet man Eiter sowohl im inneren
Ohr, wie im Cavum tympani, aber in der Cellul. mast. keinen. Keine Thromben im Sinus.

49. Rechtsseitiges Ohrenleiden. Peter Jensen, 61 Jahre. 6. Abth.
5. 3. 92. † 6. 3. 92. Kl. D. Kam in sterbendem, soporösem Zustand in das
Spital, hatte Delirien und Convulsionen.

Der Patient wird von der Polizei mit der Aufklärung gebracht, dass er
zu Hause seit zwei Tagen ohne Pflege zu Bette liege. Er ist unklar, verwirrt,
delirirend, hat Strabismus am rechten Auge. Temp. 40. P. 92. Eine Stunde
nach der Ankunft bekam er einen Anfall von Convulsionen in den rechtsseitigen Extremitäten, der Anfall soll aus schnellen rhythmischen Zuckungen in
den Beugemuskeln bestanden haben. Mors.

S. D. Otitis media et int. dext. Meningitis purulenta diffusa, Arteriosclerosis universalis. Degeneratio parenchymatosa organorum.

In den weichen Häuten des Gehirns ein bedeutendes seropurulentes Exsudat, in den Hinterhörnern der Seitenventrikeln sind Eiterflocken. Im rechten
Cavum tympani und dem Labyrinth ist viel Eiter.

50. Doppelseitiges Ohrenleiden, an der linken Seite am
meisten ausgesprochen. Hans Hansen, 40 Jahre. 6. Abth. 7. 3. 92.
† 9. 3. 92. Kl. D. Sopor und Delirien.

Mit dem Patienten folgt nur die Aufklärung, dass er „trinkt" (er wird mit
der Diagnose Delirium tremens eingebracht). Er ist tremolirend, agil, spricht
verwirrt und scheint sowohl Gehörs- wie Gesichtshallucinationen zu haben.

8. 3. 40,9—40,7. Urin ohne Albumen; liegt delirirend mit einem
schwachen zeitweise unfühlbaren Puls. Schlägt mit den Armen um sich. Die
linke Pupille grösser als die rechte. Er hat eine bedeutende Genick- und
Rückensteifheit. Keine Anzeichen eines Ohrenleidens.

9. 3. 40,5. Liegt in einem collabirten Zustand. Mors.

S. D. Otitis media duplex. Otitis int. sin. Meningitis purulenta cerebro-spinalis. Hyperplasia lienis. Degeneratio parenchymatosa organorum.

Die weichen Häute des Gehirns sowohl an der Basis wie an der Convexität mit gelbgrünem Eiter infiltrirt, man findet auch Eiter in den Seitenventrikeln, in den Hinterhörnern sowie im 4. Ventrikel; die Hirnsubstanz

hyperämisch. Die weichen Häute des Rückenmarkes in deren ganzen Ausdehnung eitrig infiltrirt. In der rechten sowie in der linken Paukenhöhle findet man Eiter und Entzündungsmembranen, und auch im inneren linken Ohre.

51. Linksseitiges Ohrenleiden. Ferdinand Kragh, 35 Jahre. 6. Abth. 28. 7. 93. † 21. 8. 93. Kl. D. Otitis media sin. Meningitis cerebro-spinalis. Abscessus cerebri?

Er kam in die Abtheilung mit der Diagnose Delirium tremens. Das letzte Jahr zunehmende Schwerhörigkeit; er hat purulenten linkseitigen Ohrenfluss, aber keine Empfindlichkeit; macht einen alkoholistischen Eindruck. Klagt ein wenig über Schmerzen die Columna entlang, wenn er sich aufrecht setzen will. Stethoskopie normal.

30. 7. 39,3—38,1. Delirirte gestern und heute Nacht. — 31. 7. 39—38,5. P. 96. Liegt und plaudert ununterbrochen. Noch immer keine Anzeichen eines vom Ohre ausgehenden Gehirnleidens. Ophthalmoskopie normal. — 1. 8. 39—37,6. Hat nicht geschlafen, oft das Bett verlassen. — 2. 8. 38,4—38. Er spricht vollständig unzusammenhängend und als ob er Gehörshallucinationen hätte; andauernde Genick- und Rückensteifheit. — 4. 8. 39—38,2. P. 72. Diese Nacht sehr unruhig, sprang aus dem Bett heraus, der Ohrenfluss hat aufgehört.

5. 8. 38,4—38,1. P. 92. War heute Nacht unruhig. Liegt unbeweglich auf dem Rücken mit stieren Blicken; mitunter einzelne Zuckungen. Eine geringe Steifheit der willkürlichen Muskeln, er hat keine Schmerzen, wenn er den Kopf bewegt. Kein Erbrechen.

6. 8. 37,4—37,1. Liegt stuporös, aber antwortet wenn er gefragt wird. — 7. 8. 36,7—37. Scheint etwas mehr klar zu sein, klagt über Schmerzen im linken Ohr, das auch in der Umgegend des Proc. mast. etwas geröthet ist; er ist empfindlich bei Druck daselbst.

Er wird auf die chirurgische Abtheilung gebracht, wo er unruhig und unklar ist. Am 10. 8. findet man bei der otoskopischen Untersuchung, dass der Gehörgang mit Cholesteatommassen angefüllt ist, weshalb man eine Resection des Proc. mast. macht, wobei es aber nicht gelingt, Eiter zu finden. — 15. 8. 38,8—37,1. Ist ab und zu ganz vernünftig, dann aber wieder verwirrt; er glaubt mit Freunden zu pokuliren, nimmt nur flüssige Nahrung zu sich. Wegen seiner Unruhe wird er wieder in die Nervenabtheilung gebracht, wo er apathisch liegt; vom 19. 8. an häufiges Erbrechen.

20. 8. 38,8—38,6. Gestern trat plötzlich Tremor ein an der ganzen linken Ober- und Unterextremität, keine eigentlichen Convulsionen.

21. 8. 40—41,1. P. 150. Liegt apathisch. Mors.

S. D. Meningitis cerebro-spinalis. Otitis media sin. Degeneratio parenchymatosa organorum.

Die weichen Häute des Gehirns sind an einzelnen Stellen, besonders der linken Hälfte des Kleinhirns entsprechend, gelblich, gelatinös und eitrig infiltrirt. Keine miliaren Knoten. Beide Seitenventrikel sind von einer trüben serösen Flüssigkeit stark aufgetrieben, die in beiden Hinterhörnern zahlreiche Eiterflocken enthält. Die weichen Häute des Gehirns sind gelatinös und eitrig infiltrirt. Das linke Mittelohr ist mit grauen weichen Massen angefüllt, man findet aber keinen Eiter dort, ebensowenig wie in den Cellulae mast.

52. Linksseitiges Ohrenleiden. Anna Hansen, 36 Jahre. 6. Abth. 20. 6. 94. † 20. 6. 94. Kl. D. Leptomeningitis cerebro-spinalis. Otitis media. Keine näheren Aufklärungen. Sie ist unruhig, lärmend, klagt über Kopfschmerzen und Schmerzen im Genick, fällt in einen soporösen Zustand; Strabismus convergens am linken Auge. Keine Paresen. Temp. 39,9. Puls 72, etwas unregelmässig. Ausgesprochene Rücken- und Genicksteifheit. Die otoskopische Untersuchung misslingt, weil sie zu unruhig ist. Mors.

S. D. Leptomeningitis purulenta cerebro-spinalis. Otitis media sin. Ein purulentes Exsudat die Gefässe entlang in den weichen Häuten des Gehirns und des Rückenmarks. Die Substanz des Gehirns und Rückenmarks natürlich. Im linken Mittelohr ein theilweis trübes seröses Exsudat.

53. Linksseitiges Ohrenleiden. Rosine Lorentzen, 38 Jahre. 6. Abtheilung. 25. 1. 95. † 26. 1. 95. Kl. D. Moribunda.

Vor 14 Tagen entbunden; die letzten Monate vor der Entbindung Schmerzen und Eiterfluss am linken Ohre. 10 Tage nach der Entbindung Kopfschmerzen und Unwohlsein, begann am Tage der Ankunft zu deliriren. Sie lag in einem comatösen Zustand, die Pupillen unegal. Keine Convulsionen. Vielleicht eine unbedeutende Parese der rechten Ober- und Unterextremität. Temp. 40,7. P. 120, regelmässig. Mors.

S. D. Otitis media supp. sin. Meningitis purulenta cerebro-spinalis. Degeneratio parenchymatosa organorum.

Ein purulentes Exsudat in den weichen Häuten des Gehirns und Rückenmarkes. Die Hirnsubstanz normal. Im linken Cavum tympani eine Eiteransammlung, im rechten eine mucöse Ansammlung.

Bei den hier mitgetheilten **Krankengeschichten** handelt es sich um ausgesprochene Meningiten und zwar solche, die weder mit Sinusthrombose noch mit Hirnabscessen complicirt sind. Vielleicht ist die Meningitis in den Krankengeschichten No. 43, 47, 48 die Folge einer acuten Otitis media, bei den anderen hat das Ohrenleiden aber schon längere Zeit existirt. No. 45 hat eine merkwürdige Aetiologie. Der Patient hat 7 Monate vor seiner Ankunft im Spital einen Schlag mit einer Eisenstange auf den Kopf bekommen, worauf Kopfschmerzen eintraten, aber hauptsächlich erst die letzten 3 Monate; die letzten 4 Wochen litt er an Ohrenfluss; bei der Ankunft hatte er eine ausgesprochene Meningitis. Ich weiss nicht, ob wir hier einen ähnlichen Fall haben, wie der von Schmiegelow[1]) mitgetheilte, wo eine Otitis media auf eine durch ein Trauma hervorgerufene Fraktur mit Suppuration folgte. Für diese Auffassung scheint zu sprechen, dass bei

---

[1]) Verhandl. der medicin. Gesellschaft zu Kopenhagen 1887—88. S. 20.

meinem Falle, wie uns die Section zeigte, eine cariöse Destruction der Spitze der Pars petrosa vorhanden war, eine Stelle, wo die Frakturen der Basis des Cranium oft zu finden sind.

Nicht alle hier mitgetheilten Journale sind gute Beispiele von diffusen Meningiten. Diese wird ja meistens mit intensiven Kopfschmerzen eingeleitet, der Patient klagt bei der geringsten Veränderung der Lage, drückt die Hände an den Kopf; es tritt Schwindel ein, taumelnder Gang, Erbrechen und allgemeine Hyperästhesie — alles bei hoher Temperatur und schwachem schnellen Puls; bald auch entstehen Spasmen in den Extremitäten, Delirien, Zähneknirschen, Schielen, und nach Verlauf von wenigen Tagen erliegt der Patient. Wenn die Medulla spinalis angegriffen wird, so kommen gewöhnlich lancinirende Schmerzen in den Beinen, die oft sehr heftig und von Opisthotonus begleitet sind. Sehr charakteristisch aber nicht constant ist die Steifheit der Genickmusculatur; sie ist gewöhnlich ein Zeichen, dass der Process die Gegend um das Cerebellum herum erreicht hat, kann sich aber auch bei einem Abscess in diesem Abschnitte des Gehirnes finden. Die Pupillen sind Anfangs egal oder contrahirt, wenn sich der Tod nähert dilatirt. Der Verlauf kann enorm acut sein, wie bei No. 41, 44, 46, 47, 49, wo der Patient in einem comatösen Zustand eingebracht wird, bei welchem eine Diagnose absolut unmöglich ist.

Bei den mitgetheilten Krankengeschichten wird man in den meisten Fällen die geschilderten Symptome finden, jedenfalls einen Theil derselben. Ein schönes Beispiel des Verlaufs einer diffusen Meningitis ist die Krankengeschichte No. 42. Der Patient ist bei der Ankunft unruhig, wirft sich im Bett herum, ist unklar, stösst einzelne unarticulirte Schreie aus; Tags darauf: Zähneknirschen, Genickstarre, Collaps und Mors. Wie schwer die Diagnose sein kann und wie leicht man einen diagnostischen Fehler begehen kann, dafür ist die Krankengeschichte No. 35 ein etwas komisches Beispiel: der Patient wird in die Irrenabtheilung des Spitals gebracht; er trinkt $^1/_4$—$^3/_4$ Liter Branntwein täglich, ist unruhig, lärmend, springt ab und zu aus dem Bett heraus, hat Gesichtshallucinationen, weiss aber wo er ist und kennt die Zeit; starker Tremor der Hände und Zunge. Er delirirt die folgenden Tage, spricht verwirrt; die Krankheit wird als Delirium tremens diagnosticirt und da die Beschwerden sich nicht verringern, will man ihn in die

Landes-Irrenanstalt bringen lassen; wenige Tage später collabirt er plötzlich, und die Section zeigt eine diffuse Meningitis von einer linksseitigen Otitis media herrührend.

Bei einem der Fälle, No. 36, wurde ein operativer Eingriff in das Gehirn gemacht; es waren cerebrale Symptome, aber die Diagnose war unsicher; da bei der Resection ein Stück des Craniums abgesprengt wurde und es sich zeigte, dass die Dura missfarbig war, wurde ein 3 cm grosses Stück des Craniums entfernt, die eitrig infiltrirte Dura wurde gespalten, und das Gehirn, das nicht pulsirte, mit negativem Resultat sowohl am Temporallappen, wie am Cerebellum punktirt; an der letztgenannten Stelle trat eine ziemlich bedeutende venöse Blutung ein (Sinusläsion?), worauf man mit Jodoformgaze tamponiren musste. Pat. erholte sich nach der Operation, war ausser Bett und fühlte sich 3 Wochen lang sehr wohl; da plötzlich lodert der Process wieder auf, nachdem eine Sondenuntersuchung gemacht worden war, und zwar 2 Monate nach der Resection des Craniums; es entwickelt sich eine diffuse Cerebrospinalmeningitis, welcher er unterliegt. Wahrscheinlich hat es sich von Anfang an um eine partielle Meningitis gehandelt, die sich nach und nach beruhigte, aber leider wieder durch die Einführung der Sonde hervorgerufen wurde. Dieser Fall zeigt uns, dass man nicht allzu eifrig bei dem cerebralen Leiden sein soll, namentlich, wenn dieses eine Tendenz zur Besserung zeigt, man muss lieber auf das spontane Ausscheiden der möglicherweise vorhandenen Sequester warten und nur dafür sorgen, die Passage dem secernirenden Eiter offen zu halten.

Bei 11 der 19 Krankengeschichten kann keine directe Verbindung zwischen dem Ohrenleiden und der Meningitis bewiesen werden; bei 3 Fällen ist die Infection durch die Decke des Cavum tympani gegangen, bei 2 von diesen war das Tegmen tympani total wegulcerirt; bei 2 Fällen findet man die grösste Eiteransammlung in der Fossa sigmoidea, bei einem dieser Fälle findet man eine Perforation in die Cellulae mast. hinein; und endlich ist bei No. 39, 40, 47 die Möglichkeit vorhanden, dass die Infection den Nervus acusticus entlang gegangen ist. Die Meningitis ist diffus gewesen, an der Basis am stärksten localisirt.

Die Prognose für die diffuse Meningitis ist eine sehr traurige, die Therapie dabei machtlos.

Wenn wir nun einen Blick auf die verschiedenen Cerebral-symptome bei der Otitis media werfen, und auf deren pathologisch-anatomisches-Substrat, so hoffe ich, wird es Allen klar sein, dass wir eine der schwersten Diagnosen vor uns haben. In einer früher genannten Abhandlung hat Barker[1]) eine schöne, leicht verständliche und wie es scheint auch leicht anwendbare Anweisung gegeben, wie man per exclusionem die Diagnose leichter zu stellen im Stande ist: „Wenn man einen Patienten behandeln soll, der kurz vorher zum ersten Male Ohrenschmerzen bekommen hat, gleichzeitig mit Kopfschmerzen, Stupor, Temperaturerhöhungen, schnellem Puls, muss man, ob Schüttelfröste und Delirien vorhanden sind oder nicht, erst an die Paukenhöhle denken, die Membran untersuchen, und wenn sie durch Eiter hervorgetrieben ist, diese spalten. Wenn der Eiter einen freien Ausweg gefunden hat, werden die Symptome bald schwinden. Werden die Kopfschmerzen ärger, verbleibt die Temperatur erhöht, der Puls schnell, kommt eine Neuritis optica, cervicaler Opisthotonus, laute Schreie, so muss man den Verdacht haben, es sei eine acute Meningitis. Wenn aber nach der Paracentese die Kopfschmerzen und die Somnolenz schwinden, währenddem die Temperatur bald erhöht ist, bald wieder fällt und Schüttelfröste eintreten, so ist eine Pyämie im Anmarsch. Bei keinem dieser Fälle ist die Wahrscheinlichkeit eines Abscesses weder im Cerebrum noch im Cerebellum vorhanden. Nach solchen acuten Processen, wo Pyämie oder Meningitis keine Seltenheiten sind, sind Hirnabscesse beinahe noch nie beobachtet worden. Sinus-thrombosen und Epiduralabscesse sind gleichfalls seltene Complicationen der acuten Otitis media. Wenn die Otorrhoe seit längerer Zeit bestanden hat, und gleichzeitig mit dem Auftreten von cerebralen Symptomen wieder aufhörte, ist die gewöhnliche Ursache eine Verstopfung des Meatus mit polypösen Granulationen oder ein Oedem der Passage; hier ist eine Indication für eine locale Behandlnng in Verbindung mit einer Resection des Proc. mast. Wenn aber die Symptome andauern, kann, wenn die Meningitis ausgeschlossen ist, die Rede von einem Abscess sein, sei es ein cerebraler oder ein subduraler, oder auch von einer Sinusthrombose. Der Subduralabscess kommt in der Regel bei chronischen Fällen

---

[1]) Lancet 1887, Vol. I pag. 1175.

vor, und bei solchen, wo der Eiterausfluss durch den Gehörgang
keinen freien Ausweg hatte. Er wird in der Regel durch einen
einzelnen Schüttelfrost eingeleitet, und durch eine Steigerung der
Temperatur, die aber erhöht bleibt; der Patient wird somnolent,
klagt über Schmerzen in der Temporalregion, der Puls ist schnell,
bis der Abscess so gross ist, dass er eine Compression hervorruft,
was aber nur selten der Fall ist. Es ist Oedem und Empfindlichkeit bei Druck auf den Proc. mast. und die Squama, das Oedem
schwindet nicht, selbst wenn durch eine Resection dem Cavum
tympani eine gute Drainage verschafft wurde; der Eiter ist entweder oberhalb des Tegmen tympani oder in der Fossa sigmoidea;
im ersteren Fall erreicht man diesen, wenn man $1/2$" (13 Mm.)
oberhalb und ebenso weit hinter dem Centrum des Gehörganges
trepanirt, im zweiten Falle findet man den Eiter $1/2$" gerade hinter
dem Centrum des knöchernen Gehörganges. Wenn man Eiter
findet, so ist die betreffende bedeckende Knochenmasse gewöhnlich
eitrig infiltrirt. Findet man keinen Eiter und die Temperatur bleibt
erhöht, so ist die Wahrscheinlichkeit vorhanden, es ist eine Sinusphlebitis. Wenn man die hier genannten Cerebralaffectionen exclu-
diren kann, hat man nur noch die Abscesse im Temporallappen
und Cerebellum; diese sind aber die seltensten Cerebralcomplica-
tionen, und von den zweien ist die erstgenannte, die temporale, am
allergewöhnlichsten."
     Wenn man nach einem solchen Schema vorgehen könnte, und
man sieht nicht selten solche in den Handbüchern, würde man
kaum je so unsicher und zweifelnd diesen Fällen gegenüber sein,
wie man es in der Regel ist. Die Unsicherheit zeigt sich schon
in der klinischen Diagnose, die oft nur lautet: Otitis media, Cerebralia. Ich habe in den einzelnen Abschnitten die verschiedenen
Symptome erwähnt, gezeigt, wie nur wenige von ihnen pathognomonisch sind, bewiesen, dass das betreffende Symptom bei verschiedenen Leiden zu finden ist und wie z. B. ernste meningeale
Symptome, Schielen, Zähneknirschen nur Ausdruck einer menin-
gealen Irritation sein können. Der Gedanke, ob es berechtigt ist,
bei einer solchen, man möchte sagen allgemeinen Diagnose, stehen
zu bleiben, dringt natürlicherweise gleich auf uns ein; haben wir
die Erlaubniss dazu des Patienten halber? — vorausgesetzt, dass
man darüber einig ist, dass eine Operation in vielen Fällen nützen

kann. Mit anderen Worten, ist man nicht berechtigt, wenn cerebrale Symptome da sind, eine explorative Operation vorzunehmen, eine explorative Trepanation des Craniums, — ich setze voraus, dass man erst durch eine Untersuchung des Cavum tympani und möglicherweise eine Resection des Proc. mast. bewiesen hat, dass dort keine Ursachen für die vorhandenen Cerebralien zu finden sind. Wenn man nun ruhig die Mittheilungen der operirten Fälle durchliest, kann wohl nicht geleugnet werden, dass ein Theil von diesen durch eine explorative Trepanation geheilt wurde, bei mehreren ist die Diagnose sehr unsicher gewesen, und es kann wohl auch kein Grund vorhanden sein, eine solche Operation zu unterlassen, es sollte denn sein, dass es sich zeigt, dass die Operation, namentlich wenn sie uns nichts erklärte, schädlich auf den Patienten eingewirkt habe. Schwieriger dürfte es sein, die Berechtigung der Operation bei jenen Fällen zu behaupten, die gleich das comatöse Stadium darbieten, wo man keine anamnestischen Aufklärungen hat, und wo, wie früher erwähnt, auch von anderen Leiden die Rede sein kann, die nicht von einer Otitis herstammen, wie z. B. von einer Gehirncontusion, einer Vergiftung, einer Urämie. Den Chirurgen, die in einem solchen Falle nicht operiren würden, kann man Macewens glücklich behandelten Fall eines Cerebellumabscesses nennen: Ein junger Mann wird moribund eingebracht, er hat einen langsamen Puls und Neuritis optica, es sind keine Aufklärungen, seine Kameraden sind wieder weggegangen ohne solche zu geben; man entdeckt eine chronische Otitis, weshalb man Resectio proc. mast. und eine Entblössung des Sinus transv. vornimmt; da dieser mit Eiter belegt ist, wird oberhalb des Cerebellum trepanirt, die Punktur zeigt dort einen Abscess. Der Patient wird geheilt.

Dass man bei solchen Fällen möglicherweise ab und zu eine unnütze Operation macht, ist nicht unwahrscheinlich, die Frage ist nur die: ist die Trepanation mit darauffolgender Punktur, oder Incision der Hirnsubstanz — ich spreche hier immer nur vom Temporallappen oder dem Cerebellum — eine gefährliche Operation? könnte sie, wenn sie zu nichts führt, auch schädliche Folgen für den Patienten haben?

Solche explorative Punktionen sind öfters am Kommunehospital gemacht worden, und man kann nicht sagen, dass sie den Patienten geschadet haben; es kann aber, wie in der Krankengeschichte

No. 29, eine Contusion und Emollition des Hirngewebes eintreten, die zwar in dem betreffenden Falle, wo es sich um eine Sinusthrombose handelte, keine Bedeutung für den später eintretenden Tod hatte, aber wohl doch bei einem anderen Falle, auf irgend eine Art schädlich auf den Wundverlauf einwirken könnte. Es lässt sich auch denken, dass man, indem man die inficirte Dura passirte, die möglichen Ansteckungsstnffe weiter hineinführte. Ich finde es daher am richtigsten die Dura zu spalten, wodurch man auch das darunter liegende Hirngewebe besser untersuchen kann, und wobei man auch einen besseren Ausweg für eine möglicherweise herbeigeführte Infection schafft. Die Punktion oder Incision des freiliegenden Hirngewebes ist wohl also nicht ganz gefahrlos, muss aber andererseits als eine vollständig berechtigte Operation betrachtet werden, wenn die Möglichkeit einer Cerebralcomplication vorhanden ist. Bevor sie aber vorgenommen wird, muss man natürlich genau untersuchen, ob kein Epiduralabscess oder eine Sinusthrombose da ist, kurz gesagt erst sehen, ob an der Aussenseite der Dura nichts Krankhaftes zu finden ist; wenn der Befund hier negativ ist, muss der Temporallappen erst untersucht werden, da der Abscess am häufigsten dort sitzt, und zuletzt das Cerebellum. Diese methodischen Untersuchungen werden ja namentlich bei Fällen gemacht, wo die Diagnose nicht sicher ist; wenn man klar über die Verhältnisse ist, wird man selbstverständlich gleich auf die Stelle loszielen, wo das vermuthete Leiden ist, ob man nun auf die ausgewählte Stelle losgeht oder von der Resectionswunde am Proc. mast. aus nach aufwärts meisseln will, denn man soll immer mit einer Resection an dieser Stelle beginnen; wenn auch keine Anzeichen einer Pusstagnation im Cavum tympani sind, so soll dies der erste Schritt im Operationsplane sein, und bei der unsicheren Diagnose muss man erst abwarten, welche Wirkung die Resection auf den Verlauf der Krankheit haben wird. Im Uebrigen kann man kein Schema für die Behandlung feststellen, das wichtigste ist, den Patienten genau zu beobachten und vor Allem den operativen Eingriff nicht so lange aufzuschieben, dass es zu spät wird, das heisst, man muss operiren, bevor ein Hirnabscess in die Ventrikel perforirt und bevor eine diffuse Meningitis entstanden ist, eine Complication, der der Patient so oft unterliegt, und der wir machtlos gegenüberstehen.

Bei den hier aus dem Kommunehospital und der Privatklinik des Verfassers mitgetheilten Fällen (53) fand man cerebrale Complicationen bei 52,8 pCt. an der rechten Seite, bei 45,3 pCt. an der linken Seite, bei 1,9 pCt. (Meningitis) war das Ohrenleiden doppelseitig.

Man fand	8 Temporalabscesse	an der rechten,	4 an der linken
	3 Cerebellumabscesse	" " "	2 " " "
	8 Sinusthrombosen	" " "	9 " " "
	9 Meningiten	" " "	9 " " "

Bei 1 Meningitis ist doppelseitiges Ohrenleiden constatirt.

Diese Zahlen stimmen nicht so gut mit Körner's[1]) überein, der bei 151 Fällen fand, dass das Ohrenleiden bei 59,6 pCt. an der rechten Seite war, bei 37,7 pCt. an der linken und endlich bei 2,7 pCt. doppelseitig. In Folge der letztgenannten Zahlen ist wohl kaum ein Zweifel vorhanden, dass sich die Cerebralzustände hauptsächlich an ein rechtsseitiges Ohrenleiden anschliessen. Die Ursache hierfür ist nach Körner die, dass die Fossa sigmoidea bei nicht weniger als 77 pCt. an der rechten Seite mehr nach vorn und nach aussen in die Pars petrosa und Pars mastoidea geht, als auf der linken Seite; die Wand die den Sinus vom Cavum tympani scheidet, ist daher auf der rechten Seite am dünnsten.

---

[1]) Körner, Zur Kenntniss der bei Felsenbeincaries auftretenden letalen intracraniellen Erkrankungen (Hirnabscess, Sinusphlebitis und Meningitis.) Archiv für Ohrenheilkunde 1889.

XXI.

Beitrag zur Literatur der subphrenischen Abscesse.

Von

Dr. Carl Beck,

Professor der Chirurgie etc. in New York.[1]

(Mit 4 Abbildungen.)

———

Wenn man die überaus spärliche Literatur über subphrenischen Abscess überschlägt, — in Amerika haben, soweit es mir bekannt ist, nur die Herren Meltzer, Weir und Osler ausser mir selbst Veröffentlichungen über diesen Gegenstand gemacht, — so ist man versucht denselben als ein ausserordentlich seltenes Vorkommniss anzusprechen. Es scheint mir jedoch, dass es sich mit der Eiteransammlung im Subphrenium augenblicklich gerade so verhält, wie seiner Zeit mit der Entzündung des Appendix vermiformis, welche noch vor weniger als 20 Jahren als ein so rara avis dargestellt wurde, dass man kaum hoffen durfte, jemals Gelegenheit zu finden, eine veritable Appendicitis mit dem obligaten Traubenkern auf dem Secirtisch zu sehen, geschweige denn bei Lebzeiten zu diagnosticiren. So dürfte man wohl auch zu der Annahme berechtigt sein, dass das Gros der subphrenischen Abscesse unerkannt seinen fatalen Verlauf nimmt. Vielleicht ist die Verwechselung mit Lungenphthise eine besonders häufige. Ich erinnere Sie z. B. daran, dass mein Ihnen vor 4 Jahren vorgeführter Patient aus dem Süden hierhergeschickt worden war, um wegen seiner vermuthlichen Lungentuberculose der Segnungen der Koch'schen Tuberculininjectionen in einem hiesigen Institut theilhaftig zu werden.

———

[1] Nach einem Vortrag, gehalten in der Deutschen Medicinischen Gesellschaft der Stadt New York am 8. Februar 1896.

Es kann keinem Zweifel unterliegen, dass, sobald es gelingen wird, in den breiteren Schichten des ärztlichen Publicums ein regeres Interesse für das höchst interessante Studium des genannten Gegenstandes anzufachen, die Zahl der Beobachtungen sich ganz bedeutend steigern wird.

Ich will nun durchaus nicht behaupten, dass ein subphrenischer Abscess als solcher leicht erkannt wird. Ich habe z. B. in den 4 Fällen, welche ich operirte, nur ein Mal vor der Operation die Diagnose stellen können. Dagegen hatten die Symptome stets den Verdacht auf eine bestehende Eiterung hingelenkt. Die Probenadel gab dann schliesslich immer den gewünschten Aufschluss in Bezug auf das Vorhandensein von Eiter und darauf kommt es ja am Ende wesentlich an.

So sehr wünschenswerth vom wissenschaftlichen Standpunkte aus die exacte Vorhersage sein mag; von einschneidender practischer Wichtigkeit ist es für den Chirurgen nicht, ob er auf eine supra- oder infradiaphragmatisch gelegene Eiteransammlung stösst.

Mit Bezug auf die Technik der Explorativpunktion ist es vielleicht nicht ganz überflüssig zu bemerken, dass man sich streng an die Regeln der Asepsis zu halten hat. Die Hände des Operirenden sowohl wie die Haut des Patienten muss gehörig desinficirt und Spritze und Nadel auf das Sorgfältigste sterilisirt sein. Sollte der erste Probestich negativ ausfallen, so muss man wiederholt anderweitig einstechen und darf die Geduld nicht verlieren, auch wenn man selbst ein Dutzend Mal beim Zurückziehen die Spritze leer findet. Man muss im Auge behalten, dass es sich entweder um eine ganz kleine Abscesshöhle, oder um mehrere, durch Adhäsionsbildung von einander geschiedene Höhlen handeln kann, ein Zustand welcher sich namentlich bei veralteten Fällen nicht gar selten vorfindet. Endlich mag der Abscessinhalt vorzugsweise eingedickter oder sogar käsiger Natur sein. Im letzteren Fall kann man wiederholt in die Abscesshöhle ganz wohl hineingerathen, ohne doch ein positives Resultat zu gewinnen. Ich erinnere mich z. B. bei dem Pyothorax eines Kindes 12 Mal punktirt zu haben, bis ich die untrüglichen Beweise des Vorhandenseins von Eiter constatiren konnte. Da die Abscesshöhle nur Männerfaust-gross war und neben einem grossen Fibrinklumpen nur einen Esslöffel voll Eiter enthielt, so gerieth eben die Probenadel jedes Mal in die Substanz des Klumpens hinein, aus welchem sich natürlich nichts aspiriren liess.

In solchen Fällen ist es räthlich, den kleinen Drahtmandrin der Probenadel durch das Nadellumen zu schieben, wodurch manch Mal ein kleines Eiterpartikelchen, das im Nadelcaliber hängen blieb, zur Anschauung gebracht werden kann.

Ich habe es auch wiederholt von Nutzen gefunden, die Spritze nach solch scheinbar erfolgloser Aspiration mit sterilem Wasser zu füllen und dann in ein Petri'sches Schälchen zu entleeren. Man findet dann bisweilen bei Vorhandensein von eingedickten Ansammlungen, dass ganz kleine und mit dem blossen Auge nicht wahrnehmbare Eiterpartikelchen in dem Nadelcaliber haften blieben, welche dann mikroskopisch als solche erkannt werden können. Sollte dann das mikroskopische Bild auch noch keine genügende Aufklärung schaffen, so kann man auch den Spritzeninhalt in ein Petri'sches Schälchen entleeren und Culturversuche anstellen.

Alle übrigen diagnostischen Punkte, so zutreffend sie auch in der Mehrzahl der Fälle sein mögen — in dem einzelnen concreten Fall erweisen sie sich oft unzuverlässig. Dieses gilt ebensowohl von der Krankengeschichte, welche ja freilich oft den Verdacht auf die resp. Localisation hinlenkt, als auch von den classischen Regeln, welche Leyden in seiner bekannten unübertrefflichen Arbeit aufstellt, wie sich z. B. schon aus meinen Krankengeschichten No. 3 und No. 5 ersehen lässt. Um noch ein Mal kurz zu recapituliren, sind die Leyden'schen Regeln folgende: Geschichte einer vorausgegangenen Unterleibsstörung. Keine Respirationserscheinungen vorher, namentlich kein Husten und Auswurf. Das Herz ist wenig oder gar nicht dislocirt. Keine Hervorwölbung des Thorax oder des Intercostalraums. In den Lungen vesiculäres Athmen unterhalb der Clavicula. Pektoralfremitus deutlich wahrnehmbar. Scharf markirte Grenze der Zone des Vesiculärathmens — darunter anstatt des exspiratorischen Geräusches nunmehr amphorisches. Tiefe Inspirationen drängen die Grenzlinien der Zonen des Vesikulärathmens weit hinab in Bezirke, woselbst vorher kein Athemgeräusch zu vernehmen war.

Auch die anderen diagnostischen Merkmale, welche angegeben wurden, die Localisation des Abscesses zu bestimmen, halten, so geistreich sie auch ohne Zweifel erdacht sind, in der Praxis selten

Stand. Es gilt dieses sowohl von den Excursionen einer in die Abscesshöhle eingestochenen Nadel nach Fürbringer als von dem Litten'schen Zwerchfellphänomen und dem Weir'schen Kerzenphänomen. (Ausblasen einer Flamme bei der Inspiration nach gemachter Punktirung.)

Das Bild des subphrenischen Abscesses ist ein Proteusartiges. Die ungeheure Mannigfaltigkeit seiner Aetiologie ist erst kürzlich von Maydl (Ueber subphrenische Abscesse, Wien 1894, Verlag von Joseph Safár.) in einer trefflichen Arbeit demonstrirt worden, indem die subphrenischen Abscesse gemäss ihres anatomischen Ursprungs nach 12 verschiedenen Gruppen classificirt wurden, nämlich als stomachal, intestinal, perityphlitisch, von Echinococcen, subcutanen Traumen ausgehend, als cholangioitisch, perinephritisch, metastatisch, costal, thoracal, von Wunden des subphrenischen Raums herrührend und solche von verschiedenartiger und fraglicher Aetiologie. Bei meinen Fällen liess sich die anatomische Quelle mit ziemlicher Wahrscheinlichkeit nachweisen — bei einem handelte es sich um einen perinephritischen Ursprung, bei diesem wie bei dem vor 4 Jahren vorgeführten Fall um einen cholangioitischen und bei dem vierten um einen intestinalen (Dysenterie.) Bei dem nicht operirten letal verlaufenen Fall konnte man mit ziemlicher Sicherheit auf eine cholangioitische Aetiologie schliessen. Es möchte ferner von Interesse sein, dass alle meine Patienten männlichen Geschlechtes waren, im besten Mannesalter standen und den Abscess sämmtlich rechterseits aufwiesen.

Was die Prognose der subphrenischen Abscesse betrifft, so hängt meiner Ueberzeugung nach das Schicksal derselben in erster Linie von einer frühzeitigen Diagnose, mit anderen Worten von unverzüglicher operativer Eröffnung ab. Wie schon oben erwähnt, spielt selbstverständlich auch die Aetiologie eine bedeutende Rolle. Während frühzeitig operirte Abscesse, welche dem Appendix vermiformis, cholangioitischen oder perinephritischen Zuständen ihre Entstehung verdanken, eine gute Prognose bieten, sind die Aussichten bei Abscessbildung, deren Quelle sich auf Pyloruscarcinom zurückführen lässt, selbstverständlich durchaus infaust. Nur so lässt sich auch die ausserordentliche Verschiedenheit der Mortalitätsziffer der verschiedenen Autoren erklären. Die einen waren so glücklich, frühzeitig und bei gutartigen Fällen eingreifen zu dürfen, die anderen hatten erst spät und bei Fällen von ungünstiger Aetiologie Gelegenheit operativ vorzugehen. So weisen einzelne Berichte (vgl. Sachs, v. Langenbeck's Archiv, 50. Bd. 1. Heft 1895. und Beck, Subphrenic Abscess, New York Medical Record, Vol. 49. No. 7.) eine Mortalität von 0 pCt. auf, während Maydl in seiner classischen Arbeit die hohe Ziffer von 50 pCt. ausrechnet. Die Mortalitätsziffer der exspectativ behandelten, resp. der erst auf dem Secirtisch erkannten Fälle möchte nur dann wissenschaftlichen Werth erhalten, wenn man sie als Mene-Tekel betrachtet. Sie erreicht nach Maydl die enorme Höhe von 95 pCt.

Was die Therapie der subphrenischen Abscesse betrifft, so braucht nach dem Vorhergesagten wohl kaum besonders betont zu werden, dass dieselbe durchaus in die chirurgische Domaine gehört. Das Motto lautet: Frühzeitige breite Eröffnung unter streng aseptischen Cautelen und bestmögliche Drainirung. Letztere wird meiner Meinung nach am rigorosesten zumeist durch Rippenresection erreicht aus dem einfachen Grunde, weil der Abscess gewöhnlich sich innerhalb der Rippenzone befindet. Ganz ausnahmsweise ist die Route unterhalb der Rippenbogen oder des Schwertfortsatzes vorzuziehen. Nur der auf perinephritischer Basis entstandene Abscess könnte den Lumbarweg vorzeichnen. Ich muss offen gestehen, dass ich es nicht recht begreifen kann, warum mehrere Autoren es geradezu für ein grosses Unglück halten, wenn man gezwungen wird, die transpleurale Route zu wählen. Es däucht mir im Gegentheil keine andere Route so viel Vortheile für die Nachbehandlung zu bieten, als die letztere. Man hat eingewendet, dass dieselbe nicht bloss ganz unnöthiger Weise die Gefahr des Pneumothorax heraufbeschwört, sondern auch noch atmosphärische Infection und solche, die vom entweichenden Eiter herrührt, begünstigt.

In Bezug auf den ersten Factor, Pneumothorax, muss man vor Allem im Auge behalten, dass man ja nicht mit normalen Verhältnissen zu rechnen hat. Die aspirirende Kraft des Zwerchfells ist durch das Vorhandensein des subphrenischen Abscesses enorm beeinträchtigt. Wie schon aus der Dämpfungszone ersichtlich, ist das Diaphragma hoch in die Brusthöhle hinaufgedrängt, so dass es förmlich gegen die Thoraxwände gepresst wird, seine Kuppe also in beständigen Contact mit der Costalpleura gebracht wird. Ja, es kann soweit überstreckt sein, dass es gänzlich paralysirt wird.

Ein weiterer, die Aspirationsfähigkeit des Diaphragma herabsetzender Factor ist der Umztand, dass der untere Theil des Thorax selbst gewöhnlich ausgedehnt wurde. Schliesslich kann ja, wenn wirklich nach Eröffnung des Pleurasacks sich ein Pneumothorax unter Shockerscheinungen bilden sollte, die finale Abscesseröffnung verschoben werden bis zum nächsten Tage, besonders wenn es sich um sehr erschöpfte Patienten handeln sollte.

Bezüglich des imaginären Schreckgespenstes, der atmosphärischen Infection, kann ich wohl auf die ausgezeichneten Experimente Schimmelbusch's, Petri's und Cleves-Symmer's verweisen, welche zur Genüge bacteriologisch beweisen, was längst vorher auf Grund klinischer Beobachtung ersichtlich war, nämlich dass die in der Luft enthaltenen Bacterien unter gewöhnlichen Umständen nicht pathogener Natur, jedenfalls nicht von chirurgischer Wichtigkeit sind.

Schliesslich ist auch nicht einzusehen, warum gerade der Pleura eine grössere Infectionsneigung zukäme, als anderen Körpertheilen.

In Bezug auf die Schnittrichtung wird man sich wohl am besten an die Mitte der Dämpfungszone zu halten haben. Schliesslich wird im Zweifelfalle die Richtung der Explorativnadel ausschlaggebend sein. Im Allgemeinen wird man die Principien, welche bei der Pyothoraxoperationstechnik massgebend sind, zu beachten haben. Der Regel nach wähle man beim subphrenischen Abscess die achte, neunte oder zehnte Rippe zur Resection und halte sich an die mittlere Axillarlinie, da man von da aus die Thoraxwand gleich gut nach vorn wie nach hinten für den explorirenden Finger zugänglich machen kann. Ein weiterer Vorzug dieser Methode liegt in der Möglichkeit, den Patienten während der Operation die Rückenlage einnehmen lassen zu können, da man, wenn er an den Tischrand gebracht wird, ganz gut dann seitlich manöveriren kann. Wird weiter hinten incidirt so muss der Patient entweder auf dem Leib liegen oder auf der gesunden Seite, wodurch die Compression Seitens des Exsudates auf die Thoraxorgane nicht bloss eine höchst gefährliche Verstärkung erfährt, sondern auch die Entleerung desselben erschwert wird.

Es ist wohl kaum nöthig, zu betonen, dass die Operation unter aseptischen Cautelen im vollsten Sinne des Wortes vorgenommen werden muss. In Bezug auf die Desinfection des Operationsterrains möchte ich noch hier einschalten, dass ich, wenn irgend möglich 24 Stunden lang vor der Operation einen dicken Umschlag von

grüner Seife auf das Operationsareal legen lasse. Hierdurch wird
die bacterienreiche Epidermis macerirt und erst der endlichen Desinfection mit Aether und Sublimat zugänglich gemacht. Freilich
wird bei Individuen mit sehr sensibler Haut leicht eine Dermatitis
erzeugt, welche eben dann das Aussetzen des Seifenumschlages
gebietet. Man substituirt dann wohl am besten eine Burow'sche
Lösung bis kurz vor der finalen Desinfection.

Was auch immer bei der Operation gebraucht wird, muss gründ-
lich sterilisirt sein. Die Instrumente, Ligaturen etc. in kochender
Sodalösung, die Handtücher, Schwämme etc. in strömendem Dampf.
Hat man keinen Universal-Sterilisator zur Verfügung, so muss man
Handtücher, Schwämme etc. eben auch in der Sodalösung auskochen.

Die Länge der Incision sollte nicht weniger als 10 Ctm. betragen
und muss in einem Zug bis auf das Periost geführt werden. Die
Schnittrichtung läuft parallel zum Rippenrand. Hat man dann an
jedem Rippenrand entlang das Periost durchschnitten, so hebelt
man es nach vorn und hinten mittelst Elevatoriums ab. Benutzt
man die von mir angegebene Elevatoriumscheere,[1) so kann man
die Resection rasch dadurch beenden, dass man das lange Scheeren-
blatt zwischen der hinteren Rippenfläche und seinem losgelösten
Periosteum einschiebt, und es dann nach Senkung der Handgriffe
auf der entgegengesetzten Seite emportreten lässt, wobei dann die
Weichtheile ohne Gebrauch eines retrahirenden Hakens zurück, d. h.
ausserhalb der Schnittlinie gehalten werden. Man schneidet dann
ein Rippenstück von mindestens 6 Ctm. Länge aus. Die Intercostalarterie kann bei dieser Manipulation nicht verletzt werden.
Den zweiten Rippenscheerenschnitt kann man sich dadurch erleichtern, dass man das zu resecirende Rippenfragment mit einem
scharfen Haken stark nach aussen zieht.

Nachdem die unbedeutende Blutung gestillt ist, giesst man
etwas Jodoformäther auf die Wundfläche zum Schutz gegen den
nachher darüber fliessenden Eiter. Dann incidirt man die dünne
Fascia endothoracica und die Costalpleura. Findet man den Pleurasack nunmehr leer, so sticht man nochmals mit der Probenadel
durch das Zwerchfell und benutzt dieselbe als Führer. Es ist
empfehlenswerth, sobald man dann den Eiter localisirt hat, der Nadel
entlang eine Hohlsonde zu schieben und dann auf deren Rinne eine

---

[1)] Instrumentenmacher Droell-Heidelberg.

kleine Kornzange vorzudrängen, mittelst welcher man dann die Oeffnung vorsichtig erweitert. Zum Schutz vor Infection kann man mit
aseptischen Tampons die Pleurahöhle absperren. Die Eiterentleerung
muss sehr langsam vor sich gehen, um eine schnelle Expansion des
nachrückenden Lungengewebes zu vermeiden, was eine beträchliche
Blutung sowohl als Respirationsstörungen im Gefolge haben könnte.
Man soll sich mindestens 20 Minuten Zeit bis zur völligen Entleerung
nehmen und ist es deshalb nöthig, den Eiterstrom von Zeit zu Zeit
durch aufgedrückte Schwämme, unter sorgfältiger Beobachtung von
Puls, Athmung und Gesichtscolorit, zu unterbrechen. Nunmehr führt
man den Zeigefinger ein und entfernt durch schiebende und weg-
drückende Manipulationen irgend welche vorhandenen soliden Massen,
so z. B. Fibrinklumpen oder nekrotisches Gewebe. Adhäriren dieselben, so kann man sie auch durch eine leicht abgestumpfte Cürette
entfernen. Contraindicirt werden diese Manipulationen nur dann
sein, wenn Shock oder Blutung vorhanden wäre. Dann würde man
sie auf den nächsten Tag verschieben ebenso wie die Auswaschung
der Höhle mit einer sterilen Salzlösung, welche die losgelösten Klumpen hinausspülen soll. Nur im Fall es sich um stinkenden Eiter
handelt, würde man für das Salz ein Antisepticum (vorzugsweise
Sublimat 1 : 5000) substituiren. Die plötzliche Exsudatentleerung
kann in Folge von Lungencongestion Gehirnanämie hervorbringen.
Auch können Embolien durch Thrombose der Lungengefässe und
Blutungen in Folge von gerissenen Gefässen der Pleuren entstehen.

Um die Wundränder einigermassen zu decken, kann man das
Zwerchfell an die Haut nähen. Ich pflege vier Nähte anzulegen,
eine an jedes Wundende und je eine an die Mitte eines jeden Wund-
randes (Jodoformseide). So ist dann auch zugleich das anliegende
Gewebe gegen Contactinfection geschützt. Nachblutung ist verhindert
und die Höhle wird weit offen gehalten.

Ist die Höhle nur von geringer Ausdehnung, so kann man sie schon
durch eine einfache Resectionsschnittöffnung hindurch mit Jodoformgaze lose austamponiren. Handelt es sich aber um eine grössere
Höhle, so entspricht es durchaus modernen chirurgischen Grundsätzen, sich dieselbe weiter zugänglich zu machen. Zu diesem
Zweck fügt man sogleich die weitere Resection eines zweiten oder
gar dritten Rippenstücks hinzu. Zieht man die Haut kräftig zurück, so kann man die nach oben sowohl wie nach unten zunächst

liegende Rippe von demselben Hautschnitt aus gerade so reseciren und die darunter liegende Costalpleura incidiren, wie oben beschrieben. Wenn man nun eine mit starker Seide armirte, gestielte Nadel durch eine solche Incisionsöffnung hinein und zu der nächstliegenden herausführt, so kann man die zwischen den Fadenenden liegende, aus Pleuramusculatur und Intercostalarterie bestehende Weichtheilbrücke en masse umschnüren. Führt man dieses Manöver auch am anderen Wundende aus, so kann man die Weichtheilbrücke zwischen den zwei Massenligaturen excidiren. Hierdurch gewinnt man nicht bloss einen freien Einblick in die Abscesshöhle, sondern ist auch im Stande, besonders wenn man gleich drei Rippen resecirt hat, die Höhle ohne Schwierigkeiten mit Jodoformgaze zu temponiren. Zur besseren Orientirung ist bisweilen das von mir angegebene Pleuraspeculum zu gebrauchen, welches nach Art eines Tracheotomiesperrhakens die Wundränder weit auseinander hält.

Nach unseren heutigen chirurgischen Grundsätzen kann nur ein derartiges rigoroses Vorgehen den Anforderungen an eine rationelle Abscessbehandlung genügen. Die Nachbehandlung ist ja dann auch ausserordentlich einfach. Da alles Anstössige entfernt ist, so braucht ja nichts mehr später herausgespült zu werden. So lange die Secretion copiös ist, wechselt man täglich, später bloss alle 2—3 Tage bis zur Heilung.

Wie gross die Nachtheile der Behandlung mit Drainageröhren sind — von den Gottlob immer mehr in Misscredit gerathenden Irrigationen gar nicht zu sprechen — brauche ich wohl kaum hervorzuheben. Die Friction der Pleuren durch die Röhre verursacht leicht Blutungen und Eiterretention kann auch durch das dickste Drainagerohr und bei der allerkunstvollsten Lagerungsmethode nicht verhindert werden. Und gerade die Retension gefährdet das Leben am meisten während der Nachbehandlung.

Kurze Drainageröhren sind schwer festzuhalten auch wenn man sie festnäht, und lange stehen der Ausdehnung der Lungen sehr im Weg. Man sollte deshalb es sich auch hier zur Aufgabe machen, solche Abscesse nach den Principien der offenen aseptischen Wundbehandlung zu versorgen (vgl. mein Lehrbuch über chirurgische Asepsis, Verlag von W. B. Saunders, Philadelphia).

Auf die aus der Wundhöhle herausragenden Jodoformgazestreifen wird nun ein grosses Stück Moospappe gelegt, welches die ganze

Seite einhüllt und neben seiner immobilisirenden Eigenschaft, da es sich den Körpercontouren wie ein Gipsverband adaptirt, noch die Fähigkeit besitzt, die überschüssige Wundsecretion, welche von der Jodoformgaze nicht mehr absorbirt werden konnte, aufzunehmen.

Narcose sollte man nur da anwenden, wo der Puls sehr gut ist, was zu den Ausnahmen gehört bei Abscessen, die schon länger bestanden. Es ist ja zur Genüge bekannt, welcher Gefahr das Leben ausgesetzt wird, wenn die Thoraxorgane schon einer längeren Compression unterworfen waren. Da bei Krankheiten der Respirationsorgane der sonst ziemlich zuverlässige Aether wegen seiner congestiven Wirkung contraindicirt ist, so kann bloss Chloroform in Frage kommen, eine Drogue, deren Hauptgefahr doch in seiner paralysirenden Einwirkung auf das Herz gipfelt, und gerade dieses Organ ist immer etwas durch den Abscess gedrückt und in den allermeisten Fällen sogar leicht dislocirt. Da auch Cocain nicht völlig gefahrlos ist, so bleibt zumeist eben nur der Aetherspray als locales Anästheticum übrig. Glücklicherweise ist es nur der Hautschnitt, welcher besonders schmerzhaft ist und gerade für diesen ist die Localanästhese zumeist genügend. Die folgenden Manipulationen stellen dann an den Heroismus des Patienten keine übermässigen Anforderungen.

Wählt man die vordere Route, so macht man zwischen siebenter und achter Rippe von der vorderen Axillarlinie ausgehend die Incision. Man durchtrennt dann die Fascie des M. obliquus externus, legt die siebente und achte Rippe frei und resecirt dieselben. Im Uebrigen verfährt man, wie oben geschildert.

Die Lumbarroute kommt namentlich bei Abscessen perinephritischer Aetiologie in Frage. Man führt hier den Schnitt von der Prominenz des M. sacrolumbalis bis zur vorderen Axillarlinie. Die Fascia lumbodorsalis, der M. latissimus dorsi und der M. serratus posticus inferior werden durchschnitten und der M. sacrolumbalis seitlich gegen die Wirbelsäule zu gedrängt. Dann wird die Lumbodorsalfascie durchtrennt, worauf der M. quadratus lumborum verticalwärts laufend erscheint. Führt man nun entlang dem äusseren Rand des M. Sacrolumbalis eine Hohlsonde ein, so erreicht man vorsichtig manipulirend die Abscesshöhle, welche, nachdem sie nach den oben beschriebenen Principien langsam entleert wurde, mit Jodoformgaze lose tamponirt wird.

Krankengeschichten.

Fall 1. F. G., aus New York, 43 Jahre alt, Buchhalter. Familiengeschichte gut. Am 14. Mai 1894 plötzliche Erkrankung unter heftigen Schmerzen in der rechten Seite, welche bis zur Axilla ausstrahlten. Nausea. Leichte Dyspnoe. Unter Application von Eis und Darreichung von Codein erzielte Dr. L. Bischof, New York, vorübergehende Besserung, bis dass vier Tage später die Schmerzen mit derselben Heftigkeit wie früher sich wieder einstellten. Gleichzeitig Fieber und Entwickelung von leichtem Icterus. Bei meiner ersten Untersuchung am 21. Mai fand ich folgenden Status präsens: Starker Mann, (170 deutsche Pfund schwer). Beständige Unruhe, zuweilen Delirien. Schluchzen. Temperatur per Rectum 39,6, Puls 124. Respiration 26. Icterische Gesichtsfarbe. Pupillen beiderseits egal und von normaler Reaction. Zunge dick belegt. Schleimhäute hellgelb. Percussion ergiebt normale Verhältnisse linkerseits; rechts Dämpfung vom oberen Rande der sechsten Rippe bis 4 Ctm. unterhalb des vorderen Rippenbogens, hellen Schall von der Mitte des Schulterblatts nach unten. Auscultation ergiebt vesiculäres Athmen an der linken und vorn auf der rechten Seite. Hinten Bronchialathmen von der Mitte der Scapula an. Unter der achten Rippe kein Athemgeräusch. Stimmfremitus normal. Puls klein, aber regelmässig. Bauchwand gespannt und empfindlich. Percussion tympanitisch. Urin spärlich, kein Eiweiss. Obstipation seit 3 Tagen. Im Hinblick auf die völlige Abwesenheit respiratorischer Störungen, besonders von Husten, wurde die Diagnose auf subphrenischen Abscess gestellt. Die Localisirung sowohl als der vorhandene Icterus deuteten auf eine cholangioitische Aetiologie. Die Diagnose Abscess wurde durch eine im siebenten Intercostalraum in der vorderen Axillarlinie vorgenommene Probepunction bestätigt. Operation verweigert. Exitus letalis vier Tage später.

Fall 2. (Vorgestellt in der New York Postgraduate School am 19. Dezember 1890, und in der wissenschaftlichen Sitzung der Aerzte der deutschen Poliklinik am 11. October 1895.)

F. B., aus New York, 42 Jahre alt, Victualienhändler, verheirathet. Familiengeschichte günstig. Vater von 5 Kindern — 4 davon gesund — am fünften hatte ich wegen tuberculöser Hüftgelenkentzündung Resection vorgenommen. Pat. war vorher immer gesund gewesen. Im September 1889 bekam er einen leichten Schmerz um den rechten Scapularwinkel. Eine Woche später, ungefähr am 19. September, Fieber. Der Schmerz irradiirte nunmehr über die ganze rechte Seite. Kein Husten. Diagnose des alsbald citirten Hausarztes: Pleuritis. Nunmehr wechselten leichte Besserung und freie Fiebertage mit Schmerzen von variirender Heftigkeit und mehr oder minder intensiven Fiebersteigerungen während eines Zeitraums von 7 Wochen, wie mir berichtet wurde, mit einander ab. Währenddem wurde Pat. von einer stattlichen Anzahl von Collegen untersucht, welche alle die verschiedenartigsten Diagnosen stellten, von denen ich nur: Pleuritis, Chololithiasis, Nephritis, Lebercarcinom, Pyloruscarcinom und Muskelrheumatismus erwähnen will.

Am 5. November fand ich folgenden Status präsens: Erschöpfter Mann von mittlerer Statur, ungefähr 85 Pfund schwer. Gesicht sehr blass. Eindruck einer sehr schweren Erkrankung. Schwäche so gross, dass Pat. sich nicht spontan bewegen kann. Zunge wird nur mit grosser Mühe herrausgesteckt. Keine geschwollenen Drüsen. Temperatur 27,8, Puls 116, Athmung 24. Percussion und Auscultation ergeben linkerseits normale Verhältnisse. Rechterseits vermindertes Athemgeräusch und schwächerer Pectoralfremitus unterhalb des Randes der achten Rippe. In der hinteren Axillarlinie rauhes Exspirium. Keine Rhonchi, kein Husten, keine Expectoration. Herz normal. Puls weich und regelmässig. Rechtes Hypochondrium etwas mehr convex als das linke. Dämpfung entlang der Wirbelsäule vom obersten Rande der zehnten Rippe und entlang

Fig. 1.

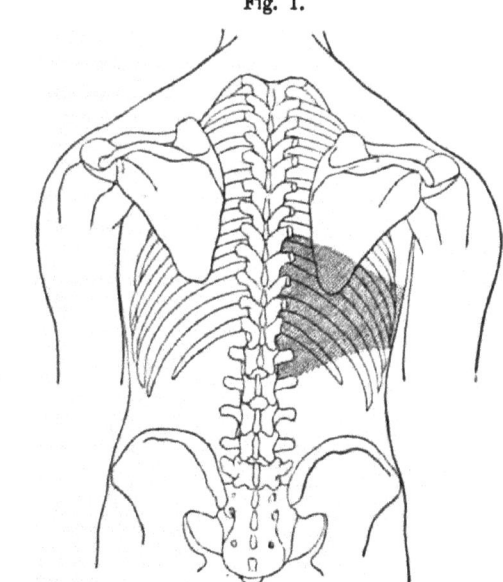

Dämpfungszone.   Leichte Acroowölbung des rechten Hypochondriums.

der mittleren Axillarlinie vom siebenten Intercostalraum an. Drehte man Pat. rasch, so trat kein Wechsel in der Dämpfungzone ein. Vorn überragte die Leber den Rippenbogen um 2 Ctm. Das rechte Hypochondrium ist auf Druck schmerzhaft. Kein Tumor, noch Fluctuation palpirbar. Obstipation. Urin spärlich. Kein Albumen, dagegen viel Sediment. Kein microscopischer Nachweis einer bestehenden Nephritis. Normale Patellarreflexe. Keine Parese. Leichtes Schluchzen. Die Diagnose wurde im Hinblick auf die Schmerzen in der rechten Seite, den intermittirenden Fiebercharacter und die Ausdehnung der Dämpfung auf perinephritischen Abscess gestellt. Nach 5 vergeblichen Explorationen mit der Aspirationsnadel, welche jedes Mal an anderen Puncten eingestochen wurde, wurde im zehnten Intercostalraum dicker, gelber Eiter gefunden.

Pat. wurde nunmehr ohne weiteren Verzug nach dem St. Mark's Hospital übergeführt, allwo die Operation entlang der Aussenseite des M. sacrolumbalis ausgeführt wurde. Um mir besseren Zugang zu verschaffen, resecirte ich die elfte und zwölfte Rippe, wobei die Pleura nicht verletzt wurde. Auf einer am äusseren Rand des M. sacrolumbalis vorgeschobenen Hohlsonde erschien alsbald Eiter, worauf die Oeffnung dilatirt wurde. Es wurden ungefähr $^3/_8$ Liter dicken, käsigen Eiters entleert. Nach sorgfälltiger Auswischung konnte die Niere sowohl als das Zwerchfell übersehen werden. Jodoformgazetamponade. Ununterbrochene Heilung. Fünf Wochen später aus dem Hospital entlassen.

Fall 3. (Vorgestellt in der Deutschen Medicinischen Gesellschaft der Stadt New-York, Junisitzung 1892.)

A. M., aus dem Staat Süd-Carolina, V. S. A., 30 Jahre alt, lediger Kaufmann, Familiengeschichte gut. War niemals krank gewesen. Erkrankte zuerst im August 1891 unter Schüttelfrost, Verdauungsstörungen und Kräfteverfall. Nachdem man zuerst an Malaria gedacht hatte, wurde später, als sich Husten

Fig. 2.

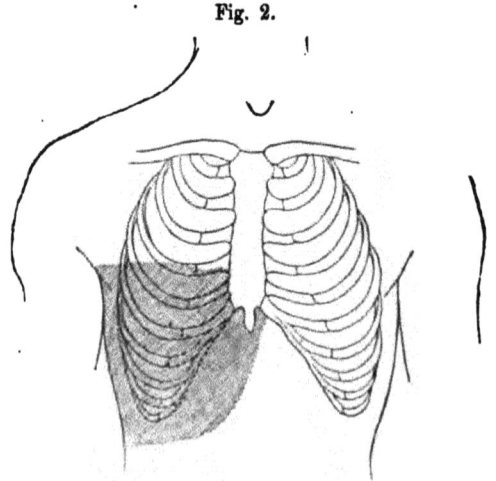

Dämpfungszone.

einstellte, Lungentuberculose diagnosticirt. Da gerade zu dieser Zeit die Wogen des Tuberculinenthusiasmus sehr hoch gingen, so wurde Patient in eine hiesige Anstalt geschickt, um daselbst der Segnungen der Tuberculininjectionen theilhaftig zu werden. Der Anstaltschef kam jedoch zu dem Schluss, dass es sich um einen Leberabscess handelte und überwies Patient der chirurgischen Station des St. Mark's Hospitals. Status praesens am 13. Februar 1893: Völlig abgemagerter Mann von mittlerer Statur, 108 Pfund schwer, Gesicht und Schleimhäute sehr blass. Zunge dick belegt, Temperatur 38,4, Puls 120,

Respiration 144. Profuse Transspiration. Starke Expectoration. Sputa gelb, zuweilen rostfarben. Lebergegend auf Druck schmerzhaft. Appetit schlecht. Bedeutende Dyspnoe. Perkussion und Auscultation ergeben normale Verhält-nisse auf der linken Seite. Perkussion rechterseits zeigt vollständige Dämpfung vorn vom oberen Rand der vierten Rippe bis 4 Ctm. unterhalb des Rippen-bogens. Hinten vollständige Dämpfung vom Scapularwinkel bis zum unteren Rand der 10. Rippe. Bei der Auscultation lassen sich vom Schlüsselbein bis hinunter zum vierten Intercostalraum Rhonchi wahrnehmen. Unterhalb dieser Zone gar kein Athemgeräusch. Trockene Rasselgeräusche und amphorisches Athmen in der Fossa infraspinata. Wird Patient gedreht, so tritt kein Wechsel in der Grenze der Dämpfungszone auf. Rechterseits unbedeutende Verminde-rung des Pectoralfremitus. Urin spärlich. Keine Albumen. Obstipation. Operation unter Chloroformnarkose am 14. Februar im St. Mark's Hospital. Typische Resection der achten Rippe in der mittleren Axillarlinie. Entleerung von einem Liter braunen, käsigen, stinkenden Eiters nach Eröffnung der Pleurahöhle. Um mehr Raum zu gewinnen, wird auch noch die neunte Rippe resecirt.

Eine Inspection der enorm grossen Höhle lässt eine Communication mit dem Subphrenium erkennen. Es wird stumpf erweitert und nunmehr noch etwa 5 Esslöffel voll Eiter von gleicher Beschaffenheit, wie oben beschrieben, aus dieser Nebenhöhle gewonnen. Die Höhle wurde nunmehr mit Sublimatlösung irrigirt, worauf alsbald colossale Athemnoth eintrat. Das Gesicht wurde cya-notisch. Heftiger Hustenanfall, nach welchem die Dyspnoe völlig verschwand. Wiederholte man später diese Irrigationen, so stellte sich stets dasselbe Phänomen ein. Zuweilen wurden während eines solchen Hustenanfalls braune Sputa, vermischt mit arteriellem Blut, expectorirt. Hieraus lässt sich wohl der Schluss ziehen, dass eine Communication mit der Lunge bestand.

Patient hatte sechs Monate nach der Operation dreissig Pfund zugenom-men und befand sich ausserordentlich wohl. Es bestand jedoch eine Thorax-fistel, weshalb ich auch noch die siebente und zehnte Rippe in bedeutender Ausdehnung resecirte. Nunmehr wurde die Höhle viel kleiner und Pat. konnte zu längerem Bleiben nicht mehr überredet werden. Wie ich nachträglich er-fuhr, wurde später völliger Verschluss erzielt. Eine Besonderheit dieses Falles ist wohl der Modus der Perforation. Es scheint mir, dass der auf cholangioiti-scher Basis entstandene Abscess zuerst in die Lungen perforirte und erst dann in die Pleurahöhle. Von da mag er das Zwerchfell ein zweites Mal durch-brochen haben, also so einen richtigen Circulus vitiosus repräsentirend.

Fall 4. (Vorgestellt in der Generalversammlung der New York Academy of Medicine am 6. Februar 1896.)

Pat., aus New York, 31 Jahre alt, Buchhalter, unverheirathet. Familien-geschichte gut. Nach dem Bericht seines Hausarztes traten die ersten Schmerz-anfälle am 24. März 1895 mit grosser Vehemenz in der rechten Seite auf. Auch war Brechreiz und rapider Puls vermerkt worden. Nach Darreichung von Morphium verschwanden diese Symptome alsbald wieder. Die Diagnose wurde damals auf Gallensteincolik gestellt. Nachdem Pat. nachher seine Arbeit wieder auf volle 3 Wochen aufgenommen hatte, wurde er plötzlich von denselben intensiven Schmerzen an derselben Stelle befallen. Die Temperatur soll damals 101 betragen haben und der Puls wiederum sehr rapid gewesen sein. Nur bestand der Schmerz dieses Mal mit wechselnder Heftigkeit 10 Tage lang. Erst nach Ablauf dieser Zeit konnte Pat. dieses Mal wieder seiner Beschäftigung nachgehen. Schon 4 Tage nach der Wiederaufnahme der Arbeit stellten sich die alten Schmerzen abermals ein. Nunmehr gesellte sich aber auch Dyspnoe hinzu, welche sich alsbald bedeutend steigerte.

Am 3. Mai 1895 fand ich folgenden Status präsens: Grosser Mann in ziemlich erschöpftem Zustande, ungefähr 140 Pfund schwer. Gesicht zeigt leicht

Fig. 8.

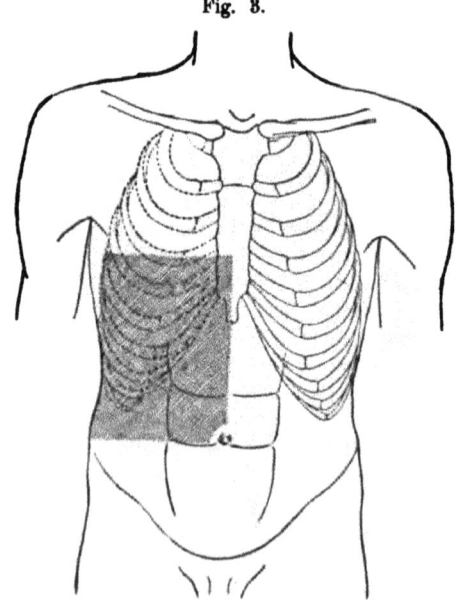

Dämpfungszone.

braungelbes Colorit. Zunge dick belegt. Kein Appetit. Das rechte Hypochondrium ragt nicht hervor. Kein Husten vorhanden. Spärliche Expectoration. Temp. 99,5. Puls 126. Respiration 64 in der Minute, also beträchtliche Athemnoth.

Die Perkussion ergiebt vorn vollständige Dämpfung von dem oberen Rande der 4. Rippe bis zur Nabelhöhe.

Derselbe Befund in der Axillarlinie. In der Paravertebrallinie vollständig Dämpfung von der Spina scapulae bis hinunter zum Dornfortsatz des elften Brustwirbels. Stimmfremitus ist über der ganzen Dämpfungszone nicht wahrzunehmen. Von der 4. Rippe an aufwärts zur Supraclaviculargegend ergab die

Percussion normale Verhältnisse. Das Athemgeräusch ist vesiculär, nur finden sich vereinzelte Rhonchi und rauhes Exspirium. Hinten dieselben Verhältnisse. Weder amphorische noch metallische Phänomene können wahrgenommen werden. Wurde Patient auf die linke Seite gelegt, so trat an Stelle der Dämpfung tympanitischer Schall von dem oberen Rande der 9. Rippe an abwärts. Urin spärlich. Kein Eiweiss. Obstipation. In Anbetracht der Temperaturschwankungen, der Schmerzen, der Dämpfung und der Krankengeschichte überhaupt, lag der Gedanke an einen Abscess nahe. Die subdiaphragmatische Localisation desselben wurde möglich, da absolut keine respiratorische Störungen

Fig. 4.

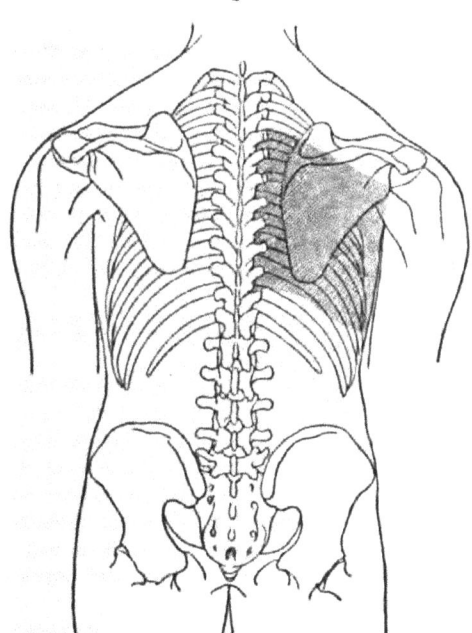

Dämpfungszone.

mit Ausnahme der Dyspnoe, welche sich ja sehr leicht durch den Druck des Abscesses erklären liess, vorhanden gewesen waren. Eine im 8. Intercostalraum vorgenommene Probepunction ergab dicken, braunen Eiter. Bei der bacteriologischen Untersuchung desselben fanden sich Diplococcen, welche nicht näher definirt werden konnten. Es wurden Culturen von Proteus vulgaris, Diplococcus citreus conglomeratus und Bacillus colicommunis erhalten.

Patient wurde nach dem St. Mark's Hospital verbracht, wo die Operation in Chloroformhalbnarkose vorgenommen wurde. Nach Resection eines 8 Ctm. langen Stückes der 10. Rippe wurde die Pleurahöhle eröffnet. Dieselbe war

leer. Unter hörbarem Geräusch stürzte die Luft hinein. Collaps. Blass-cya-
notische Gesichtsfärbung. Vollständiges Verschwinden des schon vorher sehr
schwach gewesenen Pulses. Da ich mich fürchtete, die Operation unter den
Umständen zu beenden, so tamponirte ich die Oeffnung mit Jodoformgaze.
Patient erholte sich unter der Darreichung von Stimulatien. Am folgenden
Tag konnte ich unter Führung der Aspirationsnadel als Wegweiser eine Hohlsonde durch das Zwerchfell durchführen und mittelst einer auf der Rinne der
Hohlsonde fortgeführten Kornzange die Oeffnung erweitern. Rothbraune Klumpen
und dicker, mit dunklem Blut tingirter Eiter entströmten der Oeffnung. Die
Ränder der Zwerchfellincision wurden an die Haut genäht. Jodoformgaze-
verband, unterstützt durch Moospappe. Heilung ununterbrochen. Geheilt aus
dem Hospital entlassen am 15. Juni 1895.

Die mikroskopische Untersuchung gestattete keinerlei Einblick in die
Aetiologie dieses Falles, dagegen weisen die klinischen Symptome auf einen
cholangioitischen Ursprung hin. Ob eine purulente Cholecystitis, welche in
Geschwürsbildung und Perforation überging, als ursächliches Moment vorlag,
oder ob es sich um durch Obliteration eines grossen Gallenductus veranlasste
Cholangiectasie handelte, will ich nicht versuchen zu entscheiden. Es liesse
sich ja schliesslich auch an eine in eine eitrige Hepatitis übergehende Cholan-
gioitis denken, oder an eine eiterige Entzündung des Ductus choledochus
communis selbst, aus welcher dann durch Ruptur ein subphrenischer Abscess
sich formirt hätte.

Fall 5. (Vorgestellt in der wissenschaftlichen Sitzung der Aerzte der
Deutschen Poliklinik. 11. October 1895.)

H. M., aus Cuba, 39 Jahre alt, verheirathet, Zuckerpflanzer. Am 15. 6. 95
plötzliche Erkrankung unter Diarrhoe, Tenesmus, Schmerz im Epigastrium und
wiederholte Schüttelfröste. Später gesellte sich Husten hinzu. Diagnose zuerst Malariafieber, später Dysenterie, und, als Husten sich einstellte, Lungentuberculose. Anfang Juli suchte Patient Landaufenthalt in der Nähe von
New York, woselbst er unter antituberculöser Behandlung eine leichte Besserung erfuhr. Am 22. Juli diagnosticirte Dr. I. Morvay-Rottenberg —
New York — das Vorhandensein eines Pyothorax und überwies Patient dem
St. Mark's Hospital behufs Operation.

Am 24. 7. folgender Status praesens: Völlig abgemagerter Patient von
phthisischem Aussehen, Gewicht ungefähr 82 Pfund. Zunge dick belegt.
Kein Appetit. Leichte Dyspnoe. Urin spärlich. Kein Albumen. Obstipation.
Temperatur normal. Puls 110. Respiration 42. Das rechte Hypochondrium
protrudirt nicht. Perkussion ergiebt vorn vollständige Dämpfung vom untern
Rand der dritten Rippe bis 2 Ctm. unterhalb des Rippenbogens. Hinten vollständige Dämpfung vom dritten bis zum zehnten Intercostalraum. Vorn von
der Fossa supraclavicularis bis hinunter zum vierten Intercostalraum leichter
tympanitischer Schall. Derselbe Befund hinten von der Fossa supraspinata
bis zum dritten Intercostalraum. Kein Athmungsgeräusch über der Dämpfungszone. Kein Wechsel in der Dämpfungsgrenze beim Drehen des Patienten.
Rasselgeräusche von der Fossa supraclavicularis hinunter bis zum dritten

Intercostalraum. Husten und Auswurf reichlich. Die gelben Sputa enthalten keine Tubelkelbacillen. Bei der Probepunktion ergiebt sich dünner, übelriechender, gelbweisser Eiter, gemischt mit Fibrinflocken und Gas. Bei der bacteriologischen Untersuchung zeigen sich Bacillus coli communis, Staphylococcus pyogenes aureus, Bacillus pyogenes foetidus und proteus vulgaris. In Rücksicht auf die Anwesenheit respiratorischer Symptome, speciell von Husten und Auswurf, und auf die Ausdehnung der Dämpfungszone, schloss ich mich der Diagnose des Herrn Collegen an. Am 25. Juli ausgedehnte Rippenresection in der mittleren Axillarlinie in Halbnarkose. Pleurahöhle leer. Vorsichtige Einführung der Aspirationsnadel durch das Diaphragma und graduelle Erweiterung. Entleerung von $^8/_8$ Liter serösen Eiters. Typischer Verband am 21. 8. 95.

XXII.

(Aus dem pathologischen Institut der Universität Rostock.)

Ueber seltenere Localisationen des uniloculären Echinococcus beim Menschen

nebst Bemerkungen über die durch Echinokokken hervorgebrachten histologischen Veränderungen.

Von

H. Lehne,

pract. Arzt zu Oldenburg in Holstein.

(Hierzu Taf. VII.)

Wenn die Erfolge und Fortschritte der parasitologischen Forschung, wie sie namentlich durch den Aufschwung der Bacteriologie in der neueren Zeit herbeigeführt sind, als staunenerregende gepriesen werden, so wird dabei meistens nur der eine Theil der Aufgaben der Parasitologie berücksichtigt, welcher darin besteht, die schmarotzenden Krankheitserreger aufzusuchen und ihre morphologischen und biologischen Eigenthümlichkeiten näher kennen zu lernen. Sobald wir aber zu der weiteren Aufgabe übergehen, zu untersuchen, welches die Ursachen der besonderen Localisation der Krankheitserreger sind, so müssen wir beschämt gestehen, dass wir es noch keineswegs „herrlich weit gebracht" haben und uns auch hier vielfach mit den unklaren Begriff der Disposition und des Locus minoris resistentiae behelfen müssen. Wenn schon bei den durch Spaltpilze hervorgerufenen Krankheiten der Versuch, die Dispositionsfrage auf greifbare anatomische und physiologisch-chemische Momente zurückzuführen, wie Lubarsch[1]) neuerdings ausgeführt hat, nur geringe Ausbeute geliefert hat, so ist das in noch höherem Maasse bei den durch thierische Parasiten hervorgerufenen Krankheiten der Fall, dass die besondere Localisation auch durch die genauste

---

[1]) Ergebnisse der allgem. Pathol. u. pathol. Anatomie des Menschen u. d. Thiere. Abth. I. Krankheitsdisposition. S. 240 ff.

anatomische Untersuchung nicht immer erklärt wird. Das gilt ebensosehr für den Cysticercus, den wir oft im Gehirn in vielen Exemplaren finden, ohne sonstwo im Körper weitere ·Finnen oder den Bandwurm zu entdecken, wie vom Echinococcus.

Freilich sind mannichfache Hypothesen aufgestellt und vielseitige Versuche gemacht worden, um den Einwanderungs- und Verbreitungsweg des Echinococcus hominis im menschlichen Körper zu erkunden, doch haben bisher alle diese Forschungen nicht zu einem völlig befriedigenden, einwandfreien Resultate geführt. Eine Reihe von Forschern, von denen ich nur v. Siebold, Leuckart, Küchenmeister, Naunyn, Krabbe und Finsen nennen will, haben dadurch, dass sie Hunde mit vom Menschen oder Thiere entnommenen Echinokokkenkeimen fütterten und so eine neue Echinokokkenkrankheit bei den Versuchsthieren erzielten, mit annähernder Sicherheit nachgewiesen, dass die Taenieneier auf dem Speisewege in den Magen- und Darmtractus gelangen und von hier aus sich weiter im Körper verbreiten. Auf welchem Wege aber und wodurch veranlasst die Echinokokkenkeime das Lumen des Verdauungscanales verlassen, ist eben bis jetzt noch keineswegs mit genügender Sicherheit festgestellt; zumal wir dem Echinococcus nicht allein in den dem Verdauungsrohr benachbarten und gewissermaassen zu ihm gehörigen Organen, sondern auch in den verschiedensten und periphersten Partien des Körpers begegnen. Selbst dort, wo wir den Echinococcus beim Menschen am häufigsten antreffen, in der Leber, ist es noch keineswegs mit völliger Sicherheit festgestellt, ob die Taenieneier auf dem Lymph- oder Blutwege[1]) dorthin gelangen. Wenn auch zur Aufklärung dieser Frage in erster Linie Thierexperimente maassgebend sein müssen und diese bekanntermaassen bis jetzt nur im Sinne der hämatogenen Verbreitung entschieden haben (Leuckart), so wird doch auch durch die genauere anatomische Untersuchung von Echinococcusfällen mit seltener Localisation ein Beitrag zur Lösung der Fragen geliefert werden können. Eine Anzahl derartiger Fälle, die im Jahre 1894—95 im pathologischen Institute in Rostock zur Beob-

---

[1]) Die Verbreitung der reifen Eier vom Darm aus durch die Gallenwege, wie sie s. Z. von Küchenmeister angenommen wurde, darf wohl heute als ganz unwahrscheinlich angesehen werden, nachdem nicht nur die Experimente keinen Anhaltspunkt dafür ergeben haben, sondern auch eine deletäre Wirkung der Galle auf die Echinococcen festgestellt ist.

achtung gelangten, scheinen in der That hierzu geeignet, und sollen, da
sie auch im übrigen einige interessante Punkte zu Tage förderten,
hier näher besprochen werden.

Der erste Fall betrifft einen solitären Echinococcus des
Herzens ohne dass im ganzen Körper sonst Echinococcen gefunden wären.

Der 21jährige Knecht Th. W. aus Doberan wurde am 8. September 1894
in die chirurgische Station des Rostocker Krankenhauses aufgenommen. Er
soll seit seinem 5. Lebensjahre ein Knieleiden haben, das zur Veränderung
des Kniees geführt hat. Vor sechs Tagen wurden die Pferde eines Wagens,
den er führte und neben dem er herging, scheu, gingen durch und rissen ihn
mit. Er hing zwischen Pferd und vorderem Deichselende und wurde dort
mehrfach gequetscht. Nach Haus gebracht, ging er anfangs noch umher, dann
aber begann er über Frost zu klagen und legte sich zu Bett. Seit dem folgenden Tage besteht Fieber, Delirien uud Brechreiz. Seit 3 Tagen sind auf die
Wunden Bleiwasserumschläge gemacht. Seit d. 7. September Abends besteht
Durchfall, nachdem er Ricinusöl bekommen hat.

Patient liegt völlig benommen, viel delirirend im Bette; er richtet sich
häufig auf, zupft an der Decke, spricht aber garnicht. Es sieht äusserst verfallen aus, Haut etwas icterisch verfärbt. Er ist total verschmutzt, mit Koth
beschmiert und lässt alles unter sich. Am ganzen Körper zahlreiche Exco-
riationen und Sugillationen, vornehmlich an beiden Armen und Beinen; in
per linken Seite grosse Hautabschürfungen; am rechten Fibulaköpfchen hand-
flächengrosse, gangränöse Hautpartie. Linker Oberschenkel stark geschwollen,
schmerzhaft, blau, Fluctuation (?), Probepunction ergiebt negatives Resultat.
Puls sehr schwach und zunehmend kleiner. Temperatur 39,4°.

Abends stirbt Patient.

Sectionsergebniss (Prof. Dr. Lubarsch): Eine grosse männliche Leiche
von kräftigem Körperbau, gelblicher Hautfarbe und mittlerem Ernährungszustand. An dem Ober- und Unterarme sowie an den Unterschenkeln zahlreiche kleinere und grössere zum Theil sehr oberflächliche zum Theil tiefer
gehende Hautabschürfungen. Auf dem rechten Oberschenkel sowie dem linken
Unterschenkel befinden sich stärkere Anschwellungen. Beim Einschneiden
ergiebt sich, dass hier das Unterhautzellgewebe bis auf die Fascie der obersten
Muskelschicht reichend von einer röthlichen, schmierigen Flüssigkeit bedeckt
ist. Die Musculatur selbst ist dabei meist unverändert, nur rechts befinden
sich, besonders in den Peronei, einzelne kleine Blutungen und Zerreissungen.
Die Bauchdecken sind stark aufgetrieben und bläulich-grünlich verfärbt.
Unterhautzellgewebe fettreich, Musculatur sehr kräftig, straff, dunkelroth.
Därme sehr stark aufgetrieben, besonders das Colon transversum; die im
kleinen Becken liegenden Dünndarmschlingen zeigen starke Füllung der Venen.
In demselben etwa 50 Cbcm. einer klaren, röthlichen Flüssigkeit. Netz im
Ganzen fettreich. Im Beckenzellgewebe finden sich kleine Blutaustritte.
Zwerchfellstand beiderseits am unteren Rande der V. Rippe.

Beide Lungen besonders an der Spitze aber auch in den unteren Partieen strangförmig und flächenhaft mit der costalen Pleura verwachsen, im Ganzen ziemlich ausgedehnt. Im vorderen Mediastinum, im Fettgewebe zahlreiche, kleinere und grössere Luftbläschen. Im Herzbeutel vermehrte, diffus röthliche Flüssigkeit. Das Herz ziemlich gross, kräftig, besonders der linke Ventrikel sehr stark contrahirt. Epicardium fettarm und fast in ganzer Ausdehnung grauweisslich getrübt. Der rechte Ventrikel von mässiger Weite enthält Cruor und Speckhautgerinnsel. Auch hier finden sich neben noch flüssigem Blut, Luftblasen beigemischt. Das Endocard der Klappen blutig imbibirt. Im Septum ventriculorum dicht an der Ansatzstelle der Tricuspidalis unter dem Endocard eine kleine etwa wallnussgrosse Anschwellung, welche, wie sich beim Einschneiden ergiebt, durch eine helle mit klarer Flüssigkeit gefüllte Blase hervorgebracht ist. Foramen ovale geschlossen. Das Endocard des linken Ventrikels stark weisslich getrübt und verdickt. Papillarmuskeln verdickt z. Th. etwas kurz; Wandmusculatur ebenfalls verdickt, blutreich. Mitralklappen nur ganz leicht weisslich, verdickt und mit einzelnen, kleinen, gelblichen Streifen durchsetzt. Aorta im Ganzen ziemlich weit; Intima glatt, enthält kleine gelbliche und weissliche nicht prominirende Streifen. Beide Lungen besonders an den Rändern leicht emphysematös gedunsen. Auch unter der Pleura in dem Unterlappen streifenförmig angeordnete Luftbläschen. Auf dem Durchschnitte mässig blutreich. Unterlappen mehr dunkelroth, stark ödematös, vollkommen lufthaltig. In den Arterien etwas geronnes und flüssiges Blut. Bronchialschleimhaut blauröthlich, mit wenig Schleim bedeckt. Follikel der Zunge sehr gross. Die Magenschleimhaut zeigt starke Injection. Oesophagusschleimhaut blass. Kehlkopf- und Luftröhrenschleimhaut im Ganzen blutarm, auch ein wenig postmortal blutig imbibirt. Ebenso Carotis und Aorta descendens. Schilddrüse klein, ziemlich blutreich und mit einzelnen colloïden Cystchen. Milz 14 $\times$ 11 $\times$ 3 Ctm. Kapsel leicht gerunzelt mit einzelnen, kleinen, weisslichen und röthlichen knotenförmigen Verdickungen bedeckt. Auf dem Durchschnitte weich, Pulpa matsch. Linke Nebenniere stark blutig imbibirt, von normaler Grösse. Niere mit leicht abziehbarer Kapsel. Injection der Venensterne ungleichmässig; Consistenz mässig schlaff; Rinden- und Marksubstanz graugelblich besonders die Spitzen der Pyramiden stark gelblich. In der Rinden- und Grenzschicht stärkere Gefässinjection. Nierenbecken von normaler Grösse, blass. Rechte Niere wie die linke. Im Duodenum gallig gefärbte Massen. Die Gefässe auf der Höhe der Falten mässig injicirt. Ductus choledochus gut durchgängig. Im Magen gallig imbibirte Flüssigkeit neben Speisebröckeln. Die Schleimhaut im Ganzen blassgrau und auffallend gefeldert. Auch bei Anwendung starken Zuges ist die Ungleichheit nicht auszugleichen. In der Mitte dieser runden Felder findet man bald röthliche, bald grau-grünliche Pünktchen. Die Injection der Blutgefässe im Ganzen gering. Die Leber gross 30 $\times$ 22 $\times$ 9 Ctm.. Auf dem Durchschnitte mässig blutreich. Aus den Venen kommt mit Luft gemischtes Blut hervor. Die einzelnen Läppchen nicht sehr deutlich injicirt; die periphere Partie leicht gelblich gefärbt. Mesenterialdrüsen wenig vergrössert, desgleichen die retroperitonealen Drüsen, von denen ein Theil auffällig grünlich gefärbt ist. In der Harnblase nur wenig Urin; die Schleimhaut glatt und blass. Prostata klein, auf dem Durchschnitte

granulirt. Samenbläschen enthalten graue, trübe Flüssigkeit. Die Inguinaldrüsen sind stark vergrössert und von grauer Farbe. Im Dünndarm leicht gelblich gefärbte Massen. Schleimhaut blass, einzelne Stellen etwas geröthet und
deutlicher hervortretend. An einzelnen Stellen des Dickdarms haften Koth-
brocken fester an der Schleimhaut an.

Der Schädel länglich und breit. Die Dura mater ist noch ziemlich fest mit
dem Schädelinnern verwachsen. Seine Nähte stark verstrichen. Die Diploe
mässig blutreich. Auch in den Sinus der Basis viele Speckhautgerinnsel. Die
Pia mater besonders an der Spitze stark ödematös und getrübt. Die Seitenventrikel mässig erweitert; desgleichen der Dritte. Im vierten treten die Striae
acusticae sehr deutlich hervor. Die ganze Gehirnsubstanz mässig blutreich und
fest. Grosse Ganglien und Kleinhirn blutarm. Die Gehirnsubstanz hier leichter
zerfliesslich.

Diagnose: Sugillation und Abschürfung der Haut besonders des Unterschenkels; Phlegmone des linken Ober- und rechten Unterschenkels; Muskel-
blutungen, Muskelzerreissungen und geringe subperitoneale Blutungen. Blut-
resorption in den retroperitonealen und inguinalen Lymphdrüsen. Echinococcus
im Septum ventriculorum. Alte parietale Endocarditis. Alte adhärente Pleuritis.
In Rückbildung begriffene Milzschwellung, parenchymatöse Trübung und Anämie
der Nieren. Fettinfiltration und Schwellung der Leber. Chronischer Magenkatarrh. Oedem der Pia mater. Emphysem des subcutanen Gewebes. Alveolares
und interstitielles Lungenemphysem.

Ehe ich mich nun zur näheren Besprechung dieses Falles von
Herzechinococcus wende, will ich gleich die Krankengeschichte und
das Sectionsprotocoll des zweiten ebendaselbst beobachteten Falles
mittheilen. Es handelt sich um einen Echinococcus der Rücken-
musculatur und des Medullarrohres, gleichfalls ohne dass im Körper
sonstige Echinococcusansiedelungen gefunden wurden.

Der Steuermann D. erlitt bei der Strandung seines Schiffes im Januar 1894
einen Unfall, indem er vom Roof auf die Verluche platt auf den Rücken fiel. Er
blieb im Seemannshospital in Greenwich bis zum 1. Mai und wurde dann wesentlich gebessert entlassen. Am 15 Mai wurde er in das Rostocker Krankenhaus
aufgenommen, wo am Rücken eine Geschwulst constatirt wurde, die am 17. Mai
operirt wurde. Die Muskeln resp. Fascien derselben waren mit schmierigen
gelblichen Fetzen und Membranen bedeckt; die Musculatur verdickt und theilweise von Abscessen durchsetzt. Der grob-anatomische Befund erregte den
Verdacht, dass es sich um Actinomycose handle; die mikroskopische Untersuchung
im pathologischen Institute ergab jedoch das Vorhandensein eines Echinococcus,
an den sich eine starke Entzündung und Eiterung im interstitiellen Gewebe des
Musculatur angeschlossen hatte. Ueber den mikroskopischen Befund wird weiter
unten genaueres berichtet. Einige Zeit nach der Operation trat eine theilweise
Lähmung des Beine ein, die nach dem 24. Juli rasch zunahm. Die Lähmung
der Beine wurde eine vollständige und bezog sich sowohl auf die motorischen
wie sensiblen Nerven. Die Gefühlsstörung betraf auch bald einen grossen Theil

des Rumpfes. Ferner trat eine Lähmung der Blase und der Sphinkteren ein, charakterisirt durch die Unmöglichkeit den Urin spontan zu entleeren und durch unwillkürlichen Kothabgang. Nachdem in den ersten Tagen des August auch noch eine Schwäche der Arme sich gezeigt hatte, erfolgte am 5. August der Tod unter hoher Fiebersteigerung.

Sectionsprotokoll (Prof. Lubarsch): Kräftig gebaute männliche Leiche von mittlerer Grösse. Unterhautzellgewebe äusserst fettreich, Musculatur im Ganzen kräftig entwickelt und blutreich. Das Netz ebenfalls sehr fettreich. Zwerchfellstand beiderseits am unteren Rande der V. Rippe. Die linke Lunge vollkommen frei, die rechte an der Spitze und hinten in der Höhe des U-Lappens strangförmig verwachsen.

Das Herz von mittlerer Grösse; der linke Ventrikel sehr stark contrahirt; Epicard im Ganzen fettarm. Auf dem rechten Ventrikel ein grosser Sehnenfleck. Auch das parietale Endocard beider Ventrikel leicht weisslich getrübt. Das Klappen-Endocard unverändert. Musculatur kräftig, ziemlich blutarm und von graurother Farbe. Beide Lungen im Ganzen lufthaltig und von mässiger Pigmentirung. Der untere Lappen blutreich, von dunkelblaurother Farbe und vermindertem Blutgehalte. Lungenarterien enthalten geronnenes Blut. In den Bronchien etwas zäher Schleim. An den Halsorganen keine Besonderheiten. Milz von normaler Grösse; auf dem Durchschnitte blutreich; Pulpa ziemlich fest. Beide Nieren der Körpergrösse entsprechend, Kapsel leicht abziehbar. Die Oberfläche im Ganzen glatt, nur an einzelnen Stellen finden sich kleine, narbige Einziehungen. Auf dem Durchschnitt mässiger Blutreichthum, ziemlich feste Consistenz und deutliche Zeichnung. Nierenbecken nicht erweitert, leicht injicirt. Ureteren von normaler Weite.

Harnblase ausserordentlich stark erweitert, ragt bis in das grosse Becken und bildet einen prallgefüllten Tumor. Beim Aufschneiden fliesst aus der Blase reichlich dunkelröthlicher Urin hervor. Die ganze Schleimhaut mit Ausnahme eines noch etwas nach oben vor das Trigonum Lieutaudii reichenden Bezirkes und eines kleineren im oberen Theil der hinteren Wand gelegenen Abschnittes ist dunkelroth gefärbt und zu gleicher Zeit vorquellend geschwellt. Auf dem Durchschnitt ergiebt es sich, dass zwischen Mucosa und Muscularis reichlich geronnenes Blut vorhanden ist. An den übrigen Beckenorganen nichts Besonderes. Därme etwas aufgetrieben, Schleimhaut an einzelnen Stellen geröthet, besonders im Dünndarm, kleine Blutungen.

Leber mittelgross, blutreich, mit geringer Fettinfiltration, sonst unverändert, weder frische noch verkalkte Echinokokken enthaltend.

Auf dem Rücken befindet sich eine etwa von der Höhe des I. Brustwirbels bis zum VII. Brustwirbel reichende vernarbte Wunde, welche in den oberen Partien noch nicht völlig geschlossen ist. Beim Aufschneiden der Musculatur erscheint dieselbe einfach in eine glasige, von gelblichen Streifen durchsetzte Masse umgewandelt. Nach Eröffnung der Rückenmarkshöhle findet man in der Höhe des II.—III. Brustwirbels auf der Dura liegend bröckelige, gelbliche Massen, die z. Th. leicht zerfliessen, z. Th. aber auch von festerer Consistenz sind. Ein etwa kirschkerngrosses, in der Höhe des zweiten Wirbels gelegenes Gebilde stellt sich nach dem Abspülen mit Wasser als eine zusammengefallene, gefaltete Blase heraus. Das Rückenmark ist an dieser Stelle sehr stark comprimirt und in ein ganz plattes bandförmiges Gebilde verwandelt. Auf dem Durchschnitte lässt das Rückenmark an den comprimirten Stellen keine deutliche Structur erkennen. Die Substanz ist äusserst weich und zerfliesslich, die Dura verdickt und auch mit kleinen bröckligen Massen bedeckt. Nach unten zeigt das Rückenmark grob-anatomisch keine Veränderungen.

Diagnose: Operirter Echinococcus der Rückenmuskulatur, Echinococcus der Rückenmarkshöhle mit ausgedehnter Compression des Rückenmarkes. Interstitielle Blasenblutung; Hypostase der Lungen; Sehnenfleck des Epicards und ältere parietale Endocarditis. Fettinfiltration der Leber. Bei der mikroskopischen Untersuchung der kirschgrossen zwischen Dura und Pia mater gelegenen Blase ergab es sich, dass es sich um eine Echinokokkenblase mit charakteristisch parallel gestreifter Membran, aber ohne Scoleces und Haken handelte.

Wenn wir diese beiden Fälle von selteneren Localisationen des Echinococcus im einzelnen betrachtet, so tritt uns zunächst die Frage entgegen nach der Häufigkeit des Vorkommens des Echinococcus im Herzen und Rückenmarkscanal im Verhältnisse zu den in andern Organen localisirten.

Neisser giebt hierüber in seinem Werke, „die Echinokokkenkrankheit, Berlin, 1877" einige Tabellen an, die von Davaine, Böcker, Finsen und ihm selbst zusammengestellt sind. Nach Davaine kommen unter 367 Erkrankungen an Echinococcus überhaupt nur 12 Herzechinokokken = 3,27 pCt. und 3 Fälle von Echinokokken der Rückenmarkshöhle = 0,82 pCt. von; Böcker hat unter 33 Krankheitsfällen 1 Herzechinococcus = 3,03 pCt. und keine Rückenmarksechinokokken und endlich hat Neisser unter seinen 983 gesammelten Fällen 29 Herz- und 13 Rückenmarksechinokokken, was einem Procentsatze von 2,95 pCt. und von 1,42 pCt. entspricht.

Von weiteren Sammelberichten habe ich ferner zur Hand die von Madelung zusammengestellten „Beiträge Mecklenburgischer Aerzte zur Lehre von der Echinokokkenkrankheit", Stuttgart 1885. Es kommen hiernach auf 196 Fällen von Echinokokkenkrankheiten überhaupt nur 1 Herzechinococcus = 0,51 pCt. und keiner des Rückenmarkes. Nach Mosler und Peiper sollen im Ganzen etwa 40 Fälle von Echinokokken des Herzens und circa 20 des Rückenmarkcanals beobachtet worden sein. Die Ungleichheit der Angaben resultiren aus dem Mangel an reichlicherem statistischen Material, welches seinerseits wiederum dadurch begründet ist, dass diese Krankheit im grossen Ganzen nur selten vorkommt und nur in einzelnen Gegenden, wie Island, bestimmten Gegenden Süd-Australiens und Mecklenburg einigermassen häufiger angetroffen wird. Man wird aber der Wirklichkeit ziemlich nahe kommen, wenn man an der Hand von obigen Angaben annimmt, dass ca. 2—3 pCt. aller im menschlichen Körper vorkommenden Echinokokken ihren Wohnsitz im Herzen und etwa 0,8—1 pCt. im Rückenmarkscanal aufschlagen.

Bevor ich nun zu der weiteren Besprechung der vorher mitgetheilten Echinokokkenerkrankungen übergehe, will ich erst noch eine Reihe analoger Fälle folgen lassen, die ich aus der mir zu Gebote stehenden Literatur gesammelt habe. Indem ich die oben erwähnten Fälle mit No. I und II bezeichne, fahre ich mit fortlaufender Nummer fort.

III. W. Moxon (Transact. of pathol. Soc. XXI.) beschreibt bei einem 19jährigen Manne eine apfelgrosse Echinokokkencyste, welche von der hinteren Partie des Vorhofsseptums ausging und zwar von der Stelle, wo dasselbe mit dem Ventrikelseptum zusammenstösst. Die Geschwulst ragte in beide Vorhöfe hinein, beengte den Raum der venösen Ostien, verschloss den Sinus coronarius in einer Länge von etwa 1 Zoll vor dessen Eintritt in den Vorhof und comprimirte das Lumen einer in der Nähe liegenden Vene vollständig, so dass die Wandungen derselben miteinander verwachsen waren.

IV. Rokitansky (Pathol. Anatomie) erzählt von einem plötzlichen Tod eines jungen 35jährigen Soldaten, bei dem sich bei der Section ein runder enteneigrosser Sack im hinteren oberen Theile der Ventrikelscheidewand und in der angrenzenden hinteren Wand des linken Ventrikels vorfand. Derselbe ragte in den rechten Ventrikel hinein. Der Sack war in seinen Wandungen verhärtet und etwa 1'''dick. Der Inhalt zeigte eine braune, breiartige Flüssigkeit mit zottigem, bröckligen Gerinnsel und weichen, gallertigen Ueberbleibseln von Acephalocysten vermischt.

V. Reimer (Jahrbuch für Kinderheilkunde. X. 1—4). Bei einem Knaben, welcher zuerst Pneumonie überstanden hatte, gesellte sich hierzu Noma, an der er zu Grunde ging. Bei der Section wurden als zufälliger Befund vier Echinokokkencystensäckchen im Herzen gefunden mit je einem Kopfe. Der Sitz der Geschwulst war die Mitte der Vorderwand des rechten Ventrikels; die Grösse war 2 cm im Durchmesser. Die Cyste fluctuirte und zeigte eine mattbläulich schimmernde Färbung.

VI. David Price (Med.-chir. Transact. XI. 1820). Ein 10jähriger Knabe hatte nach einer heftigen Durchnässung plötzliches Zittern in den Händen und Knien bekommen und war wenige Minuten danach gestorben. Bei der gerichtlichen Section fand sich eine grosse Hydatide im Herzfleisch, ferner pericardiale Adhäsionen und pericardiales Exsudat. Sonst waren nirgends Veränderungen.

VII. Herbert Evons (Med. chir. Transact. XVII. 1832) behandelte eine 40jährige Frau an Kurzathmigkeit und stechenden Schmerzen in der Herzgegend. Die Athemnoth stieg bisweilen bis zu Erstickungsanfällen und war mit Herzklopfen und Herzschmerzen verbunden. Nach 2 monatlicher Behandlung starb sie unter den Symptomen zunehmender Schlaflosigkeit, Entkräftung und Mattigkeit. Bei der Section fand man in der Wand des rechten Ventrikels eine kugelrunde Echinokokkengeschwulst von 3 Zoll Durchmesser, welche eine ganze Reihe von lose umherschwimmenden Hydatiden enthielt. Die Geschwulst war von der Grösse, dass sie in den rechten Ventrikel reichte und etwa ein Viertel der Höhlung desselben ausfüllte. Sie war glatt und glänzend und von der auskleidenden Membran des Ventrikels überdeckt. Nach aussen hin ragte die Geschwulst über die Muskelsubstanz des Herzens hervor und war mit dem parietalen Blatt des Pericardiums verwachsen.

VIII. Peacock Th. Beville (Transact. of the pathol. Soc. XXIV). Ein 38jähriger Mann hatte vorher, ausser Kurzathmigkeit bei Anstrengungen, keine bedeutenderen Beschwerden gehabt. Da nach kurzer und scheinbar leichter Krankheit fiel er in Collaps und verstarb alsbald. Bei der Section fand man, dass das Pericardium stark verdickt, die beiden Flächen durch feste, in Lamellen abziehbare Fibrinmassen verklebt, das Herz im Ganzen vergrössert, die Wandungen verdickt (ohne Klappenfehler) waren. In der hinteren Wand des Herzens und auf beiden Seiten des Septums in die Höhlen des Ventrikels vorragend, fand man eine Geschwulst von etwa Orangengrösse. Sie bestand aus einer Cyste mit beiderseits sehr verdünnten Wandungen. Beim Einschneiden entleerten sich zahlreiche Hydatiden mit Eiter gemischt. Sonst im Körper keine Hydatiden.

IX. W. Brodowski (Medycyna. Bd. IV. Heft 24). Ein Soldat starb eines plötzlichen Todes. Bei der Section fand man eine Echinokokkenblase von der Grösse eines kleinen Apfels in der rechten Herzkammerwand und in die Kammerhöhle hineinragend. Die in die Kammer sich vorwölbende Wand der Blase hatte eine kleine Oeffnung, die wahrscheinlich unmittelbar vor dem Tode entstanden war und diesen veranlasst hatte, was der gänzliche Mangel von Blut in der Blase zu beweisen scheint. Es liegt die Möglichkeit vor, dass durch die kleine Oeffnung eine secundäre Echinokokkenblase entschlüpfte und durch Embolie der Lungenarterie den plötzlichen Tod herbeiführte.

X. Mettenheimer (Memorabilien. 1877. No. VIII). Er hatte im Jahre 1871 im Schweriner Militärlazareth einen Landwehrmann behandelt, welcher schon während des Feldzuges an häufig wiederkehrenden epileptischen Anfällen mit Zeichen von Geistesstörung und Wuthausbrüchen gelitten hatte. Während des Verlaufes einer schweren linksseitigen Pneumonie traten diese Krämpfe abermals mit grosser Heftigkeit auf, und erfolgte während eines Anfalles der Tod, als das pneumonische Infiltrat bereits in Zertheilung übergegangen war.

Die Section ergab nur allgemeine Stauungserscheinungen in allen Organen, daneben in der Muskulatur der linken Herzkammer und des rechten Ventrikels je eine erbsengrosse Cyste, die sich durch das Mikroskop unschwer als Echinococcus nachweisen liess. Im Gehirn und seinen Häuten fand man trotz sorgfältiger Untersuchung keine Spur von Parasiten. M. erwägt nun die Frage, ob die Anwesenheit eines Echinokokken im Herzfleisch wohl allgemeine Convulsionen würde hervorrufen können.

XI. Martin-Durr (Bull. de la Soc. anat. de Paris. 5. Sér. III. Fevr. 1888) fand in der Muskulatur des linken Ventrikels bei einem 67jährigen Manne 2 Echinokokkenblasen von Nuss- und Schrotkorngrösse. Die grössere war gegen das Pericardium durch eine ganz dünne Muskellage, gegen die Ventrikelhöhle nur durch verdicktes Endocardium abgegrenzt. Intra vitam hatten sich keine Herzsymptome gezeigt. Alle anderen Organe waren frei von Echinokokken.

XII. Maschka (Prager med. Wochenschr. 1880. No. 50) erzählt von einem Falle, bei dem der Verdacht auf Giftmord bestand und die Section einen Herzechinococcus als Todesursache nachwies.

Eine Frau hatte mit ihrem Ehemann oft im Streit gelebt und war eines Tages nach dem Genusse eines Frühstücks unter Erbrechen und Bewusstlosigkeit im Zeitraum von einer halben Stunde gestorben. Der Verdacht einer Vergiftung traf den Mann. Bei der Section fand man: Die Leiche blass ohne Andeutung einer äusseren Gewaltthätigkeit. Das Gehirn durchfeuchtet mit wenigen Blutpunkten. Die Schleimhäute im Munde und Luftröhre blass, beide Lungen ödematös. Der Herzbeutel in seinem ganzen Umfange mit dem Herzen verwachsen und schwer abzulösen. Am äusseren Rande des linken Herzens lagen zwischen Peri- und Epicardium zwei Geschwülste, von denen die obere bis zum linken Aste der Pulmonalarterie reichte und mit ihr verlöthet war; die untere reichte bis zum unteren Dritttheile des Herzens hinab. Erstere Geschwulst war 6 Ctm. breit und hoch und 4 Ctm. tief, die untere wenig kleiner. Zwischen beiden Geschwülsten bestand keine Communication. Sie hatten eine fibröse Textur; ihre innere Wand war mit einer weissen, aus Schichten bestehenden, geronnenen, eiweissähnlichen, 2 Mm. dicken Membran ausgekleidet, innerhalb welcher sich eine klare, seröse Flüssigkeit und grössere und kleinere, z. Th. an der Wand anhaftende Blasen befanden. An der Innenfläche der Blasen bemerkte man einen griesähnlichen, weissen Anflug, in dem man unter dem Mikroskop eine grosse Menge Echinokokken, in der Flüssigkeit aber Reste von Hakenkränzen sah. Eine Communication mit dem Herzen fand nicht statt, wohl aber communicirte der obere Sack mit dem linken Aste der Pulmonalarterie an der Stelle, wo er damit verlöthet war, durch eine stecknadelkopfgrosse, dünnwandig, unebene Oeffnung mit blutig diffundirtem Rande und war durch eine Membran verlegt.

Da auch weder im Magen noch sonst im Körper ein Krankheitsstoff gefunden wurde, und der Ehemann angab, dass seine Frau schon längere Zeit an Brennen in der Herzgegend und Kurzathmigkeit gelitten habe, so lautete das Gutachten dahin, dass die Frau eines natürlichen Todes an Herzlähmung infolge der durch Pericarditis und Echinococcenbildung bedingten Atrophie und Verfettung der Herzmuskulatur gestorben sei.

XIII. Madelung (Beiträge Mecklenburgischer Aerzte zur Lehre von der Echinococcenkrankheit. Stuttgart 1885). Arbeiterfrau von 40 Jahren aus Rostock, war früher stets gesund. 2 Wochenbetten, letztes vor 2 Jahren.

Patientin lebte in schlechten äusseren Verhältnissen; sie erkrankte am 18. August 1875 unter Schüttelfrost an eitriger Oophoritis. Am 22. August zog sie sich eine Luxation der Ulna zu, die nicht reparirt wurde. Parostale und intermuskuläre Phlegmone am rechten Vorderarm. Patientin wird am 28. August in die medicinische Klinik zu Rostock aufgenommen und stirbt am 3. September an Peritonitis.

· Von Seiten des Herzens war während der Zeit der klinischen Beobachtungen nichts wesentlich Abnormes aufgefallen. Spitzenstoss ziemlich schwach im 4. Intercostalraum, 2. Pulmonalton etwas verstärkt. Section: Peritonitis pelvica, Lymphangitis purulenta ligam. lati et ovarii dextri, Salpingitis purulenta later. utriusque, Hypostas. lob. inf. pulmon. utriusqe, Bronchitis purulenta, Nephritis parenchymatosa. Ueber den Herzbefund findet sich folgender Bericht: Der Herzbeutel liegt in geringer Ausdehnung frei, nach links hin bis zum oberen 5. Rippenrande, nach rechts nicht ganz bis zur linken Sternallinie reichend. Die Pericardialflüssigkeit durchaus klar, etwas vermehrt. Parietales Blatt des Pericardiums vollkommen normal; viscerales etwas verdickt, zeigt hinten unterhalb der rechten Vertrikel-Vorhofsgrenze eine auffälligere, sehnige Verdichtung; oberhalb derselben im Conus pulmon. zerstreut punktförmige Ecchymosen. An der Oberfläche des linken Ventrikels, nächst der lateralen Kante, dicht am Sulcus atrioventricularis ist das Pericard ganz leicht vorgewölbt durch einen etwa kirschgrossen, hellgelblichen, undeutlich fluctuirenden Herd. Auf dem Durchschnitte zeigt sich, dass derselbe in der Muskulatur gelegen und von der Umgebung stark abgesetzt ist durch eine derbe, mattweisse Kapsel. Sein Inhalt besteht aus einer bräunlichen, breiartigen Masse von strohgelber Farbe: Echinococcus myocardii. Rechtes venöses Ostium von normaler Weite. Rechter Vorhof und Ventrikel relativ weit, ziemlich zahlreiche, speckhäutige Gerinnsel und Cruormassen enthaltend. Muskulatur schlaff, hellbraun. Endocard leicht verdickt und getrübt besonders nächst der Basis der Tricuspidalis. Klappen ganz normal. Aorta von mittlerer Weite, über den Schliessungslinien der Klappen wenig ausgesprochene gelbliche Verfärbung der Intima.

XIV. M. Call Anderson (Glasgow med. Journ. May 1872). Es fand sich in dem mitgetheilten Falle im Septum vertriculorum eine $2\frac{1}{2}$ Zoll im Durchmesser messende Ecchinococcenblase, welche in den linken Ventrikel geplatzt war und zu Verstopfungen in der Arteria iliaca und der Carotis interna sinistra geführt hatte. Die Tochterblasen waren indessen meist geborsten. Intra vitam hatte sich unter Schmerz im Abdomen und im rechten Arm und Bein allmälig eine vollständige rechtsseitige Hemiplegie, bei der die Zunge übrigens nach links abwich, ausgebildet. Wahrscheinlich war die Verstopfung der Carotis durch die Blase anfänglich keine vollständige gewesen und war erst vollständig geworden, als die ursprünglich nur schwache Herzthätigkeit sich wieder gehoben hatte.

XV. George Buld (Med. Times and Gaz. 17. July 1858) beobachtete eine Hydatide im Herzen und in der Pulmonalarterie bei einem 23jährigen, kräftigen, blühenden Mädchen, welches vor 4 Jahren eine Pleuritis und Nierenentzündung überstanden hatte, seitdem immer an Husten, Kurzathmigkeit und Herzklopfen gelitten hatte und vor zwei Jahren von Neuem an Pleuritis erkrankte.

Seitdem nahm die Gesundheit der Patientin ab und trat öfters mit Blut gemischter Auswurf ein. Neun Tage vor der Aufnahme in das Krankenhaus hatte sie sich eine Erkältung zugezogen und Oedeme der Beine bekommen. Bei der Aufnahme klagte sie über quälenden Husten und Kurzathmigkeit, die bei der geringsten Bewegung zunahmen. Der Auswurf war schleimig, stellenweise mit Blut untermischt. Die Auscultation ergab ein systolisches, rauhes Geräusch an der Basis des Herzens, welches aber in den nächsten Tagen immer schwächer wurde und vom 7. Tage an nur noch ausnahmsweise als ein schwaches, dumpfes Geräusch gehört wurde. An beiden Lungen waren hinten krepitirende Geräusche zu hören. Der Puls war schwach 90—100. Respiration 36—48.

Nach 9 Wochen wurde Patientin entlassen, aber schon eine Woche später wieder aufgenommen. Zwei Monate starb sie unter stetem Zunehmen aller dieser Symptome.

Die Section ergab: Beide Lungen durch alte Verwachsungen mit der Pleura costalis verklebt. Das Pericardium enthält etwa 1 Unze wässerige Flüssigkeit und zeigte hinten nicht zu alte Adhäsionen. Das Herz war unregelmässig gestaltet, vorn abgeplattet und hinten ausgebaucht infolge einer orangengrossen Hydatidengeschwulst, die in der Spitze des rechten Ventrikels sass und in die Höhle hineinragte. Der rechte Vorhof und der rechte Ventrikel waren mit geronnenem Blute gefüllt, die linke Kammer leer. Eine Krankheit der Klappen nicht vorhanden. Unter einem Zipfel der Tricuspidalis fand sich eine kleine welke Hydatide unangeheftet. In der Pulmonalarterie, unmittelbar über der Klappe, war eine unversehrte Hydatide von $1/2$ Zoll Durchmesser und im weiteren Verlaufe derselben bis zu ihrer Theilung verschiedene andere kleine Hydatiden zwischen $1/8$—$1/4$ Zoll Durchmesser. Dieselben hatten ihren Sitz ausschliesslich in der linken Lunge und besonders im oberen Lappen; ein kleines Häutchen nur wurde im Centrum der Lunge gefunden und eins im unteren Lappen. Die unteren Lappen beider Lungen waren carnificirt, aber noch lufthaltig. Pulmonalvenen und Bronchien ohne Hydatiden. Bei der Untersuchung einer von den kleinen Hydatiden aus der Pulmonalarterie fand sich, dass sie sehr vollkommene Echinokokken enthielt. Die Hydatidengeschwulst in der Herzspitze war voller Echinokokken, und es war augenscheinlich, dass die Hydatiden, die im rechten Ventrikel und in der Pulmonalarterie gefunden wurden, aus dieser Geschwulst herausgekommen waren.

16. Rokitansky (Pathol. Anatomie) erwähnt noch einen Fall, der auch wegen plötzlichen Todes zur gerichtlichen Untersuchung führte. Es handelte sich um ein 23jähriges Mädchen, bei dem die Section ergab, dass sich ein über hühnereigrosser Hydatidensack im oberen Theil der Ventrikelscheidewand befand, der in beide Ventrikel, besonders aber in den rechten, hervorragte. Der Sack war geborsten und die Cyste war in die Pulmonalarterie gedrungen. Drei andere Hydatidengeschwülste waren ausserdem in der Leber vorhanden.

17. J. Barclay (Glasgow med. Journ. 1867, March) theilt einen Fall von Herzechinococcus mit Embolien in der Lunge mit. Es handelte sich um einen 26jährigen Matrosen, der seit einigen Jahren an starken Hustenanfällen litt, in denen er neben einer geringeren oder grösseren Menge von Blut auch zuweilen kleine Blasen oder Fetzen expectorirte. In den letzten Lebensmonaten traten wiederholt ausgesprochene pneumonische Attaken auf; schliesslich erlag der Mann einer linksseitigen Pleuritis. Bei der Autopsie fanden sich Echinokokken verschiedener Grösse im rechten Herzen, die Mehrzahl unter dem Endocardium, das durch sie hervorgewölbt wurde; eine Blase dagegen geborsten und mit der Herzhöhle communicirend. Beide Lungen waren überreichlich voll von Blasen, die zum Theil von circumscripten Hepatisationen umgeben waren; auf der vornehmlich afficirten linken Seite war eine grosse Blase in den Pleurasack perforirt und dadurch eine Pleuritis hervorgerufen.

18. O. Schraube (Berl. klin. Wochenschr. 1867, No. 1) theilt die Geschichte eines 24jährigon, seit 7 Jahren erkrankten Mannes mit, bei dessen Obduction sich in der Leber, im Darm, im Herzbeutel und im Herzen Echinokokken vorfanden.

19. Oesterlen, Otto (Virchow's Archiv, Bd. 42). Bei der 23jährigen Magd eines Schlächters stellte sich plötzlich Gangrän der unteren Extremitäten bis zum Knie aufwärts ein. Der Oberschenkel wurde zwischen dem 2. und 3. Drittel amputirt. Der Tod erfolgte jedoch bald an Pyämie. In der hinteren Wand des linken Vorhofs befand sich eine etwa taubeneigrosse Cyste, die einerseits in die Vorhofshöhlen, andererseits in die Pericardialhöhle als flache Kuppe hineinragte. An der Vorhofsfläche war die Cystenwand an einigen Stellen perforirt und durch diese Oeffnungen drängten sich kleine Echinokokkenblasen in die Herzhöhle hinein. In der rechten Iliaca communis befand sich ein adhärenter Thrombus, der sich bis in die feinen Schenkelarterien hin fortsetzte. In dem Thrombus befanden sich die Häute mehrerer zerborstener Blasen, in der Arteria profunda femoris eine wohlerhaltene Blase mit zahlreichen kleinen Tochterblasen. Haken waren nirgends zu finden.

20. Lionville et Strauss (Gaz. des hôp. 1875, No. 15) berichten über einen Fall von Echinococcus des Rückgratskanals. Ein bisher vollkommen gesunder 52jähriger Mann wurde im Jahre 1874 plötzlich von Paraplegie der unteren Extremitäten mit dem Gefühle von Ameisenkriechen befallen und in die Klinik gebracht. Da gar keine Anhaltspunkte für die so plötzliche schwere Erkrankung aufgefunden werden konnten, so schwankte die Diagnose zwischen einer Apoplexie und einer acuten Erweichung des Rückenmarkes. Der Zustand des Patienten wurde immer schlechter, es entwickelte sich ein grosser Decubitus am Kreuzbein. Der Tod erfolgte im Januar 1875. Die Section ergab: Zwischen der linken Lunge und dem Diaphragma fand sich eine grosse Anzahl verschieden grosser Echinokokkenblasen, umgeben von einer dickflüssigen Masse. Der 9. und 10. Dorsalwirbel war vollständig zerstört; in der Tiefe fand sich eine Communication mit dem Wirbelkanal, in den Blasen und Flüssigkeit eingedrungen waren.

21. Ramson und Anderson (Gaz. de Paris, 1891, No. 51). Es handelte sich in diesem Falle um einen 42jährigen Mann, welcher 10 Monate vor seiner

Aufnahme mit Schmerzen in der Lendengegend und seit einigen Monaten an Lähmungen der Beine erkrankt war. Eine innere Behandlung war ohne jeden Erfolg, die Lähmung nahm zu und die Schmerzen wurden unerträglich. Anderson legte die Processus spinosi des 11. Brust- bis zum 2. Lendenwirbel und das Rückenmark frei. Eine Geschwulst wurde nicht gefunden. Bei der Section des nach 3 Tagen verstorbenen Kranken fanden sich mehrere Echinokokkenblasen in den Rückenmuskeln und nach Erweiterung der Oeffnung in dem Wirbelkanale in der Höhe des 10. Brustwirbels eine das Rückenmark comprimirende Wurmblase etwa $1/_2$ Zoll oberhalb der Operationswunde. Die Verfasser erwähnen in ihrer Mittheilung eine Arbeit von Dr. Maguire (Brain, X, 1888), die ich mir leider auf keine Weise im Original verschaffen konnte. Maguire hat danach 20 Fälle von Echinokokken des Wirbelkanales aus der Litteratur zusammengestellt und dabei gefunden, dass die Echinokokkencysten meistens extradural sitzen und nicht selten multipel über den ganzen Wirbelkanal verbreitet sind.

22. Rosenthal (Oestreich. Zeitschrift für prakt. Heilkunde, XII, 1866) erwähnt in seiner Abhandlung über consecutive Nervenstörungen bei Wirbelerkrankungen auch einen Fall von Echinococcus im Rückenmarkskanal. Der Echinococcussack, welcher rechts von dem 3.—5. Rückenwirbel lag, diese durch den Druck verdünnt hatte und zwischen dem 3. und 4. Wirbel in die Rückgratshöhle eingedrungen war, hatte das Mark daselbst bis zu einer äusserst dünnen Schicht comprimirt. Die Symptome waren Schmerzen und Schwäche in den unteren Extremitäten, denen in wenigen Monaten völlige Paralyse derselben folgte. Beim Versuche zu stehen traten kurze Beuge- und dann Streckkrämpfe auf. Später verloren sich diese gänzlich und es trat völlige Lähmung ein. Die Anaesthesie war total bis zur Höhe der Brustwarzen aufwärts.

23. Krabbe (Hospital Meddelelser. Ander Raekke Bd. I) berichtet von einem Echinococcus der Rückenmarkshöhle, welcher bei einem $16^1/_2$ jährigen Knaben beobachtet wurde. Derselbe litt infolge von Onanie und von einem Sturze an Schmerzen im Rücken, Hervortreten und Druckschmerzen der Processus spinosi des 3. und 4. Rückenwirbels, fast tetanischer Steifheit, abwechselnd mit Schlaffheit und fast ganz aufgehobener Bewegungsfähigkeit und Gefühlslosigkeit der unteren Extremitäten.

Bei der Section fand sich starke Winkelbiegung des Rückgrates an jenen Stellen. Das Rückgrat hierselbst auf mehrere Zoll erweicht. Beim Durchschneiden der Muskeln am Rückgrat drang das Messer an der rechten Seite der hervorragenden Processus spinosi in eine Abscesshöhle, die sich zwischen den Rippen hin zu einer dem Körper des 5. Rückenwirbels angehörenden Höhle verlängerte. Auch links sah man zwischen den Körpern der Wirbel und Rippen eine unter dem ligamentösen Apparate gelegene, hühnereigrosse Abscesshöhle. In der ersten schwammen Häkchen, sowie kleinere Bläschen, in denen sich Echinococcenscolices fanden; in der zweiten fand sich nichts von Beiden.

24. Friedeberg (Centralblatt f. klin. Med. 1893, No. 51) schildert einen Fall, wo die Echinococcusblasen vermuthlich zunächst im Knochen sich angesiedelt hatten, das Kreuzbein zerstörten und so in den Wirbelkanal eindrangen, wo sie das Rückenmark bis zum 2. Brustwirbel comprimirten.

Von den oben beschriebenen 24 Fällen von selteneren Localisationen von Echinokokken hatte demnach bei 18 und zwar bei
No. 1 und No. 3—19 der Echinococcus seinen Sitz resp. Haupt-
sitz im Herzen und von diesen 18 Fällen war bei No. 1 und
No. 3—11 das Herz der alleinige Ansiedelungspunkt des Parasiten
gewesen, während bei den unter 12—17 erwähnten Fällen auch
sonst noch im Körper in anderen Organen Colonien desselben sich
vorfanden. In den unter No. 2 und 18—24 verzeichneten Berichten war der Rückenmarkscanal und die Interstitien der Rücken-
musculatur der Sitz des Echinococcus.

Es tritt uns zunächst die Frage entgegen, auf welchem Wege
muthmasslicherweise der Echinococcus in diese Organe gelangt ist.
Durch die Fütterungsversuche, welche von verschiedenen Forschern
angestellt sind, ist es mit ziemlicher Sicherheit nachgewiesen, dass
allein auf dem Speisewege entwicklungsfähige Eier oder eine reife
Proglottide der Taenia echinococcus in den Körper gelangen kann.
In dem Magen wird dieselbe verdaut und die in ihr enthaltenen
Eier, welche durch ihre feste Hülle der totalen Verdauung Widerstand entgegensetzen können, werden frei und gelangen in den
Darm. Hier angelangt stehen den Embryonen nun mehrere Wege
offen und zwar können sie durch die Blut- und auch durch die
Lymphbahnen weiter fortwandern. Auf dem ersteren Wege gelangen sie durch die Capillaren und kleinen Venen der Pfortader-
wurzeln in die Pfortader selbst und durch diese hindurch in die
Leber. Es ist dies wohl der am meisten begangene Weg, wie es
sich schliessen lässt aus der grossen Häufigkeit der Leberechino-
kokken im Vergleich zu den in anderen Organen localisirten. Wir
müssen dann für die Echinokokken des rechten Herzens annehmen,
dass die Embryonen von der Vena hepatica und cava inferior aus
dorthin gelangt sind. Und zwar findet ihre Ansiedlung in der
Musculatur, bezw. im Endocard auf die Weise statt, dass sie nach
Passirung des Lungenkreislaufes in die Coronararterien gelangen
und dort in den feinsten Capillaren festgehalten werden; auch kann
natürlich der Weg bei Persistenz eines Foramen ovale in bekannter
Weise abgekürzt werden. Dass die Echinokokken so viel häufiger
in der Wand des rechten Herzens, wie in dem des linken gefunden werden, würde dann leicht dadurch zu erklären sein, dass die rechte
Coronararterie weiter ist wie die linke und deswegen alle Arten von

Pfröpfen dort leichter stecken bleiben wie links. Immerhin ist nicht zu verkennen, dass der angenommene Weg ein sehr weiter ist und es zunächst unverständlich bleibt, warum die verschleppten Oncosphären nicht in der Lunge zur Ansiedlung gelangen, einem Organ, in dem doch der Echinococcus so viel häufiger gefunden wird, wie im Herzen. — Ob auch auf dem Lymphwege Echinokokkenembryonen durch den Ductus thoracicus und die Vena cava superior ins Herz gelangen können, muss zum mindesten als zweifelhaft angesehen werden; denn bei der Grösse der Oncosphären ist es überhaupt unwahrscheinlich, dass sie die mesenterialen Lymphknoten passiren könnten, da ja doch viel kleinere corpusculäre Elemente dort so regelmässig zurückgehalten werden; auch ist der Befund von Echinokokken in Lymphknoten ungemein selten, und, soweit ich feststellen konnte, nur in den mesenterialen Lymphknoten bei Thieren — nicht beim Menschen — festgestellt worden. — Ebenso muss noch eine andere Möglichkeit der Entstehung der Herzwandechinokokken als rein hypothetisch bezeichnet werden. Es wäre nämlich denkbar, dass die Echinokokken des rechten Herzens in der Weise entstehen, dass die von der Lebervene aus ins rechte Herz transportirten Embryonen zwischen die Endothelzellen des parietalen Endocards in die tieferen Schichten hineingelangen und dann bei ihrem Weiterwachsen in die Musculatur gelangen. Obgleich diese Annahme an und für sich als die einfachere erscheinen muss, so verliert sie doch an Wahrscheinlichkeit, wenn man bedenkt, dass bei der Energie, mit welcher das Blut in den Vorhof strömt, die Embryonen trotz ihrer Haftorgane kaum Gelegenheit haben werden, sich an das Endocard anzuheften; auch ist es bei den Contractionen des Herzens wahrscheinlicher, dass, wenn es wirklich einmal zu einem Haftenbleiben der Oncosphären gekommen ist, sie bald wieder herausgeschleudert werden. Man wird also die oben angedeutete Möglichkeit nur unter solchen Verhältnissen als eine wahrscheinliche zulassen dürfen, wo pathologische Strömungsverhältnisse und Schädigungen in der Muskelthätigkeit des Herzens vorliegen. — Jedenfalls spielt nach der herrschenden Auffassung der Transport durch die Coronararterien die grösste Rolle und kommt sowohl bei den Echinokokken des rechten, wie des linken Herzens in erster Linie in Betracht.

Dafür, dass überhaupt die Echinokokken mit Vorliebe durch

die Blutbahn verschleppt werden, sprechen auch die Beobachtungen von Olt[1]). Derselbe fand nämlich kalkig-fibröse Knötchen der Pferdeleber, welche Reste von Echinococcusmembranen enthielten, an blinden Enden solcher Stränge sitzen, die sich als thrombosirte Pfortaderäste zu erkennen gaben. Er schliesst mit Recht daraus, dass diese Knötchen durch embolische Invasion von Echinokokken verursacht sind.

Schliesslich kommen auch noch solche Fälle vor, in denen sich der Echinococcus zunächst im Septum der Vorhöfe oder Herzkammern entwickelt und dann nach rechts oder links sich vorwölbt. Nach Mosler und Peiper (Thierische Parasiten des Menschen, Wien, 1894) ist auch hierbei die rechte Seite des Herzens bevorzugt, wie auch die Perforationen solcher Blasen häufiger in das rechte Herz stattfinden, wie in das linke. Nach Mosler und Peiper ragten von 6 Echinokokken des Septum 4 in das rechte und nur einer in das linke Herz hinein; unter den Perforationen fanden 10 in die rechte, 2 in die linke Herzhälfte statt. Ist dieses Ereigniss eingetreten, so gelangen die Blasen vom rechten Herzen aus in die Lungenarterie, wo sie je nach ihrer Grösse bald in grösseren, bald in kleineren Aesten liegen bleiben.

Ebenso können sie vom linken Herzen aus dem Wege des grossen Blutkreislaufes folgend weiter verschleppt werden, wenn nicht, wie das fast immer der Fall sein wird, schon durch die Grösse der Blasen ein erhebliches Stromhinderniss geschaffen wird, welches bald den Tod des Individuums herbeiführt. Nur dann, wenn eine Blase, die nur ganz kleine Tochterblasen oder nur Scoleces enthält, platzte, wäre es möglich, dass eine ausgedehnte Embolisirung derselben stattfände und somit die verschiedensten Organe mit Scoleces überschwemmt würden. Welche Bedeutung würde dies aber für die befallenen Organe haben? Wenn man die Anschauung von der Selbstaussaat von Echinococcuskeimen in die Bauchhöhle für richtig hält, so wäre dann in der That daran zu denken, dass an einen Durchbruch einer Echinococcusblase in ein grösseres Blutgefäss nicht nur eine „Cestodenembolie" (Mosler und Peiper), sondern sogar eine Metastasenbildung anschliessen kann. . Sind die verschleppten Blasen sehr klein, so dass sie erst

---

[1]) Zur Aetiologie der kalkig-fibrösen Knötchen in der Lunge und Leber des Pferdes. Ztschr. f. Fleisch- u. Milchhygiene. 1894. S. 9.

in sehr kleinen Gefässen stecken bleiben, so könnte sich unter
Obliteration der kleinen Gefässe im Gewebe eine Blase mit eigenen
Tochterblasen entwickeln, vorausgesetzt, dass überhaupt ein weiteres
Wachsthum der losgelösten Scoleces und Blasen für möglich gehalten wird.   Das für die Lehre von. der Selbstaussaat der Echinokokken in die Bauchhöhle, die nach Peiper (Die Verbreitung der
Echinokokkenkrankheit in Vorpommern. Stuttgart 1896) „klinisch
als feststehend angenommen wird“, vorliegende Material ist aber
keineswegs vollkommen beweisend.   Die klinischen Beobachtungen
sind deswegen nicht eindeutig, weil in manchen Fällen die Möglichkeit vorliegt, dass die Bauchhöhlen-Echinokokken unabhängig
von der Perforation eines Leber- oder Milzechinococcus entstanden,
ferner aber auch in anderen Fällen nicht nachgewiesen ist, dass
die nach einer Perforation eines grösseren Echinococcussackes in
der Bauchhöhle vorgefundenen kleinen Blasen überhaupt noch
lebensfähig waren oder sich gar weiter entwickelt hatten.   Die
unten kurz zu erwähnenden, im hiesigen Institut beobachteten
Fälle sprechen sogar mehr für das Auftreten regressiver Vorgänge
an den ausgestreuten Blasen.   Auch die angeblich positiv ausge-
fallenen Experimente von Lebedeff und Andrejew (Virchow's
Arch. Bd. 118) sind sehr zweifelhafter Natur, da gegen die ganze
Versuchsanordnung berechtigte Einwände erhoben werden können
— und Peiper (a. a. O. S. 49) unter seinen 7 Versuchen nur
negative Resultate zu verzeichnen hatte.   Ebenso wenig giebt es
bis jetzt einwandsfreie anatomische Beobachtungen, die für die
Annahme von Echinokokkenmetastasen zu verwerthen wären. Unter
den oben in extenso angeführten Fällen könnte höchstens Fall 17
mit einigem Recht verwerthet werden; aber eindeutig ist auch diese
Beobachtung keineswegs. — Es wären somit für die Lehre einer
wirklichen metastatischen Entstehung von Echinococcusblasen die
Grundlagen erst noch zu schaffen.

Finden wir also in demselben Körper mehrere Echinococcusblasen in einem und demselben oder in verschiedenen Organen
vor, so werden wir, da auch die Annahme mehrfacher Infectionen wenig
Wahrscheinlichkeit für sich hat, zu der Auffassung gelangen müssen,
dass die multiplen Echinococcusblasen auf eine einzige Infection
mit zahlreichen Keimen zurückzuführen sind.   Zu erklären bleibt
im einzelnen Falle, ebenso bei den solitären, wie bei den multiplen,

nur noch die besondere Localisation, warum die Ansiedlung in dem
bestimmten Organ und nicht anderswo stattfand.

Ziehen wir auch hier die Verhältnisse bei den durch pflanz-
liche Parasiten hervorgebrachten Infectionskrankheiten zur Analogie
heran, so wäre daran zu denken, dass besondere anatomische Einrichtungen der einzelnen Organe hierfür massgebend seien. So
könnte man daran denken, dass die Engigkeit der Blutcapillaren
und Lymphgefässe dabei eine Rolle spielt; aber wir sehen gerade,
dass nicht in allen Organen, die besonders enge Capillaren besitzen,
wie Gehirn und Nieren, der Echinococcus häufig primär auftritt.
Immerhin ist diese Annahme nicht ganz abzulehnen, wenn wir in
unseren beiden Fällen Herz- und Rückenmuskeln befallen sehen;
denn auch hier sind Capillaren von besonders kleinem Durchmesser vorhanden, in der Musculatur zweifellos auch solche von
geringerem Caliber als in Lungen und Nieren. Wenn also in
einem Falle die Embryonen in der Leber — in anderem in dem
Herzen — in wieder anderem in den Muskelcapillaren stecken
bleiben, so kann das z. B. von ihrer wechselnden Grösse und den
verschiedenen Entwicklungsstadien abhängen, so dass die Verhältnisse ganz ähnlich liegen würden wie in dem bekannten Versuche Ribbert's über die Immunität der Musculatur gegen
Schimmelpilzinfectionen. Hier wies Ribbert nämlich nach, dass
die Mucorineensporen deswegen für gewöhnlich in den Muskeln
nicht festgehalten werden, weil sie zu klein für die Lichtung der
Capillaren sind; vergrösserte er nämlich dadurch, dass er die
Sporen vor der Injection auskeimen liess, ihr Volumen, so entstanden
nach ihrer Injection in die Blutbahn von Kaninchen reichlich Muskel-
heerde. Ausser diesen Momenten mögen auch andere Besonderheiten in Betracht kommen, wie sie bei den verschiedensten Infectionskrankheiten von Bedeutung sind und unter dem Namen
des Locus minoris resistentiae zusammengefasst werden. Diese
Möglichkeit drängt sich ja namentlich angesichts unseres Falles II
und des von Krabbe mitgetheilten Falles XXIII auf. Freilich
hat Lubarsch[1]) mit Recht angeführt, dass die verschiedenartigen
Momente, die als prädisponirend für die Ansiedlung von Parasiten
angesehen werden, nicht gleichwerthig unter einander sind und

---

[1]) a. a. O.

mitunter auch Aenderungen des localen Chemismus und der physikalischen Structur der Gewebe umgekehrt d. h. die Ansiedlung
der Parasiten verhindernd wirken können. Man wird daher in den
beiden herangezogenen Fällen keineswegs mit Sicherheit das Urtheil abgeben dürfen, dass etwa ähnlich wie bei der eitrigen Osteomyelitis oder der tuberculösen Gelenkentzündung erst durch das
Trauma die Ansiedlung der Oncosphären in der Rückenmuskulatur
ermöglicht wurde. Natürlich ist das möglich und man könnte
sich den Mechanismus dann so vorstellen, dass in Folge der an
das Trauma anschliessenden Circulationsstörung die Tänienembryonen
leichter festgehalten würden und in dem erschütterten und daher
eine andere Molecularstructur aufweisenden Gewebe[1]) günstigere
Wachthumsbedingungen fänden. Andererseits ist es aber auch
möglich, dass dem Trauma in den angeführten Fällen keine andere
Bedeutung zukam, als dass dadurch die bereits vorhandenen, aber
noch nicht merkbaren Echinococcusblasen weiter verbreitet werden
konnten. Es würde demnach zwar für die Localisation das Trauma
ohne Bedeutung, für den weiteren Verlauf der Krankheit aber sehr
wichtig gewesen sein. In dem Falle II spricht nun die mikroskopische Untersuchung des bei der Operation am 17. Mai vorgefundenen Sackes entschieden mehr dafür, dass es durch das
Trauma, welches im Januar stattgefunden hatte, zum Platzen eines
bereits vorhandenen Echinococcussackes gekommen war. Bei
genauer Betrachtung der exstirpirten Muskelstücke zeigte es sich
nämlich, dass sich im intermuskulären Gewebe förmlich Hohlräume
gebildet hatten, die spärlich Echinococcusmembranen enthielten und
an ihrer Wand zahlreiche grauröthliche Knötchen aufwiesen. Bei
der mikroskopischen Untersuchung ergab es sich, dass es sich um
ein zellreiches, reichlich von älterem Blutpigment durchsetztes
Granulationsgewebe handelte, in welchem eine grosse Menge sehr
grosser, vielkerniger Riesenzellen vorhanden war, die theils Echinococcusmembranen in ihrem Innern einschlossen, theils sich den
Echinococcusmembranen anlegten. Da nun eine derartige ausgedehnte diffuse Fremdkörpertuberculose nach dem was sonst bekannt
ist und vor allem auch nach den Erfahrungen von Prof. Lubarsch
nur vorkommt, wenn eine diffuse Verbreitung von Echinokokken-

---

[1]) Vgl. Meltzer, Ueber die Bedeutung der Erschütterung für die lebende
Materie etc.

flüssigkeit und Echinococcusmembranen stattgefunden hat, so ist
es durch den oben skizzirten mikroskopischen Befund in der That
im höchsten Maasse wahrscheinlich gemacht, das durch das Trauma
ein bereits in der Rückenmuskulatur vorhandener Echinococcus
zum Platzen gebracht wurde und sich dann weiter ausbreiten konnte.
Es würde dann auch der in der Rückenmarkshöhle vorhandene
Echinococcus erst nach dem Trauma entstanden aufzufassen sein,
was ja zwar auch nicht mit Sicherheit zu beweisen, aber doch
jedenfalls äusserst wahrscheinlich ist. Können wir doch in fast
allen Fällen, die wir in der Literatur über Echinokokken der
Rückenmarkshöhle auffinden konnten, das Gemeinsame nachweisen,
dass sie stets erst von aussen durch die Foramina intervetebralia
oder durch Usur der Wirbelknochen in die Höhle hineingelangen.

Wenn wir hieran noch einen Fall von Echinococcus der Mamma
reihen, so soll das mehr einen casuistischen Beitrag bilden, da die
Mammaechinokokken in der That sehr selten sind. Ueber die Ursachen der besonderen Localisation in der Mamma aber kann
nicht einmal hypothetisch etwas festgestellt werden, zumal
auch noch keine Sicherheit darüber besteht, ob die Mamma
in dem betreffenden Fall der einzige Ansiedlungsort des Echinococcus bildete. Doch ist es im Allgemeinen wahrscheinlich, dass
die Mammaechinokokken als primäre und solitäre Ansiedlungen
anzusehen sind; denn unter den 20 sicheren Fällen von Mammaechinokokken, die J. Schmidt (Ueber Echinokokkengeschwülste
der weiblichen Brust. Dissert. Rostock 1892) zusammenstellen
konnte, befanden sich nur 2 (Fall 19 und 20), in denen überhaupt
der Verdacht auf eine anderweitige Localisation des Echinococcus
vorhanden war. Und wenn auch nicht beim Menschen, so ist
doch bei der Kuh ein Fall bekannt geworden — von Rehmet
publicirt[1]) — wo im Euter zahlreiche bis hühnereigrosse Blasen
aufgefunden wurden und sich bei der Section der ganze übrige
Körper als frei von Echinokokken erwies. Geht schon aus der
Zusammenstellung von Schmidt die grosse Seltenheit des Mamma-
echinococcus hervor, so sieht man das noch mehr aus der Zusammenstellung von Madelung, der unter 196 Fällen von Echinokokken (darunter 91 bei Frauen) kein Mal Mammaechinokokken

---

[1]) Echinococcus polymorphus im Euter einer Kuh. Berliner thierärztl.
Wochenschr. 1893. S. 490.

fand, und ebenso aus der Arbeit von Bahr (Beitrag zur Kenntniss der Echinokokkenkrankheit in Vorpommern. Diss. Greifswald 1893) welcher ebenfalls unter 133 Fällen niemals Mammaechinokokken beobachtete. Rechnen wir dazu die Angaben von Finsen, der unter 181 Fällen 1 Mal, Davaine, der unter 373 Echinokokkenfällen 7 Mal, Cobbolds, der unter 136 Fällen 1 Mal Mammaechinokokken beobachtete, so erhält man unter 1019 Echinokokkenfällen 9 Fälle von Mammaechinokokken = 0,88 pCt.

Der mir zur Untersuchung vorliegende Fall stammte aus der Praxis des Herrn Dr. Bork in Rostock, dessen Liebenswürdigkeit ich auch die folgenden Angaben aus der Krankengeschichte verdanke.

25jährige Frau vor 4 Monaten entbunden, hat nicht gestillt. Die Brüste klein; im Anschluss an die Entbindung entwickelte sich in der linken Mamma ein Tumor, der rasch an Grösse zunahm und deutliche Fluctuation darbot. Entfernung des Tumors, der sich als ein Echinococcensack herausstellte durch Dr. Bork.

Die Cyste ist etwas über orangengross, enthält neben Flüssigkeit, keine Tochterblasen; zahlreiche Scoleces, wie bei der Untersuchung im pathol. Institute festgestellt wurde.

Glatte Heilung; nirgends Anzeichen einer anderweitigen Localisation von Echinococcen. Der Fall stimmt im Ganzen mit den bereits bekannten gut überein; es handelte sich meistens um verheirathete Frauen, bei denen eine Entbindung vorangegangen war. Auch unser Fall macht es wahrscheinlich, dass die Entwickelung der Echinococcencyste in der Mamma durch die am Ende der Gravidität und nach der Entbindung eintretenden physiologischen Veränderungen des Organs begünstigt wurde; auch hier mag die stärkere Blutfülle ähnlich wirken, wie die Hyperämie, die an Traumen anschliesst. Man würde also auch diesen Fall ähnlich beurtheilen können wie den vorhergehenden.

Gehen wir endlich noch zu den durch den Echinococcus gesetzten histologischen Veränderungen über so sei darüber Folgendes bemerkt. Die bisherigen Angaben hierüber sind ausserordentlich spärlich und überhaupt etwas näher nur bei den Leberechinococcen studirt. Birch-Hirschfeld (Lehrbuch Bd. II S. 623) giebt darüber an, dass das Lebergewebe durch das Wachsthum der Blase zur Atrophie gebracht wird und dass es in manchen Fällen in der Nachbarschaft des Echinococcus zur Entzündung kommt. Auch

Ziegler (Lehrbuch Bd. II. 5. Aufl. S. 605) erwähnt nur, dass
gelegentlich in der Umgebung der Blasen Entzündungen auftreten;
auch Orth (Lehrbuch Bd. I S. 978 und 979) erörtert nur kurz das
Vorkommen atrophischer und entzündlicher Processe in der Umgegend von Leberechinococcen. Wechselmann (Beitr. meklenburg.
Aerzte zur Lehre von der Echinococcenkrankheit. Stuttgart 1885.
S. 214.) schildert ausführlicher die Bildung der die Leberechinococcen
umgebenden Kapsel; durch den Druck der wachsenden Blase gehen
die empfindlichen Elemente — die Leberzellen — zu Grunde, während
das Bindegewebe mit seinen Blutgefässen und Gallengängen persistirt;
je grösser durch die Volumenzunahme des Parasiten die Atrophie
der Leberzellen ist, um so mächtiger wird auch die Kapsel und die
Zahl der in dem Bindegewebe verlaufenden Gefässe und Gallengänge.
Eine absolute Vermehrung der Gallengänge durch Wucherung, wie
sie bei der Lebercirrhose beobachtet wird, hält W. aber hier für
ausgeschlossen. Die regenerativen Vorgänge welche, wie Ponfick
(Ueber Recreation der Leber beim Menschen. Festschr. d. Assistenten
R. Virchow's Berlin 1891) gefunden im Anschluss an die durch
grosse Echinococcensäcke bewirkten Zerstörungen von Lebergewebe,
an entfernteren Stellen auftreten, können kaum als besondere dem
Echinococcus eigenthümliche Veränderungen angesehen werden; die
Recreation des Lebergewebes schliesst sich eben an die durch die
Echinococcenblasen gesetzten Zerstörungen von Lebersubstanz ebenso
an, wie an die durch Neoplasmen, Stauung und Cirrhose hervorgebrachten Atrophicen. Endlich hat Krückmann (Virchow's Arch.
Bd. 138 Supplementheft) zuerst über das Vorkommen von Riesenzellenbildung in der Umgebung von Echinococcenmembranen berichtet und die von Lubarsch in unserem oben besprochenen
Fall II erhobenen Befunde kurz geschildert. Etwas genauere Angaben
liegen dagegen vor über die beim Echinococcus multilocularis vorkommenden histologischen Veränderungen. Schon Orth (a. a. O.)
bemerkt, dass beim multiloculären Echinococcus in dem die Blasen
umgebenden derbfaserigen Bindegewebe Riesenzellen und zahlreiche
Gallencanälchen vorkommen. Guillebeau (Virchow's Arch. Bd. 119
S. 108.) bezeichnet auf Grund seiner Untersuchungen bei Kühen
und Menschen den multiloculären Echinococcus geradezu als eine
infectiöse Granulationsgeschwulst. Der feinere Bau des Tumors soll
namentlich an den jüngeren Stellen Verhältnisse ergeben, die lebhaft

an Tuberkel erinnern. Um die Hydatiden herum geht eine Hülle von Riesenzellen, um welche wieder Schichten von Rundzellen lagern; diese Rundzellen haben theils den Character grösserer epithelioider Zellen, theils den von Lymphocyten; erst an diese Schicht schliesst sich ein mehr fibröses Gewebe mit mässig viel Spindelzellen und Blutgefässen an. In den älteren Theilen sind daneben auch noch necrotische Partieen vorhanden. Auch Bider (Virchow's Arch. Bd. 141 S. 178), der einen Fall von Echinococcus multilocularis des Gehirns untersuchte, schildert die Alveolen von einem breiten Hof zellreichen Granulationsgewebes umgeben.

Gerade mit Rücksicht auf diese Untersuchungen beim Echinococcus multilocularis sind die in unserem Falle II gefundenen histologischen Veränderungen von grösstem Interesse. Krückmann (a. a. O. S. 176) hat von diesem Falle nur die in der Pia und Dura mater des Rückenmarks gefundenen Veränderungen geschildert, und es mag daher angebracht sein, in folgendem den gesammten histologischen Befund kurz anzugeben.

Zur Untersuchung lagen folgende Präparate vor: 1) Die von der Operation vom 17. Mai stammenden mit schwartigen Verdickungen bedeckten und zum Theil von kleinen gelben Streifen durchsetzten Muskelstücke. 2) Die im intermuskulären Bindegewebe gelegenen, zahlreiche Knötchen in der Wandung aufweisenden Säcke. 3) Die bei der Section entnommenen Muskelstückchen. 4) Das Rückenmark und seine Häute.

ad. 1) Die verdickten Partien des Perimysiums bestehen zum grössten Theil aus derbem, streifigem, hie und da von Leucocyten durchsetztem Bindegewebe, in dem stellenweise blutpigmenthaltige Zellen und ganz vereinzelt Riesenzellen nachweisbar sind; den schon makroskopisch als gelbe Streifen auffallenden Partien entspricht folgender Befund. Die Muskelschläuche sind hier auseinandergedrängt und zum Theil verschmälert, auch vereinzelt nur noch undeutliche Querstreifung aufweisend; innerhalb dieser Partien zeigen die Sarcolemmkerne Schwellung und Vermehrung; die das Muskelgewebe auseinander drängenden Zellen sind theils Leucocyten mit gelappten und eingekerbten Kernen, theils epithelioide und mehrkernige Riesenzellen, von denen einzelne um deutliche und unregelmässig geformte hyaline Streifen angeordnet sind; stellenweise

entspricht die Infiltration mit Leucocyten geradezu einem phleg-
monösen Process, doch sind Spaltpilze nicht nachweisbar.

ad. 2) Diese Partien gehören solchen an, welche makroskopisch den Eindruck grösserer Abscesshöhlen machten und in
denen sich gelbliche bröcklige Fetzen befanden, die sich schon
bei der frischen Untersuchung theilweise als Echinokokkenmembranen erwiesen; daneben wurden auch vereinzelt Haken aber
keine Scoleces aufgefunden. Die Wandung dieser Höhlen giebt
nun auf dem Durchschnitt solche Bilder wie sie auf der Tafel VII,
Fig. 1 und 2 abgebildet sind. Fig. 1 stellt bei schwächerer Vergrösserung ein Uebersichtsbild dar, wie man es fast an allen Stellen
erhält. Die Wandung besteht demnach aus einer basalen ziemlich
zellarmen Bindegewebsschicht, in welcher sich grössere und kleinere
Blutgefässe sowie mehr oder weniger reichlich eingestreut blutpigmenthaltige Zellen vorfinden; hierauf folgt eine aus sehr zell-
reichem Granulationsgewebe bestehende Schicht, in der reichlich
Leucocyten und hie und da auch grosse vielkernige Riesenzellen
vorhanden sind. Die innerste Schicht besteht fast ausschliesslich
aus grösseren und kleineren Riesenzellen, zwischen denen auch
epithelioide Zellen vorhanden sind und denen direct die deutlich
parallel gestreiften Echinokokkenmembranen anliegen. Bei stärkerer
Vergrösserung (Taf. VII, Fig. 2) treten noch einige nicht unwichtige
Einzelheiten hervor. Was zunächst die Riesenzellen anbetrifft, so
haben sie, wie das bei Fremdkörperriesenzellen bekanntlich der
Fall ist, bald den Typus der Langhans'schen, bald den der
Knochenmarksriesenzellen; hier zeichnen sie sich meist durch ihre
erhebliche Grösse und die grosse Anzahl der Kerne aus. Weiter
sieht man, dass einzelne Riesenzellen in anscheinend präformirten
mit platten Zellen ausgekleideten Hohlräumen liegen und entweder
deutlich an ein Stück einer Echinokokkenmembran gelagert sind,
oder wenigstens undeutliche, gefaltete, glänzende Streifen und
Schollen enthalten. Die Membranen sind dabei entweder nicht
wesentlich verändert (Taf. VII, Fig. 1) oder wie in Taf. VII, Fig. 2
Em. fein bestäubt.

ad. 3) Die bei der Section gefundenen Veränderungen der
Musculatur und des intermuskulären Bindegewebes stimmen im
wesentlichen mit den sub 1 und 2 geschilderten überein; nur
findet man entsprechend der um $2^1/_2$ Monate längeren Dauer des

Processes fast ausschliesslich ältere Stadien vor; die Atrophie der
Muskelfasern ist stärker und ebenso auch die Wucherung der
Muskel- und Sarkolemmkerne; Blutpigment findet sich reichlich im
Zwischengewebe vor; das Granulationsgewebe ist einem derben
mehr narbigen Bindegewebe gewichen, in dem Blutgefässe mit ver-
dickten Wandungen auffallen. Riesenzellen finden sich nur in
geringerer Anzahl vor, von denen eine Anzahl entschieden als
Muskelknospen aufzufassen sind.

ad. 4) Die Veränderungen der Rückenmarkshäute ähneln in
vielen Punkten den sub 2 beschriebenen; weiche und harte Haut
sind stellenweise von einem ziemlich gefässreichen Granulationsgewebe durchsetzt, in dem zahlreiche sehr grosse vielkernige
Riesenzellen liegen, die vielfach in ihrer Mitte eine scheinbare
Lücke oder helle durchsichtige Schollen erkennen lassen. Diese
Riesenzellen lagen stets in Haufen zusammen, sodass sie sogar
geradezu kleine Knötchen bildeten, welche auch stets Capillaren
und kleine Arterien enthielten, deren Endothelbelag deutlich
Wucherungsvorgänge darbot. Andere Riesenzellen lagen deutlich
in präformirten Lücken, welche einen Endothelbelag erkennen
liessen. Die Fetzen und Schollen, um welche ein Theil der Riesenzellen gruppirt war, erwiesen sich durch ihre, namentlich bei im
Wasser liegenden Präparaten deutlich hervortretende, parallele Streifung
als Echinokokkenmembranen. Die Veränderungen, welche sich im
Rückenmarke selbst vorfanden, waren im wesentlichen degenerativer
Natur; in der Höhe des 2. Brustwirbels war das Rückenmark so vollkommen comprimirt und zum Theil auch postmortal verändert,
dass auch mikroskopisch kaum noch eine genaue Structur zu erkennen war; dagegen zeigen die unmittelbar oberhalb liegenden
Partien die bekannten degenerativen Veränderungen in den Hinter-
strängen und den Kleinhirnseitenstrangbahnen. Im oberen Theil
der Keilstränge, bis dicht an die Seitenhörner reichend, findet sich
ein annähernd rundlicher Heerd, in dem die Nervenfasern fast
völlig degenerirt sind und sich an Stelle davon zahlreiche Glia-
fasern und Zellen vorfinden.

Auf die kurz geschilderten Rückenmarksveränderungen, von
denen namentlich die circumscripte Gliawucherung von allge-
meinerem Interesse ist, wollen wir hier nicht näher eingehen, als
durch den Echinococcus erzeugte Veränderungen kommt ihnen

schliesslich keine andere Bedeutung zu, als der Atrophie der Leberzellen beim Leberechinococcus. Dagegen sind die übrigen geschilderten Befunde deswegen von so grosser Bedeutung, weil sie mit
dem Befunde Guillebeaus beim Echinococcus multilocularis vollkommen übereinstimmen. Wenn wir sie kurz zusammenfassen
wollen, so bestehen sie darin, dass überall dort, wo Echinococcusmembranen und Flüssigkeit hingelangte, es zur Ausbildung von
Granulationsgewebe und grossen Femdkörperriesenzellen kam.
Besonders instructiv sind in dieser Hinsicht die sub 2 und 4 no-
tirten Befunde, wie sie auf Fig. 2 abgebildet sind, wo die Riesenzellen in präformirten Hohlräumen liegen. Während es sich innerhalb des intermusculären Bindegewebes wohl vornehmlich um
Lymphgefässe handelt, in denen die Riesenzellen liegen, ist es in
den Häuten des Rückenmarks nicht ausgeschlossen, dass auch die
Endothelzellen der Capillaren sich an der Riesenzellenbildung betheiligen. Es geht also auch hieraus hervor, dass die (wahrscheinlich durch das Trauma) freigewordenen Echinococcusmembranen,
wenn sie in die Lymphbahnen gelangen, zu einer erheblichen Zellproliferation Anlass geben, und diese Befunde stehen in vollkommenen Einklange mit solchen, die Prof. Lubarsch schon einige
Jahre vorher in einem Fall von geplatztem Leberechinococcus erhoben hatte und später noch in einem anderen Falle wieder bestätigen konnte. Diese Fälle sollen von anderer Seite, ausführlicher auch vom chirurgisch-klinischen Standpunkte aus veröffentlicht
werden. Auch hier waren zahlreiche um Echinokokkenmembranen
gelegene Fremdkörpertuberkel vorhanden, die schon mit blossem
Auge an der Leberoberfläche und dem Peritoneum wahrzunehmen
waren. — Es liegt nahe, die histologischen Befunde für die Frage
der Identität von Echinococcus unilocularis und multilocularis zu
verwenden; doch würde das hier zu weit führen und mag einer
eventuellen späteren Notiz vorbehalten bleiben. Nur das sei hier
als ein wichtiges Resultat festgestellt, dass in solchen Fällen, wo
es zu einer stärkeren Verbreitung von Echinokokkenmembranen
innerhalb der Lymphräume kommt, eine richtige Fremdkörpertuberculose sich zu entwickeln pflegt.

An diese Befunde sei ein weiterer Fall gereiht, in dem sich
ebenfalls ähnlich wie beim Echinococcus multilocularis eine sehr
erhebliche Wucherung von Gallengängen in der Umgebung einer

Echinococcusblase etablirt hatte.   Der Fall, ·der aus der Privatpraxis des Herrn Dr. Bork stammt, ist kurz folgender: Der 30jäh-
rige Patient erkrankte vor 8 Jahren an einer fieberhaften Krankheit,
die für Typhus gehalten wurde, aber schon nach einigen Tagen in
Besserung überging; seitdem besteht Druckgefühl in der Leber;
vor 3 Jahren Gallensteinkolik und Icterus; im August 1895 im
Anschluss an eine Fahrt auf dem Leiterwagen, heftige Schmerzen
in der Lebergegend.   Bei der Untersuchung wurden Tumoren in
der Leber gefühlt und in der Grenze vom rechten und linken
Lappen eine druckempfindliche Stelle nachgewiesen.   Wegen Verdacht auf Syphilis wird Jodkali gegeben, doch ohne Erfolg; im
October Laparotomie durch Dr. Bork, wobei ein etwa fünfmark-
stückgrosser Tumor von weisslicher Farbe festgestellt und theil-
weile exstirpirt wird.   Die durch Prof. Lubarsch ausgeführte mikroskopische Untersuchung ergab, dass in den exstirpirten Partien
nichts mehr von Lebergewebe erhalten war, sondern in einem neugebildeten, zellenreichen, von Leukocyten reichlich durchsetzten
Granulationsgewebe lagen zahlreiche, längliche und gewundene
Drüsenschläuche, offenbar gewucherte Gallengänge.   Trotzdem stellenweise grosse Aehnlichkeit mit einem Adenom vorhanden war,
wurde von Prof. Lubarsch die Diagnose nur auf eine entzündliche, möglicherweise syphilitische Neubildung gestellt.   Am 15. November, nachdem die Laparatomiewunde verheilt war und man eine
fluctuirende Geschwulst in der Leber nachgewiesen hatte, wurde
von Dr. Bork die Punktion der Cyste vorgenommen; es entleerte
sich reichlich grünlich-graue Flüssigkeit, in der bei der mikros-
pischen Untersuchung im pathologischen Institute zahlreiche Streptokokken, Gallenfarbstoff, aber keine Echinokokkenbestandtheile,
weder Haken noch Membranen aufzufinden waren.   Am 18. November Exstirpation des Sackes, der sich nun als eine, reichlich
gallig gefärbte Füssigkeit enthaltende, Echinokokkenblase erweist;
doch werden in ihn nur noch ganz vereinzelt Haken, keine Scoleces,
viel Streptokokken aufgefunden.   Bei der Operation zeigte es sich,
dass der im October exstirpirte Tumor unmittelbar dem Echino-
kokkensacke anlag.

Wir sehen also in diesem Falle, dass sich auch beim Echinococcus unilocularis ähnlich wie es beim multilocularis öfter beobachtet wird, Gallengangwucherungen in der Nähe der Blase aus-

bilden können; im vorliegenden Falle in so bedeutender Weise, dass
man fast von einem Adenom sprechen konnte. Wenn auch die
Ausdehnung und Mächtigkeit dieser Neubildung als etwas besonderes betrachtet werden muss, so handelt es sich principiell jedoch
nur um die gleichen Vorgänge, wie wir sie bei circumscripten
Atrophien der Lebersubstanz (z. B. bei Schnürfurchen) hie und da
zu sehen bekommen, dass nämlich nach Zugrundegehen der empfindlichen Leberzellen, die weniger subtilen Gewebe, Bindegewebe und
Gallengänge nicht nur persistiren, wie das schon Wechselmann
hervorgehoben, sondern sogar in Wucherung gerathen, so dass es
auch hier mitunter zur Bildung richtiger Gallengangsadenome kommt
(3 Beobachtungen von Lubarsch; mündliche Mittheilung).

Endlich wäre noch im Anschluss an die Ponfick'schen Beobachtungen über Leberrecreation die Frage aufzuwerfen, ob nicht
auch durch die Etablirung von Echinokokkenblasen innerhalb der
Leber eine echte Neoplasmenbildung angeregt werden kann. Zwei
Fälle, welche Prof. Lubarsch beobachten konnte, wo das eine
Mal sich in nächster Nähe von Echinokokken in der Leber Angio-
sarkome, das andere Mal typische Leberzellenadenome gebildet hatten,
könnten in diesem Sinne gedeutet werden. Aber es liegt auf der
Hand, dass sie nicht beweisend sind, da bei der Häufigkeit, mit der
Echinokokken in Mecklenburg vorkommen, das Zusammentreffen
primärer Leberneoplasmen mit Echinokokken ein rein zufälliges
Ereigniss sein kann. Aus diesem Grunde und wegen der grossen
Schwierigkeit, die aufgeworfene Frage vom allgemein-pathologischen
Standpunkte richtig zu lösen, sei hier auf dieselbe nicht näher ein-
gegangen.

Zum Schlusse erlaube ich mir, Herrn Prof. Lubarsch für die
freundliche Bereitwilligkeit, mit der er mir das Thema der Abhandlung zur Verfügung gestellt hat, sowie für die Unterstützung, welche er mir bei der Abfassung hat zu theil werden
lassen, an dieser Stelle meinen herzlichsten Dank auszusprechen;
ebenso bin ich Herrn Prof. Dr. A. Thierfelder für die Ueberlassung des Materials zu grossem Danke verpflichtet.

Erklärung der Abbildungen auf Tafel VII.

Figur 1. Schnitt durch die Wandung der Hohlräume der Rückenmuskulatur (Fall II). Rz Riesenzellen, — Pz Pigmentzellen, — Em Echino-coccenmembran, — Blf Blutgefässe. — Vergrösserung Zeiss A. Oc.2.

Figur 2. Eine Partie aus demselben Schnitt; stärker vergrössert. Rz Riesen-zellen in Lymphgefässen um Echinococcenmembranen (Em) herum, — Ep epithelioide Zellen, — Lc Leukocyten. — Vergrösserung Zeiss C. Oc. 4.

XXIII.

(Aus der chirurgischen Universitäts-Klinik des Herrn
Geheimrath v. Bergmann.)

Ueber eine spontane eitrige Wundinfection der Kaninchen.

Von

Dr. C. Schimmelbusch und **Dr. Mühsam,**

weiland Privatdocent,   appr. Arzt.

Ueber spontane eitrige Wundinfectionen der Kaninchen ist
wenig bekannt. Wohl sind durch Einimpfung von zersetztem or-
ganischem Material, insbesondere durch faules Blut, von verschiedenen Forschern mehrfach citerige Wundinfectionen bei diesen
Thieren erzeugt worden und ebenso hat man eitererzeugende
pathogene Organismen von anderen Thieren resp. vom Menschen
auf Kaninchen übertragen; dass aber diese künstlich erzeugten
Processe auch auf natürlichem Wege entstehen können, dafür liegen
Beobachtungen bisher nicht vor. Es ist sogar von Experimentatoren, welche viel am Kaninchen operirt haben, die Ansicht ausgesprochen worden, dass diese Thiere überhaupt wenig zu Wundinfectionen neigten. Dieses letztere ist aber sicher nicht richtig.
Die Thiere sind allerdings für die Erreger der menschlichen Eiterung
nur wenig empfänglich und daher bei Operationen in unseren
Laboratorien und Krankenhäusern relativ wenig exponirt, aber
trotzdem sieht man sie nach operativen Eingriffen an Wundinfectionen und speciell auch an Eiterungen gelegentlich erkranken.
Diese Eiterungen haben wir einige Male die Gelegenheit gehabt,
bacteriologisch zu untersuchen. Obwohl es uns nicht gelang, hier
bestimmtere ursächliche Mikroben zu isoliren, können wir doch so
viel behaupten, dass die beim Menschen vorkommenden pyogenen
Staphylococcen und Streptococcen in diesen Eiterheerden nicht
vorhanden waren.

Aber auch ganz ohne Zuthun, ohne operative Eingriffe erkranken Kaninchen an Eiterungsprocessen, und zwar haben wir vornehmlich zwei disponirende Momente für dieselben gesehen: einmal Traumen und dann Eczeme.

Wer seine Kaninchen eingehender beobachtet und in ihrem Thun und Treiben verfolgt, der verlässt bald die landläufige Vorstellung, dass das Kaninchen ein stets gutmüthiges und zahmes Thier sei. Unter sich sind sie dies keineswegs, und besonders wenn in einen grösseren Stall, in welchem ein Rudel Thiere friedlich zusammengelebt hat, neue Thiere hineingesetzt werden, entbrennt zwischen den alten Insassen und den Ankömmlingen bald ein harter Kampf. Die Pfoten, aber auch die Zähne finden dabei ausgiebige Verwendung und manches Kaninchen wird dabei übel zugerichtet. Die Biss- und Kratzwunden treffen vornehmlich die Ohren, dann die Schnauze und den Rücken. Zerfetzte Ohren waren in unseren grösseren Ställen, in welchen sehr häufig der Bestand erneuert wurde, durchaus keine Seltenheit. Diese Wunden heilen zum Theil glatt, aber gelegentlich führen sie zu ausgedehnteren Phlegmonen und circumskripten Abscessen. Beide haben grosse Neigung, sich zu senken, und zwar steigen sie, wenn sie vom Rücken ihren Ausgang nehmen, sehr bald nach den Inguinalbeugen oder der Mitte des Abdomens herab, wo sie mehr oder minder abgegrenzte Infiltrate bilden.

Von den Eczemen bildet die häufigste Ursache von meist subcutanen Entzündungsprocessen die sog. „Krätze", eine Affection, die sich in Ställen leicht von Kaninchen zu Kaninchen überträgt, am deutlichsten am Kopf und dort wieder an der Schnauze und an den Augenlidern in Erscheinung tritt. Es bilden sich unter zunehmendem Haarschwund an den betreffenden Stellen dicke Epidermisabschilferungen, und, wenn der Process sehr hochgradig wird durch Exsudation aus dem Corium, borkige Auflagerungen[1]). Unter diesen borkigen Auflagerungen kommt es dann zu Secretretentionen und fernerhin gelegentlich zur Bildung von subcutanen Abscessen.

In den folgenden von uns beobachteten und näher unter-

---

[1]) Ein vorzügliches Mittel zur Beseitigung dieser Kaninchenkrätze sind wiederholte Pinselungen mit Perubalsam, oder von Perubalsam und Lysol āā 50,0 zu 1000 Spiritus.

suchten Fällen fanden wir in dem Eiter einen Organismus, der als
die Ursache der Eiterung anzusprechen ist, und welchen wir als
den „Bacillus des Kanincheneiters" bezeichnen wollen (K. Ei. B.).
Unseren Beobachtungen nach ist er ein häufiger spontaner Eitererreger beim Kaninchen, wenn auch nicht etwa der einzige. Wir
haben in anderen Eiterungsprocessen andere Mikroben beim
Kaninchen gefunden, doch haben wir diese einer näheren Betrachtung bisher nicht unterziehen können.

1. Spontaner grosser Abscess am Bauch. In einem Stalle wird
ein grosses gelbes Kaninchen mit einem ca. 12 Ctm. im Umfang messenden
Abscess am Bauch gefunden. Ueber der Höhe des Abscesses ist die Haut gangränös geworden und perforirt. Aus der breiten Perforationsöffnung entleert
sich viel dickflüssiger, zäher Eiter. Der Eiter enthält zahlreiche Eiterkörperchen und zwischen diesen Kokken und bacillenähnliche sehr kleine Keime.
Der Abscess wird von der Perforationsöffnung aus etwas weiter gespalten, und
aus einer mit keimfreien Instrumenten frei gelegten Stelle auf Agar, Gelatine
sowohl im Strich und Stich, wie in Platten geimpft. Ein weisses kleines Kaninchen wird mit einer kleinen Menge des Eiters subcutan auf dem Rücken
geimpft. Am nächsten Tage sind in den Platten auf Agar zarte punktförmige
hellgraue Colonien aufgegangen, welche mikroskopisch kleine Bacillen und
Coccobacillen aufweisen. Ueberall sind nur Reinculturen gediehen. Auf Gelatine ist nichts aufgegangen. Das geimpfte weisse Kaninchen geht in 3 Tagen
an einer ausgedehnten subcutanen Bindegewebsphlegmone zu Grunde. Es
findet sich ferner bei demselben in der linken Lunge eine diffuse Infiltration
des Unterlappens, rechts im Unterlappen ein grosser, im Centrum eitriger In-
farkt. Es ist kein Milztumor und keine auffallende Veränderung der sonstigen
Organe vorhanden. Im Eiter der Phlegmone, des Lungeninfarktes und im Herz-
blut finden sich die auch im Eiter des ersten Thieres beobachteten Mikroorganismen. Aus dem Eiter werden dieselben Culturen auf Agar gewonnen,
wie aus dem Eiter des spontan erkrankten Thieres. — Mit den aus dem Eiter
beider Thiere gewonnenen Culturen werden 4 andere Kaninchen auf dem
Rücken subcutan geimpft. Alle 4 Thiere gehen innerhalb von 3—5 Tagen an
diffusen subcutanen Phlegmonen zu Grunde. — Das Thier mit dem grossen
Bauchabscess ist anfänglich sehr krank, erholt sich aber allmälig, während der
Abscess sich mehr und mehr verkleinert. Nach Ablauf eines Monates ist an
Stelle des Abscesses eine halb handtellergrosse gut granulirende Wunde getreten. — Diese Granulationsfläche ist in weiteren 14 Tagen auf ca. Groschen-
grösse verkleinert und z. Th. mit leichten Borken bedeckt. Das Thier hat sich
mittlerweile sehr erholt und macht den Eindruck eines vollkommen gesunden.
Von dem eitrigen Secret der granulirenden Wunde wird ein Kaninchen subcutan am Bauch geimpft. Das Thier erkrankt innerhalb von 4 Tagen an einem
grossen Bauchabscess, der nach Ablauf von nicht ganz 4 Wochen zum Tode
des Thieres führt. In dem Eiter dieses Abscesses waren die ursprünglichen
Mikroben wieder durch das Mikroskop und die Cultur nachzuweisen.

2. **Spontaner Abscess am Halse.** Bei einem Thiere im Stalle, dessen Magerkeit und Trägheit auffiel, wurde bei näherer Untersuchung ein taubeneigrosser Abscess auf der linken Seite unterhalb des Ohres gefunden. Die linke Ohrmuschel war hochgradig zerfetzt und nur noch etwa zur Hälfte vorhanden. Die Wunden daselbst waren z. Th. verheilt, z. Th. mit Borken bedeckt. Der Rest des Ohres erschien etwas entzündet und verdickt. Der Abscess, der sich an die Ohrwurzel anschloss, war perforirt und hatte ein ca. zwanzigpfennigstückgrosses Loch, in dessen Grund zäher, schmieriger Eiter lag. Die Haut über dem Abscess war ohne Haare. In dem Abscesseiter wurden die kleinen Bacillen gefunden. — Das bereits sehr matte Thier wurde am nächsten Tage todt aufgefunden. Bei der Section zeigte sich, dass der anscheinend abgekapselte Abscess unter dem Poctoralis sich fortgesetzt hatte; er hatte sich dort über dem Thorax weit ausgebreitet. Es bestanden hämorrhagische Infarkte von Stecknadelkopf- bis Erbsengrösse in beiden Lungen, sehr blasse Nieren, sonst aber keine auffallenden Veränderungen, speciell kein Milztumor. Culturen und Präparate aus den tiefen Partien des über den Thorax verbreiteten Eiters ergaben wieder die K. Ei. B. Mit dem Eiter wurde ein Thier subcutan auf dem Rücken geimpft. Dieses Thier starb in 5 Tagen an einer schweren, vom Rücken in die linke Inguinalbeuge gesenkten Phlegmone.

3. **Spontaner Abscess auf der Schnauze.** Ein kleines weisses, sonst gesund aussehendes Kaninchen wird mit einem ca. kirschgrossen fluctuirenden Abscess an der Nase angetroffen. Derselbe sitzt an der Spitze der Schnauze und wölbt die an dieser Stelle fast haarlose Haut prall vor. Krätze ist hier nicht vorhanden, dagegen besteht links eine fleckige alte Cornealtrübung. — Der Abscess wird gespalten und entleert käsigen Eiter. Der Abscess ist vollständig abgekapselt. Im Centrum des Abscesses sind Bakterien nicht nachweisbar, doch sind die Kerne der Eiterkörperchen im Präparat undeutlich. An den Grenzen des Abscesses sind kleine Bacillen vorhanden. Es wird etwas Eiter auf ein anderes Kaninchen subcutan verimpft. Dies Kaninchen stirbt nach 6 Tagen an einer ausgedehnten bis auf den Bauch reichenden Phlegmone. Der Eiter dieser Phlegmone zeigt die K. Ei. B. Der Abscess an der Schnauze war nach 2 Monaten zwar verkleinert, aber noch nicht ausgeheilt. Nach der Incision hatte er sich bald wieder geschlossen und von Neuem gefüllt.

4. **Spontaner Abscess in der Inguinalbeuge.** Bei einem recht grossen und kräftigen grauen Kaninchen wird ein ca. taubeneigrosser Abscess in der linken Inguinalbeuge constatirt. Nach der Bauchseite und dem Rücken zu stösst an diesen abgekapselten Abscess ein kleines Infiltrat. Der Abscess wird incidirt, wobei sich ein dicker, rahmiger Eiter entleert. Dieser Eiter lässt im mikroskopischen Präparat Bacillen nicht erkennen; die Eiterkörperchen sehen zerfallen aus, ihre Kerne nehmen keine distincte Färbung im Trockenpräparat an. Auf Agar ist nach Impfung mit diesem Eiter kein Wachsthum eingetreten. Ein Kaninchen wurde mit einer erbsengrossen Portion dieses Eiters auf dem Rücken subcutan geimpft. Dasselbe erkrankt schon am nächsten Tage an einer subcutanen Phlegmone und stirbt am 6. Tage nach der Im-

pfung an einer über den ganzen Bauch ausgedehnten enormen Zellgewebsphlegmone. Im Eiter dieser Phlegmone finden sich wieder die K. Ei. B.
Nach der Incision war der Abscess bei dem ersten Thier bald wieder verklebt
und vergrösserte sich bald bis zu Hühnereigrösse, ohne dass das Thier besonders
krank erschien.

5. Spontaner Abscess auf dem Rücken. Ein kräftiges graues Kaninchen hat einen auf der linken Seite des Rückens sitzenden, ca. hühnereigrossen, abgekapselten Abscess. Das Thier sieht sonst ganz gesund aus. Nach
Incision entleert dieser Abscess dicken käsigen Eiter, welcher zerfallene Eiterkörperchen und kleine Mikroorganismen erkennen lässt. Eine Impfung des
Eiters auf Agar fällt negativ aus. Dagegen bildet sich nach subcutaner Infection eines anderen Kaninchens mit einer erbsengrossen Portion des Eiters
in 3 Tagen eine Phlegmone. Diese Phlegmone senkt sich in die eine Inguinalbeuge und führt zu sehr grosser Abmagerung des Impfthieres. Nach 14 Tagen
stirbt dies Thier an der fortgeschrittenen Phlegmone. Im Eiter derselben
finden sich K. Ei. B. Der Abscess des Originalthieres hat sich nach der Eröffnung bald wieder geschlossen und dann zunächst etwas vergrössert.
Circa 14 Tage später wurde er von Neuem eröffnet und wieder ein Thier subcutan mit dem Eiter geimpft. Dies Thier geht innerhalb von 4 Tagen an einer
ausgedehnten bis auf den Bauch sich erstreckenden Zellgewebsphlegmone zu
Grunde. Im Eiter dieser Phlegmone finden sich K. Ei. B. Impfungen auf
Agar liefern grauweisse tropfenförmige Colonien, auf Gelatine tritt kein Wachsthum ein. Impfung von der Agarcultur auf ein weiteres Kaninchen tödtet dies
unter einer ausgedehnten Phlegmone innerhalb von 3 Tagen.

Dies die Fälle, in denen wir in spontan entstandenen Abscessen
den K. Ei. B. fanden und durch Uebertragung auf andere Thiere
und auf künstliche Nährböden weitergezüchteten. Wir haben während
der sich etwa ein Jahr lang hinziehenden Untersuchungen eine
grosse Anzahl von Impfungen gemacht, und es möge gestattet sein,
über diese in zusammenfassender Weise zu berichten.

Wenn man das gesammte klinische Bild der von dem K. Ei. B.
hervorgerufenen Erscheinungen an der Hand der zahlreichen Beob-
achtungen an inficirten Thieren betrachtet, so ergiebt sich von
vornherein ein Unterschied in der Wirkung je nach dem Ort der
Impfung. Wird hochvirulentes Material dem Kaninchen unter die
Rückenhaut gebracht, so geht das Thier rasch unter dem Bilde
einer rapid verlaufenden progredienten Phlegmone zu Grunde. Am
Ort der Infection findet man meist eine ausgedehnte Eiterung, der
Eiter ist zäh, dick, nicht flüssig. Die Eiterung zeigt Tendenz zur
Senkung nach der Bauchmusculatur, diese wird im Anfang wässrig,
später gleichfalls eitrig infiltrirt. Erstreckt sich die Eiterung längs
des Oberschenkels, so kann das Thier bald den Schenkel nicht

mehr bewegen; es hält das Bein flectirt, und jeder Versuch unsererseits es zu strecken, scheint ihm sehr schmerzhaft zu sein. Das Thier ist apathisch, es sucht nicht zu entfliehen, wenn man es aus dem Stalle nehmen will. Es magert ab und stirbt, häufig nach Durchfällen, binnen 2—6 Tagen.

Sticht man mit einem Skalpell, an welchem sich etwas angetrockneter Eiter befindet, durch ein Hinterbein, so schwillt das betreffende Glied nach einigen Tagen erheblich an; es kann den Umfang des gesunden Beines um mehr als das Doppelte übertreffen. Die Anschwellung erstreckt sich nach einigen Tagen über das ganze Bein hin und kann, wenn sie einmal bis zur Inguinalbeuge gelangt ist, auf die Bauchmusculatur übergreifen. Meist aber tritt in Folge hochgradiger Abzehrung der Tod schon vorher ein.

Wurde die Impfung an Körperstellen ausgeführt, die für die Aussaat der Keime weniger günstige Verhältnisse boten, als der unter der leicht verschieblichen Rückenhaut belegene Raum oder das Hinterbein, so verlief die Krankheit chronisch, der Tod trat erst nach 14 Tagen bis 3 Wochen, oft noch später ein, ja, das Thier konnte die Impfung auch dauernd überstehen. Dieser letztere Fall trat besonders dann ein, wenn man nach Stichelung der cocainisirten Hornhaut Impfmaterial auf diese brachte. Es zeigte sich dann wohl eine vorübergehende leichte Trübung der Cornea, eine Infection des ganzen Auges oder seiner Umgebung wurde aber nicht hervorgerufen, und auch die Trübung verschwand nach einiger Zeit vollkommen, ohne irgend welche Spuren zu hinterlassen.

Impfte man endlich das Thier am Ohr, wo die Bedingungen für die Verbreitung der Organismen gleichfalls nicht sehr günstig sind, so beobachtete man ein Anschwellen des Ohres bis zur Ohrwurzel; bald jedoch trat in einer grossen Anzahl von Fällen Abkapselung ein, es kam zur Abscessbildung, meist an der Wange oder an der Ohrwurzel selbst.

Diese Abscessbildung trat auch an sonst günstigen Impfstellen ein, wenn das Impfmaterial nicht mehr seine volle Virulenz besass.

Wir fanden, dass alte Bouillonculturen an Virulenz verloren, und dass der Pilz gegen Austrocknung sehr empfindlich ist, sei es nun, dass der Eiter selbst im Exsiccator getrocknet wurde, oder dass die Agarculturen mit der Zeit eintrockneten. Diese mussten daher, um eine Abnahme der Virulenz

zu vermeiden mit Gummikappen sorgfältig verschlossen werden.
Nach Impfung mit wenig virulentem Material kommt es zur Bildung
eines mit dem typischen zähen Eiter gefüllten Abscesses. Ist der
Abscess klein, so kann er zur Resorption gelangen. Ist er aber
grösser, so führt die Erkrankung schliesslich zum Tode. Das Thier
magert ab, jedoch nicht so rasch wie in den acuten Fällen und
geht oft erst nach Wochen unter zunehmendem Kräfteverfall zu
Grunde.

Wird der Eiter durch Incision oder durch spontanen Durchbruch des Abscesses nach aussen entleert, so kann das Thier geheilt werden. Der Abscesseiter aber und der den Boden des in
Heilung begriffenen Abscesses bedeckende Schorf enthält stets
wieder hochvirulente Bacillen, die bei Uebertragung auf ein anderes
Thier die Symptome der progredienten Phlegmone hervorzurufen
im Stande sind.

Um ein Urtheil über die Wirkung unseres Mikroben auf das
Allgemeinbefinden der Versuchsthiere zu gewinnen, stellten wir
Temperaturmessungen an, in der Hoffnung wie beim Menschen aus
der Fiebercurve Schlüsse ziehen zu können.

Allein diese Messungen erwiesen sich beim Kaninchen als
nicht brauchbar. Wir fanden bei anscheinend gesunden Thieren im
Rectum Temperaturen, die zwischen 36° und 39° schwanken,
andererseits zeigten inficirte Kaninchen keine Temperatursteigerungen,
die erlaubten auf die Intensität der Erkrankung zu schliessen. Nur
eine Beobachtung haben wir gemacht, die zuverlässig den bevor-
stehenden Exitus ankündigte; der plötzliche Abfall um mehrere
Grade, nachdem das inficirte Thier vorher eine Durchschnittstempe-
ratur von 38° gehabt hat, liess stets den baldigen Tod erwarten.
Bei dem Werth der Temperaturmessungen für die Beurtheilung
einer menschlichen Infectionskrankheit stellte das negative Resultat
derselben beim Kaninchen einen Verlust für die richtige Schätzung
der Erkrankung des Thieres dar. Wir hätten also dieses hervorragenden diagnostischen Hülfsmittels entbehren müssen, wenn es
sich nicht gezeigt hätte, dass die Gewichtscurve der geimpften
Kaninchen ein deutliches Bild von dem Grade der Erkrankung,
von dem Zustand des Allgemeinbefindens liefert. Die Wägungen
wurden immer zur gleichen Tagesstunde ausgeführt, und, da die
Kaninchen regelmässig gefüttert wurden, so dürften die gewonnenen

Resultate keine erheblichen Irrthümer aus der bei Gewichtsfeststellungen so häufigen Fehlerquelle, der Nahrungsaufnahme enthalten.

Vom Tage der Impfung an sank das Gewicht des Thieres constant, oft verlor das Kaninchen $\frac{1}{3}$ seines Gewichtes. Je nach der Grösse des Thieres und nach der Schnelligkeit, mit der die Infection sich verbreitete, betrug der tägliche Gewichtsverlust 20, 30 ja bis zu 100 g. Eine rasche Verminderung des Gewichts deutete auf eine schwere, acute, eine langsame Gewichtsabnahme auf eine mehr chronische Form der Erkrankung hin. Stellt man die bei chronischen, mit grossen Abscessen behafteten Fällen gewonnenen Gewichtszahlen zusammen, so gewinnt man Curven, die Aehnlichkeit mit der Fiebercurve bei hektischem Fieber haben. Wenn hier die Differenzen die Morgen- und Abendtemperaturen betreffen, so handelt es sich dort um Gewichtsdifferenzen an aufeinanderfolgenden Tagen. Meist nimmt das Thier unmittelbar nach der Impfung erheblich ab, später aber, wenn es zur Abkapselung gekommen ist, hält sich das Gewicht auf einer bestimmten Höhe und zeigt zwischen den einzelnen Tagen nur Unterschiede von etwa 50 g, bis kurz vor dem Tode eine weitere Gewichtsabnahme eintritt.

Der Eiter, der an der Impfstelle entsteht, ist von gelblichweisser Farbe und von so zäher, dicker Consistenz, dass er beim Anschneiden des Abscesses nicht zerfliesst. Er enthält die Mikroben nur in geringer Menge. Der Nachweis derselben im Eiter gelingt nur nach sehr starker Verdünnung im Wasser und auch dann nicht regelmässig. Dagegen sind die der eitrigen Einschmelzung noch nicht anheimgefallenen Partien, die Stellen wässriger, phlegmonöser Infiltration dicht durchsetzt mit hochvirulenten Keimen, und aus diesen Partien lassen sich die besten Culturen anlegen, aus ihnen wird das wirksamste Impfmaterial für das neue Versuchsthier gewonnen.

Hat sich, wie es oft geschieht, die Phlegmone über die ganze Bauchmusculatur verbreitet, hat sie diese in ihrer ganzen Dicke theils wässrig, theils eitrig durchtränkt, so schliesst sich als Entzündung in der Continuität eine — dann meistentheils eitrige — Peritonitis an. Dicker Eiter bedeckt das Peritoneum und die Därme; diese sind oft meteoristisch aufgetrieben, und garnicht selten bestand kurz vor dem Tode heftige Diarrhoe.

Doch nicht allein die fortgeleitete Peritonitis kommt nach
Infection mit K. Ei. B. vor, sondern in einer Reihe von Fällen,
die unter dem Bilde der allgemeinen Sepsis zu Grunde gingen,
beobachteten wir eine Peritonitis, ohne dass ein direkter Zusammenhang mit der ursprünglichen Infectionsstelle bestand. Der peritonitische Eiter ist hochvirulent, wie eine Anzahl von Ueberimpfungen
bewiesen haben.

In den Fällen, in welchen Peritonitis bestand, zeigten sich
auch meist Veränderungen an den Lungen, Nieren, der Milz und
Leber.

In den Lungen kommen Hämorrhagieen — meist in beiden
Seiten — oft aber auch echte Pneumonieen vor. An die Pneumonie
schliesst sich zuweilen eine eitrige Pleuritis an, deren Eiter gerade
wie der peritonitische hochgradig virulent ist.

Der Befund an den Nieren bot mehr Verschiedenheiten als
der in den Lungen. Es wurde Nephritis beobachtet, in anderen
Fällen auch blosse Hyperämie des ganzen Organs, in noch anderen
Hyperämie der Rinde allein. Nephritis zeigten die Fälle vornehmlich, welche unter Erscheinungen seitens des Peritoneums und der
Lungen oder nach einer sehr ausgedehnten, rasch fortschreitenden
Phlegmone zu Grunde gegangen sind, während jene Thiere, welche
nach chronischen Eiterungen starben, entweder nur Hyperämie des
Organs aufwiesen, oder überhaupt gesunde Nieren hatten.

Die Milz ist in vielen Fällen vergrössert, bisweilen in sehr erheblichem Grade.

An der Leber wurde Hyperämie, eine eigenthümlich marmorirte Zeichnung der Oberfläche und in einem Falle ein Abscess
beobachtet. Die genaue Feststellung, ob die pathologischen Veränderungen an der Leber von dem r. K. Ei. B. herrührten, was
dadurch erschwert, dass eine Anzahl der Versuchsthiere an Gregarinose litt, die bekanntlich zu Eiterungen und Entzündungen in der
Leber führt.

Was die bakteriologischen Eigenschaften des K. Ei. B. anlangt,
so zeigt er sich unter dem Mikroskop als ein äusserst kurzes Stäbchen mit abgerundeten Enden ohne Eigenbewegung. Neben diesen
bacillären Gebilden finden sich aber auch stets kokkenähnliche
Organismen, die, gleichfalls sehr klein, wohl als Jugendformen aufzufassen sind. Meist liegen sie in grösseren Haufen zusammen,

aber niemals sind sie in Gruppirungen, wie sie für Staphylokokken und Streptokokken charakteristisch sind, beobachtet worden. Die besten Präparate wurden nach starker Verdünnung in Wasser auf dem Deckglas gewonnen. Mit Löffler'schem Methylenblau, Gentianaviolett und Bismarckbraun färben sich die Organismen, widerstehen aber der Gram'schen Methode.

Bei den im Laufe der Zeit sich wiederholenden Färbungen ist eine eigenthümliche Erscheinung beobachtet worden; im Anfang gelang die Färbung nur schwer und nicht sicher, während sie jetzt durchaus leicht vor sich geht. Besondere Schwierigkeiten bereitete der Nachweis der Bacillen in den Organen. Es gelang aber in einer Anzahl von Fällen, die sich durch rapiden Verlauf auszeichneten, sie in der Milz, in den pneumonischen Lungen und den Nieren nachzuweisen.

Der K. Ei. B. wächst auf Agar-Agar, in Bouillon und in Bouillon, die mit Hydrocelenflüssigkeit versetzt ist. Auf der Agarstrichkultur wächst er längs des Impfstriches als weisslicher Belag oft unter Bildung zarter Tröpfchen. Im Laufe der Zeit konnten wir eine Gewöhnung des K. Ei. B. an den Agarnährboden beobachten. Im Anfang der Untersuchungen gedieh der Pilz auf Agar nicht sehr üppig, es wuchsen meist nur wenige kleine Tröpfchen, und es machte namentlich die Abimpfung von Kultur zu Kultur Schwierigkeit. Jetzt gelingt es, wenn man alle 2 bis 3 Tage eine neue Agarkultur anlegt, den Organismus eine beliebige Anzahl von Generationen hindurch auf dem künstlichen Nährboden zu züchten, ohne dass er von seiner Wachsthumsfähigkeit und Virulenz einbüsst. Ausser einer Gewöhnung mag für diese leichte Züchtbarkeit auch die erst im Laufe der Uutersuchungen gewonnene Erfahrung von Nutzen gewesen sein, dass des K. Ei. B. so sehr empfindlich gegen Austrocknung ist, und dass daher in letzter Zeit die Agarröhrchen vom Augenblick ihrer Herstellung an durch Gummikappen geschützt wurden, während dies vorher nicht geschah.

In Bouillon und der mit Hydrocelenflüssigkeit vermischten Bouillon bildet sich am Boden ein dicker Bodensatz, der sich beim Aufwirbeln als ziemlich zäh erweist. Ueber dem Bodensatz bleibt die Bouillon klar, seine Trübung beweist, dass Verunreinigungen vorhanden sind.

Auf Gelatine gedeiht gedeiht der Pilz nicht, weder auf der

in der feuchten Kammer gehaltenen Petri'schen Schale, noch an
dem in fester Gelatine angelegten Impfstich, noch in dem bei 37°
in flüssigem Zustand gehaltenen Gelatineröhrchen.

Ebenso wenig gelang es, ihn auf Kartoffelschnitten zu züchten,
während sich auf dem Brotbrei ein feiner Pilzbelag bildete, in
welchem mikroskopisch Bacillen nachgewiesen wurden. Diese waren
grösser als die auf Agar gewachsenen, so dass wir annehmen, dass
der K. Ei. B. auf diesem Nährboden in besonders grossen Exemplaren gedeiht. Derartige Wachsthumsverschiedenheiten auf verschiedenen Nährböden sind ja auch für andere Bacterien bekannt,
und die wiederholte exacte Sterilisation der den Brotbrei enthaltenden Kölbchen, die bei der Ueberimpfung angewandte Vorsicht
und die Regelmässigkeit der Beobachtungen bürgt dafür, dass wir
es nicht mit Verunreinigungen zu thun hatten.

Ob unser Pilz in Milch wächst, ist mit Sicherheit nicht nachgewiesen worden, jedenfalls verursacht er keine Gerinnung derselben.

Die für seine Vegetation günstigste Temperatur ist 37°, die
Temperatur der Körperwärme. Meist lassen die im Brütschrank
gehaltenen Culturen schon nach 24 Standen ein deutliches Wachsthum erkennen. Temperaturen über 50° verträgt der K. Ei. B.
nicht mehr. Culturen, welche etwa 30 Minuten auf 52° erwärmt
wurden, verloren ihre Virulenz vollständig.

Von den bisher bekannten, für gewisse Thierarten specifischen
Mikroorganismen unterscheidet sich der K. Ei. B. sowohl durch
das klinische Bild, das er hervorruft, wie auch durch sein Verhalten in der Cultur und bei der Färbung. So colossale Eiterungen, so ausgedehnte progrediente Phlegmonen, wie sie die Infection mit den kleinsten Mengen dieses Pilzes beim Kaninchen
erzeugt, ist wohl keiner der bekannten Mikroben zu verursachen
im Stande. Er vertritt in dieser Hinsicht beim Kaninchen die
Stelle des Staphylococcus und des Streptococcus beim Menschen.

Dass es sich nicht um den Erreger der Mäusesepticämie oder
um einen zur Gruppe der Bacillen der Septicämia hämorrhagica der
Thiere gehörigen Bacillus, der vielleicht zufällig einige unserer
Kaninchen befallen hätte, handelt, bewies das Culturverfahren und
die Färbung. Diese Bacterien gedeihen auf Gelatine und färben
sich nach Gram, beide Eigenschaften fehlen unserem Pilz.

Auch von dem Beck'schen Bacillus der Brustseuche beim Kaninchen unterscheidet sich unser Pilz in wesentlichen Punkten. Diejenigen unserer Thiere, welche unter Erscheinungen seitens der Lungen zu Grunde gingen, husteten nicht, wie es Beck bei den von seinem Bacillus befallenen Thieren beschreibt. Die Thiere, welche Beck subcutan impfte, gingen erst nach langer Zeit an Inanition zu Grunde, während unser Bacillus sich gerade durch die Erzeugung rasch fortschreitender und binnen Kurzem zum Tode führender Phlegmonen auszeichnete. Beck's Bacillus zeigte die Tendenz, zu Fäden auszuwachsen, beim K. Ei. B. wurde dies nicht beobachtet. Unser Mikroorganismus wächst nicht auf Gelatine, wie schon hervorgehoben wurde, während der Brustseuchenbacillus auf ihr gedeiht. Beck hebt die Widerstandsfähigkeit seines Pilzes gegen Austrocknung hervor, während wir gesehen haben, wie wenig der K. Ei. B. die Trockenheit verträgt. All' dies beweist, dass die beiden Organismen nicht identisch sind, dass wir nach unseren Ausführungen es mit einem bisher nicht beschriebenen Eitererreger beim Kaninchen zu thun haben.

Wir glauben daher einen bisher noch nicht beschriebenen Eiterreger des Kaninchens beobachtet zu haben, und, wenn er auch, wie im Eingang dieser Arbeit gesagt wurde, nicht der einzige seiner Art beim Kaninchen sein mag, so meinten wir doch unsere Beobachtungen mittheilen zu dürfen.

Sie haben unserer Ansicht nach einen Werth für die, welche im Thierversuch Eiterungen und Wundinfection studiren wollen. Denn wir sind der Meinung, dass es nicht genügt, den für den Menschen pathogenen Keim auf's Thier zu übertragen, um aus den von ihm beim Thier erzeugten Krankheitsbild unmittelbar Schlüsse auf seine Wirkung auf den Menschen zu ziehen. Selbst nah verwandte Thierspecies zeigen bekanntlich oft eine grosse Verschiedenheit in der Reaction demselben Mikroben gegenüber. Will man gewiss sein, richtige Resultate zu erhalten, so muss man mit dem Erreger experimentiren, der bei der betreffenden Thiergattung die Krankheit hervorruft, die man studiren will.

XXIV.

(Aus der chirurgischen Universitäts-Klinik des Herrn
Geheimrath v. Bergmann.)

Osteomyelitis-Experimente mit einem spontan beim Kaninchen vorkommenden Eitererreger.

Von

Dr. E. Lexer,

Assistenzarzt der Klinik.

(Hierzu Taf. VIII.)

———

Die bisherigen experimentellen Arbeiten über Osteomyelitis
zielen darauf hin, mit den gewöhnlichen pyogenen Mikroorganismen
des Menschen, in erster Linie natürlich mit dem Staph. p. aureus,
an Thieren ein ähnliches Krankheitsbild hervorzurufen. Durch intravenöse Injectionen von Staph. aur.-Culturen ist es in der That bei
jungen Thieren gelungen, osteomyelitische Localisationen zu erzeugen,
ohne dass durch irgend ein Trauma, wie dies von früheren Autoren,
besonders Ullmann angewandt wurde, ein Knochen besonders vorbereitet worden war. Die so erhaltenen osteomyelitischen Herde
haben, wie ich in einer früheren Arbeit hervorhob [2]), mit der menschlichen Osteomyelitis wohl vieles gemein — so die Lösung der
Knorpelfuge, die subperiostalen Eiterungen und Markherde, letztere
fast ausschliesslich in der Nähe der Intermediärknorpel, die besondere Bevorzugung der Gegend der breiten Knorpelscheiben von
Humerus, Femur, Tibia —, aber sie entsprechen dem menschlichen
Krankheitsbilde nur ganz im Allgemeinen. Während nämlich die
experimentelle Erkrankung durch die gleichzeitigen Localisationen

———

[1]) Ullmann, Beiträge zur Lehre von der Osteomyelitis acuta. Wien 1891.
[2]) Lexer, Zur experimentellen Erzeugung osteomyelitischer Herde. Langenbeck's Archiv. Bd. XLVIII. Heft 1.

an verschiedenen Knochen, Gelenken und inneren Organen etc. die Verwandtschaft des Krankheitsbildes mit dem der Pyämie hervortreten lässt und somit einer schweren, multiplen Osteomyelitis des Menschen mit pyämischem Verlaufe sehr nahe steht, fehlt dem lokalen Processe am einzelnen Knochen, entsprechend dem Charakter der Staphylokokken-Eiterung im Thierkörper, die weitere Entwicklung einer progredienten Eiterung und die schweren Folgen einer ausgedehnten Erkrankung für den befallenen Knochen.

Dass die akute Osteomyelitis nicht ausschliesslich das Werk der Staphylokokken sei, sondern in allerdings seltenen Fällen auch von anderen pyogenen Mikroorganismen hervorgerufen werden könne, ist in den letzten Jahren durch klinische Beobachtungen zuerst französischer, später auch deutscher Autoren bekannt geworden. Die experimentell von verschiedenen Forschern festgestellte Thatsache, dass auch andere pyogene Arten als der Staph. aur. im Stande sind, an jungen Versuchsthieren entweder spontan oder nach gewissen Vorbedingungen Eiterungen am Knochen hervorzurufen, ferner unser Bestreben, experimentell eine der Osteomyelitis des Menschen mehr entsprechende locale Erkrankung zu erhalten, mögen unsere Versuche über die Wirkung eines spontan beim Kaninchen vorkommenden Eitererregers auf das Knochensystem begründen; um so mehr als wir in diesem Eitererreger nach den Untersuchungen von Schimmelbusch und Mühsam[1]) einen Mikroorganismus kennen lernten, der eine für die geplanten Experimente viel versprechende Eigenschaft besitzt, am Kaninchen schon nach dem Stich mit einer inficirten Nadel tödtliche Phlegmonen und grosse Abscesse hervorzurufen.

Ueber diesen „Bacillus des Kanincheneiters" (K. Ei. B.) ist von Schimmelbusch, der ihn aus spontanen Abscessen isolirte, schon am vorjährigen Chirurgen-Congress in seinem Vortrage über Infection von Wunden kurz berichtet worden. Er ist Gegenstand der letzten Untersuchungen und einer der hinterlassenen Arbeiten unseres so früh verstorbenen Collegen, auf die ich bezüglich der Biologie des Organismus verweise.

Dass der Bacillus ein häufiger, spontaner Eitererreger beim Kaninchen ist, konnten wir im Verlaufe unserer Untersuchungen

---

[1]) Schimmelbusch und Mühsam, Ueber eine spontane eitrige Wundinfection der Kaninchen. Dieses Heft.

mehrmals bestätigen, indem wir ihn bei einigen spontan aufgetretenen, subcutanen Abscessen als Erreger vorfanden, wie mikroskopisch und bakteriologisch festgestellt wurde.

Vor allen Dingen galt es die Frage zu beantworten, ob der
Mikroorganismus überhaupt im Stande ist, sich aus dem Blute,
ähnlich den Staphylokokken im Knochenmark, beziehungsweise an
den Knorpelfugen abzulagern und hier seine deletäre Wirkung zu
entfalten. Die Vermuthung dieser Möglichkeit hatte schon durch
die Beobachtung einiger Gelenkmetastasen und metastatischen Eiterherde in den inneren Organen bei lange bestehenden, subkutanen
Abscessen eine den Versuch rechtfertigende Stütze gewonnen, obgleich ja jede Beobachtung über eine spontane Knochen-Eiterung
beim Kaninchen fehlt.

Zur Verwendung kamen bei der über 150 Thiere betragenden
Experimentalreihe, hauptsächlich nur junge, 8—10 wöchentliche
Kaninchen. Bei unseren ersten Versuchen musste nach der Injection
der Kultur in die Ohrvene sofort das betreffende Ohr amputirt werden,
wollte man die oft entstehenden subcutanen Phlegmonen, die sich vom
Ohr über den Nacken und die seitlichen Halspartien erstreckten, sicher
vermeiden. Wie gefährlich das Vorbeifliessen der geringsten Culturmenge war, zeigten Fälle, wo bei ganz kleinen Kaninchen der be-
quemeren Injection halber die Vena jugularis gewählt worden war.
Hiernach entstanden manchmal Eiterungen, die sich entlang der
Vorderfläche der Wirbelsäule ausdehnten, sich in's Mediastinum er-
erstreckten, und in wenig Tagen den Tod des Thieres zur Folge
hatten. Später, als ich nur mit abgeschwächten Kulturen experimentirte, wurde die Abtragung des Ohres nach der Injection unterlassen; es entstanden in ganz seltenen Fällen kleine, für den Ge-
sammtverlauf der Infection unwesentliche Abscesse.

Zur Injection wurden filtrirte Bouillonculturen verwandt oder
Aufschwemmungen von Agarculturen, die in verschiedenen Verhältnissen mit Wasser verdünnt und dann durch einige Gazelagen filtrirt
worden waren. Da von einer frischen virulenten Cultur, die schon
bei subcutaner Impfung zur Septicaemie führen konnte, ein experimenteller Erfolg nicht zu erwarten war, und die Thiere bei Anwendung
einer solchen Cultur auch nach den geringsten Dosen schon in mehreren
Stunden der Allgemeininfection erlagen, so musste Virulenz, Quantität
und Verdünnung des Injectionsstoffes ausprobirt werden, um die Thiere

nach der Infection längere Zeit am Leben zu erhalten und die eventuell auftretenden metastatischen Eiterungen zur Entwicklung gelangen zu lassen.

Am besten eigneten sich hierzu abgeschwächte Culturen. Da auch die virulentesten, direct vom Thierkörper stammenden Culturen nach 7—8 Tagen abstarben, und die Erfahrung oft gemacht worden war, dass solche jüngeren Datums, vom 4.—5. Tage, statt tödtliche Phlegmonen nur langsam wachsende Abscesse erzeugten, die den Tod nicht unbedingt zur Folge hatten, so wurden zur intravenösen Injection meist Culturen vom 5. Tage verwendet. 0,1 einer leicht getrübten, von einer Agarcultur stammenden Emulsion wurde in der Regel auf 1,0 mit sterilem Wasser verdünnt und davon 0,1 bis 0,2 injicirt. Nach dieser geringen Dosis der abgeschwächten Culturen starben die Thiere frühestens in 8, spätestens in 39 Tagen. Spontan entstandene metastatische Eiterungen fanden sich nur in wenigen Fällen; sie betrafen dann einzelne grosse Gelenke, oder es waren kleine Abscesse in den Lungen und Nieren, oder Peritonitis entstanden. Die Thiere wurden, wenn möglich, sofort nach dem Tode secirt und Culturen aus dem Herzblute, Knochenmark und den vorhandenen Eiterungen angelegt. Die ersteren fielen bei mehr acutem Verlaufe immer positiv aus.

Was die Veränderungen des Knochensystems betrifft, so fanden sich niemals spontan entstandene Eiterungen; weder Markabscesse noch Periostitis, oder Ostitis konnten beobachtet werden. Als einzigen und constantesten Befund fiel eine Veränderung des Knochenmarkes auf, die sich als starke, dunkle Röthung mit feinen, punktförmigen, graugelblichen Herden, besonders an den breiteren Diaphysenenden makroskopisch zu erkennen gab. Diesen hellen Pünktchen in den entzündet aussehenden Markpartieen entsprach mikroskopisch eine herdförmige Anordnung von Rundzellen, die sich manchmal auch in grösserer Menge dicht an der Knorpelfuge vorfand und dann durch eine stark hyperaemische Zone auch makroskopisch hervortrat. In den acut verlaufenen Fällen traten häufig kleine Blutungen im hyperaemischen Mark in Erscheinung. Bei den vorhandenen Gelenkeiterungen konnten niemals ostitische Herde nachgewiesen werden, wie sie z. B. bei den Staphylokokkenversuchen sehr oft beobachtet wurden.

Zu der weiteren Entwicklung einer Eiterung in dem entzündlich veränderten Knochenmark ist es von selbst nie gekommen, obgleich das Mark die Mikroorganismen in grosser Menge und scheinbar auch noch lange Zeit nach der Infection beherbergte. Es wuchsen aus dem Knochenmark stets reichliche Culturen, auch dann, wenn dieselben aus dem Blute spärlicher wurden, oder negativ ausfielen. So einfach der culturelle Nachweis der Bacillen aus dem Knochenmarke[1]) gelang, so schwierig war es, dieselben in Schnittpraeparaten deutlich zu machen, da eine differente Färbung nicht zu erreichen war und das Färbevermögen der Mikroorganismen überhaupt in den vorher mit Entkalkungsflüssigkeiten[2]) behandelten Praeparaten sich als sehr gering zeigte. Immerhin gelang es durch 1—2 tägiges Einlegen der Schnitte in ganz dünne wässerige Lösungen von Gentianaviolett und nachheriges Differenziren in Alkohol eine deutliche Färbung der kleinen Bacillen zu erreichen, die überall zerstreut im Knochenmarke lagen. Im Gegensatz zu den Staphylokokken konnte ich sie niemals in grösseren Haufen und nie in den Markräumen an der Knorpelscheibe und den Havers'schen Kanälchen nachweisen. Eine pathologische Veränderung der Substanz des Knochens selbst wurde mit Ausnahme einer unter Umständen am Intermediärknorpel sich bemerkbar machenden Wucherung, auf die ich weiter unten eingehen werde, auch an den mikroskopischen Praeparaten nicht beobachtet.

Nachdem es also nicht gelungen war, eine Knochenmarkeiterung auf dem Wege der künstlichen Blutinfection zu erreichen, so war es nur möglich, das Verhalten der Knochen gegenüber einer von den in Rede stehenden Bacillen hervorgerufenen Eiterung durch directe Infection des Knochenmarks kennen zu lernen. Durch die Injection einer geringen Culturmenge in's Knochenmark, welches Experiment bei den weichen Knochen der verwendeten jungen Thiere keine Schwierigkeiten hat, wurde nun zwar eine Eiterung erreicht, aber sie blieb meist ziemlich beschränkt, grenzte sich scharf gegen das unveränderte Knochenmark ab und zog

---

[1]) Eine vor Verunreinigung sichere Impfung aus dem Knochenmarke gelang am besten auf folgende Weise: Von dem mit sterilen Instrumenten frei praeparirten Knochen, z. B. Femur, wurde das eine Diaphysenende — am Femur das obere, unterhalb des Trochanters — mit der Scheere abgeschnitten, die Fracturstelle sodann über der Flamme versengt und die Platinoese durch den Brandschorf in den Markkanal gestochen.

[2]) Die besten Färbungen wurden nach Entkalkung mit Salpetersäure-Phloroglucin erzielt.

auch bei grösserer Ausdehnung weder die Corticalis noch das Periost in Mitleidenschaft. Unangenehm war, dass die Thiere nach diesem Experiment oft schnell vor Entwicklung einer Eiterung an Allgemeininfection erlagen. Doch bei einigen, die 10—20 Tage noch lebten, fand sich die Eiterung im Knochenmark. Um daher möglichst wenig von dem virulenten Material ins Knochenmark zu bringen, wurde ein kleines Stückchen mit der Cultur inficirter Nahtseide durch ein kleines Loch der Corticalis (Tibia), bald nahe einer Knorpelfuge, bald in der Mitte der Diaphyse in den Markcanal gebracht. Es entstanden dadurch Knochenmarkabscesse, die sich ziemlich abkapselten und eingedickten Eiter um den Fremdkörper herum enthielten, jedoch zu keiner fortschreitenden Entzündung im Marke führten. Auch hierbei zeigte sich so gut wie keine Reaction des Knochengewebes.

Interessant war, dass die Knorpelfuge, auch wenn in Folge solcher Experimente eine Eiterung sich auf der ganzen der Diaphyse zugekehrten Fläche etablirt hatte, niemals durch Zerstörung der Knochenbälkchen gelöst oder gelockert wurde.

Die bisher ungünstigen Resultate einer Knochenmarkeiterung durch Blutinfection änderten sich sofort zu den schönsten Erfolgen, als ich das Trauma wieder zu Hilfe nahm und gleichzeitig mit der Infection oder bald darauf die Knochen durch schwere oder leichte Traumen ohne Hautverletzung schädigte. Die Fractur der Knochen, leichtes Beklopfen einer Tibiakante mit einem leichten Holzgegenstand bewährte sich ebenso gut, wie die temporäre wenige Minuten dauernde Umschnürung einer Extremität mit einem Gummischlauch, wodurch man nach Ullmann im Stande ist, im Knochenmark und Periost Blutungen zu erzeugen. Seit Ullmann's Ostemyelitis-Experimenten wissen wir ja, dass fast alle Eitererreger, im engeren und weiteren Sinne, wenn sie überhaupt bei dem betreffenden Thiere eine Eiterung zu erregen im Stande sind, an den durch Traumen vorbereiteten Knochen eine Localisation zur Entwicklung gelangen lassen können. Es ist interessant, dass der von uns verwendete Eitererreger von solchem Verhalten keine Ausnahme macht und in welchem Grade er gegenüber seinem sonstigen, oben geschilderten Verhalten am Knochensystem in Wirkung tritt, sobald er hier eine Bedingung zur Eiterung findet.

Auf diese Art wurde thatsächlich eine Osteomyelitis erzielt,

die durch das Fortschreiten der Eiterung, die Ausdehnung
in die benachbarten Muskelinterstitien, durch Zerstörung
des Periost; manchmal auch der Epiphysenknorpelscheibe und die
nachfolgende Nekrose des Knochens mit Neubildung einer
Knochenschale ein sehr entsprechendes Krankheitsbild lieferte.

Je später nach der Infection das Thier starb, desto grösser
und ausgedehnter waren natürlich die Veränderungen an der verletzten Extremität. Die Ausdehnung der Weichtheileiterung war
sehr wechselnd, aber fast nur vorhanden, wenn die Knochen gebrochen worden waren, wodurch ja immer Blutungen in die Umgebung erfolgen. In den einen Fällen fanden sich schwere Phlegmonen des subcutanen und intermuskulären Gewebes, die sich weit,
z. B. von einer Unterschenkelfractur bis zu den Zehen und bis
zur Mitte des Abdomens, ausdehnten, andere Thiere hatten nur
geringe auf die Fracturumgebung beschränkte Abscedirung. Bei
den anderen Traumen, nach Beklopfen oder Ligiren der Extremität
blieb die Eiterung periostal, umgab aber oft den ganzen Knochen.

Von dieser durch Trauma hervorgerufenen Osteomyelitis gebe
ich einige Bilder, Fig. 6 und 7. Die abgebildeten Knochen stammen
von Thieren, die erst 37 und 39 Tage nach der Infection gestorben sind.

In dem einen Falle war der eine Humerus gebrochen worden.
Die Muskeln sind weit vom Knochen abgehoben durch eingedickten
Eiter, der fast die ganze Diaphyse umgibt. Die Fracturstelle ist
nicht fest geheilt, sondern löst sich leicht, da der Callus von
Eiterherden vielfach unterbrochen ist. Die starke Verdickung des
Knochens entsprach einem etwa 3—4 Mm. dicken Callus, der an
der Fracturstelle kleine Abscesse enthielt und allseitig die ganze
Diaphyse wie eine Todtenlade umschloss. Denn der Humerusschaft lag mit geringer seitlicher Dislocation nekrotisch in der
neugebildeten Schale und der ganze Markcanal war gefüllt von
käsigem, bröckligen Eiter. An verschiedenen Stellen reichte der
die nekrotische Corticalis umgebende, eingedickte Eiter in die neue
Knochenschale hinein, ohne jedoch an irgend einer Stelle ihre
Oberfläche zu erreichen. Durch Zerstörung eines grossen Theiles
der oberen Knorpelfuge war die Eiterung in die obere Epiphyse
übergegangen und reichte bis nahe an den Gelenkknorpel, hatte
aber eine Gelenkeiterung nicht zur Folge gehabt. Der in Fig. 6

an Stelle der Knorpelfuge noch sichtbare feine Streifen zeigte
mikroskopisch zerfallene und nekrotische Knorpelzellensäulen. Von
der mikroskopischen Untersuchung ist nur noch zu erwähnen, dass
von den normalen Bestandtheilen der oberen Diaphysenhälfte nichts
mehr übrig geblieben war. Ihr oberster Theil war vollkommen
zerstört, so dass der Zusammenhang mit der Epiphyse nur durch
den neugebildeten Knochen hergestellt war. An dem unteren Ende
war die dünne Knochenlamelle, welche die Fossa supratrochlearis
ant. und sup. von einander scheidet, von dem reichlichen Eiter
des Ellbogengelenks durchbrochen und zerstört. An der unteren
Knorpelfuge fand sich auch mikroskopisch keine Veränderung.

Fig. 7 zeigt dann eine Tibia, an der durch Beklopfen der vorderen Kante mit einem leichten Holzstab eine Localisation der
kurz vorher ins Blut injicirten Mikroorganismen hervorgerufen worden
war. Die pathologische Veränderung nach 39 Tagen war folgende;
die freipräparirte Tibia, in deren Umgebung sich nur im oberen
Drittel wenig Eiter vorfand, erwies sich in der oberen Hälfte bedeutend dicker als das Schienbein der anderen Seite. Das verdickte Periost haftete fest am Knochen und blieb beim Versuche
es zu lösen, in fester Verbindung mit einer dünnen Knochenschale,
die, wie Frontalschnitte durch die Tibia ergaben, fast die ganze
obere Hälfte des Knochens umgab.

Zwischen der dünnen Corticalis und der neugebildeten Knochenschale zeigte sich eine schmale Schicht dicken Eiters. Das Knochenmark selbst sah im oberen Drittel eitrig aus. Wie Fig. 7 zeigt,
verliert sich die ursprüngliche Corticalis, deren Zellkerne mikroskopisch noch gut gefärbt hervortreten, in die juxta-epiphysäre
Spongiosa und entspricht hier nach dem Verhältnisse ihres Ab-
standes etwa derjenigen Breite des Knochens, welche zur Zeit
des Traumas vor 39 Tagen die anliegende Knorpelfuge und Epiphyse eingenommen haben mag. Die directe Fortsetzung der Epi-
physenoberfläche wird von dem neuen Periostknochen gebildet. An
beiden Epiphysenlinien findet sich auf der Diaphysenseite ein feiner
gelblicher Streifen, der an der Mitte der Knorpelfuge liegt und von
einer stark hyperämischen Zone umgeben ist. Es rührt diese Erscheinung von einer dichten kleinzelligen Infiltration der Spongiosa
her, welche auch kleine Gruppen von Bacillen enthält. Grosse
Haufen dieser Mikroorganismen liegen in Spalträumen des ver-

dickten, aber nur wenig entzündlich veränderten Periosts wie abgekapselt, besonders reichlich nahe der Knorpelfuge, ferner unter der
periostalen Knochenschale und im Knochenmark. Die anliegenden
Gelenke dieses stark afficirten Knochens, das Knie- und Fussgelenk,
zeigen vollkommen normales Verhalten.

Bei den übrigen Experimenten (ca. 20) dieser Art, d. h. bei
Beklopfen eines Knochens, war die ossificirende Periostitis nie so
ausgesprochen gewesen, wie in diesem Falle, wo das Thier noch
39 Tage nach Infection und Trauma gelebt hatte. In der Regel
starben die Thiere nach 10—14 Tagen und hatten starke Periost-
eiterung und eitrige, manchmal herdförmige Infiltration des Knochenmarks. Das oben beschriebene Präparat der Tibia kommt einer
beginnenden oder unvollständigen Sequestration eines
Knochenabschnittes sehr nahe.

Bei den Experimenten mit temporärer Ligirung einer Extremität kurz vor oder nach der intravenösen Injection wurde nicht
mehr erreicht, als eine eitrige Markinfiltration, meist mit herdförmiger Anordnung. Dagegen wurde sehr oft gerade die Stelle an
der Extremität, wo der elastische Schlauch in den Weichtheilen zu
Blutungen geführt hatte, der Ausgangspunkt einer manchmal sehr
ausgedehnten parostalen oder intermuskulären Eiterung.

Wie schon oben einmal erwähnt wurde, hatte der Intermediärknorpel auch bei erheblichen Eiterungen im Knochen, wie sie nach
Fracturen und Markinjectionen auftreten, auch wenn sie sich auf
seiner ganzen der Diaphyse zugewendeten Fläche ausdehnten, das
eigenthümliche Verhalten gezeigt, dass niemals zwischen Knorpelfuge und Diaphysenspongiosa eine Lockerung oder Lösung
erfolgte. Nur fand sich auf der diaphysären Seite der Knorpelfuge
bei solchen Eiterungen eine Veränderung, die meist als breiter,
weisser Saum verdichteten Knochengewebes an Stelle der dem
intermediären Knorpel anliegenden Spongiosa hervortrat. Es hat diese
Veränderung grosse Aehnlichkeit, besonders wenn sie sich auf die
ganze Seite der Knorpelfuge erstreckt, mit jenem Bilde, das Wegner[1]
bei seinen Studien über die Wirkung der Phosphorfütterung an jungen,
wachsenden Kaninchen schon nach 10 Tagen auftreten sah. Es bildete
sich während der Phosphorfütterung an Stelle des normalen spon-

---

[1] Wegner, Einfluss des Phosphors auf den Organismus. Virchow's
Archiv. Bd. 55.

giösen Gewebes die jüngst apponirte Schicht an der Knorpelfuge als gleichmässig verdichtete Knochenlage. Dadurch entstanden ganz ähnliche Befunde wie bei unseren Versuchen[1]).

Uns fiel diese Bildung, die wir bei der Eiterung im Knochenmarkcanal ebenso als Folge einer vermehrten Apposition als gehemmten Resorption ansehen müssen, zuerst an Fracturpräparaten auf, wie in Fig. 1 (Femur) und Fig. 2 (Tibia) zur Darstellung kamen. Dass die Markeiterung, beziehungsweise der Reiz der Eiterung und nicht die Fractur allein zur Verdichtung der Spongiosa anregte, das geht schon daraus hervor, dass bei Fracturen ohne Blutinfection eine ähnliche Veränderung nicht auftrat, ebensowenig wie beim aseptischen Einheilen von kleinen Fremdkörpern in der Diaphyse. Ferner fand sich schon nach 8 Tagen der Anfang der Veränderung auch an Knochen, in denen durch directe Infection des Markes eine Eiterung erzielt worden war.

Nicht immer jedoch erstreckte sich diese Verdichtung des spongiösen Gewebes auf das ganze Gebiet der intermediären Knorpelscheibe, wie bei der Phosphoreinwirkung, oft kam es nur an einzelnen Stellen zur Wucherung, wo ganz in der Nähe ein kleiner, von hyperämischer Zone umgebener Eiterherd lag. Am merkwürdigsten gestaltete sich die Veränderung an einer Tibia, die gleichzeitig mit der intravenösen Injection subcutan gebrochen worden war und 2 Wochen später bei der Obduction gewonnen wurde. Hier (Fig. 5 a und c) hat die verdichtete Spongiosa an beiden Knorpelfugen die Form eines Kegels, der mit seiner Spitze ins Mark hineinragt. Die Knorpelfuge selbst erschien schon makroskopisch gequollen und erheblich verbreitert. Die Eiterung im Markcanal erstreckte sich von der Fracturstelle aus bis auf ca. 2 Mm. in die Nähe der beiderseitigen Wucherung. Zwischen dem Eiter und dem verdichteten Kegel findet sich hyperämisches Mark, in welchem man mikroskopisch kleine Eiterherde und eine auf den Rand der verdichteten Spongiosa sich ausdehnende entzündliche Infiltration entdeckte. Die mikroskopische Untersuchung stellte fest, dass die Verbreiterung des Intermediärknorpels hauptsächlich durch Wucherung in der Schicht der sich richtenden Zellsäulen bedingt war, jedoch nicht die ganze Knorpelscheibe betraf, die in ihrer Peripherie

---

[1]) Wegner, Ueber das normale und pathologische Wachstum der Röhrenknochen. Virchow's Archiv. Bd. 61. Tafel V.

normale Breite aufwies. Das verdichtete Spongiosagewebe besteht
an allen Präparaten aus parallel angeordneten, sehr dicht stehenden
feinen Knochenbälkchen. Die Wucherung selbst wird überall gegen
das Knochenmark zu von diffuser oder auch herdförmiger entzündlicher Infiltration begrenzt.

Abgesehen von der Verdichtung der Spongiosa sind ganz
ähnliche Verhältnisse der Knorpelfuge, welche auf ein lebhafteres
Wachsthum schliessen lassen, von vielen Autoren an Knochen gefunden worden, an welchen ein chronisch entzündlicher Reiz ein
vermehrtes Längenwachsthum zur Folge hatte. Thierexperimente
bestätigen diese klinischen Beobachtungen. So giebt Riedinger[1])
von einer gewucherten Knorpelfuge einer Hundetibia, an der zwei
vor einem Vierteljahr in die Diaphyse eingeschlagene und später
herausgeeiterte Elfenbeinstifte ein pathologisches Längenwachsthum
von 4 Mm. erregt hatten, eine Abbildung, die grosse Aehnlichkeit
zu unseren mikroskopischen Präparaten zeigt.

Es lag deshalb nahe, bei unseren Experimenten solche Knochen,
die eine intramedulläre Eiterung einige Zeit beherbergten, auf
Wachsthumsdifferenzen hin zu untersuchen. An einigen wenigen Thieren, die etwa 3 Wochen die directe Infection des Markes
überstanden, fanden sich die an Markabscessen erkrankten Tibien
um geringe und deshalb ungenaue Differenzen von 1 Mm. verlängert; an einer anderen Tibia von einem nach 6 Wochen ver-
endeten Thiere konnte trotz aller Skepsis eine Verlängerung von
2 Mm. nicht bestritten werden. Hier fand sich ein Markabscess
durch einen eingefügten Faden im oberen Drittel. Durch weitere
Versuche eine Bestätigung der bekannten Thatsache, dass bei entzündlichen Vorgängen im Knochen ein pathologisches Wachsthum
stattfinden kann, zu suchen, erschien um so eher überflüssig, als
der mikroskopische Befund der Knorpelscheibe schon zur Annahme
eines beschleunigten Längenwachsthums des Knochens berechtigte.

Die bisherigen Versuchsergebnisse über die Wirkung des verwendeten Bacillus auf das Knochensystem lassen sich dahin kurz
zusammenfassen, dass durch künstliche Infection des Blutes eine
Ablagerung der Mikroorganismen im Knochenmark erzielt wird,
die spontan nicht zur Eiterung führt, jedoch das Mark in einen

---

[1]) Riedinger, v. Langenbeck's Archiv. Bd. 26.

entzündlichen Reizzustand versetzt. Aus diesem kann sich die schwerste Eiterung mit Necrose des Knochens entwickeln, wenn zu dem einen Factor — dem der hämatogenen Infection — noch ein weiterer, das Trauma und seine Wirkung hinzutritt oder letzteres nachträglich einen Knochen betrifft, der durch die Blutinfection in entzündlichen Zustand gebracht wurde. Erst dann, wenn durch ein Trauma Blutungen im Knochen gesetzt sind, vermögen die Mikroorganismen hier eine Eiterung zu erregen, sie, die im Unterhautzellgewebe und den lockeren intermuskulären Räumen progrediente Phlegmonen verursachen können. Nach dieser localen Wirkung beurtheilt, schien der Eitererreger, wie Schimmelbusch und Mühsam hervorheben, beim Kaninchen im Allgemeinen die Rolle der Staphylo- und Streptokokken zu vertreten. Nach seiner Wirkung vom Blutwege aus, die wir in unseren Versuchen kennen lernten, characterisirt er sich als ein den Streptokokken erheblich näher stehender Mikroorganismus, indem er bei Allgemeininfectionen wenig zu Metastasenbildung und Localisationen am Knochen neigt.

Weitere Versuche gingen darauf hinaus, durch Mischinfectionen spontane Eiterungen am Knochensystem zu erhalten.

Da eine Symbiose vom Bacillus des Kanincheneiters z. B. mit dem Staph. aureus culturell gelingt und beide Microben auch nach längerer Zeit aus subcutan angelegten Abscessen zu züchten sind, wenn auch in dem Verhältnisse, dass die Staphylokokken immer überwiegen, so konnte man bei gleichzeitigen intravenösen Einspritzungen beider Arten eine vermehrte Wirkung am Knochen erwarten, indem der Staph. die Localisationen einer herdförmigen Eiterung bewirkt und hierzu noch die Entzündung des Markes durch den Bacillus tritt. Die Versuche ergaben die für die Staphylokokkeninfection typischen osteomyelitischen Herde. Als Unterschied von der reinen Staphylcocceninfection zeigte sich das Knochenmark an den befallenen Knochen, besonders gegen die erkrankten Diaphysenenden zu schmierig verfärbt. Aus dem Knochenmarke wuchs der Bacillus allein, Staphylokokken nur, wenn ganz nahe an einem Eiterherde verimpft wurde. Eine progredientere, ausgedehntere Eiterung, als mit den Staphylokokken allein, wurde also nicht beobachtet.

Zweitens sollte beantwortet werden, was für Veränderung am

Knochen entsteht, wenn die Ablagerung der Bacillen erst erfolgt, nachdem schon durch eine erste Infection Staphylokokkenherde im Knochen entstanden sind. Es wurde 3 Tage nach Injection geringer Mengen einer Staphylokokkencultur noch intravenös eine Bacillencultur injicirt, ohne dass am Knochen eine traumatische Beeinflussung vorgenommen wurde. Das Resultat war für die Knochenmarkeiterung nicht das erwartete, es glich dem vorigen, doch war es sehr auffallend, dass sich bei diesen Versuchen zahlreiche vereiterte Gelenke fanden, aus deren Eiter der Bacillus in überwiegender Menge oder allein wuchs, während doch bei reinen Infectionen mit dem letzteren Mikroorganismus die Gelenkmetastasen nicht zu den häufigen Erscheinungen gehörten. Da die Staphylokokken eine Vorliebe auch für Gelenksynovialis haben, so ist es wohl möglich, dass eine vom Staph. hervorgerufene geringgradige Gelenkentzündung den später eindringenden Mikroorganismen Veranlassung zur Localisirung gab.

Der dritte Modus einer Mischinfection war der, die Wirkung des K. Ei. b. auf das Knochenmark abzuwarten und dann als secundäre Infection die Staphylokokken in die Blutbahn zu bringen. Es galt also zu untersuchen, wie sich das Knochenmark verhält, wenn sich in demselben, nachdem schon durch die Ablagerung der Bacillen ein entzündlicher Zustand geschaffen war, die vom Staphylococcus aureus hervorgerufenen Localisationen entwickeln.

Es war zum Gelingen des Experiments natürlich nothwendig, dass die Thiere nicht schon der ersten Infection erlagen. Nachdem durch viele Versuche festgestellt war, dass auch bei äusserst geringen Mengen der intravenös injicirten Cultur des Bacillus, die auch von kleinen Thieren meistens überstanden wurden, sich die geschilderte Veränderung des Knochenmarkes noch am 3. Tage findet und der Bacillus aus dem Knochenmarke gezüchtet werden kann, wurde die 2. Infection mit dem Staph. aureus vorgenommen, Am 2. und 3. Tage nach der Injection der Bacillencultur erhielten die Thiere sehr kleine, verdünnte Mengen einer alten abgeschwächten Staphylokokkencultur. Auf diese Weise gelangen einzelne Versuchsreihen, bei welchen die Controllthiere, nachdem sie allein den Bacillus oder den Staphylokokkus erhalten, am Leben blieben. Die wenigen dabei erhaltenen Resultate sind uns umso werthvoller, als an zu starken Infectionen ganze Versuchsreihen zu Grunde gingen.

Ein Thier von 12 Wochen starb 12 Tage nach der 1. (K. Ei. b.), 10 Tage nach der 2. (Staph.) Infection und hatte ausser einer Kniegelenkeiterung eine acute Osteomyelitis des linken Humerus (Fig. 3). Der ganze Markcanal war vereitert, im oberen Drittel eitrige Infiltration, in den übrigen dichtstehende grössere Herde; das Periost im oberen Drittel abgehoben, der Knochen vom Eiter umspült, die obere Epiphyse gelockert, die Corticalis am Collum dicht an der Knorpelfuge durchbrochen. Diese Perforation führte in das von Eiter prall gefüllte Schultergelenk. Die aus dem Herzblute und dem Knochenmarke zweier, nicht erkrankter Knochen angelegten Culturen blieben steril. Aus dem Eiter des Schulter- und Kniegelenks wurden beide Mikroorganismenarten gezüchtet. In den inneren Organen etc. fand sich keine Eiterung.

Ein anderes, kleines Thier starb 22 Tage nach der ersten, 20 Tage nach der zweiten Infection. Auch hier enthielten nach bakteriologischer Untersuchung weder das Blut noch das Knochenmark verschiedener Knochen Mikroorganismen und war keine metastatische Eiterung in den Organen, serösen Häuten und Weichtheilen zu verzeichnen, als ein grosser Abscess am linken Oberschenkel. An dessen Innenseite im oberen Drittel waren die Adductoren durch einen grossen Abscess weit emporgehoben, unter die Haut war die Eiterung nur an einer kleinen Stelle gelangt. Nach hinten erstreckte sich die Eiterung innerhalb der Muskeln bis weit in die Glutaeen. Nach Lösung des Bauchfellsackes aus dem Becken sah man die linke Hälfte des kleinen Beckens von einer Abscessvorwölbung eingenommen, die durch das Foramen obturatorium mit jener der Adductorengegend communicirte. Durch Abpräpariren der Muskeln und Oeffnen der Abscesse kommt das vollständig von Eiter umspülte obere Femurdrittel zu Tage. Die Gelenkkapsel ist zum grössten Theile zerstört, durch dicken Eiter ist aus dem Gelenk der Femurkopf herausgedrängt, der selbst vollständig von der Diaphyse gelöst, nur noch durch dünne Kapseltheile an der hinteren Seite seine Verbindung mit dem Femur erhält. Der Eiter umgiebt ferner die Knochen der linken Beckenhälfte in der Umgebung der Pfanne und des Foramen obt. Die das Os ilei und pubis verbindende Knorpelfuge ist gelöst, auch klafft die Stelle des Intermediärknorpels innerhalb der Pfanne, deren Knorpel mit dem Limbus im unteren hinteren Abschnitt wie ein losgelöster Sequester im Eiter liegt. Im Knochenmark des Femur sind kleine Eiterherde nur im oberen Drittel.

Durch Culturen wurde festgesellt, dass in dem Abscess sowohl der K. Ei. B. als der Staph. aur. vorhanden war, letzterer überwiegend.

Die übrigen positiven Erfolge dieser Versuchsreihe glichen den beiden erwähnten Knochenlocalisationen nicht an Ausdehnung, waren aber bedeutend beträchtlicher als die nur vom Staph. aur. hervorgerufenen. Da die Controllthiere, welche die gleiche Menge des Staph. aur., wie die schon vorher mit dem K. Ei. B. geimpften Thiere erhalten hatten, diese schwache Infection überstanden und, nachdem sie nach 5 Wochen getödtet, keine oder nur geringgradige Periost- oder Knochenmarklocalisationen aufwiesen, so muss man annehmen, dass die entzündlichen Veränderungen, die durch den K. Ei. B. bewirkt waren, begünstigend für die Ausdehnung einer Eiterung wirkten, nachdem dieselbe durch Localisation der Staphylokokken angeregt war.

Zum Schlusse möchte ich noch kurz Versuche erwähnen, zu denen uns der interessante K. Ei. B. Anregung gab, die ich jedoch nicht als abgeschlossen betrachte und zu erweitern beabsichtige. Es handelt sich um die Frage der Eingangspforten und wurde der Versuch gemacht, die durch intravenöse Einverleibung des Infecstoffes erzeugte, künstliche Ueberschwemmung des Blutes mit Mikroorganismen durch einen natürlicheren Vorgang zu ersetzen.

Die Aufnahme der Organismen von den lymphatischen Apparaten des Rachens und der Tonsillen spielt bei vielen Infectionen, jedenfalls auch bei der acuten Osteomyelitis eine grosse Rolle. Da es mir experimentell mit den gewöhnlichen Eitererregern nicht gelang, eine allgemeine Erkrankung nach einer Infection des Rachens hervorzurufen, wurde auch zu diesen Experimenten der K. Ei. B. verwendet. Positive Resultate wurden nur mit sehr virulenten Culturen erreicht, wenn letztere mittelst weichen Haarpinsels zwischen Zungenwurzel und hintere Rachenwand gestrichen wurden, oder durch vorsichtiges Einträufeln einiger Culturtropfen nach vorheriger Reizung der Schleimhaut durch schwache, alkalische Lösungen. Nach dem Einträufeln entwickelten sich einige Male Schluckpneumonien, grosse Abscesse in der Lunge und eitrige Pleuritis. Wenn bei der Pinselung des Rachens auch nur die geringfügigste Schleimhautverletzung erfolgte, so kam es zu grossen, in die Wangen- und Submentalgegend oder retropharyngeal sich ausbreitenden Eiterungen.

Ohne weitere locale Veränderungen, als Injection der Schleimhaut des Rachens und der Zungenwurzel und Drüsenanschwellungen am Halse mit oder ohne kleine Eiterherde, sind mehrere Thiere in wenig Tagen einer allgemeinen Infection erlegen, die durch den culturellen Nachweis des Bacillus aus dem Herzblute und dem Knochenmark ihre Bestätigung fand. Einige Thiere lebten längere Zeit, bis zu 2 Wochen. Bei diesen waren die gleichzeitig mit der Racheninfection zur Controle angelegten, subcutanen Tibiafracturen vereitert und hatten manchmal Anlass zu ausgedehnten Weichtheil- und Knocheneiterungen gegeben.

Ebenso ist eine Allgemeininfection von der Schleimhaut des Magens aus eingetreten. Um bei den betreffenden Versuchen eine Infection vom Rachen aus sicher auszuschliessen, konnte das Einführen einer Sonde in den Magen oder directe Verfüttern der Culturen nicht gut angewendet werden. Es wurde deshalb eine geringe (0,1—0,3) Menge virulenter Cultur mittels Pravaz'scher Spritze mit sehr feiner Canüle direct vom Abdomen aus in den Magen gebracht. Dabei brauchte das Peritoneum, da der Magen schon durch die freigelegten Bauchdecken hindurch gut sichtbar ist, nicht geöffnet zu werden. Innerhalb 24 Stunden starben die Thiere. Als locale Reaction fand sich eine ausgebreitete Entzündung der Magenschleimhaut, die von zähem, citrigen Schleim bedeckt war. Aus dem Herzblute und Knochenmark wurden Reinculturen des Bacillus gezüchtet.

Erklärung der Abbildungen auf Tafel VIII.

Figur 1. Femur mit Markeiterung nach Fractur vor 15 Tagen und Verdichtung der Spongiosa an der unteren Knorpelfuge.

Figur 2. Oberes Tibiaende mit Markeiterung nach Fractur vor 13 Tagen und Verdichtung der Spongiosa an der Knorpelfuge.

Figur 3. Osteomyelitis humeri. Spontan entstanden in 14 Tagen durch Mischinfection von K. Ei. B. und Staph. aureus (Seite 587) mit Perforation (a) an der oberen Epiphyse.

Figur 4.　Oberes Tibiaende mit marmorirtem Mark nach intravenöser Injection
　　　　　von K. Ei. B.

Figur 5.　a) Oberes,
　　　　　c) unteres Tibiaende mit **Markeiterung** nach Fractur vor 10 Tagen,
　　　　　　　Wucherung beider Knorpelfugen und kegelförmiger Verdichtung
　　　　　　　der ihnen anliegenden Spongiosa (Seite 584).
　　　　　b) Das obere Ende der gesunden Tibia.

Figur 6.　Osteomyelitis und Necrose eines vor 37 Tagen fracturirten Humerus
　　　　　(Seite 581).
　　　　　a) Ueberrest der Knorpelfuge.
　　　　　b) Necrotische Corticalis.
　　　　　c) Abscess im Callus (daneben die Fossa supratrochlearis).

Figur 7.　Markeiterung im oberen Drittel einer vor 39 Tagen geschlagenen
　　　　　Tibia.
　　　　　a) ursprüngliche Corticalis.
　　　　　b) Eiter.
　　　　　c) Periostale Knochenschale (Seite 582).

XXV.

(Aus der chirurgischen Universitäts-Klinik des Herrn
Geheimrath v. Bergmann.)

Ueber die Entstehung der Ganglien.

Von .

Dr. Julius Thorn,

Volontärarzt der Klinik.

(Hierzu Taf. IX.)

Die Untersuchungen, welche Ledderhose[1]) an einer Anzahl
exstirpirter Ganglien vornahm, haben ein ganz neues, überraschen-
des Licht auf die bis dahin äusserst dunkle Herkunft dieser
Bildungen geworfen, welches zwar noch nicht im Stande ist, Aufklärung über die Gesammtsumme der betreffenden Vorgänge zu
geben, wohl aber einen Weg erblicken lässt, der auf das Ziel los
zu führen scheint. L. zieht aus seinen Beobachtungen den Schluss,
dass die Ganglien Kystome sind, welche in dem paraarticulären
Gewebe durch gallertige Degeneration desselben entstehen; dass
weiterhin durch Zusammenfliessen kleinerer Höhlen grössere Cysten
erwachsen. Das Wesentliche und Neue an seiner Auffassung ist
die Constatirung eines degenerativen Processes als histogenetische
Grundlage der Ganglien. Ritschl[2]) ist zu wesentlich denselben
Ergebnissen gekommen wie Ledderhose.

Meine Untersuchungen über diesen Gegenstand, welche ich
an sieben, von Herrn Prof. Nasse in der chir. Poliklinik exstirpirten Ganglien anstellte, haben mir ebenfalls das Vorkommen
von Veränderungen degenerativer Natur in jenen Gebilden erwiesen. Es bestehen aber noch manche ungelöste Fragen, ohne

---

[1]) Ledderhose, Die Actiologie der carpalen Ganglien. Deutsche Zeitschr.
f. Chir. XXXVII, 1898 1. 2.
[2]) Beitr. z. klin. Chir. Bd. XIV, Heft 2.

deren Beantwortung die Entstehungsgeschichte der Ganglien fragmentarisch bleibt; es sei mir gestattet im Folgenden auf einige dieser Punkte einzugehen. Diese sind:

1) Die histologische Eigenthümlichkeit der degenerativen Veränderungen selbst.

2) Das histologische Verhalten der die Erweichungsherde umgebenden Gewebsbezirke, speciell die Kapsel des Ganglion.

3) Die Gefässveränderungen in der Umgebung.

4) Die mögliche Aetiologie der Degenerationsprocesse, unter gleichzeitiger Behandlung der Frage von der Communication der Ganglien mit praeformirten Höhlen.

Betreffend die Localisation der Degenerationsherde an dem operativ gewonnenen cystischen Gebilde und ihre Vertheilung über die verschiedenen Bezirke desselben ist zu sagen: dass die fraglichen Veränderungen nicht in einem continuirlichen Zusammenhang unter einander anzutreffen sind, etwa nur als innerste Auskleidung eines einfachen cystischen Cavums, wo sie dann das letzte Vorstadium eines vom Centrum des Hohlraums peripherwärts fortschreitenden Gewebszerfalls darstellten. Die betreffenden degenerativen Veränderungen lassen sich überhaupt nur schwer nach ihrer chronologischen Aufeinanderfolge wie ihrer Bedeutung für die Cystenbildung bestimmen. Wäre das Ganglion wie eine Erweichungscyste z. B. im Gehirn entstanden, wo von einem centralen Herde aus die Degeneration in concentrischen Ringen nach aussen fortschreitet, so könnte man sagen: hier ist Gewebsausfall, Cystenbildung, nach aussen zu verschiedene Stadien des Gewebszerfalls, schliesslich das noch nicht degenerirte Gewebe der Umgebung. Das Verhältniss am Ganglion ist aber anders und zwar aus zwei Ursachen, die ich hier gleich nennen will. Ich finde (Taf. IX, Fig. 1) z. B. an einem Ganglion von Pflaumengrösse aus der Gegend des Radio-carpalgelenks, folgendes Bild eines Querschnittes durch die Balgwand.

Die innerste, das Cavum zunächst begrenzende Schicht, ist im allgemeinen ein ganz gut charakterisirtes Bindegewebe mit einer circulär um das Lumen verlaufenden Faserung. Nimmt man nun an, dass dieses Cavum durch Degeneration und Resorption von Gewebspartieen entstanden sei, so müsste doch grade diese innerste Schicht, der noch stellenweise der gallertige Inhalt anhaftet, die degenerativen Veränderungen am ausgeprägtesten zeigen. Verfolgt man aber den Querschnitt ein wenig weiter nach der Peripherie zu, so stösst man auf grosse Degenerationsherde, von denen man sagen muss, dass sie in der Wand der Hauptcyste selbst liegen, da das sie umgebende Bindegewebe bezüglich seines Faserverlaufs entschieden der Contur des Hauptcystenraums folgt. An dem (Taf. IX, Fig. 2) Querschnitt eines andern von der gleichen Ursprungsstätte stammenden Ganglions finde ich folgendes Verhältnis. Während ein Abschnitt der das Cavum umgebenden innersten Wandschicht keine Spur von degenerativen Veränderungen zeigt und dem Hohlraum eine ganz glatte Contur zuwendet, erscheint diese Schicht eine Strecke weiter in voller Auflösung begriffen; hier besteht das Absterben noch fort, dort ist es zum Stillstand gekommen. Oder aber es liegen im Praeparat zwei (Taf. IX, Fig. 3) durch ein Septum von einander getrennte Querschnitte alveolärer Räume neben einander; die Innenhaut des einen ist glatt, ohne Erweichungserscheinungen, die des andern destruirt. Aus diesen Befunden lässt sich jedenfalls der Schluss ziehen: Die Degeneration kommt von selber an einer Stelle zur Ruhe, während sie an einem andern Abschnitt desselben Erkrankungsgebietes noch fortschreitet.

Der zweite Punkt ist folgender. Ich finde in einem Präparat den Querschnitt eines Cystencavums, nahe dabei, aber von ersterem und unter einander durch unverändertes Gewebe getrennte Degenerationsherde verschiedener Progression. Sind diese verschiedenen Herde primär multipel angelegt oder hängen sie, etwa in anderen Ebenen des Präparats, mit einander zusammen? Ich möchte mich für die letztere Auffassung entscheiden und zwar auf Grund meiner Ansicht von der localen Multiplicität der Degenerationsursachen. Davon später.

Unter welchen histologischen Typen treten nun die Entartungsvorgänge im Gewebe auf? Betrachtet man ein Präparat von dem Querschnitt eines exstirpirten Ganglions zunächst mit schwacher Vergrösserung, so findet man folgendes Bild. Das schon makroskopisch als complicirt erscheinende System der Cystenhohlräume präsentirt sich als eine Anzahl von Gewebslücken von sehr unregelmässiger Grösse und Begrenzung mit häufigen Einbuchtungen in's Nachbargewebe. Die innersten Auskleidungsschichten der

Hohlräume zeigen jenes bereits oben erwähnte Verhalten, nämlich Vorhandensein oder Fehlen von Degenerationserscheinungen. Im letzteren Fall unterscheidet sich diese dem Cavum und Cysteninhalt nächste Schicht wenig vom umgebenden Gewebe. Aber, wie bereits erwähnt, die Degenerationsvorgänge haben hier früher bestanden, was daraus zu schliessen ist, dass dieselbe Begrenzungslinie des Cavums eine Strecke weiter unterbrochen wird durch zerfallende Gewebsstümpfe, die in's Lumen vorragen. Und zwar fällt an diesen Degenerationsherden aus weniger vorgeschrittenen Stadien zunächst der Zellreichthum des Gewebes auf, der nicht nur im Vergleich zum Nachbargewebe beträchtlich ist, sondern stellenweise scheint ein Kern am andern zu liegen. Der ganze Gewebsbezirk nimmt bei Hämatoxylinfärbung einen blaugrauen Ton an, ähnlich dem, mit welchem der Cysteninhalt auf jene Tinction reagirt. Die Faserung ist meist undeutlich, aber durch die Richtung einzelner unveränderter Zellkerne und erhaltener Fibrillen angedeutet. Da, wie gesagt, der Zellgehalt dieser Gewebsstrata erheblich grösser ist, als der des umgebenden Gewebes, muss hier Zellneubildung voraufgegangen sein. Ledderhose betrachtet, wenn ich ihn recht verstanden habe, diese Zellen als Fibroblasten, die erst mit und nach dem Eintreten der Eweichungsprocesse entstehen sollen. Ihr Verhalten bezüglich Form, Anordnung und Tinction ist verschieden. Einmal findet man ziemlich grosse Gebilde mit ovalem, blassgefärbtem, fein granulirtem Kern. Oder aber sehr grosse, spindel- bis rhombenförmige Individuen von grober Protoplasmakörnung, an denen manchmal ein Kern noch deutlich ist, während anderwärts die ganze Zelle einen lockeren Haufen von stark tingirten groben Körnern bildet. Da, wo eine Faserrichtung an diesen Gewebsbezirken noch zu erkennen ist, sieht man, dass dieselbe häufig nicht eine concentrisch um das Cavum verlaufende ist, sondern es starren solche Zellbalken in's Cavum hinein, wie wogenzerfressene Riffe in's Meer. Zuweilen kann man dabei folgende Beobachtung machen. Jene oben beschriebenen Körnerhaufen, die sonst ihre Zellconturen im Allgemeinen noch bewahrt haben, sind an ihrer in's Cavum vorragenden Seite wie abgebrochen, und aus dieser Bruchstelle ergiesst sich ein Strom von jenen blauen Körnern in's Cavum, den Cysteninhalt bildend. Wo die Zellen der innersten Begrenzungschicht nicht so eng aneinander liegen, dass Zwischensubstanz bemerkbar ist, ist letztere ebenfalls von jenen Körnchen durchsetzt; ob diese in die Fasern eindringen oder nur zwischen und über ihnen liegen, konnte ich nicht feststellen. Ausser diesen zelligen Gebilden und Zellenrudimenten findet man noch eine dritte Art von Individuen, die ein eigentümliches Aussehen haben. Es sind ziemlich grosse, manchmal enorme, blasige, scharf (Taf. IX, Fig. 7) conturirte Zellen, von meist ovaler oder kugelrunder Gestalt. Der Zellleib ist fast gar nicht gefärbt, eine Granulirung der Zellprotoplasma kaum bemerkbar. Der Kern ist verhältnissmässig klein, dunkel tingirt und sieht oft wie zerfressen aus. Man trifft diese Zellen nicht immer im gleichen örtlichen Verhältniss zu den erweichten körnigen Partieen. So liegen in einem Schnitt nur vier oder fünf dieser fragwürdigen Gebilde an der einen Schmalseite eines ungefähr rechteckigen Hohlraums, scheinbar noch in gewissem Zusammenhange unter einander und mit dem Nachbargewebe; dazwischen finden sich einige mehr weniger erhaltene spindelige Zellen. Die ganze gegenüberliegende Schmalseite, die eine Längsseite und vor allen eine der Ecken des Rechtecks sind mit den oben geschilderten grossen körnigen Spindeln besetzt, an denen man hier und da nur noch die Andeutung einer Zellcontur bemerkt; sie liegen in einer bläulichen granulirten Masse. In einem andern Praeparat (Taf. IX, Fig. 8) ist das Verhältniss folgendes: Man sieht einen spaltförmigen, vielfach ausgebuchteten, sich durch relativ weite Gewebsterritorien erstreckenden Hohlraum, dessen innerste Begrenzungsschichte jenen oben geschilderten graublauen Ton, herrührend von verstreutem körnigem Material, und lockeres Gefüge zeigt. Der Zellreichthum ist stellenweise sehr erheblich, die Componenten sind die oben beschriebenen Zelltypen. Mehr in den äusseren Schichten der Innenhaut herrschen die grossen, grobkörnigen, zerfallenden Zellen vor; hier ist die Faserung noch leidlich deutlich. Letztere ist in den innersten Lagen nur angedeutet, indem einige langspindelige Zellen eine früher bestehende Fäserrichtung erkennen lassen. Zwischen diesen liegen nun jene blasigen Zellen (Taf. IX, Fig. 8) manchmal in zwei bis drei Reihen hintereinander am Rand des Cavums gereiht. Wo die Spindelzellen mit ihrer Längsaxe der Peripherie des Hohlraums nicht parallel angeordnet sind, sondern in das Cavum hineinschiessen, sieht es

ab und zu aus, als ob jene blasigen Zellen zwischen den spinde-
ligen Elementen ins Innere des Hohlraumes wanderten. Dieselben
Zellen finden sich nun sehr reichlich in dem Cysteninhalt, wo sie
noch stärker aufgequollen erscheinen und oft zu mehreren zusammenhängen. An einzelnen bemerkt man auch im Kern un-
gefärbte Stellen, die jedenfalls eine Zerfallserscheinung bedeuten,
denn man findet daneben Schollen von der Grösse und Form der
besprochenen Zellen, in denen kein Kern mehr zu entdecken ist.
Ledderhose hat sich auch über die Beschaffenheit des Ganglien-
inhalts ausgesprochen und erwähnt, dass derselbe nach Alkohol-
härtung feinkörnig erscheine und von dem kernfärbenden Haema-
toxylin Farbe annehme. Dies habe ich bestätigt gefunden, und
zwar derartig, dass der Farbstoff nicht etwa Niederschläge
zwischen und um die Gallertmasse bildet, sondern dass er an die
einzelnen Körnchen gebunden ist. Je mehr die Körnchen noch
in und um Schollen leidlich erhaltenen Gewebes liegen oder je
näher dem Rande der Degenerationszone, um so lebhafter sind sie
gefärbt, am wenigsten im Innern der grossen abgelösten Gallert-
klumpen. Ueber die Entstehung des Cysteninhalts sei mir an
anderer Stelle noch ein Wort gestattet.

Es war im Vorstehenden gesagt, dass die innerste, das Cavum
begrenzende Gewebsschicht sich vor dem Nachbargewebe durch
ihren Zellreichthum auszeichne und es sind die verschiedenen Zelltypen beschrieben, die in diesem Stratum mit Regelmässigkeit
vorkommen. Ehe ich auf den Werdegang der betreffenden Processe
eingehe, muss ich den weiter nach aussen vom Cavum liegenden
Gewebspartieen ein Augenmerk zuwenden. Dieselben unterscheiden
sich stellenweise von der Innenlamelle auffällig durch ein eigentümliches Verhalten ihrer Conturirung. Man findet nämlich über
lange Strecken hin ausgedehnte, gewundene und gequollene Faser-
bänder, an denen eine fibrilläre Zusammensetzung kaum noch zu
erkennen ist. Die wenig zahlreichen Zellen dieser Bündel (Taf. IX,
Fig. 6) liegen häufig derartig in dem Gewebe, dass um sie ein
durch Retraction des letzteren entstandener Spaltraum verbleibt;
ausserdem bemerkt man überall Risse und Spalten, die diese
eigenthümliche Gewebsmasse durchziehen. Eine körnige Trübung
ist an diesen Gewebspartieen nicht vorhanden. Ich glaube, dass
jene Retraction der Fasermasse von den Zellen, sowie die Bildung

von Spalten und Rissen im Gewebe eine Wirkung des zur Praeparation verwandten Alkohols ist. Warum aber wird ein ähnlicher
Einfluss des Alkohols an andern Bezirken desselben Praeparats
vermisst? Offenbar, weil in jenen fraglichen Gewebsabschnitten
zur Zeit der Praeparation Veränderungen bestanden, die jene
Alkoholwirkung, Schrumpfung und Retraction mehr zur Geltung
kommen liessen, als im benachbarten unveränderten Gewebe.
Diese Veränderungen waren meiner Ansicht nach die der ödematösen Durchtränkung und Aufquellung. Dabei wird der Gehalt
an Gewebsflüssigkeit innerhalb der Faserbündel vermehrt. Die
einzelnen Fibrillen quellen auf und verkleben mit einander, was
aus der mangelhaften Distinction der Fasern zu schliessen ist.
Durch das Aufquellen der Fasern, welches eine Volumzunahme
bedeutet, werden ferner die zwischen den einzelnen Zellen liegenden
Räume vergrössert, daher erscheint das Gewebe relativ zellarm.
Wird nun ein solches Gewebe mit dem wasserentziehenden Alkohol
absol. behandelt, so wird die Flüssigkeit, welche das Quellen und
Verbacken der Fibrillen zu Stande gebracht hatte, ausgezogen.
Der Alkohol dringt jedoch nicht gleichmässig ein und entwässert
das Gewebe, sonst müsste man, da ja jede Fibrille durch das
entfernte Wasser einen Volumensabzug erfährt, überall zwischen
denselben regelmässige Spalträume treffen. Sondern seine Wirkung
entfaltet sich in unregelmässiger Progression, daher das ungleich
verteilte Auftreten jener Spalten und Risse, welche also leere
Räume im Praeparat darstellen, die früher durch die aufgequollenen
Fibrillen ausgefüllt wurden.

Es handelt sich also um Veränderungen ödematöser Natur
im Gewebe. In welchen räumlichen Beziehungen stehen nun diese
Gewebspartieen zu den oben beschriebenen zellreichen Innenhäuten
der Cystenwände? Zuweilen in wenig markanten, dann wieder in
ziemlich auffälligen, nämlich derart, dass die ödematösen Streifen
und Bänder die äussere Begrenzung jener Proliferations- und Zerfallsherde bilden. Allerdings ist diese Begrenzung gewöhnlich
nicht eine von continuirlichem Zusammenhang, etwa so, dass die
ödematösen Partieen concentrische Ringe um die Zerfallsherde
bildeten, sondern man erblickt, wie schon einmal im Vorhergehenden gesagt, die verschiedengradigen Veränderungen nebeneinander, indem bald eine entschiedene Distinction der ödematösen

und zellreichen Bezirke bestcht, bald ein Uebergang vom einen in
den andern Prozess zu erkennen ist. Man findet auch nicht in
jedem Praeparat beide pathologische Formationen neben einander.
Das kann man aber auch meiner Ansicht nach gar nicht verlangen,
da sie mir nur verschiedene Varietäten und Verlaufsstadien eines
und desselben Processes zu sein scheinen.

Nachdem ich über die innerste Begrenzungsschicht des
Cystencavums, sowie über die Veränderungen in der nächsten Umgebung desselben gesprochen, seien mir zunächst einige Bemerkungen über das, was man gewöhnlich die Kapsel des Ganglions nennt, verstattet. Das Ganglion ist kein völlig isolirt und
losgelöst von der Umgebung im Gewebe liegendes Gebilde, auch
in seiner höchsten Vollendung nicht; das erkennt man schon,
wenn man die Cyste aus ihrem Lager frei zu praepariren sucht.
Allerdings erscheint das Ganglion insofern distinct von der Umgebung, als es sich dem von der Haut eindringenden Operateur
als eine geschlossene, durch ihre meist pralle Spannung um so
auffälligere Blase praesentirt, mit sehnig glänzender Wand, die den
meist glashellen Inhalt durchscheinen lässt. Diese Wand steht
aber stets im engsten Zusammenhang mit der Umgebung in Gestalt strang- und membranförmiger Verbindungen, die oft nicht
leicht von jener dünnen transparenten Cystenhaut abzupraepariren
sind; dabei wird nicht selten das Cavum eröffnet und ein Teil des
Inhalts fliesst aus. Man muss hier zwei Dinge auseinander halten.
Gewöhnlich bezeichnet man mit dem Ausdruck „Ganglion" ja
nicht jene initiale, aus Erweichungsprocessen hervorgehende Hohlraumbildung, wie ich sie im Vorstehenden geschildert habe. Wenn
man einem solchen, noch nicht zum Abschluss gelangten De-
generationsproduct überhaupt eine Kapsel zuerkennen wollte, so
dürfte man dazu wohl kaum mehr als die zellreiche Innenhaut
rechnen. Was dem Messer des Operateurs anheimfällt ist meistens
ein von jenem ganz verschiedenes durch secundäre Processe erheblich verändertes Gebilde. Bei jenem primären Gewebsausfalls-
product ist die Cystenmembran nichts anderes als eine eigenthümlich veränderte Zone des Muttergewebes, in der sich degenerative Vorgänge abspielen. Je weiter entfernt von dem Erweichungsherd um so
unveränderter ist das Gewebe; schrittweise dem Cystenlumen, welches
den Höhepunkt der Zerfallsvorgänge bezeichnet, näher kommend,

betritt man die Gebiete verschiedener Verlaufsstadien. Wenn mehrere solcher cystischer Erweichungsherde mit einander verschmolzen sind, wenn stellenweise das Zerstörungswerk zum Stillstand gekommen ist, dann erst bildet sich das heraus, was der Operateur als Kapsel des Ganglions bezeichnet.

Um meinem Ziele, eine Darstellung zu geben der verschiedenen Vorgänge, die sich bei der Bildung eines Ganglion abspielen, sowie ihres genetischen Zusammenhangs unter einander, näher zu kommen, muss ich noch auf eine Beobachtung eingehen, die ich in Uebereinstimmung mit Ledderhose u. A. gemacht habe. Das sind nämlich die Veränderungen an den Gefässen, welche in der Umgebung der Degenerationsgebiete liegen. Dieselben tragen fast überall den Charakter einer Intimawucherung, die zu starker Verengerung, ja zum Verschluss umfangreicher Gefässlumina zu führen pflegt. Anderswo findet man daneben auch eine Hypertrophie der Media, die aber meist nicht im Vordergrunde der Gefässwandveränderungen steht. Auch perivasculäre Zellanhäufung kommt vor. Wie Ledderhose u. A. bin ich der Ansicht, dass man diese obliterirende Endarteriitis zur Ganglienbildung in ursächliche Beziehungen bringen darf. Was im einzelnen Falle Veranlassung zu den proliferativen Processen in der Gefässwand gewesen ist, kann ich nicht mit einiger Sicherheit angeben. Dass Traumen, denen die von der Ganglienbildung bevorzugten Gelenkgegenden ja zur Genüge ausgesetzt sind, als ursächliches Moment in Frage kommen, ist wohl naheliegend. Gegen eine Schädlichkeit, die mit dem Blutstrom ankommend einen Proliferationsreiz der Intima abgeben könnte, spricht zu deutlich die Prädisposition der Gelenkgegenden. Ferner blieben Impfversuche mit Ganglieninhalt resultatlos.

Bekanntlich pflegen in einem Gewebsbezirk, der häufigen, mit Circulationsstörungen verbundenen, traumatischen Läsionen irgend welcher Art, unterliegt, Veränderungen der Vascularisationsverhältnisse und der Gefässwandstructur einzutreten.

Nun sind aber wie schon bemerkt gerade die bevorzugtesten Wachsthumsstätten der Ganglien, die paraarticulären Gewebe, Dehnungen, Zerrungen etc., die gewiss nicht selten von geringfügigen Bandzerreissungen und anderweitigen Gewebsläsionen begleitet sind, ausgesetzt; das Handgelenk kommt in dieser Hinsicht wohl in erster Reihe in Betracht. Was die von mir untersuchten Fälle be-

trifft, so wurden von den Patienten verschiedentlich Traumen als
directe Ursache der Ganglienbildung beschuldigt. Von anderer
Seite wurde mir eine Beobachtung mitgetheilt, die ebenfalls in
diesem Sinne verwerthbar, nämlich die Entstehung eines Ganglion
an dem Handgelenk eines Studenten, der eifrig Fechtübungen ob-
zuliegen pflegte. Desgleichen sollen Clavierspieler nicht selten an
der betreffenden Affection leiden. Ein stricter Nachweis, dass die
oben erwähnten, hauptsächlich endarteriitischen Veränderungen traumatischen Ursprungs sind, wird wohl schwer zu führen sein; ich
glaube aber, dass man wohl mit dieser Genese der vorliegenden
Intimawucherung rechnen darf. Jedenfalls ist das regelmässige
Vorkommen dieser die Circulation sicher nicht unerheblich beein-
flussenden endarteriitischen Neubildungen im Nachbargewebe der
Ganglien nachgewiesen. Sie sind am auffälligsten an den Gefässen
mittleren Calibers, von deren Lumen häufig nur ein enger Spalt
übrig bleibt; zuweilen fehlt auch dieser und nur die ziemlich regelmässige Anordnung der lange persistirenden Mediakerne um ein
Faserbündel lässt auf die Präexistenz eines Gefässcanals schliessen.

Ich denke mir die Beziehungen zwischen Gefässverengerung
und -Verschluss und Einsetzen der Degenerationsvorgänge im
Gewebe, die zur Ganglienbildung führen, folgendermassen. Wird
ein grösseres Gefässlumen erheblich verengert oder gar an einer
Stelle verschlossen, so wird, falls die Vis a tergo des Blutstroms
weiter besteht, hinter der Verengerung zunächst eine Steigerung des
intravasculären Druckes und ein Austritt vermehrter Blutflüssigkeit
in's Gewebe erfolgen. Dies dauert so lange, bis durch Erweiterung
der bestehenden und Bildung von neuen Collateralen der ursprüngliche Querschnitt des Gefässgebiets an der betreffenden Stelle wieder
hergestellt ist. Die Wirkung der gesteigerten Zufuhr von Blutflüssigkeit auf die Bindegewebsfasern, die Intercellularsubstanz, wird
Aufquellung und Verbacken der Fasern unter einander sein. Wie
aber werden die zelligen Elemente des Bindegewebes auf die vermehrte Zufuhr von Ernährungsflüssigkeit reagiren? Zunächst wohl
durch Hypertrophie und Hyperplasie, d. h. sie werden proliferiren.
So entstehen neben den ödematösen Gewebspartien die zellreichen
Stränge und Balken, welche das Gangliencavum einscheiden. Diese
neugebildete Zellengeneration ist aber von geringem Bestand; vielleicht sind dieselben nicht einmal zur histologischen und physio-

logischen Vollendung einer Zelle ausgebildet. Jedenfalls sehen wir
wie ein Theil dieser Zellen rasch dem Untergang anheimfällt; das
sind die vorher beschriebenen grossen, meist spindelförmigen, stark
granulirten Individuen mit häufig undeutlichem Kern, deren Zellleib Kernfärbung zeigt und an denen man, wo sie am freien Rand
der inneren Cystenbegrenzung liegen, hier und da das deutliche
Bild der Dissemination der granulirten Zellmasse in das Nachbargewebe und ins Gangliencavum beobachten kann. Nun geht dieser
Process, der Zellneubildung und ihres degenerativen Zerfalls, eine
Weile fort. Die faserige Intercellularsubstanz wird, da ihre Ernährung ja von der Zellthätigkeit wesentlich abhängt, nach Ausfall der Zellen ebenfalls necrotisch und aufgelöst. Uebrigens erhalten sich, wie ich in einem Fall zu beobachten Gelegenheit hatte,
die Conturen der Faserung bisweilen merkwürdig lang.

Das betreffende Präparat zeigt einen körnigen Zerfallsherd, in
dem jeder Gewebszusammenhang geschwunden ist und der nur hier
und da ein Zellrudiment erkennen lässt. Vom Nachbargewebe aus
erstrecken sich aber sehr lange Fasern bis weit in die Gallertmasse hinein, derart, dass man stellenweise sogar noch einen parallelen Verlauf der Fasern bemerken kann; zwischen ihnen liegt
die Körnermasse (Taf. IX. Fig. 9).

Aus dem Detritus der zerfallenden Zellen und Intercellularsubstanz wird mit Hülfe der Oedemflüssigkeit der Cysteninhalt gebildet. Derselbe ist fadenziehend und wird durch Alkohol gefällt,
er scheint demnach Mucin als Bestandtheil zu enthalten. Es wäre
wohl zu erwägen, ob nicht jene vorher geschilderten grossen blasigen Zellen mit dem kleinen Kern und dem gequollenen fast homogenen Zellleib als Producenten des Schleimstoffs in Betracht
kommen. Dem Einwurf, dass die distal von der Gefässverengerung
liegende Gewebspartie wegen mangelhafter Ernährung necrotisiren
müsse, glaube ich mit dem Hinweis darauf begegnen zu können,
dass ja die Verschliessung der relativ weiten Gefässlumina keine
plötzlich eintretende ist, sondern eine ganz allmälig erfolgende, so
dass jene Gewebsbezirke durch Ausbildung des Collateralkreislaufs
wohl noch genügende Nahrungszufuhr erhalten werden.

Wie ist nun jene schon mehrfach erwähnte Erscheinung des
spontanen Stillstandes der Erweichungsprocesse, die an jedem Ganglion zu beobachten ist, zu erklären? Am einfachsten glaube ich

auf folgende Weise. Das auf Grund multipler Gefässverengerungen
und -Verschlüsse multiloculär auftretende Oedem wird mit seinen
Folgezuständen so lange bestehen bleiben, wie eben jene Kreislauf-
hindernisse wirksam sind. Wird durch Erweiterung und Neubildung von Collateralen das betreffende Gebiet entlastet, so wird mit
dem Schwinden des Oedems auch die Zellproliferation und -Dege-
neration fortfallen. In diesem Sinne glaube ich auch einen Befund
erklären· zu müssen, den ich in mehreren Fällen erheben konnte.
Es fand sich nämlich in nächster Nähe der Degenerationsherde
zuweilen eine auffällig grosse Menge kleiner Gefässlumina, an denen
entweder nur ein Endothel nebst Membrana propria zu constatiren
war oder noch weitere Gefässwandbestandtheile. Ein Theil derselben ist sicherlich neu gebildet.

Was nun schliesslich die viel discutirte Frage von dem Zusammenhang der Ganglien mit präformirten Hohlräumen angeht,
so findet dieselbe schon in der vorgetragenen Auffassung von der
Entstehungsgeschichte dieser Gebilde ihre Erledigung. In Uebereinstimmung damit war es in den sämmtlichen operirten Fällen
nicht möglich, eine offene breite oder röhrenförmige Communication
zwischen dem Cystencavum und dem Synovialsack eines Gelenkes
oder einer Sehnenscheide festzustellen. Dass eine solche secundär
zu Stande kommen kann, halte ich nicht für ausgeschlossen. Durchbricht ein Degenerationsherd die Gelenkkapsel, in deren unmittelbarer Nähe sich die betreffenden Vorgänge ja abzuspielen pflegen,
so bilden Gelenkhöhle und Cystencavum einen zusammenhängenden
Hohlraum. Eine ähnliche Erscheinung beobachtete ich in einem
Falle, in dem ich das an typischer Stelle des Handgelenks sitzende
Ganglion zu zerdrücken versuchte. Die kleine, runde, circumscripte Geschwulst verschwand und es bildete sich ein länglicher
fluctuirender Wulst, der sich in der Sehnenscheide des Extensor
pollicis longus hin und her schieben liess.

Ihre hauptsächlichste Stütze fand die Ansicht, dass das Ganglion eine Ausstülpung präformirter Hohlräume sei, in der Erscheinung der sogenannten Stielbildung am Ganglion. Es gelingt häufig
bis zu einem Ctm. lange, drehrunde Ausläufer der Ganglien in das
umgebende Gewebe zu verfolgen und zwar endigen dieselben gewöhnlich unmittelbar an einer Gelenkkapsel. Schneidet man hier
am distalen Ende ab, so wird nicht selten das Gelenk eröffnet.

Es ist einmal der Versuch gemacht worden, von der Ganglionhöhle aus mit einer feinen Sonde eine Communication mit einem Gelenk zu erschliessen, es ist dies nicht gelungen; die Sonde gerieth in einen Blindsack. Als ich einen solchen Stiel des Ganglion mikroskopisch untersuchte, fand ich, dass derselbe ein röhrenförmiges Lumen hatte, dessen Zustandekommen durch Erweichungs- und Ausfallsvorgänge zweifellos aus der Anwesenheit degenerativer Veränderungen in der dem Lumen nächsten Gewebsschicht hervorging.

Dass es zur Bildung derartiger bandförmiger Erweichungsherde kommt, hat eben seinen Grund in dem Umstand, dass der Gefässverlauf bestimmend ist für ihre ursprüngliche Anlage.

Wie man aus dem Vorstehenden ersehen wird, ist meine Auffassung der bei der Ganglienbildung wesentlichen Vorgänge im im grossen identisch mit der von Ledderhose entwickelten. Nur in einem Punkte kann ich mich seiner Führung nicht anschliessen. L. giebt nämlich an, dass einige der von ihm untersuchten Cysten einen Endothelbelag getragen hätten. Unter Endothel versteht man meines Wissens bis dato die zusammenhängende, innerste, einen präformirten Hohlraum auskleidende Schicht, wie sie an den Gefässen der Pleurahöhle u. a. sich findet. Behält man diesen Begriff des Endothels bei, so kann eine Degenerationscyste kein Endothel tragen. Wenn also Ledderhose erklärt, die Gangliencysten sind ein Product degenerativen Gewebszerfalls und -Ausfalls, so kann er entweder seine Angaben bezüglich ihrer Endothelauskleidung nicht aufrecht erhalten oder aber der Name Endothel bezeichnet für ihn einen anderen und weiteren Begriff, als man ihm bisher beizulegen gewohnt war.

Nach Abschluss dieser Arbeit gelangte ich in den Besitz eines Präparates, das, da es mir ebenso selten wie bedeutsam für die Frage der Ganglienbildung erscheint, im Nachtrag demonstrirt werden mag. Es handelte sich um einen etwa erbsengrossen Tumor auf der radialen Seite des Handrückens, welcher die Bewegungen der Zeigefingerportion des Extensor digitorum communis mitmachte. Nach der Eröffnung der Sehnenscheide fand sich, dass die Substanz der Sehne auf etwa 1 Ctm. Länge ersetzt war durch ein cystisches Gebilde, welches makroskopisch genau das Bild eines Ganglions bot. In den Grenzbezirken der Cyste wich die Sehnenfaserung auseinander und ging breit auf den Tumor über; derselbe

zeigte die perlmutterartig glänzende Cystenhaut des Ganglions mit
dem transparenten, glashellen Inhalt. Der betreffende Abschnitt
der Sehne wurde excidirt, die beiden Sehnenstümpfe wieder vernäht. Die mikroskopische Untersuchung des fraglichen Gebildes
ergab, dass es sich um das Product einer gallertigen Degeneration
der Sehnensubstanz handelte, die, genau nach Analogie der paraarticulären Ganglienbildung, zur Entstehung einer Cyste geführt
hatte. Selbst diese kaum erbsengrosse Blase hatte keinen einfachen
Hohlraum, sondern derselbe wurde durch Reste mehr weniger gut
erhaltener Sehnenfasern in kleinere, scheinbar communicirende Abtheilungen geschieden, die den gallertigen, fadenziehenden Inhalt
enthielten, wie er bei den Ganglien gefunden zu werden pflegt.
Ebenso fanden sich jene zellreichen, sowie die ödematös gequollenen Gewebspartieen, desgleichen die körnigen Zerfallsherde und
die Zelltypen, die ich vorher als constante Befunde in der Umgebung der Ganglienhohlräume beschrieben habe. Die oben geschilderten zelligen Gebilde mit dem rundlichen, blasigen, mehr
weniger homogenen Protoplasmaleib und dem kleinen dunklen Kern
machten mir stellenweise den Eindruck von gequollenen Leucocyten; sie fanden sich in dem Sehnentumor ebenfalls im Inhalt
und der innersten Wandschicht der Erweichungsräume. Ueber ihre
Herkunft wage ich kein Urtheil; sie scheinen zum Theil bei dem
fraglichen Degenerationsprocess die nicht ganz verständliche Rolle
von Trägern des erweichten Materials in den Cystenhohlraum, wo
sie selbst zerfallen, zu bilden. Dass sie, auf dem umgekehrten
Wege, den Transport der Gallerte in die Lymphbahnen besorgen,
glaube ich eben aus dem Grunde bezweifeln zu müssen, weil ich
im Cysteninhalt so häufig Formen ihres Zerfalls und Untergangs
beobachten konnte. Aus dem makroskopischen wie mikroskopischen
Verhalten des cystischen Gebildes in der Sehnensubstanz stehe ich
nicht an dasselbe für ein Sehnenganglion zu erklären. Von einigem
practischen Interesse scheint mir dabei die mir unzweifelhafte Thatsache, dass, falls der Erweichungsherd nicht operativ entfernt wäre,
es zu einer Spontanruptur der Sehne gekommen wäre.

Erklärung der Abbildungen auf Taf. IX.

Figur 1. Schnitt durch eine Ganglienwand; die concave innerste Begrenzungslinie ist wieder glatt, ohne Degeneration, nach aussen davon eine Erweichungszone.

Figur 2. Ein in's Cystenlumen vorspringender Gewebsbalken, dessen Contour stellenweise glatt ist, anderwärts Zellproliferation und -Degeneration zeigt.

Figur 3. Septum zwischen zwei Hohlräumen, dessen nach oben gerichtete Seite in Auflösung begriffen ist; die dem anderen Hohlraum zugekehrte (untere) Seite ist glatt.

Figur 4. Cystencavum mit der innersten Zellschicht und einem in's Lumen abgesprengten Faserbalken. In der Peripherie ödematöse Aufquellung, in der linken oberen Ecke des Präparats Gefässreichthum.

Figur 5. Die grossen spindelförmigen in Zerfall begriffenen Zellen, körnige Zerfallsmasse, Zellstümpfe, Beginn der Hohlraumbildung.

Figur 6. Oedematös durchtränkte und gequollene Gewebspartie, Retraction der Faserung von den Zellen.

Figur 7. a Die blasigen Zellen aus dem zerfallenden Gewebe.
b Dieselben aus dem Cysteninhalt.

Figur 8. Dieselben reihenweise in der innersten Begrenzungsschicht des Hohlraums angeordnet.

Figur 9. Nach links ist die zellreichere Innenhaut, an der die Faserung schon undeutlich wird, angedeutet. Nach rechts eine körnige Zerfallsmasse, in der noch Reste der Fasern erhalten sind.

XXVI

Drei mit Erfolg operirte Fälle von Thrombose im Sinus transversus nach Otitis media.

Von

Dr. Karl Dahlgren,

Docent der Chirurgie an der Universität Upsala.

Immer mehr und mehr hat man in letzter Zeit die Bedeutung der Rolle schätzen gelernt, die ein Catarrh in der Paukenhöhle spielt, und recht nothwendige Fortschritte in therapeutischer Hinsicht sind die Folge hiervon gewesen. Was die chronische eitrige Otitis media betrifft, so ist schon der ständige Ausfluss eine Quelle grosser Unannehmlichkeit nicht nur für den Träger der Krankheit selbst, sondern in vielen Fällen auch für seine Umgebung, in Folge des oft äusserst unangenehmen Gestankes, den das Secret um sich verbreitet. Weit grössere Wichtigkeit bekommt die fragliche Krankheit jedoch durch die nicht selten lebensgefährlichen Folge-Erkrankungen, zu denen selbst ihre leichteren Formen Veranlassung geben können. Ein flüchtiger Blick auf die anatomischen Verhältnisse genügt, um die Natur dieser Folgeerscheinungen anzudeuten und ihr ziemlich häufiges Auftreten zu erklären. Die Paukenhöhle ist eine tief im Schläfenbein gelegene unregelmässige kleine Höhlung, die durch kleine Ligamente und Schleimhautfalten in eine Menge von einander mehr oder weniger vollständig abgeschlossener kleiner Räume und Taschen eingetheilt wird. Dies gilt besonders von dem oberen Theil, dem sogen. Atticus der Amerikaner, in dem sich die Gehörknöchelchen befinden. Er (der Atticus) steht nach hinten in directer Verbindung mit dem etwas höher als die Paukenhöhle gelegenen Antrum mastoideum durch eine Oeffnung, den Aditus ad antrum, die für gewöhnlich etwas oberhalb des Bodens der letzten Höhlung liegt. In das Antrum mastoid. münden ihrerseits durch enge Oeffnungen von allen Seiten her die sogen. Cellulae mastoideae, von denen die grössten ihren Platz unterhalb des Antrum im Processus mast. haben. Alle diese Höhlungen (Paukenhöhle, Antrum und Cellulae mast.) stehen also miteinander in einer Weise in Verbindung, die keineswegs geeignet ist, den Abfluss eines in denselben entstandenen Exsudats zu befördern.

Aus . dem oben Gesagten geht ferner hervor, dass, da die Schleimhaut direct von der einen Höhlung in die andere übergeht, eine Entzündung in der Paukenhöhle wohl nicht lange bestehen kann, ohne sich auch auf die übrigen Theile des Mittelohrs (das Antrum und die Cellulae mast.) auszudehnen. Die fast bei jeder acuten Otitis media auftretende Empfindlichkeit über der Pars mastoidea (besonders über der Stelle unmittelbar hinter und etwas oberhalb des Gehörganges, der Fossa mast., die dem Antrum entspricht) deutet auch darauf hin, dass hier die Lufträume mit interessirt sind, wenn auch oft in geringem Grade. Berücksichtigt man ferner, dass die Schleimhaut in diesen Lufträumen eng mit dem Knochen verbunden ist, (so eng, dass man recht gut sagen kann, eine Entzündung in derselben sei zugleich eine Periostitis), und dass die Knochenwand gegen die Schädelhöhle nicht nur oft sehr dünn ist, sondern auch an mehreren Stellen unvollständig sein kann (sogen. spontane Dehiscenzen), so sieht man leicht ein, weswegen intracranielle Complicationen bei Otitis media nichts Seltenes sind.

Wenn sich eine Entzündung im Mittelohr in Folge eines gehinderten oder erschwerten Abflusses der Entzündungsproducte bis ins Innere des Schädels ausdehnt, so wird der Regel nach zunächst die Dura mater angegriffen; eine Pachymeningitis, entweder plastischer oder eitriger Natur (extra-duraler Abscessus), ist dann die Folge. Durch fortgesetzte weitere Verbreitung nach innen entsteht Leptomeningitis und Gehirnabscess. Besonders grosse Bedeutung bekommt die Pachymeningitis, wenn die grossen Blutsinus in der Dura mater mit interessirt werden. Dem ist der Sinus transv. auf Grund seiner Lage innerhalb der Pars mast. am meisten ausgesetzt. In Folge krankhafter Veränderungen in den Wänden des Gefässes bildet sich innerhalb desselben ein Thrombus, der auseinanderfallen und, wenn er inficirt, Anlass zu Pyämie geben kann.

Die folgenden Krankengeschichten betreffen 3 Fälle von Sinusthrombose, als Folge von Otitis media, die in der chirurgischen Abtheilung des akademischen Krankenhauses zu Upsala im Jahre 1894 mit Erfolg operirt wurden. Von ihnen haben die Fälle I und II, in denen bereits Pyämie hinzugetreten war, grösseres Interesse, weil das Resultat der Behandlung, wie mir scheint, kräftig für die Geeignetheit der hier angewandten Operationsmethode spricht.

Noch in den 1860er Jahren war die Behandlung von Thrombose im Sinus transv. mit Pyämie nur symptomatisch, und die Prognose galt für nahezu hoffnungslos. Freilich kann die Möglichkeit einer Heilung ohne Operation bei dieser Krankheit nicht vollständig ausgeschlossen werden — einzelne Sectionsbefunde, bei denen sich ein organisirter Thrombus im Sinus transv. vorfand, scheinen im Gegentheil darauf hinzuweisen — aber sie muss wohl doch als sehr selten angesehen werden. In den nächsten 2 Jahrzehnten wurden auch schon solche Fälle von complicirter Otitis media operirt, in denen sich bereits pyämische Symptome eingestellt hatten, aber die Operation beschränkte sich auf eine Aufmeisselung der Pars mast. Diese Aufmeisselung kann von directerer Wirkung gegen Pyämie nur in den Fällen sein, wo der Krankheitsherd auf die Pars mast. beschränkt ist (otitische Pyämie ohne Sinusphlebitis, Pyämie als Folge von Osteophlebitis im Schläfenbein).

Den Anstoss zu einer rationellen Behandlung der durch Thrombophlebitis verursachten Pyämie gab 1880 Zaufal, indem er vorschlug, nicht nur den Sinus zu öffnen und auszuräumen, sondern unter gewissen Umständen auch die Vena jugul. int. zu unterbinden, um die weitere Verbreitung des Infectionsstoffes in den Blutbahnen zu verhindern. Denselben Vorschlag machte später Horsley. Die Operation wurde zum ersten Mal 1888 von Lane ausgeführt.

Ueber die Richtigkeit der Oeffnung des Sinus und der Herausschaffung des inficirten Inhaltes herrscht jetzt wohl nur noch eine Meinung. Die Unterbindung der Vena jugul. halten manche Operateure dagegen für überflüssig. Die hierüber vorhandene Statistik rechnet mit zu kleinen Zahlen, um sichere Schlussfolgerungen zuzulassen.

Für die eben erwähnte Ansicht spricht sie indessen nicht. Körner führt in seiner 1896 herausgekommenen Abhandlung „Die otitischen Erkrankungen des Hirns, der Hirnhäute und der Blutleiter" 79 operirte Fälle an, darunter 41 mit Heilung. Von 38 Fällen, wo die Vena jugul. nicht unterbunden wurde, trat Heilung in 16 Fällen (42,1 pCt.) ein, von 41 mit Unterbindung in 26 (63,4 pCt.) — der von Körner angeführte Fall mit unsicherer Heilung ist nämlich I der folgenden Krankengeschichten. — Af Forselles nimmt in seine Abhandlnng „Lateral-Sinus-Thrombose" (1893) 29 operirte Fälle (z. Th. dieselben wie Körner) auf. Von diesen wurde die Vena jugul. in 16 unterbunden, und zwar mit Heilung in 10 (62,5 pCt.). In den übrigen 13 Fällen trät 7 Mal Heilung ein (53,8 pCt.)

Körner weist ausserdem auf einen anderen wichtigen Umstand hin, dass sich nämlich das Resultat der Operation günstiger stellt, im Falle die Unterbindung der Vena jugul. vor der Ausräumung des Sinus geschieht, als wenn die Operation in entgegengesetzter Ordnung vorgenommen wird. Wahrscheinlich beruht dies darauf, dass, wenn man die Vena jugul. vor der Ausräumung des Sinus unterbindet, nicht nur eine weitere Verbreitung infectiöser Partikel durch das erst genannte Gefäss unmöglich gemacht wird, sondern auch die Gefahr der Loslösung und Verschleppung solcher Partikel während der Operation selbst und zugleich die Gefahr der Blutung vermieden wird, falls man bei der Ausräumung zufällig das centrale Ende des Thrombus erreicht.

Die Unterbindung des Sinus transv. selbst peripherisch um den Thrombus (gegen den Torcular Herophili hin), die Horsley vorgeschlagen hat, dürfte dagegen sowohl für überflüssig wie für gewagt zu halten sein. Körner meint, dass eine Verbreitung infectiöser Thrombustheile durch die Vena jugul. der gesunden Seite nur in seltenen Fällen stattfinden kann, wenn nämlich der Thrombus durch den Torcular Herophili oder durch den Circulus Ridleyi geht. Dass infectiöse Partikeln auf die andere Seite „durch rückläufigen Blutstrom" hinübergeführt werden können, lässt sich wohl, sagt Körner, theoretisch annehmen, wird aber durch die Erfahrung nicht bewiesen. Die Unterbindung des Sinus hält Ballance für gefährlich, weil hierdurch der Subduralraum inficirt werden könnte.

Die Untersuchungen in den folgenden 3 Fällen sind vom Verfasser vorgenommen oder controllirt worden. Ebenso hat derselbe die Operationsberichte dictirt.

I. Otitis media purulent. acut. p. influensam. Empyema antr. mast. Ostit. et periostit. part. mast. Thrombophlebit. sin. transv. Pyaemia. — Aufmeisselung der Pars mast. Ausräumung des Sinus transv. nach Unterbindung der Vena jugul. int. — Heilung. Wilhelm Janson, 21 Jahre alt, Knecht, aus Svia in Vaksala. Allgem. Journal 115 A. 22. 2. — 12. 5. 94. Der Pat. hatte sich bis Anfang Januar 1894 in guter Gesundheit befunden, als er an Kopf-, Rücken- und Beinschmerzen mit Schwitzen und Schüttelfrösten (Influenza?) erkrankte. Er lag nun 4 Tage zu Bette, nahm darauf aber seine Arbeit wieder auf. Nach Verlauf von 3 Tagen, in denen sich der Pat. ganz wiederhergestellt gefühlt hatte, stellten sich (etwa am 8. Jan.) nach Ansicht des Pat. ohne besonderen Anlass, Schmerzen im rechten Ohre ein. Gleichzeitig fing es im Ohre zu sausen und zu „singen" an; 2 Tage später, als der Pat. draussen an seine Arbeit war, gab es plötzlich einen „Stich" im Ohre, und ein stinkender, gelblicher Eiter fing an auszufliessen. Der Pat. fühlte sich sogleich „etwas besser" im Kopfe; die Schmerzen dauerten indessen 8 Tage fort, waren jedoch nicht so schlimm, dass der Pat. nicht hätte seine Arbeit verrichten können; auch der Schlaf war ziemlich gut. Nach Verlauf einer Woche verschwanden die Schmerzen und der Auswurf vollständig; der Pat. fühlte sich gesund; der Appetit war gut. Dies Wohlbefinden dauerte ungefähr 8 Tage. Da erwachte der Pat. eines Nachts davon, dass es „wieder einen Stich im Ohre gab"; und darauf stellten sich so heftige Schmerzen ein, dass der Pat. die ganze Nacht aufbleiben musste. Am Morgen fing Eiter hervorzuquellen an von noch übler riechender Beschaffenheit als beim ersten Mal. Der Ausfluss war ausserdem jetzt reichlicher; der Schmerz sehr heftig. Nachlassen des Hörvermögens. In 2 Wochen hat der Pat. 4 Mal Schüttelfröste gehabt; in den letzten 14 Tagen ist indessen nichts davon bemerkt worden. In dieser Zeit sogar keinerlei Schmerzen. Vor $2\frac{1}{3}$ Woche entstand gerade oberhalb der rechten Kniekehle eine Röthung und Geschwulst, die seitdem beständig an Grösse nach dem Oberschenkel hin zunahm und dem Pat. heftige Schmerzen verursachte. Seit 14 Tagen Geschwlst hinter dem rechten Ohr. — Am 22. 2. 94 wurde der Pat. von der chirurgischen Poliklinik nach dem Krankenhause geschickt.

Status praesens: Körperkonstitution gut. Gesichtsfarbe leicht cyanotisch. An den Lungen nichts Bemerkenswerthes. Herz bedeutend vergrössert. Systolisches Geräusch an der Herzspitze und an der Aorta; der zweite Pulmonalton accentuirt. Starke Empfindlichkeit über der Nierengegend auf beiden Seiten. Urin stark getrübt; Farbe dunkel; Reaction sauer; spec. Gewicht 1,023; filtrirt zeigt er Spuren von Eiweiss; enthält keine reducirende Substanz. Er setzt reichlich Sediment ab, in dem sich die Blutkörper und Eiterzellen finden.

Rechtes Ohr: Gegenwärtig keine Schmerzen; der Pat. fühlt sich jedoch „sonderbar" im Kopf. Gehörgang mit stinkendem Eiter gefüllt;

Wände unbedeutend geschwollen, Trommelfell geschwollen, fast fleischroth; aus einer Perforation in demselben dringt reichlicher Eiter hervor. Halblautes Sprechen wird in einem Abstand von ungefähr 1,5 M. nicht aufgefasst. Das Ticken einer Taschenuhr wird auf 30 Ctm. Abstand gehört. Das Gesicht des Pat. ist noch seit der Geburt etwas schief; die mimischen Muskeln sind athrophisch. Orbicularis oculi verhält sich jedoch auf beiden Seiten gleich. Bei der Untersuchung des Augengrundes zeigen sich die Gefässe auf der Papille selbst sehr undeutlich (mit Oedem bedeckt), und die Papille im Ganzen ist schwach rosa gefärbt; ihre Grenzen sind undeutlich. Etwas mehr als 1 Ctm. hinter dem äusseren Gehörgang beginnt eine kreisrunde, scharf begrenzte, deutlich fluctuirende, empfindliche Geschwulst von 6—7 Ctm. Durchmesser, in der Ausdehnung der Länge des Ohrs entsprechend. Geschwollene Lymphdrüsen am Halse. Keine Empfindlichkeit über der Gefässscheide. Auf der Hinterseite des rechten Oberschenkels eine bedeutende, stark empfindliche Geschwulst.

Durch Incision in den Oberschenkel wird eine grosse Menge braunrother, äusserst stinkender Eiter entleert. Die Incision hinter dem Ohre ergiebt keinen Eiter, da sie nicht tief genug gemacht wurde. — 23. 2. Das Oedem hinter dem Ohre hat sich ausgebreitet. In seinem Centrum, entsprechend dem Foramen mastoideum, giebt der Pat. bedeutende Empfindlichkeit an.

Operation 24. 2. Operateur: Prof. Lennander. Chloroform — Aether-Narkose. Der vorhandene Schnitt wird ein Stück nach dem Hals hinunter und bogenförmig aufwärts bis etwas oberhalb des äusseren Ohres verlängert. Die Länge des ganzen Schnittes beträgt 12—15 Ctm. In seiner Mitte fand sich entsprechend dem vorausgegangenen Schnitt, also über dem hinteren Theile der Pars mast., ein Abscess, der das Periost über der hinteren Kante des Process. mast. durchgebrochen hatte. Die ungefähr 3 Ctm. breiten Weichtheile zwischen dem Ohre und dem Schnitte wurden zusammen mit dem Periost bis zum Gehörgang und von dessen hinterer Wand abgelöst. Mit einem scharfen Löffel kann man nun leicht in den Knochen des hinteren Theils des Process. mast. eindringen. Man gelangte hierbei in eine mit stinkndem Eiter gefüllte grössere Höhle in der Pars mast. Vom Process. mast. war nur eine diese Höhle umschliessende Schale übrig. Mit scharfen Löffeln und Knochenzangen wurde die Aussenwand der Höhle und die hintere knochige Gehörgangswand bis tief hinein entfernt. Beim Auskratzen öffnete sich in der oberen Wand der Höhle das mit Eiter gefüllte autrum mast. Rundherum bestanden die Wände der Höhle aus Knochen, ausser nach hinten zu, wo mit der Sonde auf einem kleinen Gebiete ein weiches Gewebe (Sinus transv.) gefühlt wurde. Um die beim Meisseln unvermeidliche Erschütterung zu umgehen, wurde der Sinus in einer Ausdehnung von ungefähr 3 Ctm. Länge und 1 Ctm. Breite mit Trepan und Gougezangen freigelegt. Seine Wände waren nicht mit Eiter belegt, nicht granulirend und nicht verfärbt; ihre sonst blauschimmernde Farbe war hier in eine blasse, anämische übergegangen. Keine respiratorischen oder pulsatorischen Bewegungen. Konsistenz nicht bemerkenswert fest. Bei Punktionen mit der Pravazschen Spritze in den oberen und unteren Theilen der freigelegten Sinuswand erhält man kein Blut. Nach sorgfältiger Desinfection wurde nun die Vena jugular. int. von einem 6 Ctm. langen Hautschnitt gerade unterhalb des M. omohyoideus aus unterbunden. Die Vene zeigte sich weniger als normal gefüllt. Die Unterbindung geschah mit Catgut No. 3. Die Vene wurde zwischen den Unterbindungen durchschnitten. Sie enthielt dünnflüssiges Blut in geringer Menge. Primäre Suturen. Während der letzten Operation wurde die obere Wunde tamponirt und übernäht gehalten. Der Sinus tranv. wird nun mit einem spitzen Messer geöffnet, und dabei kommt eine kleinere Masse gelblich grauer Eiter zum Vorscheine. Mit dem scharfen Löffel wird ferner eine theilweis feste, theilweise losere und schlechtgefärbte Thrombussmasse herausgeschafft. Das Gefäss wurde in eine Länge von 3—4 Ctm. ansgeräumt. Von dem oberen Ende her erfolgte dabei eine mässige venöse Blutung. Ein Stück der Wand wurde zur mikroscopischen Untersuchung excidirt.

Der Sinus und die Wunde wurden mit klebendem Jodoformgas und Jodoformglyceringas austamponirt. Ueber den Tamponen wurden die Wundränder mit drei Seidenfäden zusammengezogen. Während der Operation wurde mit physiologischer Kochsalzlösung gespült. — Die Blutstillung machte nicht unerhebliche Schwierigkeiten infolge der spröden Beschaffenheit der Gewebe. 2 Peangen mussten in der Wunde zurückgelassen werden. Hervorgehoben muss werden, dass während der Unterbindung der Vene keine vermehrte Cyanose im Gesicht des Pat. wahrgenommen werden konnte.

Nach der Operation, die ungefähr $1^1/_2$ Stunde dauerte, betrug die Zahl der Pulsschläge 120.

	Temperatur.		Puls.	
	Morgens.	Abends.	Morgens.	Abends.
22. 2.	38,5	40,2	92	108
23. 2.	38,2	40,0	80	110
24. 2.	37,4	39,8	88	106
25. 2.	38,0	38,4	86	108
26. 2.	38,0	39,4	84	91
27. 2.	37,3	38,8	84	100
28. 2.	38,2	39,3	100	104
1. 3.	39,1	39,0	96	106
2. 3.	37,8	38,0	80	92
3. 3.	37,2	39,8	88	116
4. 3.	37,4	39,3	104	104
5. 3.	37,2	38,2	88	92
6. 3.	38,0	38,5	88	96
7. 3.	37,4	38,2	92	100
8. 3.	37,1	37,4	80	88
9. 3.	37,2	37,2	80	76
				normal.

Hierauf hielt sich die Temperatur bis zum 31. 3. etwas über 37^0; darauf normal.

Aus den eingehenden Tagesaufzeichnungen mag nur Folgendes erwähnt werden: 25. 2. Beständig Eiter im Urin. — 27. 2. Noch immer wird Empfindlichkeit über beiden Nieren angegeben. Eiter oder Blutkörper sind jedoch im Urin nicht nachweisbar. — 2. 3. Leichter Husten ohne Expectorat. Eiweiss im Urin. — 3. 3. Eiweiss kann im Urin nicht weiter nachgewiesen werden. Papilla nervi optici im Ganzen etwas blasser; ihre Grenzen jedoch auch weiterhin weniger deutlich. In allen Richtungen sind viele kleine Gefässe stark gefüllt. — 4. 3. Schleimiges Expectorat. Athmungsgeräusch vesiculär. — 5. 3. Expectorat eiterig. — 6. 3. Wunde wie vorher hier und da eitrig belegt. Grosse Liegewunde über dem Os sacrum, eine kleinere über dem linken Trochant. major. — 9. 3. Expectorat wieder schleimig. — 10. 3. Da die Liegewunden brandig erscheinen ohne Tendenz zur Heilung wird der Pat. in ein permanentes Bad gelegt. — 19. 3. In der bisher seit der Operation verflossenen Zeit ist der Pat. sehr heruntergebracht gewesen; er hatte sehr unter Schlaflosigkeit zu leiden und das Bewusstsein war oft umnachtet. Ausser möglichst reichlicher Nahrung hat der Pat. Cognac, Digitalis, Anistropfen u. s. w. und subcutan Morphium und Campher bekommen. Allgemeinbefinden jetzt wesentlich verbessert. — 24. 3. Liegewunde ganz sauber; ihre Ränder jetzt nicht unterminirt. Der Pat. kann heute das permanente Bad verlassen. Jedoch werden täglich längere Bäder verordnet. Die Heilung sowohl der Wunde in der Pars mast. als der Liegewunde und der Abscesshöhle auf dem Oberschenkel schritt seitdem normal fort. — 17. 4. Der Pat. kann das Bett verlassen. — 12. 5. Der Pat. wird mit einem 2 pfenniggrossen Hautdefect auf dem Os sacrum entlassen; im Uebrigen geheilt.

Im September 1894 stellte sich der Pat. auf Wunsch zur Untersuchung. 14 Tage nach der Entlassung war auch die Wunde auf dem Rücken geheilt. Keine Unannehmlichkeiten vom Ohr aus. Das Trommelfell etwas in seinem hinteren Theil verdickt, sonst normal. Keine Empfindlichkeit über der Narbe auf der Pars mast. Die Uhr hört der Pat. auf 60 Ctm., Flüstern auf 3 Mtr. Abstand. Allgemeinbefinden sehr gut.

Epikrise. Das man es hier mit einer Pyämie in Folge otitischer Thrombophlebitis im Sinus transv. zu thun hatte, war bei der Ankunft des Patienten im Krankenhause klar ersichtlich. Der Patient hatte nämlich, nachdem er eine Zeit an acuter Otitis media gelitten hatte, Schüttelfröste bekommen, nach denen ein Abscess im rechten Oberschenkel entstand. Erst gleichzeitig hiermit oder unmittelbar darauf trat eine Geschwulst in der Regio mast. auf, was darauf hindeutete, dass sich die Entzündung in der Paukenhöhle nach hinten ausgebreitet hatte. Dass sich die Schüttelfröste schon lange (14 Tage) vor der Geschwulst hinter dem Ohre einstellten, und dass sich auch bei der Ankunft im Krankenhause an der Stelle unter der Crista tempor. und unmittelbar hinter dem Gehörgang (Fossa mast.), die dem Antrum mast. entspricht, noch

keine Empfindlichkeit oder Geschwulst vorfand, legt die Annahme nahe, das die Ausbreitung auf den Sinus transv. diesmal
nicht auf dem gewöhnlichen Wege durch die Lufträume und den
Knochen in der Pars mast. geschah. Es ist vielmehr wahrscheinlicher, dass zunächst der Bulbus venae jugul. direct von der Paukenhöhle her — beide trennt ja nur eine dünne (mitunter unvoll-
ständige) Knochenwand — angegriffen wurde und dass die Entzündung dann auf den Sinus transv. überging. Möglich ist es auch
dass der Knochen in der Pars mast. erst secundär von hier aus
angegriffen wurde. Der Umstand, dass die Geschwulst und die
Empfindlichkeit am deutlichsten an dem hinteren Rande des Process. mast., um das Foramen mast. waren (Griesinger's Anzeichen für Thrombose im Sinus transv.), und nicht unmittelbar
hinter dem Aussenrohr, spricht, obwohl nicht mit Nothwendigkeit,
für eine derartige Auffassung.

In diagnostischer Beziehung ist das Vorhandensein von Papillitis nervi optici bei uncomplicirter otitischer Sinusphlebitis bemerkenswerth. Nach Körner ist sie jedoch nicht selten.

Ungeachtet dessen, dass die von aussen sichtbaren Veränderungen der Sinuswand ganz unbedeutend erschienen, wurde doch
auf Grund der deutlichen Symptome eine Probepunction durch dieselbe gemacht. Da sich das Gefäss als nicht blutführend erwies,
war die Oeffnung desselben selbstverständlich indicirt. Obwohl aus
der Krankheitsgeschichte hervorzugehen schien, dass der inficirte
Theil des Thrombus wahrscheinlich durch Ablagerungen auf seinem
centralen Ende bedeckt wurde — in den letzten 2 Wochen waren
keine Schüttelfröste, die auf neue Metastasen hingewiesen hätten,
eingetreten —, wurde doch die Vena jugul. unterbunden, ehe der
Sinus transv. geöffnet wurde, um die Gefahr zu vermeiden, bei
seiner Ausräumung das centrale Ende des Thrombus zu treffen und
Theile desselben in die Blutcirculation zu bringen.

Da in einem Falle wie dem vorliegenden, wo man Gründe
hat einen zerfallenden Thrombus anzunehmen, die beim Meisseln
unvermeidliche Erschütterung verhängnissvoll werden kann, so
wurden zur Freilegung des Sinus der Trepan und die Gougezange
verwendet. Kann man mit dem letzten Instrument allein zum
Ziele kommen, so ist dies jedoch vorzuziehen. Auch die Anwendung des Trepans ist nämlich nicht ohne Gefahr.

Da die Otitis ziemlich jungen Datums war, so dass man keine
tiefergehenden Veränderungen in der Paukenhöhle vorauszusetzen
hatte, wurde diese unberührt gelassen.

Von grösster Wichtigkeit war in diesem Falle zweifellos die
Behandlung mit dem permanenten Bad. Ohne dasselbe hätten
wahrscheinlich die Liegewunden, die recht ernsthafter Natur waren,
bei dem äusserst heruntergekommenen Zustand des Patienten über-
hand genommen und der Ausgang wäre ein anderer geworden.

II. Otitis media purulent. chron. Cholesteatoma antri mast.
Catarrh. cellul. mast. Abscess. extradural. foss. cranii post.
Thrombophlebit. sin. transv. et ven. jugul. int. Pyaemia incip. —
Stacke's Operation. Sinus transv. wurde nach der Unterbindung
der Vena jugul. int. incidirt. — Heilung. — Uno Johansson, 14 Jahre,
aus Upsala. Allgem. Journal 201 A. 12. 4.—25. 5. 1894. — Von seinem 4.
bis 6. Jahre litt der Pat. an einem nässenden Ausschlag auf dem Kopfe, der
nach Meinung der Aerzte auf Scrophulose beruhte. Kurze Zeit nach Verschwinden des Ausschlages beobachtete die Mutter, dass aus dem rechten Ohre
des Pat. ein übelriechender, gelblichweisser Eiter herausrann. Diesem Ausfluss
sollen keine Schmerzen im Ohre vorausgegangen sein. Das Hörvermögen des
Pat. war öfters ziemlich schlecht. Zu dieser Zeit ereignete es sich einmal, dass
beim Spiel ein Zweig in das Ohr des Pat. gestossen wurde. Die Mutter glaubte
jedoch, dass der obengenannte Ausfluss früher angefangen habe. Von da an
sind zuweilen, besonders im Winter, Schmerzen und eitriger Ausfluss vorgekommen. Am 7. April stellten sich Schmerzen im Ohre ein, während der Ausfluss gleichzeitig aufhörte. Am 11. Abends traten Uebelkeiten, wiederholtes
heftiges Erbrechen und Schwindelanfälle hinzu, und dazu fing der Pat. an über
Empfindlichkeit auf einem kleinen Gebiete ungefähr 6 Ctm. hinter dem äusseren
Gehörgang zu klagen. Von Zeit zu Zeit fühlte sich der Pat. heiss und schwitzig.
Am folgenden Tag kam er in die chirurgische Abtheilung des akadem. Krankenhauses zu Upsala. — Bei seiner Ankunft zeigte sich in dem geröteten und
verdickten Trommelfell nach hinten und unten zu eine kleinere mit Granulationen gefüllte Perforation. Sie wurden entfernt und die Oeffnung mit einer
Paracenthesenadel erweitert. Nach dieser Operation begann wieder der Eiterausfluss, und die subjectiven Symptome hörten auf. Trotz etwas hoher und
allmählich steigender Temperatur war das Allgemeinbefinden des Pat. in den
nächsten Tagen ziemlich gut. Die Empfindlichkeit im hinteren Theil der Regio
mast. bestand indessen fort und nahm etwas zu. Das Hörvermögen war sehr
geschwächt; das Ticken einer Taschenuhr hörte der Pat. erst, wenn man sie
unmittelbar an's Ohr heranlegte.

Status praesens am 16. 4., 6 Uhr Nachmittags. Der Pat. hat leichte
strahlende Schmerzen im rechten Ohr und fühlt sich schwer im Kopf. Sensorium frei; das allgemeine Aussehen deutet auf Abgestumpftheit. Starker
Durst. — Urin sauer, enthält weder Eiweiss noch Zucker; spec. Gew. 1,018,

— Temperatur Morgens 37,5, nach einem Schüttelfrost Mittags 38,6, 6 Rhr Nachmittags 40,4. Puls 125. — An Lungen und Herz nichts Abnormes. Milz-Dämpfung nicht vergrössert. Locale Symptome: Aus dem rechten Gehörgange fliesst ein dünner gelblicher, übelriechender Eiter. — Ueber der Stelle für das Emissarium mast. Empfindlichkeit und leichtes Oedem. — Ebenso eine, obwohl unbedeutende, Empfindlichkeit über der Gefässscheide. Kein nachweisbarer Unterschied in der Füllung der Venae jugular. ext. Keine Reizungs- oder Lähmungserscheinungen, keine Stasenpapille oder anderes Anzeichen eines intracraniellen Leidens. — Der Pat. hat subcutan Campher bekommen und Wein.

Operation am selben Tag 9 Uhr Nachmittags. Operateur Dr. Dahlgren. Chloroform-Aether-Narkose. — Von einem Punkte lothrecht oberhalb des Gehörgangs wird nach der Spitze des Proc. mast. hin ein bogenförmiger Schnitt bis auf den Knochen angelegt. Das Periost wird gegen den Gehörgang hin und von dessen hinteren und oberen Wänden abgelöst, wobei aus der Paukenhöhle Eiter heraustritt. Das Periost und die Corticalis sind nicht krankhaft verändert. Die Aufmeisselung fängt in gleicher Höhe mit und unmittelbar hinter dem Gehörgange an. Ziemlich nahe der Oberfläche fanden sich im Knochen Höhlungen mit eitriginfiltrirter Schleimhaut. Durch nach hinten hin fortgesetztes Meisseln wurde der Sulcus sigmoid. geöffnet, der eine ziemlich beträchtliche Menge dünnen Eiters enthielt, der den Sinus transv. umspülte. Der zuerst sichtbare Theil desselben schimmerte in blau; an anderen Stellen schien seine Wand verdickt und mit Granulationen bedeckt. Der Sinus war dem Gefühl nach fluctuirend, nicht gespannt; bei der Punktion ergab sich nur Blut. Das Antrum, die Cellul. mast. und der Aditus ad antrum wurden nun unter Anwendung von Stacke's „Schützer" vollständig frei gelegt. Das Antrum, das recht geräumig war, zeigte sich vollständig mit einer breiigen, schmutzig dunkelgrauen, übelriechenden Masse mit kleineren, etwas glänzenden Partien dazwischen gefüllt, die, wie die mikroskopische Untersuchung ergab, cholesteatomatöser Natur war. Diese Masse wurde sorgfältig mit dem scharfen Löffel ausgekratzt, die äussere Knochenwand des Atticus (des oberen Theils der Paukenhöhle) wurde fortgeschlagen und der Hammer mit der Pincette entfernt. Der Amboss war dagegen nicht mehr aufzufinden. - Die Fossa cranii media wurde geöffnet und dabei constatirt, dass die Dura mater hier gesund war. Die hintere Wand des weichen Gehörgangs wurde durch einen Horizontalschnitt gespalten, von dessen äusserem Ende aus 2 kurze Verticalschnitte angelegt wurden. In jedem Ende der Wunde wurde eine Sutura mit Silkwormgut angelegt. Im Uebrigen wurden die Wunde und der Gehörgang mit Jodoformgaze tamponirt. — Puls nach der Operation 135. -- Keine Gesichtslähmung. — 17. 4. Schlaf in der vergangenen Nacht schlecht. Temperatur Morgens 38,1, Abends 39,9. Im Verlauf des Tages war der Pat. unruhig und hatte zuweilen leichtere Schüttelfröste. — 18. 4. Befinden unverändert. Fortgesetzt leichte Schüttelfröste. Der Pat. ist bei Sinnen, aber etwas stumpf. Temperatur Morgens 37,8, Abends 39,0, Puls 116--118. — 19. 4. Zwischen 2 und 3,30 Nachmittags starke von reichlichem Schwitzen gefolgte Schüttelfröste.   Bedeutende Empfindlichkeit über der rechten Vena jugul. int. auch nach unten zu.   Temperatur Morgens 38,7, Abends 38,7, Puls 112—120.

Auf Grund der starken und anhaltenden Schüttelfröste und des Fiebers wurde am Abend die Unterbindung der Vena jugul. int. vorgenommen. Operateur: Dr. Dahlgren.   Chloroform-Aether-Narkose.   Ein 5 Ctm. langer Schnitt wurde an dem inneren Rande des M. sternocleido-mast. in der Richtung des Gefässes angelegt, die Gefässscheide wurde geöffnet und die Vene, die zusammengefallen war, blossgelegt und nach doppelter Unterbindung mit Catgut durchschnitten.   Eine Cyanose im Gesicht des Kranken wurde hierbei nicht bemerkt.   Primäre Suturen.   Nachdem sich durch Punction mit der Spritze gezeigt hatte, dass der Sinus transv. nicht blutführend war, wurde derselbe aufgeschnitten.   Hierbei trat keine Blutung ein, auch ergab sich kein Eiter.   Von der Ausräumung des Sinus nahm man Abstand, weil die Operation des schlechten Zustands des Pat. wegen so schnell wie möglich abgebrochen werden musste.   Tamponade mit Jodoformgaze. — 20. 4. Der Pat. hat gut geschlafen und nach der Operation keine Schüttelfröste gehabt.   Nur gelegentlich leichte, vereinzelte Schmerzen um das Ohr.   Temperatur Morgens 37,7, Abends 38,0, Puls 96—100. — 22. 4. Schlaf unruhig.   Während der Nacht ein unbedeutender Schüttelfrost.   Temperatur Morgens 38,4, Abends 38,4, Puls 96—102. — 24. 4. Die in die Wunde hinter dem Ohr eingelegten Tampons waren schmutzig grauroth und übelriechend.   Da der Pat. heute über Empfindlichkeit am Hals geklagt hatte, wurde auch hier der Verband abgenommen. In Folge von Suppuration musste man die Suturen öffnen und die Wundhöhle drainiren.   Hustenreiz, aber keine objectiven Symptome von den Lungen her. — Die Heilung ging dann normal weiter.   Die Secretion aus dem Sinus, die anfangs reichlich war, hörte allmälig auf. — 9. 5. fing der Pat. an aufzustehen. — Bei der Entlassung am 25. 5. findet sich aufgezeichnet: Die Wunde hinter dem Ohre $^2/_3$ geheilt.   Mehr als die Hälfte der Höhle ist mit Epidermis bekleidet, die vom Gehörgang aus gewachsen ist; der übrige Theil schön granulirend.   Minimale Secretion. — Das Ticken einer Taschenuhr wird vom rechten Ohr in einer Entfernung von 3 Ctm. wahrgenommen.   Gute Knochenleitung.   Die Wunde am Halse nahezu geheilt.   Allgemeinbefinden sehr gut. — 11. 12. Keine Unannehmlichkeiten vom Ohre her.   Das äussere Ohr in richtiger Stellung.   Die Paukenhöhle, das Antrum und die aufgemeisselten Lufträume in der Pars mast. bilden, wie bei der hier ausgeführten Stacke'schen Operation beabsichtigt wird, eine einzige grosse Höhle, die vollständig mit Epidermis bedeckt und durch den Gehörgang in allen ihren Theilen für eine Inspection leicht zugänglich ist.   Ein paar kleine, granulirende Flecken sind erst jetzt durch eine kurze Zeit fortgesetzte tägliche Behandlung mit Cauterisationen u. dergl. vollständig geheilt worden. — Die Taschenuhr wird auf 5 Ctm., starkes Flüstern auf 3 Mtr. Abstand gehört.

Im Juni 1895 fand sich der Pat. auf Wunsch bei mir ein.   Die Höhle war auch dann noch weiter trocken.   Der Pat. hatte keine Unannehmlichkeiten vom Ohre her.   Hörvermögen wieder etwas verbessert.

Epikrise. Bei der Ankunft des Pat. im Krankenhause fanden sich deutliche Anzeichen von Eiterretention im Mittelohr, die von einem Polypen verursacht war, der die Perforation im Trommelfell ausfüllte. Da hieraus erfahrungsgemäss schwere sogar cerebrale Symptome folgen können, so brauchte man auf die vorhandenen Erbrechens- und Schwindelanfälle kein besonderes Gewicht zu legen. Sie verschwanden auch nach der Entfernung des Polypen und der Erweiterung der Perforation. Die allmählich steigende Temperatur und die zunehmende Empfindlichkeit zeigten indessen, dass diese Operation nicht genügte. Auf Grund der Localisation der Empfindlichkeit über dem Foramen mast., durch welches das Emissarium mast. hindurchgeht, wurde die Diagnose auf eine Entzündung in oder um den Sinus transv. gestellt. Die starken Schüttelfroste am 16./4. machten ausserdem das Vorhandensein einer Thrombophlebitis an jener Stelle nicht unwahrscheinlich. Bei der am selben Tag vorgenommenen Operation wurde denn auch ausser cholesteatomatösem Sekret im Antrum mast. und Eiterinfiltration in der Schleimhaut der übrigen Lufträume ein extraduraler Abscess um den Sinus transv. vorgefunden. Dieser erwies sich jedoch als noch blutführend. Wie ich nach der Operation in meinem Bericht über den Fall auf der Klinik hervorhob, konnte jedoch auf Grund hiervon die Anwesenheit eines inficirten nicht obturirenden Thrombus nicht für ausgeschlossen gelten. Ich erwähnte deshalb auch, dass es meine Absicht wäre, bei eventuell fortgesetzten Schüttelfrosten eine Unterbindung der Vena jugul. int. auszuführen, um eine weitere Verbreitung des Infectionsstoffes vom Thrombus her zu vermeiden.

Der Nutzen dieser Operation war in diesem Falle handgreiflich. Die wiederholten heftigen Schüttelfroste verschwanden so gut wie mit einem Schlage, und das Allgemeinbefinden besserte sich. Dass sich die Temperatur trotzdem hoch hielt, dürfte theils den bereits in den Körper ausgesäten Infectionsstoffen, teils auch der Suppuration mit Eiterretention zuzuschreiben sein, die in der Unterbindungswunde am Halse entstand. Da der Pat. keinerlei Beschwerde von dieser Wunde hatte, wurde sie nämlich erst am 5. Tage untersucht. Nachdem die Suturen dort herausgenommen und der Eiter herausgeschafft worden war, verschwand das Fieber.

Auf die Statistik gestützt, räth af Forselles von primärer

Verbindung der Wunde am Halse ab, weil hier gerne Suppuration entstehe. Dass es sich nicht immer so verhält, beweisen Fall I und III, wo Heilung per primam erzielt wurde. Der Ausgang dürfte wohl in jedem Einzelfall darauf beruhen, ob die Gefässwand an der Unterbindungsstelle inficirt ist oder nicht. Da indessen die Unterbindung der Vena jugul. in der Regel erst vorgenommen wird, nachdem man die Pars mast. geöffnet und Thrombose im Sinus constatirt hat, so liegt auch die Möglichkeit nahe auf der Hand, dass die Wunde trotz aller Vorsichtsmassregeln während der Operation von aussen her inficirt wird. Ich meinestheils halte es deshalb für das vorsichtigste, die Wunde in allen Fällen zu tamponiren und nach 1 oder 2 Tagen, wenn sie dann sauber ist, eine sekundäre Sutura anzulegen. Natürlich muss die Wunde unter allen Umständen durch geeignetes Verbandsmaterial (hydrophobe Watte) sorgfältig vor dem Sekret aus der Wunde in der Regio mast. geschützt werden.

Da sich hier Cholesteatom vorfand und die Otitis ausserdem sehr alten Datums war, war keine Ausheilung des Mittelohrs zu erwarten ohne vollständige Ausräumung der Paukenhöhle und der Pars mast. Ich nahm sie nach der von Stacke vorgeschlagenen Methode (siehe den Operationsbericht!) mit Spaltung des Gehörgangs vor. Das Resultat war das allerbeste, insofern der Ausfluss vollständig aufhörte und sich das Hörvermögen verbesserte. Eine Wiederbildung von Cholesteatom ist während der (mehr als ein Jahr langen) Zeit, wo ich den Pat. beobachtet habe, nicht bemerkt worden. Selbst wenn sie noch eintreten sollte, könnte sie jetzt für den Pat. keine Gefahr mehr mit sich führen. Alle Theile der mit Epidermis bekleideten Höhlung sind nämlich vom Gehörgang aus zugänglich. Der alten Schwartze schen Operationsmethode, nach der man hinter dem Ohre eine Fistel in die Höhle der Pars mast. hinein anlegte, ist die in diesem Falle angewandte vorzuziehen, theils von kosmetischen Gesichtspunkten aus, theils deswegen, weil bei ihr mehr Rücksicht auf die Heilung der ursprünglichen Krankheit, der Otitis, genommen wird.

III. Ostitis partis mast. p. otit. med. acut. (ohne Perforation des Trommelfells). Phlebit. et thrombosis sin. transv. — Aufmeisselung der Pars mast. Unterbindung der Vena jugul. int. Ausräumung des Sinus transv. — Heilung. Margaretha Lund-

quist, Frau, 54 Jahr, aus Skuttunge. Allgem. Journal 458 B. 14. 10. —
4. 12. 94. Die Pat. hatte häufige Beschwerden durch Schnupfen und Rachen-
katarrh. Ungefähr seit dem 20. Jahre beständiges Sausen vor den Ohren
ohne Schmerzen und ohne Ausfluss. Merkbares Nachlassen des Hörvermögens
erst in letzter Zeit. Um den 24. August bekam die Pat. ein Morgens — wie
sie glaubt infolge von Erkältung — ganz plötzlich gewaltsame Schmerzen im
rechten Ohr. Linderung nach Breiumschlägen und ruhigem Liegen. Von da
ab sind die Schmerzen, obwohl gelinderter, geblieben und andere abnorme
Empfindungen im Ohre neben beträchtlicher Herablassung des Hörvermögens
sind hinzugetreten. Ende September begann auch die Gegend hinter dem
Ohre zu schmerzen; vor einer Woche wurde hier Empfindlichkeit beobachtet
und heute Morgen eine Geschwulst. Kein Ausfluss. Niemals Schwindel oder
andere Lähmungssymptome. In der letzten Woche hat sich das Allgemeinbefinden verschlimmert: die Pat. fühlte sich übel und hatte keinen Appetit. —
10. 10. Langandauernder Schüttelfrost, dem reichliches Schwitzen und Hitze-
gefühl in der Haut folgen. In der Wohnung wurde die Pat. mit Blutegeln,
Breiumschlägen, Tropfen, Pflaster und dergl. behandelt.

Status praesens am 14. 10. 94. Konstitution und Kräfte gut. P. 80,
gleichmässig. Temperatur im Rectum 38,0 °. Urin sauer, spec. Gew. 1,019,
frei von Eiweiss und Zucker. — Vom Herz nichts Bemerkenswerthes. — Leichtes
Lungenemphysem. — Diffuse Röthung im Rachen mit schleimigem Belag.

Rechtes Ohr. Meatus auditor. ext. in seiner äusseren Hälfte normal;
der innere Theil verengt zu kaum 2 Mm. Durchmesser, mit röthlicher Wand.
Am Grunde des verengten Meatus wird ein kleiner Theil des Trommelfells
sichtbar, der grauweiss gefärbt ist; eine Perforation ist nicht wahrzunehmen.
Hinter dem Aussenrohre befindet sich eine ausgedehnte leichte Anschwellung,
am deutlichsten über der Basis des Process. mast. Aufwärts erstreckt sie
sich bis zu gleicher Höhe mit dem oberen Rand des Aussenrohres, nach vorn
geht sie auf die Rückseite desselben über, nach unten und hinten zu sind die
Grenzen undeutlich. Die Haut über der Geschwulst ist röthlich, keine Fluctuation. Die Pat. giebt über dem geschwollenen Gebiete Empfindlichkeit an,
am meisten über der Basis des Process. mast., und nach dem Halse hinab
hinter dem Kieferwinkel. Geschwollene Drüsen sind jedoch nicht zu konstatiren. — Eine Taschenuhr wird nicht gehört, wenn man sie auf dem Ohre
anbringt, und kaum, wenn man sie an der Pars mast. legt. Das letztere
nach Ausspülung des Gehörgangs, vorher wurde eine Uhr auf 5 Ctm. vom
Ohre gehört.

Linkes Ohr: Trommelfell schlaffer als gewöhnlich. Eine Uhr wird auf
7 Ctm. Abstand gehört. Im übrigen nichts Bemerkenswerthes. Keine Facialis-
lähmung.

Operation am 15. 10. Operateur: Prof. Lennander. Chloroform—
Aether—Narkose. Bogenförmiger Schnitt hinter dem Ohre. Bei der Loslösung der Weichtheile mit dem äusseren Gehörgang von der Pars mast. wurde
ein Senkungsabscess geöffnet. Aeussere Oberfläche der Corticalis scheint
gesund. Knochen dünn. Nach Fortmeisselung der Aussenwand im vorderen
Theil der Pars mast. wird in derselben eine grosse unregelmässige, mit Eiter

und Granulationen ausgefüllte Höhle vorgefunden. Die Granulationen waren von so fester Beschaffenheit, dass sie Neubildungen zu sein schienen; die sofort vorgenommene mikroscopische Unsersuchung ergab indessen nur die Anwesenheit von Granulationsgeweben, nicht von Epithelzellen. Diese Höhle nahm den grössten Theil der Pars mast. ein, reichte aber nicht bis zur Paukenhöhle. Auf dieser Seite wurde mit der Sonde und dem scharfen Löffel eine feste Knochenwand gefühlt. Nach hinten war der Knochen bis zum Sulcus sigmoideus zerstört, so dass der Sinus transv. von der Abscesshöhle aus zugänglich dalag, bedeckt mit Granulationen von der eben genannten Beschaffenheit. — Gegen die Fossa cranii med. hin war der Knochen sklerotisirt. Die hier in einer Ausdehnung von mehr als einem Quadratcentimeter freigelegte Dura mater erwies sich als leicht injicirt, im Uebrigen aber nicht bemerkenswerth. — Nachdem der Knochen auf der Aussenseite des Sinus transv. z. Th. entfernt und die Sinuswand, die keine Pulsationen aufwies, durch Kratzen von den Granulationen befreit worden war, wurden in derselben 3 Probepunctionen mit der Pravazschen Spritze gemacht, ohne dass hierbei oder bei der folgenden Incision Blut kam. Erst als ein scharfer Löffel durch die Oeffnung in der Sinuswand in der Richtung nach unten geführt wurde, entstand etwas Blutung. Die Wunde wurde nun tamponirt gehalten, während die Vena jugul. int. von einem Längsschnitt am Halse aus doppelt unterbunden und in gleicher Höhe mit der Cartilago cricoides durschnitten wurde. Bei der darauf folgenden Ausräumung des Sinus transv. zeigte sich, dass der Thrombus ganz kurz war. Tamponirt wurde mit Jodoformgaze. — Die Unterbindungswunde am Halse wurde primär genäht.

Temperatur

	Morgens	Abends
14: 10.	—	38,0
15. 10.	37,5	38,0
16. 10.	37,6	38,0
17. 10.	37,4	37,9
18. 10.	37,4	37,6
19. 10.	37,4	38,0
20. 10.	38,4	38,6
21. 10.	37,6	37,8
22. 10.	37,5	37,7
23. 10.	36,8	37,9
24. 10.	37,4	38,7
25. 10.	37,5	37,7
26. 10.	37,1	37,8

Die Pulsfrequenz war selten etwas höher als normal.

Darauf ist die Temperatur mit Ausnahme einiger geringer Steigerungen normal. In den nächsten Tagen beklagte sich die Pat. über Schmerzen beim Schlucken; der Rachen wies weiter nichts Abnormes auf als die im Status praes. erwähnte Röthung. Allgemeinbefinden gut. Keine Schüttelfröste. Aus dem geöffneten Sinus etwas Suppuration.

5. 11. Erneute Operation. Da sich bei dem letzten Verbandswechsel in dem nach unten gehenden Theile des Sinus transv. Eiter unter einem bestimmten Drucke eingeschlossen fand, wurde der Knochen theils mit einem Trepan, theils mit Gougezangen gegen das Foramen lacer. post. hin fortgenommen, und der Sinus aufgeschnitten und ausgekratzt. Er enthielt theils dünnen Eiter, theils eine feste Thrombusmasse. In dem horizontalen (hinteren) Theile des Sinus befand sich gleichfalls ein fester Thrombus von ungefähr 1 Ctm. Länge; bei der Auskratzung desselben entstand eine recht lebhafte Blutung. Der horizontale Theil des Sinus wurde mit Jodoformgaze zugedrückt, der nach unten gehende Theil mit derselben Art Gaze austamponirt. — 7. 11. Empfindlichkeit an einem bestimmten Punkte auf dem Grunde der Wunde (der hinteren Wand des Sinus). — 9. 11. Etwas Schmerzen in der Wunde, die nach vorn gegen die Stirn hin ausstrahlen. Empfindlichkeit in derselben wie bisher. 14. 11. Heute Nacht heftige Schmerzen in der rechten Kopfhälfte und Uebelkeiten. — Die Empfindlichkeit in der Wunde möglicherweis etwas verringert. — 15. 11. Empfindlichkeit in der Wunde weniger hervortretend. — 22. 11. In den letzten Wochen haben die Kopfschmerzen immermehr abgenommen, ebenso die Secretion in der Wunde. Durch 4 Suturen wird dieselbe bis auf $^1/_3$ ihrer ursprünglichen Länge verkleinert. — 27. 11. Die Wunde wird durch Suturen noch weiter zusammengezogen, so dass sie jetzt nur noch 2 Ctm. lang ist. — 4. 12. Die Wunde etwas grösser als unmittelbar nach Anlegung der letzten Suturen. Allgemeinbefinden gut. Eine Taschenuhr wird auf 35 Ctm. Abstand gehört. Die Pat. wird heute der poliklinischen Pflege überwiesen. — Als die Pat. im Mai 1895 untersucht wurde, war sie frei von allen subjectiven Beschwerden vom Ohre her. Das Trommelfell bot nichts Bemerkenswerthes. Eine Uhr wurde auf 1 Mtr., Flüstern auf mehrere Meter Abstand gehört.

Epikrise: Der Fall hat sein grösstes Interesse darin, dass er beweist, wie eine verhältnissmässig leichte, wahrscheinlich nicht eitrige (keine Perforation im Trommelfell) Otitis med. Anlass zu höchst ernsthaften Complicationen geben kann. Ich denke mir den Verlauf der Krankheit in diesem Falle folgendermassen: Als Folge einer chronischen Pharyngitis war ein Catarrh in der Tuba Eustachii und der Paukenhöhle entstanden. Nachdem sich die Infection von der letzten aus auf die Lufträume der Pars mast. ausgedehnt hatte, kam wahrscheinlich ein Verschluss des Aditus ad antr. zu Stande. Erst in der Pars mast. hat die Entzündung einen heftigeren Charakter angenommen, den Knochen angegriffen, das Innere des Schädels erreicht und hier Anlass zu einem Thrombus im Sinus transv. gegeben. Die reichliche Granulationsbildung deutet möglicherweise darauf hin, dass die Entzündung in der Pars mast. von Anfang an mehr chronischer Natur war.

Da der Sinus transv. krankhafte Veränderungen aufwies, und

die Punktion desselben das Vorhandensein eines Thrombus ergab,
so wurde er incidirt und ausgeräumt und ausserdem die Vena jugul.
int. unterbunden. Möglich ist, dass, falls der Thrombus noch nicht
inficirt worden war, was bei der Operation, wo er noch nicht zerfallen war, nicht ermittelt werden konnte, eine vollständige Ausräumung der Pars mast. ohne Oeffnung des Sinus hinreichend
gewesen wäre. Der weitere Verlauf, der eine nachträgliche Freilegung und Ausräumung des Sinus transv. nothwendig machte,
scheint jedoch nicht dafür zu sprechen.

Durch die Operation wurde die Pat. nicht nur von der drohenden Gefahr, die die Suppuration mit sich führte, sondern auch
von dem Ohrensausen befreit, das sie mehrere Jahre lang belästigt
hatte; ausserdem wurde das Hörvermögen nicht unwesentlich
verbessert.

XXVII

Pathologie und Therapie der Harnabscesse.

Von

Dr. J. Lipowski,

Berlin.

--- --- ---

Vorwort.

Um die Erkenntniss des Gerüstes der umfangreichen Arbeit zu
erleichtern, will ich die Principien meiner Eintheilung und deren
nothwendige Gliederung vorausschicken.

Zwei Gesichtspunkte konnte ich bei der Eintheilung des Stoffes
verfolgen. Entweder nahm ich als Basis die Anatomie der Harnwege und betrachtete in jedem anatomisch begrenzten Abschnitt
des Urogenital-Apparates besonders die Pathologie und Therapie
der „Harnabscesse", oder ich betrachtete in dem Gesammttractus
die Aetiologie, pathologische Anatomie, Symptomatologie, Diagnose,
Prognose und die Therapie besonders. Beide Eintheilungsprincipien
hätten Zusammenstellungen und Trennungen involvirt, die dem
beherrschenden Verständniss geschadet hätten. Ich combinirte daher
beide Einleitungsarten je nach dem logischen Erforderniss. Die
Logik war mein erstes Gesetz. Sie ordnete die Folge der Abschnitte, sie bestimmte, was Empirie bleiben muss, und was aus
der empirischen Notwendigkeit in die logische herausgehoben werden
darf. Der Befriedigung des Causalitätsbedürfnisses habe ich manches
Opfer in Bezug auf schematische Correctheit gebracht, so namentlich in der Art der anatomischen Darstellung. Ich habe nicht die
ganze uns interessirende Anatomie der Harnwege im Zusammenhang
betrachtet, sondern ich flocht die nothwendigen descriptiven und
topographischen Daten dort hinein, wo das Verständniss sie forderte.

Da aber meine Erörterungen immer die Gebiete im Zusammenhang betrafen, die anatomisch resp. functionell zusammengehören, so ist die Zerstückelung der Anatomie nur scheinbar. Zugleich vermied ich durch diese Betrachtungsweise der Anatomie die Gefahr langweiliger Anhäufung, notwendiger Verweisung resp. Wiederholung und unzweckmässiger Aneinanderreihung.

Bevor ich an die Darstellnng meines Themas selbst ging, entwickelte ich die Begriffsbestimmung der Harnabscese, von dem Inhalte, der in dem Worte selbst liegt, an bis zu der Definition, die ich aufgestellt. Der sog. Harnabscess ist meiner Meinung nach ein Abscess, der sich in der Wandung der Harnwege oder in deren Umgebung entwickelt hat und dem Harn Zutritt gewährt, entweder constant oder zu irgend einem Zeitpunkt der Entwickelung.

Damit ist die nothwendige Ausdehnung und Begrenzung unseres Themas festgesetzt.

A. Aetiologie und pathologische Anatomie.

a) Die erste logische Forderung war nun der Vergleich der Möglichkeiten der Abscessbildung in den Harnwegen mit der Aetiologie der gewöhnlichen Abscesse. Nothwendig ergab sich von vorn herein die Unterscheidung durch den Urinzutritt.

b) Wir kamen ferner bald zu der Erkenntniss, dass durch dieselben Factoren einmal ein Abscess bedingt ist, ein andermal die Eiterung diffus sich verbreitet. Um daher Harnabscess und -infiltration bestimmt zu umgrenzen, musste der Begriff des Abscesses überhaupt festgestellt werden.

c) Die Möglichkeit einer Abscessbildung ist abhängig von der Möglichkeit einer Eiterbildung; von der Bestimmung dieser Fähigkeit hängt also auch die Weite der Aetiologie der Abscesse im Allgemeinen und der in den Harnwegen insbesondere ab.

1. Obenan in der Aetiologie der die Harnwege betreffenden Abscesse steht die Gonorrhoe. Es musste die ausserordentlich wichtige Frage erörtert werden, sind die berichteten gonorrhoischen Abscesse primär durch Gonokokken erzeugt oder die Folge einer Mischinfection? Die Beantwortung war nur möglich durch ein genaues Studium der mikroskopisch histologischen Befunde. Die Erfolge der letzten fünf Jahre, welche die bestehenden Anschauungen

über die Gonokokkenwirkung stürzten, geboten eine besonders eingehende Betrachtung, da ich nicht auf bestimmte, allgemein bekannte Daten zurückgreifen konnte.

2. Die Gonorrhoe disponirt zur Invasion von Tuberkelbacillen; wir hatten also diese empirisch gefundene, von vielen Seiten bestätigte Thatsache bei beiden Geschlechtern in allen Theilen der Harnleitung in Bezug auf ihren Einfluss auf Abscessbildung zu betrachten.

3. Daran knüpfte sich die Betrachtung der Syphilis von diesem Gesichtspunkt.

4. Tumoren: Carcinome, Sarkome, Echinococcen mussten in dieser Beziehung studirt werden. Wir fanden als Ursache ihres verhältnissmässig geringen aetiologischen Werthes für die Abscesse in den Harnwegen — ausser ihrem seltenen Vorkommen — die bei ihnen plötzlich erfolgende Continuitätstrennung der Wandung.

5. Damit verglichen wir die aetiologische Bedeutung der Verletzungen der harnleitenden Organe, die ebenfalls abhängt von dieser Art des Harnzutrittes. Die Verletzungen, die jeden Abschnitt der Harnwege treffen können, können von innen erfolgen oder von aussen, können acut oder chronisch, durch stumpfe oder scharfe Gewalten, durch Zufall erfolgen, böse Absicht oder therapeutischen Eingriff.

6. Alle bis dahin erörterten Ursachen bergen den Keim zu einer an Häufigkeit für die Abscessentwickelung alle anderen aetiologischen Momente weit überragenden Ursache in sich, zur Strictur der Harnröhre.

Wie die Verengerung eine Folge ist von allen Ursachen zur Abscessbildung und der Abscesse selbst in der Harnröhre, so kann sie wieder den Anlass geben zu neuen Abscessen, nicht nur in der Urethra, sondern in allen Gebieten der Harnleitung und darüber hinaus. Wir gelangten so zur Betrachtung der aufsteigenden Niereneiterung, der perinephritischen Abscesse, und stellten diese in den Gegensatz zu den pyaemischen Eiterherden in der Niere, der descendierenden Eiterungsfortpflanzung.

B. Im Anschluss an die Eigenthümlichkeit der Abscesse in aetiologischer Beziehung, ihre Grösse, Dauer, Localisation betrachteten wir die Symptomatologie,

C. Die Diagnose,

D. Die Prognose,

E. Die Therapie, letztere als Hauptabschnitt unseres Themas wieder ausführlicher. Wir verfolgten die aus der Entwickelung, Grösse, Localisation und Folgezuständen sich nothwendig ergebenden Differenzen in der operativen Beseitigung der Abscesse. Die der Stricturgefahr ausgesetzte Urethra muss in der Pars cavernosa und membranacea anders behandelt werden als die schwer zugängliche Prostata; die in ihrer anatomischen Eigenthümlichkeit zwischen diesen beiden Abschnitten der Harnleitung stehende Harnblase anders als der bisher wenig aufgesuchte Ureter und die in neuerer Zeit chirurgisch viel angegriffene Niere.

Die Darstellung ist das Resultat umfangreicher meist literarischer Studien. Die practische Erfahrung habe ich nur in soweit gesucht, als ich sie selbst zum Verständniss brauchte. Es konnte mir auch garnicht daran liegen, möglichst viele eigene Beobachtungen am Krankenbett zu verwerthen, denn ich fand so zahlreiche vortreffliche Berichte über die mich interessirende Erkrankungen, dass ich selbst unmöglich bessere Beobachtungen machen konnte. Die Krankengeschichten benutzte ich nur als in der Praxis vorgekommene Belege meiner theoretischen Erwägungen. Ich wählte daher aus der Fülle der mir zu Gebote stehenden Literaturergebnisse nur immer den Fall heraus, der mir der praegnanteste schien. Trotzdem ich es peinlich vermieden habe, der Wahl des Materials zu Gunsten irgend einer rein persönlichen Auffassung Zwang anzuthun, habe ich doch sehr häufig meine eigene Meinung vertheidigt, selbst Meistern gegenüber. Mich tröstet dabei Virchow's Offenbarung in der Vorrede zu seiner Cellular-Pathologie: „Wir sind es uns schuldig, unser Recht zu vertheidigen, denn es ist die einzige Bürgschaft unserer individuellen Entwickelung und unseres Einflusses auf das Allgemeine."

Der Harnabscess ist in der Medizin recht stiefmütterlich behandelt worden, sonst wäre der Name aus der Welt geschafft worden. Er stammt meiner Meinung nach aus jener Zeit, da man den Eiter als Umwandlungsprodukt der „humores" ansah. Ebenso wie man die Erweichung eines Thrombus bei thromb. Phlebitis für

Eiterbildung hielt und daher von einer „Pyämie" sprach, von einer
Mischung des Blutes mit dem local entstandenen Eiter, ebenso
mag man die eitrige Beschaffenheit des Urins mit local ent-
standenem „eitrigen" Umbildungsprodukt des Harns erklärt und
— verstanden haben. Daher die Bezeichnung Harnabscess.

Mit dem Wechsel der Vorstellung über die Entstehung des
Eiters änderte sich auch naturgemäss der Begriff des „Harnabscesses".
An Stelle der „humores" traten als Bildungsstoff des Eiters die
Gewebe, und in der Einschmelzung der Gewebe durch Urin glaubte
man das Wesen des Abscesses erkannt zu haben. Thompson sagt
in seinem Lehrbuche über die Krankheiten der Harnwege: Die Irritation durch den an einer ulcerirten Stelle, wenn auch in sehr geringer Quantität, in die Submucosa gelangten Urin bewirkt eine
kleine Ansammlung von Eiter, welche durch Lymphablagerung
circumscript wird, sehr langsam anwächst, die anliegenden Gewebe
ergreift und endlich im Perineum erscheint. Es braucht nach
dieser Anschauung nur die schützende Decke, das Epithel der
Harnorgane, lädirt zu sein, um dem hinzutretenden Harn die
eitererregende Thätigkeit zu ermöglichen. Noch vor 50 Jahren
machte Wutzer die Blasen-Scheidenoperation nur nach vorausge-
schicktem Blasenstich oberhalb der Symphyse. Die Operirten
selbst liess er dauernd auf dem Bauche liegen, der Katheter blieb
permanent in der Blase. So sehr war der Urin gefürchtet, dass
man sich nicht scheute, gefährliche Eingriffe und erhebliche Qualen
seinen Patienten zuzumuthen, nur der Illusion zu Liebe, den Zündstoff der Eiterung fernzuhalten.

Billroth, Civiale, Philipps nahmen auf die Reaction des
Harnes gar keine Rücksicht und waren der festen Ueberzeugung,
dass jeder Urin, in die Gewebe infiltrirt, Brand und Eiterung
erzeugte.

Da veröffentlichte Billroth (1) die Erfahrung, dass unter
neun Fällen von Zerreissung der Harnröhre ohne äussere Wunde nur
sechsmal eitrige Urininfiltration auftrat, zweimal nach Quetschung,
in allen vier Fällen bei den Zerreissungen hinter Stricturen. Die
Beobachtungen des unschädlichen Harneinbruches in die Gewebe
mehrten sich, und nun kam zuerst G. Simon (2) auf den Gedanken,
experimentell die Schädlichkeit des Urins zu prüfen.

Er experimentirte mit saurem und alkalischem Harn. Das

Resultat seiner Versuche war frappant. Saurer Urin Hunden und Menschen drachmen- bis pfundweise eingespritzt, wurde mit Leichtigkeit immer resorbirt. Dasselbe gilt vom Harn, der mit einigen Tropfen Eiter versetzt war oder von Hause aus Schleim enthielt. Dagegen bewirkten 2—4 Drachmen ammoniakalisch zersetzten, sowohl filtrirten als nichtfiltrirten Harnes stets ausgebreitete Verjauchung des Unterhautzellgewebes und Gangraen der Haut. Ferner erwies sich saurer Urin, auf Wunden gebracht, als vollkommen unschädlich. Bei mehreren plastischen Operationen war zu den Schwämmen statt Wasser frischer Urin genommen, und die Heilung gelang per primam. Kurz saurer Urin auf Wunden oder in die Gewebe infiltrirt, erwies sich als ebenso unschädlich als Wasser, während ammoniakalisch zersetzter Harn constant schon in geringer Menge eine progressive Jauchung des Zellgewebes und Gangrän der Haut bewirkte.

Diese ausserordentlich wichtigen Versuche, durch welche eine Jahrhunderte lang bestehende Anschauung gestürzt wurde, fanden ihre Bestätigung in den Resultaten der Experimente Menzel's (3).

Als Beleg für die rel. Unschädlichkeit unzersetzten Urins für die Gewebe führt er zunächst einen Beweis aus der Litteratur an.

James Spencer (4) berichtet von einem 32 Jahre alten, früher gesunden Mann, der rücklings auf die Strasse fiel und den bedeutendsten Stoss am Hinterhaupte erlitt. Eine volle Stunde war er bewusstlos. Beim Erwachen hatte er Drang zum Uriniren, konnte aber kein Wasser lassen. Tags darauf entleerte der herbeigeholte Arzt durch den Katheter mit Leichtigkeit eine grosse Menge blutigen Urins. Am 5. Tage trat Tod ein. Der Sectionsbefund erzählt: Die dicken Gedärme sind zusammengezogen, die dünnen nebst dem Netz etwas blutreicher, jedoch ihre vom Bauchfell überzogenen Flächen sind noch glatt und glänzend, nirgends Verklebungen, nur in der Gegend des Epigastriums einige wenige Exsudatflocken. Die Urinblase zusammengezogen, im hinteren Theil des Fundus ein kleiner, nur $\frac{1}{2}$'' langer Riss durch Bauchfellüberzug und Blasenwandungen. Die Ränder desselben in naher Berührung, sodass er nur wie eine Fissur aussah. In dem unteren Theil des Blindsackes des Bauchfelles befand sich als ein wenig trüber Harn, nebst einigen Dünndarmschlingen. Nach dem Herausnehmen der Blase erkannte man, dass der Riss weit grösser war, als er in der natürlichen Lage des Organs erschien, seine Länge betrug jetzt fast 2''.

Der Fall beweist wieder, dass auch längerer Contact der lebendigen Gewebe mit saurem Urin nicht nothwendig Gangrän hervorbringen muss. Um die gefährliche Wirkung des Urins im Gewebe

zu erzeugen, versuchte Menzel die verschiedensten Modificationen
der Harninjection. Er infiltrirte ein wundes, blutendes Gewebe mit
Urin — mit Leichtigkeit wurde er resorbirt. Die grösstmöglichste
Spannung der Gewebe erzielte keinen Brand. Die Nähe des Rec-
tum erschien nicht verderblich. Das Peritoneum selbst blieb dem
Urin gegenüber vollkommen gleichgültig.

Es ermangelte noch der Versuch, die Verhältnisse der Wirklichkeit nachzubilden. Zu diesem Zwecke führte Menzel einem
männlichen Pinscher subcutan ein Dieffenbach'sches Tenotom in
der Gegend des Arcus pubis flach über die Harnröhre hinweg,
drehte sodann die Spitze des Instrumentes gegen den Knochen und
immer gegen den Arcus drückend, zog er das Instrument wieder
zurück; auf diese Weise musste er die Harnröhre durchschneiden.
Die Einstichöffnung war etwa zwei Zoll seitlich von der Medianlinie angelegt, entsprechend dem dünnen, zarten Instrument, sehr
klein und maass wohl nicht über eine Linie. Dann wurde die
Eichel blossgelegt und die Harnröhre hinter der Corona glandis
zugebunden. Einen Tag darauf war das Perineum und Scrotum
stark geschwellt, von teigiger Consistenz, glich einem Oedem. Am
3. Tage war die Eichel vollkommen schwarz, die Geschwulst hatte
auch schon die Innenfläche des linken Schenkels in Besitz genommen. Am 4. Tage reichte die Geschwulst am linken Schenkel
bis zum Knie herab. Am 8. Tage liess sich durch Druck auf das
Perineum aus der Einstichöffnung, aus welcher fortwährend Urin
herausgetröpfelt war, rein saurer Harn im Strahl herausdrücken.
Die Geschwulst war geringer. Kein übler Geruch verkündete eine
Gefahr. Am 9. Tage war die gangränöse Eichel abgefallen. Der
Urin entleerte sich rein auch vorn durch den Penisstumpf. Am
13. Tage war die Schwellung vollkommen geschwunden und die
Fistel geheilt. Es war somit in diesem Falle eine exquisite mehr
als zehntägige Urininfiltration des Perineum, Scrotum, beider Schenkel,
des linken bis zum Knie hin, vorhanden gewesen, ohne dass die
geringste Spur von Gangrän aufgetreten wäre. Die Ver-
suche Simon's und Menzel's geben also den unzweifelhaften
Beweis, dass normaler Urin, in die Gewebe infiltrirt, ohne
Schaden für diese, selbst längere Zeit stagniren kann.
Wenn trotzdem andererseits so ausserordentlich häufig der Urin-
einbruch in das Gewebe Eiterung und Gangrän bewirkt, so müssen

Agentien einwirken, die entweder schon verderbten oder verderblichen Urin in die Gewebe bringen oder dem normalen eingedrungenen Harn seine gefährlichen Eigenschaften verleihen, oder die Gewebe selbst haben sich schon vor dem Urinzutritt zu einer Brutstätte des Eiters umgewandelt.

Die Erklärungsversuche der Eiterung resp. Gangrän sind mannigfach. Menzel selbst, der die eine irrige Anschauung aus der Welt geschafft, schuf mit seinen Schlussfolgerungen einen anderen Irrglauben. Da er bei Zertrümmerungen der Harnröhre wirklich Eiterung eintreten sah, so folgerte er die eitererregende Gewalt des sauren Urins im zermalmten Gewebe. Das Punctum saliens, die eitereregende Kraft, sah er in dem sich bildenden Ammoniak, während er experimentell zu dem naiven Schlusse kommt, dass künstlich durch Zusatz von Alkalien alkalisch gemachter Urin unschädlich ist. Dieser begreifliche Irrthum nimmt jedoch den Menzel'schen Versuchen nichts an Bedeutung. Wenn auch nach unseren modernen Anschauungen über Asepsis seine Experimente an Exactheit zu wünschen übrig lassen, so sind die präcisen Resultate ohne weiteres auch für uns verwerthbar. Ob durch künstliche, absichtliche Antisepsis oder durch zufällige Asepsis Eiterung ausblieb, bleibt sich vollständig gleich.

Nun brauchte nur jemand auch im nicht gequetschten Gewebe durch Harnzutritt Eiterung eintreten zu sehen, und die Erklärung Menzels war widerlegt, und bei der Häufigkeit der Abscesse in den Harnwegen war die Reaction gegen den Irrthum selbstverständlich. Zu häufig sah man einmal einen Abscess sich bilden, ein anderes Mal unter denselben Bedingungen von Seiten des Gewebes Eiterung ausbleiben.

Da half M. Rochard aus dem Dilemma. Er glaubte den Schlüssel gefunden zu haben und in seinem Article du Dictionnaire Dechambre verräth er uns seinen logischen Fund: C'est toujours une perforation, qui se produit sur un point quelconque du parcours des voies urinaires.

Si c'est une simple fissure, une érosion qui laisse à peine fondre une gouttelette d'urine de loin en loin, le tissu cellulaire s'enflamme à un degré qui ne va pas jusqu'à la suppuration, il forme une barrière qui a le temps de se consolider, et il peut se

produire une poche urineuse. Si la perforation est un peu
plus large et la quantité d'urine un peu plus considérable, l'inflammation du tissu cellulaire arrive promptement à la suppuration
et alors il se forme un abcès urineux; enfin, si la rupture est
étendue, que l'urine en sorte abondamment, elle ne laisse pas le
temps à l'inflammation de lui constituer un obstacle, elle envahit
rapidement de poche en poche le tissu cellulaire, et alors on se
trouve en présence de l'infiltration urineuse.

Rochard sieht also das Hauptmoment in der Grösse der
Austrittspforte, die der Urin findet. Damit im Zusammenhang
steht auch die Gewalt und Schnelligkeit des Harnaustrittes. Diese
Erklärung genügte bis zu dem Augenblick, da uns der Einblick in
das Leben und Treiben der Mikroorganismen erschlossen ward.
Man entdeckte in allen Eiterherden die lebendigen organischen
Eitererreger und konnte experimentell mit ihnen Eiterung erzeugen.
Zunächst schrieb man diese Fähigkeit nur einzelnen kleinen Lebe-
wesen zu, die man daher auch entsprechend ihrer Wirkung benannte.
Man lernte so den Staphylococcus pyogenes, aureus et albus,
Streptococcus pyogenes kennen. Damit glaubte man die Scala der
Eiterungsmöglichkeiten erschöpft zu haben.

Der nimmerruhende Geist der Forscher eilte weiter. Die
Logik forderte zum Versuche heraus, den Eiter der Abscesse selbst
nach peinlichster Desinfection der Umhüllung in sterilen Röhren
aufzufangen, und die in dem so gewonnenen Eiter vorhandenen
Mikroorganismen geben am besten Zeugniss, welches Bacterium
gerade den Abscess in den Harnwegen hervorbringt. So fand
Clado (5) in 3 Fällen 3mal das Bacterium pyogène allein, in
zwei anderen Fällen 2mal das Bact. pyogène zugleich mit anderen
Mikroben, Tuffier (6) und Albarran in 5 Fällen 4mal dasselbe
Bacterium, in einem Falle mit einem andern Bacterium gemeinsam
wirkend. Horteloup (7) und Bordes fanden in einem Abscess
der gleichen Art nicht das Bact. pyog. sondern einen andern Eiter-
erreger. Daher glaubten sich Arnould (8) und Carlier zu dem
Schlusse berechtigt, dass das Bact. pyogène in den allermeisten
Fällen als die Ursache der Abscesse in der Harnröhre — mit
solchen identificiren sie ihre „Harnabscesse" — anzusprechen sei.
Ebenso eng wie ihre aetiologische Begründung ist ihre mechanische
Entstehungsgeschichte der Abscesse, die sie einem Vortrage Guyon's

(9), des französischen Altmeisters in den uropoëtischen Erkrankungen, entnehmen.

L'abcès urineux se développe presque toujours derrière un rétrécissement plus ou moins serré, son siège correspond par conséquent à un point, où la tension du liquide urinaire est portée à son maximum par la présence même de l'obstacle. Or la tension exagérée et surtout la stagnation derrière le point rétréci du canal urinaire s'exercent contre des parois distendues —, c'est-à-dire moins résistantes à l'action mécanique. De plus, ces parois qui subissent une tension exagérée en un certain point sont inflammées en ce même point, c'est-à-dire modifiées par la présence d'éléments septiques accumulés contre elles: pus et microorganismes divers; peu à peu, ces parois en sont infiltrées. Cette double circonstance: tension exagérée et imprégnation de microorganismes, suffit à expliquer le passage des éléments septiques à travers les parois de l'urèthre, en dehors même de toute solution de continuité apparente du canal. C'est ainsi que se forme l'abcès urineux d'emblée.

Dans d'autres cas la perforation étroite, la simple éraillure se faisant au moment d'un effort vésical, mais toujours au même point altéré, l'urine passe en petite quantité directement dans le tissu cellulaire et cette urine qui, en raison de la situation déclive, contient peut-être le résidu le plus chargé en éléments septiques, est un milieu de culture où se développe admirablement la bactérie pyogène; et cette petite quantité d'urine, au lieu de s'infiltrer de proche en proche jusqu'à longue distance, s'entoure d'une coque qui suppure abondamment. En un mot, dans ce mode de formation la petite collection d'urine épanchée se transforme insensiblément en abcès urineux. C'est ici l'abcès urineux secondaire.

Auch unsere neueren Schriftsteller haben sich nicht bemüht, eine logische Definition des Begriffes eines Harnabscesses zu geben. Als glücklichen Erfolg kann der emsig Studirende eine empirische Definition finden und hier auch — ganz nach dem Belieben des einzelnen. Bald sieht man den Harnabscess identificirt mit dem urethralen bald mit dem periurethralen Abscess. Manche Autoren haben den Begriff weiter gefasst, aber ohne Begründung. Und wie notwendig ist eine scharfe, präcise Ausdehnung und Einengung des Begriffes. Denn hier sieht man einen Krankheitsfall als Harnabscess beschrieben, während der gleiche Process in anderen Fällen als Harn-Infiltration angesprochen

wird. Und doch ist eine genaue logische Definition des sog. Harnabscesses nach dem heutigen Standpunkt der Medicin sehr leicht
zu geben. Der sog. **Harnabscess ist ein Abscess, der sich
in der Wandung der Harnwege oder in deren Umgebung
entwickelt hat und dem Harn Zutritt gewährt, entweder
constant oder zu irgend einem Zeitpunkt der Abscess-
Entwickelung.**

Man sollte also fortan nicht von einem Harnabscess sprechen
und denken, sondern von einem Abscess innerhalb der Harnwege,
und dann wird man leicht die Ausdehnung und die Grenzen unseres
Themas begreifen. **Wir haben alle Abscesse nach ihrer Pathologie und Therapie zu durchforschen, die sich von dem
Orificium externum der Harnröhre an bis zu dem Abschnitt der Niere entwickeln, der Harn zu secerniren
beginnt. Jenseits dieser Grenze entstehende Abscesse
fallen nur dann in den Rahmen unserer Besprechung,
wenn sie in unser Gebiet hereinbrechen, d. h. dem Harn
Zutritt gewähren.**

So scharfsinnig und geistreich also auch der erste Theil der
Guyon'schen Erklärung ist, sie ist hinfällig vor der unerbittlich strengen
logischen Definition. Von einem „abcès urineux" können wir nur
reden, wenn **dem Urin freier Zutritt zu dem Abscess gewährt ist,** entweder constant oder zu irgend einem Zeitpunkt der
Abscessentwickelung. Daher ist es nach unserer modernen Anschauung unmöglich, dass „en dehors même de toute solution de
continuité apparente du canal l'abcès urineux d'emblée se forme."

Die andere Möglichkeit der Entstehung des „abcès urineux",
die Guyon kennt, ist zwar richtig und der Häufigkeit nach bedeutend,
doch logisch so eng umgrenzt, dass wir sie nur als zu einer von
vielen Hauptgruppen zugehörig betrachten können.

A. Aetiologie und pathologische Anatomie.

Meiner Meinung nach sind der Möglichkeiten der Abscessentwickelung in den Harnwegen so viele, als es überhaupt Ursachen
der Abscessbildung giebt — mit folgender Einschränkung und Erweiterung. Die aetiologischen Momente für die Abscesse unserer
Art unterscheiden sich von den gewöhnlichen Abscessen durch den

Gehalt an Urin, und nun drängt sich naturgemäss die Frage auf, in welcher Weise wird die Eiterung durch den Urin modificirt? oder zunächst:

a) welche Einwirkung hat der Harn auf die Lebensthätigkeit der Mikroorganismen?

Die letzte Frage haben zum Theil K. B. Lehmann (10) und Ernst gelöst. Sie fanden mit Recht die Thatsache auffallend, dass der Harn rel. selten bei Infectionskrankheiten den Infectionserreger beherbergt, während letzterer doch in der Niere so häufig reichlich nachgewiesen werden kann. Man kann zwar die Ursache in einer vorzüglichen Filterwirkung der Niere sehen, es liegt aber die Möglichkeit vor, dass die Erklärung einfach darin zu suchen ist, dass die Niere zwar Mikroorganismen durchlässt, dass aber der Urin sie tödtet. Der Gehalt des Harns an sauren Phosphaten, Kohlensäure und aromatischen Substanzen macht von vornherein eine solche pilztödtende Wirkung nicht unwahrscheinlich. Durch die Versuche der beiden Forscher wurde der schlagendste Beweis geliefert, dass in der That der Urin eine pilztödtende Wirkung ausüben kann.

Die Versuche wurden in der Art angestellt, dass 50 ccm des frischgelassenen Harnes mit 1 ccm einer 24 Stunden alten Bouilloncultur versetzt und sofort mit 1 ccm der umgeschüttelten Mischung 1—2 Agarzählplatten gegossen wurden. 24 Stunden, während welcher Zeit das Harnkölbchen stets im Brutschrank bei circa 30° gestanden hatte, wurde der Pilzgehalt des Harnes aufs Neue mit Zählplatten bestimmt. Einige Resultate giebt folgende Tabelle. Die Zahlen beziehen sich auf die Zahl der Colonien auf der ganzen Platte, resp. in 1 ccm.

Cholera:		
sofort	nach 24 h	
60,000	sterile Platte	Die gleichen Resultate erzielten
500	200	die Forscher bei den Versuchen
180,000	700	über die Einwirkung des Urins
6300	50	auf Milzbrandbacillen,
8	sterile Platte	
50,000	" "	

während die Typhusbacillen nicht wesentlich in ihrem Gedeihen gestört wurden.

Nach Lehmann ist in erster Linie die pilztödtende Wirkung des Harnes seinem Gehalt an saurem phosphorsaurem Kali zuzuschreiben. Wenigstens führten solche Salzlösungen in einer dem Harn entsprechenden Concentration zu denselben Resultaten, während neutralisirter Harn (mit $^1/_{10}$ Normalkalilauge) fast stets ohne pilztödtende Eigenschaft sich erwies. Ebenso unwirksam wie neutralisirter Harn zeigte sich auch sterilisirter. Lehmann führt diese Erscheinung auf die Bildung von kohlensaurem Ammoniak auf Kosten des Harnstoffes zurück. Dadurch werde die Acidität des sterilisirten Harnes wesentlich vermindert, mit ihr aber auch die pilzvernichtende Kraft desselben. Angenommen, selbst diesen Bacillen, der Cholera-, Milzbrand- und Typhusbacillus, besässen die eitererregende Kraft, so wäre auch ihnen nicht die Möglichkeit genommen, in den Harnwegen Abscesse zu erzeugen, wenn der Urin neutral oder gar alkalisch wird, und hierzu ist mannigfach Gelegenheit geboten.

Dieser Nothwendigkeit der Alkalescenz, oder zum mindesten der neutralen Reaction des Harnes sind die allgemein und theilweise anerkannten Eitererreger enthoben. Nicht nur ist der Harn kein Hinderungsgrund für ihre Entwickelung, sondern im Gegentheil, er besitzt für sie die Vorzüge eines Nährbodens. Er ist eine wässerige Lösung von Salzen und Extractivstoffen des Stoffwechsels. Im Harn befinden sich Harnstoff, Harnsäure, Xanthin, Hypoxanthin, Kreatin, Kreatinin, Phosphate, Kalksalze etc., d. h. der Harn hat eine der Nährbouillon sehr ähnliche Zusammensetzung, wenn auch nicht in quantitativen Verhältnissen. Das Fleischwasser enthält nach Heller (11) Leimsubstanzen, die aber ausser Betracht bleiben können, da zum Nährboden ja doch grössere Mengen collagener Substanz, Gelatine oder Agar-Agar hinzugesetzt werden. Dem gegenüber ist der Harn reicher an anorganischen Salzen, von denen jedoch ein grosser Theil nur in saurer Lösung löslich bleibt und dem entsprechend bei der Alkalisirung ausfällt.

Nun vergegenwärtige man sich das gefährliche Ineinandergreifen von Ursache und Wirkung. Der Urin, mit wenig Eitererregern beladen, wird in das Gewebe gepresst. Die dadurch erzeugte Drucksteigerung stört die Ernährung der Gewebe.

Die Folge davon ist ausgedehnte Necrose. Das necrotische
Gewebe entfacht die Lebenskraft der in dem Urin vielleicht
noch latenten Eitererreger. Ihre Ernährung ist mit Zersetzung des Nährmaterials nothwendig verbunden. Der
zersetzte Urin gebiert Stoffe von intensiv deletärem Character für die verwundeten Gewebe, und so besteht ein Circulus vitiosus, der gleich der Electrisirmaschine Funken auf Funken
sammelt, um schliesslich die aufgespeicherte Kraft zu entladen.
Und wie die Endsumme von Funken grösser wird analog dem
ursprünglichen Gehalt an electrischer Kraft, so wird die Eiterbildung abhängig sein von der eitererzeugenden Kraft, welche die
Abscessbildung einleitet. Ist die pyogene Gewalt in grosser Virulenz gegeben, ist letztere zwar nicht vehement, doch an zahlreiche
Besitzer gebunden, ist das Nährmaterial in grosser Menge vorhanden,
vielleicht noch dazu in einem der Entwickelung der Eitererreger
besonders entsprechenden Zustande, sind die Gewebe durch irgend
eine Ursache oder Beschaffenheit der Lebensthätigkeit der Mikroorganismen hold, dann wird das Resultat dieser einander unterstützenden Ursachen am gefährlichsten.

b) Die Bildung eines Eiterherdes.

Von dem Ineinandergreifen dieser sechs Momente ist
die Entwickelung der diffusen Ausbreitung des Eiters
und seiner Abkapselung abhängig.

Eine genaue messbare Grenze zwischen der diffusen Infiltration
des Eiters und der circumscripten ist unmöglich, weil die Factoren
der Rechnung labil sind. Entsprechend den unzähligen Variationen der einzelnen Grössen ist das Resultat unberechenbar.
Wir müssen uns also bescheiden mit dem Schlusse, dass eine
„gewisse" Grösse der sechs Factoren die Scheidegrenze bildet
zwischen Infiltration und Abscess.

Ist nun auch das Getriebe der einzelnen Kräfte in ihrer gegenseitigen Einwirkung quantitativ unserer Erkenntniss verschlossen,
so haben wir doch sehr wohl die Fähigkeit erworben, dank unseren
genialen Forschern, die Art der Abhängigkeit der einzelnen Factoren
von einander zu erkennen.

Das Verständniss hierzu bahnt uns nur der Blick in die
andere Welt jener kleinen Lebewesen, unserer unerbittlichen Feinde.

Wie kommt es, dass sie in dem einen Falle rastlos weiter-
dringen, das Gebiet ihrer Eroberung vernichtend, während in dem
andern Falle ihre Kraft erlahmt und ein enger Herd uns Zeugniss
von ihrem Leben giebt? Fragen wir unsere Forscher nach der
Antwort.

Von seinen Experimenten über die Einwirkung pyogener
Mikroorganismen auf das Bindegewebe erfahren wir folgendes von
Bumm (12).

Er verwandte junge, üppig gewachsene Culturen auf Agar,
Gelatinenährboden und auf erstarrtem Blutserum. Die Culturen
wurden mit sterilisirtem Wasser abgespült und 1—2 Gr. der
ziemlich concentrirten wässerigen Aufschwemmung mittelst einer
sterilisirten Spritze injicirt und zwar in das Unterhautzellgewebe
von Kaninchen. — Nach 24 Stunden ist von einer Ausbreitung
der injicirten Kokkenmassen noch nicht viel zu bemerken. Sie
liegen zumeist noch in Haufen und dichten Klumpen beisammen
in einer Spalte des Bindegewebes. In der Umgebung der Pilze
zeigen die Bindegewebsfasern eine mehr oder weniger deutliche
und ausgebreitete Veränderung, die man am besten als Verschorfung
bezeichnen kann. Sie sind wie angeätzt, sehen eigenthümlich
homogen, glasig aus und sind brüchig geworden.

Nach weiteren 24 Stunden zeigt sich eine beginnende Ausbreitung der Kokken, besonders dort, wo sie lockeres Gewebe
finden; in den Spalten zwischen den Muskelfasern der Hautmuskel-
lage, in den Maschen, welche die Fettträubchen umgeben, dringen
die Pilze in continuirlichen Zügen vor. In der Umgebung des
Kokkenherdes sieht man als Zeichen der beginnenden Reaction
von Seiten des Organismus eine vermehrte Anhäufung von Zellen.

Im weiteren Verlauf gestalten sich nun die Verhältnisse etwas
verschieden, je nachdem es zu einer starken Ausbreitung der
Pilze, zur Bildung kleinerer oder grösserer Eiterherde kommt.
Immer aber kann man an dem Miniaturabscess, wie er sich nach
der Injection von Eiterkokkenculturen zu entwickeln pflegt, folgende
Zonen unterscheiden: 1) ein Centrum, wo die Kokken zuerst liegen.
Hier finden sich später die Pilze nur mehr spärlich, wie feiner
Sand auf das Gewebe gestreut. Dieses selbst ist zu einem Detritus
verwandelt, in dessen flüssige Bestandtheile noch glasige Gewebs-
fetzen hineinragen, und in dem bereits meist offenbar von aussen

her eingewanderte Blutzellen sichtbar werden; 2) eine Wucherungs-
zone der Pilze in der Peripherie des centralen Heerdes. Hier liegen
die Kokken dichtgedrängt, sie sind in energischer Proliferation
begriffen, färben sich sehr gut und schicken in die lockeren Gewebspartieen nach verschiedenen Richtungen Ausläufer vor, welche der
eigentlichen geschlossenen Pilzmasse oft nur um mehrere mm
vorauseilen; 3) eine Coagulationszone, die über die Zone der Pilzwucherung etwas hinausreicht und an verschiedenen Stellen verschieden deutlich zu Gesicht kommt; 4) eine Infiltrationszone.
Dieselbe ist im Anfang, wie erwähnt, nur schwach ausgeprägt,
nimmt aber von Tag zu Tag zu. Zuletzt sind die Kokken mit
einem Ring dicht gedrängter Leucocyten umgeben.

Wenn eine gewisse Höhe der Zellenanhäufung erreicht ist,
dann hört das Fortschreiten der Pilzwucherung auf. Der Organismus hat den Kokken einen förmlichen Wall von weissen Blutzellen
entgegengestellt, den sie nicht durchsetzen, in den sie nicht einmal
eindringen können. Aus dem Granulationswall wandern Zellen in
das verflüssigte Centrum hinein und geben der Detritusmasse den
Character des Eiters. — Ein solcher Pilz- und Eiterherd kann beim
Kaninchen eingedickt und resorbirt werden; hat er aber eine gewisse
Grösse erreicht, dann erfolgt der Durchbruch nach aussen. Die
Kokken spielen dabei, wie schon Ogston angegeben, keine Rolle
mehr. An der Stelle des geringsten Widerstandes verflüssigt sich
der Granulationswall mehr und mehr, bis die äussere Decke erreicht
und zuletzt durchbrochen wird oder sich in einen nekrotischen
Fetzen verwandelt, der dann mit dem Eiter zu einer Borke eintrocknet
und sich mit Hinterlassung einer kleinen granulirenden Wunde abstösst.

Bumm unterscheidet also vier Abstufungen in der Wirkungsbreite der Eiterkokken. Im Centrum des Eiterheerdes sehen wir
die Schlachtstätte, die Detritusmasse, an Stelle der ursprünglichen
Gewebe, der eingewanderten Leucocyten und der Kokken; die Um-
grenzungsschicht ist noch der Schauplatz der Zerstörung durch die
Eitererreger, die ihre verderbenbringende Annäherung die nächste
Schicht schon fühlen lassen, und am Rande vertheidigen nach
Bumm's Auffassung die zahlreich sich angesammelten Leucocyten,
durch des Feindes Nähe erschreckt, die benachbarten Gewebe. Der
Wirkungsgrad der Mikroorganismen nimmt also von dem Centrum
des Eiterheerdes nach der Peripherie hin ab. Die letzte und

schwächste Einwirkung, die wir in dem fast fertigen Eiterheerd
sehen, ist naturgemäss die erste, welche die Eiterkokken auf das
Gewebe ausüben. Und wie die Welle vom Centrum aus peripher
sich ausdehnt, allmälig an Kraft verlierend, so auch die Kokken-
invasion, die schliesslich durch eigene Schwäche oder der Gewebe
Kraft zum Stehen kommt. Versagt diese Kraft, dann schreitet die
Zerstörung fort, bis sie die Oberfläche des Körpers erreicht und
·nun den Schutt entleert. Die Zeit, in welcher sich diese geschilderten Vorgänge abspielen, hat Bumm nicht genau bezeichnet.
Jedenfalls umfassen die Veränderungen der Gewebe einen Zeitraum
von mehreren Tagen.

Sehen wir dieselbe Reaction mit den Augen eines anderen
Beobachters.

Hohnfeld (13) inicirte eine Aufschwemmung von Staphylokokken in einer sterilisirten Kochsalzlösung, eine halbe Pravazspritze. Vier Stunden nach der Injection sind nur vereinzelte
Kokken in dem Unterhautzellgewebe, theils in den Saftlücken
zwischen den Bindegewebslamellen, theils in diesen, theils in Bindegewebszellen und schliesslich in Leucocyten. Diese sind namentlich in den Saftlücken vorhanden, am reichlichsten um den Stich-
kanal. Nach zehn Stunden dasselbe Bild in verstärktem Maasse.
Die Leucocyten in Auswanderung begriffen, rings um die Gefässe,
in den Lymphräumen derselben, von hier aus in den Lymphbahnen,
diese ausweitend, an den Knotenpunkten des Lymphspaltensystems
sich zu Haufen vereinend. Kokkeninfiltration und Leucocytenansammlung decken sich räumlich ziemlich vollständig. Die Fibrillen,
welche sich nach vier Stunden gequollen und durch Exsudat in
ihrem Zusammenhange gelockert zeigten, sind offenbar theilweise
durch die Zellinfiltration stark zusammengepresst. Nach 20 Stunden
verstärktes ähnliches Bild, noch kein Abscess.

Nach 48 Stunden ist die infiltrirte Stelle ein deutlich abge-
grenzter Eiterherd. Mitten in den Leucocytenmassen sieht man
die Haufen der wuchernden Staphylokokken.

Im Centrum nichts weiter, das ursprüngliche Gewebe scheint
verschwunden. Mehr nach der Peripherie sieht man Flecken oder
Streifen von Bindegewebsbündeln.

Am Rande schliesslich nur noch vereinzelte Leucocyten. Im
Centrum bereits in degenerativem Zerfall begriffene Leucocyten

(Kernzerbröckelung). Die Bindegewebszellen des Infiltrationsherdes, sonst mit häutchenartig dünnem Zellleib, sind polygonal resp. cubisch geschwellt. Nach dem Centrum diese hypertrophischen und nicht hypertrophischen Bindegewebszellen der Schrumpfung und dem Zerfall ergeben.

Die Blutgefässe im Randbezirk leicht zu erkennen, im Centrum verwischt. Sie erscheinen stark injicirt; die weissen Blutkörperchen zahlreich zu sehen in Randstellung, die perivasculären Lymphräume ganz von ihnen erfüllt. Der Austritt ist vielfach zu sehen. Die Kokken in Häufchen vereint. Die Haufenbildung nimmt nach der Peripherie hin ab. Schliesslich vereinzelt oder zu zweien oder in Ketten von 3—5 regellos in dem Gewebe. Auch in der Gefässwand am zahlreichsten, wo die stärkste Leucocytenauswanderung.

Nach 4 Tagen im Centrum meist nur noch aus Kerntrümmern bestehende Leucocyten, dazwischen Reste von Bindegewebsbälkchen, von geschrumpften und zerfallenen Bindegewebskernen. Mehr in der Peripherie prall mit Leucocyten gefüllte Lymphräume. Jetzt besteht eine scharfe Grenze zwischen Infiltrationsherd und gesundem Gewebe. Die Textur im Innern schwindet vollständig. Die Kokken durchsetzen die Leucocyten und zerstören sie; von einer Wucherung der Gewebszellen am Rande des in Bildung begriffenen Abscesses ist nichts zu sehen. Der Abscessinhalt, der eigentliche Eiter, besteht aus Leucocyten, fast nur mehrkernig, den Trümmern derselben und denen der ursprünglichen Gewebselemente, Kokkenhaufen und einer spärlichen, glasigen, homogenen oder fein granulirten Intercellularflüssigkeit.

Nach 8 Tagen käsiger Eiter; besonders hervorzuheben:

1. Starke Verfettung der Eiterkörperchen in der Abscesszone.

2. Der Mangel unzweifelhafter Reactionserscheinungen von seiten der freien Bindegewebszellen am Rande des Abscessheerdes.

Nach 10 Tagen: der Abscess in der Rückbildung und in deutlicher Abkapselung gegen das umliegende Gewebe. Undurchbrochen, enthält er eine käsige, zähe, eingedickte Eitermasse. Schon bei schwacher Vergrösserung sieht man die Kokkenmassen als blaue Klumpen in dem Detritus.

Am Rande wieder die netzförmige Anordnung. Dann folgt die granulationsartige Zone der Kapsel, welche zahlreiche Capillaren und neugebildetes junges Bindegewebe mit den characteristischen epitheloiden Zellen mit grossen bläschenförmigen, blass gefärbten Kernen und deutlichen, runden Kernkörperchen enthält. Im Granulationsgewebe keine Kokken, rel. wenig Leucocyten.

Der Bumm'schen Darstellung des fertigen abgegrenzten Eiterherdes entspricht im allgemeinen der Befund, den Hohnfeldt nach 4 Tagen gesehen.

Im Herdcentrum Trümmer von Leucocyten und Gewebselementen in einer glasigen, fein granulirten Flüssigkeit. Mehr in der Peripherie prall mit den Leucocyten gefüllte Lymphräume, die jetzt eine scharfe Grenze zwischen Infiltrationsherd und gesundem Gewebe bilden.

Während Bumm aber den fertigen Eiterherd beschreibt, bezieht sich H.'s Darstellung auf ein Stadium der Abscessentwicklung, das noch lange nicht das Ende des Processes erreicht hat. Zunächst wandelt der Abscessinhalt sein lebendiges Material in todte Substanzen um. Nach 8 Tagen sehen wir starke Verfettung der Leucocyten innerhalb der eigentlichen Abscesszone; es bildet sich nach H. käsiger Eiter.

Noch immer keine Reactionserscheinungen von seiten des gesunden Gewebes, die erst nach 10 Tagen zu constatiren sind. Die schützende Randzone besteht aus zahlreichen Capillaren und neugebildetem, jungem Bindegewebe mit Zellen, die einen grossen, bläschenförmigen Kern mit deutlichem Kernkörperchen enthalten.

Betonen möchte ich auch die Wirkung der Eiterkokken auf die Bindegewebszellen. Diese, sonst mit häutchenartig dünnem Zellleib, sind polygonal resp. cubisch geschwellt. Nach dem Centrum sind diese hypertrophischen Bindegewebszellen geschrumpft und zerfallen.

H. hat also eine Ernährungseinwirkung auf die Bindegewebszellen beobachtet. Die Zellen werden durch den sie treffenden Reiz z. Th. hypertrophisch und unter längerer Irritation vernichtet. Diese Beobachtung möchte ich vorläufig nur besonders constatiren.

Bumm und Hohnfeldt haben die Reaction desselben Gewebes auf denselben Reiz successive, der vorrückenden Zeit entsprechend, dargestellt.

c) Vergleich der Grawitz'schen Eiterungstheorie mit den Befunden Bumm's und Hohnfeldt's.

Grawitz (14) hat die andere Möglichkeit befolgt. Er hat die Reaction desselben Gewebes auf verschiedene Reize hin geprüft und erzählt uns folgende Beobachtungen.

1. Bei Injection von indifferenten Flüssigkeiten (Wasser, Oel, Milch) in das Unterhautzellgewebe trat ein: Vergrösserung der Bindegewebszellen, Auswanderung farbloser Blutkörperchen, reichliche Durchtränkung mit Lymphe, zuweilen eine Vermehrung der Gewebszellen.

2. Bei Injection irritirender Substanzen in kleiner Menge: reichliche Durchtränkung des Gewebes mit wässeriger, eiweisshaltiger Flüssigkeit. Die Gewebszellen vergrössert, vom 2. Tage ab Zelltheilungen, auch Kerne der Capillaren enthalten Mitosen. Zahlreiche Leucocyten sind ausgewandert.

3. Bei grösserer oder concentrirterer Menge von Irritation: Das Gewebe in eine gallertige Masse verwandelt; in dieser Bindegewebsfibrillen, dazwischen eine albuminöse oder mucinöse Flüssigkeit, vielfach ein zierliches Netzwerk von Fibrin. Die Gewebszellen z. Th. vergrössert und grobkörnig, vielfach mit Fetttropfen erfüllt, ohne dass man eine Proliferation in ihnen nachweisen kann. An andern Stellen sind die Gewebszellen abgestorben, ihre Kerne in Zerfall begriffen und dort, wo etwa bereits eine Vermehrung von Zellen und eine Auswanderung von Leucocyten eingetreten war, sieht man diese Zellenanhäufungen in toto der Necrose anheimfallen.

4. Stadium mit vorwiegender Necrose nicht scharf von 3 zu scheiden.

Die beiden letzten Entzündungsgrade gehen niemals in Zertheilung über, das abgestorbene Gewebe, sofern keine neuen Schädlichkeiten hinzukommen, zerfällt körnig oder fettig, wird resorbirt; die Nachbarschaft bildet ein Narbengewebe durch Wucherung im Bindegewebe, und hierdurch wird nach vollendeter Resorption der Substanzverlust ausgefüllt.

Ausser der Wahrnehmung, dass der Reiz die Bindegewebszellen nicht nur hypertrophisch, sondern hyperplastisch verändert,

stimmen die Stadien der Entzündung, die Grawitz uns nach-
einander vorführt, fast genau überein mit den Wirkungsabstufungen
der Eitererreger, die Bumm und Hohnfeldt uns neben einander
zeigen, allerdings auch erst nach und aus einander hervorgegangen.

Bumm und Hohnfeldt, als Anhänger der Idee, dass Eiterung die specifische Reaction eines specifischen Reagens
ist, schildern uns die Gewebsveränderungen, von der leichtesten
Irritation bis zur Eiterung und beschreiben diese Veränderungen
durch den Staphylococcus pyogenes erzeugt; und nun zeigt uns
Grawitz fast die gleichen Gewebsveränderungen, durch beliebige,
nur successive gesteigerte Irritamente erzeugt. Der Schluss, den
Grawitz daraus ziehen muss, ist klar. Der Eiterungsprocess
ist nicht ein Entzündungsvorgang sui generis, nicht eine
eigenartige Reaction thierischer Gewebe auf eine immer
gleiche specifische Schädlichkeit, sondern ein bestimmter
Grad in der Scala der Bindegewebsentzündungen überhaupt.

Die einzige Differenz in der Grawitz'schen Darstellung ist
seine Beobachtung über Bindegewebszellenproliferation. Nach der
allgemeinen Anschauung soll alles, was an Zellenwucherung eintritt, als das Product eines secundären regenerativen Vorganges
angesehen werden, welcher seinerseits erst durch das Absterben
der praeexistirenden Gewebszellen hervorgerufen wäre. Von einer
Zellennekrose ist Grawitz in den als Proliferationszonen bezeichneten Anfangsstadien nichts zu Gesichte gekommen, es zeigt
sich vielmehr, dass Kernzerfall und Nekrose erst nach Eintritt
der völligen Schmelzung in dem freien Eiter auftreten, und auch
hier hat Grawitz noch ausgezeichnete active Zellvermehrung durch
Mitosen constatiren können. Exsudation, Zellenwucherung, Auswanderung von Leukocyten, Blutungen und Mucinumwandlung des
Zwischengewebes d. h. alle Merkmale der Entzündung incl. Eiterung
beginnen vor der Nekrose und führen nicht zu einer Wiederherstellung, sondern im Gegentheil zum Untergang von Gewebe, und
erst nachträglich, wenn die Zellentrümmer von den Wanderzellen
aufgenommen, wenn sie durch den Lymphstrom fortgeführt sind,
wenn die Bacterien abgestorben, ihre Ptomaine entweder nach
aussen entleert oder durch Resorption weggeführt sind, dann beginnt in der Nachbarschaft der zur Narbenbildung führende Vorgang der Regeneration.

Man vergleiche mit dieser Beobachtung die obige Mittheilung Hohnfeldt's, nach welcher 10 Tage nach Injection von Staphylokokken erst Reactionserscheinungen von Seiten des den Eiterheerd umgebenden Gewebes zu bemerken waren.

Beide Forscher sind also auf verschiedenen Wegen zu demselben Ziele gelangt. Uebereinstimmend schildern sie die Einwirkung des Reagens auf das Gewebe. Beide sahen Gefässläsion, d. h. Leukocytenansammlung und Exsudation, Einschmelzung der Bindegewebsfibrillen und Reizerscheinungen von Seiten der Bindegewebszellen. Ist der Reiz gering, dann bewirkt er, vielleicht durch die Exsudationsflüssigkeit, eine Hypertrophie der Zellen, ist er stärker, dann zeigen die Zellen hyperplastische Steigerung; noch grösserem Angriffe sind sie jedoch nicht gewachsen, sie zerfallen. Sehr oft sehen wir doch diese Scala der Zellenreaction. Man denke nur an die chronischen Entzündungen. Die Zellen antworten auf die fortwährenden Irritamente, wenn diese eine gewisse Grenze nicht überschreiten, mit Hypertrophie und Hyperplastik; (daher die Verdickung chronisch entzündeter Gewebe) und erst bei noch gesteigertem Reiz verfallen sie dem Untergang. Die allein wesentliche Differenz in Hohnfeldt's und Grawitz's Befunden wäre leicht auszugleichen durch die Annahme, dass ersterer die proliferirten Bindegewebszellen mit den Leucocyten identificirt hat. Durch die immense Aehnlichkeit beider Zellenarten wäre die Annahme einer mangelhaften Unterscheidung wohl gerechtfertigt. Damit wäre der einzige differirende Befundsantheil reducirt auf eine verschiedene Auffassung des Vorhandenen.

Wie leicht die zelligen Elemente des lockeren Bindegewebes erregbar sind, erfahren wir von Poljakoff (15). Sie besitzen keine beständige, unveränderliche, für sie charakteristische Gestalt, sondern ihre Form verändert sich ununterbrochen unter dem Einfluss der verschiedenen Bedingungen, als: Ernährung, specielle Lebensthätigkeit, mechanische Lebensbedingungen. Die einzige Form der Zellen, aus welcher alle übrigen Formen hervorgehen, zu welcher sie oft wieder zurückkehren, ist die kugelförmige. Folglich besitzt die Eintheilung der Zellen nach ihrer äussern Form gar keinen Werth. Ebensowenig lässt sich eine Eintheilung

der Bindegewebszellen auf Grund der Structur ihres Protoplasmas
oder des verschiedenartigen Inhaltes desselben durchführen, da die
Structur des Protoplasmas sowie die Natur des Inhaltes desselben
beständig wechselt, in Abhängigkeit von dem Alter, den Er-
nährungsverhältnissen, sowie der Lebensthätigkeit der Zelle.

Beide Forscher kommen auch zu dem gleichen Schlussresultat
über die Abscessbildung.

Der Abscess ist nach der Definition, die ich von Virchow
gehört, eine abgegrenzte, mit Eiter gefüllte Höhle. Es gehört also
zu dem Begriffe des Abscesses eine Abgrenzung des Eiters, und
nach Hohnfeldt's Darstellung sowohl als nach der Schilderung
Grawitz's tritt die Abgrenzung erst ein, wenn der Vulkan vollständig ausgebrannt ist, wenn die Kokken untergegangen und die
resorptionsfähigen Reste ihrer Zerstörungsproducte resorbirt sind.
Bis dahin sind von dem Zeitpunkte der Infection mit Staphylococcus an ca. 10 Tage verflossen. Vier Tage ungefähr dauert es,
bis man die Gewebsreaction auf ein Irritament als Eiterheerd bezeichnen darf, daher müssen wir Grawitz Recht geben, wenn er
Cohnheim's berühmten Versuch über die Leukocytenauswanderung
aus den Blutgefässen des Froschmesenteriums die Bedeutung ab-
spricht, die Vorgänge der Eiterung uns zu zeigen. Cohnheim
überträgt die Veränderungen, die er nach wenigen Stunden wahrnimmt,
auf den Status, den sie erst nach mehreren Tagen erreichen können.

Die Frage liegt vielleicht nahe, ob nicht der Bundesgenosse
der Eitererreger, der Urin, die Abscessbildung beschleunige? Was
ein Arbeiter in zwei Tagen schafft, vollenden zwei Arbeiter in
einem Tage. Und in der That verstehen wir nach den vorangehenden Erörterungen, dass das Irritament, das vielleicht das
zweite Stadium der Grawitz'schen Versuche erreichen würde,
mit Hülfe des Urins sich dermaassen kräftigt, dass es die dritte
Stufe erreicht. Die Abscesse in den Harnwegen unterscheiden
sich also von dem gewöhnlichen Abscesse darin, dass sie schneller
sich entwickeln, dem Grade entsprechend, in dem das Irritament
durch den Urin potencirt wird.

Und wo wäre das Ende, wenn diese Potenzirung ad infinitum
sich steigerte? Die Thatsache, dass Eiterheerde sich umkapseln,
liefert den empirischen Beweis, dass Gründe vorhanden sind, die
der Eiterungsursache ihre Kraft nehmen.

Zwei Möglichkeiten sind vorhanden: entweder werden die Reize schwächer oder die Gewebe stärker. Eine Erklärung findet von manchen Autoren die Bacterienvernichtung durch die Fähigkeit der Leukocyten, fremde Stoffe in sich aufzunehmen und aus dem Körper zu eliminiren. Die Ansammlung der weissen Blutkörperchen in dem Eitergebiet wäre damit teleologisch erklärt. Man stellt sich nach dieser Anschauung die Eiterung als einen Kampf vor zwischen Bacterien und Leukocyten. Unterliegen die letzteren, dann finden die Bacterien keinen Widerstand mehr, die Infection schreitet vor; sind die Bacterien besiegt, dann entsteht eine circumscripte Eiterung. Für diese Anschauung sprach die Thatsache, dass dort, wo die zahlreichsten Leukocyten sind, die Bacterien nur vereinzelt sich finden, und zweitens die maligne Phlegmone. Bei dieser findet man in den inficirten Geweben eine starke weiche Anschwellung, die sich rasch ausbreitet. Eine Incision zeigt die Gewebsmaschen der Subcutis mit trüber, meist etwas blutig verfärbter, seröser Flüssigkeit angefüllt.

Die meisten Kokken findet man in den den Eiterheerd umgebenden serös durchtränkten Geweben. Die Erklärung hierfür ist nach der Phagocytenlehre sehr leicht. Bleibt die energische Zellenansammlung aus, dann ist die Bedingung zum endlosen Weiterschreiten der Bacterien gegeben.

Doch da wir gesehen haben, dass Eiterbildung rel. viel Zeit gebraucht, so ist das Ausbleiben der Leucocytenansammlung durch das allzuschnelle Fortschreiten des malignen Oedems erklärt. Ferner hat Buchner gelehrt, und wir haben bisher gesehen, dass nicht die Bacterien, sondern die Influenz, die von ihnen ausgeht (entweder Producte ihres Leibes oder der Gewebe), das wirksame Princip darstellt. Will man durchaus das teleologische Princip innehalten, dann könnte man in dem thierischen Organismus noch andere Hilfsmittel finden, welche die Feinde beseitigen. Obenan steht die Resorptionskraft. Ferner ist nachgewiesen worden, dass auch nicht organisirte Stoffe Eiterung erregen können, z. B. Krotonsäure. Die Erklärung, dass die flüssige Krotonsäure von den Leucocyten aufgenommen würde, wäre zum mindesten gesucht. Wer mit Gewalt die Idee aufrecht erhalten will, dass die Leucocyten die Vertheidiger gegen eitererregende Reize seien, der könnte ja Stoffe sich denken, welche von den weissen Blutkörperchen zum

Neutralisationszweck abgeschieden würden, doch warum gerade diese Fähigkeit den Leucocyton zuschreiben? Mit demselben Recht könnte man in den Bindegewebszellen, -Fibrillen, dem Blute etc. die Vertheidigungskraft finden. Wir können demnach die hübsche, schmeichelnde Hypothese der Phagocytose der Eitererreger durch die Leucocyten als widerlegt betrachten.

Wir können uns dagegen wohl denken, dass die lebendigen Eitererreger durch ihre eigenen Produkte in ihrer Entwickelung gehemmt werden, ebenso wie der Mensch in seinem Stoffwechsel-Produkt, der Kohlensäure, zu Grunde geht. Oder: Zunächst wird durch die Bacterienthätigkeit, wie wir gesehen haben, die Nahrungszufuhr gesteigert. Mit den Zellen und Bindegewebsbalken werden die Eitererreger in ihrer Ernährung gefördert. Schliesslich zerfällt das ursprüngliche Gewebe in Detritus, in welchem auch die Kokken keine genügende Nahrung finden.

Damit hätten wir das Schicksal der Eiterung verfolgt, soweit unser Blick reicht. Eines Erklärungsversuches harren noch die Veränderungen, welche das Gewebe eingeht.

Wir haben durch die Forscherbrille schauen können, wie durch die zuerst langsam, dann schnell sich in den Gewebsspalten ausbreitenden Bacterien eine Emigration von Leucocyten stattfindet und eine Einschmelzung und Verflüssigung des ursprünglichen Gewebes erfolgt. Der Austritt von weissen Blutkörperchen ist erfahrungsgemäss an jede beliebige Gefässalteration geknüpft. Und Ursachen zu dieser geben die Bacterien genügend. Einmal können sie rein mechanisch durch die Einwanderung in die Gefässwände diese schädigen, oder diese Wirkung wird durch chemische Substanzen erzeugt, welche durch die Mikroorganismen entstehen, und schliesslich können die Parasiten den Gefässwandungselementen die nöthige Nahrung entziehen, sodass sie ihre Pflicht nicht mehr erfüllen können. Die Einschmelzung des ursprünglichen Gewebes ist leicht erklärlich durch chemische Umbildungen oder chemische Lösung.

Wenn aus den Gefässen Exsudatstoffe abgeschieden werden, dann gerinnen sie. Warum nicht bei der Eiterung? Warum erzählen alle Forscher von einer glasigen, homogenen Exsudatflüssigkeit? Hohnfeldt erinnert an die Fähigkeit des Cholerabacillus, Ferment auszuscheiden (conf. Koch 16). Vielleicht beruht die Verflüssigung des Faserstoffes und der leimgebenden Substanz in der Peptonisirung durch ein von den Kokken erzeugtes Ferment?

Nach diesen Ueberlegungen über das Schicksal der Bacterien und deren Wirkung auf das Gewebe ist die Bildung des Granulationswalles zu erklären: entweder als eine Spätwirkung der Mikroorganismen oder als Regenerationsvorgang. Da aber nach Hohnfeldt und Grawitz diese Reaction des umliegenden Gewebes erst nach völligem Kampfesabschluss zwischen Bacterien und Gewebe eintritt, und überdies sich nie Kokken in der Granulationsschicht finden, so ist wohl die Annahme berechtigt, das thierische Gewebe zeigt auch hier seine wunderbare Kraft, die Reactionsfähigkeit der Zellen auf einen Reiz, und in unserm Falle wäre dieser ein Fremdkörper, die todte nicht zum Körper gehörige käsige Eitermasse.

Ist nun der centrale Eiterheerd von einem zellen- und gefässreichen Granulationsgewebe umschlossen, so findet nach Grawitz eine reichliche Durchwanderung dieses Gewebes durch Leucocyten statt, die Spannung des eingeschlossenen Exsudates kann sich bis zu einer beträchtlichen Höhe steigern. Aber auch hier wird die Vergrösserung nicht etwa ausschliesslich durch eindringende Leucocyten bedingt, sondern es wiederholen sich dieselben Vorgänge der Proliferation, der Verflüssigung des Zwischengewebes, welche im Anfang zur Eiterumwandlung des normalen Gewebes geführt haben. Es beweist diese Darstellung unsere aufgestellte Behauptung: auf geringen Reiz erfolgt Hypertrophie und Hyperplasie, auf grössern Reiz — Untergang. Also nicht nur die Dauer des Abscesses, sondern auch seine Grösse ist von dem Irritament abhängig.

Ich habe die Lehre von der Abscessbildung so ausführlich behandelt, einmal, um durch den mikroskopischen Befund das Verständniss der Vorgänge zu erlangen, deren Resultat unsere unbewaffneten Augen erblicken. Mit der Einsicht aber in den stets in denselben Bahnen sich abspielenden Process ist auch das Verständniss erschlossen für viele Symptome, welche die Abscedirung im Organismus hervorbringen, und schliesslich die Richtschnur, dem Vordringen des Irritamentes Einhalt zu thun.

Ferner lag mir sehr viel daran, das Wesen der Eiterung zu ergründen.

Es ist klar, dass die Beantwortung unseres Themas in grosser Abhängigkeit steht von der Auffassung des Eiterungsprocesses. Schreiben wir die Eiterbildung nur dem Baterium „pyogenes" zu, wie dann die Abscesse erklären, in denen sich nicht diese specifischen Keime oder gar andere finden? Mit dem Zugeständniss aber, dass dasselbe Resultat, die Eiterung, durch die mannigfachsten Ursachen erreicht wird, wächst auch ungeheuer die Aetiologie der Abscesse im Allgemeinen und ebenso auch der in den Harnwegen.

Die pathologisch - anatomischen Gründe für die unendlich weitere Begriffsauffassung hat uns Grawitz und wider Willen Bumm und Hohnfeldt gegeben. Einen festeren Halt gewinnt diese Lehre noch durch 1. die Empirie und 2. deren Essenz, die Logik.

Weichselbaum (17) und Zaufal (18) wiesen den Fränkelschen Pneumoniecoccus in Eiterherden nach. Allerdings handelte es sich um Eiterung in praeformirten Höhlen (Pleurahöhle, Mittelohr etc.). Die ersten Forscher, welche den Fränkel'schen Coccus auch in Weichtheilabscessen nachwiesen, sind Ortmann (19) und Samter. Sie fanden solche in einem Abscesse unter der ödematösen, sonst aber nicht veränderten Haut der Aussenseite des rechten Oberschenkels, ferner in einem Abscess in der rechten Kniekehle, und schliesslich in einem handtellergrossen Abscess über der Lendenwirbelsäule und in einem Falle von Eiterung im Schultergelenk nach Pneumonie.

Orloff (20) kommt durch seine Studien über die Aetiologie der den Typhus abdominalis complicirenden Eiterungen zu folgenden Resultaten: 1. Einspritzung von Typhuskulturen in verschiedene Gewebe (Gelenke, Muskeln etc.) ruft eine Rundzelleninfiltration und Eiterung hervor. 2. Dieselben Erscheinungen, nur schwächer ausgeprägt, bewirken auch Einspritzungen von sterilisirten Kulturen, woraus folgt, dass 3. die entzündungserregenden und eitererzeugenden Eigenschaften der Typhusbacillen wenigstens in bedeutendem Grade von den Stoffwechselprodukten derselben abhängig sind. 4. Eiterungen, die während des Abdominaltyphus beobachtet werden oder in der Reconvalescenzperiode auftreten, hängen, sobald der Eiter ausschliesslich Typhusbacillen enthält, gerade von letzteren ab und sind nicht als Folge einer Mischinfection zu betrachten.

Wunschheim (21) berichtet, dass von 24 Fällen von Nephritis suppurativa in 11 Fällen die Eiterung erzeugt war durch das Bacterium coli commune, einmal ferner fand er auch Staphylococcus pyogenes aureus; dreimal Staphylococcus aureus und albus zugleich, einmal den Streptococcus. In 8 Fällen von metastatischer Nephritis suppurativa zeigten sich dreimal der Staphylococcus pyogenes, einmal der Diplococcus pneumoniae und zweimal der Bacillus typhi abdominalis. Durch diese Beobachtung ist der empirische Beweis gegeben, dass der Diplococcus pneumoniae und der Typhusbacillus durch den Urin nicht in ihrer Eitererregung gehindert werden.

Immer neue Bacterien mit „specifischer" Eitererregungskraft wurden entdeckt.

Albarran (22) und Halle fanden im eiterhaltigen Urin bei den verschiedensten Erkrankungen des Urogenitalsystems oft ausschliesslich eine Bacterienart, die sich als kurze Stäbchen mit abgerundeten Enden von verschiedener Grösse darstellte und die auf Gelatine und den sonstigen gebräuchlichen Nährboden leicht zu züchten war. Dieses Stäbchen musste in einer Reihe von Fällen bei Abwesenheit eines jeden andern Mikroben als die einzige Ursache der Eiterung angesehen werden; es fand sich niemals im normalen Urin oder in der gesunden Harnblase, fand sich dagegen auch in zwölf Fällen von Nierenabscessen ausschliesslich im Abscesseiter sowie in Fällen diffuser Nephritis im Parenchym der Nieren, wo makroskopisch keine Veränderungen nachweisbar waren. In den Fällen, in denen sich im Urin neben diesen Stäbchen noch andere Mikroorganismen fanden, waren in den Nieren gleichwohl nur diese Eiterbacterien nachweisbar.

Während in Bezug auf die Aetiologie der Cystitis sich durch die Arbeiten von Clado (23) und Albarran allmälig die Erkenntniss Bahn gebrochen hatte, dass die häufigsten, wenn nicht ausschliesslichen Erreger der Cystitis in Stäbchen von ausgesprochenem Polymorphismus zu suchen seien, und ferner durch die Untersuchungen von Krogius und zahlreichen Anderen der sichere Nachweis geliefert und wiederholt bestätigt worden war, dass das von Clado: Bactérie septique de la vessie genannte und von Albarran in Bacille pyogène umgetaufte, vielgestaltige Stäbchen mit dem Bacterium coli commune nicht nur verwandt,

42*

sondern identisch ist, blieb es Albarran vorbehalten, 1889 als
der erste in einer grösseren Arbeit die nicht minder wichtige Rolle
des Bacterium coli commune für die Genese der aufsteigenden
eitrigen Nierenentzündung zu demonstriren. Er fand nämlich in
23 wohluntersuchten Fällen eitriger Pyelonephritis jedesmal das
Bact. coli com., darunter in 15 Fällen in Reincultur, und
konnte bei Kaninchen, ebenso wie Krogius durch Injection von diesem Bacterium in den unterbundenen
Ureter abscedirende Nephritis erzeugen.

Schmidt (24) und Aschhoff untersuchten 14 Fälle ascendirender Nephritis suppurativa und fanden 12 Mal das Bact. c.
com. als Erreger derselben und zwar 9 Mal sicher in Reincultur.
2 Mal erhielten sie Proteus allein, und 1 Mal mit Bact. c. com.
gemischt. Vollkommen übereinstimmende Resultate ergaben ihnen
die Thierexperimente, deren sie gleichfalls eine grössere Zahl ausführten, und durch welche die beiden Autoren bei gleicher Ausführung der Versuche, wie sie Albarran und Krogius angewandt
hatten, sowohl mit Bact. c. com., als auch mit Proteus typische
Bilder ascendirender eitriger Nierenentzündung erzeugen konnten.

Savor (25) fand in 17 Fällen ascendirender Nephritis 13 Mal
das Bact. c. com. und zwar 10 Mal in Reincultur, 3 mal in Ge-
meinschaft mit Proteus, letzteren 4 Mal allein.

Krogius (26) untersucht 17 krankhafte Harne. 17 Mal
konnte er in ihnen das Bact. c. com. nachweisen. Bei Hunden
und Kaninchen führte es nach subcutaner Injection zu Eiterungen,
nach intraperitonealer Application einige Male zum Tode der
Thiere.

Barbacci (27) berichtet, dass er bei der Section der Leiche
eines aus der chirurgischen Klinik stammenden Individuums, über
das nichts weiter bekannt war, ausser einer verwachsenen Inguinalhernie einen Abscess im linken, stark vergrösserten Prostatalappen
fand, während der rechte nur die Zeichen einer allgemeinen Hypertrophie darbot. Durch eingehende und sorgfältig ausgeführte Culturversuche konnte Barbacci als einzige Ursache dieser Eiterung
das Bact. c. com. feststellen. Da die Blasenschleimhaut durchaus
normal und der in der Blase noch vorhandene Urin vollkommen
klar und frei von Eiter war, so konnte das Bact. c. com. nicht von
der Blase aus in die Prostata gelangt, sondern nur von dem mit

dem Darm verwachsenen Bruchsack her in das Blut eingedrungen sein. Von hier aus fand es in dem hypertrophischen Gewebe der Prostata den geeigneten Boden zur weiteren Entwickelung und konnte schliesslich zur Abscessbildung führen.

Barbacci hat somit eine Theorie schaffen wollen, wie das Bact. coli com. in die Prostata gelangt, und als Beleg dafür, dass das Bacterium nicht aus der Blase stammt, führt er die saure Beschaffenheit des in der Blase befindlichen Harnes an. Diese Begründung ist hinfällig.

Martin (28), B. Schmidt und Aschhoff haben die Pyelonephritis in anatomischer und bacteriologischer Beziehung und die ursächliche Bedeutung des Bact. c. com. für die Erkrankung der Harnwege studirt. Ihrer Arbeit liegen 16 im Strassburger patholog. anat. Institut mikroskopisch und bacteriologisch genau untersuchte Fälle von Pyelonephritis zu Grunde sowie eine grössere Reihe von sorgfältig ausgeführten Thierversuchen. Nach eigenen Beobachtungen und mit Hülfe der Literatur sind sie zu folgender Ansicht über die Pathogenese der Cystitis und Pyelonephritis in bacteriologischer Beziehung gelangt.

Die früher allgemein gültige und auch jetzt noch verbreitete Anschauung, dass die infectiöse Cystitis sich durch die ammoniakalische Zersetzung des Urins kundgiebt, und die anatomischen Veränderungen eben auf dieser Ammoniakwirkung beruhen, erweist sich als unhaltbar, da in der Mehrzahl der Fälle sowohl in der Blase, wie in dem Nierenbecken saurer Urin vorgefunden wird. Offenbar ist diese Fähigkeit zur Urinzersetzung bei dem gewöhnlichen Cystitisbacillus, dem Bact. c. com. eine sehr geringe, und wohl in jedem Falle abhängig von dem höheren oder geringeren Säuregrad und der Eigenart der betreffenden Bacillenvarietät. Fällt also der Ammoniakeinfluss fort, so bleibt kein anderer Schluss übrig, als die entzündlichen Schleimhautveränderungen auf die directe Bacterienwirkung zurückzuführen, wie es für die tuberculöse Cystitis mit dem stets sauren Urin allgemein anerkannt zu werden scheint. Ammoniakalischen Urin fanden die Forscher nur, wenn eine Mischinfection des Bact. c. com. mit solchen Bacterien, welche, wie Proteus und Staphylococcus pyogenes anerkanntermaassen den Urin zersetzen, oder eine Reininfection mit letzteren stattgefunden hatte. Diphtheritische Processe auf der Blasen- und Nierenbeckenschleimhaut kommen jedenfalls erst bei ammoniaka-lischer Zersetzung des Urins vor.

Vervollständigen wir die empirische Begründung des Eiterungs-begriffes durch die Thatsache, dass auch nicht organisirte Stoffe wie Krotonsäure, Terpentin, krystallinisches Quecksilber etc., Eite-rung erzeugen können, so scheint mir der enge Begriff der Eiterung widerlegt.

Wäre die Eiterung eine specifische Reaction auf ein specifisches Irritament, dann müssten wir doch die klinischen Krankheitsbilder mit unseren Reinculturen nachzuahmen vermögen. Wenn wir je-doch mit den Kokken, die z. B. aus einem Ulcus corneae serpens gezüchtet sind, wieder ein solches erzeugen wollen, oder mit den Kokken, die aus einer progressiven Phlegmone stammen, wieder eine solche durch Einimpfung in die Haut hervorbringen oder endlich mit den Streptokokken der puerperalen Sepsis wieder ein Puerperalfieber, eine Beckenphlegmone, eine Peritonitis bewirken wollen, dann lassen uns unsere Culturen im Stich. Es zeigt sich, dass zwischen den Eitererregern und den Bacterien der anderen Infectionskrankheiten ein gewaltiger Unterschied besteht. Die Cholera, Tuberculose, der Milzbrand werden immer durch dieselben rel. Bacterien erzeugt, die Eiterung aber ist die Reaction ver-schiedener Angriffe.

Bei Injection eben derselben Schädlichkeiten, welche in geringer Menge und schwacher Concentration nur eine vorübergehende Schwellung verursachen, welche in stärkerer Menge eine teigige Consistenz mit Fibrinausscheidungen, Hämorrhagien und partieller Nekrose erzeugen, beobachtet man bei einer gewissen mittleren Dauer und Intensität der Wirkung und bei bestimmten Thierarten, dass die entzündliche Schwellung vom zweiten und dritten Tage ab nicht in Zertheilung, sondern in eine Schmelzung und Verflüssigung der Gewebe übergeht. Auch solche Entzündungen wie beim 3. Grade, bei welcher reichliche wässerige und fibrinöse Durch-tränkung der Gewebsmaschen und ein Untergang von Gewebszellen stattgefunden hat, können einer nachträglichen puriformen Schmelzung unterliegen; nur wo eine intensive Aetzwirkung die Gewebe sofort und vollständig abtödtet, da findet ohne Complication, wie etwa die Dazwischenkunft von Bacterien, eine reguläre Eiterung nicht statt, sondern diese Stellen kommen zur Heilung, wie die Mehrzahl der hämorrhagischen Infarcte in der Milz, ohne dass sie jemals aus dem Zusammenhange herausgelöst würden.

Entzündung ist ein Gewebskampf, die Entzündungsreize treffen die Zellen direct, diese erfahren eine pathologische Ernährungssteigerung, eine Nucleation und Cellulation, bei der Eiterung scheiden sie eine schleimige Intercellularsubstanz ab, aber diese neugebildeten Zellen sind keine dauernden Elemente, sie verfallen dem Untergang. Weder den Leucocyten noch den Gewebszellen allein fällt die Bildung des Eiters zu, denn das, was wir Eiter nennen, ist weder histologisch, noch chemisch, noch aetiologisch eine Einheit. Die Eiterzellen entstehen aus verschiedenen Quellen und die Farbe, die Consistenz, der Geruch des Eiters wird wesentlich durch die Beschaffenheit der Intercellularsubstanz und die ihr beigemengten Bestandtheile an Blut, Gewebstrümmern und Bacterien bestimmt.

1. Abhängigkeit der Abscessbildung in den Harnwegen von der Gonorrhoe.

Absichtlich unerwähnt liess ich bisher die Frage über die Wirkungsbreite des Gonococcus, einmal, weil sie im Anschluss an die Frage nach der Aetiologie und dem Wesen der Eiterung unendlich leichter verständlich ist und dann, weil sie ein wesentlicher Beitrag ist, die Grawitz'sche Lehre über Eiterung zu festigen.

So lange man nur von einem gonorrhoischen „Virus" sprechen konnte, wie man sich heute mit dem „Virus" der Syphilis begnügen muss, war naturgemäss das Studium über die klinische Gonorrhoe und ihre pathologische Anatomie auf die Empirie gestellt.

Als nebensächlichen Befund fand man bei Sectionen von Menschen, die einem anderen Leiden erlegen waren, eine Urethritis acuta oder chronica, und je nach den zufälligen Erfahrungen stellte jeder Autor andere Grundsätze über die gonorrhoischen Veränderungen auf.

Eine wesentliche, practisch und wissenschaftlich ausserordentlich wichtige Frage, die seit Jahrhunderten die Gelehrten beschäftigt, ist: Wie weit reicht der Einfluss des Gonokokkenvirus auf das Gewebe? Besitzt es nur die Fähigkeit, die Gewebe leicht entzündlich zu reizen oder vermag es Eiterung zu erzeugen? Der erste,

von dem wir pathologisch anatomisch etwas von der Gonorrhoe
vernehmen, ist Laurentius Terraneus (29) (1703). Er hat bei
sechs Sectionen zufällig recente Tripper gefunden.

Einen Fall beschreibt er folgendermaassen: Urethra omnino
inflammatione livescebat, glandulaeque disgregatae immodicum
extumebant. Die Urethra bot das Bild einer allgemeinen Entzündung und die zerstreuten Drüsen sind besonders stark entzündlich geschwellt. Mit scharfem Blick hat Terraneus die wesent-
lichsten makroskopischen Veränderungen bei der gonorrhoischen
Urethritis erkannt und präcisirt: diffuse Schleimhautentzündung, vorwiegende Affection der drüsigen Elemente
(disgregatae.)

Erst circa 4 Decennien später hören wir wieder etwas von
den pathol. anatom. Veränderungen bei Gonorrhoe und zwar aus
dem Munde des genialsten Medicus des vorigen Jahrhunderts;
Morgagni (29) verräth uns das Resultat seiner reichen Erfahrungen,
auch auf dem Gebiet der Urethralveränderungen.

Etsi pauci forte sint anatomici, a quibus tot fuerint, quod a
me urethrae viriles dissecatae et diligenter perlustratae, tamen aut
rarius quam vulgo existimant luculentiora in eo conali vitia occurrunt,
quae contagiosam gonorrhoeam comitentur, aut nescio quo casu
factum est, ut cum magnus hominum hac infectorum sit numerus,
illa ego vitia tam luculenta vix unquam aut ne vix quidem conspexerim.

Im Gegensatz zu diesem negativen Resultat will Lisfranc
(1815), der sehr häufig Sectionen mit Gonorrhoe behafteter Individuen gemacht hat, sehr oft dabei Ulcerationen wahrgenommen
haben. Voillemier (1868) (29) hat 9 Sectionen derselben Art
gemacht, darunter eine mit folgendem Befund.

Es handelte sich um einen 24 Jahre alten Mann, der an einer
9 Tage alten Urethritis litt und in Folge einer Verletzung gestorben
war. Die Schleimhaut 7 Ctm. vom Orificium externum an geschwellt,
geröthet, die Oeffnung der Morgagni'schen Lacunen deutlich sichtbar, die Schleimhaut erschien dadurch wie von feinen Oeffnungen
besäet. Auf der Medianlinie des Canals, 4 Ctm. vom Orif. ext.,
war ein Lacuna Morgagni deprimirt, die Umgebung derselben
ihres Epithels beraubt. In Folge dessen hatte sich eine oberflächliche, 3 Mm. lange, 2 Ctm. breite Ulceration gebildet. Beim Zusam-

mendrücken der Schleimhaut tritt aus den Oeffnungen der Morgagni'schen Lacunen grünlich gelber Eiter hervor.

Auch hier also diffuse Schleimhautentzündung mit Concentration
der Entzündungserscheinungen um die Morgagni'schen Lacunen.
Dasselbe erfahren wir von Guérin (29) (1854) aus folgender Beschreibung einer Urethritis. Die Schleimhaut der Urethra ist mässig
geröthet, die Morgagni'schen Follikel erweitert, aus ihnen Eiter
auszudrücken. Beim Durchschneiden mehrerer derselben überzeugt
man sich, dass sie zu Säcken ausgedehnt sind, die sich bis fast
1 Ctm. tief in die Urethralwand einsenken. Das Gewebe des Bulbus
ist mit Blut überfüllt, die der Schleimhaut näher liegenden Maschen
enthalten Gerinnsel, die den in Venen vorkommenden ähnlich sind.
Die Trabekel sind weich und nachgiebig.

Hören wir schliesslich noch die Ansicht Rokitanski's (29).
Die katarrhalische Entzündung der Harnröhrenschleimhaut als
Tripperkatarrh hat einen zum chronischen hinneigenden Verlauf. Sie
ist entweder ziemlich gleichförmig über die Harnröhre verbreitet,
oder sehr oft, und zwar bald ursprünglich, bald in ihrem spätern
Verlauf auf eine oder mehrere Stellen beschränkt. Derlei Herde
finden sich an jeder Stelle bis zur Pars prostatica hin, am häufigsten
aber doch in der Nähe des Bulbus urethrae und in der Fossa
navicularis. Ihre Kennzeichen sind dunkle Röthung und Wulstung
der Schleimhaut, zuweilen, und zwar besonders in der Fossa navicularis, auffällige Schwellung der Schleimdrüsen, Eiterbildung. Dabei ist das Corpus cavernosum urethrae an den gedachten Stellen
zunächst in seiner innersten Schicht, zuweilen in seiner ganzen Dicke
mit Verkleinerung seiner Räume geschwellt und daher minder blutreich. Man nimmt daselbst einen hierdurch bedingten, resistenten
Wulst in der Harnröhre wahr.

Während also Morgagni erhebliche pathologische Veränderungen der Urethra durch gonorrhoisches Virus leugnet, Terraneus
und Lisfranc eine oberflächliche Entzündung constatirten, haben
die drei anderen Forscher auch eine Tiefeinwirkung des
gonorrhoischen Virus beobachtet. Alle übereinstimmend
sahen die intensivste Entzündung in der Umgebung der
drüsigen Elemente. — Die einen sprachen von Follikel, die
anderen von Lacunae Morgagni. Guérin sah die Lacunae Morgagni

zu Säcken ausgedehnt, die bis 1 Ctm. tief in die Urethralwand hineingingen, d. h. die Anfänge der periurethralen oder ure-thralen Abscesse resp. Pseudoabscesse. Rokitanski betont den zum chronischen hinneigenden Verlauf der Schleimhautentzündung, ferner die zur Entzündung praedilectirten Stellen, die Gegend in der Nähe des Bulbus und die Fossa navicularis. Schliesslich erwähnt er die Veränderungen der Corpora cavernosa, welche durch tiefgreifende Entzündungen narbig indurirt sind. Alle diese Momente, welche diese genialen Forscher macroscopisch als wesentlich erkannt, finden die Bestätigung ihrer Bedeutung durch die mikroskopischen Studien, die in den letzten 10 Jahren begonnen und zum Abschluss gebracht sind.

In neue Wege nämlich kam die Forschung über die Gonorrhoe mit der Entdeckung des organischen Krankheitserregers, des Gonococcus, durch Neisser (1879). Während bisher nur makroskopisch geurtheilt werden konnte, d. h. gar manchmal differente pathologische Erscheinungen als auf einheitlicher Basis beruhend angesehen wurden, war nun das Mittel gegeben, rein gonorrhoisch inficirte Gewebe zu erkennen und zu untersuchen. Als einzige Vermehrungsstätten des Gonococcus wurden zunächst die Urethra und die Conjunctiva des Auges betrachtet.

Es ist klar, dass mit der Annahme, der Gonococcus fände sich nur in der Urethra und der Conjunctiva, die Möglichkeit sehr fern liegt, ein gonorrhoisch inficirtes Gewebe mikroskopisch zu untersuchen. Man war naturgemäss auf den Zufall angewiesen, der als Nebenbefund irgend einer Sektion eine gonorrhoische Erkrankung brachte.

Der Erste, der die Gonokokkenthätigkeit mikroskopisch verfolgen konnte, war Bumm, (30) der im Jahre 1886 eine gonorrhoisch erkrankte Conjunctiva untersuchte. Als Resultat seiner Untersuchungen stellt er folgende Principien der Gonokokkenwirkung auf.

Mit dem inficirenden Secret kommt eine gewisse Menge der Gonokokken auf die Schleimhaut. Diese durchdringen die Lage der Epithelzellen und gelangen auf dem Wege des Protoplasmas und der Kittsubstanz der epithelialen Elemente, also durch diese und zwischen ihnen wandernd, bis auf den Papillenkörper der Schleimhaut. Grosse Schwärme weisser Blutkörperchen sind um diese Zeit aus dem erweiterten Capillarnetz, das beinahe an die Epithelgrenze reicht, ausgewandert und in die obersten Strata des Bindegewebes eingedrungen, um, mit Gonokokken beladen, durch das Epithellager an die Oberfläche zu gelangen. Das durch die Pilzwanderung in seiner Festigkeit gestörte Epithelstratum wird durch diesen Zell- und den denselben begleitenden Flüssigkeitsstrom zerklüftet und in Schollen abgehoben, wozu capilläre Blutergüsse zwischen Epithel und Bindegewebe beitragen mögen. Die Ausbreitung der Kokken vollzieht sich in den oberflächlichsten Schichten des subepithelialen Bindegewebes, wo dieselben zwischen den Faserzügen in Reihen oder rundlichen Kolonien angeordnet sind. Leucocyten füllen schliesslich den ganzen Papillarkörper, damit ist der Uebergang zum eitrigen Stadium gegeben.

Indem dieser Befund ohne Weiteres auf die Veränderungen in der gonorrhoischen Urethra übertragen wurde, kamen Bumm und seine Schüler zu dem Schlusse, die Gonokokkeninfection ist nur möglich an Schleimhäuten mit einfachem Cylinderepithel, und die Infectionskraft reicht nur durch das Epithel bis in die obersten Schichten des Bindegewebes.

Gerheim, (31) ein Schüler Bumm's, sagt: Bedenkt man, dass alle Schleimhäute, an denen mit absoluter Sicherheit Gonorrhoe constatirt wurde, einfaches Cylinderepithel oder doch eine demselben nahestehende Epitheldecke tragen, welche sich durch geringe Dicke des Zelllagers und grosse Zartheit des Protoplasmas der zelligen Elemente auszeichnet, ruft man sich ferner in das Gedächtniss zurück, dass die Pilzinvasion am Uebergangsepithel scharf abschneidet; haben weiterhin Experimente an der v. Rinecker'schen Klinik gezeigt, dass Gonokokkenculturen, in das subcutane Bindegewebe inicirt, spurlos zu Grunde gehen, so scheint es zum mindesten zweifelhaft, ob die Gonokokken ihren Einfluss auf weitere Strecken geltend machen können.

Diese scheinbar frappanten Beweise, auf experimentellem Wege erzielt, sind doch nach den weiteren Erfahrungen als falsch zu betrachten*).

Und wenn nun trotzdem bei Gonorrhoe eine Abscessbildung

---

*) Am Schlusse der Gonokokkenfrage kommen wir auf das nunmehr selbstverständliche negative Resultat obiger Versuche zurück.

umgab und durchsetzte stellenweise die Epithelschicht. Bei der
Färbung mit Anilinfarben, besonders mit Carbolfuchsin, liessen sich
Gonococcen sowohl im Lumen der Einsenkung, in Eiterkörperchen
und auf Epithelzellen, als auch zwischen den 3—4 obersten Zelllagen des Epithels in Haufen oder reihenweise in den interstitiellen
Gängen angeordnet, nachweisen. Ebenso fanden sich solche sehr
selten in den obersten das Epithel infiltrirenden Rundzellen; im
tieferen Epithellager sowie im Bindegewebe fehlten sie.

Einen ähnlichen Fall beschreibt Jadassohn (33).

Bei einem Patienten excidirte er einen etwas nach hinten vom hintern
Ende des Frenulum liegenden, harten, weit über federkieldicken Strang, welcher
in der Haut des Penis lag, sich von der Urethra vollständig abgrenzen liess
und sich etwa 1¹/₂ Ctm. lang neben der Raphe des Penis nach hinten erstreckte. An seinem vorderen Ende war eine kleine, schräg nach oben (nach
der Urethra zu) und hinten gerichtete Oeffnung, aus der ein mässiger Druck
auf den Knoten ein Tröpfchen Eiter entleerte.

Bei der Zerlegung in mikroskopische Schnitte wurde der Anfangstheil
des Ganges fast longitudinal getroffen, und es zeigte sich, dass das Epithel
der Haut sich in das des Ganges continuirlich fortsetzte; eine kleine Strecke
weit liess sich auch die Hornschicht verfolgen, dann aber hörte diese auf, und
ein mehrfach geschichtetes Pflasterepithel kleidete ihn aus. Auf diesem und
im Lumen lag ein feinkörniges Gerinnsel und einzelne Eiterkörperchen, hier
und da in diesen Gonokokkenhaufen. Bis an die Epidermis heran war das
Bindegewebe mit Rundzellen dicht infiltrirt, viele von ihnen waren auch
zwischen die Zellen des Pflasterepithels eingedrungen. Dieses war im ganzen
gut erhalten — nur die oberste Zelllage wies Degenerationserscheinungen auf
und war etwas auseinander geworfen. Je tiefer man kam, desto reichlicher
wurden die Rundzellen in seinen Interstitien; auch die entzündlichen Erscheinungen nahmen in der Umgebung immer mehr zu. Schon in diesen ersten
Schnitten von dem Anfangstheil des Ganges konnten typische Gonokokkenherde
auch im Epithel nachgewiesen werden; die Mehrzahl derselben fand sich auf
der peripherischen Schicht der Epithelien und zwar bald als feine Streifen an
der äussersten Contour einer Zelle, bald als flächenhaft ausgebreiteter Haufe
auf der Fläche derselben, immer in der typischen Diplokokkenanordnung, nur
an einzelnen Stellen gelang es, sie zwischen die obersten Lagen der Zellen in
die Intercellularräume hinein zu verfolgen.

Dieses Bild ist der Beschreibung des Touton'schen Falles
so frappant ähnlich, dass man sie für identisch halten könnte.
Mit diesem Befunde war der Bann gebrochen. Die Gonococcen
schreckten nicht vor mehrschichtigem Epithel, selbst Pflasterepithel
zurück. Ihre Kraft reicht aber nach diesem Befunde nicht aus,
die ganze Dicke des Epithels zu durchbrechen.

beobachtet wurde, wie wollte man dann dieses Phaenomen mit der Oberflächenwirkung der Gonokokken in Uebereinstimmung bringen? Gerheim findet sehr leicht hierfür eine Antwort: Im gonorrhoischen Secret sind sehr häufig — Eiterkokken nachzuweisen, und es ist mehr als wahrscheinlich, dass die Eiterkokken, welche im gonorrhoischen Eiter einen überaus günstigen Nährboden finden, von der erkrankten, vielleicht hier und da erodirten Schleimhaut aufgenommen werden. Von dort brechen sie in die Lymphbahnen und wohl auch in die Blutgefässe ein, werden in die nächsten und in die entfernten Körpertheile getragen, wo sie gewissermaassen metastatische Vorgänge hervorrufen. Damit hatte man also zugleich auch eine Erklärung für die bei Gonorrhoe an anderen Körperstellen auftretenden Secundärerkrankungen.

Dem Gonococcus war also damit ein enges Gebiet angewiesen. Nur die Organe, deren Schleimhaut mit einschichtigem Cylinderepithel oder einem diesem nahestehenden bekleidet ist, wurden als einzige Brutstätten des Gonococcus angesehen, und zwar nur ihre Oberfläche sowie die damit zusammenhängenden Eiteransammlungen in ihrem Lumen. Die Entzündung des Peri-, Parametrium, die Bartholinitis, die Prostatitis, Epididymitis, die Tripperbubonen und die Abscesse in den Harnwegen wurden einer Mischinfection zur Last gelegt.

Wie stimmte nun zu dieser Lehre die Thatsache, dass die männliche Urethra gerade in den allervordersten Partieen, der Eingangspforte der Gonorrhoe Pflasterepithel trägt? Wie wollte man nach Bumm's und Gerheim's Anschauung die Vulvovaginitis der kleinen Mädchen erklären? Touton (32) war es vorbehalten, den Widerspruch aufzuklären.

Er hatte Gelegenheit, einen gonorrhoisch erkrankten incidirten Gang, der zwischen den Blättern des Praeputiums gelegen, nahe der Raphe einige Mm. nach hinten und aussen von der Umschlagstelle mündete und auf Druck gonococcenhaltigen Eiter entleerte, histologisch zu untersuchen. Die ungefähr 7—8 Mm. lange, drüsenähnliche, mit spärlichen kurzen Abzweigungen versehene Einsenkung war durchweg mit geschichtetem Pflasterepithel ausgekleidet, das an der oberflächlichsten Partie noch eine deutliche Horn- und Körnerschicht aufwies, die sich nach der Tiefe hin verlor. Eine etwa $\frac{1}{2}$ Mm. mächtige Rundzelleninfiltration

Trotzdem sehen wir die Reaction des subepithelialen Gewebes. **Eine rel. mächtige Rundzellenschicht umgab und durchsetzte stellenweise das Epithel, und wie erklärte man dieses Phaenomen?**

Jadassohn (34) kommt nach seinen zahlreichen und umfassenden Untersuchungen über die Gonococcen zum Schlussresultat: An mit geschichtetem Epithel bekleideten Schleimhäuten bleibt die gonorrhoische Infection im allgemeinen rein epithelial, und die Eiterabsonderung beruht nur auf chemotactischer Fernwirkung.

In der Mehrzahl der Fälle reicht die Energie der Gonococcen nur zu oberflächlicher eitriger Infiltration aus. Ihre Vitalität erlischt bei tieferm Eindringen in das Gewebe in dem ihnen nicht zusagenden bindegewebigen Nährboden schnell. Unter dem Einfluss der Entzündung kommt es zu einer Hyperplasie und Metaplasie der restirenden Epithelien, zwischen und auf denen die Gonococcen noch wachsen. Ist die Epithellage auf diese Weise wieder geschlossen, so kann der infectiöse Entzündungsprocess noch sehr lange fortbestehen. Die Gonococcen-Vegetation bleibt dann aber auf das Epithel beschränkt.

Einen gewaltigen Fortschritt machte die Gonococcenfrage durch die bahnbrechende Arbeit Wertheim's (34) über die ascendirende Gonorrhoe beim Weibe. Eine vereinfachte und vervollkommnete Kulturmethode, welche vermittelst des Plattenverfahrens den Nachweis der Gonococcen manchmal auch da rel. leicht ermöglichte, wo die mühsame microskopische Durchforschung vieler Präparate im Stiche liess, erfolgreiche Uebertragungen von Gonococcenreinkulturen aus Gonorrhoe und salpingitischem Eiter auf vorher gesunde menschliche Harnröhren, experimentelle Uebertragung solcher Kulturen in den Peritonealsack kleiner Thiere, zahlreiche Untersuchungen der dabei gewonnenen Gewebe sowie solcher von Operationen an Menschen dienten Wertheim zu seiner Forschung als Grundlage.

Er fand zunächst, dass das Plattenendothel des Peritoneums für den Gonococcus durchgängig sei, dann bestätigte er die Möglichkeit eines auch tiefern Eindringens der Pilze in das Bindegewebe, dem Verlauf der Gewebsspalten folgend, in ähnlichen Zügen und Haufen wie die anderen pyogenen Micro-

organismen. Die im Anschluss an die weibliche Gonorrhoe auftretende Salpingitis, Oophoritis, die umgebenden Bindegewebs sowie die zugehörigen Bauchfellentzündungen wurden als wahre Gonococcenaffectionen erkannt. Beim Ovarium wurde constatirt, dass die Gonococceninvasion auch zur abscedirenden Bindegewebseinschmelzung führen könne. Eine Mischinfection lag niemals vor. So konnte Wertheim mit den Worten schliessen: Die ascendirende Gonorrhoe mit allen ihren Folgen ist ein ätiologisch einheitlicher Krankheitsvorgang.

Und nun war auch das Verständniss gegeben für eine Mittheilung, mit der Dinkler (35) schon einige Jahre vorher überrascht hatte.

Er hatte den Nachweis geführt, dass an einem wegen eines perforirenden Hornhautgeschwüres bei Blennorrhoe enucleirten Auge auch im Gewebe der exulcerirten Cornea und der prolabirten Iris Gonokokken vorhanden waren.

Als schliesslich im Eiter eines subcutanen Abscesses am Handrücken bei gleichzeitigem Urethraltripper auf Lang's Abtheilung Gonokokken mikroskopisch und kulturell von Paltauf (36) konstatirt wurden, als auch Follemer, Sahli u. A. analoge Fälle beschrieben, da war die Frage, ob die Gonokokkenwirkung bis zur Eiterung das Gewebe reizen kann, in positivem Sinne wissenschaftlich beantwortet.

Empirisch wurde diese Tiefenwirkung des Gonococcus schon früher gefunden. So sagt Lesser (37) in seinem Lehrbuch über Haut- und Geschlechtskrankheiten, dass ein periurethrales Infiltrat und weiter durch eitrige Schmelzung der periurethrale Abscess sich bildet, wenn der durch die Tripperinfection hervorgerufene Entzündungsprozess von der Harnröhrenschleimhaut auf das submucöse Gewebe und auf die tieferen Theile, also auf das Gewebe des Schwellkörpers der Urethra oder desjenigen des Penis übergreift. Er giebt an, dass im Eiter der periurethalen Abscesse Gonokokken nachgewiesen sind. In dieser Beziehung stimmt er überein mit Welander und Pellizzari (38).

Letzterer macht mit Recht auf die Schwierigkeit aufmerksam, den Neisser'schen Diplococcus aus dem Secret der Urethra zu züchten. Denn dort, wo der Tripper gewöhnlich seinen Sitz hat, ist er mit so vielen pathogenen und nicht pathogenen Mikroorganismen verunreinigt, besonders mit Eiterkokken, dass der Forscher

irregeleitet werden kann. Unter dem Einfluss der damaligen Anschauung über die Oberflächenwirkung des Gonococcus leugnet
Pellizzari nicht, dass die periurethralen Phlegmonen dem Einwirken der gewöhnlichen Pyogenesarten zuzuschreiben seien, doch
glaubt er, dass jene sehr häufigen Formen kleiner Abscesse, die
von den Tubulärdrüsen der Harnröhrenschleimhaut ausgehen, oder
mit andern Worten auf die blennorrhagischen, periurethralischen
Folliculitiden folgen, einzig und allein mit dem Trippervirus in Beziehung stehen können.

Er führt 3 Fälle solcher Erkrankungen an. Zwei von ihnen
sind identisch. Gonorrhoe mit periurethralen Abscessen in beiden
Fällen vorausgegangen, einmal am Penoscrotalwinkel, beim andern
in der Mitte des Gliedes. In beiden Fällen folgte der neue Abscess
in unmittelbarer Nachbarschaft des ersten. Beidemale war der Abscess acht Tage nach der Infection entstanden. Die Abscesse sind
erbsen- und haselnussgross, nicht fluctuirend.

Im dritten Falle war auch eine Gonorrhoe vorhergegangen,
ohne Abscesse. Eine Woche nach der zweiten Erkrankung entstand in der Mitte des Gliedes eine Anschwellung, bestehend aus
einer kirsch- und einer haselnussgrossen Geschwulst, die in der
Mitte sich berührten.

In allen drei Fällen wurden mittelst einer Canüle von
Tursini nach der peinlichsten Desinfection die Abscesse ange-
stochen und Eiter aspirirt. Alle ergaben in Gentianaviolettlösung
reichliche Gonokokken. Geimpfte Gelatineplatten im Brutofen bei
16—18° C. blieben zwanzig Tage lang steril. Diese Versuche bestätigen das Fehlen der Staphylokokken und des Streptococcus
pyogenes. Der misslungene Kulturversuch vermindert nach P. nicht
den Werth der morphologischen Untersuchung, weil alle Forscher
darin einig sind, dass sich jener Diplococcus nicht auf Gelatine
züchten lässt, doch nach unserer modernen Anschauung hat der
Nachweis von Gonokokken nur dann wissenschaftlichen Werth,
wenn er mikroskopisch, kulturell und experimentell gegeben wird.

Daher verdient die Mittheilung Pellizzari's zwar Interesse
ebenso wie die Nachricht Lesser's, doch in die Reihe der wissenschaftlichen Begründungen dürfen die Ansichten der beiden Autoren
nicht aufgenommen werden. Jadassohn und vor allem Wertheim
gebührt das Verdienst, den Gonococcus in die Klasse der

citererzeugenden Reize für die menschlichen Gewebe ein-
gereiht zu haben.

Er unterscheidet sich von den Staphylokokken, dem Streptococcus
nicht essentiell, sondern nur graduell. Ebenso wie die Bacterien
mit allgemein anerkannter eitererregender Eigenschaft ist seine
Thätigkeit abhängig von verschiedenen Bedingungen. In gleicher
Weise wie die Hornschicht der Epidermis allen Bacterien die Invasion in den Körper verbietet, bilden auch minder feste Epithelien
einen Schutz gegen Gonokokkeninfection. Was der Neisser'sche
Diplococcus vor den typischen Eiterkokken voraus hat, das ist seine
„chemotactische Fernwirkung,“ die Touton und Jadassohn mit
Recht an ihm betonen, denn durch diese Fähigkeit wird er,
wie wir sehen werden, den menschlichen Geweben gefährlich.

Welcher Art die Epithelien sein müssen, um dem Gonococcus
das Eindringen in die tieferliegenden Gewebe zu gestatten, haben
Touton (39) und Jadassohn uns scharfsinnig gelehrt.

Nicht die Form der Epithelzellen ist nach Touton für die
Invasion der Gonokokken die wesentliche Grundbedingung, sondern
diese ist in erster Linie darin zu suchen, dass die einzelnen Epithelzellen durch genügend weite Saftspalten von einander getrennt
sind, und dass die in denselben enthaltene Substanz eine möglichst
geringe Consistenz hat.

In zweiter Linie muss das ganze Epithel ein recht saftreiches
sein, die einzelnen Zellen ein zartes, nachgiebiges Protoplasma besitzen. Diese Forderung involvirt gleichzeitig die Ansicht, dass die
Gonokokken nicht zwischen die verhornten Zellenlagen der Epidermis eindringen können, welche nach dem Verschwinden der Saftspalten fest mit einander verlöthet werden.

Die genannten günstigen Bedingungen für die Einwanderung
der Gonokokken liegen natürlich in erhöhtem Maasse bei entzündlichen Processen vor, wo durch die mit den Eiterkörperchen durch-
tretende Entzündungsflüssigkeit die Intercellularräume weiter und
wohl auch ihr Inhalt verdünnt wird, ebenso wie die Epithelzellen
leicht aufquellen und weicher werden.

Die locale Praedisposition zur Gonokokkeneinwanderung beruht
also nicht auf der Form der Epithelzellen. Sie begreift sowohl in
sich die angeborene besondere Zartheit eines mit weiten Saftlücken

begabten, auch chemisch den Gonokokken zusagenden Epithels, als
die je nach dem Lebensalter wechselnden derartigen Bedingungen.
Darauf zurückzuführen ist vielleicht die rel. leichte Infection der
Conjunctiva der Neugeborenen im Verhältniss zu der doch immerhin seltenen im Vergleich zur Infectionsmöglichkeit analogen Erkrankung bei Erwachsenen.

Vielleicht findet durch Umbildung des Epithelgefüges die merkwürdige Thatsache ihre Erklärung, dass Vulvo-Vaginitis bei neugeborenen Mädchen schon häufig beobachtet ist, bei Erwachsenen
noch niemals.

Ferner können durch vorausgehende Momente an vorher weniger
geeigneten Stellen erst günstige Verhältnisse geschaffen werden. Die
praeparatorischen Momente können nach Touton auf anderweitigen
Noxen traumatischer, calorischer, chemischer oder bacterieller Natur
beruhen, oder aber die Gonokokken selbst ebnen sich vermöge ihrer hervorragenden chemotactischen Eigenschaften
— wenn man die Serumattraction dabei in erster Linie
in Betracht zieht — den Boden zum weiteren Eindringen.
Diese Thätigkeit entfalten die Pilze mit dem Momente ihres Eindringens oder ihrer Auflagerung auf das Epithel, also lange ehe sie in
die unmittelbare Nähe auch nur der oberflächlichen Blutgefässe gelangen.

So wird die Epithellage von einer eiweissreichen Flüssigkeit
durchtränkt, die Intercellularräume erweitert, das Gefüge der Zellen
gelockert. Die Zellen selbst werden auseinandergeworfen, quellen
samt dem Kern auf. Schliesslich löst sich das Protoplasma, die
gequollenen, blassen Kerne sind oft noch lange nachweisbar.

Aeusserst interessant ist die Mittheilung Jadassohn's, dass
er in allen seinen Fällen mehr oder weniger zahlreiche Mitosen im
Epithel, auch in nächster Nähe der Gonokokken, gefunden habe und
dass er glaube, daraus den Schluss ziehen zu müssen, dass bei
den epithelialen Infectionen die zerstörende Wirkung des
Virus hinter der Entzündung und Proliferation erzeugenden
meist zurücktritt.

Damit steht auch im Einklang, dass die Bindegewebsinfil-
tration in diesen Fällen nicht den Charakter einer wirklich dichten,
eitrigen Infiltration, sondern vielmehr den einer Rundzellenan-
sammlung hat, wie sie bei chronischen Entzündungen vorwiegt. Die
Rundzellen, welche die Ausführungsgänge der praeputialen Gänge

umgeben, gehören nach Jadassohn und Touton den protoplasma-
reichen, mit einem oder mehreren Kernen versehenen Zellen an, **welche
Unna unter der Bezeichnung von Plasmazellen mit positivster
Bestimmtheit als Abkömmlinge der fixen Zellen bezeichnet.**
J. fügt ferner hinzu, dass bei diesem dichten Infiltrat die
geringe Zahl von Mitosen im Bindegewebe auffällt.

Interessant sind die Befunde bei einem vereiternden Infiltrat
im Sulcus coronarius. Schon bei schwacher Vergrösserung fallen
die Differenzen zwischen den Rundzellen- und den Eiterkörperchen-
Infiltraten auf, und wenn man Gonokokken constatiren will, muss
man immer die letzteren einstellen, die ersteren sind wohl nur das
Product einer „collateralen Entzündung", wie sie nach J.'s Erfahrungen in der Pathologie der Gonorrhoe überhaupt eine nicht
unwesentliche Rolle spielt; denn in ihnen fehlen die Gonokokken ganz.

Wo die Gonokokken in reichlicher Menge liegen, da ist das
Grundgewebe ganz zerstört; vielleicht ist aber das Verhältniss
chronologisch umgekehrt: nämlich wo eine Zerstörung des Grund-
gewebes eingetreten ist, da haben sich die Gonokokken reichlicher
vermehrt. Wo es sich aber nur um etwaige Infiltration des Grund-
gewebes handelt, da finden sich neben den Eiterzellen Bindegewebszellen mit rel. reichlichen Mitosen; auch die Endothelien
der Gefässe weisen häufiger solche auf.

Also die histologischen Veränderungen bei reiner Epithelinfection
unterscheiden sich von denen bei Bindegewebsinfection — speciell
natürlich bei Bindegewebsvereiterung: bei der erstern Proliferation
wesentlich des Epithels, rundzellige, aber nicht eigentlich eitrige Infiltration des Bindegewebes, keine nachfolgende Degeneration desselben, keine ausgesprochene Proliferation seiner Zellen; bei der
letzteren Vorwiegen der Eiterkörperchen überall, wo Gonokokken
vorhanden sind, Degeneration und Proliferation der Bindegewebszellen, eventuell Einschmelzung des Gewebes.

Diese Darstellung der Gonokokkenwirkung, die Jadassohn so
verschieden findet im Epithel und im Bindegewebe, ist ohne
weiteres äusserst leicht verständlich, **wenn wir die Gonokokken nicht als eine eigenartig wirkende Bacterienart betrachten, sondern als zugehörig zu der zweiten Stufe der
Grawitz'schen Eintheilung.** Grawitz sagt: Auf Injection
irritirender Substanzen in kleinerer Menge erfolgt: reichliche

Durchtränkung des Gewebes mit wässeriger. eiweisshaltiger Flüssigkeit. Die Gewebszellen sind vergrössert,
vom zweiten Tage ab zeigen sich Zelltheilungen, zahlreiche
Leucocyten sind ausgewandert. Tritt das Irritament mit
dieser Kraft in das Bindegewebe direkt ein, dann werden sämmtliche
Erscheinungen auftreten, die Jadassohn im Bindegewebe beobachtet hat.

Tritt aber zwischen Irritament und Bindegewebe ein
Epithel, so wird es von dessen Beschaffenheit abhängig,
ob es durchbrochen wird und die ganze Reizungskraft das
Bindegewebe trifft, oder ob der Schutz des Epithels hinreicht, die Gewalt des Reizes so zu schwächen, dass nur
„chemotactische Reizerscheinungen" im Bindegewebe zur
Geltung kommen. Der Reiz trifft zunächst das Epithel,
das dann dem Bindegewebe analoge Veränderungen aufweist, soweit seine Structur die Analogie erlaubt.

Mit der Einreihung in die zweite Stufe der Grawitz'schen
Irritamente haben wir auch das Verständniss erlangt für die patho-
logisch anatomische und klinische Wirkungsbreite des Gonococcus.
Wir können also mit Jadassohn (40a) für die pathologisch ana-
tomische und die klinische Wirkungsbreite des Gonococcus folgende
Grundsätze aufstellen:

I. Die pathologische Anatomie hat gelehrt:

1. Dass bei der Conjunctivitis im Allgemeinen nur eine oberflächliche Einwanderung von Gonokokken in das Bindegewebe stattfindet und dass rel. früh mit der metaplastischen Erneuerung des
Epithels ihre Elimination vollzogen wird[1]).

2. Dass bei der Gonorrhoe epithelbekleideter Drüsengänge bisher ausschliesslich eine Epithelinfection gefunden wurde;

3. dass dasselbe in der Mundhöhle der Fall ist.

II. Die klinischen Beweise für die Oberflächlichkeit des gonorrhoischen Processes sind:

1. Die bei weitem überwiegende Mehrzahl der Gonorrhoe des Mannes
geht ohne tiefere Infiltration, Vereiterung, Metastasenbildung vorüber;

---

[1]) Nach Finger's neuesten Untersuchungen, auf die wir an anderer
Stelle noch zurückkommen werden, ist jetzt bekannt, dass sich die Urethra in
Bezug auf den ersten Punkt — frühzeitige und oberflächliche Infection des
Bindegewebes — wie die Conjunctiva verhält.

2. auch beim Weibe ist die Tiefeninfection rel. selten. Die Gefahr derselben wird erst gross bei der Erkrankung der Adnexe.

3. Bei geeigneter, wirklich sorgfältiger Behandlung ist selbst die Conjunctivitis blennorrhoica der Neugeborenen prognostisch nicht ungünstig.

Da wir nun die Möglichkeit der Vereiterung der Gewebe infolge Gonokokkeninvasion als bestimmt erwiesen betrachten, in der überwiegenden Mehrzahl der Infectionen die Grundsätze Jadassohn's als richtig zu bezeichnen sind, so müssen bestimmte Gründe vorhanden sein, die einmal die häufigere Oberflächenwirkung, ein andermal die seltenere Tiefenwirkung entstehen lassen.

Ein wesentliches Moment haben wir bereits zu würdigen gelernt, die Beschaffenheit des Epithels. Die anderen Bedingungen müssen in der Beschaffenheit des Bindegewebes enthalten sein, so in seinem histologischen Bau, in seinem Verhältniss zum Epithel und zu Fascien, in der Blutfüllung und in dem Ernährungszustand.

Von der Beschaffenheit des Epithels also und von der des Bindegewebes wird die Tiefenwirkung des Gonococcus, unter Umständen also auch die Abscessbildung in den Harnwegen abhängig sein. Und da wir die Gonokokken in Bezug auf ihre die Gewebe irritirende Fähigkeit in die zweite Stufe der Grawitz'schen Gruppirung der Irritamente einreihen konnten, so werden die Resultate der Forschung über den Ort der Gonococcusniederlassung uns auch über die Localisation der anderen in den Harnwegen eitererzeugenden Mikroorganismen, d. h. Irritamente verschiedener Ordnung, einigen Aufschluss geben.

Da von der Beschaffenheit des Epithels die Gonokokkeninvasion abhängig ist, so wird uns die Betrachtung des Epithels der Harnwege wichtig sein.

Die genaueste Beschreibung des Epithels der Harnröhre hat uns Klein (40) in Stricker's Handbuch gegeben.

Das Epithel, ca. 0,09 mm dick, nimmt ungefähr ein Fünftel der ganzen Schleimhautdicke ein. In dieser sind Drüsen anzutreffen. Es sind dieses verzweigte Schläuche, welche mit zwei oder mehreren Ausbuchtungen versehen sind. Sie sind von einer structurlosen Wand begrenzt, an den Ausbuchtungen und an dem in den tieferen Theilen der Schleimhaut liegenden Abschnitte sind die Schläuche mit einschichtigem, schönem Cylinderepithel, weiter gegen

die Mündung zu mit geschichtetem Uebergangs- und an der Mündung selbst
mit geschichtetem Pflasterepithel ausgekleidet. Die Drüsen finden sich sowohl
in der Pars prostatica als auch in der Pars membranacea; hier sind sie an der
ganzen Peripherie in vereinzelten Exemplaren auf verschiedene Tiefen in die
Schleimhaut eingesenkt, und zwar theils zwischen die grossen venösen Ge-
flechte, und hier von glatten Muskeln umzogen, theils auch bis in die Muskelhaut hineinreichend.

In der Gegend des Bulbus besitzt die Schleimhaut der Urethra ein geschichtetes Pflasterepithel.

Vom Bulbus angefangen, nimmt es allmählich an Ausbreitung ab, wird
weiter nach vorn durch geschichtetes Uebergangsepithel, dann durch einfaches,
cylindrisches ersetzt, und sowie das Lumen der Urethra anfängt, senkrecht
von oben nach unten in die Länge gezogen zu sein, ist ringsum nur geschichtetes Pflasterepithel.

Die Schleimhaut der Urethra ist überall in longitudinale Falten gelegt,
welche zuweilen durch horizontale Leisten mit einander verbunden erscheinen. So erklärt K l e i n die Lacunae Morgagni.

Littre'sche Schleimdrüsen sind ziemlich häufig. Sie stellen geschlängelt
verlaufende Gänge vor, welche schief nach vorn die Schleimhaut durchsetzen.
Das Epithel der Oberfläche setzt sich in sie eine kurze Strecke weit fort.
Die Schläuche bleiben bis in die Tiefe des Corpus cavernosum einfach, und erst hier sind sie mit vier oder fünf halbkugeligen Ausbuchtungen — Acini — besetzt. Letztere grenzen
nicht selten in die Albuginea des Corpus cavernosum urethrae. Das Epithel
des grössten Theiles des Ausführungsganges und der Acini
ist ein einschichtiges Cylinderepithel.

Die erste Wucht des Gonokokkenangriffes wird sich, wenn die
Fossa navicularis überschritten ist, auf den mit einschichtigem
Cylinderepithel bekleideten Theil der Urethra richten, und zwar
werden ausser der intensiven Flächenerkrankung die zahlreichen
Einsenkungen der Urethralschleimhaut besonders die Gonokokken-
brutstätten bilden. Während die Diplokokken von der Oberfläche durch den kräftigen Urinstrahl z. Th. eliminirt
werden, wirken sie in ihren gesicherten Tiefen ungestört
fort.

Da die Gonokokkenwanderung dem Urinstrahl entgegen erfolgt,
die Urethra ausser beim Urindurchtritt lumenlos ist, eine sehr unebene Wandung hat, da die Feuchtigkeit der Urethra, im hängenden Theile dem Gesetze der Schwerkraft folgend, dem Orificium
externum zu sickert, und schliesslich der infectiöse Eiter erst den
festen Verschluss zwischen vorderer und hinterer Urethra durchbrechen muss, so scheint es mir erklärlich, dass die Infection aus

diesen Hemmungsgründen sehr langsam weitergeht. Erst nach vierzehn Tagen wird die Grenze zwischen dem vorderen und hinteren Theil der Urethra erreicht.

Ist einmal die Grenze, die einen festen Verschluss an dieser Stelle bildet, überschritten, dann ist die Gonorrhoe in das Stadium der chronischen Erkrankung getreten. Der feste Abschluss bildet eine Schleuse, hinter welcher das infectiöse Secret stagnirt. Die hier sehr zahlreichen, die Schleimhaut schräg durchsetzenden Littré'schen Drüsen, sind zur Aufnahme des gonokokkenhaltigen Eiters sehr geeignet, und wenn einmal der Fundus mit fremdem und eigenem Secret gefüllt ist, schliesst er leicht durch seine Ausdehnung einen Theil seines geschlängelten Ausführungsganges, entweder in der Art, wie die Hauttalgdrüsen durch zu reichliche Secretion sich den Ausgang verschliessen oder dadurch, dass der erweiterte Fundus sich gegen den langen Ausführungsgang anlegt, und diesen comprimirt. Jede einzige Littré'sche Drüse kann auf diese Art den Zündstoff bergen und, durch irgend welche Momente ihres Inhalts entledigt, zum Wiederaufleben resp. zur Exacerbation der Gonorrhoe Veranlassung geben.

Wir werden also im Allgemeinen mit Horowitz (41) übereinstimmen, wenn er sagt, der gonorrhoische periurethrale Abscess, der ebenso gut die Folge der acuten, als auch der chronischen Gonorrhoe sein kann, wird entsprechend dem Grundprocess, dem er sich anschliesst, seinen Standort im Verlaufe der Harnröhre markiren. Denn, da die acute und subacute Gonorrhoe sich im hängenden Theil des Gliedes, die chronische Entzündung der Urethra sich gewöhnlich im hinteren Abschnitt der Harnröhre abspielt, so nimmt die Localisation der virulenten Harnröhrenabscesse auch einen bestimmten Standort ein.

Um die Eintheilung in einen vorderen und einen hinteren Theil der Urethra zu verstehen, müssen wir die Anatomie der Pars membranacea der Urethra und ihrer Umgebung uns näher ansehen.

An der Pars membranacea unterscheidet man die Propria mit dem Epithel, eine cavernöse Schicht (0,6—0,8 mm dick), und eine mächtige Schicht glatter Ringmuskeln.

Finger (42) unterscheidet: 1. eine innere longitudinale, 2. eine

äussere circuläre Schicht, 3. eine breite Schicht quergestreifter
Muskeln, die zu innerst die Urethra kreisförmig umgeben, während
die äusseren quer ober- und unterhalb der Urethra herüberziehen,
4. Fasern vom M. perin. prof., welche die Urethra schlingenförmig
umziehen.

Dieser Muskelapparat, der von den verschiedensten Autoren
mit den verschiedensten Namen belegt wurde (M. compressor de
l'urètre von Thompson, Sphincter urethrae von Santesson,
musc. prostaticus sup. von Winslow, M. constrictor urethrae von
Meckel, Compressor partis membranaceae von Hyrtl), nach der
neuen Nomenclatur M. sphincter urethrae membranaceae genannt,
ist physiologisch und pathologisch von ungeheurer Wichtigkeit.
Er bildet die scharfe Grenze zwischen dem vorderen und dem
hinteren Theil der Urethra, wie zuerst Diday(1839) nachgewiesen hat.

Er injicirte durch einen dünnen Katheter eine inerte Flüssigkeit,
während er langsam den Katheter herauszog, nachdem der Urin
zu fliessen aufgehört, d. h. nachdem der Sphincter vesicae int.
passirt war. Die injicirte Flüssigkeit kam nicht neben dem Katheter
heraus, so lange das Auge des Katheters hinter dem Muskelapparat
der Pars membr. war. Dann kam eine Zeit, wo die Injection
schwer war, d. h. wo die Reflexcontraction des Muskels wirkte,
und dann floss neben dem Katheter die Flüssigkeit aus.

Unter zwanzig periurethralen Abscessen bei acuter Urethritis
hat Horowitz hinter dem bulbösen Theil keinen Abscess beobachtet, und andererseits hat er bei chronischer Blennorrhoe den
Abscess nie an einer anderen Stelle als am Perineum gesehen.
Nur in denjenigen Fällen, in denen sich an eine chronische Urethritis eine acute Infection anschloss, beobachtete er im vorderen
und hinteren Theil der Harnröhre periurethrale Abscesse.

Zur Begründung der typischen Localisation der Gonokokken
können wir auch den Sitz der Stricturen verwerthen.

Diese haben eine ausserordentliche ätiologische Wichtigkeit
für die Entstehungen von Abscessen, daher sind wir wohl berechtigt,
den Sitz der Stricturen genauer zu studiren. Da Thompson (43)
nachgewiesen hat, dass unter 217 Fällen von Stricturen der Urethra
164 mal, also 75 pCt., als Aetiologie die Gonorrhoe florirte, so
dürfen wir aus dem Sitz der Stricturen einen Rückschluss auf die

Ansiedlung von Gonokokken wagen, besonders wenn die Anamnese diesen Schluss befestigt.

Ueber den Sitz der Stricturen sind die Ansichten fast aller maassgebenden Autoren ziemlich übereinstimmend.

John Hunter (43) sagt: Nicht alle Theile der Urethra sind in gleichem Maasse für die Stricturen empfänglich, denn ein Theil scheint viel mehr dafür geneigt zu sein, als die ganze übrige Urethra, nämlich der bulböse Theil. Wir finden sie indessen manchmal diesseits des Bulbus, aber sehr selten jenseits desselben. Niemals sah er eine Strictur in dem Theil der Urethra, welcher durch die Prostata geht.

E. Howe: Stricturen kommen am häufigsten gerade hinter dem Bulbus der Urethra vor, in einer Entfernung von der äussern Mündung 16,3—17,5 cm. In Bezug auf Frequenz folgt hierauf die Stelle ungefähr 11,3 cm von der Mündung der Glans. Sie kommen aber auch 8,7 cm von der Mündung und manchmal fast unmittelbar vor derselben vor.

Civiale: Die einzigen Regionen der Urethra, wo man echte organische Stricturen findet, sind die folgenden: 1. die äussere Mündung, 2. die beiden Enden der Fossa navicularis, 3. die vordere Region des spongiösen Theiles, 4. die Curvatur unter den Pubes bei der Vereinigung des bulbösen mit dem membranösen Theil.

Mit andern Worten: Die Strictur kommt zuweilen am Anfang der Urethra vor, zuweilen in einer Region, deren Entfernung vom Meatus externus zwischen 2,5—8,8 cm. und manchmal 12,5 Ctm. beträgt.

Sämmtliche Autoren stimmen also darin überein, dass Stricturen am häufigsten an der Curvatura subpubica gefunden werden. Aber wie Thompson mit Recht hervorhebt, ist aus ihren Angaben deutlich zu erkennen, dass ihre Resultate nicht auf präcisen anatomischen Untersuchungen basiren. Es ist doch ein ungeheurer Unterschied, ob man bei der Bestimmung des Sitzes der Strictur die Urethra eines Patienten oder einer Leiche resp. eines Präparates vor sich hat. Ferner ist die Längenbestimmung der Urethra eines Lebenden abhängig von dem jeweiligen Contractionszustand der Musculatur und der Füllung der cavernösen Bluträume. Entschieden werthvoller ist die Methode Thompson's, der die Verengerungen mit gewissen Regionen der Urethra identificirt. Er unterscheidet

in der Urethra drei Abschnitte, denen er verschiedene Häufigkeit
der Stricturbildung zutheilt.

Region I umfasst die Verbindung des spongiösen mit dem
membranösen Theil und deren Umgebung, nach vorn den Bulbus
und nach hinten die Pars membranacea umfassend.

Region II umfasst die hintere Hälfte der übrig bleibenden Pars
spongiosa.

Region III die vordere Hälfte.

Unter 270 Stricturen, die er ihrem Sitze nach studirte, konnte
er 215 Fälle = 67 pCt. der ersten Region, 51 = 16 pCt. der
zweiten, 54 = 17 pCt. der dritten zuweisen. Es stimmt also
diese Gruppirung, die einem rein empirischen Princip
ihre Aufstellung verdankt, genau mit den anatomischen
Bedingungen der Gonokokkeninvasion überein.

Den thatsächlichen Beweis unserer theoretischen Erörterungen
verdanken wir Finger (44), der mit Ghon und Schlagenhaufer
im Interesse der Wissenschaft einem an schwerer Tuberculose
darniederliegenden 21jährigen jungen Mann zwei Oesen einer zwei
Tage alten Gonokokkenreincultur auf Serumagar in die Urethra
einbrachte. Drei Tage nach der Impfung starb der Patient. Bei
der Section fanden sich die intensivsten Veränderungen an den Einsenkungen des Epithels in die Schleimhaut.

Das Lumen der Morgagni'schen Taschen ist von einem Pfropf erfüllt, der
aus multinucleären, dicht beieinander stehenden Leukocyten und abgestossenen
Epithelzellen besteht, das Lumen meist völlig ausfüllt und den Wänden der
Lacune anhängt. Das Epithel der Lacune, ja im Bau dem Epithel der
freien Fläche analog, bietet die analogen Veränderungen, meist in bedeuten-
derer Intensität.

Die Schicht der Cylinderzellen ist gelockert, zerworfen, viele Zellen
theils abgestossen, theils in Abstossung begriffen, zwischen den Cylinderzellen finden sich reichlich Leukocyten. Im Gegensatz zu diesem so
veränderten zeigt das secernirende Epithel der kleinen
Schleimdrüsenacini am Grunde mancher Tasche, das wohl
auch von Leukocyten bedeckt ist, keine Veränderungen.

Diese Beobachtung wäre für uns unverständlich, wollten wir
uns nur an die Nomenclatur des Epithels halten, das in diesen
Schleimdrüsen nach Klein in den Acini ein einschichtiges schönes
Cylinder-, in dem Ausführungsgang ein geschichtetes Uebergangs-
resp. Plattenepithel ist.

Wohl aber begreifen wir den Finger'schen Befund nach den Gesichtspunkten, die Touton (43) für das Eindringen der Gonokokken in das Epithel aufgestellt hat. Ein weiches, selbst mehrschichtiges, normalerweise schon mit schön entwickelten Saftspalten versehenes Plattenepithel ist geeigneter für die Gonokokkeninvasion als das pallisadenförmige, einschichtige, hohe Cylinderepithel, mit seinen fest verkitteten, direct vom Bindegewebe aus ernährten Elementen, die erst nach Beginn der Entzündung durch das Exsudat gelockert werden. Dazu stimmen ferner die Untersuchungen Jadassohn's, der in den cylindroepithelialen Theilen einer Art von Gängen im Penis die Gonokokken vermisste, während er sie in den Pflasterepithel tragenden fand.

Herbst (46) hebt in seinen Untersuchungen über die Histologie der gonorrhoischen Bartholinitis hervor, dass das Drüsengewebe der Bartholinischen Drüse in den von ihm untersuchten Fällen von der eigentlich gonorrhoischen Erkrankung völlig verschont geblieben ist. Zeit und Gelegenheit war bei den ca. 8 Tage nach stattgehabter Infection gewonnenen Präparaten gewiss gegeben.

Wir können also aus diesen Berichten den ausserordentlich wichtigen Schluss ziehen, dass die Drüsen bei acuter Gonorrhoe eine weit geringere Rolle spielen, als bei der chronischen Erkrankung, wo die Gonokokken von ihrer gefährlichen Fähigkeit, der chemotactischen Fernwirkung, Gebrauch gemacht haben. Wenn durch die dem Drüsenepithel nur aufgelagerten Gonokokken ein Exsudatstrom aus dem blutreichen Bindegewebe durch das Epithel attrahirt ist, das feste Gefüge der pallisadenförmigen Cylinderzellen gelockert ist, dann ist die Bahn für die Tiefenwirkung geöffnet. Die präporatorischen Vorgänge brauchen aber Zeit, können also meist nur bei länger bestehender Gonorrhoe die gefährliche Nachwirkung erzielen.

Wichtig für das Verständniss der Tiefenwirkung der Gonokokken sind die Veränderungen, die Finger an den Littré'schen Drüsen in seinem Präparat wahrgenommen hat.

Das Lumen, nicht nur der Ausführgänge, sondern auch der Schleimdrüsen selbst, ist bis in die einzelnen Acini hinein mit Schwärmen dicht beieinanderstehender multinucleärer Leukocyten erfüllt, denen sich in den Aus-

führgängen noch abgestossene Epithelzellen beigesellen. Dann aber zeigt das
Epithel der Ausführungsgänge, das in seinem Bau dem der freien Fläche analog ist, auch die analogen Veränderungen. Die Schicht der Cylinderzellen ist
gelockert, zerworfen, zwischen denselben zahlreiche Eiterkörperchen, die
auch das Bindegewebe um die Gänge in einer von innen nach aussen rasch
abnehmenden Dichte, in Form eines lockern Infiltrates, durchsetzen.

Weniger intensiv sind die Veränderungen an der Drüse
selbst, am secernirenden Epithel. In hellen Haufen finden sich die
Gonokokken dort, wo die entzündlichen Veränderungen am Epithel die bedeutendsten sind, also perifolliculär.

An den Morgagni'schen Lacunen, (nach der neuen Nomenclatur „Lacunae
urethrales" genannt) findet man die die Oberfläche bedeckenden und zwischen
den zerworfenen Cylinderepithelzellen der obersten Schichte eingekeilten Eiterzellen dicht mit Gonokokken vollgepfropft. Besonders charakteristisch ist das
Verhalten der Gonokokken in dem Epithel der Lacunae urethrales. Hier
schieben sich die Mikroben in langer, einschichtiger Reihe in den Spaltraum
der einzelnen Epithelien ein, in den durch Zusammenstoss mehrerer Epithelzellen gebildeten kleinen polygonalen Lücken bilden sich Gruppen, in denen
die sarcineförmige Anordnung oft sehr schön zu Tage tritt. Indem sie die
ganze Dicke des Epithels durchsetzen, bildet so ihre Gruppirung eine Art von
Netz, das einreihig die einzelnen Epithelzellen umspinnt, in den Punkten, wo
mehrere Zellen zusammenstossen, knotenförmige Gruppen bildet.

Diese genaue, vorzügliche Darstellung einer drei Tage alten
gonorrhoischen Urethritis, mit dem Auge eines Meisters gesehen,
verdient wohl beachtet zu werden!

Wir sehen, wie verhältnissmässig früh das Epithel durch-
wuchert wird, wie die grösste Intensität der Entzündung die
Einsenkungen des Epithels getroffen hat, mit Ausnahme der
secernirenden Epithelien.

Das Entgegenkommen des Bindegewebes zu tieferer Einwirkung
ist vor allem in seiner Blutgefässversorgung gegeben.

Hören wir, was Klein darüber erzählt.

Die grossen Gefässe liegen ausserhalb der Muscularis. Die
arteriellen Gefässe dringen, nachdem sie die zahlreichen Aeste für
die Muscularis abgegeben haben, in die Schleimhaut ein, wo sie
in den Papillen als einfache und doppelte Capillarschlingen in die
subepithelialen venösen Anfänge übergehen. Diese bilden, rasch
an Grösse zunehmend, und durch zahlreiche Anastomosen unter
einander communicirend, ein der Schleimhaut angehöriges venöses
Geflecht, mit prävalirend longitudinalem Verlauf.

Zwischen diesen grossen Venen ziehen Muskelstränge aus der

Muscularis in die Schleimhaut ein. Die Dicke dieser Venennetze nimmt gegen das vordere Ende der Pars membranacea allmählich zu. Auf ihrem Wege nach aussen nehmen diese venösen Gefässe wieder an Stärke und Zahl ab, oder mit andern Worten, von diesem Venennetze dringen kleinere venöse Gefässe nach aussen, welche bei ihrem Durchtritte durch die Muscularis die Venen dieser letzteren aufnehmen. Es ist hieraus ganz klar, dass bei einem gesteigerten Blutzufluss zu den Arterien dieser Abschnitte der Urethra, der Abfluss des Blutes nicht in demselben Maasse durch die abführenden Venen statthaben kann und sich das Plus des Blutes in den grossen Venennetzen der Mucosa wird stauen müssen.

Daraus geht hervor, dass das oben bezeichnete Venennetz der Schleimhaut ein Schwellnetz ist, und dass man mit Henle für diese Abschnitte der Urethra ebenfalls einen, wenn auch nur schwach entwickelten Schwellkörper annehmen kann. Nun denke man an folgende Vorgänge. Die Gonokokken reizen mit ihrer chemotactischen Kraft die Gefässe. Die erste Folge davon ist active Hyperämie. Die abführenden Venen sind nicht mehr ihrer Aufgabe gewachsen, es tritt Blutstauung ein, und diese im Verein mit dem fortwirkenden Irritament erfüllen die beiden nothwendigen Bedingungen zu reichlicher Exsudation. Man vergleiche hiermit die Anschauung Guérin's aus dem Jahre 1854!

„Das Corpus spongiosum ist im bulbösen Theil grösser und gefässreicher als anderswo. Man kann annehmen, dass die Quantität der entzündlichen Effusion der der Blutzufuhr proportional ist. Demzufolge wird die entzündliche Exsudation in dem gefässreichen Bulbus bedeutender sein, als vor demselben." Was Jahrzehnte mühsamer Arbeit der Natur an Wahrheit abringen, kündet das Genie in der ahnungsvollen Kraft des augenblicklichen Geistesfunkens. Der Flüssigkeitsstrom, der sich aus den Gefässen ergiesst, lockert das Epithelgefüge, das Eindringen der Gonokokken ist erleichtert, ihre Wirkung auf die Gefässe wird stärker und, solange die Gefässe überhaupt noch arbeiten können — sie sind keine passiven Röhren — so lange steigert sich der Circulus vitiosus.

Meiner Meinung nach beruht auf dieser anatomischen Einrichtung der Urethra, ferner in dem lockeren Bau

des Schleimhautepithels, in der chemotactischen Reiz-
wirkung der Gonokokken und in der Unterstützung durch
den Urin ihre fast specifische Einwirkung auf die Harnröhre.

Finger, Ghon und Schlagenhaufen verdanken wir die
Untersuchungen über die Einwirkung des Urins auf die Gonokokken.
Die Erfahrung, dass diese auf saurem Nährboden vorzüglich
gedeihen, und die Ueberlegung, dass das häufige Passiren des
Harnes durch die gonorrhoisch erkrankte Urethra, das Zurückbleiben einiger Tropfen Harnes nach jeder Miction auf der Schleimhaut die Entwickelung und Vermehrung der Gonokokken auf der
Urethralschleimhaut nicht hemmen, die weiter von Piringer gemachte Erfahrung, dass der mit gonorrh. Eiter vermischte Urin
hochgradig contagiös sei, und, in das Auge gebracht, Augen-
blennorrhoe erzeuge, waren Anhaltspunkte zunächst für die Annahme, dass der Harn wenigstens keine Gonokokken tödtende, ihre
Entwickelung hemmende Substanzen führen könne. Es fehlte der
strenge experimentell bestätigte Beweis der empirischen Schlussfolgerungen.

Nach ihren Untersuchungen kamen die Experimentatoren zu
dem Resultat:

Dass eine Mischung aus zwei Theilen neutralen oder leicht
alkalisch gemachten Fleischwasserpeptonagars und einem Theil
Harn ein vorzüglicher Nährboden für Gonokokken ist, und dass
diese Mischung, in Petri'sche Schalen ausgegossen, als die einfachste Methode zur Gewinnung von Reinculturen des Gonococcus
betrachtet werden kann.

Die Fähigkeit der Gonokokken einen Abscess zu erzeugen,
die Art, wie sie wirken, den Ort, wo sie sich am ehesten und
leichtesten localisiren, und das Verhalten des Bindegewebes mit
seiner Gefässeinrichtung haben wir, entsprechend der enormen
Wichtigkeit der Vorgänge für das Verständniss der gonorrhoischen
Abscessbildung, ausführlich kennen gelernt. Zwei Factoren fehlen
uns noch, um den fertigen Abscess in seiner ganzen Entwickelung
zu überblicken: Die Art, wie in der Urethra aus der tiefen Infiltration der Abscess in den Harnwegen mit Zutrittsmöglichkeit
des Urins entsteht, und zweitens die Ausbreitungsmöglichkeiten
dieser Abscesse. Zur Beantwortung beider Fragen ist die Kenntniss

der makroskopischen Anatomie der Harnröhre nothwendig, mit besonderer Berücksichtigung der die Harnröhre und Adnexe einschaltenden Fascien. Ebenso wie wir den Sitz von Stricturen noch weiter verwerthen werden, ihn aber zur Begründung der Gonococcusansiedelung vorweg genauer betrachtet haben, so können wir auch hier eine ausführliche Betrachtung der Anatomie der Harnröhre vorausschicken, wenn wir auch nicht gleich alle Consequenzen an dieser Stelle aus der natürlichen Einrichtung der Organe ziehen werden.

Die Urethra wird nach den Gebilden, die sie der Reihe nach durchsetzt, eingetheilt in die Pars cavernosa, membranacea und prostatica. Die Grenzen zwischen den einzelnen Theilen sind nur äusserlich bestimmbar, im Innern des Canales kaum angedeutet. Die Länge der Urethra beträgt etwa 20—22 Ctm., von denen 2,5—2,8 Ctm. auf die Pars membranacea, 2,5—2,8 Ctm. auf die Pars prostatica kommen.

Der Bulbus besteht nach Kaufmann (47) aus Schleimhaut (Epithel, Propria), dann aus einer etwa 1 Mm. dicken cavernösen Schicht, einer dünnen Ringmuskelfaserschicht, dem cavernösen Gewebe des Bulbus und endlich aus der ausserordentlich dichten und feine Fasernetze bildenden Albuginea. Dieselben Schichten, nur in weit geringerer Dicke, finden wir auf einem Durchschnitte durch die Urethra vor dem Bulbus. Modificirt wird die Harnröhre hier durch die ausserordentlich enge Verbindung mit den beiden Corpora cavernosa penis, die sich vom Corpus cavernosum urethrae durch bedeutend straffere Interstitialbalken und durch die enorme Dicke der Albuginea unterscheiden. Alle drei Corpora cavernosa werden nun von einer gemeinsamen Hülle umschaltet, einer Fascie. Da diese Gebilde von grosser Wichtigkeit sind für die Ausbreitung der Abscesse, so müssen wir vor dem Studium ihrer Ausbreitung uns über den Begriff einer Fascie klar sein. Damit werden wir auch ihr Vorkommen an den verschiedenen Orten begreifen und somit auch ihre Verbreitung.

Die Muskeln schaffen, wie Gegenbaur (48) ausführt, sich aus ihrer Umgebung Hülfsapparate, welche ihre Arbeit erleichtern. Wie alle Organe des Körpers durch Bindegewebe mit ihrer Nachbarschaft im Zusammenhang stehen, so treffen wir dieses Gewebe auch zwischen den einzelnen Muskeln. Es füllt hier Lücken aus, bildet

Abgrenzungen der Muskelindividuen und zugleich die Bahn, auf
welcher Gefässe und Nerven zu den Muskeln ihren Weg nehmen.
Die Fascien sind nun Schichten interstitiellen Bindegewebes,
welche die Muskeln umgeben, sie zu Gruppen verbinden und
schliesslich die Muskelgruppen an Stamm und Gliedmaassen auch
oberflächlich bedecken und sie gegen das Integumentum commune
abgrenzen.

Man unterscheidet somit oberflächliche und tiefe Fascien, von
denen die letzteren aus den Fascien der Muskelgruppen und
der einzelnen Muskeln bestehen. Man hat sich die Fascien keineswegs als allseitig räumlich abgegrenzte Organe vorzustellen, sondern
als interstitielles Bindegewebe, welches in Anpassung an die Gestaltung der Muskeln z. Th. in der Fläche geschichtet erscheint.
In Anpassung an die Function des Muskels, hängt es mit dem
Muskelbauche nur lose zusammen und nur in der flächenhaften
Entfaltung und lamellösen Beschaffenheit gewinnt es den Anschein
einer gewissen Selbstständigkeit. Der Grad der Ausbildung der
Fascien ist somit an mechanische Bedingungen geknüpft. Da die
Anpassung an Form und Umfang des Muskels ihre Gestalt bedingt,
so werden sie um so selbständiger als Lamellen erscheinen, je
mehr ein Muskel flächenhaft entfaltet ist. Andererseits besteht
aber auch an manchen anderen Organen eine flächenhafte Verbreitung von Bindegewebe, welches auch unter
den Begriff der Fascie gebracht wird, wenn es auch nicht
immer deren Structur theilt. Von dem zu Fascien geschichteten Bindegewebe ist vielfach ein Uebergang in
ein interstitielles Bindegewebe vorhanden, an welchem
eine lamellöse Structur nur künstlich dargestellt werden
kann oder gänzlich fehlt.

Im Allgemeinen bildet lockeres Bindegewebe, wie es überall
als interstitielles Gewebe auftritt, die Grundlage der Fascien. Es
führt reiche, elastische Fasern an den die Muskelhaut überkleidenden
Strecken. Dadurch erleichtert es die Anpassung der Fascie an die
Gestaltveränderung des Muskelbauches bei seiner Contraction.

Unter Verschwinden des elastischen Gewebes nimmt straffes
Bindegewebe die Stelle des lockern ein und gestaltet die Fascie
aponeurotisch. Eine mehr partielle Umwandlung der Fascie in
Sehnengewebe entsteht bei dem Uebertritt von Muskelgruppen an

die Oberfläche anderer Muskeln. Die Fascie der letzteren bildet dann an solchen Stellen sehnige Streifen, Sehnenbogen, von denen Muskelursprünge abgehen.

Nur nach dem klaren Verständniss dieser Definitionen über den Begriff einer Fascie werden wir uns in dem Labyrinth der Räume, die durch die scheinbar selbständigen Fascien und ihre mannigfaltigen Verschmelzungen begrenzt werden, zurecht finden können.

Der Erste, welcher diese Art des Fascienstudiums practisch verfolgte, war Denonvilliers (49). Er tadelt mit Strenge die allgemein befolgte Art und Weise, die Fascien ohne Zusammenhang mit den Theilen, denen sie angehören, zu betrachten und sucht zu beweisen, dass jeder Muskel seine Fascie habe, ebenso wie jedes grössere Gefässbündel und jedes im Mittelpunkt einer Körpergegend steckende Organ die ihrigen besitzen.

Wohin das planlose Studiren führt, das beweisen Lesshaft's (50) sonst ausgezeichnete, genaueste und umfangreichste Untersuchungen über die Fascienverbreitungen am Damm und Becken.

Er hat die Fascien als selbständige Organe betrachtet und von diesem Gesichtspunkt aus die Anatomie der Fascien so gekünstelt construirt, dass nur das eingehendste Studium die geheimnissvollen Pfade erhellt, und erst unter der Beleuchtung obiger Definitionen fällt der kunstvolle, aber verworrene Bau der von Fascien begrenzten Räume zu einem übersichtlichen einfachen Gehäuse zusammen. Wo die Organe topographisch leicht zu übersehen sind, mithin auch die sie begleitenden Fascien, wollen wir der vorzüglichen Beschreibung Lesshaft's — mit einigen kleinen Abänderungen — folgen; wo aber Lesshaft in Schwierigkeiten der Topographie, ohne den logischen Halt, versinkt, müssen wir seine Darstellungen von unserem Gesichtspunkte aus modificiren.

Durch Präparation von 210 Perinealgegenden und 80 ausgeschnittenen Perinealorganen kam Lesshaft zu folgender Darstellung der Dammfascien.

Nach Durchtrennung der Haut des Dammes folgt eine mehr oder weniger tiefe Fettschicht, die nur längs der Mitte dieser Region von der Spitze des Os coccygis um den After und weiter nach vorn zum Scrotum deutlich ausgesprochen blättrig wird. Nur auf Grund dieser Verhältnisse in der Mitte der Region kann man

im Unterhautgewebe eine oberflächliche und tiefe Schicht unterscheiden, wobei die oberflächliche dicke Schicht nach vorn in
das ungeformte Unterhautbindegewebe des Scrotum übergeht,
während die in dieser Gegend schwach ausgesprochene tiefe fibröse
Schicht sich in die Tunica dartos fortsetzt; mit anderen Worten:
Die allgemeine Einrichtung der Cutis, die durch straffe Bindegewebszüge mit einer unter ihr lamellös hinziehenden Bindegewebsschicht, Fascia superficialis, verbunden ist, zeigt sich auch
hier. Die letztere ist die Tunica dartos, darüber das lockere,
hier fettlose Unterhautzellgewebe.

So verstehen wir auch ohne weiteres die folgende Beschreibung
Lesshaft's, der zu beiden Seiten des Scrotum die tiefere Bindegewebsschicht in die Fascia superficialis der Regio subpubica sich
fortsetzen lässt.

Unterhautzellgewebe und Fettschicht ist mehr oder weniger
ausgesprochen, je nach der Fettschicht im Körper überhaupt. Sie
stellt eine Fortsetzung der Fettschicht der Regio glutaea dar und
verbreitet sich vom inneren Rande des M. glutaeus, wo die Dicke
dieser Schicht bei mässiger Fettablagerung 8—12 Mm. ist, zur
Mittellinie der Regio anoperinealis (Raphe perinei)[1].

Dem Cavum (fossa) ischio-rectale entsprechend, verdickt sich
diese Schicht und giebt nach aufwärts einen Fortsatz, der diese
Höhle ausfüllt und die hier gelegenen Gefässe und Nerven umgiebt.
Je mehr man sich dem inneren Rand dieser Höhle und der Mittellinie der Pars perinealis nähert, desto mehr schwindet das hier
enthaltene Fett, und in der Umgebung des Afters, sowie nach vorn
ist bald eine Zellgewebsschicht von der darunterliegenden Fascie
zu unterscheiden.

Man versteht diesen histologischen Bau des Zellgewebes, wenn
man sich an die Aufgabe desselben erinnert. Man nehme als
Grundmaterial aller Bindegewebsarten das lockere Bindegewebe an,
und je nach der zu erfüllenden Aufgabe differiren die erlangten
Endzustände. Wo es nur Ausfüllungsmaterial bildet — in der
Fossa ischio-rectalis —, da bläht sich das Gewebe durch reichliche Fettaufnahme auf, verliert jede geordnete Structur; wo es
der Oberfläche des Körpers sich nähert, oder der Wand von

---

[1] Die Bezeichnungen der neuen anatomischen Nomenclatur füge ich fortan
in Klammern hinzu.

Organen, da bildet es sich durch regelmässige Faserrichtung zu strafferen Gebilden um, welche die Abgrenzung übernehmen. Diese Umbildung geschieht naturgemäss allmählich, so dass wir unter der lamellösen Construction des Bindegewebes auch dessen Uebergang in das lockere begegnen.

Die Fettschicht der Fossa ischio-rectalis geht zu beiden Seiten der Pars perinealis, wenn auch weniger ausgesprochen, so doch deutlich als solche weiter zur Innenfläche des Oberschenkels und zur vorderen Bauchwand.

Wenn die besprochenen Schichten, d. h. die in Anpassung an die gegebene Topographie umgewandelte Subcutis und Fascia superficialis, wegpräparirt sind, so entblättert sich zu beiden Seiten der Region die Fascia glutaea und in der Regio ano-perinealis die Fascia ano-perinealis propria, die Lesshaft zur besseren Uebersicht in einen hinteren, analen, und einen vorderen, perinealen Theil, scheidet.

Die Portio analis beschreibt Lesshaft als eine Fortsetzung der Fascia glutaea. Diese bedeckt den M. glutaeus maximus, umgreift seinen inneren und unteren Rand und kommt in der äusseren Wand der Fossa ischio-rectalis zur Tuberositas ischii und dem Lig. tuberoso-sacrum. Die oft genannte Fossa ist eine conische Höhle, die zu beiden Seiten des unteren Mastdarmendes sich befindet. Ihre Basis ist nach unten, innen und vorn gerichtet. Lateral wird sie von der hinteren Hälfte der Innenfläche der Tuberositas ischii, vom Lig. tuberoso-sacrum und vom inneren Rande des M. glut. max. begrenzt. Die mediale Wand wird von dem M. levator ani und sphincter ani ext. gebildet. Nach vorn reicht sie bis zum hinteren Rand des M. transversus perinei profundus, hinten trifft die innere Wand mit der äusseren zusammen.

Von dem Rande der lateralen Begrenzung der Höhle geht die Portio analis der Fascia ano-perinealis weiter nach oben, noch etwa 12—15 Mm. längs der äusseren Wand und wendet sich dann nach innen und unten auf die innere Wand, wo sie den unteren Theil des M. lev. ani bedeckt und zwischen den Bündeln des M. sphincter ext. endigt.

Hinten reicht diese Portio analis bis zum Seitenrande der Spitze des Os coccygis, vorn bis zum hinteren Rande des M. trans-

vers. per. prof. Die Fossa ischio-rectalis wird folglich von dieser
Fascie austapezirt und ist unter ihr mit Fett gefüllt. Die Innenfläche der Fascie ist besonders im oberen Theil (der stumpfen
Spitze näher) nie glatt, sondern gewöhnlich gehen Fortsätze vom
äusseren (aufsteigenden) Blatte zum inneren (absteigenden). Diese
Fortsätze kreuzen sich meistens und in den so entstandenen
cellulösen Lücken sind immer Fettklumpen enthalten. Das äussere
Blatt wird von den Vasa hämorrh. inf. durchbohrt, und nach aussen
von diesem Blatte verlaufen von hinten nach vorn Nervi und Vasa
pudenda int., die der Mitte des Sitzbeinhöckers entsprechend,
27—30 Mm. über seiner Fläche gelagert sind. Bei dem Uebergange des äusseren Blattes zum inneren verfliesst die obere Fläche
der Portio analis mit der den M. obturator int. bedeckenden Fascie
und wird dadurch in ihrer Lage erhalten.

So ungefähr möchte ich Lesshaft's kunstvollen Entwurf in
etwas geänderter und gekürzter Darstellung wiedergeben.

Wohl hat seine Meisterhand richtig das Präparationsmesser
geführt und was wir von ihm hören, können wir wohl glauben.
Aber das Verständniss, dass diese Räume so gebaut sein müssen,
wie sie sind, suchen wir vergeblich. Wie einfach wird das Bild,
wenn man sich die Topographie dieser Gegend vergegenwärtigt.
Wir haben vor uns eine Höhle, die medianwärts durch den M. lev.
ani begrenzt wird, dessen Fasern von der Seitenfläche des kleinen
Beckens nach median und unten herablaufen, in der Art, dass sie
mit den Fasern der anderen Seite eine in der Medianlinie liegende
Rinne bilden, die nach vorn und unten verläuft und zwar bis zum
hinteren Rand des Diaphragma uro-genitale. Die äussere Wand
der Höhle wird von der Innenwand des kleinen Beckens gebildet
und nun bilden die Fascien des M. lev. ani, weiter des M. sphincter
ani ext., die flächenhafte Ausbreitung des der Beckenwand anliegenden Bindegewebes, die Begrenzung eines organlosen Raumes,
der Fossa ischio-rectalis. Die strafferen Verbindungsbalken, die
Lesshaft zwischen dem „aufsteigenden" und „absteigenden" Blatt
der seiner Meinung nach einheitlichen Fascie gesehen hat, sind
weiter nichts als die Uebergangszone des lockeren Gewebes in das
der Beckenwand anliegende, flächenhaft ausgebreitete Bindegewebe.

Dass die Fascia glutaea mit dem die Beckenwand austape-
zirenden Bindegewebe zusammenhängt, kann uns nicht befremden,

wenn wir an die Genese der Fascien denken, die doch weiter nichts sind, als dem Muskel angepasste Bindegewebslamellen.

Ebenso leicht verständlich sind die Fascien des Diaphragma uro-genitale. Man muss allerdings erst klar darüber sein, was unter Diaphragma uro-gen. zu verstehen ist. Es ist so viel darüber geschrieben und so viele verschiedene Ansichten sind darüber mitgetheilt worden, dass auch hier eine eingehende Betrachtung gerechtfertigt ist, zumal die Topographie der einschlägigen Fascien für uns von der grössten Bedeutung ist.

Von der Unklarheit, die bis in die neueste Zeit über dieses Gebilde (das Henle so treffend als Diaphragma uro-gen. benannt, dass die neue Nomenclatur sich auch dieses Namens bedient) herrschte, kann man sich einen Begriff machen, wenn man der Beschreibung Henke's (51) in seinem Lehrbuch zu folgen sucht.

Darnach besteht es wesentlich aus Muskelfasern, die links und rechts vom Schambein, dicht unter dem Rande des Musculus obturatur und Foramen ovale festsitzen, querüber zusammenhängen, und nur die Schleimhautcanäle hindurchtreten lassen. Sie werden unter dem Namen des M. transv. per. prof. zusammengefasst. Es kommen „freilich" auch Muskelfasern von etwas anderm Verlaufe dazu, so dass man ausser der transversalen aush sagittal- und schrägfaserige Schichten im Transversus unterscheidet. Ferner bindegewige Ränder und Ueberzüge, die dann einzeln als Bänder oder Fascien in der Umgebung bezeichnet werden. Und alle diese Bestandtheile und Adnexe hängen auf etwas verschiedene Art mit den Eingeweiden in beiden Geschlechtern zusammen. Aber alles dieses ist so innig mit einander und mit den Wänden der durchtretenden Schleimhautcanäle verbunden, dass es kein Interesse hat, hier näher im einzelnen darauf einzugehen. Ob man sagt: Die Harnröhre durchbohrt den M. transv. per. prof. oder das Lig. triangulare (die untere Fascienbedeckung des Muskels), das ist gleichbedeutend.

Ganz so „gleichbedeutend" ist das nicht. Wenn z. B. eine Eiterung gerade diesen Theil der Harnröhre durchbricht, dann ist es doch ein gewaltiger Unterschied, ob die Eiterung von einer so derben Fascie wie die Facia diaphr. uro-gen. inf., noch aufgehalten wird oder nicht.

Die genaueste Beschreibung des Diaphragma verdanken wir Holl (52).

Es entspringt am aufsteigendem Sitzbein- und absteigenden Schambeinast, mittelst einer Sehne, welche durch sich die Venenstämme des Plexus pudendalis gehen lässt; dann von der im Angulus subpubicus quergespannten Sehne (Lig. transv. pelvis) und an den dem Diaphragma zu sehenden Flächen seiner fasciellen Bekleidungen. Von diesen Ursprüngen entstehen Muskelbündel, welche mit denen der anderen Seite zusammenkommen und in verschiedenen Richtungen die Pars membranacea urethrae umspinnen. Bei kräftigen Individuen bilden die gleichartigen Faserzüge einzelne Platten,· welche man, obwohl sie alle zusammengehörig sind, doch, ohne Artefacte zu erzeugen, trennen kann, da sich zwischen ihnen lockeres Zellgewebe befindet. Man erkennt auf diese Weise, dass das Diaphragma aus vier Schichten besteht, wovon jede eine andere Verlaufsrichtung ihrer Muskelfasern aufweist. Die sämmtlichen Schichten sind rückwärts in das Centrum perinei mit den übrigen Dammuskeln und Längsmuskeln des Rectum zu verfolgen, so dass das Centrum perinei als ein Rendez-vous der gesammten Dammmuskulatur angesehen werden muss.

Berücksichtigt man, dass mit der verschiedenen Verlaufsrichtung der Muskelfasern in den einzelnen Schichten eine verschiedene Function verbunden ist, dass damit auch der Grund zu Sonderungen dieser Muskelgruppen durch Bindegewebsumhüllungen gegeben ist, und dass die Schichten gemeinsam von einer Bindegewebshülle umscheidet werden, dass ferner die M. bulbo- und ischiocavernosi ihre Fascien besitzen, und dass schliesslich diese ganzen Gebilde noch eine Umgrenzung gewinnen, so ist damit die Nothwendigkeit der Fascienausbreitung gegeben. Wir verstehen dann ohne weiteres, dass auch Lesshaft richtig gesehen, wenn er als Fortsetzung der Portio analis der Fascia ano - perinealis nach vorn eine Fascie beschreibt, die sich am hintern Rande des Diaphragma in zwei Blätter spaltet, deren oberflächliches Blatt, die Mm. bulbo- und ischio-cavernosi bedeckend, auf das Glied in die Fascia penis übergeht. Zu beiden Seiten des Gliedes verliert sie sich theilweise in die Regio praepubica, wo sie fest mit dem unterliegenden Gewebe verschmilzt.

Dieses oberflächliche Blatt ist eine gleichmässige starke Membran mit deutlichen Querfasern, welche die Mm. bulbo- und ischiocavernosi bedeckt, und zwischen diesen Theilen nach unten gerichtete schwache Concavitäten bildet. Den Seitentheilen der Vertiefungen entsprechend, gehen von der oberen Fläche dieses Blattes dünne Fortsätze ab, die die Mm. bulbo- und isch.-cav. bedecken. Zwischen diesen Fortsätzen und der oberen Fläche der Lam. superf. bleibt ein dreieckiger Raum, in welchem die Vasa und Nn. perinei gelagert sind. Wichtig ist noch die Feststellung des Zusammenhanges zwischen dem Bulbus und der Fascia diaphragmatis urogen. inf.

Dieses Verhältniss hat Holl klar gelegt. Die Lam. superf. der Dammfascie umschliesst in ihrem medialen Theil den Bulbus, indem sich die Fascie von den Seiten in die Tunica albuginea des Bulbus urethrae in Art eines sehnigen Rahmens ringsum ansetzt, so dass der grössere Theil des Bulbus unterhalb, der kleinere oberhalb des Rahmens zu liegen kommt. Zwischen den Rändern des Rahmens laufen über die untere Fläche des Bulbus sehnige, oft sehr starke Verbindungen. Dieser sehnige Rahmen inserirt sich vorn, dicht neben und auf der Urethra anliegend, in dem Vereinigungswinkel der Corpora cav. penis. Die Pars membranacea urethrae durchbohrt also nicht die untere Fascie des Diaphragma, sondern diese umschliesst die Urethra auf eine rel. weite Strecke hin.

Ein Durchschnitt durch den Penis trifft also von innen nach aussen folgende Schichten: Schleimhaut, cavernöse Schicht unter der Schleimhaut, Corpus cavernosum urethrae, Corpora cavernosa penis, Fascia penis, Epidermis. Das Durchschnittsbild des bulbösen Theiles der Urethra zeigt in derselben Reihenfolge: Schleimhaut, 1 mm dicke cavernöse Schicht, Ringsmuskelfaserschicht, cavernöses Gewebe des Bulbus, Albuginea (in welche die Fasern der Fascia diaphr. uro-gen. inf. übergehen), M. bulbo-cavernos., Fascie desselben, oberflächliche Dammfascie, Scrotum.

Diese Schichten folgen nicht unmittelbar auf- resp. übereinander, sondern mehr oder weniger sind sie durch lockeres Gewebe getrennt. Die verschiedenen Schädlichkeiten, welche Entzündung resp. Eiterung erzeugen, werden am leichtesten mit dem Lymphstrom in dem lockeren Bindegewebe fortgeleitet. Es entsteht infolgedessen auch bei der Phlegmone des Fettgewebes zunächst und am stärksten eine Exsudation in dem die Fettläppchen umgebenden losen, gefässführenden Zwischengewebe. Je derber das Bindegewebe ist, je mehr es die Structur der Fascien annimmt, um so mehr bietet es der eitrigen Schmelzung Widerstand. Die Fascien halten also die beweglichen Entzündungs- resp. Eiterungserreger kräftig auf, der anrückende Feind weicht aus nach der Seite des geringeren Widerstandes, und so schreiben die Fascien die Bahnen vor, welche die Eitererreger nehmen. Ist die Dauer der Einwirkung sehr lange, diese selbst sehr intensiv, der Druck im Abscess sehr hoch, dann werden auch die Fascien durchbrochen; oder aber ist die Fascie durch weite Unterminirungen von der Ernährung abgeschlossen, dann wird sie gangränös und giebt sehr leicht der andringenden Eiterung nach. In beiden Fällen wird dann der Abscess atypisch. Die grösste Anzahl der Abscesse in dem Theil der Harnwege von dem Orif. ext. bis zum Eintritt der Urethra in das kleine Becken ist dank der bestimmten Fascienordnung so regelmässig an Ort und Grösse wiederkehrend, dass man von typischen Abscessen reden kann. Bildet sich ein solcher z. B. in dem Abschnitt vor dem Bulbus ausserhalb der Urethra, so bildet das stramme die drei Schwellkörper umscheidende Gewebe der Tunica albuginea einen so sicheren Schutz der Urethra gegen entzündlich erweichende Processe, dass das lockere Zellgewebe um den Penis der Entzündung geradezu den Weg gegen die Oberfläche vorschreibt. Geht dagegen die Abscessbildung von der inneren Urethralwand aus, dann ist die Albuginea gerade wieder ein Hinderniss des Durchbruches nach aussen. Der Abscess wird das cavernöse Gewebe erst weithin zerstören, die Schleimhaut weithin unterwühlen, bevor es ihm gelingt, die Albuginea zu sprengen.

Geht der Abscess von dem Bulbus urethrae aus, so wird es von der Tiefe des Ausgangspunktes abhängen, wohin die Eiterung fortschreitet.

Das ausserordentlich feste Gewebe der Albuginea wird den Ausschlag geben, ob der Abscess nur auf einen rel. kleinen Raum begrenzt bleibt, wenn er dem Lumen der Urethra zu sich entwickelt, desto verhängnissvollere Unterminirungen der Schleimhaut erzeugt, oder ob die Eiterung, die jenseits der Albuginea nach den Seiten und der Oberfläche hin überall leichte Wege findet, in grosser Ausdehnung das Gewebe zerstört.

Ausschlaggebend für die Ausdehnung der eitrigen Einschmelzung ist natürlich wieder, ob z. B. die Fascie des M. bulbo-cavern. noch

Widerstand leisten kann oder bereits durchbrochen ist, oder ob das gleiche Geschick die oberflächliche Dammfascie schon getroffen hat.

Mit dem längeren Standhalten dieser Fascien ist, ohne therapeutischen Eingriff, die grössere Ausdehnung des Abscesses verbunden.

Von der Pars membranacea ausgehende Abscesse werden sich theils in den Schichten des Diaphr. uro-gen. verbreiten, oder sie werden durch die an die Albuginea des Bulbus sich anschliessende Fascia diaph. inf. bis vor den Bulbus geleitet.

Von dieser allgemeinen Betrachtung der Abscessausdehnung wenden wir uns zur Besprechung der den speciellen Verhältnissen entsprechenden Möglichkeiten.

Analog der intensiveren Localisation der Gonokokken in den Einsenkungen des Epithels werden die tiefen Infiltrationen resp. die Abscesse in diesem Theil der Harnwege an jedem beliebigen Punkte sich entwickeln können, am häufigsten an dem Orte, der durch seine Lage Stagnation des infectiösen Secretes begünstigt, der durch die zahlreichsten Littré'schen Drüsen (Glandulae urethrales) am ehesten der tiefen Infiltration ausgesetzt ist — die Drüsen reichen mit ihren Ausführungsgängen bis in das cavernöse Gewebe, mit ihren Acini bis an die Albuginea — der ferner den grössten Blutreichthum hat, d. h. also an dem Bulbus und dem angrenzenden Theile der Pars membranacea urethrae.

Die entzündeten Glandulae urethrales sind nach Touton nicht so selten durch Betasten der männlichen Urethra von aussen nachzuweisen. Sie entleeren sich entweder nach der Urethra und machen so meist kurzdauernde Exacerbation des Trippers, mit meist gonokokkenhaltigem Eiter, oder sie verursachen Periurethralabscesse.

Auch Finger bestätigt, dass bei acuter Urethritis in der Harnröhre öfter bis hirsekorngrosse Knötchen zu fühlen sind, geschwellte „Follikel". Namentlich an den Labien des Orificium ext., wo sie grösser sind. Die Labien sind geschwellt und geröthet. Befreit man sie vom Trippereiter, so lässt sich durch Druck aus einer oder zwei Oeffnungen Eiter ausdrücken. Die Kanäle, für Haarsonden durchgängig, sind $1/_2$—1 Ctm. tief. Die Entzündung kann tiefer gehen. Das umliegende Gewebe nimmt an derselben stärkern

Antheil. Veranlassung hierzu wird Steigerung der Entzündung durch Verschliessung des Ausführungsganges, oder die Entzündung wird durch äussere mechanische, traumatische und chemische Reize erhöht. Wir dürfen aber nicht vergessen, dass ein Abscess in den Harnwegen nach unserer Definition erst fertig ist, wenn dem Urin auf irgend eine Weise die Zutrittsmöglichkeit gegeben ist.

Ausführlicher erfahren wir die Entstehungsgeschichte der gonorrh. periurethralen Abscesse von Horowitz:

Monate, selbst Jahre nach dem Ablaufe des acuten Tripperstadiums, nachdem die Patienten keine Ahnung von einem eigentlichen Uebel mehr haben, tritt entweder nach einem Excesse in Baccho oder Venere, nach einer anstrengenden Fusstour oder nach einem Ritte ein mässiger Eiterfluss aus der Harnröhre auf, an welchen sich nicht selten eine leichte Epididymitis anschliesst. Gewöhnlich hört die Secretion nach einigen Tagen auf, und die Patienten glauben sich auch völlig gesund; da tritt mit einem Male ein mässiges Brennen beim Harnen auf, das Mittelfleisch schwillt an einer Stelle ein wenig an, die anfangs mässigen Schmerzen nehmen sehr rasch an Intensität zu, es tritt Fieber auf, die Kranken collabiren, und wenn nicht zeitig genug durch einen chirurgischen Eingriff dem Uebel Abhilfe geschaffen wird, so kommt es zu ganz beträchtlichen Unterminirungen des Mittelfleisches, zu gangränösem Zerfalle der Fascien, bis endlich nach erfolgtem Durchbruche der allgemeinen Decke ein blutig eitriges, mit Harn gemengtes, nach etzterem Stoffe intensiv riechendes Secret sich entleert. Es besteht mithin eine Oeffnung in der Harnröhre.

(Der Zusammenhang zwischen Harnröhre und Abscess ist nach v. Bardeleben (53) oft sehr schwierig nachzuweisen, selbst dann, wenn der Abscessinhalt zum grössten Theil aus Harn besteht. Ist der Inhalt des Abscesses bloss eitrig, so ist der Uringeruch allein nicht massgebend, da er — wie der spec. Geruch von Abscessen in der Rectalnachbarschaft — durch Diffusion entstanden sein kann.)

Bei der chronischen Blennorrhoe giebt ein kleiner, fast unansehnlicher Substanzverlust der Schleimhaut den Anstoss zu einer Reihe von Erscheinungen, die sich zu dem Bilde einer schweren Krankheit constituiren. Diese Erscheinungen spielen sich zwar nur im Kleinen ab, sie summiren sich aber im Laufe der Zeit, bis sie schliesslich gelegentlich der Anfachung des Processes durch eine plötzlich sich hinzugesellende Krankheitsursache einen beträchtlichen Substanzverlust in der Schleimhaut bewirken. — Solche geeignete Stellen für Arrosion beim Bestande eines chronischen Katarrhs sind die Littré'schen Drüsen, besonders an denjenigen Orten, wo dieselben gehäuft angeordnet gefunden werden, wie um und hinter dem Bulbus. Zeissl sen. beobachtete eine siebartige Durchbohrung der Harnröhre im bulbösen Theile, entsprechend der gruppirten Anordnung der Littré'schen Drüsen, wo intra vitam ein periurethraler Abscess sich befand. Da die derbelastischen Perinealfascien erst auf intensive Entzündungsreize schmelzen, oder en masse gangraenös werden, so muss das unterwühlte Gebiet eine grosse Ausdehnung erreichen, bis der Abscess gegen die Oberfläche hin zum Durchbruche gelangt.

Was hier bei chronischer Affection der Glandulae urethrales und leichter Arrosion durch einen plötzlichen Entzündungsreiz entstehen kann, liegt doch auch in der Möglichkeitsscala der acuten Urethritis, sobald diese die Glandulae erreicht hat. Wenigstens sehe ich nicht ein, welche besseren Bedingungen die sonst normale Urethra bei chronischer gonorrh. Entzündung der Glandulae der Abscessentwickelung bieten soll, als die acut entzündete, durch die Entzündung durchfeuchtete, aufgelockerte Harnröhre. Es sei denn, dass die Individuen, die sich gesund glauben, eher durch ihre Lebensweise die Exacerbation hervorrufen, als die durch acute Urethritis meist zu mässigem Leben gewungen sind.

Die organische Möglichkeit der Abscessbildung liegt also in acut entzündeter Harnröhre mindestens ebenso leicht vor, als in chronischen Fällen.

Die drei Fälle, die Pellizzari beschrieben hat, mögen den empirischen Beweis für die theoretischen Erörterungen darstellen. Alle drei Infiltrate waren ca. 8 Tage nach der Infection entstanden, mussten also dem ⁻vordern Theil der Urethra angehören, von geringer Ausdehnung sein, konnten kaum schon im Infiltrat ausgedehnte Abscedirung zeigen, die Albuginea resp. die sie bedeckenden Fascien durchbrochen haben.

Alle diese nothwendigen Bedingungen finden wir von Pellizzari bestätigt. Zweimal sass das Infiltrat in der Mitte des Gliedes, einmal am Peno-Scrotalwinkel. Die Infiltrate waren Kirsch-

bis Haselnussgross, nicht fluctuirend. Anders liegen die Verhält
nisse, wenn die gonorrhoischen Gewebsläsionen anderen, stärke
wirkenden Microorganismen die Eingangspforte geöffnet haben
Pellizzari hebt schon mit Recht hervor, dass die Kultur d
Gonococcus schwierig sei, weil in dem der Urethra entnommene
Secret sehr häufig allgemein anerkannte Eitererreger vorhande
wären. In solchem Falle ist die typische Entwickelung des rei
gonorrhoischen Abscesses in Bezug auf Zeit und Ausdehnun
gestört.

So hören wir denn von Petersen (54), dass er bei einer
38 jährigen Patienten, der 10 Tage vorher eine gonorrh. Urethriti
acquirirt hatte, vom untern Drittel des Penis beginnend, ca. dre
Finger breit nach hinten, in die Tiefe des Scrotums sich erstreckend
eine geschwellte, sehr empfindliche Partie, jedoch ohne Fluc
tuation, fand.

Drei Tage darauf zeigte sich eine infiltrirte Hautpartie ober
halb des horizontalen Astes des Schambeins sehr empfindlich.

Nach weiteren drei Tagen war Fluctuation nachweisbar. Nach
Incision entleerte sich arg stinkender Eiter mit Beimischung von
Gasbläschen. Der Abscess lag vorläufig noch in den Bauchdecken.
Es erweist sich, dass von dem Abscess ein Gang auf die Pars
membranacea geht.

In einem andern Falle hatte ein Patient ca. eine Woche nach der Infection ein Schwellung am Hodensack wahrgenommen.

Fünf Tage später fand Petersen bei diesem Patienten die Gegend de
Pars membranacea stark geschwellt, das Scrotum ödematös.

Nach vier Tagen wird das Scrotum wegen beginnender Mortification
12 Ctm. lang gespalten, wobei man auf einen Eiterherd, entsprechend der
Pars membranacea, kommt. Ausser Eiter entleert sich auch Harn aus der
Wunde. Es erweist sich, dass der Abscess in die Harnröhre durchgebrochen
ist. Der Harn fliesst nun beständig aus Wunde und Urethra. In den folgenden
Tagen hatte der Harn das Unterhautzellengewebe bis in die untere Bauchhälfte
infiltrirt. Die Harninfiltration ging in Eiterung über. Der sich bildende Abscess nimmt die ganze untere Hälfte des subcutanen Gewebes der Bauchdecken
ein, rechterseits jedoch weniger als links, wo er sich bis zu dem Rippenrande
in der Axillarlinie erstreckt. Es werden zwei lange Incisionen, eine parallel
der Inguinalfalte, oberhalb derselben die andere in der Axillarlinie angelegt.
Es entleert sich massenhaft in Stücken mortificirtes Bindegewebe und nach
Urin riechender, schmutziggrauer Eiter. Allmälig reinigt sich die Abscesshöhle, das mässige Fieber fällt, und am 28. Juni ist Patient endlich fieberfrei. Nunmehr wird der Verband mit einem gewissen Druck angelegt, um die

Blätter der Bauchdecken wieder zur Verklebung zu bringen, was auch gelingt; jedoch erst fünf Monate nach der Aufnahme des Patienten ist der riesige Abscess vollständig verheilt. Am Scrotum hatte sich bereits 3 Monate vorher ca. $2/3$ seiner Haut gangränös abgestossen und allmälig zog sich die Haut wieder zusammen, die Hoden wurden atrophisch. Patient wurde geheilt entlassen.

Wenn wir auch nicht aus diesem Bericht das Wesen und wissenschaftliche Verständniss des gonorrh. Abscesses in der Urethra ergründen können und — wollen, so lernen wir doch daraus, welche Wege der Abscess einschlagen kann, welche enorme Ausdehnung der Abscess erlangen kann, wenn er die derbsten Fascien durchbrochen, wie das Gewebe durch die Spannung des eingepressten Urins mortificirt, wie solch ein Abscess behandelt und — geheilt wird.

Für jede theoretisch construirbare Möglichkeit einen Beleg durch einen wirklich eingetretenen Krankheitsfall zu geben, halte ich für überflüssig. Wie jede einzelne Aufgabe leicht verständlich wird durch die Erkenntnis des Wesens einer einzigen in derselben Gruppe, so wird man auch, wenn man sich den einen Fall klar gemacht hat, alle typischen Möglichkeiten überschauen.

Einer einzigen Glandula urethralis an Häufigkeit entsprechend, bietet die Cowper'sche Drüse (Glandula bulbourethralis) die Möglichkeit zur Abscessbildung mit Harnzutritt. Die Drüse ist nach Klein oblong, mit ihrem Längsdurchmesser schief nach innen und unten geneigt. Jede Drüse hat einen neben dem Schenkel des Penis aufsteigenden 0,18 Mm. weiten, mit Cylinderepithel ausgekleideten Gang, der von einer Schichte mit seiner Längsachse parallel laufender glatter Muskelfasern begleitet wird; gegen die Urethra aufsteigend, nimmt der Gang an Weite ab. Jeder Gang theilt sich vielfach, und diese kleinern Gänge haben dann mehrere Ausbuchtungen. Das Epithel dieser Acini ist Cylinderepithel.

Analog nun den Glandulae urethrales, die in derselben Gegend wie der Ductus excretorius münden, wird die Gl. bulbourethralis oft schon eine Complication acuter Gonorrhoe sein. Da diese ca. um das Ende der zweiten Woche nach der Infection den Bulbus erreicht, in den die Ausführgänge der Drüse münden, so wird die Entzündung derselben nicht vor dieser Zeit eintreten können.

Ebenso ferner, wie die latenten Keime in einer Gl. urethralis durch Schädlichkeiten verschiedenster Art in Action versetzt werden, so wird auch die Exacerbation der gonokokkenhaltigen Gl. bulbo-

urethralis durch Traumen, angestrengte Bewegung (langes Reiten)
durch Coitus, scharfe Einspritzungen etc. provocirt.

Entsprechend der Fühlbarkeit einer entzündeten Urethraldrüse,
kann man auch dieses Gebilde, wenn es durch Entzündung geschwellt
ist, von aussen durchtasten. Hinter dem Bulbus, in der Mitte
zwischen dem hintern Scrotalrand und der Afteröffnung, seitlich
von der Mittellinie kann man nach Thompson diese entzündete
Drüse als scharf umschriebenes, etwa haselnussgrosses Knötchen
fühlen.

Bei weiterm Wachsthum geht die scharfe Umgrenzung verloren. Der vordere, sich verjüngende Contour erreicht den Bulbus,
der hintere stumpfe Coutour geht bis an die Fascia perinei. Nach
innen reichen die Drüsen bis über die Mittellinie hinaus, aber stets
symmetrisch.

Bricht nun der Abscess in die Urethra ein, dann ist die Art
des Durchbruches massgebend für den Urinzutritt. Der aus der
Blase kommende Urin trifft entweder einen Längsspalt oder einen
Querspalt. Es kann unter Umständen durch die durchbrochene
Schleimhaut eine Art Klappe gebildet werden, die entweder durch
den andrängenden Urin über die Durchbruchsstelle gedeckt wird,
oder aber die Klappe hochhebt, die dann die Urethra mehr oder
minder versperrt.

Die Entzündung der Drüse disponirt wie jede Gl. urethr.
zur Chronicität. So berichtet Touffier einen Fall, wo bei einem
60 jährigen Emphysematiker, der suffocatorisch zu Grunde ging, intra
vitam eine Strictur diagnosticirt wurde mit folgender Gonorrhoe
und Dysurie. Bei der Section wurde als Ursache Abscess der Gl.
bulbourethralis erkannt.

Abseits von dieser typischen Entwickelung der Abscesse
in diesen Theilen der Harnröhre liegen die Möglichkeiten der
Abscessbildung von relativ selten vorkommenden Gebilden.

Es sind dieses epithelbekleidete Gänge, welche gewöhnlich
parallel der Urethra verlaufen und als Brutstätten der Gonokokken
zu Abscessbildung in der Urethra Veranlassung geben können.

Jadassohn unterscheidet vier Arten von solchen Gängen, die
gonorrhoisch inficirt sein können: 1) kleinere oder grössere Knoten
zwischen den Blättern des Praeputium, welche eine augenscheinlich

präformirte Oeffnung aufweisen. Aus dieser lässt sich ein, Eiterkörperchen, Epithelien und typische Gonokokkenhaufen enthaltendes·
Secret exprimiren. Sie entstehen mit oder im Verlauf einer Gonorrhoe
der Urethra; 2) feine Gänge, welche dicht neben dem Orificium urethrae
oder auch auf der Schleimhautseite der Labien desselben münden
und parallel zur Urethra nach hinten verlaufen. Ihre histologische
Structur ist, da sie naturgemäss nicht excidirt werden können,
noch unerforscht; doch das Secret enthält Pflasterzellen, folglich
wird es sich hier auch um mit Epithel ausgekleidete Gänge handeln;
3) Gänge, die an der Unterfläche des Penis neben der Raphe desselben, seitlich und nach hinten vom Frenulum verlaufen und von
dem Corpus cavernosum urethrae, je nachdem sie mehr oder
weniger oberflächlich in der Haut liegen, bald mehr bald minder deutlich abzugrenzen sind. (In diesen Gängen fand Jadassohn im Anfangstheil ausschliesslich geschichtetes Pflasterepithel. Während ein solches
auch den ganzen vordern Theil des ziemlich langen Ganges bekleidete,
war in der Tiefe, wo eine Theilung des ursprünglich einfachen
Lumens zu constatiren war, schönes Cylinderepithel); 4) relativ
weite sehr seltene Gänge an der Dorsalseite des Penis, zwischen
den beiden Corpora cavernosa, welche vom Sulcus coronarius bis
an die Symphyse heran sich erstrecken können. Diese Gänge
sind entweder blosse Einsenkungen des Epithels in die Cutis oder
entwickelungsgeschichtlich zu erklären, oder es sind besonders erweiterte Tyson'sche Krypten, oder schliesslich sind es von der
Urethra aus zwischen die beiden Blätter des Praeputium durchgebrochene Abscesse. Einen Fall der letzten Art, wo natürlich
der Gang keine Epithelauskleidung besitzt, beschreibt Horowitz.

Er beobachtete einen Abscess im vorderen Theil der Harnröhre in der zweiten Woche des Bestandes einer acuten Gonorrhoe.
Es wurde trotz deutlicher Fluctuation die Incision verabsäumt.
Der Eiter bahnte sich den Weg zwischen beide Blätter des Praeputium; es kam zur Bildung eines sog. interlaminären Abscesses
mit starker Phimosis und bedeutender Schwellung der Penisdecke.

Den umgekehrten Weg können am ehesten die Abscesse ein-
schlagen, welche von den paraurethralen und selbst praeputialen
Gängen aus sich entwickeln. Dass der Eiterungsübergang der
Praeputiumlamelle zur Glans stattfinden kann, beweist ja der von
Horowitz angeführte Krankheitsfall. Immerhin würden die Abs-

cedirungen dieser Gänge wohl hauptsächlich mehr theoretisches
·Interesse bieten, obwohl in der Litteratur bereits eine relativ grosse
Anzahl von gonorrhoischen Erkrankungen dieser Gebilde zu finden
sind. Es ist nicht unmöglich, dass die erweiterte Kenntniss der
Gänge auch häufiger in ihnen die Ursache von Abscessen nachweisen wird. Jadassohn beschreibt einen solchen Gang, der bei
gonorrhoischer Infection den Uebergang in Abscedirung zeigt.

Am Präputium eines Patienten, der drei Wochen vorher sich inficirt
hatte, fand er in der Nähe des vorderen Randes — auf dem innern Blatte —
eine etwa linsengrosse, hellrothe Hervorragung, auf deren Höhe ein kleines,
scharfgeschnittenes, intensiv rothes, eitrig belegtes Grübchen sass; von dieser
Erhebung ging ein kaum $^3/_4$ Ctm. langer, ca. $^1/_3$ Ctm. dicker Strang nach
hinten, über dem die dünne Haut leicht verschieblich war. Bei Druck entleerte sich ein Tröpfchen Eiter mit reichlichen Gonokokken, spärlichen Epithelien. Das ganze Gebilde wurde sofort excidirt. Wichtiger war das Ergebniss der mikroskopischen Untersuchung.

Die ersten Schnitte, welche den Gang trafen, wiesen an der Oberfläche
eine Schicht auf, die aus Eiterkörperchen, schleimigen Massen und einzelnen
Epithelien bestand. (Mit Gonokokken). Darunter senkte sich das Deckepithel
zunächst als hochgeschichtetes Plattenepithel eine kurze Strecke weit in die
Cutis; es zeigte sich hier das Bild, wie es jetzt schon ausführlich beschrieben.
Sehr bald tauchten andere epithelbekleidete Lumina auf, deren Lagerung bewies, dass es sich um Durchschnitte eines geschlängelten, zuerst bis in die
obersten Schichten der Subcutis und dann noch ein Stück in dieser verlaufenden Ganges handelte. In weiteren Schnitten tauchte in der Tiefe eine
grössere, mit Eiterkörperchen dicht gefüllte Höhle auf, deren Wandung zunächst aus mit Plasmazellen dicht infiltrirtem Bindegewebe bestand; bei einer
Durchmusterung zahlreicher Schnitte aber zeigte sich einmal, dass diese Höhle
an einzelnen Stellen auch typische Reste von Epithel in ein- bis zweifacher
Lage trug, dann aber, dass weiterhin ihre Wandung reichlichere eitrige Infiltrationen aufwies, und während da, wo Epithel oder vorzugsweise Plasmazellen
die Höhle begrenzten, auch bei mühsamen Suchen nur innerhalb der Höhle
Gonokokken aufzufinden waren, konnten sie in der eitrig infiltrirten Wand in
einzelnen Exemplaren im Bindegewebe nachgewiesen werden.

Wenn nun auch der Weg der von den praeputialen Gängen
ausgehenden Abscesse nach aussen ein bedeutend leichterer ist, so
kann wohl trotzdem, den Lymphbahnen folgend, die· vordringende
Eiterung ihren Weg nach der Urethra hin nehmen und so einen
Abscess mit Harnzutritt schaffen, zumal wenn vielleicht die Gonococcen noch Hilfskräfte gewinnen. Die einzige Schwierigkeit,
welche die Abscesse dieser Art mehr als die von innen heraus
sich entwickelnden zu überwinden haben, ist die Albuginea des

Corpus cav. urethrae. Die Urinunterstützung kommt auch den im Praeputium sich bildenden Abscessen zu. Denn die nothwendigerweise eintretende Phimosis bringt den schwierig zu entleerenden Harn zwischen Eichel und Praeputium, presst ihn in den Abscess hinein, und die Drucksteigerung ist sehr wohl geeignet, die Ausbreitung der Abscedirung zu unterstützen. Es hängt von der scharfen Beobachtung der Zukunft ab, ob diese Theorie in der Praxis ihre Bestätigung findet. Die Literatur — schweigt darüber.

Soviel ist jedoch aus den Berichten zu ersehen, dass diese Gänge bei Gonorrhoe fast stets in Mitleidenschaft gezogen sind.

So constatirte Oedmansson (55), dass in 8 Fällen von beobachteten paraurethralen Gängen (die gewöhnlich nahe der hintern Commissur des Orificium ext. am Rande desselben mit einer feinen Oeffnung münden und, in der Urethralwand eingelagert, ca. 1 Ctm. lang sind), unter zehn die bestehende Gonorrhoe sich in die Gänge hinein fortgesetzt hatte. Einmal war dieses nicht der Fall, und in dem letzten, der ihm zu Gesicht kam, war überhaupt keine Gonorrhoe vorhanden. Sechsmal hat Oedmansson feine Kanäle zwischen den Blättern des Präputium gefunden, welche mit feinen Oeffnungen an verschiedenen Stellen, gewöhnlich auf der innern Praeputialfläche, nahe an der Insertion des Frenulum, einmal im Limbus praeputii endeten. In Form feiner subcutaner Stränge erstrecken sie sich meist bis zum Limbus praeputii. Die Länge schwankt zwischen 1—3 Ctm., und ihre Weite gestattet mit Leichtigkeit das Eindringen einer mittleren Bowman'schen Sonde.

Touton hatte Gelegenheit, zwei Fälle genauer zu beobachten, welche sich an die vorstehend beschriebene Tripperinfectionen der kleinen paraurethralen und praeputialen Krypten anschliessen.

Im ersten Falle konnte er durch Exstirpation des rein mit Gonococcen inficirten Gebildes das Verhalten der Gonococcen im Gewebe beobachten. Der Gang war ca. 7—8 Mm. lang. Diese drüsenähnliche Einstülpung war, wie das Microscop zeigte, mit geschichtetem Pflasterepithel ausgekleidet. Wie die Glandulae urethrales, so können auch diese Gebilde ein Reservoir für Gonococcen bilden, die Monate, ja viele Jahre später durch irgend eine Schädlichkeit zum Wiederaufflackern diffuser gonorrhoischer Entzündung oder zur lokalen Infiltration Veranlassung geben können.

So erzählt uns Fabry (56) von einem Patienten, der, vor elf Monaten gonorrhoisch inficirt, durch Einspritzungen geheilt schien. Im 4. Monat jedoch bildete sich ein kleiner Abscess im Gewebe der Glans, und zwar rechts unten, der vor spontanem Durchbruch durch Incision entleert wurde. Nach 2 Monaten entstand abermals ein Abscess, der durch Incision anscheinend zur Heilung gebracht wurde. Doch einige Zeit später ergab die Untersuchung eine Schwellung rechts unten, in der Corona glandis, welche auf Druck mässig schmerzhaft war und aus dem Orificium gonokokkenhaltiges Secret entleerte.

Aldor (57) hat einen einschlägigen Fall beobachtet. Es handelte sich hier um eine chronische Blennorrhoe, welche trotz $3^1/_2$ Jahre gedauerter fachmännischer Behandlung nicht heilen wollte. Als Aldor den Patienten untersuchte, fand er 2 Mm. hinter der äussern Mündung der Urethra linkerseits eine stecknadelknopfgrosse Oeffnung, aus welcher er Eiter herausdrücken konnte, welcher Gonokokken enthielt. Durch diese Oeffnung gelang es Aldor, in einen 2 Ctm. langen Canal zu gerathen. welcher in die Urethra führte.

Selbst 15 Jahre nach Ablauf einer Gonorrhoe fühlte Fabry bei einem Pat. zwischen beiden Blättern des Praeputium etwa 2 Ctm. vom Sulcus und ebenso weit vom Frenulum entfernt, eine ungefähr linsengrosse, rundliche Härte, die leicht verschieblich, auf Druck kaum schmerzhaft war. Uebte man auf die Geschwulst einen etwas intensiveren Druck aus, so entleerte sich aus einer feinen, kaum sichtbaren Oeffnung einer Spur dünnflüssigen gonococcenhaltigen Secrets.

(Fortsetzung folgt.)

XXVIII.
Mittheilungen aus der chirurgischen Casuistik
und
kleinere Mittheilungen.

(Aus dem I. anatomischen Institut zu Berlin.)

1. Ueber einen seltenen Fall von Beckenfractur[1].

Von
Dr. D. Gerota,

Volontär-Assistent am I. anatomischen Institut in Berlin.

(Hierzu 2 Abbildungen.)

Bei der Demonstration der Beckenorgane entdeckte ich auf dem Präparir-saale des ersten anatomischen Instituts zu Berlin eine alte Beckenfractur, die in ihren Folgezuständen eine grosse Seltenheit bot; wenigstens, soweit mir die einschlägige Specialliteratur zu Gebote stand, war darin nirgends ein ähnlicher Fall beschrieben.

In Anbetracht des interessanten Befundes gestattete mir mein hochver-ehrter Lehrer, Herr Professor Waldeyer, eine Darstellung des Falles nebst Zeichnung zu veröffentlichen.

Es handelte sich um die Leiche einer sehr gut entwickelten Frau im Alter von 30 bis 35 Jahren; weitere Informationen waren leider nicht zu er-langen.

Eine umfangreiche Geschwulst des Fundus uteri (Myom) füllt das ganze Becken aus, im Uebrigen ist die Bildung der Geschlechtsorgane normal.

Bei der Untersuchung der Blase fanden wir, dass dieselbe mit ihrer vor-deren Wand in eine Aushöhlung des horizontalen Schambeinastes gelagert und mit derselben fest verwachsen war. Beim ersten Blicke auf das noch mit Periost und Muskeln bedeckte Becken gewannen wir den Eindruck, als liege eine ganz besondere, vielleicht congenitale Anomalie des Schambeins und der Blase vor; nach Entfernung des Periosts und der Weichtheile erkannten wir

---

[1] Der hier besprochene Fall war am 10. März d. J. in einer Sitzung der Freien Vereinigung der Chirurgen Berlins Gegenstand einer mit Demonstrationen verbundenen Mittheilung des Herrn Professor Waldeyer.

45*

jedoch, dass es sich um eine alte Fractur des Schambeins, bei welcher die
Blase in Mitleidenschaft gezogen wurde, handelt.

Aus den beigefügten Zeichnungen kann man ersehen, dass der horizontale Ast des linken Schambeins eine Art von Gabelung aufweist, welche 4 Ctm.
lateral von der Symphyse beginnt.

In Folge dieser Gabelung haben wir:

1. Einen äusseren (vorderen) Ast, (a Fig. 1), der ungefähr dieselbe
Lage hat wie der horizontale Ast des rechten Schambeins, mit dem er sich
auch in der Symphyse verbindet.

Fig. 1.

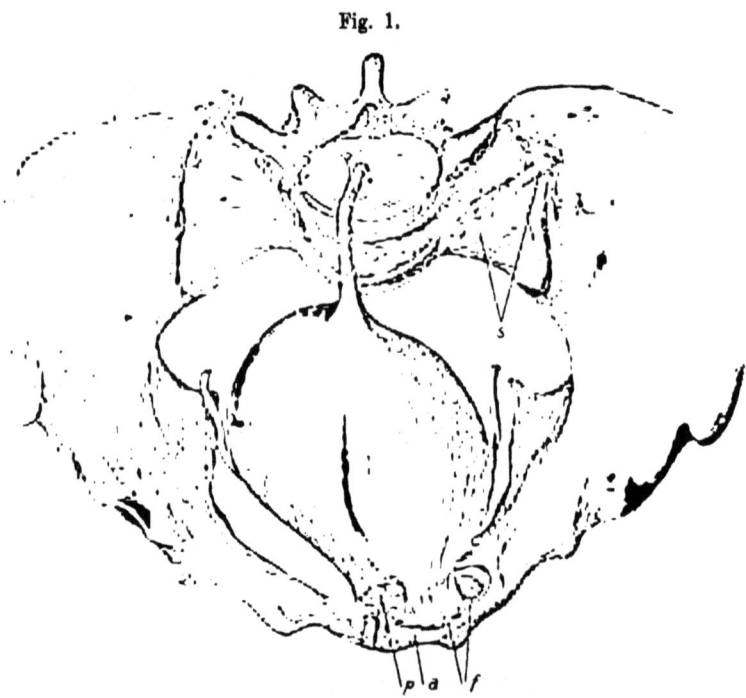

2. Einen inneren (hinteren) Ast, (p Fig. 1), der an seinem medialen
Ende frei auslaufend, 7 mm weit über die Symphysenlinie hinausgeht. Sein
laterales Ende vereinigt sich — Fig. 1 — mit dem obenerwähnten äusseren
Aste und geht in die Linea innominata über, ist indessen im Vergleiche mit
der entsprechenden Partie des Schambeines der anderen Seite nach hinten, d. h.
gegen das Cavum pelvis hin, verschoben.

3. Zwischen diesen beiden Aesten findet sich eine ovale, 2 bis 2 $\frac{1}{2}$ Ctm.
tiefe Aushöhlung (f Fig. 1), mit einen Längs- und Querdurchmesser von 35 mm
bezw. 12 mm. Diese Aushöhlung ist an ihrem medianen Ende theilweise

offen, an dem lateralen dagegen geschlossen, und auf ihrem Grunde weist sie seitlich eine Oeffnung auf, die in den Sulcus obturatorius führt.

4. In die genannte Aushöhlung ist ein Theil der Blasenwand gelagert und darin fixirt. Man sieht deutlich wie die Blase links eine Ausbuchtung hat, die bis in die Aushöhlung hineinreicht, mit deren Periost ein beträchtlicher Theil der Blasenwand fest verwachsen ist. An dieser Stelle weist das Innere der Blase die kaum erkennbaren Spuren einer alten Verletzung auf.

Im aufgeblasenen Zustand zeigt die Blase eine zweitheilige Gestalt. Harnröhre und Harnleiter haben ihre normale Lage.

Fig. 2.

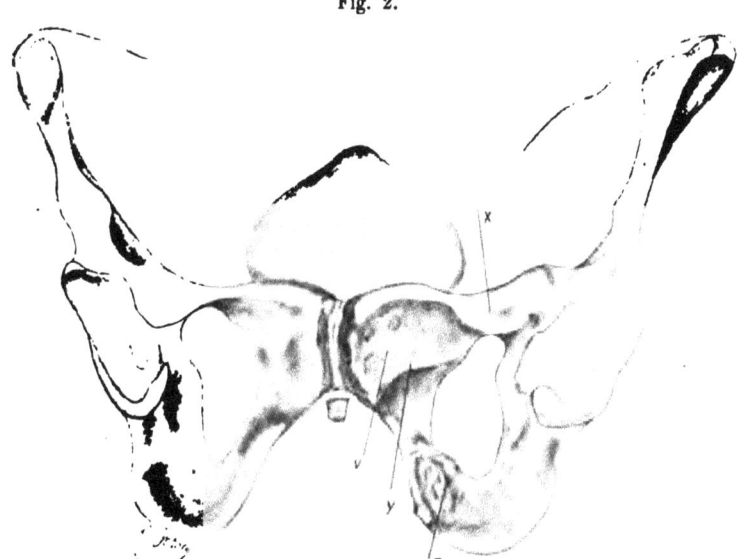

Die Vorderseite des linken Schambeins ist breiter und unebener als die des rechten. An dieser Vorderseite bemerkt man die Spuren dreier Fracturen (x, y, z Fig. 2) und gleichzeitig kann man sehen, wie der verbreiterte Theil des Schambeins als breite Knochenplatte nach vorn herausragt (v Fig. 2)[1]).

Auf dem linken Kreuzbeinflügel (s Fig. 1) bemerkt man eine abnorme Knochenspitze und die Spur einer nach dem ersten Foramen sacrale führenden Linie, die wahrscheinlich von einer Fractur herrührt.

Die linke Symphysis sacro-iliaca klafft etwas; die Schambeinsymphyse stellt eine unregelmässige Linie dar. Im Allgemeinen ist das Becken sehr stark entwickelt. Die Verletzung des Beckens hat seine Dimensionen kaum verändert

---

[1]) Die an der Vorderseite des linken Schambeins entspringenden Muskeln, besonders der M. gracilis und der M. adductor longus sind an ihren Ursprungsstellen stärker entwickelt als die der rechten Seite.

indem die Conjugata vera bis zur Rückseite des vorderen Astes. (a) $10^1/_2$ Ctm. und bis zur Rückseite des hinteren Astes (p) 9,7 Ctm. beträgt. Der Querdurchmesser ist $14^1/_2$ Ctm., die schrägen Durchmesser 13 Ctm.

Aus dieser Darstellung geht hervor, das es sich hier um einen alten Beckenbruch mit wahrscheinlich gleichzeitiger Verletzung der Blase handelt. Aber man fragt sich, durch was für eine mechanische Einwirkung dieser Bruch hervorgerufen sein muss, um zu einer derartigen Verwachsung zu führen. Der Fall ist schwer aufzuklären, zumal uns alle Angaben über die Vorgeschichte des Objects fehlen.

Ohne Zweifel liegt eine durch seitlicher Compression hervorgerufene verticale Fractur des Beckens vor, deren Bruchlinie sich vom Kreuzbein (s Fig. 1) bis zu den beiden Aesten des Schambeins (x und z Fig. 2) verfolgen lässt. Indess kann die Heilung einer derartigen einfachen Fractur unmöglich zu einem Resultate wie das vorliegende führen. Ebenso wenig ist hier, wie sonst so häufig, an ein einfaches Reiten der Bruchenden aufeinander zu denken.

Nach meiner Ansicht ist in diesem Falle gleichzeitig mit der verticalen Beckenfractur, eine Fractur des horizontalen Schambeinastes in einer nahezu frontalen Ebene, d. h. eine Trennung des Astes in zwei Knochenplatten, eine vordere und eine hintere erfolgt.

Oder, um unseren Fall dem gewöhnlichen Schema mehr anzupassen, können wir sagen, dass hier eine durch seitliche Compression hervorgerufene Beckenfractur vorliegt, bei welcher die Bruchlinie des Schambeins in sehr schiefer Richtung verläuft, indem sie an der Schambeinsymphyse beginnt und auf der Crista pectinea endigt. Von einem Reiten der Bruchenden ist wenig zu merken; vielmehr ist das laterale und hintere Bruchstück (p Fig. 1) nach hinten und medianwärts geglitten und überragt nunmehr die Mittellinie der Symphyse um 7 Mm., während das mediane und vordere Bruchstück (a Fig. 1) bei x und y (Fig. 2) gebrochen, nach vorn abgewichen ist, augenscheinlich in Folge des Muskelzuges.

Für die Verletzung der Blase kann keine bessere Erklärung gefunden werden als die, welche Professor Waldeyer aufgestellt hat. Er ist der Ansicht, dass im Augenblick der Verletzung die Blase, welche sich im gefüllten Zustande befand, unter dem Einfluss der Bauchpresse in den durch das Auseinanderweiten der beiden Bruchstücke entstandenen Spalt hineingedrängt und dort festgeklemmt worden ist. Später, nachdem die Blase mit den Wandungen des Spaltes verwachsen war, hat dann dieselbe durch die mit ihrer Anfüllung und Leerung verbundenen Bewegungen dazu beigetragen, die beiden Bruchstücke dauernd von einander entfernt zu halten und den betreffenden Spaltraum zu erweitern und auszuglätten. —

2. Zur Frage des Lipoma genu.

Von

Stabsarzt Dr. Herhold,

in Coblenz.

Lipome der Gelenke gehören bis heute noch zu den relativ selten beobachteten Fällen, solche des Kniegelenks sind noch am häufigsten beschrieben
worden; aber immerhin doch nicht in so grosser Anzahl, dass die Veröffentlichung eines solchen Falles nicht statthaft sein dürfte.

Der Kanonier K. vom Fussartillerie-Regiment No. 9 wurde am 16. 10. 1895
in das Fuss-Artillerie-Regiment No. 9 eingestellt. Am 18. 10. Morgens meldete
er sich krank wegen Schmerzen im linken Knie.

Anamnese: Eltern und Geschwister gesund. K. selbst angeblich früher
nie krank. Am 17. 10. habe er beim Einziehen von Bettdecken längere Zeit
gekniet; beim Wiederaufstehen habe er einen heftigen Schmerz im linken Knie
empfunden, sodass er nicht mehr hätte gut gehen können. Im Widerspruch
hierzu steht die Aussage des Unterofficiers, welcher den Rekruten-Transport
führte und behauptete, dass K. bereits am 16. 10. während des Transports durch
seinen hinkenden Gang aufgefallen sei.

Status: Kräftig gebauter Mann von gesundem Aussehen. Brust- und
Unterleibsorgane gesund, keine krankhaften Erscheinungen von Seiten des
Nervensystems und der Nieren.

Der Umfang des linken Kniegelenks ist etwa 1 Ctm. grösser als der des
rechten. Die Patella ist etwas abgehoben; unterhalb der Kniescheibe zu beiden
Seiten des Lig. patellae ist eine geringe Anschwellung sichtbar, von etwa
Wallnussgrösse auf jeder Seite, welche beim Beugen des Gelenks stärker hervor-
tritt und sich weich-elastisch, nicht aber fluctuirend anfühlt. Unterhalb des äusseren
Randes der Patella fühlt man einen mittelweichen haselnussgrossen Tumor, welcher
nicht beweglich ist und in der Gelenkkapsel zu sitzen scheint. Das Kniegelenk
kann activ und passiv nicht ganz durchgedrückt und nur etwas über einen
rechten Winkel gebeugt werden. Beim Beugen des Gelenks tritt lebhafter
Schmerz ein. Beim Gehen wird das linke Bein sehr geschont.

Diagnose: Gonitis chronica genu sinistri. Das Leiden wurde zunächst
mit Massage und hydropathischen Umschlägen behandelt, da aber eine Besserung
nicht eintrat, und es sich nach dem äusseren Befunde wahrscheinlich um eine
mit Wucherungen der Zotten verbundene Verdickung der Synovialis handelte,
sollte eine Ausspülung des Gelenks mit 3 proc. Carbolsäurelösung gemacht
werden.

Am 31. 10. machte ich deswegen am lateralen Rande der Patella, unmittelbar in der Richtung auf den verdickten Theil der Kapsel eine 2 Ctm.

lange Incision durch die Haut und schnitt dann die verdickte Kapsel in einer
Ausdehnung von 1 Ctm. an, um hierdurch den Troicart behufs Ausspülung
einzuführen. Beim Aufschneiden der Kapsel drängte sich aus dem Gelenk eine
etwa haselnussgrosse Fettgeschwulst. Der durch den etwas erweiterten Spalt
eingeführte Finger fühlte nun, dass weiche Geschwulstmassen im Gelenk lagen,
und da anzunehmen war, dass diese ebenfalls lipomatöser Natur waren, eröffnete
ich mittels unteren Bogenschnitts durch das Lig. patellae das Gelenk und
klappte die Patella mit dem betreffenden Kapseltheil nach oben. Es fand sich
nun im Gelenk eine etwa gut hühnereigrosse Fettgeschwulst, welche mit etwa
2 Ctm. breitem Stiele an den Lig. cruciat. sass, frei im Gelenk dicht unter der
Patella lag und sich etwas nach unten unter das Lig. patellae erstreckt hatte.
Die Geschwulst liess sich stumpf leicht entfernen. Die übrige Synovialis des
Gelenks war glatt und zeigte keinerlei krankhafte Veränderungen. Die Geschwulst bestand aus reinem Fettgewebe, insbesondere liessen sich Miliartuberkel nicht nachweisen. Sie hatte eine rein gelbe Farbe wie normales
Fettgewebe. Kapsel, Lig. patellae, darüber die Haut wurden durch fortlaufende
Seidennaht verschlossen bis auf eine kleine Oeffnung am lateralen Ende, durch
welche ein dünner Jodoformstreifen durch eine schmale Oeffnung der Kapsel
hindurch ins Gelenk geführt wurde. Lagerung des Beines auf eine Volkmann'schen Schiene.

8. 11. Verbandwechsel. Die Wunde ist per primam bis auf die laterale
Oeffnung geheilt. Die Hautnähte werden fortgenommen, der Tampon entfernt.

14. 11. Verbandwechsel. Laterale Oeffnung fast geschlossen. Schiene
bleibt fort, jedoch noch ruhige Lage des Beines gefordert.

21. 11. Wunde verheilt. Vorsichtige leichte Massage und Beugeversuche.
In Folge etwas zu energischer Beugeversuche und in Folge eines Versuches,
nach der Massage im Zimmer herumzugehen, trat ein Erguss im Gelenk ein.

5. 12. Erguss im Knie ist verschwunden. Pat. geht im Zimmer umher.

Der Kranke blieb dann zur weiteren Erholung und zur Kräftigung des
kranken Beines bis zum 13. 2. 96 im Lazareth. Das operirte Kniegelenk
konnte völlig gebeugt und fast ganz gestreckt werden. Der Kranke war den
ganzen Tag auf und konnte Marschübungen ohne Schmerzen machen, nur
war es ihm nicht möglich, das operirte Knie völlig durchzudrücken.

Am 13. 2. wurde er zur Truppe als geheilt zurückgeschickt; da er jedoch bei grösseren Marschübungen immer noch etwas über Schmerzen im
linken Knie klagte, wurde er vorläufig zur Disposition der Ersatzbehörden in
die Heimath entlassen.

Soweit ich die Literatur durchgesehen habe, sind bis jetzt im Ganzen
16 Fälle von Lipom des Kniegelenks operirt worden.

8 Fälle — Operationen von Simon, Volkmann, Riedel, Lauenstein — sind von Schmolk[1]) zusammengestellt. 4 sind von W. Wagner-
Königshütte operirt und veröffentlicht in einer Dissertation[2]). 1 Fall wurde

[1]) Deutsche Zeitschr. f. Chir. Bd. XXIII. 1886. S. 273 ff.
[2]) Inaug.-Dissert. A. Wagner-Marburg 1887.

von Bland Sutton[1]) beschrieben, einer endlich noch von Riedel auf dem 19. Congress für Chirurgie im Jahre 1890 vorgestellt.[2])

In der deutschen Zeitschrift für Chirurgie 1886[3]) äussert sich Schmolk dahin, dass es zwei Arten von Lipomen des Kniegelenks gebe. Bei der einen Art zeige sich die ganze Synovialhaut in sehr ausgedehnter Weise mit excessiven Fettwucherungen bedeckt und seien dieselben deswegen entstanden zu denken aus den gewucherten und verfetteten Zotten der Gelenkshaut. Diese Form prädisponire sehr für die Entwickelung von Tuberculose. Als Beispiel führt er die beiden von Volkmann operirten und von ihm beschriebenen Fälle an. Auch der von Riedel im Jahre 1891 beschriebene Fall[4]) würde hierhin gehören. In den beiden von Schmolk beschriebenen Fällen wurden Miliartuberkel an der Geschwulst nachgewiesen, im dritten von Riedel beschriebenen Falle liessen sich zwar Tuberkel nicht nachweisen, doch sprach der ganze protrahirte mit Fistelbildungen complicirte Verlauf dafür, dass es sich ebenfalls um Tuberculose gehandelt hat. Einen Fall von Lipom des Schultergelenks, in welchem Tuberkel auf der Synovialis nachgewiesen wurden, beschreibt Riedel zugleich mit dem eben erwähnten.[5])

Die lipomatösen Wucherungen hatten in den beiden von Schmolk beschriebenen Fällen statt des rein gelben ein mehr dunkelrothes Aussehen.

Die zweite Art von Lipom des Kniegelenks sei das solitäre, welches einen abgerundeten Tumor repräsentire, bei welchen also die multiple Wucherung der Synovialis nicht vorhanden sei. Hierhin zählt er die übrigen von ihm angeführten Fälle von Simon, Riedel, Volkmann und Lauenstein. Auch die von Wagner-Königshütte,[6]) von Bland Sutton[7]) und endlich noch der von mir operirte Fall würden hierhin gehören. In dem letzteren fand sich in der That auch das Lipom mit einem etwa 2 Ctm. breiten Stiel auf den Lig. cruciata aufsitzend, die übrige Synovialis fühlte sich glatt an und sah glänzend aus.

Was die Entstehungsart dieser solitären Lipome anbetrifft, so scheint mir die beste Erklärung dafür die von König[8]) gegebene zu sein, welcher sie sich ähnlich entstanden denkt wie die subserösen Fettgeschwülste des Peritoneums d. h. so, dass durch irgend einen Spalt in der Synovialis das para- und retrosynoviale Fettgewebe ins Gelenk eindringt und hier weiter wuchert. Ein derartiger Spalt könne durch ein Trauma entstehen, jedoch sei für das Hineinwuchern des Fettes durch die Gelenkkapsel ein Trauma nicht unbedingt erforderlich.

---

[1]) Bland Sutton, Remarks on fatty tumors. British med. Journal. No. 1529. pag. 87.
[2]) Arch. f. klin. Chirurgie. Bd. 41. 1891.
[3]) Deutsche Zeitschr. f. Chir. 1886. S. 289.
[4]) Archiv f. klin. Chir. Bd. 41. 1891. S. 37.
[5]) Ibidem.
[6]) A. Wagner, Inaug.-Dissert. Marburg 1887.
[7]) Brit. med. Journ. No. 1529.
[8]) Deutsche Zeitschr. f. Chir. Anmerkung auf Seite 55 u. 56. Bd. X.

Auch in dem von mir beschriebenen Falle lässt sich ein Trauma mit
Bestimmtheit nicht nachweisen, denn durch das Knieen des Mannes auf dem
Boden kann die Geschwulst nicht entstanden sein, da sie sich innerhalb
14 Tagen — am 17. 10. 95 kniete der Mann beim Deckeneinziehen, am
31. 10. wurde er operirt — zu einer derartigen Grösse nicht entwickelt haben
kann. Sie muss bereits vor der Einstellung des Mannes bestanden haben, darauf weist auch die Aussage des Transportführers hin, dass der Mann schon
am 16. 10. während des Transports gelahmt habe. Ob die Angabe des Mannes,
dass er vor dem 17. 10. ein Trauma niemals erlitten habe, auf Wahrheit beruht, liess sich nicht feststellen, ganz abzuleugnen ist sie jedenfalls nicht, da,
wie vorhin erwähnt, intragenuale Lipome auch ohne Trauma entstehen
können.

Schmolk will für diese solitären Lipome den Namen Lipoma arborescens
nicht angewandt wissen, sondern nur für die multiplen über den grössten
Theil der Gelenkhaut verbreiteten Fettwucherungen.

Als makroskopisches differentialdiagnostisches Mittel zwischen beiden
Lipomen lässt sich vielleicht noch die mehr dunkelrothe Zottenwucherung des
multiplen Lipoms, wie sie in den beiden von Schmolk beschriebenen Fällen
vorlag, gegenüber der rein gelben des solitären Lipoms benutzen. Jedenfalls
scheint nach den bis jetzt veröffentlichten Fällen das solitäre Lipom das
häufiger vorkommende zu sein.

In dem von mir operirten Falle dürfte noch auffällig sein die Grösse der
Geschwulst — Hühnereigrösse — in den früher veröffentlichten Fällen waren
die Lipome viel kleiner.

Gedruckt bei L. Schumacher in Berlin.

Verlag von **August Hirschwald** in Berlin.

(Durch alle Buchhandlungen zu beziehen.)

Archiv für Laryngologie und Rhinologie. Herausgegeben von Prof. Dr. B. Fränkel, Geh. Med.-Rath, Direktor der Klinik und Poliklinik für Hals- und Nasenkrankheiten in Berlin. gr. 8. Mit Abbildungen im Text und Tafeln. In zwanglosen Heften à ca. 6 M.

v. Bardeleben, Geh. Med.-Rath Prof. Dr. Ad., **Rückblick auf die Fortschritte der Chirurgie** in der zweiten Hälfte dieses Jahrhunderts. Rede gehalten zur Stiftungsfeier der militärärztlichen Bildungsanstalten am 2. Aug. 1876. gr. 8. 1876. 60 Pf.

— — Ueber die **Theorie der Wunden** und die **neueren Methoden der Wundbehandlung.** Zwei Vorträge. 8. 1878. 1 M. 20.

Bauer, Prof. Dr. L., **Handbuch der orthopädischen Chirurgie.** Uebersetzt und vermehrt von Dr. B. L. Scharlau. Mit 93 in den Text gedruckten Holzschnitten und 2 Tafeln. gr. 8. 1870. 8 M.

Behrend, Privatdocent Dr. Gustav, **Lehrbuch der Hautkrankheiten.** Für Aerzte und Studirende. Zweite vermehrte Auflage. gr. 8. Mit 43 Holzschnitten. 1883. 14 M.

v. Bergmann, Geh. Med.-Rath, Prof. Dr. Ernst, **Die Schicksale der Transfusion** im letzten Decennium. Rede gehalten zur Stiftungsfeier der militärärztlichen Bildungsanstalten. 8. 1883. 60 Pf.

— — **Arbeiten aus der chirurgischen Klinik** der Königl. Universität Berlin. gr. 8. X. Theil. Mit Fig. im Text und 2 lithogr. Tafeln. 1896. 5 M.

— — **Das Verhältniss der modernen Chirurgie zur inneren Medicin.** Vortrag in der 59. Versammlung deutscher Naturforscher und Aerzte gehalten. 8. 1886. 40 Pf.

— — **Die chirurgische Behandlung der Hirnkrankheiten.** Zweite vermehrte und umgearbeitete Auflage. gr. 8. 1889. 5 M.

v. Bergmann, Geh. Med.-Rath Prof. Dr. Ernst, **Die Entwickelung des chirurgischen Unterrichts** in Preussen. Rede zur Feier des Geburtstages S. M. des Kaisers in der Aula der Kgl. Universität am 27. Januar 1893 gehalten. gr. 8. 1893. 60 Pf.

— — **Zur Erinnerung an B. von Langenbeck.** Rede. Mit zahlreichen Anmerkungen. gr. 8. 1888. 1 M. 20.

v. Bergmann, Geh. Med.-Rath Prof. Dr. Ernst und Oberstabsazt Dr. H. **Rochs, Anleitende Vorlesungen für den Operations-Cursus an der Leiche.** Dritte erweiterte Aufl. 8. Mit 63 Abb. 1896. Gebunden 5 M.

Berthold, Prof. Dr. E., **Die ersten zehn Jahre der Myringoplastik** nebst Angaben verbesserter Methoden zur Heilung von alten Löchern im Trommelfell. gr. 8. 1889. 1 M.

Biesalski, Dr. K., **Die Entstehungsweise der verschiedenen Formen von Peritonitis.** gr. 8. 1895. 2 M.

Bigelow, Dr. Henry J., **Mechanismus der Luxationen und Fracturen im Hüftgelenk.** Ins Deutsche übersetzt von Dr. Eugen Pochhammer. gr. 8. Mit 52 Holzschnitten. 1873. 4 M. 50.

Billroth, Geh. Hofrath Prof. Dr. Th., **Beobachtungs-Studien über Wundfieber** und accidentelle Wund-Krankheiten. gr. 8. Mit 7 lithogr. Tafeln. 1862. 4 M.

— — **Chirurgische Klinik.** Zürich, 1860—67. **Erfahrungen auf dem Gebiete der praktischen Chirurgie** gr. 8. Mit 3 lithogr. Tafeln und 15 Holzschnitten. 1869. 11 M.

— — **Chirurgische Klinik.** Wien 1868. **Erfahrungen auf dem Gebiete der praktischen Chirurgie.** gr. 8. Mit 10 Holzschnitten und 1 lithogr. Tafel. 1870. 4 M.

— — **Chirurgische Klinik.** Wien, 1869—70. **Erfahrungen auf dem Gebiete der praktischen Chirurgie.** gr. 8. Mit 16 Holzschnitten und 1 lithogr. Tafel. 1872. 9 M.

— — **Chirurgische Klinik.** Wien, 1871—76. Nebst einem Gesammt-Bericht über die chirurgischen Kliniken in Zürich und Wien während der Jahre 1860—1876. **Erfahrungen auf dem Gebiete der praktischen Chirurgie.** gr. 8. Mit 12 Tafeln und 4 Holzschnitten. 1879. 24 M.

Binz, Geh.-Rath Prof. Dr. Carl, **Vorlesungen über Pharmakologie für Aerzte uud Studirende.** Zweite gänzlich umgearbeitete Auflage. gr. 8. 1891. 16 M.

Bornträger, Dr. J., **Ueber die strafrechtliche Verantwortlichkeit des Arztes** bei Anwendung des Chloroforms und anderer Inhalations-Anästhetica. Gekrönte Preisschrift. gr. 8. 1892. 2 M.

Brandt, Dr. L., **Zur Uranoplastik, Staphylorrhaphie und Prothese.** 8. Mit 2 Tafeln. 1888. 1 M.

— — **Lehrbuch der Zahnheilkunde.** Mit besonderer Berücksichtigung der Medicin und Chirurgie. gr. 8. Mit 155 Abbildungen. 1890. 18 M.

— — **Beiträge zur Behandlung der Schussverletzungen der Kiefer** und deren benachbarten Weichtheile. gr. 8. 1892. 1 M.

Bruns, Prof. Dr. Paul, **Ueber die kriegschirurgische Bedeutung der neuen Feuerwaffen.** Vortr. v. 21. Chir.-Congr. gr. 8. 1892. 50 Pf.

— — **Die Laryngotomie** zur Entfernung intralaryngealer Neubildungen. 8. 1878. 5 M.

Busch, Prof. Dr. F., **Die Belastungsdeformitäten der Gelenke.** Fünf klinische Vorlesungen aus orthopädischem Gebiete. 8. Mit Holzschnitten. 1880. 1 M. 60.

— **Die Extraction der Zähne**, ihre Technik und Indications-Stellung mit Einschluss der Betäubung. gr. 8. Mit 33 Abbildungen. 1894. 2 M.

v. Coler, Dr. Generalstabsarzt, Chef d. Sanitätscorps etc. u. Dr. **Werner**, Oberstabsarzt, **Die transportable Lazareth-Baracke** von weil. Wirkl. Geh.-Rath Prof. Dr. von Langenbeck, Dr. von Coler u. Dr. Werner. Zweite vermehrte Auflage. gr. 8. Mit 24 lithogr. Tafeln u. zahlr. Holzschnitten im Text. 1890. 20 M.

Encyklopädie der Therapie. Herausgegeben von Geh. Med.-Rath Prof. Dr. O. **Liebreich**, unt. Mitwirk. von Privatdocent Dr. Martin Mendelsohn und San.-Rath Dr. Arthur Würzburg. gr 8. In drei Bänden. (In 9 Abtheilungen.) I. Bd. 1. u. 2. Abtheilung. 1896. à 8 M.

Esmarch, Geh. Med.-Rath Prof. Dr. F., **Verbandplatz und Feldlazareth.** Vorlesungen für angehende Militärärzte. Zweite Auflage. gr. 8. Mit 7 Tafeln und 48 Holzschnitten. 1871. 5 M. 60.

Eulenburg, Geh.-Rath Dr. M., **Die seitlichen Rückgrats-Verkrümmungen.** Monographisch dargestellt. gr. 8. 1876. 6 M.

Festschrift zur 100 jährigen Stiftungsfeier des' medicinisch-chirurgischen Friedrich-Wilhelms-Institutes gewidmet von Lehrern und ehemaligen Studirenden der militärärztlichen Bildungsanstalten. Herausgegeben von der Medicinalabtheilung d. königl. preuss. Kriegsministeriums. 2. December 1895. Lex.-8. Mit 10 lithogr. Tafeln. 1895. 24 M.

Forselles, Dr. A. af in Helsingfors, **Die durch eitrige Mittelohrentzündung verursachte Lateralsinus-Thrombose** und deren operative Behandlung. gr. 8. 1893. 6 M.

Fraenkel, Prof. Dr. Bernh., **Gefrierdurchschnitte zur Anatomie der Nasenhöhle.** kl.-Fol. 17 Taf. in Photogravure m. erl. Text 1891. 25 M.

Fraenkel, Prof. Dr. C. und Prof. Dr. Rich. **Pfeiffer, Mikrophotographischer Atlas der Bakterienkunde.** Zweite Auflage. gr. 8. In 15 Lieferungen. 1893—95.   à Lfg. 4 M.

Friedreich, Prof. Dr. N., **Ueber progressive Muskelatrophie, über wahre und falsche Muskelhypertrophie.** 4. Mit 11 Taf. 1873. 22 M.

Goldberg, Dr. Ludw., **Die Functions- und Erwerbsstörungen nach Unfällen.** gr. 8. 1896.   3 M. 60 Pf.

Gowers, Dr. W. R. und **Victor Horsley, Ein Fall von Rückenmarksgeschwulst** mit Heilung durch Exstirpation. Uebersetzt von Geh. San.-Rath Dr. **B Brandis.** gr. 8. Mit 1 Taf. u. 2 Holzschn. 1889. 2 M.

Gurlt, Prof. Dr. E., **Leitfaden für Operationsübungen am Cadaver** und deren Verwerthung beim lebenden Menschen. Siebente verbesserte Auflage. 8. 1889.   4 M.

Gurlt, Prof. Dr. E., **Die Gelenk-Resectionen nach Schussverletzungen,** ihre Geschichte, Statistik, End-Resultate. gr. 8. 1879. 40 M.

— — **Handbuch der Lehre von den Knochenbrüchen.** Mit Abbildungen. gr. 8. 1862—65. I. Bd. 18 M. II. Bd. I. Abth. 8 M. 50 Pf. II. Bd. 2. Abth. 11 M.

— — **Die Kriegs-Chirurgie** der letzten 150 Jahre in Preussen. Rede zur Stiftungsfeier der militärärztl. Bildungs-Anstalten. gr. 8. 1875. 1 M.

Gueterbock, Docent Dr. Paul, **Die Verletzungen des Halses** in forensischer Beziehung. Monographisch bearbeitet. (Separat-Abdruck aus der Vierteljahrsschrift f. gerichtl. Medicin.) gr. 8. 1873.   2 M. 40.

— — **Die neueren Methoden der Wundbehandlung** auf statist. Grundlage. gr. 8. 1876.   4 M. 40.

Guyon, Prof. Dr. F., **Klinik der Krankheiten der Harnblase und der Prostata.** Nach den Vorlesungen von Prof. Guyon, bearbeitet von Dr. M. Mendelsohn. gr. 8. 1893.   9 M.

Hahn, Geh. San.-Rath Dr. Eugen, **Mittheilungen aus der chirurgischen Station** des Krankenhauses Friedrichshain zu Berlin. (Separ.-Abdruck aus der Berliner klin. Wochenschr.) I. Theil. gr. 8. 1888. 2 M. II. Theil. gr. 8. 1889. 3 M.

Hanff, Dr. W., **Ueber Wiederanheilung vollständig vom Körper getrennter Hautstücke.** gr. 8. Mit 1 Tafel. 1870.   1 M. 50.

Hansemann, Pr.-Docent Dr. David, **Studien über die Specificität, den Altruismus und die Anaplasie der Zellen** mit besonderer Berücksichtigung der Geschwülste. gr. 8. Mit 13 Tafeln und 2 Fig. im Text. 1893.   8 M.

Heine, Dr. C., **Die Schussverletzungen der unteren Extremitäten.** Nach eigenen Erfahrungen. gr. 8. 1866.   8 M.

Henke, Prof. Dr. Wilh., **Topographische Anatomie des Menschen** in Abbildung und Beschreibung. **Atlas,** nach Zeichnungen des Verf. lithographirt. 80 Taf. Folio. cart. 1879. 42 M. — **Lehrbuch** mit fortlaufender Verweisung auf den Atlas und mit Holzschnitten. In zwei Hälft. gr. 8. 1884. 16 M.

— — **Handatlas und Anleitung zum Studium der Anatomie im Präpariersaale.** I. Cursus. Muskeln, Knochen und Gelenke. (Text und Atlas 80 Tafeln.) 1888. 16 M. — II. Cursus. Eingeweide, Gefässe und Nerven. (Text und Atlas 80 Tafeln.) 1889. 16 M.

Hitzig, Geh. Med.-Rath Prof. Dr. Ed., **Ueber traumatische Tabes** und die Pathogenese der Tabes im Allgemeinen. 4. 1894.   3 M.

Hollaender, Dr. Ludwig, **Die Anatomie der Zähne der Menschen** und der Wirbelthiere, sowie deren Histologie und Entwickelung nach Charles S. Tomes' Manuel of dental anatomy human and comparative. gr. 8. Mit 180 Holzschnitten. 1877.   8 M.

Holmes, Dr. Gordon, **Die Geschichte der Laryngologie** von den frühesten Zeiten bis zur Gegenwart. Aus dem Englischen von Dr. Otto Koerner. gr. 8. 1887.   2 M.

Israel, Prof. Dr. James, **Erfahrungen über Nierenchirurgie.** 1894. gr. 8. Mit 2 Tafeln und Holzschnitten.   6 M.

— — **Klinische Beiträge zur Kenntniss der Aktinomykose des Menschen.** gr. 8. 1885.   3 M. 60.

Israel, Prof. Dr. O., **Practicum der pathologischen Histologie.** Leitfaden für Studirende und Aerzte. Zweite vermehrte Auflage. gr. 8. Mit 158 Text-Abbildungen und 7 Tafeln. 1893.   15 M.

Katz, Pr.-Docent Dr. L., **Stereoscopischer Atlas des menschlichen Ohres** nach durchsichtigen macroscopischen Präparaten. 10 stereoscopische Photographieen in Mappe. 1895.   20 M.

Klemperer, Privatdocent Dr. Felix und Privatdocent Dr. E. **Levy, Grundriss der klinischen Bakteriologie** für Aerzte und Studirende. gr. 8. 1894.   8 M.

Koenig, Prof. Dr. Fr., **Lehrbuch der speciellen Chirurgie.** Für Aerzte u. Studirende. gr. 8. Sechste Auflage. In 3 Bde. 1893/94. 43 M.

— — **Die specielle Tuberculose der Knochen und Gelenke** auf Grund von Beobachtungen der Göttinger Klinik. I. **Das Kniegelenk.** gr. 8. Mit 42 Holzschnitten. 1896.   5 M.

— — **Lehrbuch der allgemeinen Chirurgie.** Für Aerzte und Studirende. gr. 8. Mit Holzschnitten. 1889.   21 M.

Krause, Prof. Dr. Fedor, **Zur Erinnerung an Richard von Volkmann** (Richard Leander). 8. Mit v. Volkmann's Portrait. 1890. 1 M. 60.

Kroenlein, Docent Dr. R. U., **Die v. Langenbeck'sche Klinik und Poliklinik** zu Berlin während der Zeit vom 1. Mai 1875 bis 31. Juli 1876. Ein Bericht. gr. 8. Mit 8 lithograph. Tafeln. 1877. (Archiv f. klin. Chir., XXI. Bd., Suppl.) 10 M.

Kuester, San.-Rath Docent Dr. Ernst, **Fünf Jahre im Augusta-Hospital.** Ein Beitrag zur Chirurgie und zur chirurgischen Statistik. gr. 8. Mit 2 lithogr. Tafeln u. 22 Holzschnitten. 1877. 9 M.

Landau, Prof. Dr. Leop., **Die Wanderniere der Frauen.** gr. 8. Mit 9 Holzschnitten. 1881. 2 M. 40.

— — **Die Wanderleber und der Hängebauch der Frauen.** gr. 8. Mit 23 Holzschnitten. 1885. 5 M.

v. Langenbeck, Geh. Ober-Med.-Rath Prof. Dr. B., **Chirurgische Beobachtungen aus dem Kriege.** I. Ueber die Schussverletzungen des Hüftgelenks. II. Ueber die Endresultate der Gelenkresectionen im Kriege. gr. 8. M. 11 lith. Tafeln. (Sep.-Abdr. a. d. Archiv f. klin. Chir.) 1874. 9 M.

— — **Ueber die Schussfracturen der Gelenke und ihre Behandlung.** Rede. 8. 1868. 1 M. 20.

— — **Ueber krankhaftes Längenwachsthum** der Röhrenknochen und seine Verwerthung für die chirurgische Praxis. (Separat-Abdruck der Berl. klinischen Wochenschrift.) 8. 1869. 50 Pf.

v. Langenbeck, weil. Wirkl. Geh.-Rath und Professor Dr. B., **Vorlesungen über Akiurgie.** Mit Benutzung hinterl. Manuscripte herausgeg. von Prof. Dr. Th. Gluck. gr. 8. Mit dem Portrait B. v. Langenbecks. 1888. 15 M.

Langenbuch, San.-Rath Dr. C., **Ueber die Principien des zeitgemässen Kriegswundverbandes.** gr. 8. 1887. 1 M.

— — **Die Sectio alta subpubica.** Eine anatomisch-chirurgische Studie. Nebst einer Vorbemerkung von Geh.-Rath Prof. Dr. W. Waldeyer. gr. 8. Mit 4 Holzschnitten in Buntdruck. 1888. 1 M. 60.

Lewin, Prof. Dr. Georg und Dr. Jul. **Heller, Die Sclerodermie.** Eine monographische Studie. gr. 8. Mit 2 Tafeln. 1895. 7 M.

Lewin, Prof. Dr. L., **Die Nebenwirkungen der Arzneimittel.** Pharmakologisch-klinisches Handbuch. Zweite, vollständig neu bearbeitete Auflage. gr. 8. 1893. 18 M.

Liebreich, Geh. Med.-Rath Prof. Dr. O., **Phaneroskopie und Glasdruck für die Diagnose des Lupus vulgaris.** gr. 8. Mit 3 Bunttaf. 1894. 4 M.

Liebreich, Prof. Dr. Rich., **Atlas der Ophthalmoscopie.** Darstellung des Augengrundes im gesunden und krankhaften Zustande, enthaltend 12 Tafeln mit 59 Figuren in Farbendruck nach der Natur gemalt und erläutert. Dritte Auflage. Fol. 1885. 32 M.

Lister, Sir Joseph Baronet F. R. S. Professor, **On the present position of Antiseptic Surgery.** Vortrag des X. internat. med. Congresses. gr. 8. 1890. 60 Pf.

Lücke, Prof. Dr. Albert, **Kriegschirurgische Aphorismen aus dem zweiten schleswig-holsteinischen Kriege im Jahre 1864.** gr. 8. Mit 3 lithogr. Taf. und Holzschn. 1865. 4 M.

Mackenzie, Dr. Morell, **Die Krankheiten des Halses und der Nase.** Deutsch herausgegeben und mit zahlreichen Zusätzen versehen von Dr. F. Semon. I. Band. Die Krankheiten des Pharynx, Larynx und der Trachea. gr. 8. Mit 112 Holzschn. 1880. 18 M. — II. Band. Die Krankheiten des Oesophagus, der Nase und des Nasenrachenraums. gr. 8. Mit 93 Holzschnitten. 1884. 18 M.

Meier, Dr. D. E., **Ueber künstliche Beine.** gr. 8. Mit 24 Holzschnitten. 1871. 1 M. 60.

Michelson, Dr. P., **Die Electrolyse** als Mittel zur radicalen Beseitigung an abnormer Stelle gewachsener Haare. gr. 8. Mit 3 Abbildungen. 1886. (Vervollständigter Abdruck aus der Berl. klin. Wochenschrift. 1885.) 40 Pf.

Mikulicz, Prof. Dr. J. und Privatdocent Dr. P. **Michelson, Atlas der Krankheiten der Mund- und Rachenhöhle.** 4. 44 colorirte Tafeln mit erl. Text. 1892. 80 M.

Oppenheim, Prof. Dr. Herm., **Die traumatischen Neurosen** nach den in der Nervenklinik der Charité in den letzten 8 Jahren gesammelten Beobachtungen bearbeitet. gr. 8. Zweite verbesserte und erweiterte Auflage. 1892. 6 M.

Orth, Prof. Dr. Joh., **Pathologisch-anatomische Diagnostik,** nebst Anleitung zur Ausführung von Obductionen, sowie von pathologisch-histologischen Untersuchungen. Fünfte Auflage. gr. 8. Mit 410 Abbildungen im Text. 1894. 16 M.

— — **Lehrbuch der speciellen pathologischen Anatomie.** Erster Band. gr. 8. Mit 223 Holzschnitten. 1887. 26 M. — Zweiter Band und Ergänzungsband. gr. 8. (Im Erscheinen).

Pagel, Privatdocent Dr. Jul. Leop., **Die Chirurgie des Heinrich von Mondeville** (Hermondaville) zum ersten Male herausgegeben, nebst einer Abhandlung über Synonyma und einem Glossar von M. Steinschneider. gr. 8. 1892. 20 M.

— — **Die angebliche Chirurgie des Johannes Mesuë jun.** Zum ersten Male herausgegeben, nebst einem Nachtrag zur Chirurgie des H. von Mondeville. gr. 8. 1893. 4 M.

Passow, Stabsarzt Dr., **Eine neue Transplantationsmethode für die Radicaloperation bei chronischen Eiterungen des Mittelohres.** gr. 8. Mit 1 lithogr. Tafel. 1895. 1 M.

Posner, Prof. Dr. Carl, **Diagnostik der Harnkankheiten.** Zehn Vorlesungen zur Einführung in die Pathologie der Harnwege. gr. 8. Mit 42 Abbildungen und einem symptomatologischen Anhang. 1894. 4 M.

— — **Therapie der Harnkrankheiten.** Vorlesungen für Aerzte und Studirende. gr. 8. M. Abb. und einem Anhang von Receptformeln. 1895. 4 M.

v. Recklinghausen, Prof. Dr. Fr., **Die Adenomyome und Cystadenome** der Uterus- und Tubenwandung, ihre Abkunft von Resten des Wolff'schen Körpers. gr. 8. Mit 12 Tafeln. Im Anhang: **Klinische Notizen** zu den voluminösen Adenomyomen des Uterus von Prof. Dr. W. A. Freund. Mit 2 Holzschnitten. 1896. 9 M.

Rheinstädter, San.-Rath Dr. A., **Practische Grundzüge der Gynäkologie.** Ein Handbuch der Frauenkrankheiten für praktische Aerzte. Zweite Auflage. gr. 8. Mit 56 Fig. 1892. 10 M.

Riedel, Prof. Dr. B., **Erfahrungen über die Gallensteinkrankheit** mit und ohne Icterus. 8. 1892. 5 M.

Roosa, Prof. Dr. B. St. John, **Lehrbuch der praktischen Ohrenheilkunde.** Dtsch. v. Dr. L. Weiss. gr. 8. Mit 77 Holzschn. 1889. 10 M.

Rosenstein, Prof. Dr. S., **Die Pathologie und Therapie der Nierenkrankheiten.** Klinisch bearbeitet. Vierte verbesserte Auflage. gr. 8. Mit 13 Holzschnitten und 7 Tafeln. 1894. 20 M.

Rosenthal, Dr. C., **Die Erkrankungen der Nase, deren Nebenhöhlen und des Nasenrachenraumes.** Ein kurzgefasstes Lehrbuch für Aerzte und Studirende. gr. 8. Mit 41 Figuren im Text. 1892. 6 M.

— — **Die Erkrankungen des Kehlkopfes.** Ein kurzgefasstes Lehrbuch f. Aerzte u. Studirende. gr. 8. Mit 68 Fig. i. Text 1893. 8 M.

Rossbach, Prof. Dr. M. J., **Lehrbuch der physikalischen Heilmethoden** für Aerzte und Studirende. Zweite vermehrte Auflage. gr. 8. Mit 89 Holzschnitten. 1892. 16 M.

Roth, Stabsarzt Dr. A., **Die Doppelbilder bei Augenmuskellähmungen** in symmetrischer Anordnung. 1 lith. Taf. 1893. 1 M.

Roth, Generalarzt Dr. W. und Ober-Stabsarzt Dr. R. **Lex, Handbuch der Militärgesundheitspflege.** Drei Bände. gr. 8. Mit zahlreichen lithogr. Tafeln und Holzschnitten. 1872—77. 50 M.

Rovsing, Dr. Thorkild, **Die Blasenentzündungen,** ihre Aetiologie, Pathogenese und Behandlung. Klinische und experimentelle Untersuchungen. gr. 8. 1890. 6 M.

Schimmelbusch, Dr. C., **Anleitung zur aseptischen Wundbehandlung.** Mit einem Vorwort des Herrn Geh.-Rath Prof. Dr. E. von Bergmann. 8. Zweite Auflage. Mit 36 Fig. im Text. 1893. 4 M.

Schweigger, Geh. Med.-Rath Prof. Dr. C., **Sehproben.** Dritte verbess. Auflage. gr. 8. 1895. 4 M.

— — **Handbuch der Augenheilkunde.** Sechste verbesserte Auflage. gr. 8. Mit 30 Holzschnitten. 1893. 12 M.

— — **Klinische Untersuchungen über das Schielen.** Eine Monographie. gr. 8. 1881. 4 M.

Semon, Dr. Felix, **Die Frage des Ueberganges gutartiger Kehlkopfgeschwülste in bösartige,** speciell nach intralaryngealen Operationen. Ergebnisse einer Sammelforschung unter den Laryngologen der Welt veranstaltet vom Internationalen Centralblatt für Laryngologie. gr. 8. 1889. 5 M.

Trautmann, Generalarzt Prof. Dr. F., **Anatomische pathologische und klinische Studien über Hyperplasie der Rachentonsille,** sowie chirurgische Behandlung der Hyperplasie zur Verhütung von Erkrankungen des Gehörorgans. Folio. Mit 7 lithographischen Tafeln und 12 stereoscop. Photographieen nach Sectionspräparaten. 1886. 40 M.

Tuchmann, Dr. M., Arzt am deutsch. Hospital in London, **Die Diagnose der Blasen- und Nierenkrankheiten** mittelst der Harnleiterpincette. gr. 8. Mit 33 Abbildungen. 1887. 3 M.

Unna, Dr. P. G., **Die Histopathologie der Hautkrankheiten.** gr. 8. Mit 1 chromolithogr. Tafel. 1894. (Orth's Lehrbuch. 8. Liefg.) 28 M.

Veröffentlichungen auf dem Gebiete des Militär-Sanitätswesens. Herausgeg. von der Medicinal-Abtheilung des kgl. preuss. Kriegsministeriums. 1. Heft. Historische Untersuchungen über das Einheilen und Wandern von Gewehrkugeln v. Stabsarzt Dr. A. Köhler gr. 8. 1892. 80 Pf. — 2. Heft. Ueber die kriegschirurgische Bedeutung der neuen Geschosse von Geh. Ober-Med.-Rath Prof. Dr. v. Bardeleben. gr. 8. 1892. 60 Pf. — 3. Heft. Ueber Feldflaschen und Kochgeschirre aus Aluminium bearbeitet von Stabsarzt Dr. Plagge und Chemiker G. Lebbin. gr. 8. 1893. 2 M. 40. — 4. Heft. Epidemische Erkrankungen an acutem Exanthem mit typhösem Character in der Garnison Cosel von Ober-Stabsarzt Dr. Schulte.

gr. 8. 1893. 80 Pf. — 5. Heft. Die Methoden der Fleischconser-
virung von Stabsarzt Dr. Plagge und Dr. Trapp. gr. 8. 1893. 3 M. —
6. Heft. Ueber Verbrennung des Mundes, Schlundes, der Speiseröhre und des Magens. Behandlung der Verbrennung und ihrer Folgezustände von Stabsarzt Dr. Thiele. gr. 8. 1893. 1 M. 60. — 7. Heft.
Das Sanitätswesen auf der Weltausstellung zu Chicago bearbeitet von Generalarzt Dr. C. Grossheim. gr. 8. Mit 92 Abbildungen.
1893. 4 M. 80. — 8. Heft. Die Cholera-Erkrankungen in der Armee.
1892—93 und die gegen die Cholera in der Armee getroffenen Massnahmen
bearb. v. Stabsarzt Dr. Schumburg. gr. 8. Mit Abb. u. 1 Karte. 1894. 2 M.
9. Heft. Untersuchungen über Wasserfilter von Ober-Stabsarzt Dr.
Plagge. gr. 8. Mit 37 Abbildungen. 1895. 5 M. — 10. Heft. Versuche
zur Feststellung der Verwerthbarkeit Röntgen'scher Strahlen für me-
dicinisch-chirurgische Zwecke. gr. 8. Mit 23 Abbild. 1896. 6 M.

Virchow, Geh. Med.-Rath Prof. Dr. R., **Die Sections-Technik** i. Leichen-
hause des Charité-Krankenhauses, mit besonderer Rücksicht auf gerichtsärztliche Praxis erörtert. Im Anhange: Das preussische Regulativ für
das Verfahren der Gerichtsärzte bei den gerichtlichen Untersuchungen
menschl. Leichen. Vierte Aufl. gr. 8. Mit 4 Abbild. i. Text. 1893. 3 M.

— — **Hundert Jahre allgemeiner Pathologie.** gr. 8. 1895. 1 M.

Vossius, Prof. Dr. Ad., **Leitfaden zum Gebrauch des Augen-
spiegels** für Studirende und Aerzte. Dritte vermehrte und verbesserte
Auflage. gr. 8. Mit 63 Holzschnitten. 1893. 3 M. 60.

Wagner, Dr. A., **Ueber den Heilungsprocess** nach Reaction und
Exstirpation der Knochen. gr. 8. Mit 4 Kupfertafeln. 1853. 3 M. 60.

Williams, Prof. John, **Ueber den Krebs der Gebärmutter.** Dtsch.
autorisirte Uebersetzung von Dr. K. Abel und Dr. Th. Landau. gr. 8.
Mit 18 Tafeln und 1 Holzschnitt. 1889. 8 M.

Wolff, Prof. Dr. Julius, **Das Gesetz der Transformation der
Knochen.** Folio. Mit 12 Lichtdrucktafeln. 1892. Gebd. 36 M.

Wölfler, Prof. Dr. A., **Die chirurgische Behandlung des Kropfes.**
gr. 8. 1887. 2 M. 40. — II. Theil. gr. 8. Mit 4 Tafeln und Holzschnitt.
1890. 8 M. III. Theil. Die Behandlungsmethoden des Kropfes,
mit besonderer Berücksichtigung der von Hofrath Billroth 1878—84 an der
Wiener Klinik und vom Verf. von 1886—90 an der Grazer Klinik behandelten Fälle. gr. 8. Mit 2 Tafeln und Holzschnitten. 1891. 9 M.

Zweifel, Prof. Dr. Paul, **Vorlesungen über klinische Gynäkologie.**
gr. 8. Mit 14 lithogr. Tafeln und 61 Figuren im Text. 1892. 18 M.

Gedruckt bei L. Schumacher in Berlin.

XXIX

Zur chirurgischen Behandlung der Basedow'schen Krankheit.

Von

Dr. Fritz Berndt,

in Stralsund.

Seit den ersten Exstirpationen des Kropfes bei Basedow'scher Krankheit von Tillaux (1880) und Rehn (1882) haben sich von Jahr zu Jahr die Operationen bei dieser, bis dahin trostlosen Krankheit, gemehrt. Dabei konnte es natürlich nicht ausbleiben, dass mancher Kranke operirt wurde, der sich für diese Therapie nicht eignete und dass dann zweifelhafte Erfolge oder völlige Misserfolge erzielt wurden, die den principiellen Gegnern der chirurgischen Therapie sehr gelegen kamen. Es sind nun auf dem letzten Chirurgen-Congress von Mikulicz in dankenswerther Weise die Normen für eine chirurgische Behandlung des Morb. Basedowii aufgestellt worden. Indem er sich energisch gegen das planlose Vorgehen derjenigen wendet, die jeden, auch nur halbwegs als Basedow anzusprechenden Fall operiren, will er die Operation für die Fälle reservirt wissen, die durch Vorwiegen der psychoneurotischen Symptome sich als die schwersten kennzeichnen. Es sind das meist solche Patienten, die schon jahrelang erfolglos mit allen möglichen Mitteln der inneren Medicin behandelt wurden.

Und zweifellos können wir nur dadurch wirkliche Erfolge erzielen, dass wir in der Auswahl der betreffenden Fälle äusserst vorsichtig sind, denn nur wenn wir dem inneren Kliniker durch Heilung gerade der schwersten Fälle die wohlthätige Wirkung eines immerhin recht schweren Eingriffs beweisen, können wir von ihm die Ueberweisung geeigneter Fälle zur Operation erlangen, und andererseits ein an sich richtiges Vorgehen vor Misskreditirung bewahren.

Es sind nun bekanntlich im Jahre 1894 zwei Monographien über Morb. Basedowii erschienen, von Buschan und Mannheim. Beide unterziehen die chirurgischen Eingriffe bei dieser Krankheit einer äussert abfälligen Kritik und kommen zu dem Schluss, dass eine Operation bei derselben unzulässig sei, abgesehen von solchen Fällen, die eben Erstickungsgefahr zeigten. Die angeblichen Heilungen chirurgisch behandelter Kranken beträfen keinen 'echten Morb. Basedowii, sondern nur solche Fälle, bei denen durch die Grösse der Struma ein Druck auf Halsnerven- und Gefässe und eine Compression der Trachea zu Stande käme.

Abgesehen von dem völlig unberechtigten Misstrauensvotum. welches diese beiden Autoren damit namhaften Chirurgen geben, deren Urtheil doch schliesslich ebensogut Beachtung und Glauben verdient, wie das eines inneren Mediciners, verfallen sie dabei in denselben Fehler, den sie an Lemke tadeln: Dieser will alle Fälle von Basedow für die Chirurgie in Anspruch nehmen, Buschan und Mannheim betrachten sie als ausschliessliche Domäne der inneren Medicin. Derartige Extreme können der Sache selbst natürlich nicht nützen. Hier, wie in allen Streitfragen der Medicin kann nur ein kühles, objectives Abwägen an der Hand zahlreicher, guter Einzelbeobachtungen zu einem für die Kranken erspriesslichen Ziele führen. Da die Zahl der von chirurgischer Seite veröffentlichten Fälle immerhin noch eine beschränkte ist, so möchte ich mir im folgenden erlauben, zwei von mir beobachtete und operirte Fälle bekannt zu geben. Wenn es auch eben nur 2 Fälle sind, so kommt es hierbei, glaube ich, weniger auf die Quantität als auf die Qualität an, und was die letztere betrifft, so kann ich vorweg anführen, dass meine beiden Fälle zu den schwersten Formen des Morb. Basedowii gehören. Der eine wurde durch die Operation wesentlich gebessert, der zweite geheilt. Der letztere dürfte noch dadurch einiges Interesse verdienen, dass bei ihm die Diagnose auf Morb. Basedowii schon im Jahre 1868 und zwar von Traube gestellt wurde, allso in Betreff der Diagnose gewiss ein einwandsfreier Fall.

I. Fall. Frau Sch. 58 Jahre alt, aus Stralsund. — Pat. stammt aus gesunder Familie. Ihr Leiden führt sie auf schwere Arbeit zurück. (Hantiren mit schweren Bügeleisen zum Pressen von Strohhüten.) Dasselbe begann vor ca. 25 Jahren mit Herzklopfen. Ueberhaupt soll sie immer leicht aufgeregt gewesen sein; etwa 2 Jahre später bemerkte sie eine Anschwellung des Halses, die im Laufe der Jahre langsam wuchs. Bei Aufregungen klagte sie besonders über Blutandrang zum Kopf und starkes Herzklopfen. Schwere Schicksalsschläge, Unglück im Geschäft mögen auch noch zur Verschlimmerung des Leidens beigetragen haben. Sie wurde lange Zeit mit Digitalis behandelt, auch wurden vor etwa 10 Jahren zahlreiche Ustionen mit dem Paquelin in den Kopf gemacht, doch ohne Erfolg. Der Zustand verschlimmerte sich von Jahr zu Jahr und wurde schliesslich unerträglich.

Untersuchung vom 27. 3. 1894. Stark abgemagerte Frau, von kachektischem Aussehen, Gesichtsausdruck ängstlich, leidend. Haut feucht, überall mit klebrigem Schweiss bedeckt. Leichte Bräunung der Haut am ganzen Körper. Leichte Cyanose des Gesichts. Mässiger Exophthalmus. An der linken Halsseite eine fast faustgrosse Anschwellung, welche den hinteren Schilddrüsenlappen betrifft. Auch der rechte Lappen etwas vergrössert. Haut über der Struma zeigt zahlreiche kleine weisse Narben, von den früheren Ustionen herrührend. Klopfen der Carotiden. Struma fühlt sich mässig derb an, keine Fluctuation. — Starkes Wogen der Brustwand. Herzstoss stark verbreitert, Herzdämpfung nicht deutlich vergrössert. Herztöne sehr verstärkt, aber rein. Puls sehr beschleunigt, unregelmässig, jeder 5. bis 8. Schlag aussetzend, deshalb ein Zählen sehr erschwert (120—150 Schläge). Diffuse Bronchitis. - - Pat. klagt über völlige Schlaflosigkeit, namenlose Angst und Unruhe; bei der geringsten Anstrengung bleibt ihr die Luft weg. Sie erklärt, so könnte sie nicht weiter leben. Auf die Gefahren einer Operation aufmerksam gemacht, sagt sie, sie wolle lieber sterben, als in dieser Weise weiter existiren.

30. 3. 1894. Operation in Narkose. (Chloroform). Dauer 2 Stunden. — Schräger, nach unten konvexer Schnitt über die linke Strumahälfte. Exstirpation derselben sowie eines retrosternalen, 5 Ctm. langen Knotens. Dabei grosse Schwierigkeiten wegen zahlreicher, stark blutender Verwachsungen. Trachea nicht erweicht oder comprimirt. Wegen schlechten Pulses und starker Cyanose schnelle Naht der Wunde. Verband. — Pat. erholt sich relativ schnell. Puls am nächsten Tage bedeutend ruhiger, ca. 90, immer noch unregelmässig. Starker Brechreiz, der ca. 2 Tage andauert. Danach subjektives Wohlbefinden; Schlaf stellt sich ein, die Beängstigungen bleiben weg. — Verbandwechsel nach 5 Tagen. Einige Nähte müssen geöffnet werden, weil die Haut durch einen Bluterguss abgehoben ist. Entleerung einer ziemlich bedeutenden Menge theils geronnenen, theils flüssigen Blutes. (Nachblutung offenbar durch das Erbrechen veranlasst.) Temperatur dauernd normal. Nach 14 Tagen mit kleiner Fistel entlassen, die sich innerhalb einiger Wochen definitiv schloss. — Die mikroskopische Untersuchung des Tumors ergab eine einfache Hypertrophie, daneben eine kleine Cyste.

Nachuntersuchung ½ Jahr später: Pat. sieht blühend und wohl aus, hat an Gewicht beträchtlich zugenommen, ist heiter und zufrieden. Beängstigungen nicht wieder aufgetreten. Schlaf nicht völlig gut, aber immerhin zufriedenstellend. Bei Anstrengung immer noch etwas Herzklopfen, das sie

aber nicht belästigt; sie geht ihrem Geschäft (Wasch- und Plättanstalt) in
vollem Umfange nach und erklärt sich mit dem Erfolg der Operation sehr zufrieden. Puls immer noch unregelmässig, 90—100; nebenbei erzählt sie noch,
sie habe vor Kurzem einen Ausflug nach Hiddensee gemacht und sei ohne
Unterbrechung bis zum Leuchtthurm hinaufgegangen (ca. 300 Fuss über dem
Meere), ohne besondere Anstrengung zu empfinden.

Pat. starb am 3. 2. 1895, nachdem sie sich bis dahin völlig wohlgefühlt hatte,
an einer doppelseitigen Pneumonie (Influenza) nach 14 tägigem Krankenlager.

II. Fall. Fräulein W., 65 Jahre alt, aus Stralsund. — Pat. stammt aus
nervös nicht belasteter Familie. Der Vater starb an Magenkrebs, die Mutter an
Altersschwäche, der Bruder an Typhus. Die Schwester lebt und ist gesund.
Pat. selbst war bis zum Jahre 1865 ganz gesund, von fröhlichem, heiterem
Temperament. Menstruation trat mit 12 Jahren ein und war stets regelmässig.
(1880 letzte Menstruation.) — Ihr Leiden führt sie auf mannigfache Gemüthsbewegungen und Aufregungen zurück, die ihren Grund darin hatten, dass ihre
Verlobung rückgängig gemacht wurde. — Es stellte sich zunächst Herzklopfen
ein; einige Zeit später bemerkte sie auch eine anfänglich etwa haselnussgrosse
Anschwellung an der linken Halsseite, die stark pulsirte und sich stetig ver-
grösserte. Da ihr verschiedene Mittel nicht halfen, so wandte sie sich an einen
Homöopathen, der ihr eine Hungerkur anrieth. Nachdem sie 50 Pfund abgenommen, brach sie die Kur ab, da sie sich sehr schwach fühlte und durch
zunehmendes Herzklopfen stark beunruhigt wurde. — 1868 consultirte sie
Traube. Derselbe schrieb an ihren Hausarzt (Herrn Medizinalrath Dr. von
Haselberg hierselbst, dem ich wichtige Angaben über ihr Leiden verdanke):
„Bei Fräulein W. handelt es sich zweifellos um Morbus Basedowii,
wenn auch der Exophthalmus fehlt." 1870 wurde sie in Abwesenheit
ihres Hausarztes von dessen Stellvertreter, der die Geschwulst wegen ihrer
starken Pulsation für ein Aneurysma der Carotis hielt, mit Ergotin-Injectionen
in dieselbe behandelt. Nachdem diese eine ganze Zeit lang fortgesetzt waren,
wurde ihr Zustand ein so schlechter und gleichzeitig traten so starke Entzündungserscheinungen am Halse auf, dass die Kur abgebrochen werden musste.

Ende 1872 traten zuerst Anfälle von Delir. cordis auf: Plötzlich rasend
schneller Puls mit Gefühl höchster Angst und Beklemmung. („Das Herz setzte
aus, der Puls war nicht zu zählen.") Puls sonst 92—120. Einige solche Anfälle waren von kurzer Dauer, andere dauerten 24, ja sogar 36 Stunden. Nach
einem solchen Anfall war sie wie in Schweiss gebadet und fühlte sich sehr matt.
Seit den achtziger Jahren bekam sie bei solchem Anfall regelmässig eine Mor-
phium-Injektion, wodurch derselbe stets rasch coupirt wurde. Es erfolgte danach
Erbrechen und danach relative Erleichterung. Herr Medizinalrath Dr. v. Haselberg theilte mir mit, dass er öfters solchen Anfall im Entstehen beobachtet
habe: Während sie noch ganz ruhig mit ihm sprach, sagte sie plötzlich: jetzt
geht's los! und im Moment stieg die Pulsfrequenz von 100—120 Schlägen auf
180 oder noch mehr. — Eine Wasserkur in Liebenstein brachte ebensowenig
Heilung, wie Halbbäder zu Hause und die Anwendung des constanten Stroms.
— Nebenbei litt sie häufig an Durchfall.

Ende der achtziger Jahre gesellte sich zu dem an sich schon trostlosen Zustand noch eine Psychose, die sich besonders durch melancholische Gemüthsstimmung mit Selbstmordgedanken äusserte. An eine Rettung von ihrem qualvollen Leiden glaubte sie nicht mehr und trachtete nun danach, sich das Leben zu nehmen. Diese Gedanken steigerten sich derart, dass sie 1890 einen Selbstmordversuch ausführte, indem sie eine Flasche Chloroform trank. Sie war darauf lange krank, besserte sich aber allmälig wieder und begab sich nun nach Berlin in die Klinik von Mendel. Sobald sie aber wieder zu Hause war, war ihr Zustand auch wieder wie früher. Noch 2 mal, 1891 und 1893 war sie 4—6 Wochen in der Mendel'schen Klinik, ohne dass eine wesentliche Aenderung eingetreten wäre. Die melancholische Stimmung und die Selbstmordgedanken traten wohl für einige Zeit in den Hintergrund, kamen aber doch immer wieder.

Nach dem letzten Aufenthalt in Berlin ging sie nach Bergquell bei Stettin (1893). Herr Sanitätsrath Dr. Zenker stellte mir in liebenswürdigster Weise seine Aufzeichnungen über sie zur Verfügung, wofür ich ihm auch an dieser Stelle bestens danke. Die dort gemachten Beobachtungen stimmten mit dem bisher erwähnten ungefähr überein. Sie drängte schliesslich nach Hause, „weil sie dort Mittel habe, sich das Leben zu nehmen", wurde schliesslich ganz unleidlich, weinte viel, erklärte, sie wolle Morphium nehmen, um recht schnell zu Grunde zu gehen u. s. w.

1895 nahm sie eine kurze Zeit Thyreoidin-Tabletten, danach verschlimmerte sich aber der Zustand derart, dass sie dieselben bald wieder weglassen musste. Jetzt kamen auch die Selbstmordgedanken wieder stärker zum Vorschein. Sie machte wieder verschiedene Versuche, sich das Leben zu nehmen, nahm den Spiegel in ihrem Schlafzimmer ab, um sich an dem Haken aufzuhängen etc. — Am 29. 8. 1895 sah ich die Patientin zuerst.

Untersuchung: Corpulente Dame, von ängstlichem Gesichtsausdruck. Spricht aufgeregt und weint hin und wieder bei Erzählung ihrer Leiden. — Kein Exophthalmus. — Am Halse links eine ca. faustgrosse Anschwellung, von derber Konsistenz, dem linken Schilddrüsenlappen entsprechend. Halsumfang 50 Ctm. Rechter Schilddrüsenlappen nicht vergrössert. Starke Venenzeichnung auf Hals, Brust und Vorderseite der Schultern. Herzaktion sehr beschleunigt. Herzdämpfung nicht verbreitert. Herztöne rein. Puls 120, regelmässig. (Auch an den folgenden Tagen stets 120 Pulse). — Kein Tremor. Pat. klagt über Anfälle, bei denen das Herz aussetzt, verbunden mit furchtbarer Angst, sowie völliger Schlaflosigkeit, seit vielen Jahren bestehend. Sie zweifelt, dass ihr noch geholfen werden könne. Am liebsten möchte sie sterben. — Als ihr die Möglichkeit einer Besserung resp. Heilung durch eine Operation eröffnet wird, geht sie sofort lebhaft auf diesen Gedanken ein und bittet inständig, die Operation so bald wie möglich vorzunehmen. Auf die Gefahren derselben aufmerksam gemacht, erklärt sie, es wäre ihr nur Recht, wenn sie dabei stürbe. Sie wolle nicht mehr leben etc.

Die Operation musste aus äusseren Gründen noch einige Tage verschoben werden. Inzwischen war Pat. sehr unruhig, weinte viel und machte mehrfache Versuche, sich zu erhängen, sodass sie fortwährend bewacht werden musste.

4. 9. 1895 Operation in Narkose (Chloroform). Dauer $2^1/_2$ Stunde. Narkose bis zu Ende völlig ruhig. — Querschnitt vom rechten Sternoscleido bis zum Hinterrand des linken, über die Geschwulst verlaufend, nach unten leicht konvex. Mühsame Entwicklung des Tumors, durch zahlreiche Verwachsungen und Blutungen sehr erschwert. Unterbindung der Arterien, Freilegung des Recurrens auf 4 Ctm. Derselbe wird vorsichtig nach hinten geschoben und bleibt unverletzt. Nach Herauswälzen des Tumors wird seine Verbindung mit dem Isthmus mit starkem Seidenfaden umschnürt und der Tumor vor der Ligatur abgeschnitten, um mehr Raum zu gewinnen. Nunmehr zeigt sich, dass ein erheblicher Knollen in das vordere Mediastinum hinabragt. Derselbe wird stumpf ohne Nebenverletzung entwickelt und ist 8 Ctm. lang. Er wird mit dem Rest des linken Lappens von der Trachea abpräparirt und nach Unterbindung des Isthmus abgeschnitten. Trachea nicht erweicht oder komprimirt. Der rechte Lappen ist nicht vergrössert. Die Wunde wird genäht bis auf eine 2 Ctm. lange Strecke über dem Jugulum, durch welche ein Streifen sterilen Mulls in die retrosternale Höhle geführt wird. Steriler Verband.

Pat. war nach dem Erwachen aus der Narkose ruhiger, als ich erwartet hatte. Temperatur nur am Tage nach der Operation morgens 38,1, sonst immer normal.

Die Pulsfrequenz gestaltete sich folgendermassen:

	Morgens:	Mittags:	Abends:
5. September	100	103	100
6. „	95	94	89
7. „	84	77	85
8. „	87	74	81
9. „	85	78	84
10. „	76	83	85
11. „	77	84	81
12. „	75	80	84
13. „	77	81	84
14. „	79	89	76
15. „	77	76	85
16. „	77	73	76
17. „	80	76	74
18. „	75	72	79
19. „	75	77	72

Die Wunde heilte per primam bis auf eine kleine Fistel an der Stelle, an der der Mullstreifen gelegen hatte. Aus dieser Fistel stiessen sich noch längere Zeit einzelne Seidenligaturen ab, bis sie sich definitiv schloss. Der Hals hatte bei ihrer Entlassung aus der Klinik 40 Ctm. Umfang, die Narbe war nur als dünner rother Strich sichtbar.

Am auffallendsten aber war die Aenderung ihrer Gemüthsstimmung. Schon an den ersten Tagen nach der Operation war sie völlig ruhig, gab an, sich wohl und frei zu fühlen. Alle trüben Gedanken waren wie „weggeblasen." In den ersten 4 Wochen bekam sie abends $1^1/_2$ Cgr. Morphium. Danach ruhiger Schlaf. Allmälig wurde sie immer heiterer, als sie einsah, dass die ge-

fürchteten Anfälle nicht wiederkehrten, hatte guten Appetit und versicherte
einmal über das andere, sie fühle sich wie neugeboren. Ich habe sie seitdem
häufig besucht und kann berichten, dass sie in der That als völlig geheilt zu
betrachten ist. Sie schläft die ganze Nacht vorzüglich ohne Morphium oder ein
anderes Schlafmittel, der Hals hat 40 Ctm. Umfang, die Narbe ist kaum zu sehen.
Pulszahl 76—80, bei lebhafter Unterhaltung und Bewegung 85. Die „Herzanfälle" sind nicht wiedergekehrt. Sie ist in heiterer Stimmung, voll Humor
und Lebenslust, und von rührender Dankbarkeit. Sie besucht Gesellschaften
Concerte — kurz sie ist völlig geheilt. — Als einzigen Uebelstand bezeichnet sie
einen zu guten Appetit, in Folge dessen sie zu stark würde.

(In der exstirpirten Struma fand sich ein ca. 1 ½ Ctm. langes Stück
Knochen, aus wirklichem Knochengewebe bestehend. Ausserdem zahlreiche
fibröse Stellen, die die ganze Drüsensubstanz durchsetzten. Letztere war durch
das fibröse Gewebe z. Th. weit auseinandergedrängt. Bösartiges wurde nicht
gefunden.)

Um den letzten Fall als den schwereren vorweg zu nehmen,
so sehen wir die Krankheit bei einer bis dahin völlig gesunden, in
den besten Verhältnissen lebenden Dame nach starken Gemüthsbewegungen auftreten. In der Folgezeit entwickelt sich neben Struma
und Herzpalpitationen, die sich bis zu Anfällen von Delir. cordis
steigern, eine Psychose vorwiegend melancholischen Characters, die
zu mehrfachen Selbstmordversuchen führt. Dabei hatte sie ungefähr
alle Mittel gebraucht, die eben bei Morb. Basedowii nur irgend
empfohlen worden sind: Arsenik, Digitalis, Brom, Ergotin (allerdings
auf Grund einer falschen Diagnose) Wasser- und Luftkuren, Elec-
tricität, Opium und Morphium und noch vieles Andere, dessen sie
sich nicht mehr genau entsinnt, doch alles vergeblich. Schliesslich
nahm sie auch noch Schilddrüsen-Tabletten. Aber schon nach
kurzer Zeit musste sie dieselben wegen Verschlechterung ihres Befindens, besonders grösserer Häufigkeit der Herzanfälle, aussetzen.
Ich komme hierauf noch bei Besprechung der Basedow-Theorien
zurück. Nach der Operation sehen wir nun eine geradezu ver-
blüffende Aenderung eintreten: Die psychischen Symptome waren
sofort weg, ohne sich jemals wieder zu zeigen. Noch unmittelbar
vor der Operation fragte sie mich, ob es der Wunde nachher auch
schaden könnte, wenn sie weine; sie müsse nachher jedenfalls viel
weinen. Nach der Operation hat sie gar nicht daran gedacht, sie
war ganz ruhig.

Der Puls ging von seiner früheren Normalzahl 120 innerhalb
4 Tagen auf 77—85 Schläge zurück, ebenfalls eine ausserordentlich

schnelle Besserung. Er ist dann auf 75—80 geblieben, also völlig normal. (Nach Landois beträgt der Puls des normalen Weibes etwa 80 Schläge.) Die „Herzanfälle" sind ebenfalls nicht wiedergekehrt.

Fasse ich Alles zusammen, so glaube ich, kann selbst der grösste Skeptiker diesen **Fall nicht anders deuten als einen durch Exstirpation der vergrösserten Schilddrüsenpartien völlig geheilten Fall von echtem (genuinem, Buschan) Morbus Basedowii.**

Der andere (I.) Fall begann ebenfalls mit Herzklopfen, das dem Auftreten der Struma lange voranging. Bemerkenswerth ist, dass Pat. „immer sehr aufgeregt" gewesen sein soll. Allmälig kompletirte sich dann das Bild durch Hinzutreten des Exophthalmus, Angstzustände, Schlaflosigkeit, Bräunung der Haut, Schweisse. Ich stehe nicht an, auch diesen Fall für einen echten Morbus Basedowii zu halten. Für eine Heilung durch Strumectomie lag der Fall ungünstiger, da auch der andere Schilddrüsenlappen vergrössert war, und eine gleichzeitige Exstirpation desselben wegen der Verlängerung der Narkose zu gefährlich gewesen wäre. Die Pat. aber noch ev. einer zweiten Operation zu unterwerfen, hätte ich bei der unregelmässigen Herzthätigkeit nicht gewagt. Immerhin wäre es nicht unmöglich gewesen, dass sich der Zustand, speciell das auch nach der Operation noch bestehende leichte Herzklopfen, durch Exstirpation auch des anderen (rechten) Schilddrüsenlappens noch weiter hätte bessern lassen. Mikulicz erwähnt ausdrücklich[1]), dass eine seiner Patientinnen erst völlig geheilt wäre, als er ihr auch die zweite vergrösserte Schilddrüsenhälfte entfernt hatte. Immerhin war meine Pat. aber soweit gebessert, dass sie ihrem Beruf wieder nachgehen, ja sogar grössere körperliche Anstrengungen sich zumuthen konnte, ohne dass sie irgendwie eine Belästigung empfand.

Es erübrigt mir noch, einige Bemerkungen über die Theorien der Basedow'schen Krankheit anzufügen. Zunächst muss ich die Ansicht von Buschan erwähnen, der einen genuinen von einem secundären oder Pseudo-Morbus Basedowii unterscheiden will: „Im übrigen gestaltet sich hier (beim Pseudo-Basedow) das Krankheitsbild viel einfacher, da es sich zumeist nur aus der klassischen Trias zusammensetzt." (S. 96 der Buschan'schen Arbeit) d. h. also mit

---

[1]) Verhandlungen der Deutschen Gesellschaft für Chirurgie. 1895. S. 23.

anderen Worten: Der von Basedow beschriebene Symptomenkomplex ist eigentlich gar kein Morbus Basedowii. Ich meine, diese Auffassung ist doch recht eigenthümlich und kaum berechtigt. Buschan sagt weiter (S. 98), er wolle die Möglichkeit nicht in Abrede stellen, dass in einzelnen Fällen, vielleicht bei besonders nervös disponirten Personen, wenn sich die Läsion auf die Centralorgane weiter fortpflanzt, der symptomatische Morbus Basedowii sich auch mit schweren nervösen resp. psychischen Erscheinungen kompliciren und so einen genuinen Morbus Basedowii vortäuschen kann. Damit stellt er selbst seine Eintheilung als unhaltbar hin, denn man muss doch billiger Weise fragen: Wie soll man einen solchen falschen Morbus Basedowii, der aber alle Symptome des echten hat, von einem echten unterscheiden?

Buschan will offenbar, und ganz mit Recht, die Fälle von Kropf ausscheiden, die gewisse Symptome hervorrufen, welche wir auch beim Basedow antreffen. Das kann er aber sicher nicht dadurch, dass er dieses klassische Krankheitsbild willkürlich in zwei Theile zerlegt, ganz abgesehen von dem unglücklichen Namen „Pseudo-Morbus Basedowii." (Alle Namen mit „Pseudo" richten nur Verwirrung an.)

Wenn ich meine Ansicht äussern darf, so muss man scharf unterscheiden: Fälle von (endemischem) Kropf, die einzelne Symptome des Basedow hervorrufen, und echten Basedow, der sich in erster Linie durch die klassische Trias, weiterhin aber besonders durch psycho-neurotische Affectionen kundgiebt. (Dass einzelne Symptome der klassischen Trias fehlen können, ist ja allgemein bekannt.) Fernerhin ist vielleicht eine Eintheilung der Basedow-Fälle in leichte und schwere zweckmässig: leichte diejenigen, die ausser der klassischen Trias keine alarmirenden Symptome zeigen, schwere die, bei denen eine Betheiligung der Psyche resp. des ganzen Nervensystems vorliegt. Die letzteren würden, nachdem alle Massnahmen der inneren Medicin erfolglos angewandt sind, Gegenstand chirurgischer Behandlung sein.

Von den zahlreichen bekannten Theorien, die zur Erklärung des vielseitigen Krankheitsbildes aufgestellt sind, ist heutzutage wohl die geläufigste die von Möbius, der die Krankheit als durch eine Giftwirkung der pathologisch veränderten Schilddrüse hervorgerufen auffasst.

Vorhin erwähnte ich schon, dass meine zweite Pat. Frl. W. noch kurze Zeit vor der Operation Schilddrüsen-Tabletten nahm, dieselben aber wegen erheblicher Verschlechterung des Allgemeinbefindens und speciell wegen grösserer Häufigkeit der „Herzanfälle" wieder aussetzen musste. Man könnte versucht sein, das als einen Beweis der Möbius'schen Theorie anzusehen: die an sich schon bestehende Vergiftung wird verschlimmert durch weitere Zufuhr des Giftes von aussen, ich möchte diesen Punkt jedoch mit Vorsicht betrachten. Die Pat. war schon an und für sich so krank, dass auch eine Verschlimmerung ihres Zustandes ohne die Tabletten erfolgen konnte, veranlasst durch irgend welche sonstigen Zufälligkeiten.

Uebrigens würden meine beiden Fälle aber auch so der Theorie von Möbius entsprechen, indem nach Verkleinerung des Giftherdes (Fall I) oder Ausschaltung desselben (Fall II) Besserung bezw. Heilung eintrat. Dass eben im Fall I keine völlige Heilung erzielt wurde, lässt sich leicht dadurch erklären, dass ein Theil abnorm functionirenden Drüsengewebes, nämlich der rechte hypertrophische Lappen zurückgelassen wurde.

Eine zweite Theorie fasst den Morbus Basedowii als primäre Neurose auf, wie die Epilepsie und Hysterie. Auch Busch an und Mannheim huldigen dieser Ansicht. Diese Auffassung hat zweifellos etwas Verlockendes. Wenn auch die meist negativen Sectionsbefunde resp. die spärlichen positiven Befunde keinen Anhalt für einen bestimmten Sitz der Neurose geben, so ist dem gegenüber zu halten, dass ebensowenig für Epilepsie und Hysterie bisher ein anatomisches Substrat gefunden wurde.

Nun hat Wette[1] auf Grund der Untersuchungen von Drobnick die Vermuthung ausgesprochen, der Morbus Basedowii sei eine von den Endverzweigungen des Sympathicus in der Schilddrüse ausgehende Reflexneurose. „Der Reiz wäre zu suchen in den Umsatzprodukten der Drüse." Diese Theorie ist gewissermassen das Bindeglied zwischen den beiden vorher erwähnten. Man könnte sie „Theorie des Reflexes durch chemische Reize" nennen. Es ist ihr aber dasselbe entgegenzuhalten wie der Möbius'schen Theorie: Die seltenen Fälle von Combination des Morbus Basedowii mit Myxoedem lassen sich dadurch nicht erklären.

---

[1] v. Langenbeck's Archiv. Bd. 44. S. 803.

Die Auffassung der Basedow'schen Krankheit als Reflexneurose möchte ich ebenfalls für das einfachste halten, finde es aber ungezwungener, wenn man den Reiz in der Volumsänderung der Schilddrüse resp. der dadurch bewirkten mechanischen Zerrung, Dehnung oder Einklemmung der Nervenendigungen des Sympathicus sucht. Drobnick hat gezeigt, dass Zweige des Sympathicus die zur Schilddrüse ziehenden Gefässe begleiten. Dem Vortrag von Mikulicz (l. c.) entnehme ich, dass nach anderen Forschern kein Zweifel besteht, dass auch Sympathicusfasern in die Drüsensubstanz selbst eintreten. Damit ist die anatomische Grundlage für diese Auffassung gegeben. Es lassen sich auf diese Weise nicht nur alle Fälle von Morbus Basedowii an sich erklären, sondern auch die seltenen Fälle von Myxoedem mit Basedow: Ist dabei eine Schilddrüsenvergrösserung vorhanden — da das Myxoedem auf einem Ausfall des funktionirenden Drüsengewebes beruht, so ist es dafür gleichgiltig, ob die Schilddrüse vergrössert (Atrophie der Drüsensubstanz durch Bindegewebswucherung bezw. Bindegewebshypertrophie oder Cystenbildung) oder verkleinert ist (Atrophie der Drüsensubstanz durch bindegewebige Schrumpfung der Drüse) — so ist der den Reflex auslösende resp. unterhaltende Reiz in der Zerrung und Ausdehnung der Sympathicusfasern zu suchen. Ist die Drüse geschrumpft, so werden die Sympathicusfasern dadurch gewissermassen eingeklemmt und auf diese Weise ebenfalls gereizt, analog der Auslösung epileptischer Krämpfe durch eine Narbe (also auch schrumpfendes Bindegewebe) der äusseren Haut, welche die in ihr enthaltenen Nervenfasern einklemmt.

Damit erklärt sich dann auch das Verschwinden der Krankheit nach Exstirpation solcher vergrösserten Drüsenpartie ebenso, wie die Heilung der Epilepsie nach Entfernung einer die Krämpfe auslösenden Narbe, ferner die unvollkommene Heilung nach Zurücklassung eines vergrösserten Drüsenabschnittes.

Dabei kann sehr wohl die Krankheit als eine primäre, centrale Neurose aufgefasst werden. Der erste Anstoss dazu ist z. B. ein sogenanntes psychisches Trauma, ein Schreck, Gemüthsbewegungen oder dergl. Dasselbe veranlasst zunächst Herzklopfen, dadurch beschleunigte und vermehrte Blutzufuhr zur Schilddrüse, die nun ihrerseits entweder sofort, oder erst nach öfteren derartigen

Insulten sich vergrössert und damit den Reiz auf die Nerven ausübt, der zur Unterhaltung resp. Steigerung des Symptomenkomplexes
bis zum kompleten Basedow führt.

Man könnte diese Art der Erklärung: Theorie des Reflexes
durch mechanische Reize nennen.

Es sei mir noch eine kurze Bemerkung zu dem Begriff der
Heilung des Morb. Basedowii gestattet. Buschan sagt pag. 138:
„man findet, dass diese angeblichen Heilerfolge nicht den Erwartungen entsprechen, die der Neurologe an sie stellt." Wenn B.
unter Heilung eine Restitutio ad integrum im strengsten Sinne meint,
so wird ihm allerdings wohl kaum ein Chirurg genügen können.
Aber ich möchte daran erinnern, dass in keinem einzigen Fall, in
dem der Chirurg einen blutigen Eingriff macht, eine wirklich ideale
Restitutio ad integrum eintreten kann. — Aber wollte man eine
mit Glück operirte Perityphlitis deshalb als nicht geheilt, nur gebessert bezeichnen, weil das Coecum und die anliegenden Darmschlingen nicht mehr normal beweglich, sondern durch zahlreiche
Verwachsungen fixirt sind und auch lebenslänglich fixirt bleiben?
Gewiss nicht!

Es handelt sich bei dem Begriff der Heilung, wenn man nicht
in philosophische Knifteleien verfallen will, doch wesentlich darum,
ob der Mensch für seinen Beruf wieder soweit hergestellt wird, dass
er denselben ohne Beschwerden ausfüllen kann. Auf die vorliegende
Krankheit angewendet: Was schadet es einem wegen Basedow
Operirten, wenn er einen geringen Exophthalmus, eine geringe
Pulsbeschleunigung behält, die ihn weiter nicht stören? Soll man
solche Fälle als nicht geheilt bezeichnen? ich überlasse die Beantwortung dieser Frage dem Urtheil unpartheiischer Fachgenossen.

Nach den bisherigen Erfahrungen ist jedenfalls zu hoffen, dass
für den Chirurgen auf diesem Gebiet noch mancher schöne Erfolg
zu erringen ist, nicht durch Vielgeschäftigkeit im Operiren, sondern
durch sorgfältiges Abwägen und Aussuchen der geeigneten, speziell
der schwersten Fälle. Auch hier gilt in sinngemässer Anwendung
das Wort Göthes: In der Beschränkung zeigt sich erst der Meister!

XXX.
Ein Beitrag zur Chirurgie der Nieren.

Von

Dr. Georg Lotheissen,

Assistenten der chirurg. Klinik zu Innsbruck, ehem. Operateur der Klinik Gussenbauer in Wien.

(Hierzu Taf. X.)

Die chirurgische Behandlung der Nierenerkrankungen ver-schiedenster Art hat in letzter Zeit grosse Fortschritte aufzuweisen. Nicht bloss die Zahl der operirten Fälle mehrt sich von Jahr zu Jahr, auch die Diagnostik der Erkrankungen, die Stellung der Indi-cation, ob ein operativer Eingriff vorzunehmen und welcher Art er sein sollte, hat Erweiterungen, Verbesserungen erfahren. Obwohl jährlich viele Publikationen über — meist mit Erfolg — ausgeführte Nierenoperationen erscheinen, ist doch die Zahl der bisher veröffent-lichten statistischen Arbeiten über eine grössere Anzahl von Fällen eines Operateurs, oder wenigstens einer Klinik, nicht besonders gross, wie schon Israel[1]) bedauernd hervorhebt.

Billroth hat das reiche Material seiner Klinik bekanntlich nur zum Theil selbst statistisch verwerthet (bis 1876)[2]), und es später meist seinen Schülern zur Publikation überlassen. Die chirurgischen Erkrankungen der Niere spielen in diesem umfassenden Bericht natürlich keine grosse Rolle, weil ja erst später die Nieren-chirurgie in Blüthe kam. Auch in einer späteren Veröffentlichung[3]) hat Billroth nur einige Fälle von Nierenoperationen kurz angeführt und dabei seine damaligen Ansichten über die verschiedenen Ope-rationen ausgesprochen, nachdem durch Wölfler[4]) etliche Jahre

---

[1]) J. Israel, Erfahrungen über Nierenchirurgie. Arch. f. klin. Chir. Bd. 47.
[2]) Billroth, Chirurg. Klinik. Wien 1871—76. Berlin 1879.
[3]) Billroth, Wiener med. Wochenschr. 1884.
[4]) Wölfler, Wiener med. Wochenschr. 1876, und Arch. f. klin. Chir. Bd. XXI.

zuvor über einige Fälle ausführlich berichtet worden war. Einzelne
Curiosa fanden später in Einzelpublikationen Raum, doch ist bis
jetzt noch keine Ueber sicht über die sämmtlichen Nierenoperationen
der Klinik Billroth erschienen. Diese Uebersicht und damit einen
Beitrag zur Chirurgie der Nieren zu geben ist der Zweck der vorliegenden Veröffentlichung. In dieser Statistik sind auch mit gütiger
Erlaubniss Herrn Professor Gussenbauer's die Fälle der jetzt
unter seiner Leitung stehenden Klinik von October 1894 bis Ende
September 1895 aufgenommen.

Im Ganzen liessen sich 55 Fälle mit 60 Operationen auffinden,
gewiss eine kleine Zahl für die Zeit von 1867 bis 1895! 7 Fälle
entfallen auf die Zeit von 1867 bis 1881, die übrigen 48 auf die
eigentliche Aera der Nierenchirurgie. Auch das ist gegenüber den
Zahlen anderer Operateure (z. B. Israel's mit 81 Operationen bei
68 Fällen) noch wenig, doch lässt sich diese Abnormität zum
Theil damit erklären, dass bei Israel auch die Fälle der Privatklinik aufgenommen sind, die mir nicht zu Gebot standen, und zum
Theil damit, dass ein Theil der Patienten, die mit Nierenerkrankungen in der Klinik erschienen, als inoperabel abgewiesen
werden musste; wobei ich freilich gleich bemerken will, dass Etliche
der Operirten eigentlich auch zu den „Inoperablen" gehörten, was
natürlich einer günstigen Statistik nur zum Schaden gereichen kann.
Einige Patienten verweigerten die ihnen angerathene Operation.

Art der Operation.	Anzahl der Operationen	Mortalität pCt.
Nierenexstirpationen	29	14 = 48·27
Nephrotomien	10	6[1]= 60·00
Nephrorhaphien	7	1 = 14·28
Nephrorhaphie bei Laparotomie	1	1 = 100
Punktionsdrainage	2	1 = 50
Probefreilegung der Niere	1	0 = 0
Incision perinephrit. Abscesse	1	0 = 0
Nierenresection b. Hydronephr. i. Hufeisenn.	1	1 = 100
Punctionen[2]	6	0 = 0
Exstirpat. rect. perirenal. Tum. ohne Neph.	1	1 = 100
Exstirp. d. Hydronephrosensacks ohne Niere nach vorausgegangener Nephrotomie . .	1	0 — 0
	60	25 — 41·66

[1] Einer von diesen Fällen starb an der secundären Nephrectomie.
[2] Ohne die Probepunctionen. Von den Punktirten starben 2 an später
ausgeführten anderen Operationen.

Die allgemein constatirte Besserung in den Resultaten der Nierenoperationen während der letzten Jahre, speciell das Absinken der Mortalität, lässt sich auch bei unseren Fällen nachweisen, wenn auch die Erfolge auf den ersten Blick hinter denen anderer Beobachter zurückstehen.
Die einzelnen Operationen vertheilen sich in der Weise, wie
sie in der Tabelle auf voriger Seite angegeben sind.
Hierbei sind auch alle jene Fälle als verstorben angeführt,
welche während des Spitalsaufenthaltes gestorben sind, wenn auch
der Tod nicht direkt durch die Operation veranlasst war. Die rein
operative Mortalität ist etwas geringer. 2 Fälle von Nephrectomie
starben nämlich 14 Tage nach der Operation an Influenzapneumonie,
ein Nephrectomirter 13 Tage post operationem an einer Hämorrhagia cerebri um eine Carcinommetastase herum; ein Fall von
Nephrotomie starb an Pneumonie, während ein anderer Nephro-
tomirter $1\frac{1}{2}$ Monate später sarkomatöser Degeneration der Wände
des Eitercavums mit Durchbruch in die Vena cava und Thrombose
der Venae iliacae erlag. Die Gesammtmortalität beträgt dann
33,33 pCt. Viele Todesfälle (8) wurden durch septische Processe
herbeigeführt; ihre Zahl beträgt in der aseptischen Periode bloss 2.
Die Asepsis wurde an Billroth's Klinik anfangs 1891 eingeführt[1]).
Seit dieser Zeit wurden 28 Nierenoperationen mit 9 Todesfällen
(= 32,14 pCt.) ausgeführt. Zieht man wieder von den oben erwähnten
Fällen 4, welche dieser Periode angehören, ab, so verbleiben 5 Todesfälle (= 17,85 pCt.). Ein leichter Fortschritt ist also zu verzeichnen.
Die Erkrankungen, welche zu den Operationen Anlass gaben,
sind aus folgender Tabelle ersichtlich:

Krankheit	Zahl der Fälle	Mortalität pCt.
Maligne Tumoren	11	$3 = 27\cdot27$
Adenom	1	$0 = 0$
Perirenale Tumoren	4	$2 = 50\cdot00$
Ureterverletzungen	3	$1 = 33\cdot33$
Perinephrit. Abscesse u. Schwielen	2	$0 = 0$
Ren mobilis	9	$3 = 33\cdot33$
Pyonephrose	12	$9 = 75\cdot00$
Hydronephrose	11	$6 = 54\cdot54$
Tuberculose der Niere	2	$1 = 50\cdot00$
	55	$25 = 45\cdot45$

[1]) Vgl. Hansy und Knauer's Bericht über die Laparotomien der Klinik
in den „Beiträgen zur Chirurgie" (Billroth's Festschrift) Stuttgart 1892.

40 Patienten waren weiblichen, 15 männlichen Geschlechts. Die Meisten standen im Alter von 20—40 Jahren (32), zwischen 40 und 60 Jahre alt waren 16 Personen, nur eine war 70 Jahre alt. Die übrigen waren jünger als 20 Jahre, darunter 3 Kinder im Alter von 3—8 Jahren.

I. Neoplasmen der Niere.

(Maligne Tumoren, Adenom.)

Unter den 11 Fällen maligner Tumoren (6 Männer, 5 Weiber) waren 5 Sarcome, 4 Carcinome, während in 2 Fällen Nierenstruma constatirt wurde. Auffallend ist hierbei die Bevorzugung der rechten Niere (9 Fälle). Ferner ist auch beachtenswerth, dass Sarcom öfter bei Männern beobachtet wurde, was um so mehr hervorzuheben ist, als in unserer Zusammenstellung die Zahl der weiblichen Patienten weitaus überwiegt und als die Statistik zeigt, dass Sarcom der Niere sonst häufiger sich bei Frauen findet.

Bei Allen wurde die Nephrectomie ausgeführt. Die Mortalität hierbei beträgt 27,27 pCt., zieht man aber 2 der schon oben erwähnten, hierher gehörigen Fälle ab (Fall 5 und 7), deren einer an Influenzapneumonie, deren anderer an Metastase in cerebro starb, so ergiebt sich eine rein operative Mortalität von 9,09 pCt. Erwägt man, dass reine Adenome der Niere selten die Grösse einer Wallnuss überschreiten, dass sie also, wenn sie Kindskopfgrösse erreichen, meist schon carcinomatös degeneriren (Adenocarcinom), so glaube ich auch folgenden Fall mitrechnen zu dürfen.

Fall 1. Julie R., 26 Jahre alt. Aufnahme 9. Januar 1887. Früher gesund. Während der 1. Schwangerschaft, Frühjahr 1886 bemerkte sie einen faustgrossen Tumor im linken Hypogastrium. Nach der Entbindung war der Tumor nicht mehr so deutlich zu fühlen, ein Arzt diagnosticirte Ovarientumor. Die Geschwulst wuchs langsam. — Im Abdomen links kindskopfgrosser Tumor, stark verschieblich, mit einer knotigen derben Anschwellung an seiner medialen Seite, aber in seinen centralen Partien weicher anzufühlen. Er reichte bis unter den Rippenbogen und bis zur Mittellinie nach rechts. Percussionsschall darüber gedämpft. Kleines Becken und Genitale frei. Man diagnosticirte: Nierentumor und sondirte darum die Ureteren. Rechts entleerte sich rasch klarer Urin, links trüber in grossen Intervallen und in geringerer Menge als rechts (etwa die Hälfte). Die Untersuchung des Urins aus der linken Niere ergab Eiweiss in Spuren, im Sediment rothe Blutkörperchen und verschiedene Epithelien. Am 16. Januar machte Billroth die Laparotomie. Das hintere Blatt des

Peritoneum über dem Tumor wurde stumpf gespalten, die Hand eingeschoben, und der Tumor, der wenig Adhäsionen hatte, entbunden. Nach Abbinden des Stiels, Naht des Peritoneum. Etagennaht der Bauchdecken; keine Drainage. Gleich nach der Operation hiess es, eine Schieberpincette sei im Abdomen zurückgeblieben; man öffnete nochmals, fand aber nichts. Trotzdem dauerte die ganze Operation nur 28 Minuten.

Im weiteren Verlauf bildete sich in der Wundhöhle ein Abscess, der entleert wurde, danach war die Heilung nicht mehr gestört; trotzdem konnte sich die Frau nicht recht erholen. Ihre Gesichtsfarbe war stets äusserst blass, der Appetit aber gut. Eine Blutuntersuchung ergab mikroskopisch nichts Abnormes, das Hämometer von Fleischl gab 30 pCt. an. Am 24. März verliess die Frau geheilt die Klinik. Sie fühlte sich wohl, war aber noch immer sehr blass und zeigte abendlich leichte Fiebertemperaturen. An den Lungenspitzen bronchiales Athmen. Man vermuthete Tuberculose. Im Januar 1888 ging es der Frau noch sehr gut, am 16. Dezember 1888 starb sie aber. Die Todesursache war nicht zu erfahren (vielleicht Lungenphthise?).

Von den wegen maligner Tumoren Nephrectomirten leben heute nur noch drei (Fall 2, 8 und 11). Seit der Operation sind bei dem Aeltesten 2 Jahre 8 Monate vergangen, es handelte sich um Adenocarcinom (8); beim zweiten, wo Nierenstruma diagnosticirt wurde (11), sind 2½ Jahre verflossen, beim dritten Fall, Adenocarcinom (2), 13 Monate. Von den Verstorbenen blieb eine Patientin durch 20 Monate nach Entfernung eines Myxosarcoms recidivfrei, starb dann aber an „Abzehrung", also wahrscheinlich Cachexie. Die Uebrigen starben wenige (2—7) Monate nach dem Verlassen des Spitals, theils an Recidiven, theils an dem nicht radical entfernten primären Tumor. Bei einem Kind, das wegen Sarcom operirt wurde, liess sich über seine weiteren Schicksale nichts in Erfahrung bringen, doch ist anzunehmen, dass der kleine Patient inzwischen seinem Leiden erlegen ist, da der Tumor sehr rasch gewachsen war und nicht vollständig exstirpirt wurde.

Ganz im Gegensatz zu dieser kurzen Fortdauer des Leidens nach der Operation, lassen sich bei unseren Fällen die Anfänge der Krankheit meist schon lange Zeit vor dem Eintritt in's Spital nachweisen. Wenigstens eines der für maligne Geschwülste der Niere als characteristisch aufgestellten Symptome (Tumor, Hämaturie, Schmerz, Kachexie) findet sich frühzeitig vor, wobei freilich zu berücksichtigen ist, dass man diesbezüglich in der Regel auf die nicht immer zuverlässigen Angaben der Patienten angewiesen ist. Bei den Carcinomfällen waren zweimal schon 3 Jahre zuvor Lenden-

und Kreuzschmerzen aufgetreten, die von Hämaturie gefolgt waren;
bei den Sarcomen traten die ersten Symptome 5—6 Jahre, beide
Fälle betrafen Kinder (3 und 9), aber auch bei Erwachsenen (10)
schon 3 Jahre vor der Aufnahme auf. Die beiden Fälle von
Nierenstruma bemerkten zuerst die Existenz eines Tumors im Bauch,
4 und 12 Monate vor der Aufnahme.

Die Vergleichung der publicirten Fälle von malignen Nierentumoren hat gezeigt, dass bei den Carcinomen die Hämaturie sich
häufiger findet als bei den Sarcomen, aber auch nur bei etwa
40 pCt. der Erkrankten. Unter unseren Fällen ist ein Fall von
Carcinom, wo 9 Monate lang schon ein Tumor bemerkt wurde,
ohne dass Hämaturie vorhanden war.

Fall 2. Regine R., 24 Jahre alt, Cafétiersgattin. Eintritt: 1. November
1894. Früher gesund. Menses seit dem 16. Jahre regelmässig, aber schmerzhaft. Seit 6 Jahren verheirathet, eine Geburt. Seit 9 Monaten weiss die
Patientin von einer Geschwulst im Unterleib rechts. Sie soll abgemagert
sein. — Die Frau gut genährt, Lungen und Herz ergeben normalen Befund.
Abdomen leicht aufgetrieben, namentlich rechts. Hier fühlt man einen runden,
derb-elastischen Tumor von der Grösse eines Kinderkopfes, der bis 2 Querfinger über den Nabel nach oben, nach unten bis zur Spina ant. sup., nach
rechts bis zur Mammillarlinie, nach links 3 Querfinger über die Mittellinie
reicht. Er ist ziemlich verschieblich, zeigt undeutliche Fluctuation. Die rechte
Niere ist palpatorisch deutlich nachweisbar. Percussionsschall über dem Tumor
leer. Bei Bewegungen des Tumors geht der Uterus nicht mit, rechtes Ovarium
nicht zu fühlen. Die Wahrscheinlichkeitsdiagnose lautet auf: Ovarialtumor.

Am 5. November: Laparotomie in der Medianlinie. Der Tumor liegt
retroperitonal und zwar medial vom Colon ascendens. Die rechte Niere lag
zwar an normaler Stelle, doch hing der Tumor mit ihrem unteren Pol zusammen. Es wurde nun noch senkrecht zur Mittellinie ein Schnitt nach rechts
(über dem Nabel) gemacht und so Zugang zur Niere geschaffen. Ligatur des
Ureters, Exstirpation des Tumors, dann erst Ligatur der abgeklemmten Gefässe. Gegenöffnung in der Lendengegend für einen Jodoformgazestreifen.
Verschluss des hinteren Peritonealblattes durch eine Massenligatur. Naht der
Bauchwand.

Leichte Sublimatintoxication durch die Irrigation der Bauchwand nach
der Naht der Fascienschichte. Heilung per primam. Harnsekretion ungestört.

Am 5. December geht die Patientin geheilt nach Haus; sie befindet sich
derzeit noch vollkommen wohl. Der Tumor fluctuirte deutlich, doch fand
man beim Aufschneiden, dass er aus mehreren Hohlräumen mit hämorrhagi-
schem Inhalt bestand. Die mikroskopische Untersuchung ergab: Adeno-
carcinoma renis mit Psammomkernen. [1]

---

[1] Der Fall erscheint ausführlich bearbeitet von Zimmermann.

Das Fehlen der Hämaturie ist begreiflich, da der Tumor der
rechten Niere beinahe gestielt am unteren Pol aufsass, deutlich
vom gesunden Parenchym abgegrenzt und in nahezu rechtem Winkel
abgeknickt gegen die Mittellinie hin gelagert war. Dadurch ist es
auch erklärlich, dass man die Niere an normaler Stelle deutlich
palpiren konnte, ohne durch die ziemlich fettreichen Bauchdecken
einen Zusammenhang mit dem Tumor nachweisen zu können. Die
hämorrhagische Cystenbildung in der Geschwulst, die Fluctuations-
gefühl ergab, machte die Diagnose eines Ovarientumors um so
wahrscheinlicher.

Zwei Fälle von Sarcom verliefen auch ohne Hämaturie, doch
betraf der eine ein Kind, wo sie nach Wagner[1]) erfahrungsgemäss
seltener auftritt.

Fall 3. H. Sch., 3 Jahre alt, Hausbesorgerssohn. Eintritt: 16. Mai 1889.
Seit dem Winter öfters Schmerzen im Unterleib nach Nahrungsaufnahme. Seit
März 1889 wurde linkerseits Vorwölbung des Bauchs bemerkt. Magerte rasch
ab; abends Fieber. Urin spärlich, trüb; Stuhl oft angehalten. In letzter Zeit
Athembeschwerden. — Der Knabe sah schwächlich, blass, abgemagert aus.
Respiration frequent, Lungen stark nach oben gedrängt; Puls klein, 128 in
der Minute. Abdomen weit den Brustkorb überragend; links kugelige Prominenz,
die vom Rippenbogen bis zur Leistengegend reichte, darüber leerer Schall, der
bis zur 6. Rippe nach oben, zur Wirbelsäule nach hinten zieht. Bei der Palpation findet man einen ovoiden, von unten her zu umgreifenden, gegen Rippenbogen und Wirbelsäule nicht gut abzugrenzenden Tumor mit glatter Oberfläche,
der anscheinend fluctuirte. Er war in geringem Grade verschieblich. An seinem
medialen Antheil war er von Colon überlagert. — Harnmenge sehr gering,
Reaction neutral, kein Eiweiss, reichlich Sedimentum latericium. Temperatur
Abends 39,2° C.

Am 20. Mai wird zuerst von der Lendengegend aus punctirt mit nega-
tivem Erfolg; dann mit Lumbalschnitt zur Nephrektomie geschritten. Der
Tumor ist sofort als weiches Sarcom der Niere kenntlich, die ganz darin aufgegangen ist. Ablösung des Colon leicht, später reisst das Peritoneum an 2
Stellen ein. Der Tumor lässt sich aus seinem Bette schwer lösen, es müssen
Geschwulstmassen zurückgelassen werden. Massenligatur der Gefässe, des
Ureters. Jodoformgazestreifen, ein Drain. Naht. Patient nach der Operation
collabirt, erholt sich aber. Heilung der Wunde bis auf leichte Nahteiterung
reactionslos. Der Appetit hat sehr zugenommen, mit einer ganz oberflächlichen
granulirenden Wunde wird der Patient zu ambulatorischer Weiterbehandlung
entlassen.

Der mikroskopische Befund ergab Spindelzellensarcom.

---

[1]) Paul Wagner, Abriss der Nierenchirurgie. Leipzig 1893.

Immerhin ist es auffallend, dass hier dieses Symptom fehlte, da der Tumor doch so ausgedehnt und mit der Nachbarschaft verwachsen war, dass man ihn nicht total entfernen konnte, man also annehmen darf, dass er auch schon ins Nierenbecken durchgebrochen war; freilich kann dabei auch der Ureter verstopft worden sein; leider fehlen darüber genauere Angaben.

In dem zweiten Fall ist ausdrücklich betont, dass die Wand des Nierenbeckens von den Tumormassen durchbrochen war; der Tumor war von enormen Venen durchzogen, und doch ist es nicht zur Blutung in die Harnwege gekommen. Dabei hatte die Frau als Bäuerin wohl schwere Arbeit zu verrichten, war also gewiss öfters Traumen ausgesetzt, die ja als Gelegenheitsursache für Hämaturie angegeben werden.

Fall 4.[1]) Eva K., 38 Jahre alt. Eintritt: 2. Januar 1883. Seit 20 Jahren verheirathet, 6 normale Geburten. 1878 bemerkte sie zuerst — nach einer fieberhaften Krankheit — das Auftreten einer Geschwulst rechts im Bauch unter Schmerzen. Tumor bis vor 1 Jahr langsam gewachsen, seitdem nicht mehr. Nicht abgemagert, Stuhl- und Urinsekretion nie abnorm. — Patientin gross, kräftig gebaut, gut genährt. In der rechten Hälfte des Abdomen ein harter, kugeliger Tumor mit nach der medialen Seite gerichteter Concavität, manneskopfgross, von glatter Oberfläche, wenig verschieblich. Vom Darm überlagert. Kein Zusammenhang mit dem Genitale nachweisbar. Im Harn ziemlich viel Eiweiss, Nierencylinder in geringer Menge, zum Theil mit Nierenepithelien bedeckt.

Am 5. Januar: Laparotomie. Der Tumor liegt retroperitoneal. Längsincision durch das Mesocolon ascendens. Der Tumor ist von enormen Venen durchzogen, daher beim Loslösen starke Blutungen. Elastische Ligatur um den Stiel. Nun wird der Tumor mit den Fingern aus der Kapsel ausgeschält und vor der Ligatur abgetragen. Es wird dabei das stark erweiterte Nierenbecken eröffnet. Nun Ligatur der einzelnen Gefässe und Abtragen des Tumorrestes. Da man in der Lendengegend keine Gegenöffnung anlegen kann, weil der Rippenbogen zu nahe an das Darmbein reicht, werden 2 Drains durch die Bauchwunde herausgeleitet, im Uebrigen hinteres und vorderes Blatt des Peritoneum und Bauchwand vernäht. (4 Plattennähte und einige Seidennähte.)

Im weiteren Verlauf starke Eiterung aus der Wundhöhle. Harnmenge bald in normaler Höhe. Am 25. Februar verlässt die Frau mit kleiner Fistel das Spital.

Die Geschwulst wog 2225 Gramm, war gross wie ein Manneskopf, uneben, vielhöckerig und fühlte sich fast fluctuirend an. Auf dem Durchschnitt war sie röthlich-gelb, in den Randpartien noch die Zeichnung der Nierenpyramiden

---

[1]) Von Billroth, Wiener med. Wochenschr. 1884, angeführt.

erhalten. Im Inneren fettige Degeneration und Zerfall. Das Nierenbecken stark ausgedehnt, die Wand durchbrochen von Tumormassen. Der mikroskopische Befund lautete auf Myxosarcom mit adenomähnlicher Anordnung der Zellen. Ende März 1884 war die Frau noch wohl auf, am 26. August desselben Jahres starb sie jedoch an „Abzehrung", wie das Pfarramt berichtet.

In den Fällen, wo sich Blut im Harn vorfand, war die Art des Auftretens ziemlich verschieden. Das Blut war entweder flüssig dem Harn beigemengt (6, 9 und 10) und trat dann unabhängig von den Schmerzen auf oder es fand sich in Form von Gerinnseln, die dann gewöhnlich einem kolikartigen Anfall folgten (5, 7 und 8.) Bisweilen ging der Hämaturie eine kürzer oder länger dauernde Anurie voraus.

Fall 5. J. F., 18 Jahre alt, Gymnasiast. Eintritt: 7. December 1891. Als Kind rhachitisch. Im November 90 fühlte er sich, nachdem er einige Wochen zuvor nicht ganz wohl gewesen, sehr matt und konnte am 19. November von 10 Uhr Vorm. bis 5 Uhr Abds. nicht uriniren. Dann bekam er starken Harndrang und entleerte blutigen Harn in reichlicher Menge, darin waren Gerinnsel. Dabei hatte er brennende Schmerzen in der Urethra. Bald danach bekam er einen Schüttelfrost, der $\frac{1}{2}$ Stunde dauerte. Schmerzen und Hämaturie schwanden bald. Im März 91 abermals Blut im Harn. Im Mai bemerkte der Patient in der Gegend des rechten Rippenbogens eine hühnereigrosse, harte Geschwulst, die auf Druck und beim Gehen schmerzhaft war. Er blieb damals 5 Wochen zu Bett. Der Tumor wuchs und ging Ende September schon über die Mittellinie. Der Patient wurde schwächer, doch blieb der Appetit gut.

Patient blass, mager, gracil gebaut. Puls und Temperatur normal. Unter dem rechten Rippenbogen vortretend ein prall elastischer Tumor, der sich nach unten convex begrenzte, unterhalb des Nabels die Mittellinie überragte und Nierenform besass. Etwas beweglich; respiratorisch nicht verschiebbar. Oberfläche glatt. Hämoglobingehalt des Blutes 45 pCt., Zahl der Poikilocyten 2600000. Im Harn geringe Mengen Eiweiss. Im spärlichen Sediment Leucocyten, oxalsaurer Kalk, Bacterien.

Am 15. December Laparotomie. Schnitt 3 Finger unter dem Nabel beginnend, parallel dem Rippenbogen nach aussen geführt. Das Quercolon unten am Tumor fixirt. Punction: es entleeren sich einige Bröckel, die als Sarcommassen kenntlich sind. Lösung des Tumors von unten her. Der Ureter, in den Tumor eingebettet, ist von Geschwulstmassen thrombosirt. Starke Blutungen, der Patient wird sehr schwach, man beendet rasch die Operation und muss daher am oberen Pol einen Rest von Tumor zurücklassen, dieser wird in sich vernäht. Jodoformgazetamponade nach Mikulicz. Zwei Klemmen müssen liegen bleiben, da die entsprechenden Gefässe sich nicht ligiren liessen. Sie werden am 17. entfernt; die Harnmenge bald normal. Am 19. wird der Patient schwächer, es tritt Pneumonie, schliesslich Erysipel auf. Am 29. December Exitus letalis.

Bei der Section fand sich Bronchitis und Lobulärpneumonie (Influenza), Peritoneum reactionslos. Der Ureter von kleinfingerdicken, mit glatter Oberfläche versehenen, grau-roth gefleckten Gewebsmassen erfüllt. Die rechte Vena renalis platt gedrückt. Linke Niere kaum vergrössert, in ihrer Rinde erbleicht. Die mikroskopische Untersuchung bestätigte, dass es sich um Sarcom handelte. Die Zellen waren in degenerativem Zerfall begriffen, die Kerne nicht mehr erhalten.

Dass hier bei der Untersuchung kein Blut im Harn mehr zu finden war, erklärt sich wohl daraus, dass der Ureter in die Geschwulst eingebettet und von Tumormasse thrombosirt war. Zudem war die Circulation im Tumor gestört, die Vena renalis comprimirt, was gewiss auf den degenerativen Zerfall fördernd einwirkte.

Im folgenden Fall trat einmal durch 36 Stunden anhaltende Anurie auf, welcher starke Hämaturie folgte, doch traten dabei keine besonderen Schmerzen auf, wie überhaupt das Leiden der Patientin wenig Beschwerden verursachte.

Fall 6. Die 52jährige Tagelöhnerin M. A. kam am 4. November 1890 auf Billroth's Klinik. Früher gesund, hie und da Kreuzschmerzen, dabei bisweilen Blut im Harn. Ostern 90 durch 36 Stunden Urinretention, dann starkes Blutharnen. Erst im October der Tumor bemerkt. Die Frau ist stark abgemagert. Die Geschwulst im rechten Hypogastrium war ziemlich hart, höckerig, aber gut beweglich, gegen den Darmbeinteller schwer abzugrenzen. Ueber ihr Darm. Harnbefund nicht pathologisch. Ureterensondirung misslang. Am 12. November lumbale Nephrectomie. Der Tumor ringsum fest verwachsen. Radicale Entfernung war unmöglich, die carcinomatöse Nebenniere blieb zurück. Im weiteren Verlauf kam es zu leichter Eiterung, später traten Oedeme der Beine auf, das Carcinom der Nebenniere wuchs weiter. Die Frau fühlte sich subjectiv wohler, wurde am 16. December entlassen, starb aber schon am 6. Januar 1891 in ihrem Heimathsorte.

Es ist sehr zu bedauern, dass in den beiden eben erwähnten Fällen die Cystoskopie unterlassen wurde, mit deren Hülfe die Ureterensondirung vielleicht gelungen wäre, da es von Interesse wäre, zu wissen, ob die erkrankte Niere überhaupt noch Urin secernirt hat. Wahrscheinlicher ist wohl, dass dies — wenigstens in der letzten Zeit — nicht mehr der Fall war, da ja der Tumor das Nierenbecken und den Ureter verstopfte. War dies schon zur Zeit der Anurie der Fall, so müsste man annehmen, dass durch Ruptur der überfüllten Glomeruli in der gesunden Niere die Hämaturie erfolgte. Ein Blutcoagulum hat dann eine Zeit lang den Ureter verlegt, — daher die Anurie —, bis durch die vis a tergo das Gerinnsel in die Blase getrieben wurde. Hätte Harnsecretion von

Seiten der erkrankten Niere damals noch stattgefunden und hätte die Hämaturie bloss die entartete Niere betroffen (Dinge, die sich heute freilich nicht mehr feststellen lassen), so müsste man, um die Harverhaltung zu erklären, reflectorische Anurie annehmen, deren Existenz ja nach den Ausführungen Israel's wohl als Thatsache angesehen werden darf.

In einem anderen Fall von Nierencarcinom ergab die Untersuchung, dass im Tumor zahlreiche Hämorrhagien stattgefunden hatten, woraus vielleicht die Neigung zur Hämaturie sich erklärt. Denselben Character zeigte auch die Metastase im Gehirn, welche den in den letzten Lebenstagen aufgetretenen Sopor und auch den Exitus letalis verursachte. In Lunge und Pleura waren erbsengrosse Knoten, die Mediastinaldrüsen carcinomatös. Daher wohl die Schmerzen in der linken Brustgegend, über die der Kranke bald nach der Operation klagte. Auch in der linken Niere fand sich ein Krebsknoten. In diesem Fall ist man, wie ich glaube, wohl berechtigt zu behaupten, dass die Operation an dem Tode des Patienten keine Schuld trage.

Fall 7. Karl G., 39 Jahre, Maschinenwärter. Eintritt 1. Juli 1889. Vor 3 Jahren plötzlich Appetitlosigkeit, Schmerzen in der Kreuzbein-, Lenden- und Leistengegend. Nach starken Schmerzen Blut im Harn, Gerinnsel. Nach $^5/_4$ jähriger Pause abermals ein Anfall kolikartiger Schmerzen mit nachfolgender Hämaturie. Der Tumor, seit 3 Jahren langsam gewachsen, vergrösserte sich in letzter Zeit rasch. Gleichzeitig starke Abmagerung (14 Kilogramm Gewichtsverlust). Rechterseits kindskopfgrosser Tumor, hart, höckerig. Er reichte nach links etwas über die Mittellinie, nach unten bis zur Höhe der Spina ant. sup., war ziemlich beweglich, respiratorisch verschieblich, von der Leber deutlich abzugrenzen. Im Harn Blutkörperchen, breite hyaline Cylinder. Am 4. Juli lumbale Nephrectomie. Entfernung mit der schon erkrankten Fettkapsel. Am 9. Juli traten Delirien auf. Schmerzen in der Brust links. Am 15. Sopor. Temperatur 35° C. Patient verweigert die Nahrungsaufnahme. Ernährung mit dem Schlundrohr. Am 17. Juli stirbt der Patient ohne das Bewusstsein wieder erlangt zu haben.

Während bisher die Anamnese keinen Anhaltspunkt bot für eine eventuell vorhandene hereditäre Disposition zur Carcinomentwicklung, die fast allgemein zugegeben wird, liess sich im folgenden Fall constatiren, dass der Vater an Oesophaguscarcinom, die Mutter an Entartung der Leber (Carcinom?) gestorben war. Trotzdem ist der Patient derjenige in unserer Reihe, bei dem seit der Operation die längste Zeit, 2 Jahre 8 Monate, verstrichen ist,

ohne dass bisher irgendwelche Störungen seiner Gesundheit eingetreten wären, die auf das Vorhandensein eines Recidivs schliessen
liessen.

Fall 8. L. S., 39 Jahre alt, Buchhalter. Eintritt 18. April 1893. Seit
1889 lebte er in einer Gegend Brasiliens, in der Leberleiden sehr häufig sein
sollen. (Man constatirte an der Klinik Nothnagel später das Vorhandensein
einer in den Tropenländern häufigen chronischen diffusen Leberschwellung.)
Seit 1890 öfters Hämaturie (Gerinnsel) nach kolikartigen Schmerzen im rechten
Hypochondrium. Man fand eine von dem Lebertumor deutlich isolirbare härtere
Geschwulst, die nahe bis zur Mittellinie und fast bis zum Darmbeinkamm
reichte. Sie war hart, nicht schmerzhaft, respiratorisch beweglich; kein Ascites,
Milz nicht palpabel. Harn in normaler Menge, spec. Gewicht 1023, sauer,
wenig Eiweiss und zahlreiche rothe sowie weisse Blutkörperchen enthaltend.
Am 27. April lumbale Nephrektomie. Der obere Pol des Tumors reichte fast
bis zur Höhe der 4. Rippe. Resection eines 3 Ctm. langen Stücks der 12. Rippe.
Pleuraverletzung, es entstand Pneumothorax. Heilung unter mässiger Eiterung.
Am 26. Juni verliess der Patient das Spital.

Der Tumor war an seiner Oberfläche glatt, grossknollig, etwa 30 Ctm.
lang und hatte 15 Ctm. Querdurchmesser. Das Nierenbecken und der Ureter
waren von Tumormasse erfüllt. Auf dem Durchschnitt zeigte sich die Geschwulst
aus zahlreichen rundlichen graugelblichen Knollen zusammengesetzt. Man
diagnosticirte nach dem mikroscopischen Befund Adenocarcinom.

Auch bei einem 7jährigen Mädchen mit Sarcom trat einmal
durch 14 Tage andauernde Hämaturie auf. Der Tumor wurde im
ersten Lebensjahr bemerkt, doch soll das Kind schon bei der Geburt auffallend schwach gewesen sein, es handelte sich also wohl
um einen Fall angebornen Sarcoms der linken Niere. Die Operation
verlief gut, doch starb das Kind 6 Monate später an Recidive.

Fall 9. Olga R., Eintritt 13. October 1886. Man fand bei dem mageren
blassen Kind im Blut geringe Vermehrung der weissen Blutkörperchen, Hämoglobingehalt 50 pCt. Im Harn sehr wenig Eiweiss, kein Sediment, reichlich
Streptokokken. Lunge hoch nach oben gedrängt (rechts die Leberdämpfung
schon bei der 4. Rippe) sonst, wie auch das Herz normal. Abdomen stark ausgedehnt. In der linken Regio epigastrica kindskopfgrosser, fluctuirender
Höcker mit glatter Oberfläche. Er reicht etwas über die Medianlinie nach
rechts und in die linke Lumbalgegend, über ihn zieht senkrecht herab Colon
descendens. Im Winkel zwischen Colon transversum und Colon desc. sind
zwei nussgrosse Knötchen zu fühlen. — Am 16. October Laparotomie. Schnitt
parallel dem linken Rippenbogen nach hinten. Nach Ablösung des Dickdarms
gelang es leicht den sonst nirgends adhärenten Tumor auszuschälen. Er reisst
dabei ein und entleert schleimige Sarcommassen. Drainage durch Gegenöffnung nach hinten. Heilung glatt, am 17. November verlässt das Kind das
Spital.

Der Tumor war 1450 Gramm schwer und sass der vorderen Nierenfläche auf; der hintere Theil der Niere war erhalten. Der Hilus, ebenso der Uroter und die Gefässe frei von Tumormassen. Diese sehr weich, zum Theil schon fettig degenerirt.

Wenn man die langsame Entwicklung des Tumors in Erwägung zieht, namentlich bei dem Umstand, dass vom 2.—5. Lebensjahr die Geschwulst nicht gewachsen sein soll, so ist die Annahme nicht von der Hand zu weisen, dass eine frühzeitig ausgeführte Operation der kleinen Patientin vielleicht das Leben gerettet hätte, wofür speciell die günstigen Resultate Israel's in ähnlichen Fällen sprechen.

Während die übrigen Kranken mit Neoplasma renis vorher keine Erkrankungen der Harnwege überstanden (nur Fall 7 hatte einmal Gonorrhoe ohne Complicationen), litt ein Patient, der wegen Sarcom operirt wurde, 14 Jahre vor seiner Aufnahme und 10 Jahre vor dem Auftreten der ersten Erscheinungen seines bösartigen Nierenleidens (Hämaturie) an starkem, oft sich wiederholendem Harndrang. Es sollen damals ziemlich grosse Mengen von Sand abgegangen sein.

Fall 10. Lazar. E., 46 Jahre alt. Eintritt 19. Februar 1888. November 1884 wegen Hämaturie, die 8 Monate anhielt, an der Wiener Poliklinik behandelt. Seit 8 Monaten Tumor rechts im Unterleib. Probepunction ergab keine Flüssigkeit. Patient stark abgemagert. Im Harn Eiweiss in Spuren. Der Tumor reichte fast bis zur Mittellinie und zum Darmbeinkamm. Am 24. Februar lumbale Nephrectomie. Ureter daumendick, verlängert, mit gallertigem Gewebe erfüllt. Er wurde tief im Becken abgebunden. Am 25. starb der Patient im Collaps. Die mikroskopische Untersuchung des Tumors ergab die Diagnose: kleinzelliges Sarcom.

Gewiss können die erwähnten Concremente auch in der Blase sich gebildet haben, doch ist es mir wahrscheinlicher — da ja später die Niere erkrankte, dass es sich damals schon um Nierensand handelte. Ich möchte diese Erkrankung auch als ätiologisches Moment für die sarcomatöse Entartung heranziehen, da ganz ähnliche Fälle in der Literatur beschrieben werden und einer unserer Fälle eine sichere Bestätigung abgiebt. (Siehe weiter unten Fall 22.)

Die Nephrectomie wurde auch zweimal wegen Nierenstruma ausgeführt. Diese Tumoren gehören zu den langsam wachsenden und pflegen auch, wenigstens anfangs, nur geringe Störungen des Allgemeinbefindens hervorzurufen. Dementsprechend sehen wir auch, dass beide Male die Kranken erst 12 und 4 Monate vor der Aufnahme auf die Existenz eines Tumors aufmerksam wurden, als

er schon eine ziemlich bedeutende Grösse besass. während aber
in dem einen Fall die Geschwulst sich ohne Beschwerden vergrösserte und 5 Monate vor der Operation zu einer schmerzlosen,
mehrere Wochen anhaltenden Hämaturie führte, bestanden im anderen Fall die auch bei anderen Nierentumoren vorkommenden
Schmerzen in der Lenden- und Kreuzbeingegend, die gegen den
Schenkel hin ausstrahlten. Dabei fehlte Blut im Harn, in welchem
nur $1/2$ pCt. Eiweiss (Essbach) nachzuweisen war. In beiden
Fällen war die rechte Niere erkrankt. Der erste Patient lebt in
vollster Gesundheit $2\,1/2$ Jahre seit der Operation, während die
zweite Patientin schon 6 Monate nach der Nephrectomie, wie es
scheint an Recidivtumor starb.

Fall 11. Wladimir S., 20 Jahre, Jurist. Eingetreten 26. Juni 1893.
Man fand bei dem blassen, mageren, schwächlich aussehenden Mann den Bauch
entsprechend der Lebergegend ziemlich stark aufgetrieben. Abgrenzung des
Tumors von der Leber nicht möglich. Die Geschwulst schien zu fluctuiren,
weshalb an Kahler's Klinik die Diagnose auf Pancreascyste, welche in die
Harnwege durchgebrochen wäre, gestellt wurde. Am 28. Juni Laparotomie.
Schnitt am äusseren Rand des Rectus; da dieser zu klein ist, wird noch ein
Querschnitt in Nabelhöhe angefügt. Man fand einen grossen, weichen Nierentumor, der sich ausschälen liess. Die Ligaturfäden der Nierengefässe wurden
zur Wunde herausgeleitet. Sie stiessen sich am 17. und 29. Juli ab. Am
28. August wurde der Patient entlassen.

Fall 12. Anna J., 56 Jahre, Tagelöhnerin. Eingetreten am 21. April
1894. Die Frau war ziemlich mager, aber kräftig gebaut. In der rechten
Lendengegend ein etwa kindskopfgrosser, harter, höckeriger Tumor, der sich
leicht abgrenzen liess und respiratorisch verschieblich war. Bei Knieellenbogen-
lage sank er nach vorn. Am 27. April lumbale Nephrectomie. Weiterer Verlauf sehr gut, am 31. Mai wurde die Patientin entlassen. Sie befand sich zu
Haus angekommen, recht wohl, doch „brach die Wunde wieder auf“, wie der
Bericht sagt, „es bildeten sich hier Geschwüre“, (wahrscheinlich Recidivtumor).
Am 7. October traten Beschwerden beim Uriniren auf, am 19. October starb
die Frau.

Im ersten Fall hatte der Tumor eine Länge von 30 Ctm.,
Breite von 15 Ctm. und Dicke von 10 Ctm. Am oberen Pol sass
die etwas abgeplattete Niere auf, aus der der Tumor allmälig hervorging. Der Ureter fand sich an der inneren Seite leicht fixirt
und lag in einer seichten Furche. Im zweiten Fall war der Tumor
so gross wie der Kopf eines Neugeborenen (also etwas kleiner als
der erste) und substituirte die oberen zwei Dritttheile der rechten
Niere. Die Arteria renalis theilte sich nahe der Niere in zwei

Aeste, von denen der obere den Tumor versorgte, der untere das letzte Drittel der Niere, welches normales Gewebe zeigte. Ureter und Nierenbecken waren beide Male nicht erweitert und ebenso wenig wie die Arterie und Vene von Tumormasse erfüllt. Die Geschwulst besass eine schwielig derbe, verschieden dicke Kapsel und war durch diese scharf von dem normalen Nierengewebe abgegrenzt. Von dieser Kapsel zogen zahlreiche Bindegewebszüge in das Innere der Geschwulst, die auf diese Weise wie aus Knollen zusammengesetzt erschien. Jeder grössere Knollen bestand selbst wieder aus einer Reihe kleinerer, deren Septa aus dem Septum der grösseren hervorgingen. Während aber im ersten Fall die Tumormasse sehr weich, fast zu einem Brei zerfallen und von Hämorrhagien durchsetzt war, fand sich die Geschwulst im zweiten Fall ziemlich derb und wohlerhalten.

Hier wurde denn auch von der Arterie aus eine Injection mit Berlinerblau ausgeführt und danach der Tumor in Alkohol gehärtet. Bei mikroskopischer Untersuchung stellte sich nun heraus, dass die Septa, wie schon die Besichtigung mit freiem Auge nach der Blaufärbung hatte erkennen lassen, reich an Blutgefässen waren. In den Septis der grösseren Knollen fanden sich grössere Gefässe, meist in geringer Zahl, in grösserer Menge sah man Capillaren, während die Hauptmasse aus Bindegewebsfasern bestand. Verfolgte man diese Septa in ihre feineren Verzweigungen, so zeigte sich, dass das Bindegewebe immer mehr schwand, während die Gefässe in den Vordergrund traten, bis endlich als Begrenzung der feineren und feinsten Hohlräume nur einfache Endothelrohre (Capillaren) übrig blieben. Immer waren aber diese Capillaren mit einem Besatz epithelähnlicher, fast cubischer Zellen versehen, die einen ziemlich grossen rundlichen Kern enthielten (siehe Fig. 1). Die grösseren Hohlräume waren meist Lymphräume, doch fanden sich auch solche, bei denen sich an das „Perithel" (wie ich der Kürze wegen die cubischen Zellen nennen will) der Capillaren eine oder mehrere Reihen polygonaler Zellen anschlossen, die (an mit Cochenille-Alaun nach Csokor gefärbten Präparaten) nahe dem „Perithel" noch deutliche Kerne von gleichem Bau zeigten. Weiter entfernte Lagen hatten undeutlich begrenzte Kerne, bis endlich überhaupt kein Kern mehr sichtbar war, sondern nur noch ein homogener, ungefärbter Zellleib. Diese Zellen lagen in einem feinen Netzwerk das fast nur bei Lampenlicht, wo es gelblich erschien, sichtbar wurde. Man erkannte es als Netzwerk im Centrum solcher Hohlräume, wo es oft wie abgebrochen aussieht. Hier findet man dann nebst Zelldetritus wieder Blutzellen, vielleicht ist also die Zerstörung durch eine Hämorrhagie en miniature entstanden. Ausser diesen grösseren Hohlräumen fanden sich aber, und sie waren überwiegend, kleinere und ganz kleine vor, die völlig mit den oben beschriebenen glasigen Zellen erfüllt waren. Diese hatten in den peripher gelegenen Schichten noch so ziemlich die Grösse der „Perithelzellen", wurden aber gegen das Centrum des Hohlraumes hin immer grösser, bis sie drei-, ja viermal so gross waren.

Soweit die Präparate des zweiten, in Zerfall begriffenen Tumors erkennen liessen, stimmte er völlig im Bau mit dem eben beschriebenen überein. Gleichzeitig findet man eine auffallende Aehnlichkeit mit den von Hildebrand[1]) beschriebenen Nierentumoren, die er als Endotheliome bezeichnet, „hervorgegangen aus einer Wucherung der Perithelien um die Blutgefässe und der Endothelien der Lymphspalten. Sie haben in ihrem Bau und Aussehen grosse Aehnlichkeit mit dem Nebennierengewebe." Wenn ich daher meine beiden Geschwülste ebenfalls als Endotheliome bezeichnen möchte, so glaube ich doch, dass sie in die grosse Gruppe der von Grawitz als Strumae suprarenales bezeichneten Tumoren gehören.

Im Anschluss an die bisher berichteten Fälle von Nephrectomie will ich auch die an unserer Klinik befolgte Operationsmethode etwas eingehender beschreiben, da sie in manchen Punkten von der anderer Operateure abweicht. Die Nierenexstirpation wurde 17 Mal lumbal (also retro- oder extraperitoneal) ausgeführt, 13 Mal transperitoneal durch Laparotomie. Bei der erstgenannten Methode begann der Schnitt (im Wesentlichen gleich dem Czernyschen) in der Höhe der 12. Rippe, etwa am äusseren Rand des Musculus quadratus lumborum, und ging schräg nach unten vorne, ohne sie zu berühren, gegen die Crista ossis ilei hin, wo er in leichtem nach vorne concavem Bogen noch etwa bis zur Höhe der Spina anterior superior reichte. In einem Fall (10), wo der

---

[1]) Ueber den Bau gewisser Nierentumoren etc. Arch. f. klin. Chir. Bd. 47.

Tumor sehr gross war, ging der Schnitt bis zum M. rectus abdom. (wie bei König's retroperitonealem Lendenbauchschnitt), ja es musste später der M. rectus selbst noch durchtrennt werden. Nach Durchtrennung der Haut und Muskulatur wurde das Peritoneum nach vorne abgedrängt, und musste ein Assistent durch Druck von der vorderen Bauchwand her die Niere vordrängen, wobei sie (resp. der Tumor) sofort sichtbar wurde. Die Fettkapsel wurde incidirt oder stumpf gespalten, die Niere stumpf aus ihr ausgeschält. Aufsuchen des Stiels, und wenn möglich isolirte Unterbindung der einzelnen Gefässe und des Ureters. Bisweilen musste wegen starker Blutung der Stiel abgeklemmt werden[1]), man trug sofort die Niere ab und ligirte nun die Gefässe einzeln; manchmal wurde auch eine Massenligatur angelegt, ehe man die Niere abtrennte. Nur in einem Fall (4, transperit. Nephrectomie) wurde um den Stiel eine elastische Ligatur gelegt, da man statt des Myxosarcoma renis einen Genitaltumor vor sich zu haben glaubte.

Nur in wenigen Fällen musste ein Stück einer Rippe resecirt werden (X. Rippe Fall 21; XII. Rippe Fall 8). Dabei wurde jedesmal die Pleura verletzt. Es entstand nur einmal (8) Pneumothorax, der bald heilte; im Uebrigen gingen die Verletzungen der Pleura und des Zwerchfells (20, 21, 45), obwohl keine Naht angelegt sondern nur mit Jodoformgaze tamponirt wurde, spurlos vorüber. Verwachsungen (speciell mit dem Darm) wurden in der Regel stumpf gelöst, fand sich die Niere in starke Schwielen eingebettet und wollte (oder musste) man die Operation rasch beenden, so wurden eventuell der Reihe nach Klemmen angelegt und vor diesen der Tumor abgetrennt, eine Methode, die speciell von Gussenbauer sehr bevorzugt wird.

In der Regel wurde als Naht- und Ligaturmaterial nur Seide verwendet, doch wurde hie und da das zufällig (bei lumbaler Methode) oder absichtlich (bei Laparotomie) eröffnete Peritonealcavum auch durch Catgutnaht verschlossen (7, 8, 10). Der von Israel gegen die Seide erhobene Einwand, dass sie nicht selten fistulöse Fadeneiterung mache, weshalb das Catgut als Unterbindungs-

---

[1]) Die Klammern mussten einmal (Fall 5), allerdings an kleineren Aesten der Renalis, liegen bleiben, da es nicht gelang, die Blutung durch Ligatur zu stillen. Sie wurden nach 2 Tagen entfernt.

material vorzuziehen sei, ist gewiss berechtigt. Billroth hatte
aber eine unüberwindliche Abneigung gegen Catgut[1]), darum suchte
er dem Uebelstand, dass sich möglicherweise eine Seidenligatur
noch spät abstosse, dadurch abzuhelfen, dass er die Fäden in
ganzer Länge bestehen liess, sie bei der Wunde herausleitete und
an der Haut befestigte. Nach 3 bis 5 Wochen lösten sie sich
und wurden herausgezogen. Es scheint der Versuch aber doch
nicht befriedigend ausgefallen zu sein, denn er wurde nur 2 Mal
gemacht (11 und 25).

Der Ureter wurde, wie die Gefässe in der Regel doppelt
ligirt und dann zwischen den Ligaturen durchtrennt, doch wurde
manchmal auch nur eine Ligatur angelegt. Meistens wurde der
Ureterrest nun einfach versenkt, doch wurde er auch bisweilen
mit dem Thermokauter verschorft. Gewöhnlich wurde nun die
Wundhöhle, namentlich wenn Eiter oder Tumormassen sie verunreinigt hatten, ausgespült. Nur in einem Fall wurde nicht irrigirt (17). Zu diesem Zweck verwendete man eine 2 procentige
Salicylsäurelösung. Diese erwies sich für die Nieren wenig schädlich und wirkt doch antizymotisch. Die früher beliebten Ausspülungen mit Carbolsäurelösungen forderten 1882 ihr Opfer. Die
Patientin erlag einer Urämie; es war die linke Niere exstirpirt
worden, die rechte aber zeigte sich an parenchymatöser Nephritis
erkrankt (17). Dass auch Sublimatausspülungen (1 : 1000), selbst
wenn sie nicht die Nierenwunde betreffen, sondern nur die Bauchdecken nach der Muskelnaht, zur Intoxication führen können,
zeigt Fall 2, wo die Vergiftung aber ohne Schaden abgelaufen ist.
Nach der Ausspülung wurde die Wundhöhle entweder nach Mikulicz mit einem Jodoformgazeschleier tamponirt, oder es wurden
nur ein bis zwei Jodoformgazestreifen zur Drainage eingeführt.
Die von Israel warm empfohlene Tamponade bloss mit aseptischer
Gaze wurde nie geübt, da diese doch eine Zersetzung der Sekrete
nicht verhüten kann und eine Zersetzung bei den Verhältnissen
in Billroth's Operationssaal stets zu gewärtigen war. Im oberen
und unteren Wundwinkel wurde gewöhnlich je ein Drain eingelegt.

---

[1]) Vgl. Chirurgische Klinik 1871—76; wo er sagt, er habe sich mit Mühe
soweit gewöhnt, dass ihm nur jeder dritte Catgutfaden reisse; ferner habe er
nach langer Zeit die dicksten Catgutfäden nicht resorbirt gesehen, weshalb ihm
die Seide lieber wäre.

und dann die Wunde durch partielle Naht verkleinert; meist nur
Hautnaht bisweilen auch Muskelnaht.

Bei den transperitonealen Nephrectomien, bei denen es sich
vielfach um Fehldiagnosen handelte, wurde der Schnitt entweder
in der Mittellinie allein ausgeführt, oder es wurde senkrecht dazu
auf der Seite der Erkrankung noch ein Winkelschnitt (wie bei der
Section) angefügt (2, 11). Bisweilen wurde auch ein Schnitt parallel zum Rippenbogen und 10—15 Ctm. von ihm entfernt vom
Musc. rectus abdom. nach unten gemacht (5 . 9). Einige Hydronephrosen, die anfangs für Ovarialcysten angesehen wurden,
punctirte man zuerst, dann erst exstirpirte man sie. Entsprechend
den verschiedenen Perioden der Wundbehandlung wurden viele
Drains eingelegt und Listerverband gemacht; der „Peritonealtrichter"
(hinteres Blatt des Peritoneum) an die Bauchwand genäht; nach
der Lumbalgegend oder durch die Bauchwunde drainirt (mit Drains
oder Jodoformgaze); in einzelnen Fällen wurde gar nicht drainirt (Fall 1 und 16 mit gutem Erfolg, Fall 41 und 48 mit
Exitus letalis an Sephthämie). Einmal wurde vor der Tamponade nach Mikulicz noch Jodoformglycerin in die Wundhöhle gegossen (11).

Die meisten Nephrectomien wurden primär ausgeführt, nur
eine secundär nach Nephrotomie (28). Dass das Zurücklassen
der Fettkapsel bei malignen Tumoren nicht vortheilhaft ist, unterliegt keinem Zweifel, da man gerade hier sehr oft locale Recidive
(respective eigentlich ein Fortwachsen des Tumors in der schon
inficirten Kapsel) beobachtet. Bei Fall 12, vielleicht auch bei
anderen, dürfte der Exitus letalis wohl auf solch ein locales Recidiv zurückzuführen sein. Mit Recht fordert daher Israel, dass
man stets auch die Fettkapsel mit entferne, wie man bei Mamma-
carcinomen die Achselhöhle ausräumt. Freilich darf man sich
auch dann keinen allzugrossen Hoffnungen hingeben, denn man
sieht ja doch auch oft in axilla die Neubildung recidiviren.

II. Perirenale Tumoren.

Salzer und v. Eiselsberg haben seinerzeit[1]) aus Billroth's Klinik Fälle veröffentlicht, in denen retroperitoneale Tumoren, die sich um die Niere herum entwickelt hatten, zur Nephrectomie führten. Bei Salzer handelte es sich um ein Myxoma lipomatodes von 27400 Cc. Volumen, aus dem im pathologisch-chemischen Institut 4 Kg. reines Fett gewonnen wurden. Bei der Laparotomie musste die ganz in den Tumor eingebettete linke Niere mit entfernt werden, doch starb der Patient bald nach der Operation (Fall 13). In einem zweiten Fall gleichartiger Neubildung kam es nicht zur Nierenexstirpation, da die Tumormassen zu weit sich ausgebreitet hatten, als dass sie sämmtlich hätten entfernt werden können, und da die Frau während der Operation so schwach wurde, dass man sie rasch beenden musste. Wenn es sich hier also auch nicht eigentlich um eine Nierenoperation handelte, will ich den Fall doch als Gegenstück zu dem Salzer's anführen.

Fall 14. Sarah St., 52 Jahre. Eintritt: 8. Juni 1888. Auch hier wurde der Tumor seit fast 2 Jahren bemerkt, wie bei Salzer's Fall bestanden Oedeme an den unteren Extremitäten, der Tumor zeigte Pseudofluctuation. Er lag, wie sich bei der Laparotomie am 16. Juni zeigte, retroperitoneal, bestand aus faustgrossen Knollen, die auf dem Durchschnitt ein Gerüst von theils lockerem, theils succulentem (wie ödematösem) Bindegewebe besassen, das von fettartigen Partien erfüllt war. Daneben gab es Theile, die aus einem derbfaserigen, weissröthlichen Gewebe bestanden, dass beim Durchschneiden knirschte. Der mikroskopische Befund ergab die Diagnose: Myxoma lipomatodes. Die Geschwulst war zwischen Niere und Nebenniere entstanden. Das exstirpirte Stück hatte 60 Ctm. Breitendurchmesser, 32 Ctm. Höhe und war fast ebenso dick. Wie die Section der am 27. Juni an eitriger Peritonitis Verstorbenen zeigte, war aber noch im kleinen Becken (zwischen den Blättern des Mesometron und mit dem Mesenterium S Romani verwachsen) ein etwa kindskopfgrosser, hinter der Leber ein etwa manneskopfgrosser Tumorantheil zurückgeblieben. Zwischen dem letzteren und der Leber lag die Nebenniere. Die rechte Niere lag vom Tumor nach links verdrängt, in der Mittellinie; das Nierenbecken war nach oben gerichtet, der Ureter lag nach hinten.

Bei v. Eiselsberg war es ein von der Nierenfettkapsel ausgehendes Fibrolipom, welches die Niere derart einhüllte, dass man

---

[1]) Salzer, Myxoma lipomatodes caps. adipos. renis. Wiener klin. Wochenschrift. 1888. — v. Eiselsberg, Fibrolipom der Nierenfettkapsel. Wiener klin. Wochenschrift. 1890.

sie mit entfernen musste. (Fall 15). Dieser Fall ist auch wegen
des hohen Alters der Operirten (70 Jahre) interessant. Sie lebte
nach der Operation noch 2 Jahre im vollsten Wohlsein. • Leider
liess sich die Todesursache nicht ermitteln. Ein analoger Fall
wurde 2 Jahre später beobachtet. Es handelte sich um eine
46 jährige Frau (Fall 16), die seit fast 10 Jahren einen Tumor
im Bauch hatte. Er wuchs langsam und machte keine besonderen
Erscheinungen. Er wurde am 29. August 1891 durch Laparotomie
entfernt und erwies sich als grosslappiges Fibrolipom, an dem
innen die rechte, sonst normale Niere hing. Er wog 5 Klgr.
Heilung per primam. Trotz eifriger Bemühungen liess sich über
die weiteren Schicksale der Frau nichts eruiren.

III. Verletzungen des Ureters.

Bei eingreifenden Operationen in der Nähe des Ureters ist
dieses Gebilde nicht selten schon verletzt worden; es wurde ligirt,
angerissen, durchschnitten etc. und in Folge dessen kam es öfters
zur Entwicklung einer Ureterfistel, die nach den verschiedensten
Gegenden ausmündete. 'Besonders sind es Operationen bei Erkrankungen des weiblichen Genitales, die zu solchen Verletzungen
führen. Drei Fälle dieser Art wurden auch in Billroth's Klinik
beobachtet. Bei zweien war die Exstirpation von Ovarialcysten
mit ausgedehnten Verwachsungen die Ursache zur Beschädigung
des Ureters und zur Bildung einer Ureter-Bauchwandfistel. In
beiden Fällen wollte Billroth die Nierenexstirpation ausführen,
doch gelang sie nur in einem Falle, über den er selbst 1884 in
der Wiener medicinischen Wochenschrift ausführlich berichtet hat.

Fall 17. Bei einer 40 jährigen Frau war während einer Ovariotomie
(Juli 1882) der linke Ureter unterbunden worden, es entwickelte sich eine
Ureterbauchwandfistel. Am 3. März 1883 wurde lumbale Nephrectomie gemacht. Die Patientin starb am 14. März an Urämie, die auch erklärlich ist,
da die zurückgelassene Niere sich bei der Obduction als an parenchymatöser
Nephritis erkrankt zeigte. Diese Erkrankung ist wohl als eine Folge der in
reichem Maasse angewandten Carbolirrigationen anzusehen. Schon bald nach
der Operation entleerte die Patientin Carbolharn, doch nahm die Harnmenge
langsam zu, sie stieg von 340 auf 700 Cc. in 24 Stunden. Die rechte Niere
functionirte also noch ganz gut und schickte sich an, die Arbeit der zweiten
Niere mit zu übernehmen. Vor der Operation hatten sich aus dem in den
rechten Ureter eingeführten Katheter in 24 Stunden durchschnittlich bloss

360 Cctm. Harn entleert, während die Gesammtmenge des in 24 Stunden auf-
gefangenen Harns (den aus der Fistel entleerten inbegriffen) im Mittel 900 bis
1200 Cçtm. betrug. Nach der Operation secernirte die rechte Niere also fast
das doppelte Quantum Urins. Aber schon nach 7 Tagen sank die Harnmenge
wieder auf 500 Cctm., gleichzeitig war die Menge des ausgeschiedenen Harn-
stoffs vermindert, und es traten Erscheinungen der Harnintoxication auf (Sopor;
kleiner, frequenter Puls; trockene Zunge etc.). Man dachte, da die Wundhöhle mit Jodoformgaze tamponirt war, zuerst an Jodoformintoxication und
verwendete daher Carbolgaze. Das Uebel wurde aber dadurch noch schlimmer,
die Frau wurde bewusstlos, und obwohl sofort alles Carbol entfernt wurde und
zur Ausspülung der Wunde nunmehr $2/_{10}$ procentige Chlorzinklösung verwendet wurde, traten urämische Krämpfe und rechtsseitige Lähmung auf
Endlich trat 11 Tage nach der Operation der Exitus letalis ein, nachdem fast
einen ganzen Tag überhaupt kein Urin mehr entleert worden war.

Dieser traurige Fall zeigt abermals deutlich die Gefahren der
Application antiseptisch wirkender Mittel (ausser dem Carbol wird
wohl auch das Jodoform noch schädigend mitgewirkt haben) und
mahnt, wie dies ja neuerdings von den meisten Autoren geschieht,
in der Anwendung dieser Mittel recht sparsam zu sein, wenn sie
sich nicht etwa ganz vermeiden lassen.

Fall 18.[1]) Bei der anderen Frau mit Ureterbauchwandfistel konnte
wegen der ausgedehnten Schwielen, in welche die hochgradig atrophische
rechte Niere eingebettet war, die Nephrectomie nicht ausgeführt werden. Es
wurde daher mit dem Sectionsschnitt die Niere halbirt, so das eitererfüllte
Nierenbecken eröffnet und nun die ganze Wundhöhle tamponirt. Es erfolgte
vollständige Heilung.

Fall 19. Im dritten hierher gehörigen Fall wurde bei einer 36jährigen
Frau im September 1892 ein seit 3 Jahren bestehendes Lithopaedion operativ
entfernt und hierbei der linke Ureter, der sich etwa um ein Drittel seiner
normalen Länge ausgezogee zeigte und fest am Tumor adhärirte, bei den Ab-
lösungsversuchen zufällig angeschnitten. Der Ureter beschrieb einen starken,
nach vorne convexen Bogen und erreichte fast die Kuppe des Tumors. Als
man ihn endlich von der Geschwulst losgelöst hatte, zeigte er sich in einer
Ausdehnung ven fast 15 Cctm. völlig freipräparirt, ohne jeden Zusammenhang
mit seinem Bette. Man musste deshalb Necrose befürchten, sah daher auch
von einer Naht der Schnittwunde ab, durchtrennte ihn völlig und versuchte das
centrale Ende in die Bauchwunde einzunähen. Dieses Stück Ureter erwies
sich aber als zu kurz dazu. Man entschloss sich daher zur Nephrectomie.
Das periphere Ende des Harnleiters wurde um 12 Ctm. gekürzt, ligirt und
noch mit dem Thermokauter verschorft, das centrale Stück ebenfalls abgebunden und verschorft. Nun wurde das Peritoneum vernäht und die Bauch-

---

[1]) Er ist ausführlich beschrieben von Büdinger, Beiträge zur Chirurgie
des Ureters. Arch. f. klin. Chir. Bd. 48.

höhle geschlossen. Sogleich wurde nun die lumbale Nephrectomie ausgeführt. Nach Unterbindung der Gefässe wurde der Ureter so weit es ging herauspräparirt, ligirt und abgetrennt. Völlige Heilung, die bis heute andauert.

Es ist nicht zu leugnen, dass auch in diesem Fall, wie fast immer bei der primären Nephrectomie wegen Ureterdurchschneidung, die Exstirpation der entsprechenden Niere ein Wagniss war, dessen Folgen man nicht vorhersehen konnte. Man konnte sich wohl leicht von dem Vorhandensein der rechten Niere überzeugen, ebenso durch directe Palpation davon, dass weder ein Neoplasma, noch eine andere die Grösse oder Consistenz der Niere verändernde Erkrankung vorlag, aber man konnte doch nicht die Ueberzeugung gewinnen, dass die Niere vollkommen gesund wäre.

Von den ausser der Nephrectomie zu Gebot stehenden Operationen wären nur noch möglich gewesen die Nephrotomie (resp. Anlegung einer Nierenbeckenfistel), die Anlegung einer Ureterfistel in der Lendengegend (nach Le Dentu) und die Implantation des Ureters in einen Darm. Gegen diese sind nun besonders in letzter Zeit[1]) namentlich wegen der Gefahren, welche das Eindringen des Bacterium coli commune in die Harnwege mit sich bringt, vielfach Einwendungen gemacht worden, welche es nicht rathsam erscheinen lassen, den Ureter in den Darm, oder doch wenigstens in das Rectum einzupflanzen. Man hätte also in userm Fall wohl nur Lendenfistel oder Nierenbeckenfistel machen können, um event. später, nach genauer Prüfung des Harns aus beiden Nieren, die secundäre Nephrectomie anzuschliessen, bei der freilich auch nicht auszuschliessen ist, dass mit unseren diagnostischen Hilfsmitteln nicht nachweisbare Veränderungen in der zurückbleibenden Niere durch die Operation (Antiseptica, Chloroform) gesteigert werden und doch den Tod des Patienten herbeiführen.

IV. Pyonephrosen.

Uebereinstimmend mit den Angaben anderer Beobachter stellen sich auch in unserer Klinik die operativen Resultate bei den Fällen von Pyonephrosen, Hydronephrosen und Nierenabscessen ungünstiger als bei den malignen Tumoren. So ergiebt sich bei 27 Fällen eine

---

[1]) Vgl. Büdinger, l. c.

Mortalität von 59,25 pCt. (16 Fälle). Die Nephrectomie ergiebt bei Pyonephrosen $66^2/_3$ pCt. Mortalität (4 auf 6 Fälle), bei Hydronephrosen 80 pCt. (4 auf 5 Fälle), die Nephrotomie wurde bei diesen Erkrankungen 7 mal ausgeführt, 5 mal mit letalem Ausgang (71,42 pCt.), eine sechste Patientin starb später an der secundär ausgeführten Nephrectomie.

Auffallend ist bei unseren Pyonephrosen, dass die Mehrzahl (8 von 12) mit Concrementbildung einherging, sowie auch, dass die meisten Fälle (9) weibliche Individuen betrafen, während im Allgemeinen das männliche Geschlecht bedeutend häufiger von Nephrolithiasis befallen wird als das weibliche[1]. Dem Alter nach standen die meisten Patienten zwischen 20 und 40 Jahren (8), während je 2 auf die Decennien von 41 bis 50 und 51 bis 60 Jahren entfallen.

Die Aetiologie der Pyonephrosen liess sich bei keinem Fall mit Sicherheit feststellen. Dass die Steinbildung als ursächliches Moment eine grosse Rolle spielt (sie war ja 8 mal nachzuweisen), ist sicher nicht zu leugnen; doch werden oft genug Nierensteine ohne Eiterung beobachtet, so dass jedenfalls noch andere Momente hinzukommen müssen, damit sich aus der Steinniere eine Pyonephrose entwickle. Der bei Nephrolithiasis nicht selten beobachtete Blasenkatarrh ist oft die Quelle der Infection, die durch den Ureter bis ins Nierenbecken aufsteigt; doch liess sich nur einmal, bei einem unserer männlichen Patienten, eitrige Cystitis nachweisen. Bei anderen war der Harn wohl eitrig, doch bestand keine Cystitis, wie theils der Harnbefund nach der Operation, theils die Katheterisirung der Ureteren ergab. Auch Gonorrhoe soll bei Keinem der Patienten vorausgegangen sein.

Die an Pyonephrose erkrankten Frauen hatten alle geboren, oder doch wenigstens abortirt. Die Geburten waren zum Theil schwer gewesen, doch entwickelte sich nur bei einer Patientin (Fall 30) danach ein Prolapsus uteri. Mehrfach war die letzte Geburt aber durch einen grossen Zeitraum von dem Beginn der Erkrankung getrennt (bei Fall 31 z. B. 33 Jahre), so dass man diese wohl kaum mit ihr in Zusammenhang bringen kann. — Die Dauer der Krankheit vor der Aufnahme war manchmal nicht

---

[1] Paul Wagner, Abriss der Nierenchirurgie. Leipzig 1893.

genau zu bestimmen. Das Leiden hatte namentlich in den Fällen, wo es aus Nephrolithiasis hervorgegangen war, mehr chronischen Character; hier war seit dem Moment, da sich Eiter zuerst nachweisen oder doch vermuthen liess, in der Regel ein Zeitraum von Jahren (2 bis 9), nur zweimal bloss von 2 Monaten vergangen. Bei den vier ohne Steinbildung verlaufenden Pyonephrosen waren 4 Jahre, 6 Monate, 1 Monat, 5 Tage verflossen. — Von den Hauptsymptomen, unter denen die Erkrankung begann, waren Schmerzen, die sich gewöhnlich in der Nierengegend localisirten, fast jedesmal vorhanden, doch traten sie mehrmals kolikartig auf und verschwanden nach einiger Zeit wieder, so dass man sich versucht fühlt, diese Schmerzanfälle bloss auf die gleichzeitig bestehende Nephrolithiasis zu beziehen. Bald danach bemerkten die Kranken einen Tumor im Bauch und sehr oft traten nun auch Veränderungen im Harn auf. Zweimal stellte sich völlige Anurie ein, die einmal (Fall 21) bis zur Operation, ein andermal bloss kurze Zeit andauerte, worauf dann der Urin eitrig wurde (30). Einmal war die Harnmenge vermindert (31), meist war sie unverändert; einmal trat Blut im Harn auf, zweimal war der Urin bloss trüb, in den übrigen Fällen fand sich Eiter im Harn[1]).

Bei den vier einfachen Pyonephrosen (ohne Steinbildung) liess sich dreimal acutes Auftreten constatiren. Die Erkrankung setzte bei den vorher gesunden Patienten mit Schüttelfrost ein, danach bestand hohes Fieber und unter heftigen Schmerzen (öfters mit Erbrechen und Abmagerung verbunden) entstand der Tumor. — Ebenso wie bei der Gicht soll bei der Steinbildung in den Nieren die erbliche Veranlagung eine grosse Rolle spielen. Wir konnten aber nur in einem Falle nachweisen, dass schon der Vater an Nierensteinen gelitten hatte:

Fall 20. Alma F., 28 Jahre alt, Schauspielerin. Eintritt: 29. April 1895. Ostern 93 kolikartige Schmerzen in der linken Nierengegend. Auftreten eines harten Tumors hier. Januar 95 neuerlich Schmerzanfall, seitdem Schmerzen beim Gehen und Stehen. Starke Abmagerung. Die Frau ist gracil gebaut, anämisch. Atonie des Magens. Links im Abdomen ein Tumor, der vom Rippenbogen zur Crista ilei reicht, medial fast bis zur linken Parasternallinie. Oberfläche glatt, Grösse wie die eines Kindskopfes. Tumor nicht verschieblich. Vor ihm liegt Colon descendens. Die rechte Niere ist zu palpiren. Genitalbefund

---

[1]) Einmal (Fall 25) verschwand nach der Untersuchung durch Palpation der Tumor im Bauch und danach wurde fast reiner Eiter entleert.

negativ. Blutbefund: nicht pathologisch. Harn sauer, klar, in normaler Menge, ohne pathologische Bestandtheile. Am 3. Mai lumbale Nephrectomie. Heilung anfangs glatt, später durch Erysipel verzögert. Es handelte sich um Pyonephrosis (calculosa), mehrere kleine Steine, der Ureter an seinem Ursprung durch einen grossen Stein verlegt[1]). Die Niere war gut um das 4fache vergrössert, das Parenchym von dicker Schwiele umgeben. Sie erstreckte sich auch auf die umgebenden Muskeln und hatte die Entfernung von Theilen der Mm. iliacus und psoas major zur Folge. Entlassung: 4. Juli.

Gleich nach der Operation zeigte die Frau die Symptome einer Narkoselähmung am linken Arm, insbesondere war die starke Druckempfindlichkeit des Plexus brachialis direkt hinter der Clavicula auffallend[2]). Hingegen waren keineswegs die „Erb'schen Muskeln" gelähmt, vielmehr waren sie ganz frei beweglich. Speciell die Beugung im Ellbogengelenk und Supination durch den M. biceps war leicht ausführbar; die Pronation dagegen, sowie Beugung und Streckung im Gebiet der Vorderarm- und Handmuskeln völlig aufgehoben. Im weiteren Verlauf zeigte sich, dass auf faradische Reizung wohl die Nervi ulnaris und medianus reagirten, nicht aber der radialis. Die Sensibilität war nicht gestört, doch traten nach dem Electrisiren stets heftige Schmerzen im Arm auf, die oft stundenlang anhielten. Nach 14 Tagen reagirten namentlich die Mm. interossei und der Flexor digitorum communis stark auf electrische Reizung und danach war die Patientin auch im Stande spontan leichte Bewegungen mit den Fingern auszuführen. Diese Beweglichkeit besserte sich bis zur Entlassung, doch blieb das Radialisgebiet des Vorderarms stets gelähmt. Als ich die Patientin im October wieder sah, fand sich aber auch hier eine leichte Beweglichkeit, während das Flexorengebiet fast normal functionirte. Es ist also auch in diesem Fall die Prognose günstig zu stellen, wenn es auch bis zur völligen Heilung vielleicht noch längere Zeit dauern wird.

Die Ursache dieser Drucklähmung ist wohl auch hier, wie in den meisten derartigen Fällen, in der Haltung des Armes zu suchen. Die Patientin lag auf ihrer rechten Seite auf dem Arm, an der linken Radialis wurde der Puls controlirt, der Arm musste daher stark elevirt werden, da sowohl der Operateur als einer der beiden Assistenten an der Rückenseite per Patientin standen. Dass das Fehlen eines elastischen Fettpolsters zwischen Clavicula und erster Rippe die Ausübung des Druckes auf die Nerven begünstigen, wie Büdinger betont hat, wird auch durch unsern Fall bestätigt, wo es sich ebenfalls um eine stark abgemagerte Frau handelte.

Wenn ich also auch kein Bedenken trage, diese Lähmung zu den „Narkoselähmungen" zu zählen, so muss ich doch der Vollständigkeit halber bemerken, dass die Patientin an Hysterie litt. Im Juli 1894 hatte sie mit Bewusstseinstrübung einhergehende Krampfanfälle; bald nach der Operation (am 7. Mai) traten fünf ganz analoge Krampfanfälle auf, die rechts stärker waren als links,

---

[1]) In Folge dessen war der Befund des Harns, der sich ja nur aus der gesunden Niere entleerte, normal.

[2]) Vergl. Büdinger, Ueber Lähmungen nach Chloroformnarkosen. Arch. f. klin. Chir. Bd. 47.

mit Nystagmus und Krampf der Gesichtsmuskeln begannen, dann aber alle Extremitäten mit Ausnahme des gelähmten linken Armes betrafen.

Während wohl allgemein die Nephrectomie als die Normaloperation bei malignen Tumoren angesehen wird[1]), sind bezüglich der Pyonephrosen die Ansichten sehr getheilt. Billroth speciell hat sich Anfangs[2]) gegen die Nephrectomie in diesem Fall ausgesprochen, doch ist er selbst später davon abgegangen und hat auch bei Pyonephrose die Nierenexstirpation ausgeführt. Man muss eben, wie Israel mit Recht betont, jeden Fall individualisiren, da Nephrotomie und Nephrectomie getrennte Indicationen haben. Der Hauptgrund für die Verwerfung der Nephrectomie von Seiten vieler Chirurgen liegt darin, dass sie sagen, die Niereneiterung sowohl wie die Nephrolithiasis befalle häufig beide Nieren, und es sei meist sehr schwierig, die völlige Gesundheit der zweiten Niere mit Sicherheit zu bestimmen[3]). Dieses Bedenken ist von v. Bergmann u. A. widerlegt worden und auch unsere Fälle sprechen für ihn.

Es finden sich nämlich unter den an der Klinik beobachteten 11 Pyonephrosen bloss 2, bei denen die zweite Niere ebenfalls erkrankt war. Im ersten Fall bestand zugleich ein ausgedehnter perinephritischer Abscess, der unter der Haut sich so localisirte, dass fast 2 Jahre hindurch die Diagnose irrthümlich auf Rippencaries gestellt wurde.

Fall 21. J. T., 24 Jahre alt, Fabrikarbeiterin. Eintritt: 6. Januar 1895. Patientin als Kind sehr zart, hatte zweimal Blattern. Menses seit dem 12. Jahr regelmässig. Mit 17 Jahren eine Geburt. Bald danach öfters Appetitlosigkeit und Magenschmerzen. Im Frühjahr 1893 hatte sie Halsschmerzen und Fieber, darauf traten Schmerzen rechts im Bauch auf. An der hinteren Thoraxwand bildete sich eine Geschwulst, zugleich wurde der Harn trübe. Die Geschwulst wuchs und eine zweite trat dicht daneben auf; die erste war angeblich so gross wie ein Brotlaib, die zweite halb so gross. Im Juli 1893 wurde im Pressburger Spital incidirt, man entleerte mehrere Liter Eiters; nach 14 Tagen neuerlich eine Anschwellung, ebenfalls incidirt. Man diagnosticirte Caries der Rippen und behandelte seit September ambulatorisch. Niemals bestanden Husten oder Nachtschweisse. — Das Mädchen war mittelgross, kräftig

---

[1]) Nur bei sehr kleinen Tumoren wurde von Czerny auch Resection der Niere ausgeführt, der freilich nach einiger Zeit die Nephrectomie folgen musste (Jordan, Die Nierenexstirpation bei malignen Tumoren. Beiträge zur klin. Chir. Bd. 14. Hft. 3), während Israel auch in solchen Fällen mit dauerndem Erfolg nephrectomirte.

[2]) Wiener med. Wochenschr. 1884.

[3]) Paul Wagner, Der gegenwärtige Zustand der Nierenchirurgie. Schmidt's Jahrbücher d. ges. Medicin. Bd. CCXIII.

gebaut, gut genährt. Lungenschall endete rechts etwa 2 Querfinger breit höher
als links, sonst an den Brustorganen kein abnormer Befund. Rechts neben der
Wirbelsäule 5 Ctm. lange Narbe in der Höhe der letzten Brustwirbel, etwas
weiter nach aussen eine Fistel. Die Sonde stösst auf entblössten, aber nicht
rauhen Knochen. Geringe Secretion. Im Harn, der sauer reagirte, Spuren
von Eiweiss, kein Eiter.

Da man in der Nierengegend keinen Tumor fühlte, hier auch keine
Schmerzen bestanden, der Harnbefund auch keinen Anhaltspunkt für eine
primäre Nierenaffection bot, da das Eiweiss ja ganz gut bloss Folge der lange
dauernden Eiterung sein konnte, dachte man zuerst auch an einen Abscess,
der mit einer Erkrankung der Rippen in Zusammenhang stände, um so mehr,
als die vorausgegangenen Incisionen in dieser Meinung ausgeführt worden
waren. Man fand aber bei der am 17. Januar 1895 ausgeführten Incision keine
Knochenerkrankung, sondern nur einen mit Granulationen ausgekleideten
Fistelgang, der durch den 10. Intercostalraum etwa 8 Ctm. in die Tiefe, in
eine nussgrosse Höhle führte. Excochleation. Schon in den nächsten Tagen
trat reichlich Eiter im Harn auf, mit entsprechendem Eiweissgehalt. Die Eitersecretion aus der Wunde dauerte fort. Anfangs Februar traten Schmerzen in
der rechten Nierengegend auf, zugleich auch Temperatursteigerung, öfters Erbrechen. Im Harn nahm die Eitermenge zu, doch waren Tuberkelbacillen
nicht nachzuweisen. Da man so zu der Annahme einer Pyonephrose gedrängt
wurde, wurde am 14. Februar in Narcose die Blase endoskopirt. Man sah
Eiter aus dem rechten Ureter austreten, die Sondirung des Ureters gelang nicht.

Am 24. Februar wurde deshalb die lumbale Nephrectomie ausgeführt.
Resection eines mehrere Ctm. langen Stückes der 10. Rippe. Man stiess auf
einen perinephritischen Abscess, der sehr ausgedehnt war, oben bis ans
Zwerchfell reichte. (Diaphragma in geringer Ausdehnung verletzt — kein
Pneumothorax!) In der Tiefe stösst man im Eiter auf Nierensand, der mit dem
Löffel entfernt wird; schliesslich entfernt man einen grossen Stein, der einen
Abguss des Nierenbeckens und des Ureteranfangs darstellt. Nun wird die
kleine schwielige Niere exstirpirt. Tamponade nach Mikulicz.

Die Patientin wurde bald nach der Operation sehr schwach und starb
am 25. Februar morgens im Collaps. Obductionsbefund: Hochgradige Anämie.
Parenchymatöse Degeneration des Herzmuskels. Fettinfiltration und fettige
Degeneration der Leber. Fettige Degeneration der compensatorisch vergrösserten
linken Niere. Alte pleuritische Schwielen rechts (die wohl nur eine secundäre
Erscheinung waren), Lungen anämisch. Rechter Ureter fast fingerdick,
Lumen eng.

Hier ist die Erkrankung der zweiten Niere wohl nur eine
Folge der fast durch zwei Jahre andauernden Eiterung. Hätte man
rechtzeitig die wahre Natur des Leidens erkannt, so hätte die
Nephrectomie wahrscheinlich bei noch gesunder zweiter Niere stattgefunden und hätte dann auch guten Erfolg haben können. So

freilich hat sie bei dem heruntergekommenen Mädchen den Tod
bewirkt, vielleicht aber nur wegen der langen Dauer der Operation,
wobei die Chloroformnarcose, wie bei anderen marastischen Individuen, besonders wegen der Degeneratio myocardii, einen wesentlich deletären Einfluss gehabt hat.

Fall 22. Dieser Fall ist in mehrfacher Beziehung interessant. Es
handelte sich um einen 54jährigen Kaufmann, der seit seinem dritten Lebensjahre an Harnbeschwerden litt, die man auf einen Blasenstein zurückführte.
Erst mit 23 Jahren liess er sich operiren. Am 25. Juli 1891 kam er an
Billroth's Klinik. Bei dem schwächlichen Patienten fand man das Abdomen
etwas aufgetrieben, das rechte Hypochondrium druckempfindlich. Im Harn
mässige Mengen von Eiweiss und Eiter. Am 30. Juli wurde die Nephrotomie
gemacht. Die Niere lag in einer fingerdicken Schwiele, im Nierenbecken
fand sich viel Eiter, Gries und einige Steine. Bis Ende August ging es dem
Patienten recht gut, er erholte sich zusehends, die Wunde blieb reactionslos.
Anfangs September trat aber eine übelriechende Absonderung auf, welche stets
den Verband durchtränkte und die man als zersetzten Harn deutete. Der
Patient collabirte, liess bald den stets flüssigen Koth unter sich und starb
am 17. September.

Bei der Obduction zeigte sich die Wundhöhle mit grau-rothem, starrem,
in Form von Knoten proliferirendem Gewebe ausgekleidet. Diese Massen waren
mit der Vena cava verwachsen, ein nussgrosser Knoten lag zwischen Cava und
Aorta und war an einer kreuzergrossen Stelle in die Cava von links eingebrochen, mit Thromben überlagert, die das Lumen vollständig verlagerten.
Beide Venae iliacae thrombosirt. Am unteren Rand dieses Eitercavums
(Wundhöhle) war ein Rest des enorm erweiterten Nierenbeckens noch erkennbar, am oberen Pole spärliche Reste von Nierengewebe. Der Ureter war von
Geschwulstmassen völlig verlegt, die linke Niere war ziemlich gross, etwas
dichter, grauroth und enthielt einzelne Cysten. Am Colon ascendens ein
weisser, erbsengrosser Knoten.

Auffallend ist hier die lange Dauer des Leidens. Da es bekannte Thatsache ist, dass viele Blasensteine ursprünglich im Nierenbecken gebildet werden und dann in die Blase gelangen, wo sie
sich dann noch vergrössern können, so ist man vielleicht berechtigt
anzunehmen, dass schon die ersten, im 3. Lebensjahre aufgetretenen
Harnbeschwerden auf Steinbildung im Nierenbecken beruhten, zeigte
sich doch späterhin thatsächlich, dass sich nebst Harngries eine
Anzahl Steine im Nierenbecken vorfanden. Die Schmerzen, welche
nach der im 23. Lebensjahr vorgenommenen Steinoperation auftraten und in die rechte Nierengegend ausstrahlten, sprechen in
diesem Sinne. Der lange Zeit fortdauernde Reiz der Steine führte
zur Pyelitis mit Eiterung, doch war der Ureter nicht völlig verlegt,

da der Harn vor der Operation eiterhaltig war, nach der Operation
aber, als der Eiter durch die Nephrotomiewunde abfliessen konnte,
nicht mehr. Die zweite Niere war also nicht im gleichen Sinne
erkrankt, ebensowenig konnte Cystitis stärkeren Grades bestehen,
sonst hätte der Urin auch weiterhin eiterhaltig sein müssen.

Die Nephrotomie war Anfangs von Erfolg begleitet, da der
Patient sich zusehends erholte. Bald aber trat in den Wandungen
der Wundhöhle die maligne Degeneration auf, die zum Tode führte
und durch die Obduction festgestellt wurde. Es handelte sich hier,
wie die Aufzeichnungen besagen, um die Bildung von Sarcomknoten
auf dem Boden der Abscesswandungen. Sie bestand bei der
Nephrotomie noch nicht (oder war wenigstens nicht erkennbar),
denn Nierenbecken, Ureter, Darm waren frei, die Abscesswände
zeigten keine Knoten. Es ist das ein ziemlich seltenes Vorkommen,
doch sind ähnliche Fälle schon beschrieben worden. So erwähnt
Israel[1]) einen Fall von carcinöser Entartung einer Nierenfistel,
die freilich (nach partieller Nephrotomie) über ein Jahr zur Entstehung brauchte[2]) und vier Jahre, bis sie eine so grosse, ja
grössere Ausdehnung gewann, wie in unserem Fall. Jordan beschreibt aus Czerny's Klinik einen Fall von Cystadenoma papil-
liferum proliferans intracanaliculare, das sich auf dem Boden einer
Nephrolithiasis entwickelte.

Nicht minder interessant ist ein anderer Fall von Pyonephrose
mit Concrementbildung, der sich mit Actinomycose combinirte, die
unter dem Bild einer prävertebralen Phlegmone auftrat, Abscesse
um die Niere herum bildete und unter Bildung zahlreicher Metastasen zum Tode führte.

Fall 23. Am 17. Juni 1887 wurde auf der Klinik Billroth der 24jährige
Schuster F. S. aufgenommen. Seine Eltern waren an Cholera gestorben. Er
selbst hatte schon während seiner Lehrzeit an Schmerzen in der rechten
Lumbalgegend gelitten, die zeitweise intensiver wurden. Beim Sitzen waren
sie stärker, als wenn er stand. Im November 1884 bekam er plötzlich einen so
heftigen Schmerzanfall in der Nierengegend, dass er zusammenstürzte. Er
lag damals 6 Wochen im Spital und verliess es gebessert. Im Frühjahre 1885
war er 2 Monate auf der Klinik Bamberger wegen Pyelonephritis calculosa;
es sollen kleine Concremente abgegangen sein, der Harn war trüb und ent-

---

[1]) l. c. S. 342.
[2]) Wenn man annimmt, dass die Entartung einige Zeit vor dem Wieder-
aufbrechen begann.

hielt reichlich Eiterflocken. Im December 1886 wurde er von Hofmokl operirt. Es wurde ein perinephritischer Abscess incidirt, Drainage; es entleerte sich viel Eiter, doch fand man bei der Palpation weder im Nierenbecken, noch im Ureter einen Stein. Der Harn wurde danach bald klar, am 3. April 1887 wurde der Patient entlassen. Er hat niemals an Hämaturie gelitten oder beim Harnlassen Beschwerden gehabt.

Man fand den gracil gebauten Patienten hochgradig anämisch. In der rechten Lumbalgegend, besonders über der Narbe starke Druckempfindlichkeit. Der Harn (2010 cc. in 24 Stunden) trüb, schwach sauer, fäculent riechend. Im nicht sehr reichlichen Sediment fanden sich ausser Tripelphosphatkrystallen Eiterkörperchen und Bacterien in geringer Menge. Eiweissgehalt dem Eitergehalt entsprechend.

Am 28. Juni wurde in der alten Narbe eingegangen. Man kam bald am Seitenrand des Musculus quadrat. lumb. auf Schwielen. An einer Stelle, die Fluctuation zeigte, wurde punctirt und Eiter entleert. Die Punctionsöffnung wurde mit der Kornzange dilatirt, nun kam man auf einen jauchigen Eiterherd, der durch das Nierenbecken gebildet war. Ausserdem fanden sich noch eine Reihe nicht miteinander communicirender Abscesse; man eröffnete sie, es schienen veränderte Kelche zu sein. Darin fanden sich mehrere haselnuss- bis wallnussgrosse Nierensteine, die entfernt wurden. Wegen hochgradiger Schwäche des Patienten wurde die Niere nicht exstirpirt, sondern nur abgespült und drainirt. — Die Secretion der Wunde war so stark, dass oft zweimal täglich der Verband gewechselt werden musste; der Eiter roch jauchig, der Harn blieb eitrig getrübt und hatte stets fäculenten Geruch. Die Temperatur sank aber ab und blieb vom 5. Juli an normal. Da der fäculente Geruch des Eiters anhielt und die Secretion nicht abnahm, entschloss man sich am 4. August nochmals zu einem operativen Eingriff. Es wurde ein Theil der Schwielen excidirt und ein kirschgrosser Stein aus dem Nierenbecken entfernt. Nun wurde der fäculente Geruch stärker, man stiess auf etliche harte Kothbröckel, die man mit der Kornzange entfernte. Es zeigte sich, dass eine Communication mit dem Colon ascendens bestand. Man präparirte die Stelle frei und schloss sie, so gut es die derben Schwielen zuliessen, durch die Naht. — Die starke Secretion dauerte fort, der Eiweissgehalt des Harns steigerte sich immer mehr, man fand auch spärliche granulirte Cylinder. Mit der Zeit nahm der Eiter einen ammoniacalischen Geruch an und gleichzeitig bildete sich hinter dem bisherigen Abscess ein zweiter. Am 11. October wurde dieser durch einen 4 Ctm. hinter der ersten Incision gelegenen Schnitt eröffnet. Es entleerte sich wenig Eiter, gemischt mit bröcklichen, käsigen Massen, die an Tuberculose erinnerten. Es fanden sich aber keine Tuberkelbacillen darin. Eine Communication mit der Fistel des ersten Abscesses oder mit dem Nierenbecken war nicht zu finden. — Am 26. October fand man aber in dem Secret der beiden Abscesse Körner, die an Actinomyceskörner erinnerten. Doch war bei der mikroskopischen Untersuchung ein auffallender Unterschied von dem gewöhnlichen Befund bei Actinomycose bemerkbar. 1. fand man fast nie deutliche Endkolben und 2. waren die Hyphenfäden viel dichter als bei echter Actinomycose, so dass die Diagnose auf Strahlenpilzerkrankung Anfangs als zweifelhaft erscheinen musste. Die Obduction und neuerliche Untersuchung ergaben aber, dass es sich doch um echte Actinomycose handelte. — Am 16. November wurde nahe der Wirbelsäule ein dritter, oberhalb des zweiten gelegener Abscess incidirt. Der arme Kranke siechte langsam dahin, bis ihn am 23. December der Tod erlöste.

Obductionsbefund: Zwerchfell rechts bis zum oberen Rande der 4. Rippe reichend. Die rechte Lunge hinten und an der Basis angewachsen. Bei der Loslösung quillt dicklicher Eiter hervor. In beiden Lungen zahlreiche, bis pfenniggrosse metastatische Abscesse nahe der Lungenoberfläche, weisslichgelb, von leicht geröthetem Hof umgeben. Im Inneren keine Herde. An der hinteren Wand des rechten Herzventrikels nahe dem venösen Ostium und dem rechten Rand die äussere Herzmuskelschicht an einer bohnengrossen Stelle eitrig infiltrirt und zerfliessend. In den lockeren Blutgerinnseln der Vena cava superior und Arteria pulmonalis weiss-gelbliche, bröckliche Einschlüsse, die etwas schmierig und leicht zerdrückbar sind. — Das Colon ascendens in der Nierengegend winkelig geknickt und innig adhärent. Im Inneren sind hier Narben, welche den grösseren Theil der Peripherie umfassen. Die Schleimhaut ist in Form von Carunkeln und polypösen Wülsten vorgebaucht. Diese sind grau pigmentirt und von gelblichen, undeutlich begrenzten, hanfkorngrossen Herden durchsetzt. — Linke Niere klein, sehr blass. — Rechte Niere in dichten Schwielen; einzelne Kelche und kleine Parenchymreste erhalten. Um die Schwielen herum liegt ein weitverzweigtes Eitercavum, in welchem die Körper des 9. und 12. Brustwirbels und des 1. und 2. Lendenwirbels, von Eiter umspült und arrodirt, blossliegen. Der M. ileopsoas zum grössten Theil zerfallen, in einen Abscess mit übelriechendem, dicken, gelben, zahllose Körner enthaltenden Eiter umgewandelt. Die entsprechenden Rippen nahe der Wirbelsäule zum Theil entblösst. Um die grubigen Consumptionen herum Osteophyten. Das prävertebrale Gewebe erscheint bis zum 7. Brustwirbel in dieser Weise verändert. — Die Nebenniere in Schwielen gebettet. Vena azygos thrombosirt. (Weissliche, fest haftende Thromben, in denen weissgelbliche Körner sind.) Vena hemiazygos frei, ein querverlaufender Verbindungsast zur Azygos mit Eiter erfüllt. — Chronische Cystitis, chronische beiderseitige Ureteritis.

Mit Sicherheit ist die Eingangspforte der Actinomycose nicht festzustellen, doch kann man sie mit grosser Wahrscheinlichkeit in den Darm verlegen. Mundhöhle und Kiefer, deren Erkrankung gern zur Bildung prävertebraler Phlegmonen Anlass giebt, waren gesund, die Phlegmone reichte auch gar nicht so weit hinauf, dass man an einen Ursprung von dieser Gegend denken könnte. Der Umstand, dass in der Lunge die Abscesse sich nur an der Oberfläche fanden, wie bei anderen embolischen Processen, während das Innere nicht erkrankt war, spricht gegen die Annahme einer primären Erkrankung im Respirationstractus. Im Darmtractus fand sich nur eine Stelle im Colon ascendens (die bei der Operation am 4. August vernäht wurde) erkrankt. Vielleicht ist hier die Einbruchstelle für die Pilzkrankheit zu suchen.

Mindestens drei Jahre (wahrscheinlich länger, da er ja schon als Knabe Schmerzen in der Nierengegend hatte) litt der Patient an Pyelonephritis calculosa, die bald zur Perinephritis mit Abscedirung führte. Durch diese Entzündung kann nun ganz leicht das über die Vorderfläche der Niere ziehende Colon ascendens an die Niere fixirt worden sein; ja es ist wahrscheinlich, dass seine Wandung nicht unversehrt blieb, worauf speciell der Umstand hinweist, dass der Urin stets einen fäculenten Geruch hatte, wie später auch der nach der Nephrotomie entleerte Eiter. Durch diese Erkrankung der Darmwandung war nun ein Locus minoris resistentiae geschaffen, an dem leicht die zufällig in den Intestinaltractus gelangten Pilze sich festsetzen konnten; umsomehr als durch die Fixation des Darms und die dadurch bedingte winkelige Knickung wohl ein längeres Verweilen der Kothmassen[1]) an dieser Stelle bedingt war. Wie die Operation am 4. August zeigte, war die Darmwand thatsächlich perforirt und Koth in den Abscess ausgetreten. Das lockere prävertebrale Zellgewebe bot nun einen günstigen Boden zu Bildung von Abscessen, die einerseits nach oben (bis zum 7. Brustwirbel), andererseits nach unten (im M. ileopsoas) sich ausdehnten. Der Process griff auch auf die dicht anliegende Vena azygos über und führte so zur Metastasenbildung im rechten Herzen und in der Lunge, sowie später zur Thrombosirung der erkrankten Vene. Da der Actinomyces als solcher nicht Eiterung erzeugt, muss eine Mischinfection vorliegen, die aber nicht schwer verständlich ist, da wir ja in nächster Nachbarschaft eine Pyonephrose mit paranephritischem Abscess vorfinden.

In einem Fall, den Wölfler publicirte[2]), erfolgte der Tod an Urämie, obwohl an der zweiten Niere, wie die Section lehrte, keine Erkrankung nachzuweisen war.

Fall 24. In der angeboren dislocirten Niere entstand acut eine Pyonephrose, die in Folge ihrer Grösse beide Ureteren comprimirte. Fünf Tage währende Anurie. Man diagnosticirte Beckenabscess und punctirte vom Rectum aus. Das eingelegte Drain fiel bald heraus, der Sack füllte sich auf's Neue und wurde nun von vorne her durch einen Schnitt wie bei Unterbindung der Arteria iliaca externa, freigelegt. Incision von vorne und Punction per Rectum; Drainage. Noch am selben Tage starb der Patient.—Hier hätte wegen der abnormen Lagerung der rechten Niere, selbst wenn man die richtige Diagnose hätte stellen können, wohl nur die Nephrectomie (und zwar transperitoneal) ausgeführt werden können. Ob sie aber Erfolg gehabt hätte, erscheint fraglich; denn abgesehen davon, dass zu jener Zeit die Gefahren einer Laparotomie (speciell bei Pyonephrose) wegen der Gefahr septischer Infection grösser waren als heute, waren die Erscheinungen der Urämie schon sehr weit vorgeschritten, so dass die Nephrectomie und die damit verbundene Wiederherstellung der Wegsamkeit des linken Ureters wohl kaum mehr genügt hätten, den Tod zu verhindern.

Die Nephrectomie wurde bei Pyonephrose 6 Mal ausgeführt mit 4 Todesfällen. Von diesen Patienten starb einer an Influenza-

---

[1]) Illich (Beitrag zur Klinik der Actinomykose. Wien 1892) betont ja ausdrücklich, dass die Darmpartien, wo die Peristaltik träge ist, eine Prädilectionsstelle der Infection sind.

[2]) Wiener med. Wochenschr. 1876.

pneumonie[1]). Die Nierenexstirpation wurde retroperitoneal ausgeführt. Die Ligaturfäden blieben liegen, wurden herausgeleitet und an der Haut durch Heftpflaster fixirt.

In einem zweiten Fall wurde die bei der Nephrectomie verzogene Vena cava für die Vena renalis gehalten und unterbunden. Es handelte sich um eine jener Nieren, wo keine einfache Abscesshöhle bestand, sondern mehrere, die durch Septa von einander getrennt waren; darum wurde auch die projectirte Nephrotomie nach Punction des einen Abscesses aufgegeben und die Exstirpation der Niere ausgeführt. Im Nierenbecken mehrere Steine, deren einer den Ureter völlig verschloss. Die Frau starb 1½ Stunden nach der Operation[2]). Ueber den dritten Fall primärer Nephrectomie mit tödtlichem Ausgang habe ich schon oben (Fall 21) berichtet.

Zweimal wurde durch die Nierenexstirpation Heilung erzielt. Der eine Fall (20) ist schon früher erwähnt. Im zweiten Fall (27) handelte es sich um eine reine eitrige Pyonephrose bei einer 26jährigen Bäuerin; gleichzeitig bestand ein sehr ausgedehnter paranephritischer Abscess. Am 30. Juli 1895 lumbale Nephrectomie, reactionsloser Verlauf. Am 25. September wurde die Patientin entlassen. Sie ist seitdem wohl, fühlt sich bedeutend kräftiger und hat keine Schmerzen.

Die einzige secundär ausgeführte Nephrectomie endete letal (Fall 28).

Bei einer 35jährigen Frau bestand rechterseits Pyonephrose mit Steinbildung. Am 23. November 1893 (3 Wochen nach der Nephrotomie, als sich die Wunde gereinigt hatte) lumbale Nephrectomie, die leicht gelang. Dauer der Operation nur ½ Stunde. Nach 2 Tagen starb die Patientin. Die Obduction ergab aber keinen Aufschluss über die wahre Todesursache. Man fand: leichte Bronchitis, Degeneratio myocardii, Darmkatarrh; ganz geringe Eiterung in der Wundhöhle und starke Anämie. Hier muss man wohl an das Zusammenwirken mehrerer Factoren denken, wobei speciell die Degeneration des Herzfleisches eine Rolle spielt und die in relativ kurzer Zeit wiederholte Narcose.

---

[1]) Fall 25. Emilie S., 34 Jahre alt, Spänglersgattin. Eintritt: 18. November 1893. · Operation: 23. November. Exitus letalis: 6. December. Die Wunde war in vorzüglicher Verfassung, obwohl beim Durchschneiden des Ureters Eiter auf das Operationsfeld tropfte.

[2]) Fall 26. Veronika M., 42 Jahre, Bäckersgattin. Eintritt: 13. Mai 1885. Operation: 21. Mai. Publicirt von Brenner, Beitrag zur Casuistik der Nephrectomien, Wiener med. Wochenschr. 1885.

Die Nephrotomie wurde 5 Mal ausgeführt, und zwar 1 Mal transperitoneal, sonst retroperitoneal. Ungünstigen Ausgang hatten 4 Fälle (vgl. oben 22 und 23)[1]. Der eine davon erlag einer Pneumonie (Fall 29).

Bei einer 38 Jahre zählenden Bäuerin wurde am 3. December 1883, nachdem einige Tage zuvor eine Probepunction gemacht worden war, die Laparotomie ausgeführt. Man versuchte zuerst die Cystenwand an die Bauchwand anzunähen, da aber aus den Stichcanälen Eiter hervorquoll, wurde zuvor incidirt und der Inhalt entleert. Gegenöffnung in der Lendengegend mit Wölfler's Instrument. Drainage. Nach einigen Tagen fand man in der Wundhöhle einen wallnussgrossen Nierenstein. Am 20. Februar 1884 Exitus letalis. Der Sack gehörte der linken Niere an, von der nur noch ein 1½ Mm. breiter Parenchymrest erhalten war.

Fall 30. Der letzte Fall betraf eine 32jährige Beamtensfrau, die am 10. November 1877 an die Klinik kam. 10 Jahre zuvor hatte sieh ein Prolapsus uteri entwickelt, ein Jahr danach bemerkte die Patientin eine leicht bewegliche Geschwulst im Bauch, die von den Aerzten für Ren mobilis erklärt wurde. 1872 blieb nach heftigen Schmerzanfällen der Urin durch einige Tage aus. Danach wurde der Urin trüb, eitrig. Es handelte sich um Pyonephrosis calculosa der linken Niere, wie die am 14. November ausgeführte Nephrotomie ergab. Die sehr dünne Sackwand war nach hinten durchbrochen, wo sich dann ein faustgrosser paranephritischer Abscess gebildet hatte. Die Frau starb, wie die Obduction ergab, an eitriger Peritonitis.

Betrachten wir nochmals die Fälle mit ungünstigem Ausgang von dem Standpunkt aus, ob vielleicht eine andere als die angewandte Operationsmethode den Kranken das Leben gerettet hätte, so ist das in den meisten Fällen unwahrscheinlich. Von den Nierenexstirpationen kommt wohl nur Fall 21 in Frage, da die tödtliche Influenzapneumonie ebensogut nach Nephrotomie hätte auftreten können, die Unterbindung der Vena cava bei der Nephrotomie aber ein Unglücksfall ist, der freilich nur bei Nierenexstirpation vorkommen kann, der aber von der Natur des Leidens, das diese Operation bedingte, unabhängig ist. In Fall 21 ist, wie ich schon früher ausführte, die Nephrectomie zu spät ausgeführt worden, wäre aber wohl in Anbetracht der ausgedehnten perinephritischen Eiterung stets die einzig richtige Operation gewesen, da nur so die riesige Eiterhöhle hätte ausgiebig drainirt werden können.

Bei dem letal verlaufenen Fall secundärer Nierenexstirpation

---

[1] Die fünfte Patientin wurde später secundär nephrectomirt und starb ebenfalls.

ist es sehr fraglich, ob eine primäre Entfernung des Organs
besseren Erfolg gehabt hätte, da diese nur einen Monat früher
hätte gemacht werden können und damals das Herzfleisch wohl
schon in gleichem Grad parenchymatös degenerirt war, wie später.
Es wäre hier freilich denkbar, dass erst die zweite Narcose den
deletären Einfluss auf das Herz ausgeübt hat; in diesem Fall wäre
vielleicht die primäre Nephrectomie von Erfolg gewesen.

Von den Nephrotomirten kommen hier nur zwei in Betracht
(22 und 23). Bei Ersterem war die Nephrectomie beabsichtigt,
doch konnte sie wegen der hochgradigen Schwäche des Patienten,
die während der Operation eintrat, nicht ausgeführt werden. Beim
Anderen hätte eventuell die Nierenexstirpation besseren Erfolg gehabt, da vielleicht die maligne Degeneration ausgeblieben wäre; doch
muss man dabei bedenken, dass diese Operation hier sehr schwierig
gewesen wäre, da die Niere in fingerdicken Schwielen eingebettet
war, in denen auch der Darm fixirt war, und dass der sehr
schwache Patient einen so schweren Eingriff kaum ertragen hätte.

In dem oben erwähnten Fall von Pyonephrose bei dislocirter
Niere wurde bloss Punction und Drainage ausgeführt, da man an
einen Beckenabscess dachte. Dasselbe Verfahren wurde jedoch
auch bei einer richtig diagnosticirten Pyonephrose angewandt und
zwar mit gutem Erfolg.[1] Trotz dieses einfachen und, wie man
annehmen sollte, unvollkommenen Verfahrens trat Heilung ein.
Seit der Operation sind 12 Jahre verflossen, und obwohl der Tumor
bei der Entlassung der Patientin nur wenig verkleinert war, trat
seitdem kein Fieber mehr auf, die Geschwulst blieb stationär, die
Frau fühlt sich sehr wohl und kräftig. Da sich bei der Ureterensondirung aus der kranken Niere kein Harn entleerte, ist anzunehmen, dass die Pyonephrose völlig abgeschlossen war. Der Urin
der andern Seite war eiweisshaltig. Nach der Operation verschwand aber auch das Eiweiss aus dem Harn, die Niere scheint
also gesund gewesen zu sein, und das Eiweiss war vielleicht nur
die Folge des constanten Fiebers. Trotz dieses guten Erfolgs erscheint mir die Operationsmethode doch etwas bedenklich, da bei

---

[1] Fall 31. M. S., 54 Jahre. Wirthin. Eintritt: 15 Januar 1884. Am
21. Januar Punction (lumbal). Entleerung von 3 Litern Eiter, Drainage. Die
Frau verlor die Geduld und verliess bald das Spital. Nabelumfang von 102
auf 96 Ctm. gesunken.

der Punction, wenn die Wand des Nierensackes nicht fest an der Bauchwand adhärent ist, doch eventuell Peritoneum verletzt werden kann, und da die Möglichkeit vorhanden ist, dass etwas von dem eitrigen Inhalt sei es in die Bauchhöhle, sei es auch nur in das retroperitoneale Zellgewebe austritt.

V. Nierentuberculose.

In den beiden Fällen von Tuberculose der Nieren, welche an Billroth's Klinik beobachtet wurden, wurde nur die Nephrotomie ausgeführt, einmal transperitoneal, einmal von einem Lumbalschnitt aus. Es handelte sich um weibliche Patienten, bei denen klinisch keine anderweitige tuberculöse Erkrankung nachzuweisen war, was bei dem ersten Fall auch durch die Obduction bestätigt wurde.

Fall 32. Rosa J. 32 Jahre. Eingetreten: 17. October 1884. Litt als Kind an Intermittens. Menses seit dem 16. Jahre stets regelmässig. 1883 Geburt eines todten Kindes (Steisslage). Im März 1884 bemerkte sie bei schnellem Gehen und beim Bücken Schmerzen im Bauch; öfters, zumal nach dem Essen Erbrechen. Stuhlgang unregelmässig. Menses blieben aus, darum dachte die Frau an Gravidität. Im Juni heftige, stechende Schmerzen im rechten Hypochondrium, oft tagelang dauernd. Ein Arzt constatirte Schwellung in der Lebergegend. Zunahme des Leibesumfangs, besonders rechts. Oefters Schüttelfrost und starkes Fieber. Keine Harnbeschwerden. — Am 22. September Aufnahme in der Klinik Nothnagel. Man fand im Abdomen rechts einen Tumor, der bis zur linken Parasternallinie, nach abwärts bis zum Tuberculum pubicum reichte, mit glatter Oberfläche, an einer Stelle fluctuirte und bei Berührung schmerzhaft war. Harnbefund nicht pathologisch. Am 30. September Probepunktion: Eiter mit Tyrosinkrystallen. Am 4. October abermals: Eiter mit Margarinnadeln. Ebenso am 11. und 14. October. Der Versuch einer Aspiration misslang. Desshalb wurde die stark abgemagerte, leicht icterische Frau, deren Brustorgane normal waren, auf die Klinik Billroth's zur Operation transferirt. Die Diagnose lautete auf Abscess im Bauchraum unbekannter Herkunft.

Am 24. October: Laparotomie, Schnitt parallel dem Rippenbogen vom äusseren Rand des rechten M. rectus abdom. nach aussen. Nach Eröffnung des Peritoneum wird die Cystenwand an das Peritoneum parietale und die Bauchwand fixirt. Incision der Cyste, Entleerung mehrerer 100 ccm grüngelblichen, geruchlosen, mit käsigen Flocken gemischten Eiters. Starkes Drain, Jodoformverband. Die Höhle war unregelmässig buchtig, die Wandungen nicht glatt. Der Eiter enthielt keinen Harnstoff, keine Tuberkelbacillen.

Obwohl anfangs kein Fieber bestand, die Eitersecretion nicht stark war, blieb der Kräftezustand der Patientin nicht befriedigend; es trat Husten auf,

später unregelmässiges Fieber, Oedeme der unteren Extremität, Eiter im Harn.
Die Abscesshöhle verkleinerte sich, doch traten in der Ileocoecalgegend zwei
neue Abscesse auf, die am 20. November von der ersten Höhle aus stumpf er-
öffnet wurden.   Drainage.   Am 23. November Exitus letalis im Collaps. Die
Section ergab tuberculöse Phthise der rechte Niere und des rechten Ureters.
Nierensubstanz nur als wenige Mm. breiter Streifen erhalten, schwielig ver-
dichtet, von tuberculösen Granulationen durchsetzt, von zahlreichen kleinen
Abscessen umgeben, ein paar grössere Abscesse sind eröffnet.   Der Ureter,
kleinfingerdick, vollständig verschlossen, starkwandig, käsig infiltrirt.   An dem
Ostium vesicale die Blasenschleimhaut käsig infiltrirt.

Es handelte sich hier anscheinend um einen Fall primärer
Nierentuberculose, die secundär auf den Ureter übergegriffen hat.
Die Blasenschleimhaut war bis auf die Einmündungsstelle des
rechten Ureters intact. die zweite Niere und ihr Ureter nicht
pathologisch verändert.

Fall 33. Die zweite Frau starb zu Haus, Section wurde nicht gemacht,
so dass man nicht angeben kann, ob die Niere allein tuberculös erkrankt war,
Sie war 27 Jahre alt, litt seit zwei Jahren öfters an Schüttelfrösten, gleichzeitig
trat im linken Hypochondrium ein Tumor auf, der wechselnde Grösse besass,
offenbar je nachdem mehr oder weniger Eiter mit dem Urin abging. Man diagnosticirte Pyonephrose und machte am 8. Juli 1887 lumbale Nephrotomie.
Man entleerte $1/_2$ Liter grüngelblichen, dickflüssigen Eiters mit käsigen Massen.
Eine Höhle, die mit dem Nierenbecken communicirte, ging bis zum Darmbeinteller herab.   Heberdrainage. Im Eiter fanden sich Tuberkelbacillen, es handelte sich also offenbar um eine tuberculöse Phthise der linken Niere. Die
Kranke starb im Mai 1888.

In beiden Fällen war der destructive Process schon ziemlich
weit vorgeschritten, indem bei dem einen der ganze Ureter ergriffen war, im andern sich ein perinephritischer Abscess mit Senkung in's Becken gebildet hatte.   Es ist daher leicht begreiflich,
dass die Nephrotomie (die übrigens im ersten Fall nur unvollständig
die Eiterhöhlen eröffnet hatte), nur wenig Erfolg hatte.   Während
die eine Frau schon nach einem Monat starb, überlebte die andere
die Operation noch 10 Monate. Untersuchen wir nun, ob vielleicht
durch die Nephrectomie das Leben der Patienten hätte erhalten
werden können, so erscheint dies fraglich. In dem einen Fall hätte
die Entfernung der Nieren allein nichts genutzt, wenn man nicht
den ganzen Ureter sammt der sein Ostium vesicale umgehenden
Blasenschleimhaut entfernt hätte. Ob das sich hätte ausführen
lassen, ist nicht sicher festzustellen, doch war der Kräftezustand
der Patientin zur Zeit der Operation derart, dass man annehmen

darf, sie hätte einen so lange dauernden und schweren Eingriff
wie diesen nicht ausgehalten. Im anderen Fall wäre die Nephrectomie wohl ausführbar gewesen, auch der perinephritische Abscess
wäre vielleicht zur Ausheilung gekommen; doch liess sich eben
hier nicht nachweisen, dass die zweite Niere gesund war und ob
nicht anderweitige tuberculöse Erkrankungen bestanden. Im Harn
fanden sich allerdings keine Tuberkelbacillen, doch dauerte das
eitrige Sediment auch nach der Operation fort. Der Eiter kann
freilich auch noch aus der incidirten Niere hergerührt haben, doch
ist die Möglichkeit nicht auszuschliessen, dass er aus der zweiten
Niere stammte.

VI. Perinephritis.

Im Anschluss an diese Fälle von Nierentuberculose will ich
noch eine Patientin erwähnen, bei der es sich um eine perinephritische Infiltration handelte, deren Aetiologie nicht festgestellt werden
konnte.

Fall 34. Eine 32jährige Frau, die früher nie ernstlich krank gewesen
war, litt seit etwa 14 Tagen an Schmerzen in der rechten Flanke, die beim
Gehen und bei tiefem Athemholen besonders heftig wurden. Der Urin soll
öfters blutroth gewesen sein. Man fand bei der blassen, sonst gesunden Frau
in der rechten Nierengegend einen derben, rundlichen, mehr als faustgrossen
Tumor, der bis zur Mittellinie reichte. Seine Oberfläche war uneben, fast
höckerig. Percussionsschall darüber gedämpft. Die Geschwulst war gegen
die Leber hin nicht deutlich abzugrenzen, an der Vorderseite schmerzhaft.
Genitalbefund nicht pathologisch.

Am 16. Januar 1891 wurde, da man an eine Nierengeschwulst dachte,
lumbal wie zur Nephrectomie incidirt. Da man den Tumor nicht deutlich
sehen und fühlen konnte, wurde das Peritoneum eröffnet, um sich zu orientiren.
Da fand man das Colon ascendens und transversum in eine 5 Ctm. dicke
Schwiele gebettet. Man durchtrennte die Schwiele mit dem Thermokauter und
stiess in der Tiefe auf die anscheinend ganz normale Niere. Da kein Anlass
zur Nephrectomie gegeben war, wurde das Peritoneum durch Catgutnaht wieder
geschlossen, ein Jodoformgazestreifen eingelegt und die Wunde vernäht. Die
Patientin fühlte sich nachher subjectiv gebessert; als ich sie Ende November
1895 sah, war von einem Tumor, wie er seinerzeit bestanden haben soll, nichts
zu fühlen. Die Narbe war stark eingezogen, aber sehr derb und fest. Die
Beschwerden sind weitaus geringer als früher und treten nur nach schwerer
Arbeit auf.

Man nahm damals an, dass die Erkrankung tuberculöser Natur
war, doch erscheint mir dies unwahrscheinlich, da die Krankheit in fünf

Jahren nicht nur keinen Fortschritt gemacht hat, sondern im Gegentheil eher zur Ausheilung gekommen ist.

Die perinephritischen Abscesse sind sehr oft Folgezustände einer eitrigen Nierenerkrankung, wie wir dies einige Male bei unseren Fällen von Pyonephrose und Nierenphthise gesehen haben, sie kommen aber auch selbständig vor, ohne Betheiligung der Niere. Ihre operative Behandlung kann also nur der Vollständigkeit wegen zur Nierenchirurgie gezählt werden. An Billroth's Klinik wurde nur ein derartiger Fall operirt.

Fall 35. Der 38jährige Arbeiter F. D. erkrankte einen Monat vor seiner Aufnahme unter Fieber und heftigen Schmerzen in der rechten Lumbalgegend. Man fand hier eine deutlich fluctuirende Anschwellung, die der Höhe nach dem oberen Pol der Niere entsprach. Harnbefund normal. Da der Patient sehr blass und schwächlich war, wurde Ende Januar 1892 der Abscess ohne Narcose gespalten; man entleerte etwa 300 Gramm rahmigen Eiters. Im Eiter fanden sich weder Actinomycesdrusen noch Tuberkelbacillen. Rasche Heilung, die seitdem anhält.

VII. Hydronephrosen.

Man unterscheidet bekanntlich angeborene und erworbene Hydronephrosen, doch ist für letztere oft wenigstens die Disposition angeboren, indem gewisse Anomalien des uropoetischen Systems bestehen. An Billroth's Klinik wurden nur zwei Fälle angeborener Hydronephrose beobachtet, die von Billroth[1]) und Wölfler[2]) bereits veröffentlicht wurden.

Fall 36. Der Knabe Marcus Soliger, 8 Jahre alt, hatte immer einen starken Leib. Ohne Veranlassung nahm das Volumen des Bauchs in letzter Zeit zu. Man fand rechterseits einen Tumor, grösser als ein Manneskopf; er fluctuirte deutlich. Die Därme schienen alle nach links gedrängt zu sein, auch unter und hinter ihnen dehnte sich die Geschwulst aus. Am 7. Juni 1875 wurden durch Punction 2800 ccm einer kaffeebraunen Flüssigkeit entleert. Die Anschwellung nahm langsam wieder zu. Billroth wollte nochmals punktiren und Jodinjection machen, doch nahmen die Eltern das Kind am 30. Juni nach Haus. Es ist nicht gelungen, etwas über das weitere Schicksal des Patienten zu erfahren.

Fall 37. Am 1. März 1875 wurde der 13jährige Knabe Mendel Z. aufgenommen. Er war in seiner Entwicklung sehr zurück. Seit Geburt hatte er ein stark aufgetriebenes Abdomen. Die am 4. März vorgenommene Probepunction ergab 1900 ccm einer Flüssigkeit, die als Harn erkannt wurde; man

---

[1]) Chirurg. Klinik 1871—76. S. 296.
[2]) Wiener med. Wochenschr. 1876.

diagnosticirte daher angeborene Hydronephrose. Am 21. April wurde abermals punktirt. Man entleerte 1200 ccm Harn, injicirte dann 48 Gramm einer Lösung von Jodtinctur mit Wasser zu gleichen Theilen und liess die Flüssigkeit nach 5 Minuten wieder abfliessen. Dieses Verfahren wurde am 25. Juli wiederholt (Entleerung von 1130 ccm Harn). Am 18. November wurde der Patient mit fast normalem Bauchumfang entlassen. Im Januar 1876 befand er sich wohl und in gleichem Zustand wie bei der Entlassung.

Die übrigen Hydronephrosen entstanden erst in späteren Lebensjahren und zwar nach den anamnestischen Daten die meisten (fünf) im dritten Lebensdecennium, drei noch später. Die Mehrzahl der Patienten kam aber erst längere Zeit danach, meist erst nach Jahren (zwischen zwei und siebzehn) zur Operation, als die Grösse der Geschwulst sie veranlasste, die Klinik aufzusuchen. Der Tumor entwickelte sich manchmal ohne weitere Symptome, so dass er von den Kranken erst bemerkt wurde, als er schon äusserlich sichtbar war. Nicht selten traten aber zuerst Schmerzen auf, die mitunter kolikartig waren (in fünf Fällen), doch liess sich nur einmal (Fall 39) Concrementbildung als deren Ursache feststellen. Bisweilen setzte die Erkrankung mit einem Schüttelfrost ein, es trat Fieber, Appetitlosigkeit und Erbrechen auf, ohne dass jedoch Eiterung vorhanden gewesen wäre. Die Harnsecretion war gewöhnlich nicht gestört, und die chemische und mikroskopische Untersuchung ergab keinen abnormen Befund. Zweimal liess sich chemisch Eiweiss im Urin nachweisen, wobei einmal sich noch Ureterepithelien und Eiterzellen vorfanden. Die in einem Fall (45) aufgetretene Hämaturie war wohl nur durch ein, wie die Obduction ergab, gleichzeitig bestehendes Papillom der Blase verursacht.

Bei zwei Patienten bestand eine intermittirende Hydronephrose (Fall 39 und 44). Das eine Mal war sie durch Nierensteine hervorgerufen, im andern Fall bestand mehrmals durch einige Tage anhaltende Anurie, deren Ursache nicht festzustellen war, da sie nach der Nephrectomie der erkrankten Niere nicht wiederkehrte.

Unter den elf Patienten[1]) mit Hydronephrose waren 7 Weiber und 2 Männer, wozu noch die 2 Knaben mit angeborener Hydronephrose kommen. Das Ueberwiegen des weiblichen Geschlechts ist hier also nicht so auffallend als man gewöhnlich angiebt. Sechs Mal war die rechte Niere (darunter drei Frauen), viermal die linke

---

[1]) Ein zwölfter Fall wird unter Ren mobilis ausführlich beschrieben werden (47).

erkrankt, in einem Fall sass die Hydronephrose in der linken Hälfte
einer Hufeisenniere. Niemals war die Erkrankung doppelseitig.

Die Tumoren erreichten einen ziemlich bedeutenden Umfang,
einmal die doppelte Grösse eines Manneskopfes, wodurch auch
heftige Athembeschwerden hervorgerufen wurden; ein anderer
Tumor, der $12^1/_2$ Liter Inhalt hatte, machte relativ geringe Beschwerden. (Fall 38.) Die durchschnittliche Grösse entsprach der
eines Kinderkopfes. Bei der Untersuchung vor der Operation liess
sich nur zweimal Darm vor dem Tumor nachweisen[1]), während
bei der Operation bisweilen der Tumor sich von Därmen überlagert zeigte. Dies ist neuerdings ein Beweis, das dieses speciell
von Spencer Wells und Olshausen als zur Differentialdiagnose
zwischen Nieren- und Ovariencyste geeignet bezeichnete Symptom
trügerisch sein kann. Dreimal wurde auch in der That die Wahrscheinlichkeitsdiagnose auf Ovariencyste gestellt und erst die Laparotomie gab Aufklärung über die wahre Natur des Tumors.

Mehrmals war schon vor der Aufnahme auf die Klinik punctirt
worden, doch stets nur mit vorübergehendem Effect. An der Klinik
wurde zweimal die Probepunction gemacht, doch später noch ein
anderer operativer Eingriff vorgenommen (Fall 37 und 42.) Punction
allein wurde ausser in dem schon erwähnten Fall angeborener
Hydronephrose (36) nur noch einmal gemacht.[2])

Fall 38. Therese Bardosi, 24 Jahre alt, unverheirathet. Schon im
8. Lebensjahre hatte sie Schmerzen im Unterleib, sie nahmen nach einem Fall
zu, der Bauch schwoll an, besonders links. Vor 12 Jahren Punction, es wurden 6 Maass wasserklarer Flüssigkeit entleert. Ebensoviel bei einer
Punction vor 7 Jahren, die Flüssigkeit war rothbraun. Vor 5 Jahren dritte
Punction. Danach vergrösserte sich das Abdomen langsam wieder, aber
schmerzlos. Es war besonders links stark hervorgewölbt. Deutliche Fluctuation, Percussionsschall darüber gedämpft. Keine feste Geschwulst fühlbar,
per vaginam nicht zu palpiren. Am 22. Juni 1870 Punction, Entleerung von
$12^1/_2$ Liter lichtbrauner Flüssigkeit, die schwach sauer reagirte und mässigen
Eiweissgehalt, im Sediment geringe Mengen von Lymphzellen zeigte. Es
handelte sich um linksseitige Hydronephrose. Im Juni 1871 wurde berichtet,
es sei noch einmal punctirt worden, doch sei das Abdomen schon wieder so
gross wie es war; die Kranke fühle sich aber ganz wohl.

---

[1]) Bei einem Falle fehlen Angaben darüber.
[2]) Dieser Fall wurde von Billroth (Chirurgische Klinik, Wien 1869—70,
Berlin 1872) schon veröffentlicht.

Die therapeutischen Erfolge sprechen ˙sehr für die Richtigkeit der Ansicht, dass die Punction nur vorübergehende Erleichterung, nicht aber Heilung bringen kann. Besseren Erfolg zeigte die Punction mit nachfolgender Injection von Jodtinctur, ähnlich wie bei der. Behandlung der Hydrokele (vgl. oben Fall 37). Die Punction und Injection von Jodoformglycerin (welches Billroth bei der Behandlung der Echinococcuscysten mit Erfolg anwandte[1]), wurde einmal (Fall 45) ausgeführt, befriedigte aber so wenig, dass bald die Nephrectomie angeschlossen wurde. Bei Hydronephrosen von grosser Ausdehnung macht sich aber gegen die Jodinjection doch das Bedenken geltend, dass man, um eine Schrumpfung zu erzielen, eine so bedeutende Menge Jodtinctur eingiessen müsste, dass man eine gefährliche Intoxication zu befürchten hätte. In solchen Fällen stand Billroth darum auch von diesem Verfahren ab und wählte lieber die Methode der „offenen Cystenbehandlung" nach Simon. Diese wurde einmal transperitoneal ausgeführt, einmal retroperitoneal.

Der erste Fall (39) betraf eine 40jährige Frau, die seit elf Jahren einen Unterleibstumor besass[2]). Er war meist ohne Schmerzen langsam gewachsen, nach einem Sturz verschwunden, um dann neuerdings wiederzukehren. Man diagnosticirte rechtsseitige Nierencyste. Am 5. November 1876 Laparotomie. ˙Nach Punction und Entleerung von 6 Litern brauner Flüssigkeit wurde incidirt und die Ränder des Spaltes an die Bauchwand genäht. Drainage. Lister-Verband. Am 16. November starb die Frau an Urämie, die dadurch bedingt war, dass die zweite Niere, welche keine compensatorische Hypertrophie zeigte, schon vor der Operation nicht normal functionirte, wie die gefundene parenchymatöse und fettige Degeneration zeigte. Man darf also diesen Todesfall nicht der Operationsmethode zuschreiben, da wohl, wie Wölfler hervorhebt, jeder andere Eingriff (Punction, Nephrotomie) ebenso gewirkt hätte, indem durch die plötzliche Herabsetzung des intraabdominellen Drucks Stauung in der restirenden Niere hervorgerufen worden wäre. Mit Rücksicht auf den obenerwähnten Todesfall an Urämie (Fall 17) nach Carbolintoxication, möchte ich glauben, dass auch hier, wo ja nach Lister verbunden wurde, das Carbol mitgewirkt habe.

Die in dem zweiten Fall lumbal ausgeführte „offene Cystenbehandlung" führte auch nicht zur Heilung, weshalb später der Cystensack exstirpirt werden musste.

---

[1]) Schüssler, Das neue Billroth'sche Verfahren zur Behandlung intraperitonealer Echinokokken. Beiträge zur Chirurgie (Billroth-Festschrift). Stuttgart 1892.

[2]) Wölfler, Archiv für klin. Chirurgie. Bd. 21.

Fall 40. F. S., 29 Jahre alt, Handarbeiterin. Eintritt: 6. April 1886. Hat nie geboren. Erkrankte zu Weihnachten 1884 mit Fieber, Erbrechen, Magenschmerz. Es bildete sich ein Tumor in der linken Weiche. Im November 85 und Februar 86 dieselben Erscheinungen, der Tumor blieb unverändert. Er war leicht beweglich, fluctuirte deutlich und ging nach rechts 3 Querfinger über die Mittellinie. Harnbefund normal. 9. und 11. April Sondirung der Ureteren, aus dem linken Ureter entleert sich selbst nach $^3/_4$ Stunden kein Tropfen. 10. Mai Lumbalschnitt. Fixirung der Cystenwand. Entleerung dünner eitriger Flüssigkeit. Im Inneren des Sackes mehrere Septa, kein Stein. Drainage. Naht. — Die Höhle liegt im Centrum der Niere, die normale Grösse hat und leicht verschieblich ist. Harn in normaler Menge und Beschaffenheit.

Bis October 1886 afebriler Verlauf. Nun wird die Secretion stärker, der Eiter riecht fötid. Man findet eine von der Höhle aus tiefer gehende Fistel; sie wird erweitert und drainirt. Harn oft eitrig. Ureterensondirung gelingt nicht. Daher am 29. November abermals Operation. Die Fistel in der Haut wird mit Jodoformgaze tamponirt und vernäht. Umschneiden derselben und Freipräpariren des Stranges gegen die Niere hin. Man kommt auf ein knolliges Gebilde, das seiner Grösse nach für die Niere angesehen wird. Die Loslösung von der Umgebung, speciell vom Peritoneum ist schwierig; öfters reisst dabei der Tumor ein und entleert Eiter. Nirgends ist eine Arteria oder Vena renalis zu finden. In der Tiefe liegt noch ein eigrosser, harter, flacher, vollkommen abgeschlossener Körper, der nicht mehr exstirpirt wird, wegen Erschöpfung der Patientin. Jodoformgazetamponade, Drainage. Täglich Verbandwechsel. Secretion reichlich. Der Harn wird klar, sauer.

Am 17. Februar 1887 wurde die Patientin entlassen. Sie war kräftig geworden und sah blühend aus. Später liess sich nur constatiren, dass sie Anfangs December 1895 noch am Leben war, doch war über ihr Befinden nichts Näheres zu erfahren.

Es ist hier nicht sicher festgestellt, ob bei der zweiten Operation die Niere wirklich mitexstirpirt wurde; ich rechne diesen Fall daher auch nicht zu den Nephrectomien. Diese Operation wurde wegen Hydronephrose fünfmal ausgeführt, dreimal transperitoneal, weil man fälschlich Ovariencyste diagnosticirt hatte, zweimal retroperitoneal.

Die drei erstgenannten Nierenexstirpationen endeten letal an Peritonitis suppurativa. Von den beiden lumbal Nephrectomirten starb der männliche Patient an Pyämie einen Monat nach der Operation, der weibliche Patient wurde geheilt. In einem Falle wurde die linksseitige Hydronephrose in einer Hufeisenniere sammt einem Stück Nierenparenchyms entfernt, also Nierenresection ausgeführt.

Untersuchen wir unsere Fälle von Hydronephrose auf die Ursache der Erkrankung hin, so fehlte in mehreren Fällen die Möglichkeit, diese Ursache zu ermitteln, da weder die Symptome

darauf hinwiesen, noch Exstirpation des Sackes oder Section statt-
fanden, die vielleicht eine Aufklärung gegeben hätten. Hierher
gehören die oben erwähnten Fälle angeborener Hydronephrose
(36 u. 37), sowie Fall 38. Aber selbst das anatomische Präparat
der exstirpirten Sackniere, sowie die Section blieben einmal die
Antwort auf unsere Frage schuldig (Fall 41). Bei einer 40jährigen
Bäuerin, deren Abdomen schon 3 mal punctirt worden war, diagnosticirte man Ovariencyste. 23. September 1893 Laparotomie.
Punction der Cyste, Entleerung mehrerer Liter gelbbrauner Flüssigkeit. Exstirpation der Cyste sammt der rechten Niere. Keine
Drainage, Tod nach drei Tagen an eitriger Peritonitis.

In allen übrigen Fällen fand sich dauernder oder temporärer
Verschluss des Ureters. Nicht immer liess sich der Grund hierfür
mit Sicherheit feststellen, doch liess er sich öfters vermuthen. In
dem oben berichteten Fall 40 war der aus der Blase entleerte
Urin klar und frei von pathologischen Beimengungen. Bei Katheterisirung des linken Ureters entleerte sich aber nichts, so dass wohl
der gesammte Blasenharn aus der rechten gesunden Niere stammte.
Nach der Operation aber fand sich Eiter im Harn. Nun trat wohl
nach dem Katheterisiren der Ureteren leichte Cystitis auf, so dass
man versucht sein könnte, auf sie den Eitergehalt des Urins zurückzuführen. Dagegen spricht aber der weitere Verlauf. Nach der
Exstirpation des hydronephrotischen Sackes (im November) wurde
der Harn sofort klar und wieder frei von pathologischen Elementen.
Bei Cystitis hätte der Eiter wohl noch angedauert, da sie kaum
durch die Exstirpation des Sackes geheilt worden sein dürfte. Viel
wahrscheinlicher ist mir, dass durch den prall gefüllten Sack (vor
der ersten Operation) der Ureter comprimirt wurde und dass,
als nach der Nephrotomie der Druck aufgehoben war, der Ureter
wieder wegsam wurde, und so ein Theil des eitrigen Cysteninhaltes
in die Blase gelangen konnte. Diese Eiterbeimengung musste aber
natürlich im selben Augenblick entfallen, als der secernirende Sack
exstirpirt war.

Vielleicht handelte es sich auch hier um Klappenbildung, wie
in dem Fall, der Wölfler seinerzeit zu seinen interessanten Untersuchungen über diesen Gegenstand veranlasste[1]). Hier ergab die

---

[1]) Archiv für klin. Chir. Bd. XXI.

genaue Besichtigung des exstirpirten Cystensackes als Ursache der Hydronephrose eine halbmondförmige Klappe, ähnlich einer Aorten- klappe, welche die Mündung des Harnleiters gerade bedeckte.[1] Ein andermal fanden sich Anomalien an den Nierengefässen, die wahrscheinlich als ursächliches Moment für die Bildung der Hydro- nephrose in Frage kommen.

Fall 43. T. P., 24 Jahre, Caféhauskassirerin. Eintritt: 6. December 1886. Hat nie geboren; seit 7 Monaten Geschwulst in der linken Bauchhälfte. Lang- sames Wachsthum ohne Beschwerden. Das Mädchen war leicht scoliotisch. Der Tumor wird als Ovariencyste angesehen. 11. December 1886 Laparotomie. Durch Punction wurden $4^{1}/_{2}$ Liter dünner, chocoladefarbener Flüssigkeit ent- leert. Man findet, dass die Cyste von der Niere ausgeht und exstirpirt diese daher mit. Am 13. December Tod an septischer Peritonitis.

Die gefüllte Cyste hatte die Grösse eines Kinderkopfes. Am oberen Pol war die obere Kuppe (etwa ein Drittel) der Niere erhalten. Hierher ziehen Arteria und Vena renalis. Letztere ist etwas anomal, indem sie sich gabelig theilt und einen Ast an die hintere, einen an die vordere Fläche der Niere sendet und so die concave Kante der Niere umfasst. Man findet ausserdem noch ganz nahe dem unteren Pol der Cyste, quer über den Ureter ver- laufend eine zweite Vene und Arterie. Die Vene war ein Ast der Vena renalis. Diese theilte sich nahe der Cava in zwei gleich- starke Aeste, deren einer direct zur Niere zog, während der andere fast parallel zur Cava zum unteren Pol des Sackes herabging. Die untere Arterie zweigte direct von der Aorta oberhalb der Theilungs- stelle ab. Der Ureter, der in seiner Wandung wenig verdickt und durchgängig war, ging etwas oberhalb der Gefässe aus dem Hydronephrosensack hervor (vgl. die schematische Zeichnung auf Taf. X.) Die beiden accessorischen Gefässe (Arterie und Vene) waren wohl nicht ganz so stark, wie die normal gelagerten; trotz- dem drängt sich aber die Vermuthung auf, dass durch sie der Ureter comprimirt wurde.[2] Dies ist um so eher denkbar, als die Scoliose im unteren Brusttheil sinistroconvex war, wodurch viel-

---

[1] Fall 42. 46 jährige Frau. Seit 5 Jahren Tumor im Abdomen, rechter- seits. Bisweilen kolikartige Schmerzen. Athembeschwerden. Billroth und Carl von Braun diagnosticirten: Ovarialcyste. 12. Juli 1876 Punction. Entleerung von 5 Litern brauner, zäher Flüssigkeit. Am 18. Juli Laparotomie, die zur Nephrectomie wurde. Lister-Verband. Am 21. Juli starb die Frau an eitriger Peritonitis.

[2] Aehnliche Fälle sind schon öfters beschrieben worden.

leicht bewirkt wurde, dass die Niere mit ihrem oberen Pol etwas
gehoben wurde, sowie ferner, da die untersten Lendenwirbel wieder
nach rechts abwichen, dass die abnorm abgehende Arterie etwas
mehr angespannt wurde.

Scoliose (und zwar höheren Grades) fand sich auch in einem
anderen Fall von Hydronephrose, welche intermittirend auftrat.[1])

Es handelte sich um eine 54jährige Frau, die nach einem Schüttelfrost
krampfartige Schmerzen in der linken Lende bekam (1881). Damals auch
Harnverhaltung und Bildung eines Tumors, der zumal bei Bettruhe zeitweilig
verschwand. Man diagnosticirte Hydronephrose und führte am 18. Januar 1895
lumbale Nephrectomie aus. Keine Drainage, die Wunde wird völlig vernäht.
Heilung reactionslos. Mitte November sah ich die Patientin wieder. Die Wunde
war völlig vernarbt. Die Urinsecretion normal, doch hat die Frau Schmerzen
in der rechten Seite. Hier findet man die Niere deutlich palpabel, aber nicht
beweglich. Die Patientin schnürt ihre Röcke sehr eng zu, was im Verein mit
der starken dextroconvexen Scoliose zur Senkung der rechten Niere geführt hat.

Der Tumor, eine Hydronephrose der linken Niere, wog $1\frac{1}{2}$ Kilogramm.
Das Nierenparenchym kaum $\frac{1}{2}$ Ctm. dick. Der Ureter war rabenfederkieldick,
mit engem Lumen, aber durchgängig. Er verlief vom unteren Pol der Hydronephrose bis zu der Stelle, wo er bei der Operation durchtrennt wurde nach aufwärts, um dann ·im Bogen nach abwärts sich zu wenden. Im aufsteigenden
Stück war er bindegewebig fest am Sack fixirt. Erst nach Lösung dieser
Adhäsionen konnte sich der Urin aus der Hydronephrose entleeren. Aller
Wahrscheinlichkeit nach war die Niere etwas beweglich und sank beim Gehen
und Stehen etwas herab, wodurch der Ureter an seiner Umbiegungsstelle (nachdem sich diese einmal gebildet hatte) oder vielleicht schon am Ursprung noch
mehr abgeknickt wurde, während die Knickung bei Bettruhe sich verminderte,
indem die Niere wieder an die normale Stelle zurücksank. Ob hier aber die
Beweglichkeit der Niere die Hydronephrose bedingte oder nicht eher die
Hydronephrose die Beweglichkeit in Folge des vermehrten Gewichts, will ich
dahingestellt sein lassen. In einem anderen Fall (47 s. unter Ren mobilis) war
sicher die Hydronephrose das Primäre. Die starke Skoliose mag wohl auch zur
Verstärkung der Abknickung, sowie zur Verdrängung der Niere aus ihrem Bett
beigetragen zu haben.

Einmal liess sich die Entstehung der Hydronephrose auf temporäre Steinbildung zurückführen. Nach dem Abgang der Steine
entleerte sich anfangs die Cyste, später aber blieb sie dauernd
bestehen, obwohl keine Concremente mehr zu finden waren. „Hier
musste nach dem ganzen Befunde angenommen werden, dass der
kindskopfgrosse Sack divertikelartig den sonst durchgängigen Ureter
komprimirte," sagt·Wölfler (s. oben Fall 39).

---

[1]) Erscheint ausführlich beschrieben von Zimmermann.

Haben wir bisher gesehen, dass der Verschluss des Ureters am Nierenbecken oder in seinem weiteren Verlauf sich fand, so gibt der nächste Fall ein Beispiel für den Verschluss am Ostium vesicale.

Fall 45. Johann A., 42 Jahre alt, Buchhalter. Eintritt: 24. Juni 1889. Aus gesunder Familie, acquirirte 1869 Lues. 1882 spürte er beim Heben einer schweren Last plötzlich ein Stechen in der rechten Nierengegend. Sofort danach war der Urin blutig und enthielt auch grössere Gerinnsel. Patient lag einen Monat zu Bett. Von Zeit zu Zeit trat seitdem, zumal nach stärkeren Anstrengungen Blut im Harn auf. Eine Carlsbader Cur war ohne Erfolg. So blieb es durch 6 Jahre. 1888 trat rechts im Bauch ein Tumor auf, knapp unter dem Rippenbogen. Die Beschwerden nahmen zu. Schmerzen, die von der Blase gegen die Geschwulst und gegen den Oberschenkel ausstrahlten. Anfangs wuchs der Tumor langsam und mehr nach unten, später schneller und gegen die Mittellinie hin. Man fand bei dem kräftigen, gut aussehenden Mann das Abdomen stark aufgetrieben. Von der Leberdämpfung durch eine handbreite Zone gedämpfttympanitischen Schalls getrennt bestand Dämpfung bis zum Darmbeinkamm. An zwei Stellen, oberhalb und unterhalb des Nabels, Fluctuation. Der Tumor ist palpatorisch nicht genau abzugrenzen. Starke Druckempfindlichkeit. Im Harn etwas Eiweiss, Indican, Eiterzellen und Bacterien. Man diagnosticirte rechtsseitige Hydronephrose und injicirte am 26. Juni, nach Punction und Entleerung von 5 Litern eitriger Flüssigkeit, Jodoformglycerin. Der bisher alkalische Urin wurde sauer, enthielt Jod und viel Eiweiss. Am 9. Juli wurde, da der Tumor die frühere Grösse wieder erreicht hatte, die lumbale Nephrectomie ausgeführt. Der Knabe starb am 23. Juli an Pyämie (starke Eiterung der Wundhöhle, metastatische Abscesse in den Lungen).

Der Ureter zeigte sich fingerbreit. In der Blase fand man nahe der rechten Uretermündung ein etwa taubeneigrosses Papillom, darunter ein haselnussgrosses, an der rechten Seitenwand zwei kleinere, alle mit einer dünnen Schicht von Phosphaten bedeckt. Der Tumor hat aller Wahrscheinlichkeit nach den Ureter (wenigstens zeitweilig) verschlossen und so zur Harnstauung im Ureter und Nierenbecken geführt. Ebenso dürfte die Hämaturie auf das Papillom zu beziehen sein. Bei der Operation fand man den Inhalt der Hydronephrose vereitert, wahrscheinlich durch aufsteigende Infection von der Blase aus.

Der letzte Fall von Hydronephrose endlich betraf ein Individuum, das mannigfache Hemmungsbildungen zeigte. Es war ein 28jähriger Arbeiter, bei dem Hypospadie, rechtsseitiger Kryptorchismus und, wie sich bei der Operation ergab, eine Hufeisenniere fand.

Fall 46. 1883 trat unter Schmerzen ein entepeigrosser Tumor auf. 1890 wurden die Schmerzen kolikartig, dauerten bis zu 2 Stunden, der Tumor wuchs rascher. Er sass in der linken Bauchhälfte, war respiratorisch nicht

verschieblich, glatt, fluctuirend, und ragte etwas nach rechts über die Medianlinie. Der Tumor liegt retroperitoneal. Spaltung des Mesocolon. Die nun
vorliegende Cyste wurde punctirt; man entleerte einen Liter chocoladefarbener
Flüssigkeit. Um die Cyste ausschälen zu können, musste in Nabelhöhe noch
ein Querschnitt durch die Bauchdecken nach links gemacht werden. Man
fand, als man die Cyste aufschnitt, dass sie von dem erweiterten Nierenbecken
gebildet war. Innig mit ihr verwachsen fand man eine zweite Cyste, die sich
sehr schwer loslösen liess. Als man bis zur Niere vorgedrungen war, erkannte
man, dass eine Hufeisenniere vorlag. Man trug nun, um die Cyste entfernen
zu können, einen Theil der Nierensubstanz mit dem Thermokauter ab. Starke
Blutung aus dem Nierenparenchym. Um diese zu stillen, wurden um die
Mitte der Hufeisenniere drei Ligaturen angelegt, und durch diese die Niere
vorsichtig zusammengezogen. Jodoformgazestreifen, partielle Naht.

Nach der Operation war der Patient stark collabirt, erholte sich aber
nach der Darreichung von Analepticis. Spontan ging Urin nur in spärlicher
Menge ab, auch mit dem Katheter konnten nur etwa 100 Ccm. trüben, dunklen
Harnes entleert werden; es bestanden Schmerzen im Unterleib. Am 29. Mai
Entfernung des Jodoformgazestreifens, der mit einer dünnen, blutig gefärbten,
nicht deutlich nach Urin riechenden Flüssigkeit getränkt war. Am 30. Mai
0,004 Gr. Pilocarpin. Starke Schweisssecretion, trotzdem Nachts Delirien.
Am 31. wurde in Narkose der Bauch wieder geöffnet und zwei der um die
Niere liegenden Ligaturen entfernt. Noch in derselben Nacht starb der Patient.

In einer hinter dem Peritoneum und zwar dem ausgezogenen Mesenterium
der Flexura sigmoidea gelegenen Höhle lag die Niere mit nach links und
vorne gerichtetem Becken. Sie war von missfarbigem, urinös riechendem Eiter
theilweise umspült. Am oberen und linken Rand fand sich eine breite, theilweise noch als verschorft erkennbare Abtrennungsfurche, um den unteren Pol
der Niere und das Becken eine Seidenligatur gezogen, aber nicht straff angezogen.

Der Tod erfolgte an Urämie. Da der linke Ureter undurchgängig, in
feine Stränge reducirt war, kann man nicht wohl annehmen, dass die Exstirpation der Hydronephrose an sich die Urämie bewirkt hätte. Viel wahrscheinlicher ist es, dass die Abtragung einer Partie secretionsfähigen Nierenparenchyms im Verein mit den um die Niere gelegten Ligaturen, die ja gewiss
einen weiteren Theil von Nierengewebe in der Secretion behinderten, das Auftreten der Urämie bewirkten.

Unter den Hülfsmitteln zur Diagnostik der chirurgisch wichtigen
Nierenerkrankungen spielt der Katheterismus der Ureteren
eine grosse Rolle. Obwohl schon Simon ihn nach Dilatation der
Urethra unter Leitung des Fingers ausgeführt hat, wurde er an
Billroth's Klinik erst geübt, als Pawlik seine Methode angegeben hatte. Nach ihm (und meist von ihm selbst) wurde 7 Mal
der Katheterismus versucht, er gelang aber nur 6 Mal. Er miss-

lang (Fall 6) dem Erfinder selbst 1 Mal. Damals war übrigens
der Harnbefund normal, es hätte sich also nur um die Feststellung
der Thatsache gehandelt, ob die zweite Niere überhaupt secernirt
oder nicht. Ein zweites Mal gelang die Sondirung nicht, als man
sie unter Leitung des Cystoskops ausführen wollte (Fall 21), doch
ergab schon die Endoskopie der Blase, aus welchem Ureter der
Eiter floss. Die übrigen Fälle vertheilen sich auf 3 Pyonephrosen,
1 Hydronephrose, eine Ureterfistel und 1 Adenom der Niere. [1])

Einmal wurde erst nach der Operation (Incision einer Pyonephrose: Fall 29) sondirt, um die Durchgängigkeit der Ureteren
zu prüfen. Bei den · andern Pyonephrosen (beide links) entleerte
sich auf der kranken Seite kein Harn, doch fand man 1 Mal einen
Eiterpfropf im Schnabel des Katheters. Der Urin der andern Seite
war 1 Mal normal, 1 Mal enthielt er Eiweiss in Spuren.

Auch in den andern Fällen fand man stets eine Differenz
zwischen rechts und links, aus der man in der Diagnose des
Sitzes der Erkrankung bestärkt werden konnte. Es entleerte sich
nämlich kein Urin (Fall 40, 17) oder nur sehr wenig (Fall 1)
aus der kranken Seite, während der Harn der andern Niere sich
als normal herausstellte. Wenn diese günstigen Resultate auch
die Vortheile der Methode erkennen lassen, so muss man doch
andererseits die Bedenken, die Israel[2]) erhoben hat, als völlig
begründet anerkennen. Zumal da dem Erfinder die Sondirung
nicht immer gelungen ist, erscheint es rathsam, die Anwendung
derselben auf ein Minimum zu beschränken.

VIII. Ren mobilis.

Zu den peinlichsten, wenn auch nicht gerade immer gefährlichen Erkrankungen der Niere gehört die Lageveränderung des
Organs, die man als Wanderniere bezeichnet. Ihre Häufigkeit ist,
wie Herczel[3]) hervorhebt, in den letzten Dezennien entschieden
in stetiger rascher Zunahme begriffen. Ohne die Thatsache leugnen
zu wollen, dass Wanderniere jetzt öfter beobachtet wird als früher,

---

[1]) Bei Männern wurde Ureterkatheterismus gar nicht versucht.
[2]) l. c. S. 348 ff.
[3]) Ueber die operative Fixation der Wanderniere. Wiener med. Wochenschrift. 1892.

glaube ich doch, dass das nur darauf zurückzuführen ist, dass man sie jetzt öfter diagnosticirt, die Beschwerden, welche durch sie hervorgerufen werden, auf die richtige Ursache zurückführt. Ferner ist auch nicht zu vergessen, dass die guten Erfolge der operativen Behandlung dieses Leidens die Patienten veranlassen, eher die Klinik aufzusuchen (von wo aus ja die meisten Beobachtungen veröffentlicht werden); geradeso wie die trefflichen Resultate der Bassini'schen Radicaloperation bei Inguinalhernien viel mehr Fälle zur Beobachtung bringen als früher, ohne dass man desshalb annehmen könnte, dass dieses Leiden jetzt häufiger wäre als früher.

Die Wanderniere findet sich vorwiegend (85—90 pCt.) bei Frauen. Unsere 9 Fälle betreffen dementsprechend auch nur weibliche Patienten. Dem Alter nach standen die meisten (fünf) zwischen 20 und 30 Jahren, die anderen waren älter. Man könnte nun daran denken, dass das Leiden bei diesen früher, also schon in den Zwanziger Jahren aufgetreten wäre, das liess sich aber in keinem Fall nachweisen. Stets war die rechte Niere beweglich, was ebenfalls den statistischen Angaben entspricht, nach denen diese Niere ungefähr 15 Mal häufiger betroffen wird als die linke.

Die ätiologisch als besonders wichtig hervorgehobenen Momente (Wochenbett, Lageveränderungen der Genitalien, Einfluss der Kleidung) lassen sich auch in unseren Fällen nachweisen. Fast alle Frauen hatten geboren[1]), drei sogar öfters. Eine von diesen hatte eine Zwillingsgeburt und später einen Zwillingsabortus überstanden, wobei gewiss durch die starke Ausdehnung des Abdomens die Fixationen der Niere gedehnt wurden, um nach dem Aufhören der Spannung um so mehr zu erschlaffen. Die meisten Kranken gehörten der arbeitenden Klasse an, dürften also während des Wochenbetts keine zureichende Pflege genossen haben, eine von ihnen hatte noch dazu einen 2 Monate dauernden Puerperalprocess durchgemacht. Bei der oben erwähnten Frau entwickelte sich nach dem Zwillingsabortus ein Prolapsus, bei einer andern bestand Myoma uteri. Nur bei einer Patientin dürfte das Schnüren (im engeren Sinn als Druck des Mieders auf die Leber) in Frage kommen (Fall 48), bei den übrigen hat nur der Zug der um die

---

[1]) Nur bei einer fehlt darüber eine Angabe.

Hüfte gebundenen Röcke, meist verbunden mit schwerer Arbeit (Taglöhnerin, Bäuerin, Fabriksarbeiterin) wirken können.

Während es sich 8 Mal um eine pathologisch nicht veränderte Niere handelte, fand sich in einem Fall in der Wandermiere eine Hydronephrose. Es war die Patientin, welche an Myoma uteri litt.

Fall 47. M. D. R., 37 Jahre alt, Näherin. Eintritt: 30. Juli 1894. Wegen des Myoms wurde sie $1^1/_2$ Jahre zuvor im Maria-Theresia-Frauenhospital operirt. (Retroperitoneale Stielversorgung nach Chrobak). Heilung per primam. Seitdem hatte die Frau oft Schmerzen in der rechten Bauchseite, gleichzeitig traten Magenbeschwerden auf. Sie wurde appetitlos, erbrach oft und magerte stark ab. Ihre Beschwerden wurden so unerträglich, dass sie selbst zur Operation drängte. Man fand eine leichte Verbreiterung der Herzdämpfung und accentuirten zweiten Aortenton, sonst aber nichts Bedenkliches. Der bewegliche Tumor im Abdomen rechts wurde als Wandermiere gedeutet. Am 1. August: Nephrorhaphie. Bei der Naht ging ein Nadelstich etwa $1^1/_2$ Ctm. tief ins Parenchym; sofort kam eine ziemliche Menge Urins in dünnem Strahl aus der Stichöffnung, so dass man eine ziemlich bedeutende Erweiterung des Nierenbeckens auf Kosten des Parenchyms annehmen musste. Als die Naht geknüpft war, floss nichts mehr ab. Die Blutung war minimal.

Etwa $3^1/_2$ Stunden nach der Operation bemerkte man, dass der Verband mit Blut getränkt war. Die Patientin war blass, der Puls schwach. Man brachte sie sofort auf den Operationstisch, entfernte (ohne Narcose) die Blutcoagula, fand aber nur einige ganz kleine Gefässlumina blutend, die man ligirte. Ausserdem noch Tamponade mit klebender Jodoformgaze. Im Bett wurde die Patientin dann mit heissen Tüchern bedeckt, Analeptica, Autotransfusion etc., — alles umsonst, $6^1/_2$ Stunden nach der Operation starb die Frau doch an Herzlähmung.

Die Obduction ergab: Starke Hypertrophie des linken Herzventrikels, Klappen intact; leichte, fettige Degeneration des Herzmuskels. Rechtsseitige Hydronephrose mit nephritischen Veränderungen in der verschmälerten Rindensubstanz. Linke Niere klein, gesund. Der rechte Ureter (von der Myomoperation her) im Beckenantheil in einer Ausdehnung von 5 Ctm. durch Seidennähte bis auf ein ganz minimales Lumen verengt, über dieser Stelle auf Fingerdicke ausgedehnt.

Hier hatte die durch die Nähte bedingte Verengerung des Ureterlumens zu Hydronephrose geführt und diese wieder hatte wohl die Entstehung der Wandermiere zur Folge, denn vor der Myomoperation waren keine darauf hindeutenden Symptome vorhanden. Gleichwohl dürften die oben erwähnten ätiologischen Momente hierbei auch mitgewirkt haben, denn wenn Hydronephrose allein die Entwicklung eines Ren mobilis bedingte, könnte man nicht so viele Hydronephrosen ohne diese Begleiterscheinung finden; ja meist ist es erst die Wandermiere, die durch Ureterknickung die Hydronephrose bewirkt. Die Hydronephrose hat aber auch weiterhin zur hochgradigen Hypertrophie und dann fettigen Degeneration des linken Ventrikels geführt. Diese war wiederum die nächste Todesursache; denn ohne diese Erkrankung des Herzens hätte die Anämie, welche durch die verhältnissmässig nicht sehr starke Nachblutung verursacht wurde, kaum so gefährlich werden können. Bedenkt man aber diesen Umstand, so kommt man zu der Ueberzeugung, dass die Patientin wohl jedem länger dauernden operativen Eingriff erlegen wäre; man darf also auch nicht annehmen, dass die Kranke etwa, hätte man rechtzeitig die Hydronephrose erkannt, durch eine Nephrectomie hätte gerettet werden können.

Von den Symptomen, welche durch die Wanderniere hervorgerufen werden, sind die Schmerzen oft in der Nierengegend localisirt und strahlen von hier gegen die Inguinalgegend aus, sie sind bisweilen krampfartig und nehmen besonders bei Bewegungen an Intensität zu (7 Fälle); oft werden sie aber von den Kranken in der Magengegend empfunden (Fall 55). Die Magensymptome (besonders Appetitlosigkeit, Erbrechen) treten ja auch oft so in den Vordergrund, dass die Patienten lange Zeit hindurch als magenkrank betrachtet werden. Dazu kommt bisweilen starke Abmagerung (bei uns bloss 4 Fälle), so dass nicht selten die Diagnose auf Carcinoma ventriculi gestellt wird. Bei zwei unserer Patienten war dies der Fall. Es wurde daher Laparotomie gemacht und einmal die Niere exstirpirt[1]), das andere Mal die Niere transperitoneal angeheftet[2]). Beide Male erfolgte der Exitus letalis.

Harnbeschwerden bestanden nur in einem Fall, wo nach stärkeren Bewegungen die Diurese erschwert war, gleichzeitig traten Oedeme an den Beinen auf, auch bestand Obstipation. (Fall 50. Es handelte sich um eine 23jährige Bäuerin. Seit 11 Monaten leidend. Nephrorhaphie am 5. December 1892.)

Betrachten wir nun die bei Ren mobilis möglichen operativen Eingriffe, Nephrectomie und Nephrorhaphie, so finden wir nur einen Fall von Nierenexstirpation (s. oben Fall 48). Der tödtliche Ausgang erfolgte an eitriger Peritonitis, ist also freilich nicht auf Rechnung der Methode zu setzen, denn die Peritonitis hätte ebensogut nach blosser Probeincision auftreten können. Die Operation wurde ausgeführt, ehe die Hahn'sche Nephrorhaphie bekannt ge-

[1]) Fall 48. 28jährige Frau, seit 5 Jahren krank. Gewicht mit den Kleidern 27½ Kgl. Tod an Peritonitis purulenta. Von Billroth, Wiener med. Wochenschr. 1884, kurz erwähnt.
[2]) Fall 49. 48jährige Bäuerin, seit 8 Jahren Magenbeschwerden. 4. September 1893 Laparotomie. Pylorus nicht erkrankt. Dagegen besteht Wanderniere. Diese wurde durch eine Nath, welche durch's Parenchym ging an die Bauchdecken der Mesogastrium (etwa in der vorderen Axillarlinie) fixirt (Bäuschchennaht). Tod nach 12 Tagen an eitriger Peritonitis.

worden war, sonst wäre es wohl richtiger gewesen, nicht zu exstirpiren, sondern nach Verschluss der Bauchhöhle in typischer Weise
die Niere anzuheften. Dies wäre auch in dem zweiten oben erwähnten Fall (49), in dem die Diagnose auf Pyloruscarcinom
gestellt war, indicirt gewesen, da die Fixirung mit einer einfachen
Naht von der Bauchhöhle aus kaum von Erfolg begleitet gewesen
wäre. Auch hier erfolgte der Tod an Peritonitis suppurativa.

Unter den übrigen 7 Fällen typisch ausgeführter Nephrorhaphie
findet sich nur ein Todesfall (47), und auch dieser darf, wie ich
oben ausgeführt habe, nicht der Methode zur Last gelegt werden.
Die restirenden 6 Fälle von Wanderniere wurden durch die
Nephrorhaphie dauernd geheilt. Interessant ist, dass Billroth
selbst die Nephrorhaphie (wenigstens an der Klinik) niemals ausgeführt hat.

Die Fixirung geschah 5 Mal mit Spaltung der Capsula renis
propria (ohne Resection) (Fall 50, s. oben).

Fall 51. 46jährige Fabriksarbeiterin. Seit mehreren Jahren leidend,
seit 2 Jahren zu schwerer Arbeit unfähig. Tumor sehr beweglich, beim Palpiren schmerzlos. Am 16. September 1893 Nephrorhapie.

Fall 52. 24 Jahre alt. Köchin. Vor 3 Jahren Geburt, Puerperalprocess.
Danach Schmerzen in der rechten Seite, die seit März 1890 stärker sind.
20. Juli 1894 Nephrorhaphie. Seit der Operation hat sie um 14 Kilogramm
zugenommen.

Fall 53. 30 Jahre alt, Stickerin. Zwillingsgeburt vor $6\frac{1}{2}$ Jahren, vor
$5\frac{1}{2}$ Jahren Geburt, vor 4 Jahren Zwillingsabortus. Seither Prolapsus uteri.
Erst im Juli 1895 liess sie sich ein Pessar geben. Nun wurde auch die
Wanderniere bemerkt. Nephrorhaphie 3. September 1895.

Hierher gehörte auch noch Fall 47 (s. oben).

Zweimal wurde auch die Resection der Capsula propria in
einer Breite von 4 bis 5 Ctm. ausgeführt.

Fall 54. 53jährige Taglöhnersfrau. Seit 4 Jahren beweglicher Tumor
im Bauch; sehr schmerzhaft. 19. September 1892 Nephrorhaphie. Die Frau
ist jetzt geistesgestört, so dass ihre Angaben nicht verlässlich sind, doch
wurde von Anderen constatirt, dass die Niere fix ist.

Fall 55: 30jährige Köchin. Seit etwa einem Jahr Magensymptome,
auch Erbrechen; niemals Harnbeschwerden. Nephrorhaphie 19. Juli 1894.
Seither keine Beschwerden, die Niere ist fix. Patientin hat abermals geboren.

Stets wurde die Niere mit dem früher für die Nephrectomie
angegebenen Schnitt freigelegt, die Fettkapsel wurde stumpf gespalten, die Capsula propria auf einer Hohlsonde. Als Naht-

material wurde stets Seide verwendet, ohne dass sich üble Folgen davon gezeigt hätten.[1]) Die Zahl der Nähte war wechselnd (zwischen 3 und 9), je nachdem Nähte angelegt wurden, die beide Kapselränder und Parenchym fassten, oder Nähte, die den hinteren Kapselrand und das Parenchym an die Vorderfläche, den vorderen Kapselrand an den lateralen Rand des M. quadratus lumborum fixirten. Die Wunde wurde niemals völlig verschlossen, sondern stets drainirt, entweder bloss mit einem Jodoformgazestreifen oder auch mit einem Drain. Diese wurden bald entfernt, die Wunde heilte meist rasch. Trotz der Drainage brauchten unsere Patienten kaum länger dauernde Bettruhe als die Herczel's, der nicht drainirt, nämlich ca. 4 Wochen. Eine Frau verliess schon nach 4 Wochen, die meisten nach 5 Wochen, nur eine nach 6 Wochen geheilt das Spital. Die seit der Operation verflossene Zeit ist wohl nicht sehr lang, doch glaube ich, dass man in den meisten Fällen schon von dauerndem Erfolg sprechen kann; gewiss in 2 Fällen, wo die Heilung seit 3, resp. $3\frac{1}{2}$ Jahren andauert. Ich glaube, dass auch unsere Resultate ermuthigen dürfen, die Nephrorhaphie öfters als bisher auszuführen, wenn die anderen, doch immerhin ungefährlicheren Mittel im Stich gelassen haben.

Wenn wir nun kurz noch die Endresultate aller Operationen zusammenfassen, so ergiebt sich, dass von den 30 Patienten, welche die Klinik gebessert oder geheilt verliessen, heute nur noch 18 sicher am Leben sind; 5 sind verschollen, doch ist einer von ihnen (unvollständig entferntes Sarcom) wohl als verstorben anzusehen. Die Ueberlebenden gruppiren sich in folgender Weise:

Art der Erkrankung:	Zahl	Zeitdauer seit der Operation. (Jahre).
Tumoren (Struma 1, Adenocarc. 2)	3	3, $2\frac{3}{4}$, 1
Ureterverletzungen	2	$3\frac{1}{2}$, 2
Pyonephrosen	3	12, $\frac{3}{4}$, $\frac{1}{2}$
Perinephrit.-Processe	2	5, 4
Hydronephrosen	2	$9\frac{1}{2}$, 1
Ren mobilis	6	$3\frac{1}{2}$, 3, $2\frac{1}{2}$, $1\frac{1}{2}$, $1\frac{1}{2}$, $\frac{1}{2}$

---

[1]) Nur in einem Falle (51) stiessen sich die Ligaturen successive ab, desshalb blieb lange eine Fistel bestehen.

Die 7 Verstorbenen sind aus folgender Tabelle ersichtlich:

Art der Erkrankung	Zeit nach der Operation	Todesursache
1 Adenom.	1 Jahr	Tbc. pulmonum
1 Myxosarcom	$1\frac{1}{2}$ Jahre	Abzehrung (Recidive?)
1 Adenocarc. (unvollst. entfernt)	2 Monate	—
1 Sarcom	$\frac{1}{2}$ Jahr	Recidiv
1 Nierenstruma	$\frac{1}{2}$ Jahr	Recidiv (?)
1 Fibrolipoma caps. adipos. . .	2 Jahre	Marasmus senilis (?) (72 Jahre alt)
1 Nierentuberculose	$9\frac{1}{2}$ Monate	—

Erklärung der Abbildungen auf Taf. X.

Fig. 1. Struma suprarenalis (Fall 12) bei schwacher Vergrösserung.

Fig. 2. Hydronephrose bei Gefässanomalien und Scoliose (Fall 43) (schematisch).

a. Punctionsöffnung.

V. Vena cava.

A. Aorta.

W. Wirbelsäule (punctirt).

XXXI.
Pathologie und Therapie der Harnabscesse.

Von

Dr. J. Lipowski,
Freiburg i. Br.

(Fortsetzung zu Seite 700.)

Den Gonococcus als Vorläufer benutzend, schreiten wir jetzt weiter hinan zur Betrachtung der blennorrhoischen Entzündung der Prostata und Blase.

Die Anatomie dieser Organe und deren Umgebung, und davon abhängig die Abscessentwickelung in ihnen ist so zusammengehörig, dass eine gemeinsame Besprechung von Vortheil sein dürfte. Die gesonderte Darstellung von derjenigen der Pars cavernosa und membranacea findet ihre entschuldigende Begründung in der völligen Unabhängigkeit dieser Abschnitte von einander in Bezug auf Anatomie und Pathologie.

Wenn man nach His (58) Blase und Harnröhre von vorn her der Länge nach aufschneidet, so erscheint die Grenze beider Bildungen durch einen ringförmigen, hervortretenden Wulst bezeichnet, den die neue Nomenclatur den Annulus urethrae Vesicae nennt. Je muskelkräftiger die Blase und je stärker contrahirt sie ist, um so kräftiger tritt auch der Ringwulst hervor, der den Anfangstheil der Harnröhre umschliesst. Hervorgerufen wird er durch die in gebogenen Schleifen den Harnröhreneingang umfassenden, kräftigen Muskelzüge.

Am einfachsten macht sich der Uebergang von der Blase zur Harnröhre beim Weibe. Indem das Trigonum Lieutaudi gegen den Harnröhreneingang sich zuspitzt, geht von ihm aus eine Anzahl von

fächerförmig convergirenden Schleimhautfältchen in die Harnröhre
über, welche in eine an der Rückwand der letzteren befindliche
Längsleiste, die Crista urethralis, sich fortsetzen. Der am Uebergang von der Blase zur Harnröhre befindliche Muskelring greift unter
allmäliger Verjüngung in die letztere über. An seiner Innenseite
entwickelt sich, vom Blasengrunde ausgehend, eine tief in die Harnröhre hinabreichende Längsfaserschicht.

Durch das Auftreten der Prostata compliciren sich beim Manne
die Verhältnisse des Harnröhreneinganges. Immerhin ist es nicht
schwer, die Einrichtungen im Beginne der männlichen Harnröhre
auf die der weiblichen zurückzuführen.

Der Annulus urethr. Ves. und der darunterliegende Muskelring treten im allgemeinen beim Mann viel kräftiger hervor. Auch
hier steigt ein System von Längsfalten durch das Orificium int.
aus der Blase in die Harnröhre hinab. Die hintere Gruppe dieser
Falten geht vom Trig. Lieutaudi aus und erreicht den Colliculus
seminalis, in welchem sich die Fältchen inseriren. Am stärksten
pflegt die mittlere dieser Falten zu sein, welche als Anfang der
Crista urethralis den medianen Zusammenhang der Uvula vesicae
mit dem Colliculus herstellt. Sehr auffallend ist bei muskel-
kräftigen Blasen das tiefe Zurückweichen des vom Prostatakörper
umschlossenen Harnröhrenabschnittes unter den Annulus urethralis.
Zum Theil schon über dem Colliculus und neben demselben findet
sich eine ausgeprägte Bucht.

Von den in Betracht kommenden Muskelschichten tritt die
innerste Längsmuskelschicht, wie das Rohr eines eingeschobenen
Trichters, tief in den Prostatatheil der Harnröhre hinab. Der
mächtige Wulst des Ringmuskels liegt über dem Drüsenkörper der
Prostata, grossentheils auch scharf davon getrennt.

Mit der Annäherung an die Harnröhre verliert der muskulöse
Ringwulst seine bestimmte Abgrenzung, und es zweigen sich Bündel
von ihm ab, welche in die Substanz der Prostata eindringen und
sich zwischen deren Drüsenlappen vertheilen. Vorn, wo der Drüsenkörper unterbrochen ist, legen sich unmittelbar an die Masse des
Ringmuskels, blattartig geschichtete Muskelzüge an, welche die
Vorderseite der Harnröhre umfassen.

Die drüsenhaltige Hauptmasse des Organes (Corpus glandulare)
umfasst als eine nach vorn geöffnete Spange den Anfangstheil der

Harnröhre. Der Schluss dieser Spange zu einem Ring wird durch Muskelgewebe hergestellt, das in seinen oberen Abschnitten aus glatten, in dem untern aus quergestreiften Fasern besteht.

Die Harnröhre, die diese Drüse durchbohrt, zeigt auf ihrer unteren Wand den Colliculus seminalis, einen rundlichen Vorsprung, an welchem Vesicula prostatica und die Ductus ejaculatorii sich öffnen, ferner eine längere, in die Harnröhre vorspringende Leiste.

Das Verhältniss der Drüsengänge zum interstitiellen Gewebe versteht man am besten, wenn man sich eine feste, aus Muskel- und festen Bindegewebsfasern bestehende Masse in Form der dreiseitig prismatischen Drüse vorstellt, in welche hinein sich vom Colliculus seminalis Ausführungsgänge mit den einzelnen Drüsenläppchen einsenken. Indem die Wandungen der Drüsenläppchen fest mit dem interstitiellen Gewebe verwachsen, geht scheinbar die Drüsenformation der Prostata verloren.

Das Epithel, womit die Drüsenblasen und Drüsengänge der Prostata ausgekleidet sind, ist nach Klein im allgemeinen ein einschichtiges Cylinderepithel. Je mehr die Drüsenausführungsgänge ihrer Mündung zueilen, desto enger werden sie und desto mehr ändert sich das cylindrische Epithel. In die 0,3 Mm. breiten Ausführungsgänge der centralen Drüsenmasse, welche fast ausschliesslich an der Basis des Colliculus münden, setzt sich das Uebergangsepithel der Urethra eine Strecke weit fort. Die Ausführungsgänge der übrigen Prostatadrüsen sind mit geschichtetem Pflasterepithel bekleidet.

Der Collic. sem. ist mit einem schönen, geschichteten Pflasterepithel bedeckt. Es ist dieses zugleich das Epithel der untern Wand der Urethra. Auch die Vesicula prostatica ist mit einem geschichteten Pflasterepithel ausgekleidet.

Wie in dem vorderen Theil der Urethra, so ist auch in der Prostata die Blutvertheilung von grosser Wichtigkeit für die Ansiedelung von Gonokokken. Eine exacte Beschreibung der Art der Gefässverbindungen, wie sie Klein von den vordern Abschnitten der Urethra uns gegeben, habe ich leider nicht gefunden. Wohl aber scheint mir eine Bemerkung Guyon's (59) und Albarrans von grosser Bedeutung für diese Frage. Nach ihrer Erfahrung schwillt die Prostata bei Harnstauung mächtig an und wird so für den Catheter oft ein unüberwindliches Hinderniss. Punctirt man jedoch vorher die Blase und beseitigt dadurch zugleich die venöse Blutüberfüllung der Prostata, so gelingt das Einführen der Sonde gewöhnlich überraschend leicht. Die Hyperämie der Prostata erklärt auch ihre leichte Verletzlichkeit und die bisweilen überreichen und anhaltenden Blutungen selbst bei dem sanftesten Catheterisiren.

Da wir der Empirie eines Guyon wohl trauen dürfen, so sind wir zu dem Schlusse berechtigt, dass die Blutvertheilung zwischen Prostata und Blase derart in Abhängigkeit von einander steht, dass die Venen der Blase das Reservoir des Blutabflusses aus der Prostata bilden. **Durch zwei Hauptmomente wird das normale Functioniren dieser Gefässeinrichtung gestört; durch vermehrte Affluxion in der Prostata und durch verminderte Abflussfähigkeit aus den Venen der Blase.** Die active Hyperämie der Prostata wird herbeigeführt durch alle die Gründe, welche Entzündung hervorrufen, und die Stauung in den Gefässen der Blase wird entweder bewirkt durch rein mechanische Compression der leichtwandigen Venen bei Harnstauung oder durch vermehrte Blutfüllung der Blasengefässe überhaupt, ein Zustand, der durch jede Entzündung erreicht wird. Und da alle Momente, welche die Resorption der Eitererreger und ihrer Ptomaine begünstigen, ihre Entzündung erregende Wirkung beeinträchtigen, so leisten alle die Momente, welche die Resorption stören, der Eiterung Vorschub.

Nicht nur Fremdkörper und Gewebsquetschung, sondern auch Circulationsstörungen, und zwar sowohl Störung des arteriellen Blutzuflusses, wie des venösen Blutabflusses bedingen eine locale Disposition zur Eiterung. Berücksichtigen wir die unterstützenden bereits erwähnten Momente, welche das hinter dem M. sphincter urethrae membranaceae stagnirende gonorrhoische Secret findet, jetzt noch erweitert durch die anatomischen Möglichkeiten zur Infection, die aus der Beschreibung der Prostata sich von selbst ergeben, und schliesslich die Blutstauung als Quelle des exsudirenden Flüssigkeitsstromes und günstige Verzögerung der Resorption, so verstehen wir ohne weiteres die häufig erfolgende Infection der Prostata mit Gonokokken, wenn die Barrière des M. sphincter geöffnet ist.

In der ersten Woche ist die Pars cavernosa bis ungefähr zum Bulbus von Gonokokken überschwemmt, die zweite Woche trifft den Bulbus, und in der dritten Woche ergreift nach Ueberschreitung

der Grenze die Infection den hintern Theil der Harnröhre, und in
70 pCt. der Urethritis posterior erkrankt nach Montagnon und
Erand die Prostata.

Thompson unterscheidet vier Stufen der Prostataentzündung
durch gonorrhoisches Virus.

1. Congestion der Prostata. Druck und Schwere im Perineum,
Völle im Mastdarm. Der Harndrang ist etwas gesteigert, die feste
Defäcation sehr schmerzhaft. Die Prostata ist gleichmässig oder
ungleichmässig vergrössert, druckempfindlich. Nach einigen Tagen
schwinden die Beschwerden, oder es tritt Entzündung ein.

2. Acute Folliculitis: sich steigernder Harndrang, der nur
wenige Stunden, höchstens einen Tag anhält. Contraction des
Blasenhalses beim letzten Tropfen Urin. Heben des Dammes bei
der Muskelkontraction verursacht riesige Schmerzen, die auf einen
Punkt gerichtet sind. In der nicht vergrösserten Prostata sind
einzelne Knötchen von Erbsengrösse fühlbar, die sich von dem
weichen Parenchym abheben.

3. Noch erhöhte schädliche Einwirkung in beiden Fällen erzeugt
parenchymatöse Entzündung. Unter Fieber, Schwinden der Secretion
aggraviren sich alle Erscheinungen. Das Uriniren durch Prostataschwellung erschwert, dünner Harnstrahl. Defäcation schmerzhaft.
Auch spontan heftige, reissende, bohrende Schmerzen am Damm,
die längs der Urethra, Mastdarm, Kreuz und Schenkel ausstrahlen.
Druck auf die geschwellte Prostata ist schmerzhaft. 5—6 Tage
nehmen die Erscheinungen zu. Nach einer Woche tritt entweder
Zertheilung ein oder

4. Abscedirung. Die Schmerzen werden grösser, pulsirend.
Schüttelfröste, namentlich abends. In 3—4 Tagen vom Rectum
aus Fluctuation nachweisbar. Die übrigen Erscheinungen abhängig
vom Durchbruch.

Rein empirich hat der geniale Practiker unsere Darstellung
der Gonokokkenwirkung bestätigt. Essentiell kennt Thompson nur
eine gonorrhoische Prostatitis. Die verschiedenen Bilder der Infection betrachtet er als Entzündungen verschiedenen Grades, deren
Gipfel die Eiterung ist.

Da nun ausserordentlich günstige Bedingungen zur florenten
Entzündung der Prostata gegeben sind, die sich selbst noch in
ihrer Wirksamkeit einander unterstützen, so werden wir in der

Prostata häufiger und ausgedehnteren Abscedirungen begegnen als
in irgend einem andern Abschnitt der Harnröhre, und daher sind
wir um so mehr veranlasst, uns um die Umgebung der Prostata
zu kümmern. Die Räume, die hier von Fascien und dem Peritoneum begrenzt werden, sind von solch immenser Bedeutung für
das Verständniss unzähliger Erkrankungen der Beckenorgane, dass
eine besonders ausführliche topographische Darstellung dieser Gegend
angezeigt ist. So viele Wege, die der Eiter von den verschiedensten
Organen in die verschiedensten Richtungen sich bahnt, erkennen
wir als vorgebildet, sie gewinnen an nothwendiger Gesetzmässigkeit,
und damit können wir die Möglichkeiten der Eiterausbreitung schon
vorher erwägen. Nicht also nur das Verständniss der fertigen Abscess-
ausbreitung ist an die Topographie des Beckens gebunden, d. h.
also auch der zweckmässige therapeutische Eingriff, sondern auch
die Prophylaxis.

Die Forschung der Art der Verbindung des Peritoneums mit
den Beckenorganen und dem Verbreitungswege des lockern Zell-
stoffes im Becken wurde erst wieder aufgenommen, seitdem man
den innigen Zusammenhang des Bindegewebes mit dem Lymphgefässsystem und seine Bedeutung als Verbreitungsweg für entzündliche Produkte erkannt hat. Um beides kennen zu lernen,
wurden nach Luschka (60) mit Erfolg drei Wege eingeschlagen.
Der erste Weg ist die anatomische Präparation; der zweite der,
an planmässig durch das in Alkohol gehärtete oder gefrorene
Becken geführten Schnitten die topographische Ausdehnung und
das anatomische Verhalten des Beckenbinbegewebes darzustellen;
der dritte Weg ist Injection von Luft oder flüssiger Masse in den
subperitonealen Raum.

Der erste Weg führte wohl zur Kenntniss der Existenz des
Beckenzellgewebes und seiner weiten Verzweigung, aber die verschiedene Festigkeit, mit welcher es an verschiedenen Stellen des
Beckens an den Unterlagen hält, und mit der es die Peritoneal-
platten selbst an verschiedenen Stellen verbindet, lässt sich mit
Messer und Finger nicht so genau eruiren, wie es für die Kenntniss
der Verbreitung z. B. von Eitermassen wünschenswerth erschien.

Einen festen Halt für die präparatorische Bestimmung des
lockern Beckenbindegewebes scheint mir Luschka unberücksichtigt
gelassen zu haben, die Fascien.

Er schreibt dem Peritoneum allein die flächenhafte Abgrenzung der Beckenräume zu, ohne daran zu denken, dass jedes Organ seine straffbindegewebige Umhüllung hat, die gleichfalls Grenzen für das Eitervordringen bilden. Freund, der den zweiten Weg der Forschung eingeschlagen hat, hält eine weitere Trennung des die Beckenorgane unmittelbar umgebenden Bindegewebes von dem Beckenbindegewebe überhaupt für wünschenswerth; er meint, dass man, wie von einem Parametrium, so auch von einem Paracystium, Paracolpium, Paraproctium sprechen könnte. Schliesslich haben wir nach der Definition des Fascienbegriffes uns wohl zu erinnern, dass die Beckenwände von strafferen Bindegewebszügen bekleidet sind, dass die Muskeln, Gefässe und Nerven des Beckens festere Hüllen von Bindegewebe besitzen, und alle flächenhaft ausgebreiteten Bindegewebslamellen helfen zur Begrenzung von einzelnen Räumen. Wir werden uns um so leichter in diesen zurechtfinden, wenn wir der Einschachtelungsmethode folgen d. h. zuerst die Grenzen der grösseren Räume uns aufsuchen und dann in diesen die kleineren verfolgen.

So schrittweise vorgehend, werden wir unter Leitung der gegebenen Organe und der Beckenanatomie uns leicht zurechtfinden.

Den scheinbar complicirten Verlauf des Peritoneums entwirren wir, wenn wir uns zunächst die Höhle des Abdomens und des Beckens von dem Bauchfell ausgekleidet vorstellen. Nun denken wir uns von unten her die Organe in den Sack eingestülpt. Mit dem Aufsteigen der Organe von unten her wird natürlich das Peritoneum vom Beckenboden abgehoben und zwar um so mehr als das höchste der emporhebenden Organe reicht. Daraus folgt, dass zwischen den Kuppen der aufsteigenden Gebilde Vertiefungen entstehen. Nehmen wir nun selbst die complicirten Verhältnisse beim Weibe. Das Bauchfell steigt an der Innenfläche der Bauchwand herab, schlägt sich an der Blase, die wir uns von unten her eingestülpt denken, nach oben herum, fällt hinter der Blase wieder auf ein tieferes Niveau, steigt wieder, durch den Uterus und seine Adnexe emporgetrieben, um dann wieder zwischen ihm und dem Rectum eine Ausbuchtung des Bauchfelles zu bilden. Stellt man sich ferner vor, dass der Uterus mit seinen Adnexen ein in die Breite gestelltes Organ vorstellt, so wird man leicht begreifen, dass die Peritonealfalte, die dadurch von dem Beckenboden abgehoben

werden muss, gleichfalls eine in die Breite gestellte Duplicatur
darstellen muss, die an den Seiten des Beckenbodens in diesen
übergeht.

Unter dem so angeordneten Peritonealsack breitet sich nach
Luschka um die vom Bauchfell freien Seiten der Beckenorgane
ein von Fett bald mehr, bald weniger reichlich durchsetztes Zellstofflager aus, welches in ununterbrochenem Zusammenhange die
zwischen der untern Peritonealgrenze und dem M. lev. ani befindlichen Interstitien einnimmt. Wenn man erwägt, dass der letztere,
ein Diaphragma pelvis darstellende Muskel, von beiden Seiten her
gegen die Medianlinie, welche man sich durch die Beckenebene
gelegt denkt, herabsteigt, also mehr und mehr von der Innenfläche
ihrer Seitenwände sich entfernt, dann wird es ohne Weiteres klar,
dass es das Cavum pelvis in einen über und in einen unter ihm
liegenden Raum sondert. Da nun aber das Bauchfell nicht bis
zur oberen Fläche des Lev. ani herabreicht, muss nothwendig
zwischen jenem und diesem ein Zwischenraum obwalten, sodass
also die zwischen den Levv. ani liegende Abtheilung des gesammten
Beckenraumes in ein Cavum pelvis peritoneale und in ein Cavum
pelvis subperitoneale zerfällt. Aber auch zwischen der unteren
Fläche des Lev. ani und den ihr zugekehrten Seiten der Beckenwand bleibt ein, namentlich lateralwärts sehr tiefer, von einem
Fettlager erfüllter Zwischenraum übrig, Fossa ischio-rectalis.

Von diesen drei Abtheilungen der Höhle des kleinen Beckens
nimmt das Cavum pelvis subperitoneale schon deshalb ein grosses
practisches Interesse in Anspruch, weil sein die bauchfellfreien
Seiten von verschiedenen Organen umgebender Inhalt sehr häufig
der Sitz von Abscessen ist, welche sich von da aus nach verschiedenen Richtungen Bahn brechen können. Dieser Inhalt besteht
nicht nur aus einem lockern, fettreichen Zellstoffe, welcher den
hohlen Organen ihre Ausdehnung gestattet und zugleich die Möglichkeit bedingt, dass das lose, mit demselben zusammenhängende
Bauchfell der Volumenzunahme jener Organe ohne Zerrung sich
anpasst, sondern im Cavum subperitoneale sind auch zahlreiche,
sowohl arterielle als auch venöse Gefässe, sowie Saugadern und
Lymphgefässe eingeschlossen. Namentlich bilden die colossal entwickelten Venengeflechte einen sehr bemerkenswerthen Bestandtheil,
welcher gewiss theilweise die Bedeutung einer leicht compressibeln

Umgebung der Beckenorgane hat, und welcher stets bereit ist, bei der Volumenabnahme der letzteren den leer gewordenen Raum sofort zu füllen. Es bedarf wohl kaum der Bemerkung, dass der fetthaltige, lockere Zellstoff des Cavum pelv. subperit. den ihm zugekehrten Umfang der Blase und des Mastdarmes nicht weniger umschliesst als diejenige Abtheilung des Uterus und der Scheide, welche in denselben eingesenkt oder — nach unserer Vorstellung — eingestülpt ist.

Das Zellstofflager um alle diese Organe stellt also ein ununterbrochenes Continuum dar. Wenn wir also nach Savage (61) eine Ebene von der Mitte der hinteren Fläche der Schamfuge zur Verbindungsstelle des 3. und 4. Sacralwirbels legen, welche den Uterus an der Verbindungsstelle des Corpus mit dem Cervix trifft, wird diese die Beckenhöhle in zwei Räume theilen, in den peritonealen und in den subperitonealen zellgewebigen Beckenraum. Den untersten Raum, die Fossa-ischio rectalis, haben wir bereits kennen gelernt, das Cavum peritoneale hat für unser Thema kein Interesse, folglich bleibt unserer genauern Darstellung nur das Cavum pelvis subperitoneale vorbehalten.

Dieser Raum, der also seinen oberen Verschluss durch das Peritoneum erhält, wird ausser durch den grössten Theil der Blase, des breiten Mutterbandes mit seinem Inhalt und dem Rectum von der Fascia pelvis bekleidet.

Bei der Darstellung des Verlaufes dieser für uns so wichtigen Fascie wollen wir zum grossen Theil Lesshaft's vorzüglicher Beschreibung folgen und seinen durch meisterhafte Präparation allein gewonnenen Befund durch Vergleich mit den gegebenen topographischen Daten auf einfachere Verhältnisse zurückzuführen suchen. Wir werden wieder erkennen, dass Lesshaft's scharfer Blick immer das Richtige gesehen und beschrieben, nur durch falsche Combination ein Labyrinth geschaffen hat.

Die Beckenfascie beginnt an der Innenfläche des absteigenden Schambeinastes, 30—35 Mm. unter dem oberen Rande der vordern Beckenwand, zu beiden Seiten der Synchondrosis pubis, in einer Entfernung von 6—8 Mm. von deren Mitte mit zwei stark ausgeprägten sehnigen Schenkeln (Ligam. puboprostaticum sive pubovesicale laterale,) die zur Harnblase gerichtet, vor dieser mit ihren inneren Theilen bogenförmig in einander übergehen; gewöhnlich enthalten sie Muskelfasern, die zur Harnblase gehen. Zwischen diesen beiden Schenkeln, der hintern Fläche der Sychondrosis pubis und der vordern untern

Wand der Harnblase vertieft sich die Fascia pelvis als sehr dünne Membran und stellt eine Grube dar von 6—9 Mm. Tiefe und 12—16 Mm. im queren und sagittalen Durchmesser.

Weiter beginnt diese Fascie, allmälig dem obern Rand der Beckenhöhle sich nähernd, längs der Innenfläche des horizontalen Schambeinastes bis zur Incisura obturat. Hier begrenzt sie mit einem freien concaven 15—17 Mm. langen Rande die innere Oeffnung des Canalis obt. von unten und entspringt weiter nach hinten gleich unter der Linea arcuata bis zur Articulatio sacroiliaca. Von hier richtet sich diese Fascie wieder mit einem mehr oder weniger ausgeprägten 35—45 Mm. langen etwas concaven die Vasa hypogastr. umgebenden Rande zum untern inneren Rande der ersten, vordern Kreuzbeinöffnung und gelangt endlich hier längs des Kreuzbeines bis zur Mitte oder dem untern Theile des zweiten Kreuzbeinwirbels. Von den Wänden der Beckenhöhle senkt sich die Fascia pelvis nach unten und innen bis zur Höhe der oberen Fläche der horizontal von vorn nach hinten gehenden vorderen Schenkel, um bald wieder etwas aufsteigend sich in der Umgebung der Aussenfläche des untern Theiles der Harnblase, hinter und über den Samenbläschen und dem Mastdarm zum obern Theil der Ampulla Recti zu verlieren.

Im tiefsten und untersten Theil der absteigenden Beckenfascie sieht man deutlich ausgeprägte sehnige Fasern, die von der Mitte des vorderen Schenkels beginnen und nach hinten und etwas aussen zur Spina ischii sich richten, wo sie sich verlieren. Das ist der Arcus tendineus der Fascia pelvis.

Die absteigende Beckenfascie bedeckt den obern Theil der Innenfläche des ganzen M. obt. int., nach hinten bis zum Rande des obern Sitzbeinausschnittes, nach unten bis zu der Stelle der Beckenfascie, wo von ihrer Aussenfläche die Fasern des M. lev. beginnen. Hinten werden vom entsprechenden Theil der Fascia pelvis die Wurzeln des Plexus ischiadicus und zwischen diesen theilweise der M. pyriformis, weiter nach vorn die Vasa hypogastrica und die hier entspringenden Gefässäste umfasst.

Von der Aussenfläche dieser Fascie, die nach obiger Darstellung etwa die Oberfläche eines Kugelsegmentes darstellt, dessen Schnittebene ungefähr die Neigung des Beckeneinganges hat, lässt Lesshaft jederseits drei Fortsätze ausgehen, zwei im Allgemeinen parallel in Sagittalebenen, die dritte in querer Richtung, die beiderseitigen inneren Fortsätze verbindend.

Der äussere sagittale Fortsatz beginnt von der Aussenfläche der Fascia pelvis, wo von dieser Fläche die Fasern des M. lev. ihren Anfang nehmen, und wo diese Fascie sich mehr nach innen richtet. Dieser Fortsatz richtet sich nach unten und etwas nach aussen, geht zuerst zwischen den Mm. lev. ani und obt. int. und weiter nach unten zwischen dem aufsteigenden (äussern) Blatt der die Fossa ischii rectalis auskleidenden Fascia analis und dem M. obt. int. und endigt, indem er sich in der ganzen vordern, untern und hintern Umgebung des letztgenannten Muskels befestigt.

Dieser Fortsatz wird unter und vor der Spina ischii durch die Nervi und Vasa pudenda durchbohrt, die sich weiter nach vorn zwischen diesen Fortsatz und das aufsteigende Blatt der Fascia analis lagern, folglich in der Aussenwand des Cavum ischio-rectale placirt sind. Im vordern Theil endigt dieser Fortsatz immer in der Umgebung des M. obt. int. am absteigenden Schambein- und aufsteigenden Sitzbeinaste.

Das ist leicht begreiflich, denn dieser Fortsatz der Beckenfascie ist weiter nichts als die Specialfascie des Obt. int., die infolge ihrer flächenhaften Ausbreitung wohl den Eindruck eines selbständigen Organs machen kann. Unter dieser Beleuchtung verstehen wir auch, wie diese Fascie von Gefässen und Nerven von hinten her durchbrochen werden kann. In Wahrheit ist das durchaus nicht der Fall, da diese Fascie in der Umgebung des M. obt. int. endigt.

Klarlegen müssen wir noch die Verhältnisse des Arcus tendineus zur Beckenfascie und zur Fascie des M. obt. int. Lesshaft identificirt den untern Rand der Beckenfascie mit dem Arcus tendineus der Fascia obturatoria.

His stellt den Zusammenhang anders dar. Nach seiner Beschreibung besteht die Fascia pelvis aus einem den M. lev. ani und theilweise den M. obt. int. bekleidenden Seitenabschnitt und aus einem an die Beckeneingeweide herantretenden Theil. An der Abzweigungsstelle des einen Theiles vom andern liegt der Arcus tendineus der Fascie, welcher vorn in das Lig. pubo-prostaticum lat. sich fortsetzt, hinten mit der Spina ischii verbunden ist.

Der Hauptmuskel des Beckendiaphragmas, der M. lev. ani, entspringt von der Rückfläche des Schambeines und einem sehnigen, der Fascia obturatoria eingewobenen Bogen, dessen beide Schenkel bis zum oberen Beckenrand (der hintere bis zur Linea terminalis) heraufreichen. Dieser Bogen ist der Arcus tendineus M. lev. ani. Der Ausschnitt des Bogens reicht in extremen Fällen bis fast in die Höhe des Canalis obtur.; in anderen Fällen steigt er an der Seitenwand des Beckens tief herab. Durch den Ausschnitt hindurch sieht man nach Wegnahme der bedeckenden Fascie ein Stück des M. obt. int. Mit der Fascia pelvis hat der Arcus tendineus M. lev. ani nichts zu thun, er wird von dem Arcus tend. Fasciae pelvis gekreuzt, und beide sind leicht von einander zu trennen. Auch Lesshaft hat den Bogen des Arc. tend. M. lev. ani wohl gesehen und beschrieben, aber, wie wie wir verfolgt haben, als untere Grenze der Beckenfascie. Nach His' Darstellung besteht also ein — normalerweise lumenloser — Raum zwischen der Fascia pelvis und der Fascia obturatoria. **Eiterungen also, die hierhin gelangen, können, ohne eine Fascie durchbrechen zu brauchen, das innere Fascienblatt abheben und zwischen dem innern und äussern Blatt emporsteigend, zum Foramen obt. gelangen.**[1])

Welchen Zweck dann der Arc. tend. fasc. pelv. erfüllt, vermag ich nicht einzusehen. Da aber, wie His bemerkt, allerdings mehr als Ausnahme wie als Regel, dieser Fascienstreifen einigen Muskelbündeln zum Ursprung dient, so könnte man in diesen straffen Bindegewebszügen vielleicht ein Rudiment eines Gebildes erblicken, das früher als Muskelursprung gedient hat. Dazu würde die Beobachtung Lesshaft's stimmen, dass in dem vordersten Theile des Arcus, dem Ligament. pubo-vesicale, vereinzelte Muskelbündel zu finden sind.

Wichtig ist die Grube, die zwischen dem Lig. pubo-ves. sich ca. 1 Ctm. tief hineinsenkt. Wir werden ihre Bedeutung noch schätzen lernen.

Der zweite sagittale Fortsatz, den Lesshaft unterscheidet, beginnt von der unteren Fläche der Beckenfascie, nach innen vom Ursprung des M. lev. ani.

Im vorderen Theil geht dieser Fortsatz längs der Seitenfläche der Prostata, richtet sich etwas nach aussen und befestigt sich an der Innenfläche des Ramus desc. pubis und ascend. ischii. Hinter dem M. transv. per. prof. verschmilzt der Fortsatz mit der Lamina prof. der Dammfascie. Gleich über dieser Verschmelzung und unweit vom Knochen wird der Fortsatz von den Nervi und Vasa pud. com. durchbohrt, die jetzt zwischen ihm und der Lam. prof. längs der äusseren Wand gelagert sind. Dieser starke Fortsatz lässt sich sehr gut von dem oberen Theil und der Seitenwand der Prostata lösen und ist nicht mit ihr verwachsen, sondern sogar durch Venengeflechte geschieden. — Weiter nach hinten bedeckt dieser Fortsatz die Seiten und hintere Wand des Mastdarmes. Zwischen diesem Fortsatz und der Aussenfläche der Ampulla recti ist lockeres Bindegewebe und Fett gelagert.

Man vergleiche mit dieser Beschreibung die Ursprungslinie und den Verlauf des Lev. ani nach His.

Während der Trichter des Beckendiaphragmas nach rückwärts

---

[1]) Einige Zeichnungen in den Erläuterungen der neuen anatomischen Nomenclatur von His veranschaulichen diese Verhältnisse auf das Beste.

durch seine Insertion am Kreuz- und Steissbein, sowie durch die
medianen Faserverschränkungen zwischen After und Kreuzbeinspitze
völlig verschlossen ist, bleibt in seinem vorderen, hinter der Schamfuge gelegenen Theile eine breitere Spalte, in welche beim Manne
die Prostata, beim Weibe die Harnröhre und die Scheide sich ein-
lagern. Der Muskel bietet in diesem vorderen Abschnitte noch bemerkenswerthe Eigenschaften.

Die Ursprungslinie der dünnen Muskelplatte bildet nämlich
jederseits hinter dem Schambein einen den Obturatorursprung umgreifenden Bogen. Die scharfen Ränder der beiden Levatoren
sind nicht zu-, sondern von einander abgkehrt und sehen
nach abwärts. Der mediale Abschnitt des Muskels bietet eine
stumpfe, beim Manne der Prostata zugekehrte Umbiegungsfläche.
Das umgebogene Muskelblatt liegt unmittelbar über dem Trig. uro-
genitale. Daher die scheinbare Verschmelzung der diesen Muskel
bedeckenden Fascie mit der Lam. prof., der Dammfascie, daher
auch die Durchbohrung der Fascie durch Gefässe und Nerven, wie
Lesshaft gesehen zu haben glaubt. Wie genau passt die längs
der Seitenfläche der Prostata hinziehende, sich etwas nach aussen
umbiegenden Fascie zu der His'schen Darstellung des Levator-
ursprunges. Wie die Levatores in ihren vorderen Abschnitten zwei
divergente mit nach aussen gebogenen unteren scharfen Rändern
versehene Platten darstellen, welche die Prostata zwischen sich
fassen, so auch die inneren Fortsätze der Fascia pelvis, die Lesshaft beschreibt, **so dass kein Zweifel sein kann, dass die inneren Fortsätze der Beckenfascie, die Lesshaft unterscheidet,
identisch sind mit den oberen Fascien der M. levatores.**

Der dritte quere Fortsatz dringt nach Lesshaft zwischen die Harnblase
und den Mastdarm ein, bedeckt hier nach vorn die Samenbläschen und die
hintere untere Wand der Harnblase, nach hinten die vordere Fläche des Mastdarmes. Von der Mitte der unteren Fläche dieses Theiles der Fascia pelvis
geht ein Fortsatz nach unten, zwischen die Prostata einerseits und die vordere
Wand des Mastdarmes andererseits und endigt, indem er mit der Lam. prof.
fasc. per. verschmilzt. Zu beiden Seiten verschmilzt dieser Fortsatz mit der
Innenfläche der innern Fortsätze, wo dieser von der Prostata zum Mastdarm
übergeht.

Dieser Theil der sog. Beckenfascie ist weiter nichts als diejenigen Abschnitte des Beckenbindegewebes, die Freund als Peri-
cystium, Periproctium etc. unterschieden wissen wollte.

Die Beckenfascie ist nicht in allen Theilen von gleicher Stärke und in gleich fester Verbindung mit dem Beckenbindegewebe.

Nach Holl ist die obere Bedeckung des Diaphragma pelvis nur im vorderen Abschnitt des Beckens bis zu den Stämmen der A. und V. hypogastrica als derbe und fibröse Membran ausgebildet. Dort steht das mächtige, adventitielle Bindegewebe jener Gefässe mit der Fascie im innigsten Zusammenhange, so dass die Gefäss-stämme mit dem dichten Bindegewebslager in der Beckenhöhle, ein gleichsam frontal gestelltes Septum bilden, welches dieselbe in eine vordere und hintere Abtheilung theilt. In der vorderen Abtheilung liegt die Blase, in der hinteren das Rectum. Diese Anordnung kann in sofern Bedeutung erlangen, als unter dem Peritoneum zwei Räume vorhanden sind, welche nicht in Verbindung stehen, und als der Uebertritt des Eiters von einem Raume in den anderen, wenn vielleicht auch nicht verhindert, so doch erschwert wird.

Betrachten wir nun im Zusammenhang die Bahnen, welche die von den Harnwegen aus vordringenden Abscedirungen einschlagen können.

Der bei weitem wichtigste Raum, dem wir in der Pathologie der Abscesse begegnen, die sich von dem hinter dem M. sphincter urethrae gelegenen Theil der Pars membranacea und der Prostata aus entwickeln, ist der von der Capsula prostato-urethralis (Lig. pelvico-prost. capsulare Retzii) eingeschlossene. Seine Grenzen sind: oben die Fascia pelvis, seitlich die Fascien der Levatores ani, hinten die Fascia prostatae allein, unten die Fascia sup. diaphr. urogen., vorn die Synchondrosis pubis.

Diese Kapsel ist nicht vollständig geschlossen, denn längs der Vena dorsalis penis kann man zum Rücken des Gliedes gelangen. Entzündungen und Eiterungen um die Prostata und den häutigen Theil der Urethra werden in diesem Raume zuerst sich ausbreiten können, und bei Erhaltung der fasciellen Wandungen können sie auf diesen Raum beschränkt bleiben. Ist die Spannung des Eiters in diesem Raume so gross, dass der Inhalt sich andere Wege sucht, so scheint der natürlichste der längs der Vena dorsalis penis zu sein. Dann kann die Prostata, die in ihrem vorderen Abschnitt unter Umständen sehr dünnwandig ist, nochmals durchbrochen werden oder ebenso die Pars membr., und der Eiter entleert sich in die Harnröhre. Ist das Gewebe der Prostata selbst bereits in die eitrige Einschmelzung ganz oder im hinteren Abschnitt aufgenommen, so kann die Fascia prostatae hinten durchbrochen werden, der Eiter gelangt in das Periproctium resp. in den Mastdarm selbst, oder die Eiterung kann seitlich den abgerundeten freien Rand des M. lev. umgreifen und in der Fossa ischio-rectalis erscheinen. In den beiden letzten Fällen erscheint der Abscess schliesslich in der Umgebung des Anus am Perineum. Es kann ferner sich in der Umgebung der Pars membr. die Abscedirung fortsetzen und dann entsprechend der den Bulbus urethrae umrahmenden Fascia diaphr. uro-gen. inf., vor dem Bulbus am Perineum zu Tage treten. In seltenen Fällen wird der Eiter die Möglichkeit verwirklichen, die wir eben erörtert haben, d. h. er wird sich zwischen der Fascia pelvis und der Fascia obturatoria emporschieben, die beiden Blätter entfalten und schliesslich bis zum Foramen obt. vordringen. Schliesslich kann die obere Decke der Höhle, die Fascia pelvis, durchbrochen werden, der Eiter gelangt in den zwischen Blase, hinterer Symphysenwand und Lig. pubo-ves. gelegenen Raum, steigt in dem lockeren Gewebe weiter nach oben und erscheint entweder im Cavum prävesicale oder in der Inguinalgegend oder durch den Nabel oder endlich selbst am Rande der falschen Rippen. Unmöglich ist es auch nicht, dass der Eiter auf seiner Wanderung zwischen der Fascie und dem Peritoneum letzteres einmal durchbricht und so in die Bauchhöhle gelangt.

Sehr selten wird der Abscess, wenn er die Beckenfascie in der Umgebung der Prostata überwunden, die frontal gestellte Barrière der mit den Gefässen und Nerven festverbundenen Beckenfascie durchbrechen und durchs Foramen ischiadicum hindurchtreten.

Alle diese jetzt sehr leicht erklärlichen Wege können von Abscessen in der Capsula prostato-urethralis eingeschlagen werden.

Segond führt für alle diese Möglichkeiten in der Praxis beobachtete Fälle als für uns brauchbare Belege an. Wir lernen aus der Statistik zugleich, wo die Eiterung den schwächsten Widerstand findet, wohin sie also am häufigsten wandern wird.

Segond (62) fand in 102 Fällen folgende Wege: in 64 Fällen in die Urethra, in 43 Fällen in das Rectum, in 15 Fällen am Perineum, in 8 Fällen in das Cav.um ischio-rectale, in 3 Fällen in der Inguinalgegend, in 2 Fällen durch das For. obt., in je 1 Fall durch den Nabel, durch das Foramen ischiadicum, am Rande der falschen Rippen, in die Bauchhöhle, in das Cavum Retzii.

Man erkennt aus der regellosen Aufzählung der Durchbruchswege des prostat. Abscesses, dass Segond nur — Statistik getrieben hat. Eine anatomische Erklärung dieser Wege hat er nicht gegeben, nicht einmal sich selbst, sonst würde er nicht in der Reihe der verschiedenen Möglichkeiten zuerst den Nabel, dann das For. ischiad. und dann wieder den Rand der falschen Rippen als Ziel der Abscedirungen angegeben haben.

Die leichtesten und mithin häufigsten Wege der Prostataabscesse sind also die, welche nur entweder durch das Prostatagewebe (mithin in die Harnröhre) oder noch durch die Fascia prostatae hindurchführen (d. h. entweder in das Rectum oder Periproctium).

Dann folgt der Leichtigkeit nach der Weg in das Perineum, entweder durch den Umweg über die Rectumumgebung oder als äussere Begleitung der Pars membr. oder schliesslich nach der Ueberwindung des Diaphragma uro-genitale. Da dieses, wie wir gesehen haben, aus einzelnen Muskelschichten besteht, die durch lockeres Bindegewebe meist deutlich getrennt sind, so ist die Möglichkeit gegeben, dass schichtweise dieses Hinderniss von der Eiterung genommen wird.

Ist ausser der Fascia prostatae noch die obere Grenze, die Fascia pelvis, zerstört, dann verbreitet sich der Abscess entsprechend den vorgeschriebenen Bahnen. Seitensprünge kann er nur nach Durchbruch durch die Fascie nach aussen oder durch das Peritoneum nach innen machen. Hat man sich diese Verhältnisse einmal klar gemacht, dann findet man sich sehr leicht in dem scheinbaren Labyrinth zurecht. Die Definition des Fascienbegriffes giebt uns den Ariadnefaden in die Hand.

Unter 17 Prostataabscessen, die Stoll (63) beschreibt, beruhen zehn auf gonorrhoischer Basis.

Viermal trat spontane Eröffnung des Abscesses in die Urethra ein, dreimal zugleich in die Urethra und Mastdarm, einmal in den Mastdarm und die beiden letzten wurden vom Damm incidirt.

Martin (63) hat 46 Fälle von Prostatitis im Anschluss an Gonorrhoe aufgezeichnet, die alle mit Eiterung endigten. Fünfzehn von diesen gingen theils durch spontane Eröffnung in die Urethra oder in das Rectum, theils infolge eines chirurgischen Eingriffes ohne andere Complication in Heilung über.

Lallemand (64) theilt folgenden Fall mit:

Ein Hauptmann zog sich zum zweiten Male eine Gonorrhoe zu. Während einer Reise tritt Urinretention und Priapismus ein. Katheterisation schwierig, ebenso die Miction, welche aber doch möglich ist. Der Durchtritt des ersten Urintropfens ist sehr schmerzhaft und mit heftigen Erectionen verbunden. Spontane Eröffnung eines Prostataabscesses in die Harnröhre. Besserung. Nach einigen Tagen entzündlicher Nachschub von Seiten der Prostata mit einem Gelenkrheumatismus. Spontane Eröffnung in das Rectum. Nach vier Monaten war die Gesundheit im Allgemeinen hergestellt, doch erfolgte inzwischen noch fortwährend intermittirende Eiterentleerung durch das Rectum von 3—4 tägiger Dauer.

Wie gefährlich die gonorrh. Prostatitis, nicht nur in Folge der Bauchfellnähe, sondern durch die Venengeflechte, welche die Drüse umspinnen, werden kann, beweist folgender Fall, den Jubiot (65) mittheilt.

Ein junger Mann sucht wegen einer Gonorrhoe das Hospital auf und stirbt nach zehn Tagen unter den Symptomen einer Pyämie, herrührend scheinbar von einer heftigen Urethralentzündung. Die Obduction ergiebt: Phlebitis des Plexus prostaticus. Metastatische Abscesse der Leber und Lunge, Eiteransammlung in den Muskeln des rechten Armes und dem Ellenbogengelenk der rechten Seite.

Nun ist ja klar, dass dieser Ausgang unzweifelhaft in Folge einer Mischinfection mit stärkeren Eitererregern erfolgte, wie wir überhaupt nicht verkennen dürfen, dass allen bisher mitgetheilten Prostataabscessen „auf gonorrhoischer Basis beruhend" der wissenschaftliche exacte Nachweis der Reinfection mit Gonokokken fehlt. Trotzdem verlieren die Krankheitsfälle nicht ihren Werth, da wir die Möglichkeit der gonorrh. Abscedirung der Prostata begreifen und aus den angeführten Beispielen nur die Bestätigung ziehen wollten, wohin der Abscess weiter greifen kann. Wir werden dann sehr leicht die Prostataabscesse in ihrer Genese und Gefahr überschauen, wenn wir auf die anderen Möglichkeiten der Entstehung zurückkommen.

Jetzt wollen wir zunächst den Gonococcus weiter auf seiner in den Harnwegen aufsteigenden Wanderung betrachten. Die Methode unserer Forschung ist uns gegeben. Zunächst müssen wir die histologischen Bedingungen zur Gonokokkeninvasion uns be-

trachten, theoretisch die Möglichkeiten der Infectionsresultate erörtern
und — uns damit begnügen.

Wohl weiss man, dass die Blase und weiter hinauf der
Ureter, das Nierenbecken und die Niere gonorrhoisch afficirt werden
können, doch die wissenschaftliche Untersuchung der Gonokokken-
verheerungen ist noch zu jung, als dass bereits diese dem Introitus
der Infection so entlegenen Organe unter dem Mikroskop ihre Veränderungen gezeigt hätten. Ueberdies ist die Gelegenheit, eine
gonorrhoisch frisch inficirte Blase oder Niere anatomisch zu untersuchen, noch seltener als die Möglichkeit, eine gonorrhoische Harnröhre zu studiren und zwar im selben Maasse, als Blase oder Niere
seltener afficirt ist als die Urethra. Es ist nicht unwahrscheinlich,
dass manche Cystitis und manche Pyelitis oder Pyelonephritis,
deren Aetiologie bisher unbekannt war, in dem Gonoccocus ihre
Veranlassung haben. Es muss der Zukunft überlassen bleiben, das
Chaos der aetiologischen Momente dieser Erkrankungen nach dem
Stande der vorgeschrittenen Wissenschaft zu lichten. Vorläufig
müssen wir uns mit der Theorie begnügen.

Das Epithel der Harnblase besteht nach Dogiel (66) aus vier
Schichten. Die Zellen der obersten Schicht zeigen sich in Isola-
tionspräparaten in Form von recht dicken Plättchen von unregelmässig polygonaler Gestalt. An jeder Zelle ist eine obere, etwa
$1/_3$ der Dicke einnehmende, helle, homogene, eine untere, stark
körnige Abtheilung zu unterscheiden. — Die Zellen der zweiten
Schicht sind verschieden gestaltet: bald sind es Gebilde, deren
oberstes Ende mehr oder weniger abgerundet ist, bald von unregelmässig cylindrischer oder cubischer Form. Die dritte Schicht besteht aus Zellen von langgestreckter cylindrischer Form, deren
unteres Ende sich verengt und, nicht selten in mehrere dünne Fortsätze gespalten, in das unterliegende Bindegewebe der Schleimhaut
eindringt. Die vierte Schicht ist aus kleinen runden oder spindelförmigen Zellen zusammengesetzt, die z. Th. zwischen den verengten, unteren Zellenden der dritten Schicht gelegen sind.

Die erste Schicht greift mit Vorsprüngen in die zweite ein.
Von der Unterfläche der zweiten Schicht gehen lange Fortsätze aus,
mit welchen sie bis in die dritte Schicht hineinreichen, von der
dritten Schicht greifen Auffaserungen des Zellleibes in das Bindegewebe hinein.

Zwischen den Epithelzellen werden beständig Leucocyten angetroffen, die die Oberfläche erreichen und in das Lumen gelangen können. Es ist leicht ersichtlich, dass die Gonokokken, die ein weiches, zartes Protoplasma oder weite, mit loser Kittsubstanz ausgefüllte Intercellularräume zur Invasion brauchen, dieses feste Gefüge der Blasenepithelzellen nicht leicht werden durchbrechen können. Der innige Zusammenhang der Zellenschichten, die durch Zellenfortsätze ineinander geflochten sind, bietet einen festen Wall gegen das Eindringen, doch nur zunächst; denn bald tritt die chemotactische Reizung der Gefässe in Wirkung; mit den Leucocyten, die nach Dogiel in fortwährender, langsamer Wanderung durch das Epithel begriffen sind, wird ein Flüssigkeitsstrom hindurchgeleitet, durch die Aufweichung wird das Epithel etwas gelockert, vielleicht sogar z. Th. abgestossen, die gonorrhoische Cystitis mit dem eitrigen „Secret" ist begründet.

Von der Art der Epithelien, die in dem Secret gefunden werden, könnte man ungefähr die Tiefenaffection schätzen. Bei längerem Bestehen beschränkt sich die Entzündung der Harnblase nicht allein auf die Blasenschleimhaut, was in acuten Fällen die Regel ist, sondern ergreift auch die submucösen Schichten und die Muskulatur selbst. In Folge dessen wird nach Krysiewicz (67) nicht nur die Schleimhaut dick und unnachgiebig, sondern auch die submucösen Schichten und die Muskelschicht durch die Einlagerung der entzündlichen Stoffe hypertrophisch. Für die Function der Blase resultirt aus diesen Veränderungen zweierlei: erstens vermag sich die Blase nicht mehr in den physiologischen Grenzen auszudehnen, und zweitens büsst der M. detrusor die Fähigkeit ein, durch kräftige Contractionen allen Urin zu entleeren; ein geringes Quantum bleibt trotz der noch so häufigen Harnentleerung in der Blase immer zurück. Nun ist aber der Urin durch die Beimengungen der entzündlichen Producte der Schleimhaut schon pathologisch verändert; er enthält mehr oder weniger rothe Blutkörperchen, Eiter, abgestossene Schleimhautepithelien. In Folge der Staung verfällt er rasch der ammoniakalischen Gährung, wodurch dann die phosphorsauren Salze niedergeschlagen werden. Der entzündliche Process wird bei solchem Inhalt intensiver und dadurch die pathologisch-anatomischen Veränderungen an der Blase und ihre Folgen für die Function des Organes noch bedeutender. So entwickelt sich mit der Zeit ein Circulus vitiosus, in welchem die Ursache als Wirkung, und diese als Ursache weiter fortarbeitet.

Die Praxis bestätigt unsere theoretischen Erwägungen. Die gonorrhoische Cystisis ist eine fast stete Begleiterin der Urethritis posterior. Der Zukunft bleibt die Entscheidung vorbehalten, ob auch Abscesse in der Blase durch Gonokokken erzeugt werden können. Die Theorie stellt diesen Ausgang der Infection in das Bereich der Möglichkeit.

Inwiefern der Ureter und die Harnwege aufwärts gonorrhoisch ergriffen werden, kann jeder sich analog den bisherigen Erörterungen die Antwort geben. Ueber die Theorie kommen wir vorläufig nicht hinaus.

Wir haben bisher nur die Gonokokkenwirkung in den männlichen Harnwegen berücksichtigt. Die·topographischen Verhältnisse beim Weibe differiren so erheblich von denen beim Manne, dass eine gesonderte Besprechung durchaus nothwendig ist. Wo die gleichen anatomischen Bedingungen vorhanden sind, d. h. also von der Blase incl. aufwärts, da treffen auch die gleichen Erwägungen zu, die wir für die Vorbedingungen der Infection beim Manne festgestellt haben.

Mit der Abweichung der Construction der weiblichen Harnröhre von der der männlichen ist naturgemäss auch eine andere Pathologie verbunden, auch in Bezug der gonorrhoischen Infection. Zur makroskopischen Anatomie, die wir aus Ilis' Beschreibung kennen, fügen wir die mikroskopische nach Klein.

Das Epithel ist in den obersten Abschnitten ein geschichtetes Uebergangsepithel, in den unteren Abschnitten ebenso wie im Vestibulum ein geschichtetes Pflasterepithel. Die Dicke des Epithels nimmt gegen das Orificium zu. An der Schleimhaut sind zwei nicht scharf gesonderte Partien zu unterscheiden: Mucosa und Submucosa; in dieser letzteren liegt das aus einem mächtigen Venennetz gebildete cavernöse Gewebe. Das Gewebe der Mucosa erscheint an zahlreichen Stellen mit Lymphkörperchen ähnlichen Zellen infiltrirt, ja oft ist diese Infiltration so mächtig, dass die Mucosa nur aus einem zarten Netzwerk besteht, das mit den zelligen Gebilden vollkommen erfüllt ist. Die Schleimhaut enthält ebenso wie die männliche Glandulae urethrales, die gegen das

Orificium urethrae häufiger sind, als in den oberen Partieen, und darin liegt der einzige Unterschied in der Localisationsmöglichkeit des Gonococcus. Im Uebrigen finden wir dieselben Vorbedingungen zur Infection: ein mehrschichtiges Epithel, eine zarte Mucosa, eine cavernöse Blutvertheilung und schliesslich noch Epitheleinsenkungen in Form der Glandulae urethrales.

Auch ein Analogon zu den Lacunae urethrales der männlichen Harnröhre finden wir in dem weiblichen Organ. Schneidet man nach Schüller (68) die Harnröhre weiblicher Individuen von vorn auf und breitet die Fläche auseinander, so sieht man eine Reihe von länglichen Furchen und Erhebungen auf der Harnröhrenschleimhaut. Dieselben convergiren nach der unteren Umwandung der Harnröhrenmündung. Besonders auffallend sind zwei seitliche und ein mittlerer Längswulst, welcher letzterer in der Fortsetzung der Spitze des Trig. Lieutaudi gelegen ist. Zwischen diesen Längswülsten sind Lacunen vorhanden. An der Stelle, wo die seitlichen Längswülste auf der Hinterwand der Harnröhre nach der Mittellinie umbiegen, sind zwei symmetrisch gelegene, runde oder spaltförmige Oeffnungen zu bemerken, welche von einem Randwulst umgeben zu sein pflegen. Die Oeffnungen liegen darum oft wie auf einem kleinen Hügel. Durch jede der beiden Oeffnungen gelangt die Sonde in der Richtung der beiden Längswulste in ziemlich weite und lange Kanäle, welche Schüller als Urethralgänge von den erwähnten Lacunae unterscheidet. Hinter der Mündung, welche für eine Sonde von 1 Mm. Durchmesser leicht durchgängig ist, erweitert sich jeder Kanal bis auf 2, 3 oder 4 Mm. Durchmesser, um in dieser Weite zu verbleiben oder sich allmälig zu verjüngen. Die Sonde kann 0,5—1 Ctm., sehr häufig auch 2—2,5 Ctm. vorgeschoben werden. Besonders entwickelt sind diese Urethralgänge in der Zeit der vollen Geschlechtsthätigkeit bei 20—35jährigen Personen, ferner während der Gravidität und im Puerperium, sowie bei entzündlichen Vorgängen der betreffenden Gegend. Bei geschlechtsreifen Frauen hat Schüller die Gänge nie vermisst. Die mikroskopische Untersuchung ergab, dass die Urethralgänge Sammelröhren von Drüsen sind. Diese sind solche derselben Art, wie sie von der übrigen Harnröhrenschleimhaut bekannt sind.

Die histologischen Bedingungen zur Gonokokkeninvasion sind

also in der weiblichen Harnröhre fast in gleicher Anzahl und
Schärfe gegeben wie in der männlichen. Doch verschiedene Gründe
erschweren beim Weibe die Einnistung des Gonococcus. Die
weite, kurze, in steiler, fast senkrechter Richtung verlaufende weibliche Urethra, die von einem kräftigen Muskelgürtel umgeben, ohne
Windungen und Ausbuchtungen herabläuft, treibt den Urinstrahl,
das Lumen reinigend, kräftig hindurch. Die als Reservoir für
Gonokokken dienenden Epitheleinsenkungen, deren Mündungen
beim Manne nach hinten, also dem Harnstrahl entgegen gerichtet sind, schauen in der weiblichen Urethra nach vorn, bieten
also dem Nährmaterial des Urins kaum Gelegenheit zum Eintritt;
ihr Inhalt wird also auch nicht durch den eingeschleuderten Urin
in das Drüsengewebe hineingepresst, die Gewebe lockernd und in
ihrer Lebensfähigkeit störend. Diesen wichtigen Unterschieden ist
wohl der viel seltenere Abscess der weiblichen Harnröhre zuzuschreiben. Nur ganz chronische Erkrankungen werden, da der
wichtige Bundesgenosse, der Harn mit seinem Drucke und seinen
Nährstoffen in den Krypten fehlt, endlich die Gewebe bis zur
Abscedirung reizen.

　　Ernest Hermann (69) berichtet einen derartigen Fall. Eine
47jährige Frau gab an, vor 17 Jahren von ihrem Manne mit
Gonorrhoe angesteckt worden zu sein. Seit drei oder vier Jahren
litt sie an Schmerzen beim Wasserlassen und beim Coitus und
ferner quälte sie Harndrang. Bei der Untersuchung fand sich der
Introitus vaginae durch eine derbe, fleischige Geschwulst zwischen
der vorderen Vaginalwand und der Harnröhre ausgefüllt. Der
Urin musste mit dem Catheter entleert werden, bei der zweiten
Catheterisirung ging eine kleine Quantität Eiter und Blut ab. Die
Anschwellung nahm ab, vergrösserte sich nach einigen Tagen aber
wieder. Nach Dilatation der Urethra mit den Hegar'schen Instrumenten fühlte der Finger an der vaginalen Seite der Urethra eine
erbsengrosse Oeffnung, die in eine wallnussgrosse Abscesshöhle
führte.

　　Die geringere Gefahr, die der Gonococcus der weiblichen
Urethra im Vergleich zu dem männlichen Organ bringt, wird mehr
als ausgeglichen durch die mannigfachen Wege der gonorrhoischen
Infection äusserst gefährlicher Regionen (Tuben, Peritoneum).
So hat die Neuzeit diesen interessanten Microorganismus, dem man

bis vor einem Jahrzehnt eine bescheidene Rolle in der menschlichen Pathologie zugeschrieben, in seinen so gefährlichen Eigenschaften z. Th. erkannt. Ich sage „zum Theil"; denn das in
exacter Forschung noch sehr junge Studium vermag noch nicht die
ganze Wirkungsbreite des Virus zu überschauen.

2. Die Bedeutung der Tuberculose des Uro-Genital-apparates für die Abscessbildung.

Wir begegnen hie und da interessanten empirischen Ver-
knüpfungen, denen noch der wissenschaftliche Boden fehlt. Vielfach hat man erkannt, dass Gonorrhoe und Tuberculose einander
entgegen arbeiten, und zwar derart, dass die Gonokokkenwirkung
die präparatorischen Vorbedingungen schafft zur Invasion der Tuberkelbacillen. Am meisten geeignet zur Aufnahme und Cultur der
Tuberkelbacillen ist dasjenige Organ, das Weigert als Stapelplatz
für septische und pyämische Stoffe bezeichnet, das in mehr als
der Hälfte der Fälle von Septichämie und Pyämie diesbezügliche
Erscheinungen bietet, in welchem ferner Jani (70), selbst in scheinbar gesundem Zustande bei Phthisikern, Tuberkelbacillen gefunden
hat, nämlich die Prostata.

Wir haben gesehen, welch' grosse Rolle die Prostata in der
Pathologie der Gonorrhoe spielt, und wenn wir zu allen diesen
Betrachtungen noch die Bemerkung Ziegler's hinzufügen, dass
gerade die Prostata auch bei Rotz eitrige Entzündung sehr häufig
zeigt, so werden wir zur Bestätigung unserer theoretischen Erörterungen, die wir an die anatomische Einrichtung bei Gelegenheit
der Gonokokkenfrage angestellt, noch mehr geneigt.

Die Beobachtung des Zusammenhanges zwischen Gonorrhoe
und Tuberculose ist schon häufig gemacht worden.

Martin erwähnt, dass in 46 Fällen von gonorrhoischer Prostatitis zweimal sich eine Tuberculose des Genitalapparates anschloss.

Simmonds theilt mit, dass nach anamnestischen Daten für
die Entstehung der Genitaltuberculose in 26 Fällen elf! Patienten
an Gonorrhoe gelitten hatten. Die Möglichkeit ist bei solcher Erfahrung nicht zu leugnen, dass, wenn bei prädisponirten Individuen
durch gonorrhoische Processe die vitale Energie der Gewebe herab-

gesetzt wird, nun die Tuberkelbacillen einen günstigen Nährboden
für ihre Entwickelung finden.

Ein Krankheitsfall, den Krzywicki (71) anführt, ist wohl
zur Bestätigung dieser Annahme geeignet.

Ein Patient hatte in letzter Zeit eine Gonorrhoe acquirirt.
Im Verlaufe derselben waren die ersten Erscheinungen von Seiten
der Prostata eingetreten, und einige Wochen später zeigten sich
die ersten Symptome eines tuberculösen Kleinhirntumors.

Die Prostata besitzt eine solche Affinität für das tuberculöse
Virus, dass Krzywicki das überraschende Phänomen constatiren
konnte, **dass in 15 Fällen von Tuberculose des männlichen
Uro-Genitalapparates die Prostata 14 mal afficirt war.**
Vergegenwärtigt man sich nun, dass der Tuberkelbacillus gewöhnlich auf dem Blut- resp. Lymphwege — wie sollte er sonst in
das Peritoneum, in die Knochen, Gelenke etc. gelangen? — in die
Gewebe verpflanzt wird, so liegt der Schluss nahe, dass die Prostata zuerst das Virus an sich reissen und von hier aus weiter
verbreiten wird. Und in der That stellt Krzywicki auf Grund
seiner eigenen und fremder Erfahrungen den Satz auf, dass die
Prostata bei Weitem am häufigsten tuberculös erkrankt, dann folgt
beim Manne der Nebenhoden und dann die Niere.

Beim Weibe ist die Häufigskeitscala: Tube, Niere, Uterus und
Scheide.

Nun hat Hanau (72) experimentell festgestellt, dass auch
von aussen her die Tuberculose in den Körper eingeführt werden kann.

Es gelang ihm, durch Einführung tuberculöser Massen in die
Urethra eines männlichen Meerschweinchens locale Tuberculose zu
erzeugen. Es starb einige Monate später mit zwei tuberculösen
perforirenden Geschwüren am Penis, Tuberculose der Urethra und
Blase, Tuberculose der Inguinal- und Retroperitonealdrüsen. Niere
und Genitalien waren frei.

Auch Klebs (73) spricht von der Möglichkeit einer direkten
Ansteckung der Prostata mit Tuberkelvirus von aussen her — vielleicht im Anschluss an eine gonorrhoische Infection — jedenfalls
aber durch den Beischlaf. Ist nun irgend ein Abschnitt des Uro-
Genitalapparates tuberculös erkrankt, dann erfolgt die Verbreitung
entweder von der Blut- resp. Lymphbahn in den ‘Wänden der
Harnwege oder von dem Lumen aus. Für die erste Entwicklungs-

weise spricht nach Krzywicki der Befund an Knötchen im subepithelialen und musculären Gewebe in den Harnwegen; für die
zweite die Beobachtung einer oberflächlichen tuberculösen Nekrose
oder oberflächlich gelagerte Bacillen. Es ist nun klar, dass bei
der Wanderung des Bacillus in dem Uro-genitalapparat diejenigen
Organe ihre Attractionskraft äussern werden, welche auch primär
am häufigsten den Bacillus bergen. Also Prostata, Nebenhoden
und Niere werden auch secundär am häufigsten afficirt sein.

Wie oft überhaupt der uro-poetische Apparat tuberculös erkrankt, darüber erfahren wir die beste Statistik von Heiberg (74).
Unter 2858 Sectionen fand er unser Gebiet in 84 Fällen erkrankt,
also in ca. 3 pCt.! Davon waren 29 (16 männliche, 13 weibliche)
als primäre, 55 (33 männliche, 32 weibliche) als secundäre anzusprechen. Bei den primären Erkrankungen waren die Harnorgane
allein 4 mal, die Geschlechtsorgane allein 10 mal, das gesammte
System 15 mal betroffen, bei den secundären waren die betreffenden
Zahlen: 14, 21, 18.

Wir haben also die bemerkenswerthe Thatsache zu constatiren,
dass bei der secundären Erkrankung die Harnorgane viel häufiger
betroffen sind. Der Grund liegt wohl in der Uebermittelung durch
die Blutbahn. **Trotzdem sind pathologisch-anatomisch auch bei
der secundären Form die ersten Niederlassungen der Tuberkelbacillen nicht in der Rinde, sondern in den Papillen und den
nächstliegenden Theilen der Nierenkelche zu finden.**

In Bezug auf den auf- und absteigenden Gang der Infection
sprechen die Zahlen des Autors durchaus dafür, dass bei der secundären Tuberculose der Harnorgane dieselbe zuerst in den Nieren
auftritt und dann nach abwärts geht.

Die ulceröse Nierentuberculose ist sehr oft nur einseitig (unter
15 primären Erkrankungen 7 mal, unter 30 secundären 17 mal ein-
einseitig. Dazu stimmen genau die Zahlen Steinthal's (75), der
unter 24 Fällen die zweite Niere 12 mal gesund fand); sie beginnt
regelmässig an den Papillen oder im Blindsack, an dem Uebergangsepithel zwischen Nierenparenchym und Ausführungsgang. Der
locale Character des Processes ist auch angedeutet in der lobulären
Anordnung der Tuberkel; kommt es zu grösseren Abscessen, so
hängen diese fast ausnahmslos mit dem Nierenbecken zusammen.

König stimmt mit diesem Resultat vollständig überein. Auch

er behauptet, dass bei der Majorität der unter dem Namen der Nephrophthise bekannten und mit diesem Namen voll characterisirten Bilder es sich so zu verhalten scheint, dass zunächst die Marksubstanz erkrankt, dass sich an den ersten Erkrankungsherd neue Tuberkelconglomerate nach der Substantia corticalis hin entwickeln, und dass sich so ein immer sich vergrössernder, nach der Rindensubstanz breiter werdender Herd entwickelt, welcher jedoch erst dann, wenn er nach aussen durchbricht — der seltenere Vorgang — oder wenn er durch die Papille den Nierenkelch und dann das Nierenbecken erreicht, in jenes Stadium kommt, welches dem Arzt als Nephropyelitis vor Augen tritt.

Israel (76) veröffentlicht mehrere gelungene Operationen von Nephrophthisen. In einem Falle war die Niere mehr als doppelt vergrössert. Eine Anzahl geschlossener, mit käsigen Massen gefüllter Höhlen von Wallnuss- bis Kleinhaselnussgrösse prominiren über die Oberfläche. Das Nierenbecken ist in einen grossen, mit tuberculösen Membranen ausgekleideten Sack verwandelt, die Kelche dilatirt, ulcerirt.

In diesem Stadium findet nach König (77) fast immer eine Verbreitung des Processes von dem Nierenbecken nach dem Ureter statt, zum Theil wohl durch continuirliches Wachsen der Bacillen und der Tuberkel in die angrenzende Schleimhaut hinein, zum Theil auch, wie man annimmt, durch das Herabfliessen des Harns in den Ureter und in die Blase. Denn es giebt Fälle, bei welchen der ganze Ureter bis zur Blase und diese selbst an seiner Einmündungsstelle tuberculös degenerirt ist und wieder solche, bei welchen ein Stück des Harnleiters frei, und tiefer unten die Schleimhaut wieder ergriffen ist. In den ganz characteristischen Fällen beschränkt sich nun die Tuberculose nur auf den Harnapparat und Steinthal hat solche Fälle mitgetheilt, bei welchen sie sich durch die ganze Harnröhre bis zur Glans ausdehnte. Steinthal ist auch der Ansicht, dass der männliche Genitalapparat durchaus nicht etwa häufig bei dieser Form, der descendirenden Tuberculose, ergriffen werde. Am häufigsten ist auch nach ihm die Prostata ergriffen, seltener die Nebenhoden und Hoden.

Für die Bedeutung der Hodentuberculose ist es von der grössten Wichtigkeit, ob es auch eine ascendirende Form der Erkrankung giebt, welche durch den Samenstrang aufwärts nach

Harnröhre und Blase, nach Ureter und Nierenbecken, wie nach
der Niere die Tuberculose weiter trägt, ob bei Prostata- und
Blasentuberculose eine aufsteigende Erkrankung vorkommt. Ausser
den klinischen Beobachtungen, welche positiv diese Frage entscheiden, spricht hierfür noch die Analogie der acuten Processe.

Wir wissen, dass die ascendirende, acut eitrige, putride Pyelonephritis so ausserordentlich häufig ist, wir wissen, dass bei
Gonorrhoe nicht nur in descendirender Form der Hoden, sondern auch
in ascendirender: Blase, Ureter und Nierenbecken erkranken; dass
das tuberculöse Virus in dem Samenstrang aufwärts in die Harnröhre und Blase gelangt, nimmt nicht Wunder, da dieser Weg der
normale ist für die Samenflüssigkeit. Schwieriger war, sich vorzustellen, wie die Bacillen durch den Ureter in das Nierenbecken
hineingelangen könnten. In der Norm ist die vesicale Oeffnung
des Ureters fest verschlossen. Die Lippen der Wandung, die, wie
man cystoscopisch beobachten kann, nur im Augenblick sich öffnen,
wo in bestimmten Zwischenräumen eine geringe Harnmenge ausgestossen wird, sind fest geschlossen. Der schräge Verlauf des
Endtheils zwischen den Schichten der Blasenwand, der mit Leichtigkeit durch die Spannung, welche der Inhalt des Behälters auf
seine Wand ausübt, geschlossen wird und schliesslich die Engigkeit
des ganzen Harnleiters, der noch dazu, ausser während der Ausstossung von Urin, kein hohles Rohr, sondern einen Strang darstellt, dessen Lumen geschlossen ist, machen den Rückfluss von
Flüssigkeit aus der Blase in den Ureter höchst unwahrscheinlich.
Diesen scheinbaren Widerspruch zwischen der anatomischen Einrichtung und der klinischen Erfahrung haben zuerst Guyon (78)
und Albarran zu lösen versucht.

Nach experimentell erzeugter Retention fanden sie eine Dilatation der Ureteren. Diese erklärten sie als secundäre Erscheinung,
nicht durch Forciren der Ureterenmündung von der Blase aus,
sondern dadurch entstanden, dass umgekehrt der Ureter bei seiner
allmälig erlöschenden Peristaltik, die von der Niere aus vernichtet
wird, nicht mehr den Gegendruck der Blase überwinden könne.
Kohlepartikelchen, welche diese Forscher in die Blase injicirten,
wollen sie nach Unterbindung der Urethra immer erst nach sehr
langer Zeit im Ureter und im Nierenbecken aufgefunden haben, zu
einer Zeit, wo durch secundäre Veränderungen Blase und Ureter

eigentlich nur ein einziges Behältniss bilden; in der gewissermaassen stagnirenden Flüssigkeit könnten die Partikelchen zufällig
aufsteigen, während Mikroorganismen vermöge ihrer Eigenbewegung
allerdings leichter in den Harnleiter gelangen könnten. Der Inhalts-
austausch wäre hiernach das späte Resultat des von oben her
wirkenden anhaltenden Druckes, der vorher das Ostium uretericum
erweitert haben müsste.

Dadurch wäre vielleicht die Fortleitung der Entzündung von
der Blase in das Nierenbecken bei intensiver, lange bestehender
Harnstauung erklärt, aber nicht die Thatsache, dass Niere und
Blase durch die gleiche Ursache erkrankt sind, während die
Schleimhaut des vermittelnden Stranges oft nicht die geringste
Spur des Auf- oder Absteigens eines pathologischen Processes
aufweist.

Einen sehr hübschen Erklärungsversuch haben Lewin (79)
und Goldschmidt auf experimentellem Wege gegeben.

Sie injicirten Milch und Farbstofflösung in die Blase von
Kaninchen und beobachteten darauf die durch Laparatomie freigelegten Ureteren. Sie fanden, dass bei Anwendung eines hohen
Druckes keine Spur von Flüssigkeit in die Ureteren eindringt,
wohl aber bei einem fortdauernden, mässigen, gleichen Druck,
durch den die Blase nur wenig ausgedehnt wird. Die Untersucher
konnten am Ureter zunächst peristaltische und antiperistaltische
Bewegungen nachweisen, worauf die Flüssigkeit ihren Weg von der
Blase durch den Ureter nahm. Auch bei künstlicher Retention
wurde, sofern die Blase contractionsfähig war, ein Aufsteigen des Blaseninhaltes in die Ureteren beobachtet. Der antiperistaltische Vorgang ist nach Lewin und Goldschmidt wohl
nur erklärbar, wenn man annimmt, dass der Ureterenmund, **der
biologisch unabhängig ist von der Blase,** sich primär öffnet
und der Einfluss, der dieses veranlasst, rückwärts weiter wirkend,
auch eine antiperistaltische Welle auslöst. Hat sich diese aber
einmal gebildte, so ist es physikalisch leicht erklärlich, dass
Flüssigkeit aus der Blase in dem Augenblick, wo die Mündung
nicht mehr fest schliesst, in das Nierenbecken tritt. Die Kräfte,
die dann wirken, sind: Capillarität des Ureters, Luftleere in ihm,
seine antiperistaltische Kraft, der Reiz, der diese auslöst und die
Druckkraft der Blase. Der Reiz ist nach der Ansicht der beiden

Autoren z. Th. der in den Ureter eintretende Urin. Thiere, welche mit Hafer ohne Wasser gefüttert werden, weisen unvergleichlich weniger lebhafte Ureteren auf als solche, die Kohl als Nahrung erhalten. Im letzteren Falle besteht eine ziemlich beträchtliche Harnfluth. Ferner: drückt man auf die Niere, dann erfolgt eine Ureterencontraction. Unmittelbar darauf erfolgender Druck ist wirkungslos, nach einiger Zeit ist der Erfolg wieder positiv. Die Annahme liegt also sehr nahe, dass der in den Ureter eindringende Urin eine Zusammenziehung bewirkt. Und nun kann die antiperistaltische Bewegung in demselben Sinne gedeutet werden. Schafft der vom Nierenbecken aus eintretende Harn Peristaltik, so wird der von der Blase aus aufdringende durch Reizung analoger, wahrscheinlich nervöser Gebilde, Antiperistaltik veranlassen müssen. Wie der Darm, sind derartige contractile Organe auf Bewegungen nach zwei Richtungen eingestellt, wenngleich nur eine die regelmässige ist.

Ausser den Consequenzen, die wir später bei der Symptomatologie und Prognose der Abscesse in den Harnwegen aus diesen Erörterungen folgern werden, können wir vorläufig folgende Schlüsse ziehen.

Es ist erklärlich, dass infectiöse Stoffe aus der Blase in den Ureter resp. in das Nierenbecken gelangen können. Nothwendig sind gewisse Vorbedingungen. **Es muss eine leichte gleichmässige Harnstauung bestehen und die Blase muss reizbar und contractionsfähig sein,** damit sie in demselben Augenblick, da der Ureter sich öffnet, durch einen kräftigen Druck die Spannung des in dem Harnleiter herabsteigenden Flüssigkeitsstromes überwinden kann. Diese Bedingungen sind ausser bei Stricturen, Prostatahypertrophie, acuter Schwellung und spastischen Zuständen **noch im ersten Stadium der Cystitis** erfüllt, wo die entzündlichen Veränderungen zwar die Reizbarkeit der noch kräftigen Blase erhöht, ihre Muskulatur aber noch nicht organisch geschädigt haben. **Wir kommen auf diesem Wege zu dem scheinbar paradoxen Schlusse, dass die grösste Gefahr der von der Blase aufsteigenden Entzündung in dem Anfangsstadium der Blasenerkrankung vorhanden ist. Später, wenn die submucösen und muskulösen Schichten entzündlich infiltrirt sind, reicht die Kraft der Blase nicht mehr aus,**

**den Druck der in dem Harnleiter herabsteigenden Flüssig-
keit zu überwinden.**

Eine Ausnahme von dieser so wichtigen Regel bildet die tuberculöse Cystitis. So wenig Triumphe bis jetzt leider die Behandlung der tuberculösen Blasenkatarrhe zu verzeichnen hat, so rel.
gering sind häufig die Zerstörungen der Blase. König erwähnt
einen Patienten, welcher seit vielen Jahren an Tuberculose der
Prostata und Harnblase leidet und welcher ausser dem katarrhalischen Harn und etwas gesteigertem Harndrang überhaupt keine
Erscheinungen zeigt. Häufig hat König mit der Entfernung einer
tuberculösen Niere einen jahrelang bestandenen tuberculösen Blasenkatarrh beseitigt.

Wir können daraus schliessen, dass die Veränderungen der
Blase durch Infection mit Tuberkelbacillen häufig sehr lange gering
sind. **Im Gegensatz zu den Cystitiden anderer Aetiologie
bietet also die tuberculöse Blasenentzündung sehr lange Zeit
die Gefahr, das Virus in aufsteigender Richtung fortzuleiten.**

Nun wäre ja die Gefahr nicht besonders bedeutungsvoll, wenn
die ältere Anschauung Recht behalten hätte, dass die Tuberculose
der Blase ein ausserordentlich seltenes Vorkommniss sei. Doch
nach König's fester Ueberzeugung werden wohl die Hälfte aller
der Erkrankungen, bei welchen die Entleerung von Eiter und
Schleim aus der Blase das Hauptsymptom ist, durch Tuberculose
hervorgerufen.

Eigenbrodt (80) sagt, dass, während man früher eine primäre Tuberculose der Blase, wenn man überhaupt die Existenz
einer solchen zugab, als eine ausserordentlich seltene Affection
betrachtete, man in neuerer Zeit erkannt hat, dass diese Affection,
wenn auch nicht sehr häufig, doch lange nicht so selten ist, als
man früher annahm.

In nicht so sehr seltenen Fällen verursacht eine Blasentuberculose hochgradige klinische Erscheinungen zu einer Zeit, wo auch
bei genauester Untersuchung bei dem Patienten die tuberculöse
Erkrankung irgend eines anderen Organes nicht nachzuweisen ist.
Die häufigere Ausführung des hohen Blasenschnittes mag zu dieser
Erkenntniss beigetragen haben. Und es ist wohl viel häufiger, als
man nach der Zahl der Veröffentlichungen schliessen sollte, vorgekommen, dass wegen Harndrang, Blasenblutungen und Schmerzen,

also wegen Erscheinungen, die auf die Anwesenheit eines Tumors hinwiesen, die Blase durch den hohen Schnitt eröffnet wurde und sich schliesslich nur Ulceration oder auch nur ein tuberculöser Katarrh der Blasenschleimhaut fand, dessen Bedeutung nicht erkannt wurde. Dass wohl viele Fälle dieser Art, wo die Eröffnung der Blase durch den Medianschnitt vom Damm her vorgenommen wurde, gleichfalls in ihrer eigentlichen Bedeutung nicht erkannt worden sind, lässt sich nur vermuthen, nicht feststellen.

Eigentliche Bedeutung für die gefährliche Beziehung zwischen Blase und Nierenbecken hat nur die Tuberculose der Blase, welche entweder primär entsteht oder von der Prostata resp. Hoden fortgeleitet wird. Der Blase droht von der tuberculösen Niere weniger Gefahr. König hat Fälle beobachtet, wo Jahre lang der tuberculöse Eiter die Blase passirte, ohne hier gefährliche Spuren zu hinterlassen. Gefahrbringend für die Blase ist also die Tuberculose der Prostata und des Hodens, wo durch Contiguität der Process sich weiter bildet. Es ergiebt sich daraus von selbst, wo wir die Ulcerationen in der Blase am häufigsten zu erwarten haben, nämlich von der Umgebung des Colliculus seminalis ausgehend, in der Gegend des Trigonum Lieutaudi, und da auch die Ureterenmündung in dieser Gegend liegt, so werden alle fortgeleiteten tuberculösen Ulcerationen das Trigonum Lieutaudi treffen.

Beresowski (81) erwähnt einen Fall, wo der Blasenhals rundum von einer Eiterhöhle umgeben ist, welche einerseits mit dem Blaseninnern, andererseits, und zwar mit sieben Oeffnungen, mit dem Mastdarm communicirt. Nach dem Blaseninnern besteht ein Schleimhautdefect, welcher von dem entleerten Theil der Prostata bis zum oberen Rand des Trigonum reicht. Die Samenblasen sind vollständig zerstört. In der Niere sind käsige Herde. Dagegen ist in den Lungen keine Spur der Tuberculose vorhanden. Im Urin waren Tuberkelbacillen nachgewiesen. Welch' colossale Zerstörungen die Tuberculose, von der Prostata ausgehend, in den Harnwegen bewirken kann, beweist der Befund Soloweitschick's (82).

Die Schleimhaut der Harnröhre, von ihrer Mündung bis auf 45 Mm. rückwärts, bildet eine exulcerirte Fläche mit verschiedenen, mehr vertieften Stellen, die theils noch merkliche Ränder zeigen. Weiterhin sieht man auf der Schleimhaut feine Knötchen, die theils schon durch Einschmelzung im Centrum in Geschwürchen übergehen. Zwischen diesen finden sich auch einige vollkommen ausgebildete Geschwürchen, die mit ihrem tiefen und scharf begrenzten

Rande Schankergeschwüren ganz ähnlich sehen; eines dieser Geschwüre, mit einem Längsdurchmesser von 9 Mm. und einer Breite von 4,5 Mm. hat die Schleimhaut ganz durchbrochen und sich zwischen Corpus cavernosum urethrae und —penis einen Herd gebildet, der von aussen her nur durch die Haut und die zellige Scheide der Rute bedeckt war. An der untern Wand der Pars prostat. urethrae und des Blasenhalses fand sich ein Loch, das 31 Mm. im grössten Längsdurchmesser und 18 Mm. in der Breite haltend, in einen Herd führt, der sowohl die Prostata als beide Samenbläschen ausgehöhlt hat. Die Wandungen der Höhle, wie auch die Ränder der Oeffnung sind theils von fetzigen Gewebsmassen, theils aber von frei daliegenden blassgelben Tuberkelmassen gebildet.

Anders die primäre Blasentuberculose. Auf dem Wege der Blutbahn kann der Tuberkelbacillus an jeder beliebigen Stelle der Blase sich niederlassen.

Schatz (83) berichtet einen Fall von tuberculöser Blasenulceration an der vorderen Innenwand, etwas über der Symphyse, etwa thalergross. In einem andern Falle beobachtete er ein Geschwür hinten oben in der Blase, ca. 5 Ctm. im Durchmesser. Nach mehreren Monaten war das Ulcus um das Dreifache grösser geworden, mit der unteren Grenze fast bis an das Trigonum Lieutaudi reichend. Die gleiche Möglichkeit zur Infection auf dem Blutwege bietet die Harnröhre.

Stockher fand bei einem 21 jährigen Manne, der keine Lungenschwindsucht hatte, an der Wurzel des hochgradig ödematösen Penis zwei Fistelöffnungen, die von Ulcerationen umgeben waren. Diese hatten interminirte, zackige Ränder und in der Tiefe Granulationen von „typisch tuberculösem Aussehen". Im Geschwürseiter liessen sich Tuberkelbacillen nachweisen.

Die Tuberculose kann also jede Strecke in den Harnwegen befallen, wenn auch die Prostata und die Nieren die Prädilectionsstellen bilden.

Die Veränderungen, die der Bacillus auf der Schleimhaut erzeugt, sind typisch. Wenn man den gewöhnlichen, allgemein anerkannten Eitererregern die Fähigkeit zuschreibt, alle drei Hauptbestandtheile der Gewebe: Zellen, die verschieden modificirte Grundsubstanz und die Gefässe zu reizen, so steht den Gonokokken in der Regel die gefässirritirende Kraft am meisten zu — daher ihre chemotactische Fernwirkung — und den Tuberkelbacillen die Reizung der Bindegewebszellen. Diese gerathen bei Invasion der

Bacillen in aussergewöhnlich lebhafte Wucherung, es bilden sich kleine — nach Virchow submiliare — Knötchen, und so sehr herrscht die Zellenproliferation vor, dass alle anderen Bestandtheile verdrängt, zum Schwund gebracht werden. Ob durch die Zellenwucherung (die so intensiv vor sich geht, dass die Zellleiber nicht der Schnelligkeit der Kerntheilungen folgen können, so dass multinucleäre, sog. Riesenzellen entstehen), die comprimirte Grundsubstanz resorbirt wird oder zum Aufbau der neuen Zellen dient, ist unentschieden. Mit der Zerstörung der Zwischenmasse veröden naturgemäss auch die Gefässe, und da das neu erstehende Gebilde bei der dichtgedrängten Zellenmasse auch wenig ernährende Lymphspalten besitzt, so sind die Knötchen dem Untergange geweiht. Die flüssigen Bestandtheile der absterbenden resp. abgestorbenen Zellen werden resorbirt, es bleibt eine feste Masse zurück, die schliesslich zu einer käsigen Substanz erweicht und zerfällt. So entsteht das kleine tuberculöse Geschwür. Durch Aneinanderlagerung der Knötchen nach allen Dimensionen entstehen grössere Knoten, und durch deren Zerfall grössere Ulcerationen. Ist durch reichere Gefässentwickelung für bessere Ernährung gesorgt, dann ist die Lebensenergie der proliferirten Zellen eine grössere, es bilden sich fungöse, schwammige Massen. Diese können, von den Harnwegen ausgehend, einen Abscess vortäuschen; Englisch (84) unterscheidet eine derartige Periurethritis tuberculosa externa, bei der die Ausbreitung der Entzündung ausserhalb der Fascia propria per. geschieht im Gegensatz zu der Periurethr. tub. int., bei der der Krankheitsherd nach innen von dieser Fascie, im Bereich des häutigen Theiles der Harnröhre, der Prostata und Samenwege gelegen ist. Die erstere kommt nach seiner Ansicht nur bei tuberculösen Individuen vor. Sie beginnt mit einem Ausfluss chronischen Characters, zeichnet sich aus durch geringfügiges Secret und Resistenz gegen jegliche Behandlung. Ohne besondere Erscheinung beginnt eine Schwellung am Damm mit allmählichem Durchbruch. Die Schwellung geht bis in den Penis oder Scrotum aus, lässt aber die Umgebung des Anus stets frei. Bei ihrer Vergrösserung rückt sie der Haut näher, röthet und verdünnt dieselbe und bricht durch. Pathologisch-anatomisch ist sie characterisirt durch Bildung fungöser Granulationen, die durchaus denen bei Gelenktuberculose ähneln. Selten entsteht sie nach einer Blenorrhoe

oder Verletzungen des Perineums; am wahrscheinlichsten ist ihre
Entstehung in den meisten Fällen von einer Entzündung der
Cowper'schen Drüsen. Ort und Art der Ausbreitung der primären
Geschwulst spricht hierfür.

Diese Art der tuberculösen Veränderungen ist jedenfalls sehr
selten gegenüber der Knötchenbildung mit dem typischen Zerfall.
Diese indirekte Gewebseinschmelzung tritt am häufigsten ein in
der Niere, wo sich verhältnissmässig schnell mit käsigen Massen
erfüllte Höhlen, Abscesse entwickeln. In der That herrscht nach
Guyon die Ulceration vor. Während Geschwüre in der Blase bei
einfacher Cystitis nach Guyon sehr selten sind, sind solche bei
tuberculöser Cystitis die Regel. Da die secundären Tuberkel auf
oder nahe der Oberfläche entstehen, gelangen die Zerfallproducte
von dem Nierenbecken an abwärts in den Harnstrom und werden
eliminirt. Es bleiben nur die leeren Stellen als Zeugniss von dem
abgelaufenen Process. Bei der geringen Tiefe der tuberculösen
Ulcerationen wird es in solchen Fällen nicht unmittelbar zu einem
Abscess, d. h. zu einer Eiterstagnation in einer abgegrenzten Höhle,
kommen. In der Niere liegen die Verhältnisse anders — ähnlich wie in der Prostata. Die Zerfallsmassen lagern an dem Orte
ihrer Bildung. Die Tuberkeleruption in der Umgebung florirt, der
Abscess vergrössert sich. Ist er durch allmälige Vergrösserung
bis in den Bereich der harnaustreibenden Kräfte gelangt, dann wird
der Abscessinhalt entleert, es bleibt auch nur die Stätte des Gewebs-
unterganges.

Trotzdem kommen auch von dem Nierenbecken an abwärts
Abscesse in Folge von zerfallenen Tuberkeln vor. **Die Tuberkelbacillen haben die schützende Hülle zerstört und dem Eindringen eitererregender Stoffe freie Wege geschaffen.**

Nun gelang es Lustgarten (85) und Mannaberg aus dem
normalen Secret der männlichen Harnröhre in zwei Fällen auf
Fleischpepton-Agar bei 37° elf verschiedene Formen von Mikroorganismen, darunter fast alle mikroskopisch gesehenen, rein zu züchten,
z. B. den Staphylococcus aureus; ferner untersuchte v. Gawronski
(86) das Secret aus 62 normalen weiblichen Harnröhren. Unter sorgfältigsten aseptischen und antiseptischen Massnahmen wurde mittelst
eines Glas-Speculums, 1—1½ Ctm. weit vom Orificium urethrae
ext, aus, Secret entnommen. Mit diesem wurden Gelatine- Stich-

und Plattenculturen und Agarstichculturen angelegt. Bei positivem
Resultat der Züchtungsversuche wurden Reinculturen der verschiedenen Colonieen in Agar und Bouillon weiter durchgeführt. Es
ergab sich, dass unter den 62 Fällen das Resultat 15 mal positiv
war, d. h. es fanden sich Bacterien, und zwar dreimal der Streptococcus pyogenes, achtmal der Staphylococcus pyogenes aureus,
einmal der Staphylococcus pyogenes albus, zweimal das Bacterium
coli commune; einmal das Bacterium tholocidium Gessner.

Bedenkt man nun, dass nach Rovsing ausser den Staphylokokken, dem Streptococcus, dem Bacillus tuberculosus noch eine
Reihe von anderen eitererregenden Mikroorganismen im Harne gefunden worden sind — Staphyl. pyog. citreus, ureae, Diplococcus
pyogenes ureae, Kokkobacillus pyog. ureae, Mikrococcus pyog.
ureae flavus —, dass es noch eine Anzahl von Bacterien im Harne
giebt, durch welche man noch keine Eiterung entstehen sah, so
wird man leicht zu der Ueberzeugung kommen, dass jeder Defect
in den Harnwegen diesen lauernden Feinden zum Schlupfwinkel
dienen kann. Die tuberculösen Ulcerationen werden daher zuweilen
den Ausgangspunkt für Abscesse anderer Ursache bilden.

**Da nun die gonorrhoische Infection die präparatorischen
Vorbedingungen schafft für die Invasion von Tuberkelbacillen,
und diese wieder anderen Mikroorganismen die Eingangspforte schaffen, so kommen wir zu dem ätiologisch ausserordentlich wichtigen Schluss, dass der fertige Abscess allein
nicht immer bis auf seinen Ursprung zu verfolgen ist.**

Die Anamnese und die gleichzeitige Allgemeinuntersuchung
werden die Aufklärung manchmal ermöglichen; in vielen Fällen
aber müssen wir auf die genaue Kenntniss der Abscessentwickelung
verzichten und uns mit Vermuthungen begnügen.

3. Die ätiologische Bedeutung der Syphilis für die Abscessbildung.

Eine ähnliche Vorbereitung zu anderweitiger, abscesserzeugen-
der Infection schafft die Syphilis in den Harnwegen. Mit der
immer mehr zunehmenden Differenzirung der Ursache von Krank-
heitszuständen wächst auch die Erkenntniss der luischen Erkrankungen in den Harnwegen. Mancher „Tumor" in den Harnwegen,

· manche „Cystitis" entpuppte sich als Folgeerscheinung von zerfallenen Condylomen und Gummata. Was schon für die Schneide
des Messers bestimmt schien, heilte unter dem Zauber des Jodkali.

Proksch (87) hat sich zuerst mit dem bestimmten Nachweis
syphilitischer Veränderungen, und zwar in der Harnblase, beschäftigt.

Er führt sechs einschlägige Fälle aus der Litteratur an. Einen
Fall, von Tarnowsky, der mir besonders instructiv erscheint,
wollen wir näher betrachten.

Es handelt sich um ein 4jähriges Kind mit syphilitischer Urethritis, das
per os durch seine Wärterin inficirt worden ist. Mund- und Rachenhöhle ist
mit Ulcerationen und Schleimpapeln besät. Am 4. Tage des Aufenthaltes im
Krankenhause bemerkte man, dass das äusserst abgemagerte Kind, sobald es
Harn liess, sehr unruhig wurde und über Schmerzen in den Genitalien klagte.
Aus der Oeffnung des Praeputialsackes sonderte sich eine gelbgrüne eitrige
Materie ab. Am elften Tage des Aufenthaltes starb das Kind. Bei der Obduction fand sich die Schleimhaut der Urethra und theilweise auch der Blase
von oberflächlichen syphilitischen Ulcerationen bedeckt. Die Integumente der
Glans penis und das innere Blatt des Praeputium waren ganz gesund. Die
Prostata, die Samenbläschen, die Vasa deferentia und die Samendrüsen waren
normal, der Rachen und die Kehle von theilweise ulcerirten Schleimpapeln
besät. Die kleine Blase zeigte vierzehn bohnen- bis über kreuzergrosse unregelmässig geformte, oberflächliche Ulcerationen, wovon zwei, durch Verschmelzung
von zwei oder drei Geschwüren entstanden, eine grössere Ausbreitung besitzen,
als alle sechs Geschwüre in der Harnröhre.

Durch zwei Momente unterscheiden sich diese syphilitischen
Ulcerationen von den tuberculösen in ihrer Bedeutung für die
Abscesse in den Harnwegen. Einmal sind sie noch weniger für
fremde Eindringlinge empfänglich — vielleicht liegt das an der
kräftigen Resorption, der auch die Zerfallsmassen anheimfallen —
und dann tritt die Regeneration resp. Narbenbildung so schnell
ein, dass mit der Abstossung der nekrotischen Massen auch die
Infectionserreger eliminirt werden, denen gar keine Zeit gelassen
war, ihre zerstörende Kraft zu äussern.

Die Schnelligkeit der Resorption ist durchaus wesentlich für die
Entfaltung der eitererregenden Kraft. Experimentell hat Reichel (88)
festgestellt, dass Wunden im Muskel viel eher inficirt werden als
in lockerm Bindegewebe. Damit übereinstimmend ist die Thatsache,
dass eine viel geringere Menge Culturflüssigkeit zur Infection genügt, wenn die Flüssigkeit in Gazestückchen eingeführt ist. In

den Fasern des Fremdkörpers werden die Kokken viel länger zurückgehalten.

Diese beiden Versuche scheinen mir nicht exact genug. Man könnte das positive Resultat im ersten Falle als Folge der chemischen und biologischen Beschaffenheit der Muskelsubstanz betrachten — die viel leichter einschmilzt als Bindegewebsfasern, und der zweite Versuch könnte vielleicht der Reizung durch den Fremdkörper sein Plus verdanken.

Viel treffender für unsere Annahme der Abhängigkeit der Infection von der Resorption ist die Erfahrung, dass Eiterung in dem strafffaserigen Bindegewebe der Volarseite viel häufiger ist als auf der Dorsalseite der Finger, viel häufiger, als es selbst die grössere Möglichkeit zur Verletzung im socialen Leben vermuthen liesse. Noch eclatanter ist ein experimenteller Beweis, den wir Wegner verdanken. Er schreibt als Folgerung seiner Versuche dem Peritoneum eine so enorme Resorptionsfähigkeit (cf. die Versuche Menzel's und Simon's) zu, dass geringe Mengen infectiöser Natur so schnell resorbirt werden, dass sie local vollständig unwirksam bleiben.

Schliesslich erklärt noch ein Umstand die seltenere Abscessentwickelung von dem Boden syphilitischer Ulcerationen als von tuberculösen.

Die Lebensdauer der Tuberkel währt nach Virchow einige Monate. Während dieser Zeit hat die Umgebung der erkrankten Stellen Musse genug, auf das heranrückende Irritament durch Zellenreaktion zu antworten, sodass der endlich zum Durchbruch gelangende Urin nicht normales Gewebe vorfindet, in welchem er sich, den Lymph- und Gewebsbahnen folgend, beliebig ausbreiten könnte, sondern das entzündlich verdickte Gewebe um die Ulceration zwingt den Urin in engere Bahnen. Es entsteht so ein bald abgekapselter Abscess.

Die Bildung einer überaus festen, dicken fibrösen Kapsel um durchgebrochene tuberculöse Abscesse der Prostata ist nach Birch-Hirschfeld (89) die Regel. Anders liegen die Verhältnisse, wenn zu einer Zeit, da die Wand der Harnwege an einer Stelle durch Ulceration verdünnt ist, ohne dass entzündliche Infiltrationen in der Umgebung sich gebildet hätten, durch eine grössere Expansivkraft die verdünnte Stelle plötzlich durchbrochen wird. Dann ergiesst

sich der Urin mit grosser Gewalt und in grosser Menge in die
Umgebung der Durchtrittspforte, es entsteht eine diffuse Harninfiltration, die gewöhnlich dem unglücklichen Patienten keine Zeit
zur Abkapselung des Herdes gönnt.

So liegen auch die Verhältnisse bei syphilitischen Geschwüren.
Der schelle Zerfall lässt der Umgebung keine Zeit zur Präparation.
Die in verhältnissmässig kurzer Zeit eintretende Perforation führt
zur diffusen Infiltration.

Proksch führt einen von Vidal beschriebenen derartigen
Fall an.

Die Höhle des Unterleibes war mit rothbrauner Flüssigkeit
angefüllt, die Wände desselben merklich erweicht. An allen Darm-
windungen hingen gallertige Pseudomembranen. Die Harnblase
war an ihrer äussern Oberfläche violett gefärbt, hing einen Zoll
über dem Schambein mit den Bauchwänden zusammen. Sie enthielt
etwas Urin und war im Innern geröthet. An der rechten Seite der
Blase zeigte sich ein Geschwür von der Grösse eines 20 Centimes-
stückes. Dieses Geschwür durchbohrte die Wand der Blase gänzlich.
Am Blasengrund befanden sich Pseudomembranen, welche an zwei
oder drei Stellen durchbohrt waren, und durch welche die Blase
mit dem Unterleibe communicirte. Die Ränder dieser Perforationen
waren glatt, abgerundet und bildeten eine Art Wulst, umgeben von
einem stark entwickelten Kreis von Gefässen.

4. Die Abhängigkeit der Abscessbildung von Tumoren.

Durch den schnellen Zerfall von malignen Tumoren wird in
der Regel gleichfalls eine plötzliche Perforation der Harnwege-
wandungen bewirkt, mit folgender diffuser Harninfiltration. Die
Geschwülste spielen überhaupt eine sehr geringe Rolle in der Aetiologie der Abscesse in den Harnwegen. Schon die Seltenheit ihres
Vorkommens innerhalb der Harnwege selbst ist ein Grund ihrer
aetiologischen Unwichtigkeit für die Abscesse.

Demarquay (90) hat 134 Fälle von Peniskrebs aus der
Litteratur zusammengestellt. In allen diesen Fällen konnte nur
zweimal nachgewiesen werden, dass die Ausbreitung der Neubildung
vorzugsweise in der Urethralwand stattgefunden hatte, obgleich
neben dem Präputium die Glans die am häufigsten befallene Stelle

ist und vor allen anderen Theilen des Penis die Glans den Sitz
der primären Erkrankung abgiebt.

Virchow sagt, dass die malignen Geschwülste der Niere nur
0,5 pCt. aller bösartigen Neubildungen ausmachen.

Ferner wird die Seltenheit der Abscedirung in den Harnwegen
infolge von Tumoren dadurch begründet, dass bereits vor dem
Zerfall derselben und der davon abhängigen Eiterung der Patient
seinem Leiden erliegt. Nach der Statistik von Sperling sind die
nahezu in der Hälfte aller Carcinomfälle vorkommenden Ulcerationen,
die von der Oberfläche des Tumors ausgehen, schon vor der completen
Zerstörung der Wand vom Tode gefolgt.

Von einem Tumor, der, zwischen Blase und Mastdarm gelegen,
die hintere Blasenwand perforirt hatte, berichtet Frickhöfer (91).
Die Perforation am hintern untern Drittel der Blase führte durch
ein mit callösen Rändern versehenes Loch in einen mit Urin und
eitrigen Masse versehenen faustgrossen Sack mit überall in Zerfall
begriffenen Wandungen. Beim Ansteigen der Blase floss ein Theil
des Urins in die Höhle.

Wenn schon bei den primären Blasencarcinomen, deren Literatur
trotz der rel. Seltenheit doch sehr bedeutend geworden ist, die
totale Perforation der Blasenwand ein seltenes Vorkommniss ist
so gilt dies noch mehr von den Sarkomen.

Ein Kind, das — nach d'Arcy Power (92) — acht Wochen
lang beim Uriniren an heftigen Blasen- und Bauchschmerzen gelitten
hatte, ging, während per viam naturalem nur sehr wenig Harn
entleert wurde, rasch zu Grunde.

Die Obduction ergab eine unregelmässig gelappte Geschwulst,
Alveolärsarcom der Blase, die auf jeder Seite der verdickten Wand
derselben in der Nähe der Ureteren festsass, in ihrem mittleren
Theile aber frei beweglich war, sodass sie sich vor die Harnröhren-
öffnung legen konnte. Von der Blase bis zum Nabel bestand ein
prävesicaler Abscess. Die sicher vorhandene Communication zwischen
Eiterhöhle und Blase konnte nicht nachgewiesen werden.

Häufiger gaben Tumoren der Niere Anlass zu Abscessen,
auch sind die Geschwülste hier mannigfacher in ihrem Wesen.
Echinokokkenblasen, welche die Niere in 9 pCt. aller Fälle treffen,
vereitern ziemlich häufig, Cystenniere kann verjauchen und schliesslich kann die Actinomycose in der Niere zur Vereiterung führen.

Diese Arten von Tumoren bieten viel eher die Möglichkeit
zur Abscedirung, da sie z. Th. schon an sich scharf abgeschlossen sind. Das rastlos die angrenzenden Gewebe aufzehrende
Carcinom lässt der Umgebung keine Zeit zur Kapselbildung, daher
der Einbruch des Urins, wenn der Patient diesen noch erlebt, in
unvorbereitetes Gewebe, d. h. Urininfiltration.

5. Die Veranlassung der Abscessentwickelung durch Verletzungen des Urogenitaltractus.

**Dieser gewaltige Unterschied zwischen allmäligem
und plötzlichem Durchbruch der Wandung der Harnwege
ist auch sonst in der Pathologie der Abscesse für unsere Betrachtung von immenser Wichtigkeit.** Tritt eine
plötzliche Continuitätstrennung in der Wand ein, dann wird der
Harn in den allerseltensten Fällen eine Abscessbildung zulassen.
Nicht also die Grösse der Harnaustrittsöffnung ist, wie Rochard
wollte, entscheidend für Abscess- oder Infiltrationsentstehung, sondern die Gewalt und vor allem die Schnelligkeit, mit der der Urin
die Wand durchbricht. Also alle die plötzlichen Verletzungen,
welche eine vollständige Continuitätstrennung in den Harnwegen
bewirken, kommen als unmittelbare Ursache zur Abscessbildung
fast gar nicht in Betracht.

Erst später, wenn der Schaden scheinbar geheilt ist, giebt
diese Art von Verletzungen der Harnröhre, wie wir sehen werden,
eine mittelbare Veranlassung zur Entstehung eines Abscesses.

Von Wichtigkeit für uns sind nur die unvollständigen Conti-
nuitätstrennungen, **bei denen der enstehende Bluterguss, die
Zerquetschung von Gewebe, der in mässiger Menge unter
mittlerem Druck in den zerstörten Herd eintretende Urin
und schliesslich die Bedeckung des Bezirkes durch die intacte Haut die günstigsten Bedingungen für eine Abscessentwickelung bieten,** und am zahlreichsten begegnen wir diesen Zufällen an den Theilen der Harnwege, die am ehesten einem Trauma
ausgesetzt sind.

Die Verletzungen der Begrenzung der Harnwege geschehen entweder direct — von innen her durch brusque eingeführte Instrumente, durch Steinfragmente, welche durch den Urinstrahl in der

Urethra festgekeilt werden, von aussen her durch Schnitt, Stich, Schuss etc., durch stumpfe Gewalten, die das Perineum treffen (Stoss und Fall), oder indirect durch die bei Beckenfracturen sich dislocirenden Fragmente. Trotz der scheinbaren Anzahl von Möglichkeiten sind die Harnröhrenverletzungen durch stumpfe auf das Perineum wirkende Gewalt typisch.

Oberst (93), Terillon und vor allen Kaufmann haben diese Wiederkehr derselben Folgezustände erklärt. Zum besseren Verständniss vergegenwärtigen wir uns noch in aller Kürze die einzelnen Schichten der Harnröhre, besonders des Bulbus und der Pars membranacea urethrae

Zu innerst im Bulbus befindet sich die Schleimhaut, dann folgt eine etwa 1 Mm. dicke cavernöse Schicht, dann eine dünne Ringsmuskelfaserschicht, das cavernöse Gewebe des Bulbus und endlich die aus ausserordentlich dichten und feinen Fasernetzen bestehende Albuginea. Die Wandstärke der Pars nuda beträgt etwa 2 Mm. Die einzelnen Bestandtheile sind: Die Propria mit dem Epithel, die cavernöse Schicht und die etwa 0,75 Mm. mächtige Schicht glatter Ringsmuskeln.

Zuerst verletzt wird nach Kaufmann durch exact regulirte Gewalteinwirkung das cavernöse Gewebe im Bereiche des Bulbus, dann die Schleimhaut und zuletzt die Albuginea.

In der Pars membr. urethr. fehlt die letztere, daher hier die Schleimhaut die resistentere Partie der Wand darstellt. Bei Einwirkung geringer Gewalten im Bereiche des Bulbus entsteht eine Läsion des cavernösen Gewebes. Die Zwischenbalken verschwinden, es entsteht ein Hämatom, nach innen begrenzt durch die Schleimhaut, nach aussen durch eine Randschicht intacten cavernösen Gewebes oder durch die Albuginea.

Dieser erste Grad der Gewalteinwirkung besteht ebenso in der Pars membr. urethrae. Die isolirte Läsion des cavernösen Gewebes erklären Reybard und Terillon durch den plötzlich gesteigerten Druck in den Vacuolen. Doch, wie Kaufmann mit Recht hervorhebt, beweist die stets circumscripte Zertrümmerung mit zerfetzter Randbegrenzung die Erzeugung des Quetschungsherdes durch die directe quetschende Gewalt.

Diese Verletzung erzeugte Terillon durch einen Rittlinkssturz eines Cadavers auf eine hölzerne Stange, aus einer Höhe von

50 Ctm., ferner durch einen Schlag mit einem Stück Holz oder mit einem Hammer gegen das Perineum und mit einem Fusstritt. Niemals besteht bei den Cadaverexperimenten die Zerstörung des cavernösen Gewebes einzig, auch die anderen perinealen Weichtheile zeigen Zeichen der Einwirkung. Vor allem ist betroffen der M. bulbo-cavernosus, meistens der M. ichio-cavernosus. Das Corpus cavern. penis ist an seiner Wurzel entweder vom Schambogen abgestreift oder stark zerrissen. Gewöhnlich ist auch die fibröse Hülle des Bulbus verletzt, als seitlicher, ca. 1 Ctm. langer Riss. Seitlich vom Bulbus ist meist die Fascia perinei propia eingerissen. Diese Folge der Einwirkung nennt Terillon nur einfache „Contusio“, weil weder die äussere Haut noch die Schleimhaut verletzt ist. Nach Kaufmann entsteht diese Verletzung, wenn der Bulbus einer äusseren Gewalt seitlich ausweicht und die Hauptwirkung letzterer sich auf den Schambogen und die ihm anliegenden Weichtheile überträgt, so dass diese also zumeist, der Bulbus nur peripher, die Harnröhrenschleimhaut aber garnicht lädirt wird.

Bei totalen Durchtrennungen der Harnröhre ist die Wundhöhle begrenzt nach oben und vorn von dem unteren Symphysenrand; das Lig. transv. pelv. ist entweder ganz oder theilweise eingerissen; vorn und hinten liegen die beiden unregelmässig eingefransten Urethralstümpfe mit den Ueberresten des lädirten Bulbus. Am peripheren Stumpf trifft man bald wieder unverändertes cavernöses Gewebe; der am centralen Urethralrande sitzende Bulbusrest dagegen ist stark suffundirt und multipel zerrissen. Seinen Abschluss findet der Herd durch die untere fibröse Platte des Diaphragma uro-genitale, die intacte Haut und oberflächliche Fascie.

Bei Verletzungen der Pars membranacea ist die Harnröhrenbeschädigung gleich, die Nebenverletzungen bedeutender. Die Fascia perin. propria ist constant eingerissen und in geringerer oder grösserer Ausdehnung defect. Die Wurzeln der Penisschwellkörper sind einer- oder beiderseits verletzt und die sie überdeckenden Muskeln bloss gequetscht oder ganz zerrissen. Auch das cavernöse Gewebe ist im Bereich des Schambogens ausgedehnt zermalmt und die Albuginea gewöhnlich defect. Zuweilen findet sich der absteigende Schambeinast einer Seite völlig blossgelegt.

Von der grössten Wichtigkeit ist dass Verhalten der Fascia perin. propria. Ist sie verletzt, dann ist der Durchtritt des blu-

tigen Harnes in das zermalmte lockere Gewebe zwischen ihr und
der Fascia superficialis ermöglicht, und zwischen Anus und Scrotum
erscheint eine rundliche Schwellung, die sich dem Verlaufe der
Fascia superficialis anpasst. Da nun nach Kaufmann in den
meisten Fällen die Fascia perinei propria lädirt wird, so haben
wir die Schwellung fast stets nach einer Dammverletzung zu erwarten. Man erkennt die Verbreitung des blutigen Urins, sobald
die characteristische blaurothe bis stahlblaue Hautverfärbung sich
zeigt. Von letzterer wird nach Kaufmann der Damm, das ganze
Scrotum betroffen, ferner geht ein Ausläufer von der Peno-Scrotal-
falte auf die Unterseite des Penis, und zwei ganz symmetrische
zungenförmige Fortsätze kommen jederseits zwischen Anus und
Tuber ischii zu liegen.

Bei Verletzungen der Pars membr. urethrae besteht die Damm-
schwellung auch, das urinöse Hämatom verbreitet sich aber noch
in die Tiefe. Denn da, wie wir gesehen haben, die Fascia diaphr.
uro-gen. inf. nicht von der Pars membr. durchbohrt wird, sondern
die Harnröhre bis zum vorderen Rande des Bulbus begleitet, so
ist eine Verletzung der Pars membr. ohne Fascienzerreissung nicht
denkbar. Zunächst wird der Blutaustritt zwischen den Schichten
des Diaphr. uro-gen. erfolgen, dann, wenn die oberste Schicht
durchbrochen ist, dieselben Wege nehmen, die von Prostataabscessen
eingeschlagen werden können.

Eine Eintheilung der Harnröhrenverletzungen ist nach mehreren
Gesichtspunkten möglich.

Terillon unterscheidet:

I. Nach pathol.-anatom. Gesichtspunkten:

  1. Die interstitielle Ruptur (Ruptur des periurethralen
     cavernösen Gewebes).
  2. Die Ruptur der Mucosa und eines Theiles der um-
     liegenden Gewebe.
  3. Totalruptur der Harnröhrenwand, die wiederum voll-
     ständig und unvollständig sein kann.

II. Nach klinischer Dignität:

  1. Leichte Fälle (einfache Fissuren der Schleimhaut).
  2. Mittelschwere Fälle (partieller Urethraldefect, Harn-
     röhrenquetschwunde).
  3. Schwere Fälle (totale Durchquetschung).

Oberst theilt die typischen Zerreissungen ein:

1. In solche, bei denen die Zerreissung nur einen Theil der Harnröhrenwand betrifft, die Continuität der Urethra also erhalten bleibt.

2. In solche, bei denen die Harnröhrenwandung in ihrem ganzen Umfange zertrümmert, also die Continuität vollständig aufgehoben wird.

Kaufmann endlich kennt:

1. Contusion der Harnröhre.
2. Harnröhrenwandverletzung.
3. Quetschwunde (partieller Wanddefect).
4. Totale Durchquetschung.

Von den drei Eintheilungsmethoden können wir die Terillon's als die wissenschaftlich exacteste, die Kaufmann's als die practisch übersichtlichste bezeichnen. Für uns von Interesse sind die mittleren Grade der Verletzung. Wenn man sich nun die oben angeführten, zur Eiterung wie geschaffenen Bedingungen vergegenwärtigt und sich des häufigen Vorkommens von Eitererregern in normalen Harnröhren erinnert, schliesslich daran denkt, dass im Präputialsack stets zersetzte Stoffe infectiösen Characters vorhanden sind, die durch den an sich schon sehr schwer zu desinficirenden, der eintretenden entzündlichen Schwellung wegen nothwendigen Katheter zu dem Contusionsherd verschleppt werden können, dann wird man den ernsten Vorschlag Oberst's begreifen, der bei der ziemlichen Constanz dieser Abscesse die Frage für berechtigt fand, ob es nicht zweckmässig wäre, die frische Blutgeschwulst am Perineum zu eröffnen und zu desinficiren.

Von Oberst erfahren wir auch, dass die Praxis der Theorie entspricht.

Ein 24Jahre alter Mann fiel so unglücklich von einem Wagen, dass er rittlings auf ein Rad zu sitzen kam. Sofort stellte sich heftiger Schmerz am Damm ein. Die Urinentleerung war gleich nach der Verletzung noch möglich, bald jedoch trat vollständige Urinretention ein. Aus der Urethra erfolgte eine ziemlich starke Blutung. Bei der Aufnahme, 12 Stunden nach dem Unfall, reichte die Blase bis fast an den Nabel. Es bestand mässige Schwellung und Sugillation am Damm. Der Katheter stiess in der Pars membranacea auf ein Hinderniss. Nach einigen vergeblichen Versuchen gelang es, ein dickes Instrument in die Blase einzuführen. Nach sechs Tagen wird der Katheter definitiv entfernt. Bald darauf stellte sich allmälig ansteigendes Fieber ein, Schwellung und Abscessbildung am Damm. Nach einer Incision erfolgte Entleerung einer mässigen Menge Eiters. Rascher Fieberabfall, Heilung.

Ferner: Ein 43jähriger Arbeiter, in einem Bergwerk arbeitend, wurde von einer Kurbel gegen Damm und Scrotum geschlagen. Heftiger Schmerz, starke Blutung ex urethra. Rasch eintretende Urinretention. Bei der Aufnahme zeigte sich eine starke Füllung der Blase, ausgedehnte Sugillation am Damm und Scrotum. Einen Tag später gelang es leicht und bei dem ersten Versuche, einen dicken Katheter in die Blase zu führen. Derselbe blieb acht Tage lang liegen. Unter stark remittirendem Fieber bildete sich ein Abscess am Damm, der, drei Wochen nach der Aufnahme incidirt, rasch zur Heilung kam.

Ein typisches Beispiel zur Verletzung der Pars membranacea ist folgender Fall. Ein 28jähriger Mann fiel kurz vor der Aufnahme drei Stockwerke hoch herab, rittlings auf einen Balken. Durch öfteres Aufschlagen des Körpers auf vorstehende Gerüsttheile war die Wucht des Falles bedeutend gemildert. Kurz andauernde Bewusstlosigkeit. Blutung aus der Harnröhre. Schwellung und Suggillation am Damm und Scrotum. Der ohne besondere Schwierigkeit eingeführte, dicke silberne Katheter blieb sechs Tage lang liegen. Annähernd fieberfreier Verlauf. Zehn Tage nach dem Unfall wurde ein über wallnussgrosser, mit der Urethra communicirender Abscess am Damm gespalten, und dabei fand sich in der Pars. membr. urethrae, dicht am Bulbus, ein annähernd quergestelltes, $1/2$ Ctm. langes Loch. Ca. $2^1/_2$ Woche später war die Vernarbung vollendet, die Urinentleerung unbehindert.

Die Uebereinstimmung zwischen unseren theoretischen Betrachtungen und den concreten Krankheitsfällen ist so eclatant, dass der Vergleich mir überflüssig erscheint. Die Verletzung der Pars cavernosa penis ist ungeheuer selten. Das sehr leicht bewegliche, runde, von festen Hüllen geschützte Glied weicht jeder Gewalt, selbst dem Geschoss, aus, und wenn wirklich einmal die Harnröhre in diesem Abschnitte durch eine äussere Gewalt verletzt wird, dann ist diese in der Regel so gross, dass eine vollständige Continuitätstrennung oder eine profuse Harninfiltration eintritt. Den gleichen Ausgang werden plötzliche Blasenverletzungen haben. Der Urin tritt in ganzer Menge aus, die Infiltration wird diffus. Die Verletzung der Ureteren in ihrer tiefen, versteckten Lage ist sehr selten und für unsere Frage kaum von Bedeutung. Einmal bestehen hier dieselben Bedingungen wie bei Blasenverletzungen, und dann führt der Weg der contundirenden Gewalt zum Ureter durch so gefährliche Gebiete, das eine Uretherverletzung trotz ihrer ernsten Bedeutung doch in dem Symptomencomplex eine geringere Beachtung findet.

Viel öfter geben Nierenverletzungen zur Abscessbildung Veranlassung. Die verletzende Gewalt trifft entweder das Gewebe des Organes selbst (Stich, Schuss), oder die Erschütterung der

Körperoberfläche in der Nierengegend wird bis zur Niere fortgeleitet, das blutreiche, brüchige Gewebe wird auseinander gerissen.
Entweder bleibt das entstehende Hämatom innerhalb der fibrösen
Nierenkapsel oder auch diese giebt nach, es entsteht eine perinephritische Blutung.

Hat ein Schuss oder Stich die Niere getroffen, so kann das
Blut entweder durch die äussere Wunde nach aussen fliessen, oder
es ergiesst sich in das lockere Gewebe in der Umgebung der Niere,
oder es fliesst durch den Ureter in die Blase. Selbstverständlich
können sich alle diese drei Wege combiniren. Uebrigens liegt
auch noch die Möglichkeit vor, dass das Peritoneum platzt und
das Blut sich in die Bauchhöhle ergiesst.

Ueber die Folgen von Contusionsverletzungen hat Maas (94)
Versuche an Thieren angestellt. Waren die Verletzungen nicht zu
ausgedehnt, so genasen die Thiere, und man fand an der Stelle der
Verletzung Narben, zuweilen mit circumscripter Cystenbildung combinirt. Aber auch bei schwerer Contusion genasen Thiere, und die
Niere kam zu narbiger Atrophie, während die gesunde Niere hypertrophisch wurde.

Die Cysten, die Maas gesehen, sind die Endproducte des entweder primär durch den fortgesetzten Schlag zerrissenen, mit Blut
durchtränkten Gewebes oder des mit grosser Vehemenz in das
Nierengewebe eingebrochenen Blutes, das die Gewebe erdrückt.
Es giebt nach König Fälle, bei denen nach einem Stoss auf die
Nierengegend der Harn sich blutig färbt und leichte Symptome
von Nierenkolik auftreten. Mehrfach sah König solche Verletzte
schon nach einigen Tagen wieder von allen Symptomen frei. In
anderen Fällen zeigt sich die Schwere der Verletzung alsbald in
den folgenden starken Blutungen, welche sich gleich, wie bei den
Nierenwunden nach der Blase oder auch in das perinephritische
Gewebe, hier ein Hämatom bewirkend, oder auch in die Bauchhöhle
ergiessen können. In dem zerstörten Herd sistirt natürlich die
Harnsecretion und nur, wenn die verletzende Gewalt auch die Papillen des Nierenbeckens oder den Ureter getroffen hat, fliesst der
Urin fort und fort in die Wunde und die gefährliche Mischung von
Blut, Harn und zerrissenem Gewebe bedarf nur geringer eiterer-
regender Ursache, um sich zu einem foudroyanten Abscess umzuwandeln. Diese auslösende Kraft findet sich in keinem der inneren

Organe leichter als in der die Filtrirarbeit des Körpers besorgenden Niere, und so wird diese, ein Opfer ihres Berufes, sehr häufig ihre Verletzung mit einer Abscedirung beantworten müssen.

Für das Verständniss des Schicksals der Abscesse und ihrer Wege sind einige anatomische Reminiscenzen zweckmässig.

Die Harnkanälchen der Niere sind von einer geringen Menge lockeren gefässeführenden Bindegewebes umhüllt, welches an der Nierenoberfläche zu einer festen, fibrösen, glatte Muskelfasern enthaltenden Membran, der Tunica albuginea, verdichtet ist. Um diese Hülle bildet lockeres, sehr fettreiches Bindegewebe, besonders vorn und an den Seiten eine starke Kapsel, von der aus ein Knopf in den Sinus der Niere hineinragt. Das Organ mit seinen beiden Kapseln ist an der hinteren Bauchwand gelegen, vom Peritoneum nur an der Vorderfläche überzogen.

Das retroperitoneale Bindegewebe ist besonders lax und reichlich in der Gegend des Coccums, ferner in der ganzen Ausdehnung der Wirbelsäule und am Zwerchfell, wo es über dem Quadratus lumborum zur zwölften Rippe übergeht. **Hier ist nach Waldeyer (95) eine Oeffnung, die mit lockerem Bindegewebe ausgefüllt ist, im Abdomen von dem Peritoneum, im Thorax von der Pleura überzogen.**

Wichtig für die Prognose der Nierenabscesse ist die topographische Beziehung der Niere zu den anderen Abdominalorganen. Nach Waldeyer liegt das oberste Ende der Niere vorn in der Regio lumbalis. Die linke Niere steht etwas höher als die rechte. Die Lage zum Skelete ist folgende. Sie reicht vom oberen Rand des 12. Brustwirbels bis zum oberen Rand des 3. Lendenwirbels. Der Hilus liegt gegenüber dem 1. Lendenwirbel. Die 11. Rippe schneidet rechts das obere Ende ab, die 12. Rippe das obere Drittel, rechts bleibt mehr darunter. Rechts oben ist die Impressive renalis des rechten Leberlappens, unten rechts das Colon ascendens. Der Hilus grenzt an die Pars descendens duodeni. Hinter der Niere verläuft der M. quadr. lumb. und psoas.

Hat sich nun ein Abscess in der Niere gebildet und hat er die fibröse Nierenkapsel durchbrochen, dann ist zunächst die Möglichkeit vorhanden, dass er sich nach aussen entleert, entweder durch das Nierengewebe hindurch in das Nierenbecken, was durch die anatomischen Verhältnisse am wahrscheinlichsten ist, oder er

bahnt · sich den Weg direct nach aussen durch die Haut. Dieser
Weg, der durch derbe Fascien und durch dicke Muskellagen verschlossen ist, wird aber verhältnissmässig sehr selten eingeschlagen
werden können.

Viel eher setzt die Eiterung innerhalb des Abdomens ihre
verheerende Wanderung fort, und aus der Beschreibung der Topographie der Niere ist auch die verschiedene Möglichkeit des Durchbruches ersichtlich. Uebrigens braucht der Eiter nicht nur mittelst
eines directen Durchbruches in die Organe zu gelangen, sondern
auch durch Fortkriechen der Eiterung in den Maschen und Lymphräumen des Bindegewebes.

Die vorhin erwähnte Oeffnung an der zwölften Rippe, die nur
durch lockeres Bindegewebe ausgefüllt ist, wird den Durchgang der
Eiterung in die Pleura resp. in die Lunge am meisten begünstigen.
Die dem vorrückenden Eiterherd vorangehenden entzündlichen Erscheinungen verfehlen sehr selten ihre Wirkung auf die sehr leicht
reagirende Serosa der Lungen und des Darmes. Sie wird entzündlich
infiltrirt, verdickt und zu einer festen Schwarte umgebildet. Daher
erfolgt der Einbruch des Abscesses in die Bauchhöhle trotz der
grossen Nachbarschaft des Peritoneums und des zuweilen sehr
grossen Innendruckes des Abscesses verhältnissmässig selten. Die
entzündlichen Veränderungen der Serosa, die sehr bald zum Verlust des isolirenden Endothels führen, bewirken aber sehr häufig
eine Verwachsung zweier einander benachbarten serösen Flächen,
und daher der ziemlich häufige Durchbruch des Eiters durch das
Zwerchfell in die Lungen und durch das Peritoneum in das vor
der Niere liegende Colon. Das Zwerchfell kann auch mit dem
Pericardium verwachsen, und so der Eiter in den Herzbeutel gelangen.

Fischer (96) hat 94 Fälle der Art aus der Litteratur zusammengestellt und dabei gefunden, dass die Pleurae in 24,4 pCt.,
die Därme in 21,2 pCt., die Lunge in 20,2 pCt., das Peritoneum
in 19,1 pCt., das Pericard in 6,3 pCt. betroffen wurde.

Unter den 23 Fällen des Eiterdurchbruches durch das Zwerch-
fell erfolgte dieser in zehn Fällen direct, **13 mal konnte eine
Perforationsöffnung im Zwerchfell nicht gefunden werden.**
Diese Thatsache ist uns jetzt erklärlich.

Schliesslich kann der „paranephritische Abscess“ in den Ge-
webs- und Lymphbahnen des lockeren retroperitonealen Gewebes

sich verbreiten. Von einem **Senkungsabscess** im mechanischen Sinne kann hier kaum jemals die Rede sein. Ein an einem paranephritischen Abscess erkrankter Patient wird an das Bett gefesselt sein, und **wie Trendelenburg mit Recht hervorhebt, wie man an den His'schen Modellen der Körperhöhlen mit einem Blick sich überzeugen kann, nimmt die Lendenaushöhlung in horizontaler Lage des Menschen die tiefste Stelle des Abdomens ein, daher muss die Eiterung, wenn sie sich nach dem Becken verbreitet, einen der Wirkung der Schwerkraft entgegengesetzten Weg nehmen.** Unter dem Peritoneum, auf dem M. psoas entlang, führen die leicht zu überwindenden Bahnen in das Becken, im Verlaufe des Bindegewebes, der Fascien, Bänder und Gefässe. Beim Manne liegen die Verhältnisse sehr einfach. Unter dem Bauchfell wandert die Eiterung in dem das Rectum und die Blase umgebenden lockern Gewebe, und durch die Beckenfascie zunächst gehemmt, gelangen die Abscesse entweder an den dem Psoas und der daranstossenden Fossa iliaca angrenzenden Hautpartieen an die Körperoberfläche, oder eines der beiden Organe wird perforirt.

Von den 94 Fällen, die Fischer aus der Literatur zusammengestellt hat, ist in 4,4 pCt. der Durchbruch in die Blase erfolgt.

Complicirter sind die Wege beim Weibe, durch die Einlagerung des Uterus mit seinen Adnexen. In seinen Untersuchungen über extraperitoneale Exsudation im weiblichen Becken hat Schlesinger (97) die Wege verfolgt, welche unter messbarem Druck injicirter gekochter und filtrirter Leim im Beckenzellgewebe einschlug. Schlesinger verwendete zu seinen Experimenten Leichen von Frauen, welche ein Puerperium noch garnicht durchgemacht hatten.

Bei Injection durch eine in die vordere Lamelle des breiten Mutterbandes, seitlich am Cervix, an der Uebergangsstelle desselben in das Corpus uteri eingebundene Canüle tritt die Leimmasse, sobald sie die nächste Umgebung der Injectionsstelle infiltrirt hat, sofort an die hintere Blasenwand, schiebt sich zwischen dieselbe und den Uterus und überschreitet nicht selten sehr bald die Medianlinie. Hierauf dringt die Leimmasse zunächst entlang dem Lig. rotundum derjenigen Seite, an welcher die Canüle eingebunden ist, und vor demselben in der Richtung gegen die Einmündungsstelle dieses Bandes in den Leistenkanal vor, während ein anderer

Theil der Flüssigkeit, die Platten des breiten Mutterbandes allmälig
infiltrirend, das Peritoneum der seitlichen Beckenwand hinter dem
Lig. rot. abhebt. Obwohl die Anschwellung im vordern seitlichen
Beckenraume sehr häufig eine ziemlich ansehnliche ist und die
Leimmasse mit dem Lig. rot. auch sehr bald in die Nähe des
Poupart'schen Bandes gelangt, so findet doch eine Abhebung des
Peritoneums dnrch die erwähnte Leimschichte an dieser Stelle vorerst nur in sehr spärlicher Weise statt. Zumeist überschreitet die
Leimmasse überhaupt nicht hier zuerst den Beckenrand, sondern
dies geschieht durch jene Infiltration, welche der Hervorbuchtung
der hintern Lamelle des breiten Mutterbandes, bezw. der Abhebung
des Peritoneums von der Seitenwand des Beckens hinter dem Lig.
rot. entspricht, und in allen Fällen ist die Quantität der Injectionsmasse, welche auf dem letzteren Wege auf die Darmbeingrube
übergreift, eine viel grössere als diejenige, welche in der Umgebung
des Poupart'schen Bandes das kleine Becken verlässt.

Selbst in einem Falle, in welchem nach Erstarrung der Masse
auch schon die hintere Beckenwand in ansehnlichem Maasse infiltrirt
angetroffen war, hatte die Abhebung des Peritoneums von der
medialen Hälfte des Poupart'schen Bandes durch die mit dem
Lig. rot. und nach vorn von demselben hierher gelangten Leim-
schichten noch nicht begonnen, während die Anschwellung hinter
dem Lig. rot. bereits auf der Darmbeingrube angelangt war. Von
der Fossa iliaca aus geht die weitere Ausbreitung der Injectionsmasse, den Psoas überlagernd in schiefer Richtung nach vorn
gegen die laterale Hälfte des Poupart'schen Bandes. Ein anderer Theil umspült die auf der Darmbeingrube angehefteten In-
testina, manchmal bis zur Niere vordringend.

Dieselben Bahnen verfolgten Luft und Flüssigkeit, die König
in das lockere Beckengewebe einer weiblichen Leiche injicirte.

Bei einer Injection unter die Basis des breiten Mutterbandes, in der Tiefe
des Beckens seitlich und vorn in der Gegend des Ueberganges des Gebär-
mutterkörpers in den- Hals füllte sich zunächst das tiefe, seitliche Bindegewebe,
alsdann hob sich das Bauchfell von dem vordern Theile des Mutterhalses selbst
ab, die Ablösung ging von da weiter auf das entsprechende neben der Blase
gelegene Gewebe, um erst dann tiefer unten den Rand des kleinen Beckens zu
überspringen und mit dem Lig. rot. zum Leistenring zu gelangen.

Einen anderen Erfolg hatte die Injection durch die an der höchsten
Stelle des Lig. latum nach vorn von dem Eierstock eingeführte Canüle.

Zuerst füllte sich das dem höchsten Theile der Seitenwand des kleinen Beckens zunächst gelegene Bindegewebe. Darauf senkte sich die Flüssigkeit nicht in die im kleinen Becken gelegenen Bindegewebsschichten, sondern sie ging in das Gewebe der Fossa iliaca, das Bauchfell in die Höhe hebend, über. Sofort folgte sie dem Verlaufe des Psoas, sich vorerst nur wenig seitlich, der Aushöhlung des Darmbeins folgend, ausbreitend. Die Hauptmasse hob dann am Poupartischen Bande, meist bis fast auf die äussere Grenze desselben, das Bauchfell ab und drängte es in die Höhe, erst dann ging von hier aus die Loslösung und Aufhebung des Bauchfelles bei stärkerem Druck auch in der Tiefe des kleinen Beckens vor sich. Die Ablösung des Bauchfelles von dem Lig. Poup. fand schon bei einer Injection von einigen Unzen statt, sodass ein $1^{1}/_{2}$ Finger breit über dem genannten Band durch die Bauchwand geführter Stich das Bauchfell selbst nicht verletzte.

Es folgt also aus diesen Untersuchungen, dass das lockere, die Beckenorgane einhüllende Bindegewebe durchaus nicht überall dasselbe Gefüge hat. Am weitmaschigsten ist das Gewebe zwischen den Blättern des Lig. latum. Die Gewebs- und Lymphspalten dieses Gewebes stehen in leichter Communication mit dem lockern Gewebe in der Darmbeingrube und über der Fascie des M. psoas. Dann findet diese Ausfüllungsmasse eine festere Construction zwischen dem Lig. Pouparti und dem Peritoneum.

Einen strafferen Bau zeigt im allgemeinen das in näherer Umgebung des Uterus befindliche Bindegewebe. Es muss erst am Lig. Poup. dem Vordringen der Flüssigkeit energischer Einhalt geboten werden, bis die Injectionsmasse auch in die Tiefe des kleinen Beckens vorzudringen vermag. Beginnt die Injection in der Tiefe, dann muss erst der schwierige Weg bis in das lockere Gebiet nach oben durchbrochen werden, wo dann sofort die leichten Bahnen eingeschlagen werden; bis aber diese Grenze erreicht ist, geht die Injection in der Tiefe des kleinen Beckens nach vorn bis zum Lig. Poup. vor sich, allerdings seitlich nur bis zum Lig. rot. Hier scheint das verbindende Gewebe zwischen Lig. rot. und Peritoneum sehr fest zu sein, sodass die injicirte Flüssigkeit sich den Ausweg zwischen die beiden Blätter des Lig. latum bahnen muss.

Ist die Kraft der Eitererreger oder die Spannung des Abscesses sehr gross, dann schreitet die Eiterung noch weiter vor.

Sie bricht den Widerstand der Beckenfascie, und mit dem Erscheinen des Eiters unterhalb dieser Bindegewebslamelle sind ihm beim Manne alle die Wege geöffet, welche der von der Prostata ausgehende Abscess nehmen kann.

Von den 94 von Fischer erwähnten Fällen hat sich der Eiter in je einem Falle den Weg in die Urethra, den Ureter, die Scheide, und die Prostata gebahnt.

Sämmtliche bisher in ihrer Wirkung besprochenen Verletzungsmöglichkeiten waren derart, dass sie die Harnwege von ihrer Aussenfläche her trafen. Die am meisten exponirten Stellen sahen wir naturgemäss am häufigsten betroffen. Das gleiche Geschick erleiden diejenigen Abschnitte der Harnwege, welche gemäss ihrer Einrichtung den Verletzungen von der Innenfläche her am meisten ausgesetzt sind. In dieser Beleuchtung müssen wir uns mit kurzem Blick die harnleitenden Organe betrachten.

Die Weite der Harnröhre wechselt je nach der Gewalt, mit der sie ausgedehnt wird; sich selbst überlassen, liegen die Wandungen dicht an einander, und das Lumen zeigt sich auf Querschnitten in Form eines Spaltes, dessen Richtung in den verschiedenen Abschnitten der Urethra wechselt. Das Lumen ist spiralig gedreht und zwar links herum um einen ganzen Gang. Ein Abguss der Urethra mit einer erstarrenden Injectionsmasse ist in der Pars prostatica spindelförmig, in der Mitte am stärksten, gegen die Blase und die Pars membranacea zu sich zuspitzend. In der Pars membranacea ist das Kaliber gleichmässig und wird wieder weiter im Umfang der Pars cavernosa, um nach Verlauf von 2,5 Mm. wieder abzunehmen. Die engsten Stellen sind das Orificium externum und die Pars membranacea, ihre Capacität wird auf 7 Mm. Durchmesser angegeben, der des weitesten Theiles der Pars prostatica auf 10—11, des Sinus bulbi auf 13—14 Ctm. Der Verlauf der Urethra, von ihrer Blasenmündung angefangen, geht zuerst durch die zum Geschlechtsapparat gehörige Prostata, welche sie in einem nach unten convexen Bogen durchsetzt. Aus der untern Spitze der Prostata hervortretend, durchsetzt die Urethra das Diaphragma urogenitale in einem Bogen, der eine etwas flachere Fortsetzung des in der Prostata beschriebenen ist, und gelangt so aus der Beckenhöhle. Vom untern Rand des Schambogens hat die Harnröhre die Richtung nach aufwärts, welche sie bei der Erection auch annimmt. Im schlaffen Zustande fällt aber der Penis herab, und die Harnröhre bekommt so eine zweite, nach oben convexe Krümmung. Nach dem Austritt aus dem Diaphragma urogenitale tritt die Urethra in den Bulbus des Corpus cavernosum urethrae, in dessen Achse sie bis zur Penisspitze verläuft. Die Spitze der zweiten, im Corpus cavernosum gelegenen Krümmung entspricht dem vordern Rande des Lig. suspensorium penis. Der Lauf der Urethra ist also im Ganzen einem liegenden ∽ ähnlich.

Steigen nun von höher gelegenen Orten feste Körper herab, deren Grösse in einem Missverhältniss steht zu dem Lumen eines Abschnittes der Harnwege, dann werden die Körper an den engen Stellen festgeklemmt. Gelangen z. B. Steine oder Bruchstücke eines solchen von dem Nierenbecken in den Ureter, und vermögen dessen Wandungen nicht dem andringenden Körper auszuweichen, dann ist Einklemmung des Steines die nothwendige Folge.

In Folge des gehinderten Harndurchtrittes wird oberhalb des Hindernisses die Wand des Harnleiters und des Nierenbeckens hypertrophisch und vor Allem sehr muskelreich. Der stagnirende Inhalt steht daher unter einem erhöhten Druck, und diesen erhöhten hydrostatischen Druck überträgt nun der Harn auf das Passagehinderniss, resp. das angrenzende Gewebe. Die Folge dieser veränderten mechanischen Verhältnisse ist die Dilatation der hinter der Obstruction gelegenen Stelle, die unter Umständen zu einer ungewöhnlichen Ausbuchtung des betreffenden Harnleiterabschnittes und Folge dessen auch zu einer Verdünnung des Gewebes führt. Damit ist jedoch noch nicht der Abschluss der pathologischen Vorgänge erreicht. Der Fremdkörper wird an seinem Lagerungsorte vermöge seiner Schwere und seiner Anwesenheit die ihn umgebenden Gewebe in einen entzündlichen Reizzustand versetzen. Die Gewebszellen gerathen in Proliteration, der Druck des Steines vermöge der Schwerkraft, die Gewalt der um den Stein sich contrahirenden Wandung, der Gegendruck des unnachgiebigen Körpers und der um den Stein andrängende Urin werden das Lager des Fremdkörpers ausbuchten, er gelangt so in eine mit Schleimhaut ausgekleidete Tasche, oder aber die chronisch entzündliche Wirkung des Fremdkörpers wird durch acute Eiterung unterstützt; die Wandungselemente haben nicht Zeit, auf den Reiz mit Proliferation zu antworten, die in ihrer Ernährung gestörten, nun allmälig verdünnten Wandungen erliegen der einschmelzenden Kraft der Eitererreger, der Stein gelangt so durch die Schleimhaut hindurch in die entzündlich infiltrirte Umgebung des Harnleiters. Die Entzündung hat sich indessen weiter nach oben fortgesetzt, die entstehende Ureteritis und Pyelitis erhöht anfangs die Reizbarkeit der harnaustreibenden Musculatur, diese arbeitet stärker, der auf den Stein und die angrenzenden Gewebe

übertragene Druck wird gleichfalls erhöht, der Circulus vitiosus ist
fertig. Die gegenseitige Unterstützung von Ursache und Wirkung
würde bald mit dem Versagen der austreibenden Kräfte endigen,
wenn der anfangs das Lumen obturirende Körper durch die geschilderten Veränderungen nicht, in eine Ausbuchtung getrieben,
den Weg z. Th. frei geben würde. Die hinter der Einklemmung
und um den Stein gelegene Ausbuchtung mit verdünnter Wandung
wird mit stagnirendem Harn imbibirt. Die obersten Zelllagen
quellen auf, stossen sich ab und geben nun zufällig anwesenden
Feinden das Eindringen frei.

So entsteht am Orte der Einklemmung und an dem Locus
minoris resistentiae hinter ihr ein Abscess, der auch ohne complicirende Pyelonephritis oder Nierenabscesse sehr leicht gefährlich
werden kann.

Adler (98) hat einen derartigen Krankheitsfall veröffentlicht.

Einem 56jährigen Patienten wurden zwei fast wallnussgrosse Steine von
Israel nach Sectio alta aus dem Ureter entfernt. Nach sechs Wochen, als
völlige Genesung nach der Operation eingetreten schien, traten plötzlich pyä-
mische Symptome auf. Im Urin einige Hyalincylinder und reichlich Eiweiss.
Metastatischer Abscess in der rechten Parotis. Am 13. Tage nach dem ersten
Frost Tod.

Die Autopsie ergab keine weiteren Metastasen, auch keine eitrige Pyelonephritis, Pyonephrose oder Nierenabscesse. Dagegen war das Lumen des
rechten Ureters auf das Doppelte erweitert, ca. 8 Ctm. unterhalb des Nierenbeckens mit einer klappenförmigen Strictur. In seiner Lichtung und dem des
mässig ectatischen Nierenbeckens Eiter und nahe der Blasenmündung ein Stein,
auf welchen in concreto kein einziges Symptom hingewiesen hatte.

Dieselben Verhältnisse und die nämlichen Vorgänge
werden wir an allen Stellen innerhalb der Harnwege
treffen, wo ein weiterer Abschnitt in einen engeren übergeht, und an diesem Uebergang ein Hinderniss beliebiger
Art sich dem andringenden Harnstrom entgegenstellt.
Ohne Weiteres können wir die Erörterungen auf die Harnröhre
übertragen, in welche von der Niere oder Blase her das Lumen
der Urethra mehr als ausfüllende Körper gelangen. Steine, welche
noch sehr wohl den Ureter passiren können, wachsen lawinenartig
in der Blase an und obstruiren die Harnröhre, sobald sie in diese
hinein geschleudert werden. Und wenn auch die Körper den Anfangstheil der Urethra passiren können, so können sie noch immer
aufgehalten werden, und zwar am ehesten an der engsten Stelle,

der Pars membranacea und der Fossa navicularis. Begünstigt wird diese Einklemmung durch die rauhe unregelmässige, zackige Oberfläche des Fremdkörpers. Steintrümmer, die bei Steinschnitt oder Lithotripsie entstanden, sind besonders geeignet zum Einfangen in der Urethralwand, ferner Knochensplitter.

Die Harnröhre wird zwischen den dislocirten Fragmenten bei Beckenfracturen eingeklemmt oder zerrissen. Hierbei kommt es nach Kaufmann in Betracht, dass der Bulbus durch das Lig. triangulare, die Prostata durch die Ligg. pubo-prostatica gegen die Symphyse fixirt sind. Der gewöhnliche Sitz ist die Pars membr. urethrae wegen ihrer nahen Beziehung zu den beiden fixirten Stellen. Während also gewöhnlich bei Beckenfracturen mit complicirender Harnröhrenverletzung die directe Folge eine diffuse Harninfiltration ist, kann bei Fragmentbildung später, in der Regel erst nach Jahren, als indirecte Wirkung ein Abscess in der Harnröhre entstehen.

Schussverletzungen, Fracturen und ostitische Processe sind Ursache des Vorkommens von Knochensplittern in der Harnröhre. Entweder gelangen sie direct in sie oder auf dem Umwege durch die Blase. Dieser Weg ist nach Kaufmann nach Schussverletzungen der normale.

Wieder andere Gesichtspunkte sind bei den in den Harnwegen ascendirenden Verletzungen zu beachten. Man nahm früher an, dass von dem Orificium ext. in die Harnröhre gelangte Fremdkörper durch Einfluss der Form, des Volumens, der Lage (Segelas), durch eine Art saugende, aspirirende Kraft (Pitha) die Körper nach oben „wanderten“.

Kaufmann scheint mir die richtigen Einwirkungen des Fremdkörpers auf die Harnröhre und umgekehrt erkannt zu haben. Die verschiedenen Längsverhältnisse der Harnröhre im erigirten und nicht erigirten Zustande des Penis sowie die unzweckmässigen Versuche zur Entfernung des fremden Körpers von seiten des Patienten sieht er bei der gewöhnlichen Beschaffenheit der eingeführten Körper als Ursache des sogenannten Wanderns im Bereiche der Pars cavernosa nach dem Bulbus an. Die eingeführten Fremdkörper sind central gewöhnlich stumpf, peripher spitz; seitliche Verbiegungen des Penis, Ausziehung der Länge nach, Zurückziehen der Penishaut bestimmen die Lagerung des Körpers. Experimente an Hunden ergaben, dass bei ruhenden Thieren die eingeführten

Fremdkörper an einer Stelle liegen bleiben, bei sich bewegenden
Thieren wanderten sie. Erst in der Pars membranacea wirken
Muskelkräfte auf den Fremdkörper ein. Mit Hülfe der Perineal-
muskeln können längliche Körper nach beiden Seiten, proximal
stumpfe centralwärts getrieben werden. In die Blase mündende
Katheter haben central keine Resistenz, daher erfolgt die centrale
Weiterbeförderung. Eine expulsatorische Wirkung übt der Harn-
strahl bei dicken, die Höhle nicht obturirenden Körpern aus.

Kaufmann fand in der Literatur 34 Fälle, in denen von der
äussern Oeffnung her Fremdkörper in die Harnröhre eingeführt waren,
darunter 15 Nadeln, acht Haarnadeln, ein Stück von einem Schwefel-
holz, einen Halm, Baumzweig, Weizenähre, 5 Zoll lange und
3 Linien dicke Petersilienwurzel, Pack-Matratzennadeln, Pfeifen-
rohr, Henkel einer Porcellantasse etc.; die meisten Fremdkörper
werden eingeführt, um erotische Gefühle auszulösen. Daher folgert
Dieffenbach, dass die zahlreichsten Fälle von Körpern in der
Urethra in dem Alter der eben erwachenden Sinnlichkeit gefunden
werden. Seltener werden zur Selbstbehandlung bei Harnverhaltung
Fremdkörper eingeführt, zuweilen finden sich Stücke von Instrumenten. Diese Gegenstände, die sich in der Wand der Harnröhre
festklemmen, wirken analog den in der Urethra steckenden Steinen,
nur dass die Lage der von aussen eingeführten Fremdkörper nicht
abhängig von der Beschaffenheit der Urethralwand ist, also keinen
Typus zeigt; mithin sind auch die in solchen Fällen sich entwickelnden Abscesse atypisch in Bezug auf die Lage.

Das nächste Gebiet der aufsteigenden Verletzung ist die
Prostata. Dieses unglückselige Organ, das dem Manne als häufiger
Ausgangspunkt einer Lebensgefahr mitgegeben ist, ist auch dem
Arzt eine Falle, in die selbst mancher geübte Medicus hineingeräth.

Wenn durch entzündliche oder congenitale Phimosis, oder durch
eine Verengerung der Harnröhre, durch enge Hypospadie, durch
Blasenlähmungen, Blasenkatarrhe oder Blasensteine, schliesslich
durch Vergrösserung der Prostata selbst die Austreibung des Urins
gehindert ist, also in der Blase Harnstauung eintritt, dann schwillt,
wie wir bereits von Guyon's Erklärung her wissen, die Prostata zu
einem schwammigen, die Harnröhre schliessenden Tumor an. War
schon durch die ursächlichen Momente der Harnstauung Katheterismus nothwendig, so wird durch die Prostataschwellung dieser

Eingriff noch unentbehrlicher und — für den Patienten lebensgefährlich. Wenn einem Guyon und Dittel in solchen Fällen das Einführen des Katheters nur gelingt unter Färbung des Instrumentes mit dem Blute der schwammig aufgetriebenen Prostata, dann wird dieses Ereigniss für einen minder Geübten erst recht unausbleiblich sein. Und bedenkt man nun, dass die perfecte Desinfection des Katheters bisher fast eine Unmöglichkeit war, natürlich nur für den practischen Arzt, dass aus dem Präputialsacke stets leicht zersetzliche Stoffe mit dem Katheter eingeführt werden, dass die Procedur sehr häufig vorgenommen werden muss, dann begreift man leicht bei der allzugrossen Nachgiebigkeit des Prostatatumors, dass Abscesse durch sogenannte „fausses routes" in einer Anzahl von Fällen entstehen werden, unendlich viel häufiger, als die immerhin egoistische Literatur erzählt.

Die Ausgangsstelle der meisten anderen fausses routes ist der Grund des Bulbus. Der Katheter gelangt plötzlich beim Einführen in eine rel. weite, leicht nachgiebige Ausbuchtung, in welcher das Instrument sich derart verfängt, dass man es zur leichten Weiterbeförderung schon in der Norm etwas anheben muss, die Richtung der Harnröhre ändert sich hier plötzlich, und schliesslich gelangt man von einem weitern Abschnitt in einen engern. Alle diese die Verletzung durch forcirten Katheterismus begünstigenden Ursachen begründen die Häufigkeit der fausses routes an dieser Stelle.

Die Wege dieser Abscesse sind dieselbeu, die wir bei der gonorrhoischen Harnröhrenabscedirung verfolgt haben.

Sehr häufig kommen auch noch Fremdkörper, die durch die äussere Mündung der Harnröhre eingeführt werden, in die Blase. Am häufigsten erwähnt finden wir Nadeln, Glasperlen, Nägel, Pfriemen, Federhalter, Strohstücke und Aehren, Stücke von Pfeifenröhren, Nadelbüchsen, Glasröhren; ferner Bougies, Katheterstücke, Theile von lithotriptischen Instrumenten u. dgl. Nach Verletzung der Blasenwand gelangen Kugeln, Knochenstücke, Theile von Kleidungsstücken in die Blase; einmal beobachtete Maas eine bei der Operation der Blasenscheidenfistel als Naht angelegte Seidenfadenschlinge.

Dénucé (99) fand in einer Statistik von 391 Fällen, dass die Fremdkörper die abenteuerlichsten Formen haben können.

Dittel (100) operirte 1880 einen 66 Jahre alten Tagelöhner

mittels des hohen Blasenschnittes, weil ihm das 6 Ctm. lange
Schnabelstück eines schadhaften Metallkatheters, den er sich 27
Tage vor der Operation einführte, abbrach und in der Blase un-
beweglich eingekeilt zurückblieb. Der Patient starb an Peritonitis,
und bei der Section zeigte sich, dass das eingekeilte Ende des
Katheters an der hintern Blasenwand bereits einen perforirenden
Decubitus erzeugt hatte. Auch therapeutischen Eingriffen verdankt
die Blase manchmal eine Lädirung.

Bei der Steinzertrümmerung und Extraction des festsitzenden
Steines kann eine Blasenverletzung erfolgen, namentlich wenn die
Steine in inniger Beziehung zur Wand stehen.

Newman (101) berichtet, dass es bei der Extraction eines der Wand
adhärenten, mit Protuberanzen versehenen Oxalatsteines· bei einem 9jährigen
Knaben zu einer Ausreissung der Blasen- und Rectalwand kam.

Von Weiss (102) erfahren wir, dass bei dem Versuche der Lithotripsie
eines sehr grossen Harnblasensteines, der mit zahlreichen Zotten der gewulsteten Blasenschleimhaut ringsum verbunden war, ein grosser Theil der
Blasenmucosa abgerissen war. Nach spontaner Abstossung eines thaler- und
eines handtellergrossen Stückes necrotischer Mucosa genas der Patient.

Dass diese Abreissung der Blasenwand besonders häufig bei
Steinen vorkommen, die in Divertikeln derselben sich befinden, ist
natürlich. Einmal ist hier die Extraction besonders schwierig,
zuweilen erst nach künstlicher Erweiterung der engen Communica-
tionsstelle mit der Blasenhöhle möglich.

Einen eigenthümlichen Fall von Blasenverletzung berichtet
Dittel (103).

Ein fünf Jahre alter Patient, mit diphtheritischer Cystopyelitis,
seit 3 Jahren krank, wird mit Sectio alta behandelt. Es findet
sich ein Urat, peripher mit phosphatischen Schichten, 16 g schwer.

In die Blase wird kaum 100 g Karbol, in den Colpeurynter
156 g Wasser injicirt. Zehn Stunden nach der Operation zeigen
sich Erscheinungen von Pericystitis und Collaps. Am nächsten
Tage Mittags Tod.   `

Die Obduction ergiebt Pericystitis purulenta cum perit. incip.
ex ruptura diverticuli vesicae urin. post cystotomiam altam.

An der hinteren Wand, in der Länge von 1 Ctm., in der
Breite von ½ Ctm., ist die Schleimhaut in zackiger Abgrenzung
auseinandergewichen. Dieser Riss verläuft am unteren Ende in
eine Ausbuchtung, welche einem kleinen Divertikel entspricht; in

dieser ist die Wand der Blase vollständig durchgetrennt, so dass
man in das eitrig infiltrirte Zellgewebe kommt.

Noch höher hinauf reichten bisher die therapeutischen Eingriffe nicht. Mit zunehmender Verfeinerung der Technik, die das
Cystoscop resp. Ureteroscop selbst in den Harnleiter hineinführen
will, wird auch die Möglichkeit zur Verletzung hoch oben gelegener
Abschnitte der Harnwege gegeben sein. Wohl jeder, der sich in
dieser Kunst der Ureteroscopie üben will, wird eine stattliche
Anzahl von Misserfolgen erleben, bevor er wirklich den Triumph
der Geschicklichkeit feiern darf. Mancher Abscess wird die kühnen
Wege zeichnen.

Zu den vielen Fährlichkeiten, denen die Harnwege ausgesetzt
sind, gesellen sich noch die Gefahren, die sich in dem herab-
fliessenden Strome bergen. Nicht nur, dass der Harn jedes Hemmniss seines Laufes an der ihn leitenden Wandung rächt, so lagert
er in irgend einem geeigneten Abschnitte der Harnwege in der
Niere abgeschiedene Massen ab, die zuerst unmerklich und unschädlich für den Organismus ruhen, bis sie schliesslich, zu festen,
grossen Gebilden herangewachsen, oft ihre furchtbare Gefahr beweisen.

Am häufigsten werden wir diesen erhärteten Ablagerungs-
massen an den Stellen begegnen, wo der Urinstrom normaler Weise
länger stagnirt, d. h. im Nierenbecken und in der Blase. Analog
der besseren Entwickelungsmöglichkeit werden bei pathologischer
Stagnation die Steine häufiger und mächtiger werden. Durch die
immerfort wirkende Expulsivkraft werden von höher gelegenen
Stellen der Harnwege Steine oder Bröckel von ihnen in tiefere
Regionen heraus- oder herabbefördert. In letzterem Falle entwickeln sie sich an ihrem neuen Lagerungsorte fort, werden nun
vielleicht trotz ihres Wachsthums im Ganzen herausgeschafft oder,
in Fragmente zerbrochen, allmälig eliminirt. Leider verwirklicht
sich diese Möglichkeit sehr selten. Irgend eine Ausbuchtung bietet
ihnen einen willkommenen Schlupfwinkel, und hier gedeihen sie
ungestört unter den günstigsten Bedingungen zu einer für den Wirth
lebensgefährlichen Beschaffenheit. Die Ablagerung der Concremente,
die ihren Grund entweder in der Zusammensetzung des Harnes
oder der die Harnwege auskleidenden Schleimhäute hat, geschieht
scheinbar spontan, häufig um irgend einen Fremdkörper, der ent-

weder als todter Inhalt von den Schleimhäuten stammt oder durch irgend einen Zufall in die Harnwege gelangt ist. Dann braucht der Urin auch gar nicht in einem Reservoir zu lagern, um Steine zu produciren, sondern an dem Orte des festsitzenden Fremdkörpers entwickelt sich durch Imprägnation resp. Incrustation der Harnstein.

Der erste Behälter des eben secernirten Harnes ist das Nierenbecken. Je leichter und schneller die Steine durch den Ureter entleert werden können, je kleiner und glatter sie also sind, um so seltener werden sie den Chirurgen beschäftigen. Nur die lange ruhenden, an ihrer Oberfläche rauhen, also vorwiegend aus oxalsaurem Kalk gebildeten, führen eine eitrige Pyelitis mit wachsender Gefährdung und zunehmender Betheiligung der Niere und des pararenalen Bindegewebes herbei. Es entsteht nach Fischer zunächst ein eitriger Katarrh im Nierenbecken, dieses erweitert sich mehr und mehr, theils mechanisch durch die Dehnung, welche es von den Steinen und eitrigen Secreten erfährt, theils durch Schwund der Nierensubstanz in Folge des steigenden Druckes, den das gefüllte Nierenbecken auf dieselben ausübt. Meist betheiligt sich aber auch das Nierengewebe direct an der Eiterung, indem erst einzelne kleine getrennte, aus den dilatirten Calices gebildete, mit dem Nierenbecken communicirende Eiterherde entstehen, welche dann immer zahlreicher werden und confluiren. In schlimmeren Fällen wird das ganze Nierengewebe entweder eitrig eingeschmolzen oder atrophisch und die Niere in einen mit Eiter und Steinen gefüllten, aus verdickter Kapsel und spärlichen Nierenresten gebildeten, mit der Nachbarschaft nicht selten verwachsenen Sack von beträchtlicher Grösse umgewandelt, welcher theils als paranephritischer Abscess imponirt, theils einen solchen erzeugt. Es kommt aber auch in seltenen Fällen vor, dass die Nierensteine direct durchbrechen und mit den urinösen Eitermassen in das pararenale Bindegewebe gelangen, in welchem sehr acut verlaufende, zum Brand tendirende, jauchige Phlegmonen anftreten. Weit seltener bringen die Nierensteine das Nierengewebe durch allmälige Usur zum Schwunde und können so in das mit der Niere fest verwachsene pararenale Bindegewebe gelangen. Dort regen sie Eiterungen an, welche erst in den Rahmen unserer Besprechung gelangen, wenn sie nach Durchbruch in harnhaltige Nierentheile mit Urin sich gemengt haben.

Einen concreten Beleg unserer Erwägungen finden wir in Israel's Beiträgen zur Nierenchirurgie.

Die sehr vergrösserte Niere ist von grossen, mit stinkendem Eiter erfüllten Höhlen durchsetzt. Im Nierenbecken liegt ein harnsaurer Stein mit vielen Zacken. An der Stelle der Kapsel findet sich ein dickes, schwartiges, milchweisses, knorpelhartes Gewebe von gewundenen, engen Gängen durchsetzt, die z. Th. mit Eiter gefüllt, z. Th. mit fettkörnchenzellenhaltigem Granulationsgewebe ausgekleidet sind.

In dem Ureter werden sich primär sehr selten Harnsteine finden. In den Harnleiter eingetriebene Steine können, dort aufgehalten, sich durch concentrische Auflagerungen vergrössern.

Das grösste Contingent der Steinerkrankungen zeigt die Blase. Sie ist ein geeigneter Stapelplatz für Nierensteine, die endlich aus dem Nierenbecken herausgetrieben sind. Die Blase ist bei allen die Harnröhre verengernden Zuständen der Behälter des stagnirenden Secretes, sie nimmt ferner die Fremdkörper, welche auf irgend eine Art in die Harnröhre gelangt sind, auf, es können direct Knochensplitter, Nahtfäden und Instrumententheile in die Harnblase gelangen und schliesslich schafft die fast unausbleibliche pathologische Veränderung der katarrhalischen Blase diese zu einem äusserst geeigneten Recipienten von Fremdkörpern um. Dieselben Reizeffecte, die wir in dem Nierenbecken durch Steine hervorgebracht sahen, werden in der Blase in die Erscheinung treten. Die Blase wird eitrig katarrhalisch erkranken. Die entzündlich infiltrirte Blasenwand büsst an Functionsfähigkeit ein, es resultirt daraus Stauung des zersetzlichen Urins, es schlagen sich leichter Salze nieder, der Stein vergrössert sich, erhöht den Reiz und wieder haben wir den verhängnissvollen Circulus vitiosus. Im ersten Grad der Entzündung, wenn der functionelle Reizeffect vorwiegt, ferner auch im zweiten Grade, wo die Blase die sich allmälig einstellende Stauung mit den letzten Kräften zu überwinden sucht, zeigen die Muskelfasern des Detrusor urinae eine der Arbeitssteigerung analoge Hypertrophie. Aehnlich den Herztrabekeln bilden die Muskelstränge ein eng- und weitmaschiges Fachwerk. In die entstehenden Taschen senkt sich der Stein mit Vorliebe hinein, die Ausbuchtungen gerathen allmählich in den chronisch entzündlichen Zustand und schliesslich liegen die Steine, wenn die Druckatrophie den entzündlichen Reiz überwiegt, in einem nur von dünner Schleimhaut gebildeten Divertikel. Natürlich liegt nun die Gefahr nahe, dass an dieser Stelle, am Locus minoris resistentiae, eine Abscedirung sich einstellt.

Nicht alle Steine bergen diese Gefahr in gleichem Maasse. Am gefährlichsten sind die Oxalatsteine. Sie besitzen das grösste specifische Gewicht, die grösste Härte. Ihre Oberfläche ist stachlich und warzig. Dann folgen die harnsauren Steine. Ihre Oberfläche ist glatt oder leicht gewellt oder schwach höckrig und mit einzelnen Krystalldrusen besetzt. Die Steine sind nach den Oxalaten am härtesten. Rel. ungefährlich sind die Cystin- und am allerwenigsten gefahrvoll die der feuchten Kreide ähnlichen Phosphatsteine.

Der Sitz oder die Lage des Steines ist abhängig von der Entstehungsart. Primär in der Blase sich bildende Steine werden dort sich finden, wo der Harn stagnirt, also an der tiefsten Stelle, d. h. im Fundus vesicae. Bei Stagnation des Urins sind die nothwendig entstehenden Divertikel zwischen den Muskelbalken geeignete Ablagerungsstätten für Harnsalze. In solchen Taschen können sich von dem Nierenbecken herab- und aus der Harnröhre aufsteigende Steine fangen und wachsen. Von dem zufällig einem beliebigen Theil der Harnblasenwand anhaftenden Fremdkörper ist die Steinbildung ferner abhängig, und schliesslich können alle diese Lagerungen modificirt resp. gewechselt werden durch die Function der Blase und die wechselnde Lagerung des Körpers. Beim Weibe wird der anteflectirte Uterus, auf der Blase liegend, im vorderen, oberen Theil derselben eine Aufnahmestelle für Harnsteine schaffen. An allen diesen Orten sind die Bedingungen zur Abscessbildung in gleicher Weise gegeben. Um alle Wege begreifen zu können fehlt uns noch die Kenntniss eines Raumes, der viel genannt und — verkannt wurde, das Carum praeperitoneale Retzii.

Nach Hyrtl (104) verschmilzt die Fascia transversa mit dem untern Rand der hintern unvollständigen Wand der Rectusscheide; die Fascia transversa und die Aponeurose des M. transv. endigen jedoch nicht in der Linea semicircularis, sondern beide, zu einem fibrösen Blatte vereinigt, schlagen sich sowohl längs dieser Linie als auch seitwärts nach hinten um und überziehen das Stück des Peritoneums, welches von der Linea Douglasii bis zur Symphyse herab die hintere Wand der Vagina recti bildet. Dieser Theil des fibrösen Blattes setzt sich jedoch weder an die Schamfuge noch an das Poupart'sche Band an, sondern zieht hinter der Blase in die Beckenhöhle hinab, um sich mit der

Fascia pelvis zu identificiren. Zuletzt bemerkt Hyrtl, dass die Lineae semicirculares sich bogenförmig nach unten verlängern, und sich mit ihren unteren
Enden an dem äussern Rand der Rectussehne ansetzen.

Gemäss dieser Beschreibung, die Hyrtl in seiner topographischen Anatomie wiedergiebt, entsteht eine ringförmige Oeffnung,
welche das Thor zu einem im unteren, mittleren Bezirk der vorderen
Bauchwand gelegenen Raume, dem sog. Cavum praevesicale, praeperitoneale oder Retzii (105) darstellt. In dieses Cavum dringt
von unten her die sich ausdehnende Blase ein, und wenn sie voll
ist, stehen die Wände des Cavum weit voneinander ab. Die vordere
Wand wird durch die unteren Enden der Recti und das sie bedeckende vordere Blatt ihrer Scheide, die hintere Wand durch das
Peritoneum, welches mit der nach hinten sich umschlagenden
Aponeurose überzogen ist, die Seitenwand von der Plica Douglasii
und deren bogenförmigen Fortsätzen gebildet.

Eine andere Beschreibung dieser Räume giebt Pinner (106).

Hat man nach Retzius die Haut zurückpräparirt, die Scheiden
der beiden Mm. recti durch einen Längsschnitt geöffnet, die Muskeln
selbst etwas unterhalb des Nabels quer durchtrennt, sie sehr sorgfältig von ihrer Unterlage abgelöst und über das Os pubis zurückgeschlagen, so sieht man, dass die hintere Wand der Rectusscheide
in keiner Weise unterbrochen ist und dass nur die Dichtigkeit und
die Stärke des Gewebes sich verschieden darstellt. Bis zur Linea
semicircularis, also etwa 7—9 Ctm. unterhalb des Nabels, ist die
hintere Wand in Folge der Vereinigung der Aponeurosen fest und
derb; von diesem Punkt bis zur Symphyse herab findet sich eine
dünne, gleichmässige, bisweilen mit Fett durchwachsene Gewebsschicht, die nur eine geringe Resistenzfähigkeit aufweist. Lateralwärts haftet diese Schicht dem äusseren Rande der Rectusscheide
an und geht nach aussen zu in die Fascia transversia über. Medianwärts befestigt sie sich an die Linea alba, welche die Mm. recti
nur unvollständig trennt. Es stellt somit diese immer deutlich
vorhandene Gewebslage eine Fortsetzung der Fascia transversa,
deren mittleren, schwächeren Theil, dar. Wenn man dieses erste
Zellgewebslager aufhebt, so trifft man auf ein hinter der Symphyse,
zwischen Os pubis und Blase gelegenes, reichliches, weitmaschiges,
dehnbares, oft fetthaltiges Bindegewebe, das rings um die Blase
abwärts mit dem Bindegewebe über der Beckenfascie communicirt.

Es bedeckt die vorderen nnd seitlichen Flächen der Blase. Hier weist es jedoch eine dichtere Beschaffenheit und eine grössere Resistenz auf, reicht bis zum Scheitel der Blase und begiebt sich mit dem Urachus und den obliterirten Nabelgefässen zur vorderen Bauchwand bis zur unteren Nabelgegend. In der Höhe der Linea semicircularis oder etwas unterhalb derselben ist diese Fascie mit der vor ihr liegenden, der Fascia transversa, verschmolzen.

Demnach können wir an der vorderen Bauchwand zwei Fascienblätter unterscheiden. Das eine, welches die hintere Fläche des M. rectus bekleidet und von der Linea semicircularis bis zur Symphyse reicht, das andere, welches vom Nabel bis zur Douglas-schen Arcade zwischen Peritoneum und der hinteren Rectusscheide verläuft, um von dort als zusammenhängende Bindegewebslagen auf die Vorderfläche der Blase herabzugehen. Diese letztere Schicht ist diejenige, welche von Cooper und Velpeau als Fascia propria bezeichnet worden ist.

Dasselbe praeparatorische Ergebniss hatte Leusser (107). Nachdem er die geraden Bauchmuskeln von ihrer vordern Bekleidung entblösst hatte, löste er letztere, die er in der Höhe des Nabels quer durchschnitten, langsam und vorsichtig ab und schlug sie über die Symphyse zurück. Vor ihm lag nun die hintere Rectusscheide, die nur 2—3 Querfinger breit über dem Nabel herab-reicht und mit den Lineae semicirculares Douglasii endigt. Infolge dieser An-ordnung musste demnach der Theil der Recti, welcher von dieser Linea ab-wärts zu der Symphyse führt, einer besonderen Hülle entbehren, aber zum Ersatze steigt, gleichsam eine Fortsetzung der hintern Rectusfläche, ein dünnes Blatt herab, das sich an der Symphyse des Schambeins und seinen Aesten in-serirt, und seitlich in der Höhe des äussern Randes der Recti in die später zu erwähnende, unter ihr liegende Fascia übergeht.

Dann durchtrennte Leusser die Insertion dieser Fascie am Schambeine, und vor ihm lag ein mehr oder weniger reichliches, besonders bei weiblichen Leichen oft stark mit Fett durchsetztes, sehr lockeres Zellgewebe, das hinter der Symphyse emporsteigend, immer mehr schwand, bis es an einer Stelle, die einige Centimeter unter der Linea Dougl. lag, vollständig verschwand. Hier konnte Leusser die Verschmelzung der Fascia transversa mit einer zweiten, unter letzterer liegenden Lamelle constatiren, und diese ist die Fascia transv. Retzii.

Diese letztere Fascie bekleidet die hintere Fläche der Mm. transv., ver-schmilzt alsdann mit der hintern unteren Fläche der Rectusscheide und dient dem Peritoneum zur Verdoppelung. Von den Douglas'schen Linien steigt diese Fascia transv., über das Bauchfell gelagert, und die obliterirten Nabel-arterien, den Urachus und die Art. epigastr. in sich bergend, gegen die Sym-physe und das Poupart'sche Band herab und geht hier in ihrem äussern Theile, nachdem sie noch die Fascia infundibuliformis für den Samenstrang gebildet, in die Fascia iliaca über, während sie in ihrem mittlern Theile, von dem vorhin erwähnten, fetthaltigen Zellgewebe überlagert, unter der Symphyse des Schambeines hinabgleitet und die vordern, wie auch die seitlichen Flächen der Blase von ihrem Gipfel an, durch lockeres Zellgewebe mit ihr verbunden, umkleidet und sich an der Aponeurose der Prostata beim Manne, an dem Ansatze der Harnröhre an die Blase beim Weibe inserirt. Sie geht also nicht, wie Retzius und mit ihm noch Andere annehmen, mit dem Peritoneum hinter die Blase hinab, um sich mit der Fascia pelvis zu identificiren.

Vergleichen wir diese Resultate mit einem Medianschnitte, den Heuke (108) von gefrorenen Infiltrationen in diesen Raum gemacht.

Man sieht das Eis in dem Subserosium hinter der vordern Bauchwand über der Blase von Faserblättern durchzogen, welche zwischen Bauchfell und Rectus zur Hinterfläche der Blase herab- und in deren adhaerentes Bindegewebe übergehen, an ihnen ansitzen. Während die verschiedenen Blätter unten deutlich von einander abgehoben sind, legen sie sich oben allmälig bald mehr an das Bauchfell an, bald lösen sie sich von demselben ab und verbinden sich mit solchen, die dichter mit der Rectusscheide oder überhaupt der Innenfläche des M. transv. verwebt sind. Auf dem Horizontalschnitt sieht man wieder sehr deutlich die Verbindung des in Rede stehenden Blattes mit dem Bauchfell in der Umgebung des lockern subserösen Spaltes, der also von dem abgehobenen Bauchfell überzogen, von jenem Blatte aber parietalwärts abgeschlossen wird. Da, wo das Bauchfell an der Seite des subserösen Spaltes, in welchem die Blase emporsteigen kann, über demselben, auch ohne dass die Blase darinliegt, von der Bauchwand abgehoben ist, sieht man von seiner Aussenseite ein blättriges Fasergewebe ab- und über die Hinterfläche des Rectus zur Linea alba gehen. Zwischen diese Blätter mischen sich noch Faserzüge um die Vasa epigastrica und diesem Zuge schliessen sich noch feine Streifen von der Innenseite des M. transv. an. Wie dem auch sei, wie viele dieser Blätter zwischen Bauchfell und Bauchwand, wo ersteres letzterer nicht fest anhaftet, mit dem einen oder andern von ihnen zusammenhängen mögen, eine Abgrenzung existirt auch hier zwischen der in der Wand herablaufenden Muskelscheide und dem Subserosium vor ihr, die sich nach unten theils an die Blase, theils an den Knochen vor ihr anlegt, überhaupt aber nur dünn ist, und nach oben verliert sie sich unter dem Bauchfell, wo dieses sich der Bauchwand wieder fester anlegt.

Zieht man das Facit aus dieser und der Pinner'schen resp. der Darstellung von Leusser, so ist zu ersehen, dass Retzius mit einem vor der Blase befindlichen Cavum Unrecht hat, da man es nicht mit einem, sondern mit zwei vor der Blase gelegenen Bindegewebsräumen zu thun hat. Die Scheidewand bildet die Fascia transversa, welche Retzius bei der Construction seines Cavum vollständig vernachlässigt hat. Wir haben einmal einen unmittelbar

hinter dem Rectus gelegenen, submusculär nach Pinner zu be-
zeichnenden Raum, und dann einen direct vor der Blase befindlichen praevesicalen, dem Carum Retzii entsprechenden Raum.
Die Grenzen des submusculären Raumes sind: vorn die hintere
Fläche des Rectus, medianwärts die Linea alba, lateralwärts der
äussere Rand der Rectusscheide, unten die Symphyse und hinten
die Fascia transversa.

Beide submusculären Räume sind, da der die Linea alba darstellende Bindegewebsstreifen die Mm. recti unvollkommen von
einander trennt, auch nur unvollständig von einander geschieden.
Die Grenzen des praevesicalen Raumes bilden nach vorn das Os
pubis und seine beiden Aeste, nach oben die Fascia transv., nach
hinten die Fascia propria und die Blase, unten die Beckenfascie.

Wenn wir nun mit beherrschendem Blick die Topographie
überschauen, unter Leitung der Definition des Fascienbegriffes, ergeben sich die Resultate mühsamer Forschung als ziemlich selbstverständlich.

Die Blase ist in den mit lockerem Gewebe angefüllten Raum
zwischen vorderer Bauchwand und Peritoneum eingelagert. Entsprechend der Gewohnheit des Bindegewebes, um Organe und an
Begrenzungswänden sich zu regelmässigeren straffen Zügen zu
ordnen, finden wir an der hinteren Fläche der vorderen Bauchwand eine festere, flächenhafte Bindegewebsausbreitung, und
ebenso um die Blase, wo Freund ein Pericystinum unterschieden wissen will. **Das bindegewebige Blatt, das die
vorderen und seitlichen Flächen der Blase umhüllt, nimmt
auch noch den Urachus, die obliterirten Nabelarterien
und die Vasa epigastrica auf und wird dadurch zu
einer ausgebreiteteren festeren, scheinbar selbstständigen
Lamelle im Vergleich zu der die hintere Blasenwand umgebenden Bindegewebsverdichtung, die Retzius als hintere Begrenzung seines Cavum praeperitonale ansah.**

Zwischen den an den Grenzen des Raumes zu Lamellen verdichteten Bindegewebszügen finden sich natürlich Uebergangszu-
stände des fibillären Gewebes, manchmal sogar zu Bindegewebs-
blättern geordnet, die Henke auf seinem Durchschnitt als besondere Eigenthümlichkeiten betrachtet. Das vordere Blatt des
Carum praevesicale, das zur Hinterfläche des Os pubis herabsteigt,

begrenzt ferner noch einen Raum, der zwischen ihm und der, hier sehr dünnen, Specialfascie des M. transversus gelegen ist, Cavum submusculare.

Für uns von der grössten Wichtigkeit ist das Cavum praevesicale.

In der Regel werden nur die Eiterungen in das Cavum praevesicale einbrechen, die von den der Hinterwand des Cavum entsprechenden Blasenwandabschnitten ausgehen. Andererseits können auch von dem Raume selbst aus die Abscesse andere Wege nehmen. Hat sich eine Eiterung in dem Cavum praevesicale gebildet, dann reicht die Fernwirkung der Eiterung aus zur entzündlichen Verwachsung der Begrenzungsblätter mit den anliegenden Organen, so also auch der hintern Grenzwand des Raumes mit der Blase, sodass also der Weg zwischen Blase und der Bindegewebslamelle erschwert ist. Da, wie wir gehört haben, die vordere Wand des Raumes sehr schwach ist und vor dieser wieder lockeres Gewebe liegt, wird der Eiterungsweg nach vorn in und durch die Bauchwand zuweilen vorkommen.

Am leichtesten zu überwinden ist der seitliche Widerstand und dann ist die Ausbreitungsmöglichkeit in dem Cavum subperitoneale von Luschka gegeben. Wird endlich noch die Beckenfascie, die den Raum nach unten abschliesst, zerstört, dann gelangt der Abscess in das Gebiet der von der Prostata ausgehenden Eiterungen. Schliesslich bleibt dem praevesicalen Abscess noch der Ausweg nach oben, durch die Fascia propria und das Peritoneum hindurch in die Bauchhöhle. Die schützende Kraft des Bauchfelles wird aber in den zahlreichsten Fällen den Widerstand an anderer Stelle überwinden, daher der unglücklichste Ausgang glücklicherweise am seltensten ist.

Mit der Beherrschung dieser Durchbruchsmöglichkeiten des praevesicalen Abscesses und der Erinnerung an die Bahnen im Cavum subperitoneale von Luschka wird das Verständniss der concreten Beweise der Theorie sehr leicht sein.

Wäre das Weib in gleicher Weise von der Steinkrankheit bedroht als der Mann — was aus leicht ersichtlichen Gründen entsprechend der Einfachheit der Harnwege viel seltener der Fall ist — dann wäre der praevesicale Raum wohl sehr häufig das Ziel der durch den Stein erzeugten Abscesse. Der in der Norm anteflectirte Uterus schafft zuweilen in der nach vorn geklappten Blase eine Senkungsstelle für Harnsalze.

Charon (109) erzählt von einem 12jährigen Mädchen, dass sie nach einer ankylosirenden Hüftgelenksentzündung Erscheinungen seitens der Harnblase darbot, die auf Lithiasis beruhten. Nach der unvollkommenen Lithothripsie traten Blutungen aus der Harnröhre auf. Bald darauf bildete sich oberhalb der Symphyse ein Abscess, der aufbrach und grosse Quantitäten Urin entleerte. Der Abscess entstand infolge Ulceration der vorderen Blasenwand durch den Stein. Dann bildete sich auf dem Wege adhaesiver Entzündung die Blasenbauchwandfistel.

Natürlich zeigt der Fundus der Blase auch beim Weibe durch Urinaufnahme vor der Miction seine Steinbildung begünstigende Eigenschaft.

Naukivell (110) erzählt, dass bei einem 14jährigen Mädchen, das bereits $2^1/_2$ Jahre an Blasenbeschwerden litt, der Stein bei seiner Entfernung mittelst einer Zange zerbrach. Er hatte einen grossen Theil der hintern Harnröhrenwand und den Blasenhals zerstört und ferner die vordere Scheidenwand, bis auf deren vordersten, in einer Länge von $^1/_2$ Zoll erhaltenen Theil vernichtet.

In diesen Fällen war der Stein scheinbar spontan entstanden. Durch eine Beckenfractur, jedenfalls durch das infolge dieser entstehende Blutgerinnsel in der Blase war der Stein entstanden, dessen Wirkung uns West (111) erzählt.

Thomas eröffnete bei der Section in der Linea alba eine einen Stein enthaltende Abscesshöhle, welche bis $1^1/_2$ Zoll oberhalb der Symphyse hinaufreichte. Die Höhlung erstreckte sich abwärts hinter das Schambein. Sie communicirte mit der Blase durch eine in deren mittleren vorderen Theil befindliche, ca. $^1/_2$ Zoll breite Oeffnung, mit weichen, granulirenden Rändern. Eine zweite Oeffnung, an der Aussenseite des linken Rectus, führte in einen Fistelgang, welcher in eine weite Höhlung mündete, die unter den Muskeln an der inneren oberen Seite des Femur lag. $^1/_2$ Zoll von der Symphyse befand sich eine geheilte Fractur des linken Schambeines. Die Blasenwand war hypertrophisch. Die rechte Niere gesund, die linke geschrumpft, mit mehreren kleinen Abscessen.

Mit dem Samenstrang verbreitet sich der Eiter bis in das Scrotum.

Ein $5^1/_2$jähriger Knabe litt nach Niewodniczawski (112) seit $^1/_2$ Jahre an Schmerzen im Hypogastrium und an Urinbeschwerden. Es bildete sich eine von der linken Inguinalgegend bis in das Scrotum reichende und in der Mitte mit einer kleinen Oeffnung versehene Geschwulst. Harn wurde durch diese Oeffnung entleert. Die Sonde drang nach unten bis in das Scrotum, nach oben bis in die Harnblase. Bei der Dilatation des Ganges lässt sich ein dunkelbraunes, ziemlich weiches Harnconcrement aus dem Scrotum herausheben. Die Oeffnung in der Harnblase war kleinfingergross.

Das Peritoneum wurde durchbrochen in dem Falle, den Bouilly (113) berichtet.

Ein 18jähriger, an Stein leidender Patient empfand in der Regio lumbalis et inguinalis plötzlich heftigen Schmerz. Drei Tage darauf constatirte man einen Tumor über dem Schambein. Es traten schnell Verschlechterung des Zustandes, profuse Schweisse und Schüttelfröste ein. Nach weiteren 3 Tagen Tod.

Die Obduction ergab: Vor und über der Blase zahlreiche Abscesse, theils in der Bauchhöhle, theils in der Blasenwand. In der vorderen Blasenwand ein zweimarkstückgrosses, rundes Loch; in dieser Perforation lag ein Blasenstein. Die Abscesshöhle communicirte durch eine kleine Oeffnung mit der Bauchhöhle. In der Blase lagen drei Steine. Die Muscularis vernichtet. Durch die Oeffnungen der vorderen Wand communicirte die Blase mit der Abscesshöhle, die vor ihr lag. Der Abscess war orangegross und ungleich. Die Blase stand noch durch eine zweite Oeffnung mit ihm, und durch eine dritte, hinten gelegene Perforation mit dem Peritoneum in Verbindung. In letzterem reichliche Eitermassen.

Bouilly erwähnt hier Abscesse, die in der Blasenwand gelegen sind.

In seltenen Fällen führt eine „Cystitis interstitialissive parenchymatosa" zur Bildung von derartigen Abscessen. Diese Art von Eiterabkapselung, die nach der allgemeinen Definition der „Harnabscesse" in deren Reihe hineinchört, müssen wir als ausserhalb unseres Gebietes stehend betrachten, da unsere Forderung, der Zutritt des Urins, nicht erfüllt ist. Erst wenn infolge des Abscessdurchbruches nach aussen und innen ein den Harneinbruch ermöglichender Eiterherd sich gebildet hat, fällt die Besprechung in unsere Aufgabe. Durchbruch des Abscesses nach aussen allein lässt den Harn nicht hinzutreten, Entleerung in die Blase führt gewöhnlich zur Entleerung d. h. zum Aufhören des Abscesses. Wenn aber auch diese Abscesse selbst unser Thema nicht berühren, so sind sie mittelbar für uns doch von der grössten Bedeutung, da durch ihren Zustand hindurch oft uns interessirende Abscesse gelangen.

Die grösste Häufigkeit der Steinreception resp. der durch Steine hervorgebrachten Abscesse weist aus erklärlichen Gründen der Fundus vesicae auf.

Michaelis (114) fand bei einem an Lateralschnitt Verstorbenen ein von polypösen Wucherungen umrandetes, grosses Blasengeschwür, dessen rauher Boden fast ganz in der Muscularis lag, und dessen durchbrochenes Centrum mit dem Mastdarm communicirte. Nach dem Kreuzbein zu war zwischen Mastdarm und Blase, wie Mastdarm und Kreuzbein das Zellgewebe mit Eiter und Jauche infiltrirt.

Das Geschwür entsprach der Lage und Grösse des entfernten Steines; die Tiefe des Geschwüres bekundete das Alter.

Thomas Bell (115) erwähnt einen 34jährigen Mann, der von Kindheit an „Blasensymptome“, zuletzt unwillkürliches Urinträufeln hatte. Tod an Peritonitis. In einer Perforationsstelle rechts am Trigonum lagen zwei Steine. In der Blase befanden sich Eitermassen.

Entsprechend der besprochenen Entwickelungsart von Blasensteinen werden wir auch an jedem anderen Orte Steine und die durch sie erzeugten pathologischen Zustände finden.

Ein 26jähriger Schneider, dessen Urin in seinem 11. Jahre trübe und schmerzhaft zu entleeren war, litt — wie Wagner (116) berichtet — mit 23 Jahren an Schmerzen in der rechten und linken Nierengegend.

Der Urin, anfangs trübe, war vorübergehend blutig. Die Schmerzen nahmen krampfartigen Charakter an. Drei Wochen vor der Aufnahme bildete sich eine kleine Oeffnung, nach innen von der Spina il. ant. sup. dextra, oberhalb des Poupart'schen Bandes, aus der sich besonders beim Pressen trüber Urin entleerte. Auf natürlichem Wege wurde die Urinentleerung schmerzhaft und schwierig.

Bei der Aufnahme in die Klinik ergab die Untersuchung mit der Sonde einen grossen Stein. Bei der nun erfolgten Sectio alta entleert sich aus der Blase trüber, übelriechender, mit Blut untermischter Urin. Nach Fixation der Blasenwand an die Haut links wird in der rechten Blasenwand ein fingerbreites Loch constatirt, durch das man in eine paravesicale Abscesshöhle gelangte, die mit der Urinfistel am Bauche durch einen Gang communicirte.

Der Stein hatte ein Gewicht von 70,5 g, war eliptisch, hauptsächlich aus oxalsaurem Kalk, zum geringen Theil aus Phosphaten und Uraten bestehend. Ein Fremdkörper war als Kern nicht nachweisbar. Die Consistenz ist mit Ausnahme des Centrums hart. Am wahrscheinlichsten ist die Annahme, dass, da der Urin schon frühzeitig trübe war, ein Stein congenital oder in der Kindheit erworben war, lange Jahre keine oder nur geringe Symptome machte, schliesslich aber schwere Folgezustände hervorrief, zur Blasenulceration, Abscedirung und Urinfistelbildung und zur Betheiligung der linken Niere mit secundärer Phosphatsteinbildung führte, für welch' letzteres besonders die — wie Wagner erzählt — unter Schüttelfrösten und Fieber in Intervallen auftretenden und mit dem Abgang kleiner Phosphatconcremente endigenden linksseitigen Nierenschmerzen sprechen.

Die Annahme, dass der Stein sich in früher Jugend des Patienten gebildet hat, ist sehr wohl berechtigt. Nach Henry

Thompson kommt die fast gleiche Zahl der Steinkranken in der Zeit bis zur Pubertät und in dem Alter von 55—75 Jahren vor, während das mittlere Alter viel seltener befallen wird.

In allen bisher besprochenen Fällen entwickelte sich die Abscedirung langsam und allmälig, nach dem Typus der oben besprochenen Grundsätze.

Dupley (117) erwähnt einen 20jährigen jungen Mann, mit Blasensteinen, Dysurie und starker Cystitis behaftet, bei dem in Folge einer grösseren Anstrengung plötzlich im Hypogastrium ein Tumor entstand. Es kam zur Eiterung; am 7. Tage eröffnete sich der Tumor spontan nach aussen. Drei Tage nachher bemerkte man erst einen in der Wunde liegenden Blasenstein. Dieser wurde unter Ausfluss von Urin extrahirt.

Hier war die Umgebung der durch den Stein arrodirten Blasenwand durch die schon lange bestehende entzündliche Fernwirkung zur Aufnahme der eitrigen Durchbruchsmassen präparirt. Das entzündlich infiltrirte Gewebe hatte die leichten Wege beseitigt und damit die diffuse Ausbreitung unmöglich gemacht; es entwickelte sich ein verhältnissmässig eng umgrenzter Eiterbezirk.

Anders sind die Folgen, wenn die Blasenumgebung noch nicht soweit vorbereitet ist. Dann tritt das Schicksal ein, das nach Seydel's (118) Bericht Prof. Chr. Rauch hatte.

Man fand in der hypertrophischen Blase 9 Uratsteine. In der Blasenwand fand sich ein mässig grosser, geschlossener Abscess, ein zweiter am Blasenhals an der hinteren Seite. Derselbe war zwei Tage vor dem Tode perforirt und hatte Urininfiltration nach dem Scrotum und der Unterbauchgegend verursacht.

Der mit Eitererregern reichlich versehene Stein kann die grössten Hindernisse überwinden und weite Wege zurücklegen. Er kann die untere Begrenzung des Cavum subperitoneale Luschka's durchbrechen und dann im Bereiche der Prostataabscesse sich verbreiten. Er kann so durch die Mitte des Blasengrundes und der mittleren Prostatalappen hindurchtreten oder neben der Prostata das Diaphragma urogenitale durchbohren, um am Perineum zu erscheinen. Weil nahezu immer durch Spontanelimination des Steines oder einfache Incision und Extraction desselben, nachdem die Natur die einleitenden Schritte gethan, Heilung erfolgt, ist es nicht in allen diesen Fällen möglich festzustellen, ob die Bildung des am Damme perforirten Steines in der Harnblase erfolgte oder wenigstens begann und derselbe secundär in die Urethra und Prostata hineinwuchs oder ob umgekehrt der Stein in der ulcerirten Urethra und Prostata sich bildete, durch Vergrösserung bis in den Blasenfundus ragte und schliesslich auf dem Wege des Abscesses nach aussen durchbrach. Dass bei bestehenden Verengerungen der Urethra, bei Rissen in der Harnröhre, fausses routes und starker Cystitis die Bildung eines Steines ausserhalb der Harnblase durch allmäligen Absatz von Harnsalzen und organischer Niederschläge möglich ist, glaubt Wagner mit v. Graefe annehmen zu dürfen.

Die Literatur erzählt mehrfach von Steinwanderungen bis zum Damm.

Kleber (119) erwähnt den plötzlichen Abgang eines Harnsteines durch einen Abscess am Damm, nachdem früher zuweilen Harnzwang bestanden hatte.

Floebel (120) fand nach dreitägiger Urinverhaltung bei einem Patienten Scrotum und Damm dunkelroth geschwollen. Fluctuation links von der Raphe. Incision und Entleerung eines Pfundes eitergemischten Urins. In der Tiefe der Wunde, ausserhalb der Blase, ist ein Stein fühlbar, der bald soweit heruntertritt, dass er mit den Fingern herausgezogen werden kann.

Fischer (121) machte zum zweiten Male bei einem 19jährigen Manne den Steinschnitt. Der grosse Stein zerbrach bei der Extraction. Im Zellgewebe des Dammes, in der Mitte der alten Narbe befand sich ein mandelgrosser Stein.

Da die Steine sehr lange Zeit zur Durchwanderung eines so schwierigen weiten Weges gebrauchen, werden sie häufig von stattlicher Grösse sein.

Bottini (22) fand bei einem vor zehn Jahren wegen Blasensteines operirten 18jährigen Patienten in der linken Perinealgegend eine harte Anschwellung, neben welcher die Sonde nach kurzer Wanderung durch eine Harnfistel auf den Blasenstein stiess. Trotz leichter Erreichbarkeit des Steines war die Extraction wegen der enormen Grösse schwierig. Der Stein stellte einen vollkommenen Abguss des inneren Randes der Blase und der Pars prostatica dar.

Merkwürdig ist, dass gerade in solchen Fällen, in denen bereits eine Steinoperation vorhergegangen war, in der alten Narbe eine neue Concretion sich zeigte. Entweder ist nach Wagner das Narbengewebe ein Locus minoris resistentiae für den andringenden fertigen Stein, oder die unnachgiebige Narbe bekommt durch irgend eine Einwirkung einen Riss, und in diesem sind günstige Bedingungen zur Steinbildung gegeben.

Nieren- resp. Blasensteine, welche durch den Urinstrahl in

die Harnröhre hineingetrieben werden, ferner Fragmente, welche
bei Steinschnitt oder Lithotripsie entstanden sind, sind der Kern
zu Harnröhrensteinen. Zackige Oberfläche und erhebliche Grösse
begünstigt natürlich das Steckenbleiben. Die gewöhnliche Grösse
ist nach Kaufmann die einer Haselnuss oder Mandel; der grösste
Stein ist bisher von Pulido beobachtet worden. Der Stein war
5 Zoll lang, 3½ Zoll dick, 705 g schwer.

Entsprechend der Verschiedenheit des Lumens der Harnröhre
werden die secundär entstandenen Steine in der Regel eine typische
Lage zeigen. Die äussere Harnröhrenmündung und die Pars membr.
sind, wie wir gesehen haben, die engsten Stellen des ganzen Ure-
thralrohres. Daraus folgt, dass von höher gelegenen Abschnitten
der Harnwege in die Urethra kommende Concretionen, sobald ihre
Grösse in einem Missverhältnisse steht zu dem Lumen der Harnröhre, gewöhnlich in der Pars membr., oder falls sie diese passiren,
in der Fossa navicularis stecken bleiben. Anders die eigentlichen,
primär in der Harnröhre entstandenen Steine. Diese kommen an
sämmtlichen Stellen der Urethra zur Beobachtung.

Durch Steine kann nach Kaufmann die Harnröhre um das
acht- bis zehnfache ihres normalen Lumens dilatirt werden. Ausser
im Lumen der Harnröhre liegen die Steine noch in Divertikeln, entweder in einer mit Schleimhaut bekleideten Ausbuchtung oder nach
Perforation entstanden. Das weitere Schicksal dieser Steine resp.
ihrer Receptacula ist analog den in dem Nierenbecken geschilderten
Verhältnissen.

(Schluss folgt.)

XXXII

Experimentelle Knochen-Deformitäten.

Von

Dr. Cesare Ghillini,

Oberchirurg der Krankenhäuser zu Bologna.

(Hierzu Taf. XI und Holzschnitte.)

Literatur.

Die Frage über die normale Gestalt der Knochen und über ihre Deformitäten hat seit vielen Jahren die Gelehrten beschäftigt.

Fick auf Grund experimenteller Versuche erklärte die Knochen als passive Organe, deren Form von den activen Organen, Muskeln, Nervenapparaten, Sinnesorganen u. s. w. geprägt wird; und dies nicht wegen der Thätigkeit der activen Organe, sondern bloss wegen der Existenz, der Localisation und der grösseren histoplastischen Intensität derselben.

Virchow widersetzte sich dieser Theorie, indem er bewies, dass nicht bloss die Existenz und Localisation, sondern auch die Thätigkeit der Muskeln die Form der Knochen bestimmt, was aus der Thatsache hervorgeht, dass die Knochenvorsprünge an den sehnigen Ansätzen der Muskeln um so grösser sind, je kräftiger die Muskeln arbeiten und sich entwickeln.

Für die Form der Knochen ist daher nicht nur der Druck, sondern auch der Zug von Bedeutung, mag er durch Thätigkeit oder Wachsthums, der Muskeln oder sogar durch Retraction anderer Weichtheile hervorgerufen sein. Die Erörterungen auf diesem Gebiet dauerten lange: Friedleben, Welker und Reichert nahmen daran Theil. Im Jahre 1862 stellte v. Volkmann die Behauptung auf, dass die internen Vorgänge im Knochen, deren Existenz schon Virchow zugegeben hatte, einen Einfluss auch auf die äussere Form des Knochens haben müssen. Er zeigte, dass die Entwicklung der Knochendeformitäten in direkter Beziehung mit den pathologisch veränderten statischen Verhältnissen stehe, und zwar nach einem bestimmten Gesetz.

v. Volkmann meinte, dass die Wirkung des Drucks Resorptionsvorgänge im Innern des Knochens herbeiführen könne, und dass bei jugendlichen im Wachsthum befindlichen Individuen, nicht bloss da, wo eine Druckvermehrung stattfindet, das Wachsthum hintangehalten, sondern auch gleichzeitig da, wo der Knochen eine abnorme Druckentlastung oder gar einen Zug erfährt, das Knochenwachsthum verstärkt werde. Demnach die andauernden Störungen des articulären Druckes Abweichungen der Knochenformen an den articulirenden Flächen nach sich ziehen und daraus entstehen die Belastungsdeformitäten. Die Anhänger der Volkmann'schen Theorie haben sich das Zustandekommen des verstärkten und verminderten Wachsthums der Gelenkenden in Folge von Ab- oder Zunahme des Druckes in verschiedener Weise vorgestellt. Einige nahmen an, dass es sich um interstitielle Vorgänge handle: andere und wohl die Mehrzahl dachten mit Roser und Girard an eine Abnahme oder vollständige Aufhebung der Thätigkeit des Epiphysen-Knorpels an der abnorm belasteten Stelle und an eine Zunahme der Thätigkeit desselben da, wo Entlastung stattgefunden hat, oder auch mit Hüter an Resorptions- und Appositionsvorgänge in den mit Knorpel überzogenen Oberflächen der Gelenksenden.

Auch v. Volkmann gab später selbst zu, dass bei Deformitäten, welche nach Beendigung des Skelettwachsthums eintreten, eine Resorption bereits fertigen Knochengewebes, eine Art entzündliche Malacie stattfindet: bei Individuen hingegen, welche sich noch in der Entwicklung befinden, erklärte er die durch Druck hervorgerufene Wachsthumsveränderung fast ausschliesslich mit der Wachsthumshemmung an den Epiphysenlinien und nahm an, dass die Resorption der Knochensubstanz, wenn eine solche vorkommt, eine sehr untergeordnete Rolle spiele, im Vergleich zur Hemmung des Epiphysenwachsthums. Nur in Bezug auf das Genu valgum adolescentium ist v. Volkmann mit Hüter einverstanden, nach welchem es sich in diesem Falle weniger um Hemmung des Wachsthums in der Epiphysenlinie, als um Abschleifungen an der Gelenkoberfläche, welche durch Druckvermehrung hervorgerufen werden, handeln soll.

Den diaphysären Deformitäten legt v. Volkmann wenig
Werth bei, weil er meint, dass sie nur an den relativ weichen
Knochen jugendlicher Individuen möglich sind und dass sie nur in
schweren Fällen sich den. Gelenksdeformitäten hinzugesellen.
v. Volkmann beschäftigte sich nur mit der äusseren Knochen-
form, und nicht mit ihrem inneren Bau, auf welchen erst später
die Aufmerksamkeit der Gelehrten gelenkt wurde, und zwar hauptsächlich durch den Anatomen Meyer und den Mathematiker
Culmann.

Meyer bewies, dass die Spongiosa einen bestimmten Bau
habe, welcher in jedem Theil die genauen Linien des stärksten
Druckes oder Zugs zeigt, dem das Organ unterworfen ist, weil die
Knochenbälkchen überall in der Richtung des stärksten Druckes
oder Zuges verlaufen, um mit einem Minimum von Materialauf-
wand die grösstmöglichste Festigkeit zu erlangen. Culmann,
auch Prof. in Zürich, welcher Gelegenheit hatte, die Präparate von
Meyer zu prüfen, bestätigte die vollständige Uebereinstimmung
zwischen der Richtung der Knochenbälkchen und den Druck- und
Zugscurven, welche das graphische Bild der in einem Körper bei
bestimmter Belastung sich geltend machenden Kräfte darstellen.
Zum Beweise zeichnete Culmann einen Krahn, welchem er die
Umrisse des oberen Endes eines menschlichen Oberschenkels (ohne
Trochant. maj.) gab und zog die Druck- und Zuglinien, welche in
seinem Innern durch das Anbringen eines Gewichtes an der dem
Acetabulum entsprechenden Stelle entstehen.

In der Folge beschäftigte sich Wolff mit dem Studium der
Orthogonalität des Verlaufes der Knochenbälkchen und der functionellen Form der Knochen, nach welcher jeder Knochen, je nach
seiner Function, eine bestimmte äussere Form annimmt und jede
Veränderung dieser Function auch eine entsprechende Veränderung der äusseren Form mit sich bringt. Demnach sind nach Wolff
die Deformitäten nichts anderes, als eine functionelle Anpassung
an die pathologischen Störungen der Statik, d. h. Anpassung der
Form an die pathologisch veränderte Function. Das Genu valgum
ist nichts Anderes, als die functionelle Anpassung der Knochen
und Weichgebilde der Extremität an die häufig und andauernd
wiederholte Auswärtsstellung des Unterschenkels. Der Klumpfuss bedeutet nichts anderes, als die functionelle Anpassung an

die Einwärtskehrung des Fusses bezw. in besonderen Fällen, der ganzen Extremität. In gleicher Weise gilt ihm die Skoliose als Anpassung des Brustkorbes an die kraftlose, lässige Haltung der oberen Körperhälfte, verbunden mit Verlagerung der statischen Verhältnisse durch seitliche Verbiegung der Wirbelsäule. Die Veränderungen an der äusseren Gestalt der Knochen sind nichts Anderes als der Ausdruck und die secundären Folgen der Veränderungen, welche an ihrem inneren Bau, unter dem Einfluss der pathologischen Function vorkommen. Solche Veränderungen vollziehen sich unter dem Einfluss der sog. Transformationskraft, und folgen bestimmten mathematischen Gesetzen. Wolff bekämpft dann die Drucktheorie, welche er ungenau, und weder den mathematischen Betrachtungen, noch den klinischen Thatsachen entsprechend erklärt. Was den ersten Punkt anbelangt, so stützt sich Wolff auf das bekannte Bild eines Krahnes, der von Culmann gezeichnet wurde mit den Umrissen des oberen Femurendes eines ausgewachsenen Mannes und unter der Annahme, dass die der Pfanne entsprechende Stelle mit 30 Kg., dem mittleren Gewichte des Rumpfes eines erwachsenen Mannes, belastet sei. Die inneren Kurven des Krahns zeigen die Richtungen, nach welchen, durch die Belastung auf das der Pfanne entsprechende Ende die grössten Druck- und Zugsspannungen in dem Material des Krahns hervorgerufen werden. Diese Curven haben den maximalen Werth von Druck und Zug in der Nähe der Einmauerungsstelle des Krahnes (unteres Ende), woselbst die einzelnen Curven beinahe parallel eine neben der andern verlaufen; während die Grösse der Spannungen gegen das obere Ende, wo die Curven weit von einander stehen, stets abnimmt, bis sie gleich Null wird.

Wenn man den Druck am oberen Ende auf 30 Kg. berechnet, so ist der Querschnitt am unteren Ende mit 163,3 Kg. belastet, und je mehr man nach dem oberen Theil hinaufgeht, desto mehr nimmt der Druck ab, bis er gleich Null ist. Nun sagt Wolff, wenn man die Verhältnisse, welche sich aus der Zeichnung des Krahns ergeben, auf die Knochen überträgt, so sehen wir, dass da, wohin Hüter beim Genu valgum die ganze Wirkung des Druckes verlegt hat, nämlich an den Gelenkflächen der Condylen und des Tibiakopfes, dieselbe fast Null ist, und dass auch da, wo der grösste Theil der Autoren sie annehmen, nämlich an dem Epiphysenkorpel, sie so unbedeutend ist, dass im Vergleich zu den grossen Druckwirkungen, welche sich in der Mitte der Diaphyse des Knochens offenbaren, man dieselben fast gleich Null annehmen kann.

Ausserdem muss nach der Theorie von v. Volkmann und Hüter eine Druckvermehrung Artrophie in der Knochensubstanz herbeiführen, eine Druckverminderung hingegen Knochenanbildung.

Von dem Zug, welcher nach Virchow in Hinsicht auf organische Wirkungen der Entlastung gleichkommt, spricht man in der Drucktheorie nicht.

Erst seit der Entdeckung der Analogie des Verlaufes der Knochenbälkchen in der spongiösen Substanz der Knochen mit der Richtung der Druck- und Zuglinien nach der graphischen Statik von Culmann wissen wir, dass eine Druckvermehrung keinen Schwund in der Knochensubstanz hervorbringen kann, sondern im Gegentheil Anbildung, und dass das Maass der Anbildung in jeder einzelnen Stelle in direktem Verhältniss zur Stärke des Druckes steht, weil, je grösser der Druck wird, je mehr Material an Knochensubstanz nothwendig ist, um dem Druck selbst zu widerstehen; wir wissen ausserdem, dass eine Druckverminderung keine Anbildung, sondern im Gegentheil Schwund der Knochensubstanz hervorruft, weil an den vom Druck entlasteten Stellen die Knochensubstanz statisch überflüssig wäre. Wolff kommt daher zu dem Schluss, dass man an Stelle der Drucktheorie folgendes Gesetz aufstellen sollte: „Ueberall da, wo in einem Knochen durch eine drückende und überall da, wo in demselben durch eine ziehende Belastung Druck- und Zugspannungen bewirkt werden, findet Anbildung von Knochensubstanz statt. Die stärkste Anbildung ist an den Stellen der maximalen Druck- und Zugspannung, ganz fern von den Berührungspunkten des belastenden und des belasteten Knochens zu suchen, die schwächste an den Stellen der minimalen Druck- und Zugspannung, in der nächsten Nähe dieser Berührungspunkte. Ueberall da aber, wo Druck- oder Zugentlastung stattfindet, wo also keine Druck- oder Zugspannung vorhanden ist, und wo alsdann, wie es die graphische Statik lehrt, sich stets Schubspannungen geltend machen, überall da entstehen somit Resorptionslücken, Spongiosamaschen oder neue Markhöhlen.

Lorenz, welcher ein Vertreter der Drucktheorie ist, erklärt in einer seiner Schriften über die Entstehung der Knochendeformitäten, dass die Theorie der funktionellen Anpassung nicht befriedigen kann, weil dieselbe bei manchen Fragen uns ganz im Stiche lässt und weil sie das Verständiss der Knochendeformitäten nicht nur nicht erleichtert, sondern eher noch erschwert. Die Drucktheorie hingegen giebt eine einfache und befriedigende Erklärung der Knochendeformitäten, und wenn sie auch bei dem heutigen Stand unseres Wissens noch unvollständig erscheinen kann, ist sie jedoch auf keinen Fall so gründlich falsch und so unvereinbar mit den mathematischen Betrachtungen, wie Wolff es behauptet. Wenn die Drucktheorie lehrt, dass in Folge vermehrter Belastung eine Wachsthumshemmung des Knochens eintritt, so ist dies in dieser allgemeinen Fassung sicherlich nicht direkt unrichtig, sondern nur unvollständig. Der Keilwirbel lehrt doch unzweifelhaft, dass zum mindesten das Höhenwachsthum der stärker belasteten Wirbelhälfte zurückgeblieben sein musste. So geht die Drucktheorie sicher auch zu weit, wenn sie annimmt, dass an der entlasteten Seite des Knochens ein grösseres Höhenwachsthum stattfinde als bei normalen Verhältnissen, was nicht bewiesen wurde und auch nicht zu beweisen ist. Dieselbe hätte eher annehmen müssen, dass das Höhenwachsthum eine direkte Hemmung auf der belasteten Seite erleide, und eine indirekte auf der entlasteten. So wäre sie jedenfalls richtiger gewesen, allein immer noch unvollständig, weil die einfache Entwicklungshemmung an der Seite, welche einem vermehrten Druck ausgesetzt ist, nicht genügen kann zur Erklärung der bedeutenden Verminderung der ursprünglichen Höhe dieser Seite, unter Umständen bis auf Null, (Wirbelkörper). Es müssen da noch andere Vorgänge im Spiele sein.

Lorenz sagt: Die letzte Ursache der Deformirung der Knochen unter andauernder einseitiger Belastung ist schliesslich die Atrophie. Wir müssen jedoch zwischen primärer und secundärer Atrophie unterscheiden. Jede dauernde Verringerung der Funktionsleistung führt zu primärer, jede dauernde funktionelle Ueberleistung führt zu secundärer Atrophie. Auf dauernde einseitige Belastung reagirt der Knochen mit primärer Hypertrophie der zu stärkerer Functionsleistung herangezogenen Knochenbälkchen, und mit primärer Atrophie der ausser Funktion gesetzten Bälkchen der entlasteten Seite. Dieser primären Hypertrophie folgt jedoch eine secundäre

Atrophie, und die Knochenbälkchen, welche einem übergrossen Druck ausgesetzt sind, werden trotz ihrer vermehrten Dicke und Dichtigkeit auf Bruchtheile ihres ehemaligen Höhenmaasses reducirt.

Als classisches Beispiel der Keilbildung durch einseitige Ueberlastung hat seit jeher der skoliotische Scheitelwirbel gegolten. Auch die Knochenkeile des hochgradigen Klump- und Plattfusses sind als solche leicht zu erkennen. Schwieriger wird die Sache bei den langen Röhrenknochen, da dieselben keine Vollkeile, sondern nur ausserordentlich schmale basale Abschnitte ideeller Keile darstellen, deren Höhe um so grösser wird, je geringgradiger die keilförmige Verbildung des Knochens ist.

Um uns die Sache zu vereinfachen, stellen wir uns vor, es werde auf die obere und untere Gelenkfläche oder auf die obere und untere Begrenzungsfläche der Diaphyse, z. B. einer Tibia valga, in frontaler Richtung eine Linie gelegt und in der Richtung nach aussen verlängert. Die beiden Linien werden sich in der Spitze jenes ideelles Keiles, von welchem die Tibia ein minimaler basaler Abschnitt ist, und zwar umso eher treffen, je hochgradiger die keilförmige Verbildung dieses basalen Abschnittes, also der Tibia valga gediehen ist. Die Auffassnng des Femur valgum und der Tibia valga als Keil, resp. als Keilabschnitt, findet in der vollständigen Analogie ihrer inneren Umgestaltungen mit jenen des Keilwirbels eine Stütze. Hätte der Wirbelkörper auch eine Markhöhle, so würde diese ganz ebenso nach der entlasteten Seite hinüber excentrisch verlagert sein, wie dies für die Tibia valga und das Femur valgum Geltung hat.

Auch die laterale Wand des Femur und der Tibia bei Genu valgum müssen nach allen Analogien niedriger sein als die mediale, und die Meinung Wolff's, dass die lateralen Wände, welche dicker und dichter sind, auch höher sein müssen, beruht sicher auf einem Irrthum.

Auf die Frage, ob die Vorgänge, welche zur keilförmigen Verbindung führen, ausschliesslich auf die Epiphysenzone des Knochens beschränkt sind, sagt Lorenz, dass, weil die anatomischen Veränderungen der inneren Knochenstructur ohne Zweifel in den der Epiphysennarbe unmittelbar sich anschliessenden Bezirken am auffallendsten sind, und weil auch die laterale Hälfte der Epiphysenscheibe der Tibia valga eine dichtere Structur zeigt, sicher die Epiphysenzone einen Hauptantheil an der keilförmigen

Verbildung hat. Das schliesst jedoch nicht aus, dass die dem Druck am meisten ausgesetzte Knochenseite in ihrer ganzen Höhenerstreckung einen gewissen, wenn auch nur untergeordneten Antheil an der keilförmigen Deformirung nehme.

Man findet thatsächlich die laterale Wand der Diaphysen der Tibia valga und des Femur valgum in ihrer ganzen Länge und wie dies auch am normalen Knochen vorkommt, besonders in der Mitte des Diaphysenrohrs verdickt und verdichtet.

Die klinische Erfahrung lehrt, dass bei unter gleichen statischen Bedingungen zu Stande kommenden Genuvalgumbildungen, die Diaphyse des Femur und der Tibia bald gerade bleibt, bald Krümmungen zeigt. Auch aus dieser Thatsache kann man sehen, dass die inneren Vorgänge, welche die Deformität bedingen, nicht unbedingt an einen bestimmten Theil des Knochens gebunden sind.

Lorenz bestreitet hieraus einige Argumente, welche Wolff gegen die Drucktheorie aufstellt. Nach Wolff würden die skoliotischen Hals- und Lendenwirbel in gleich starkem Maasse deformirt, und zwar im Widerspruch zur Drucktheorie, obgleich sie unter sehr verschiedenem Druck stehen.

Lorenz wendet dagegen ein, dass bis jetzt kein Zweifel darüber bestand, und zwar auf Grund anatomischer und klinischer Beobachtungen, dass die Lendenwirbel eine weitaus grössere Deformität erleiden als die Halswirbel, in welchen man sogar, unter Umständen, eine offenbare Veränderung der Form nicht klar beweisen kann, während die Lendenwirbel schon eclatante Keile vorstellen.

Nach Wolff erfolge die funktionelle Anpassung unter der Wirkung der unmessbaren Transformationskraft, sei nun der Knochen jung oder alt, hart oder weich, gesund oder krank.

Lorenz widerlegt dies, indem er sagt, dass im Gegentheil die klinische Erfahrung lehrt, dass die keilförmige Verbildung sich viel rascher an dem jugendlichen, weichen und plastischen Knochen vollziehe, und bei entsprechend veränderter Belastung, sich auch viel rascher wieder rückbildet als bei Erwachsenen. Hinsichtlich der Behauptung von Wolff, dass die Drucktheorie unvereinbar sei mit den mathematischen Betrachtungen, weil während jene zugiebt, dass die Wirkung der Belastung eines Knochens vornehmlich an den Gelenkenden desselben sich geltend mache, man aus der Zeich-

nung des Krahns von Culmann schliessen muss, dass es die Mitte
der Diaphyse ist, welche die grösste Druck- und Zugwirkung aushalten muss, fragt Lorenz vor allem, ob man so ohne weiteres
die Zug- und Druckspannungen, welche in einem am Boden be-
festigten Krahn hervorgebracht werden, auf den funktionirenden Oberschenkel übertragen kann. Zunächst ist der funktionirende Oberschenkel eben nicht eingemauert, und wenn wir seine, durch die
Bänder bei supponirter Streckstellung des Kniegelenkes, erzeugte
Fixirung des unteren Endes einer Einmauerung vergleichen, so
würden sich die grössten Druck- und Zugspannungen doch wieder
nur in den Gelenkkörpern geltend machen. Er fügt hinzu, dass,
wenn man das coxale Ende des Oberschenkels mit einem Krahn
vergleichen kann, dieser Vergleich jedoch für das untere Ende des
Oberschenkels, welches eine ganz andere Form hat, nicht Stand
hält: auch nicht für die Tibia, welche kein gebogener, sondern ein
senkrechter Tragbalken, also kein Krahn ist. Im Uebrigen das
Femur und die Tibia in ihrem Ganzen als eine statische Einheit betrachtet, stellen einen gebogenen Krahn vor, dessen grösste
Concavität etwa in die Gelenkgegend fällt. Die Uebertragung der
Gesetze der graphischen Statik auf diesen Krahn lehrt uns, dass
die Druck- und Zugspannungen maximale oder beinahe maximale
in der Concavität des Krahns sind, genau ebenso wie an dem
Scheitel der rhachitischen Verkrümmung. Mit anderen Worten, bei
Genu valgum sind es die Gelenksenden, welche den grössten Wirkungen des Druckes ausgesetzt sind. Also können die mathematischen Betrachtungen Punkt für Punkt bei der Drucktheorie
Anwendung finden.

Lorenz schliesst seine Schrift mit folgenden Worten: „Wenn
wir nach unserer früheren Definition die Deformitäten als Keilbildungen durch ·einseitige Ueberlastung auffassen, so halten wir
diese Bildungen nicht für eine funktionelle Anpassung durch die
unerschöpfliche und unermesslich gewaltige Transformationskraft;
sondern wir erblicken ganz im Gegentheile in den Keilbildungen
den äusseren Ausdruck für die Unfähigkeit der Natur, auf die
Dauer gegen extreme funktionelle Anforderungen aufzukommen.
Als Anpassung kann nur die primäre funktionelle Hypertrophie
gelten, an welche sich durchaus nicht nothwendig eine Deformität
knüpfen muss. Diese entsteht vielmehr erst durch die secundäre

Atrophie, wenn die Natur nicht mehr im Stande ist, extreme
trophische Reize der Function mit einer entsprechenden Reaction
zu beantworten; mit einem Worte, wenn die Insufficienz der
Anpassung eintritt."

J. Wolff in seiner Erwiderung zu diesem Vortrag von Lorenz
erklärt, dass er niemals von Wachsthumsvermehrung und Wachs-
thumsverminderung gesprochen habe, sondern von Schwund und Anbildung, also von Vorgängen, welche bei ausgewachsenen Individuen ganz ebenso geschehen, wie bei jugendlichen, und bei welchen
mithin, wenn es sich um jugendliche Individuen handelt, die Wachs-
thumsvorgänge erst in zweiter Reihe in Betracht kommen. Er hat
eben nachgewiesen, dass bei dauernden Aenderungen der statischen
Inanspruchnahme eines Knochens in dem gesammten Bereiche
dieses Knochens ein seiner Oertlichkeit und Intensität nach durch
mathematische Gesetze bestimmtes unmittelbares Nebeneinander
von Anbildung und Schwund zur Erscheinung kommt, und zwar
von Anbildung in den durch die veränderte Inanspruchnahme ab-
geänderten Richtungen der maximalen Druck- und Zugspannungen,
von Schwund dagegen an den in entsprechender Weise abgeän-
derten Oertlichkeiten der Schubspannungen. Das Nebeneinander
von Schwund und Anbildung, welches den Kernpunkt seiner
sämmtlichen, das Gesetz der Transformation der Knochen betreffenden Darlegungen bildet, hat Lorenz sich nicht gehörig klar
gemacht.

In Bezug auf den Versuch, den Lorenz machte, die keilförmige Verbildung durch die Drucktheorie zu erklären, meint
J. Wolff, dass, um diese Auslegung zu bestreiten, die Thatsache
genüge, dass bei den skoliotischen Wirbelsäulen die Processus
transversi der concaven Seite genau dieselben Höhenreductionen
aufweisen, als wie die concave Seite der Wirbel, zu welchen sie
gehören. Nun die von der Norm abweichenden Druck- und
Zugverhältnisse der skoliotischen Wirbelsäule sich nur an den,
lediglich durch die Intervertebralknorpel von einander getrennten
Wirbelkörpern geltend machen können, nicht aber an den durch
Muskeln von einander getrennten Processus transversi. Wollte
man annehmen, dass der an der concaven Seite vermehrte Druck
mitbestimmend für die Höhenreduction der Processus transversi
sei, so würde eine solche Vermuthung ohne Weiteres durch den

Umstand widerlegt werden, dass die Höhenreduction der Processus transversi genau in demselben Verhältnisse geschehen ist, wie diejenige der zwischen ihnen befindlichen Muskeln. Ein vermehrter Druck müsste sich an den leicht comprimirbaren Muskeln in viel höherem Maasse bemerklich gemacht haben, als an den schwer comprimirbaren Knochen.

Gegen die Drucktheorie spricht nach Wolff auch die Thatsache, dass obwohl die skoliotischen Lendenwirbel stärker von oben belastet sind, als die Brustwirbel, — beziehungsweise bei stark ausgeprägter Cervicalskoliose als die Halswirbel — doch die Höhenreductionen an der concaven Seite der Lendenwirbel keineswegs hochgradiger sind, als diejenigen der höher gelegenen Wirbel. Was die Theorie der keilförmigen Vorbildung der Tibia valga anbetrifft, glaubt Wolff, dass die gleiche Höhe der oberen Tibiaepiphyse an der überlasteten und entlasteten Seite (wie zuerst von Mikulicz nachgewiesen und aus den Genu valgum-Abbildungen seines Werkes ersichtlich), sowie die Verlängerung der Knochenbälkchen auf der überlasteten Seite, welche ihren Ausdruck in der Excentricität der Markhöhle findet, ohne Weiteres die Unrichtigkeit der Keilbildungstheorie beweisen. — Endlich erklärt Wolff, dass der von Lorenz gemachte Versuch, bei Genu valgum ähnliche statische Verhältnisse anzunehmen, wie bei einer durch Rhachitis nach aussen verbogenen Tibia, oder bei einem Genu varum oder bei einer, zwischen einem oberen und dem nächst unteren indifferenten Wirbel gelegenen, als ein Ganzes aufzufassenden Reihe skoliotischer Wirbelkörper, verfehlt ist. Bei Genu varum geht die Schwerlinie durch Schenkelhals und Fussgelenk, und die stärkste Beanspruchung an der concaven Seite ist alsdann allerdings in der Gegend des Kniegelenkes zu suchen. Bei der oben näher bezeichneten, zwischen zwei indifferenten Wirbeln befindlichen Reihe skoliotischer Wirbel geht die Schwerlinie durch die beiden indifferenten Wirbel, und die stärkste Beanspruchung der concaven Seite findet sich alsdann an dem am meisten von der Mittellinie abgewichenen Scheitelwirbel. Dahingegen fällt beim Genu valgum die durch Schenkelhals und Kniegelenk gehende Schwerlinie auf einen weit nach innen vom Fussgelenke gelegenen Punkt des Fussbodens. Hier entsteht also am Kniegelenk eine Krahnform, und dadurch wird es bedingt, dass, wie am normalen Femur die stärkste Beanspruchung nicht die Hüftgelenksgegend, sondern die Mitte der Diaphysencorticalis betrifft, so beim Genu valgum nicht, wie Lorenz glaubt, das obere Gelenkende der Tibia, sondern die Mitte der Diaphysencorticalis derselben die Stelle der stärksten Beanspruchung darstellt.

In einer darauf folgenden Arbeit bespricht Lorenz die von Wolff gegen ihn vorgebrachten Beweise: Es ist ihm vor Allem, durchaus nicht klar, in welcher Weise Wolff aus den Vorgängen der Anbildung und des Schwundes die äussere Form, z. B. einer normalen Tibia sich zu der Gestalt der Tibia valga umbilden lässt, und er hat deshalb wiederholt dem Wunsche Ausdruck gegeben, Wolff möge an einem speciellen Beispiel, etwa an Femur oder Tibia diese Umbildung der äusseren Gestalt eines Knochens auf dem Wege der functionellen Anpassung bis ins Detail erläutern und die neu enstandene Form, durch welche die Winkelstellung zwischen diesen beiden Knochen herbeigeführt wird, kennzeichnen. Als Antwort darauf begnügte sich Wolff nur damit, die Hypothese der Keilbildung an der Tibia valga einfach mit der Motivirung zurückzuweisen, dass die obere Tibiaepiphyse beiderseits gleich hoch sei, und die Knochenbälkchen der überlasteten Seite eine Verlängerung zeigen.

Auf das hin erinnert Lorenz, dass er an anderer Stelle darauf hingewiesen habe, dass es noch sehr genauer Messungen bedürfen werde, um jenen auch bei hochgradigem Genu valgum minimalen aliquoten Theil der Höhenverminderung, welche als Ausdruck der Keilbildung auf die Epiphysenscheibe entfällt, als nicht vorhanden festzustellen. Aber selbst wenn die Epiphysenscheiben beiderseits dieselbe Höhe beibehalten sollten, so könnte die Keilform der Tibia valga immer noch aus der geringeren Höhe der lateralen Diaphysenwand resultiren. Zum wenigsten hat Wolff durch Messung nicht nachgewiesen, sondern nur vermuthet, dass diese Wand die längere sei. Die bezüglichen Präparate umfassen ja auch garnicht die ganze Länge der Knochen, sondern nur die dem Kniegelenke benachbarten Theile derselben.

Die Thatsache, dass die Processus transversi der skoliotischen Wirbel an der Formveränderung Theil haben, wiederspricht der Drucktheorie durchaus nicht. (Engel und auch Lorenz in einer seiner früheren Arbeit, hatten schon auf die Vorkommnisse hingewiesen.) Die Drucktheorie hat niemals behauptet, dass jene concavseitigen Querfortsätze, welche durch Interstitien von einander getrennt bleiben, durch gegenseitigen Druck, der doch wenigstens eine gegenseitige Berührung derselben voraussetzt, in ihren Dimensionen verringert werden. Da dieselben Muskelfortsätze sind, konnte ihre Atrophie bei der zunehmenden Starrheit der Wirbelsäule nicht befremden; was die cenvexseitigen Querfortsätze betrifft, so kann ihre intacte, eventuell sogar vergrösserte Höhendimension schon durch den vermehrten Zug der zwischen ihnen gespannten Weichtheile erklärt werden. Wiederholt wurde von Wolff betont, dass die Lendenwirbel trotz ihrer ungleich stärkeren Belastung keine dementsprechend beträchtlichere Höhenreduction an der concaven Seite erfahren als die Brustwirbel oder bei stark ausgeprägter Cervicalskoliose die Halswirbel. Dieses Argument beweist gegen die Drucktheorie garnichts, denn es ist erstens nicht richtig, da die Lendenwirbel ungleich stärkere Veränderungen erfahren als die Halswirbel, selbst bei der stärksten primären Cervicalskoliose, zweitens aber muss doch wohl in Betracht gezogen werden, dass die in die Breite entwickelten Lendenwirbel zum Aufnehmen einer grösseren Belastung von vornherein geeigneter sind und deshalb einer Deformirung nicht in jenem Masse ausgesetzt sein können, wie z. B. die relativ hohen, vorn zugeschärften, schmalen Brustwirbelkörper.

Dann betont Lorenz, dass die verschiedenen von ihm gemachten mathematischen Einwendungen gegen die Theorie Wolff's von demselben nicht nur nicht widerlegt wurden, sondern dass Wolff sogar zugiebt, dass bei Genu varum die Stelle der stärksten Beanspruchung allerdings in der Gegend des Kniegelenkes zu suchen sei. Nur was das Genu valgum anbelangt, so behauptet Wolff noch immer, dass die Stelle des grössten Druckes in der Mitte der Tibiadiaphyse zu suchen sei und nicht in den Gelenkoberflächen, weil beim Genu valgum die Schwerlinie, welche zwischen dem Oberschenkelhals und dem Kniegelenk durchgeht, nach Wolff auf einen weit nach innen vom Fussgelenk gelegenen Punkt des Fussbodens fallen würde. Um das Schema der Schwerlinie beim Genu valgum darzustellen, hatte Wolff offenbar die künstliche Stellung vor Augen, in welche man die Kranken bringt, um sie zu photographiren, weil es die einzige ist, welche erlaubt den Winkel,

welchen Oberschenkel und Unterschenkel beim Genu valgum mit
einander bilden, von vorn vollständig zu schätzen. Bei einer
solchen künstlichen Stellung jedoch könnten die Kranken nicht
gehen. Im Gegentheil, wenn der mit Genua valga behaftete Patient gehen will, dreht er die Knieen nach einwärts, so dass die
Deformität zum grössten Theil versteckt wird. Dieses Manöver
bewerkstelligt der Patient durch Aussenrollung des einen oder beider
Beine im Hüftgelenk. Dadurch wird die Spitze des Winkels zwischen
Femur und Tibia nach vorn gedreht und in Folge dessen wenigstens
zum Theil das Hinderniss, einen Fuss vor den andern zu setzen,
beseitigt und nur als Aushülfe bei der Stehstellung befindet sich
das eine Knie hinter dem anderen.

Bei dieser thatsächlichen Functionshaltung des mit Genu valgum behafteten Beines beim Gehen und Stehen verläuft die Schwerlinie keineswegs, wie Wolff behauptet, durch das Kniegelenk,
sondern fällt vielmehr nach aussen von demselben herab, um das.
Knöchelgelenk oder den Unterschenkel doch wenigstens in der Nähe
des Knöchelgelenkes zu passiren. Also beim Genu valgum wie beim
Genu varum müssen gerade die Gelenkkörper unter der stärksten
Belastungswirkung stehen.

Auch Korteweg erhob Einwendungen gegen die Theorie von
Wolff. Nach diesem Autor beschleunigt permanenter Druck (oder
Dehnung) die Fortbewegung der Lymphe gar nicht, ist darum der
Ernährung unnütz, ja bringt dieser nur Schaden, weil in permanent
zusammengepresste (gedehnte) Organe gar keine frische Lymphe
eintreten kann, zum Beispiel das von der permanenten Einwirkung
der Körperschwere malträtirte Kniegelenk leidet in seinem Knochengewebe eben wie in seinen Bändern. Die letzteren, am meisten
das mediale Band, gehen ihrer normalen Elasticität verlustig. Das
Gelenk schlottert. Der Condylus externus wird am meisten krank,
am meisten erweicht und giebt dem Drucke förmlich nach. Indess
ist der ganze Knochen so weich, dass man mit wenig Kraft, ohne
den Femur zu zerbrechen, in einer einzigen Sitzung ein ausgiebiges
Redressement erlangen kann. Wenn aber der Kranke sich zu mehr
normaler Function seiner Beine berathen lässt und diese wiederum
nur als Geh- nicht mehr als Stehorgane benutzt, dann sieht
man öfters nach und nach eine spontane Genesung eintreten.
Von nun an werden Knochen wie Bänder von der Function ge-

stärkt, die meist benützten Theile werden am besten ernährt, am meisten gekräftigt. Nach wenigen Jahren ist nur noch eine leichte Andeutung der Krankheit nachweisbar.

Korteweg schliesst: „Wenn es mir erlaubt ist, meine Meinung noch einmal ganz kurz zusammen zu fassen, dann möchte ich betonen, dass Knochenfunction, d. w. s. eine den Knochen stärkende Verwendung, nicht von einem permanenten Druck oder Zug eingeleitet wird, sondern eine Abwechselung der inneren Spannung, die Folge einer sich fortwährend abändernden äusseren Kraft, voraussetzt, dass solche gebührende Function die normale innere Architectur entwickelt und unterhält; dagegen ein permanenter Druck oder Zug wie Volkmann auch gelehrt hat, nur Schaden bringt und die orthopädischen Missbildungen veranlasst."

Auf den ersten Theil der Bemerkungen Korteweg's antwortet Wolff, dass die Hypothese über Abhängigkeit der normalen Structurverhältnisse von dem Quantum der zugeführten Ernährungsflüssigkeit schon seit dem Jahre 1881 von Roux als irrig nachgewiesen wurde, nach welchem es mit allen Thatsachen im Widerspruch steht eine passive Ernährung, annehmen zu wollen; statt dessen erfolgt die Ernährung unter quantitativer und qualitativer Auswahl der ernährten Theile, nur der Blutzufluss wird ganz nach dem Bedürfniss regulirt. Wo eine functionelle Hyperämie stattfindet, ist sie durchaus nicht die Ursache der functionellen Hypertrophie, sondern sie wird nur als eine günstige und vielleicht nicht einmal nothwendige Bedingung der Hypertrophie betrachtet. Was den zweiten Theil betrifft, so sagt Wolff, dass Korteweg die Theorie von Culmann nicht begriffen habe.

Korteweg erwiedert nun seinerseits, dass Roux in seiner Schrift, und gerade an der von Wolff angedeuteten Stelle, die Abhängigkeit der Structurverhältnisse von der Masse der Ernährungsflüssigkeit anerkennt, nur giebt Roux nicht zu, dass die Ernährung des Theils ausschliesslich von dem Zufluss des Nährsaftes abhängt.

Im Widerspruch zu den Meinungen Wolff's legen auch die heutigen Pathologen einen grossen Werth auf die Masse der Nährsäfte, welche zu dem Theil gelangen. So schreibt Ziegler: „Die Verlängerung eines Knochens bei Anwesenheit eines Entzündungsherdes in der Diaphyse ist wahrscheinlich dahin zu erklären, dass der Reizzustand und der damit verbundene Congestionszustand nicht nur eine stärkere osteoplastische Thätigkeit des Periostes und des Markes, sondern auch eine verstärkte Knorpelwucherung in der Knorpelfuge, unter Umständen auch in dem Gelenkknorpel und weiterhin eine raschere und ausgiebigere endochondrale Ossification anregt. Ist auch der benachbarte Knochen mitbetheiligt, ohne selbst einen Entzündungsherd zu enthalten, so darf man vielleicht annehmen, dass die veränderten Ernährungsverhältnisse sich nicht nur auf den einen Knochen, sondern auf die ganze Extremität erstrecken."

Vielleicht ist in dieser Hinsicht nur zu betonen, dass die Fortbewegung des Gewebeplasmas, welche durch jede Massage und jede gehörige Knochen- und Bänderfunction sehr kräftig befördert wird, der Ernährung der Zelle mehr nützt als die kräftigste Blut-

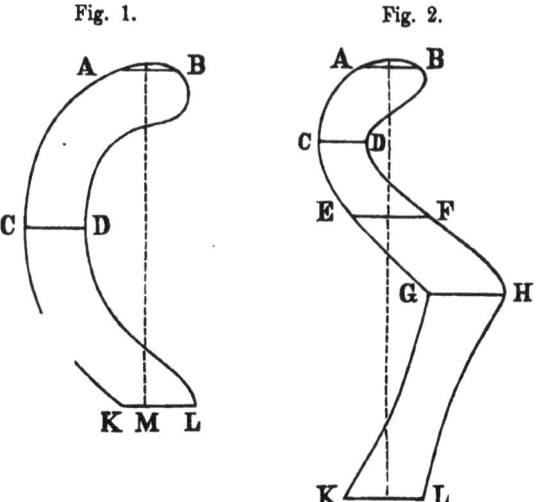

Fig. 1. Fig. 2.

wallung. Vielleicht, dass gerade in der Beschleunigung der plasmatischen Circulation, welche jede Muskel-, Knochen- und Bänderfunction begleitet, die wirkliche Ursache der functionellen Hypertrophie zu suchen ist.

Was dann den von Culmann gezeichneten Krahn betrifft, so entgegnet Korteweg, dass derselben nicht von ihm, sondern von Wolff falsch aufgefasst worden sei, denn diese Zeichnung widerspreche durchaus nicht der Theorie von v. Volkmann. „Denken

wir uns den Krahn weiter nach unten, bogenförmig, in der Form
des Femur, zum Kniegelenk hin verlängert, so, dass die Mitte der
platten Endfläche sich senkrecht unter der Mitte der Belastungs-
stelle befindet, der Krahn also, einmal aufgerichtet, gar nicht einer
Einmauerung bedarf. Die Belastung, welche gleichmässig bei A B
drückt, wird jetzt bei K L so drücken, dass linker und rechter
Theil jeder die Hälfte der Belastung zu tragen haben. Würde
doch der Punkt M allein die Belastung noch tragen können, der
Krahn habe die Form, welche man will. Der Punkt M muss also
der Angriffspunkt der Resultante aller in K L wirksamen Kräfte sein.

In C D mögen grössere Druck- und Zugspannungen bis 163,3 kg
zur Entwickelung gebracht werden, diese lassen die Kniegelenk-
fläche, denn diese wird durch K L bezeichnet, unberührt. Innerer
und äusserer Condylus haben also jeder die Hälfte der Belastung
zu tragen, so lange die Schwerlinie die Mitte des Kniegelenkes
durchschneidet und, wie Mikulicz uns gelehrt hat, ist ungefähr
dies das normale Verhältniss.

Denken wir uns jetzt ein Genu varum. In unserer Figur wird
dann K L den Fuss bezeichnen und C D das Kniegelenk. Bis in
der Nähe des unteren Femurendes gilt Culmann's Berechnung
nahezu ungeändert. Der innere Condylus wird also nicht gleichmässig, im Ganzen mit bloss 15 kg zusammengedrückt werden,
aber z. B. der Punkt D wird per jeden Quadratcentimeter mit
einer Kraft von ungefähr 160 kg zusammengepresst. Bei C und
Umgebung werden nahezu gleiche Zugspannungen ausgeübt, welche
natürlich alle durch das Ligamentum laterale übernommen werden.
Man sieht, dies ist ganz den Volkmann'schen statischen Vor-
aussetzungen gemäss. Die recht verstandene mathematische Berechnung widerspricht hier so wenig, wie je die gesunde Vernunft.
Beim Genu valgum wird die Sache noch schwieriger. Im Grossen
und Ganzen sind aber die Verhältnisse wie folgt. Bei C D (Fig. 2)
finden sich grössere Zug- und Druckspannungen vor; bei E F ist
die Kraftvertheilung gleichmässig und nahezu eben dieselbe wie
oben (Fig. 1) und auch hier bei K L. Im Kniegelenk G H sind die
Verhältnisse die umgekehrten wie bei C D, die Zugseite (die convexe) ist hier bei H, die Druckseite (die concave) bei G. Die
Grösse der Kräfte wird sehr gut mit denen des Genu varum ver-
gleichbar sein (bis 160 kg per Quadratcentimeter), also nahezu

gleiche Kräfte, als diejenigen, welche die Diaphyse eines normalen Femur per Quadratcentimeter belasten.

Wir finden also statische Verhältnisse, wie Volkmann solche schon lehrte: kräftiger Druck am Condylus externus, kräftiger Zug am Ligamentum mediale.

Experimentelle Untersuchungen.

Die experimentellen Untersuchungen, welche ich im Jahre 1891 begann, hatten anfänglich den Zweck, das Verhalten des Epiphysenknorpel gegen mechanische Reizungen zu beobachten. Die erzielten Resultate, welche ich in einer früheren Arbeit bekannt machte, bestätigten zum Theil diejenigen anderer Forscher, zum Theil waren sie mit denselben im Widerspruch. Hierauf nahm ich weitere und zwar sehr zahlreiche Experimente zum Studium der in Folge von Störungen der Wachsthumsknorpel eintretenden Knochen- und Gelenksdeformitäten vor.

Die Verletzungen, welche ich an den Wachsthumsknorpeln ausführte, bestanden in Ablösungen, Stichen, Einschnitten, Entfernung und Verpflanzung von Epiphysenknorpelstücken und Implantation von Elfenbeinnägeln. An den Diaphysen der Röhrenknochen machte ich an den Stellen der stärksten Krümmung Abschabung und Ablösung des Periostes, Entfernung von Knochenstücken, Implantation von Elfenbeinnägeln und einfache Stiche an der Knochenwand: dies alles, um an der Diaphyse Stellen von verminderter Widerstandsfähigkeit hervorzurufen.

(Diese Eingriffe wurden alle unter peinlichster Asepsis vollzogen.)

Die Beschädigungen des Epiphysenknorpels, mit Ausnahme der Stiche und der leichten Einschnitte, hatten Wachsthumshemmung desselben zur Folge, welche in directem Verhältniss zur Stärke der Knorpelverletzung stand; wie auch von Nové-Josserand bei seinen letzten im Laboratorium von Ollier ausgeführten Untersuchungen beobachtet wurde. Die Verletzungen an der medialen Seite des oberen Epiphysenknorpels der Tibia oder des unteren Epiphysenknorpels des Femur riefen Genu varum (Taf. XI, Fig. 4) hervor, wie solches schon von Bidder beobachtet wurde. Die Deformitäten, welche nachträglich in der Diaphyse des

Femur und der Tibia entstanden, machten sich in höherem Grade in demjenigen Knochen bemerkbar, dessen Epiphysenknorpel verletzt worden war. Die nach aussen hin convexe Verkrümmung der Tibia, welche ungefähr in der Mitte der Diaphyse entstand, war um so hochgradiger, je längere Zeit nach der Ausführung des Experimentes vergangen war. Die nach aussen hin convexe Verkrümmung des Femur war am höchsten ausgeprägt nach den Verletzungen des unteren Epiphysenknorpels desselben.

Die Verletzungen an der lateralen Seite des oberen Epiphysenknorpels der Tibia oder des unteren Epiphysenknorpels des Femur führten zum Genu valgum (Taf. XI, Fig. 3), auf welches Verkrümmungen der Diaphyse beider Knochen folgten. Doch die Verkrümmung erreichte stets am Unterschenkel und nach Verletzung des Epiphysenknorpels der Tibia einen höheren Grad, als am Oberschenkel. An der Tibia zeigte sich zuerst am unteren Drittel eine nach aussen convexe Krümmung, welche nichts anderes als eine Ausprägung der normalen Krümmung der Tibia darstellte. Nach einiger Zeit trat zu der obengenannten Krümmung eine zweite nach nnen convexe hinzu, und zwar am oberen Drittel des Knochens. Auf diese Weise bildete sich eine Figur, welche man in der Mathematik eine Sinusoide nennt.

Nach Verletzungen des oberen Epiphysenknorpels des Femur entwickelte sich Coxa vara (Taf. XI, Fig. 2).

Man fand in der That eine Erhöhung des Trochanter major, durch die Verbiegung des Femurhalses bedingt und eine von derselben Ursache herrührende Verkleinerung des Winkels, welchen Schenkelhals und Femurdiaphyse mit einander bilden.

Die Entfernung zwischen der äusseren Oberfläche des Trochanter major und der Mittellinie des Körpers war vergrössert und dadurch entstand das bedeutendere Hervortreten des Trochanter major. Ausserdem bestand eine Verkürzung des ganzen Beines als Folge des Hochstandes des Trochanter major und der Innenrotation und Adduction des Oberschenkels.

Verletzungen des unteren Epiphysenknorpels der Tibia hatten, wenn dieselben an der medialen Seite vorgenommen wurden, Pes varus-Bildung (Taf. XI, Fig. 5), wenn an der lateralen Seite Pes valgus-Bildung zur Folge. Der Deformität des Fussgelenkes folgte eine Formveränderung der Unterschenkelknochen. Und diese be-

stand in einer Ausprägung der normalen Krümmung am unteren
Drittel der Tibia.

Seitliche Verletzungen des Wachsthumsknorpels des Körpers
eines Lendenwirbels brachten Wachsthumshemmung des Knochens
auf der verletzten Seite hervor und dadurch Keilbildung am
Wirbelkörper selbst. Durch diese Formveränderung des Wirbels
entstand eine Krümmung der Wirbelsäule mit der Concavität
auf der operirten Seite (Taf. XI, Fig. 1) und nach und nach eine
compensatorische Krümmung in dem oberen Theil der Wirbelsäule selbst.

In den meisten Fällen operirte ich an den Lendenwirbel, weil
an diesem die Operation am leichtesten gelingt.

Die Resultate meiner Versuche waren durchaus nicht im Einklang mit der Theorie von Wolff. Man konnte sich nicht auf die
Theorie der functionellen Anpassung berufen, um die von mir herbeigeführten experimentellen Gelenkdeformitäten zu erklären. Es
zeigten sich ja Deformitäten an der Diaphyse der Röhrenknochen:
sie bildeten sich aber zuerst nach eingetretenen Epiphysendeformi-
täten und demnach sind sie als functionelle Anpassung an die schon
deformirten Gelenke zu betrachten. In der That die Ungestaltungen der Diaphysen waren in vollem Einklang mit den von Wolff
so unrichtig angewendeten Gesetzen der Statik. Man wird sicher
nicht mit Wolff behaupten wollen, dass in meinen Experimenten
das Genu valgum nur eine Anpassung des Knies an die Aussen-
drehung des Unterschenkels und dass der Pes varus eine Anpassung
des Fusses an die Drehung des Unterschenkels nach innen sei.
Meine Versuche bewiesen hingegen, dass dem sich zuerst entwickelten Genu valgum eine Deformität der Knochen des Ober- und Unterschenkels folgte, und dem Pes varus eine Deformität der Diaphyse
des Unterschenkels selbst.

Anatomische Forschungen.

In einer meiner früheren Arbeiten machte ich schon auf die
histologischen Veränderungen der Epiphyse und der Diaphyse der
Röhrenknochen, deren Wachsthumsknorpel verletzt worden war, aufmerksam. Ich fand beim Genu valgum durch Verletzungen des
Epiphysenknorpels der Tibia, nebst der Atrophie der oberen Tibia-

epiphyse, Atrophie beider Condylen des Femur (unverletzter Knochen).
Demnach hatte weder der vermehrte Druck an der lateralen Seite,
noch der vermehrte Zug an der medialen Seite Anbildung von
Knochensubstanz an den Condylen bewirkt.

An der verbogenen Diaphyse der Tibia zeigten sich Abänderungen in dem Durchmesser und in der Gestalt, denn die Kanten
waren schärfer und an der lateralen Seite war die Knochenwand
dicker als im normalen Zustande. Diese Veränderungen der Diaphyse entsprachen genau der Behauptung von Wolff; nämlich an
den Stellen des stärksten Drucks und Zugs hatte die Knochensubstanz zugenommen. In den Epiphysen hingegen fand man Atrophie sowohl auf der Seite des Zugs als des Drucks.

Warum wurde an der Diaphyse Zunahme der Anbildung von
Corticalsubstanz durch Druck und Zug hervorgerufen und an der
Epiphyse hingegen Abnahme?

Die Antwort darauf ist nicht schwer. In Folge der Formveränderungen, welche sich nach und nach in den Gelenken entwickeln,
ändern sich die statischen Verhältnisse an den Knochen des Beines,
und da an den von den Mathematikern sogenannten Punkten der
Knickungsfestigkeit ein Knochenbruch stattfinden könnte, so hilft
die Natur durch eine grössere Widerstandsfähigkeit nach, welche
durch Zunahme der Corticalsubstanz hergestellt wird. Eine Zunahme
der Knochensubstanz bemerkte ich auch an den Stellen der Diaphysen, wo ich Verletzungen an dem Knochen oder am Periost
vorgenommen hatte, um zu versuchen, ob in solchen Experimenten
die Ungestaltungen des Knochenschaftes in etwas abweichen würden
von den an den unverletzten Diaphysen zu Stande kommenden.

An den Epiphysen hingegen, weil da schon die Stärke der
Gelenkbänder gegen Druck und Zug Widerstand leistet, kann die
Druck- und Zugvermehrung nicht die schweren Folgen haben, welche
an den Diaphysen entstehen könnten: und demnach verursacht diese
Vermehrung nur Störungen in den zum Längenwachsthum des
Knochens bestimmten Theilen, das heisst in den Wachsthums-
knorpeln, und deshalb Schwund in der Knochensubstanz der Epi-
physen.

Betrachten wir uns nun das Präparat von Wolff (Taf. XI,
Fig. 82), welches ein Genu valgum darstellt. Wenn wir dasselbe
aufmerksam und unparteiisch prüfen, so kann man keinen grossen

Unterschied in der Knochensubstanz der beiden Seiten der oberen
Epiphyse der Tibia und der Condylen des Femur bemerken. Nur
mit einem von der Phantasie geleiteten Auge kann man nach
Wolff stärkere Bildung der Knochensubstanz an der lateralen Seite
wahrnehmen. Beide Condylen des Femur zeigen sich verdünnt,
hauptsächlich der innere Condylus.

Klinische Beobachtungen.

Wolff macht der Drucktheorie den Vorwurf, dass man mit
derselben die Schädeldeformität, welche durch Schiefhals hervorgerufen wird, nicht erklären könne.

Ich bin nicht der Meinung, dass alle Deformitäten von Druck
herrühren, und dafür ist gerade das Caput obstipum ein Beweis.

Die Veränderungen am Schädel bei Caput obstipum lassen sich
aber auch nicht durch die Theorie der functionellen Anpassung erklären.
Diese Veränderungen sind von der mangelnden Function der seitlichen Muskeln des Halses abhängig. Wir wissen, und einige von
mir operirten Patienten sind ein Beweis dafür, dass die Veränderungen der Schädel- und Gesichtsknochen bei mit Caput obstipum
behafteten Individuen nach der Operation des Schiefhalses sich
bessern und zurückbilden können.

Die obengenannten Veränderungen treten auch bei Erwachsenen
nach traumatischem Schiefhals ein, wie uns der von Eiselsberg
beschriebene Fall lehrt.

Was die Deformität der skoliotischen Wirbelsäule anbelangt,
so hat Lorenz an Wolff die richtige Antwort gegeben. Auf Grund
meiner Experimente füge ich nur hinzu, dass die Entstehung der von
mir an Kaninchen hervorgerufenen Skoliose weder durch die Drucktheorie, noch durch die Theorie der functionellen Anpassung erklärt
werden kann.

Beobachten wir rhachitische Kinder, welche ja dem orthopädischen Chirurg die meisten Deformitäten darbieten, so sehen wir,
dass die Formstörungen sich zuerst in den Epiphysen, welche bedeutend angeschwollen sind, zeigen, und dass die Wachsthumsknorpel die meisten Structurveränderungen aufweisen. Darauf erfolgen Veränderungen in der nächsten Nähe des Epiphysenknorpels

selbst, und später in den entfernteren Knochenstellen. Und wie könnte man sich durch die Theorie von Wolff die spontane Zurückbildung der rachitischen Deformitäten erklären?

Da ich glaube, dass man annehmen kann, dass die diaphysären Deformitäten es sind, welche eine functionelle Anpassung an die Veränderungen der Gelenke darstellen, so ist auf diese Art die Heilung der Deformitäten bei rachitischen Kindern leicht erklärlich.

Wenn der Krankheitsprocess aufgehört hat, beginnt eine grössere Thätigkeit an den Stellen, welche während der Krankheit eine Wachsthumsstörung erlitten hatten, und durch die compensatorische Thätigkeit des Epiphysenknorpels erfolgt eine Correction der Gelenkdeformität und nachträglich die Correction der diaphysären Krümmungen durch die veränderten oder, genauer gesagt, verbesserten statischen Verhältnisse.

Zur Unterstützung solcher Anschauung verweisen wir auf die Arbeiten von Weil und Kamps.

Wie könnte man hingegen nach der Theorie von Wolff eine Correction der Gelenkdeformitäten bei bestehenbleibenden Diaphysenkrümmungen annehmen, wenn jene die functionelle Anpassung an diesen darstellen sollen?

Nehmen wir einen in der Orthopädie am häufigsten ausgeführten Eingriff an, nämlich das Redressement forcé beim Genu valgum.

Diese Operation, welche meiner Ansicht nach, wenn sie richtig ausgeführt wird, eine Zerquetschung der Knochensubstanz an der medialen grösseren Epiphyse bewirken muss (was mathematisch bewiesen werden kann), dürfte nach Wolff nicht zur Heilung des Genu valgum führen. Thatsächlich wird durch das Redressement forcé die Diaphyse nie verletzt, und dennoch wird die Deformität beseitigt.

Ich hatte Gelegenheit, viele jugendliche, mit Genu valgum adolescentium behaftete Patienten zu operiren. Bei diesen fand ich nie die schweren Diaphysendeformitäten, welchen man so häufig im Ober- und Unterschenkel bei Genu valgum infantum begegnet.

In einem dieser Fälle war der von mir operirte, mit Genu valgum behaftete 14j. junge Mann als Kind von schwerem beiderseitigem Genu varum befallen gewesen, welche Deformität mit der Zeit sich spontan zurückgebildet hatte. Mit 9 Jahren begannen Schmerzen in den Knien und es trat Genu valgum ein.

Diese Thatsachen lassen sich durch die Theorie von Wolff nicht erklären.

An was bildet die Coxa vara die functionelle Anpassung? Aber von dieser Deformität spricht Wolff gar nicht.

Endlich sei noch bemerkt, dass die mechanische Behandlung der Skoliose die Deformität der Wirbelsäule heilt, obgleich sie die gekrümmte Haltung des Brustkorbes in den Fällen, in welchen diese vorhanden ist, nicht verbessert.

Mathematische Betrachtungen.[1])

Als Theile eines im Gleichgewicht befindlichen Systems betrachtet, entsprechen die unteren Glieder des menschlichen Körpers zwei Stäben, die das Gewicht des Rumpfes, welches ihnen mittelst des Systemes der Beckenknochen übertragen wird, stützen. Mit genügender Annäherung können letztere einem der Einwirkung von Gewichten unterworfenen Querstab verglichen werden, der von den vorgenannten Stäben getragen wird. Durch die Bewegungen, welche der Mensch auszuführen fähig ist, kann der Theil des Gewichtes, welcher auf jeden der Stäbe übertragen wird, ein verschiedener sein, dies schliesst jedoch nicht aus, dass das Gewicht des Körpers in der verticalen Stellung auf den Füssen, in gleicher Weise auf ein jedes der Beine vertheilt wird und dass die Art der Inanspruchnahme derselben unverändert bleibt. Die Beine sind mit dem Becken durch Gelenke verbunden, daher ist das System mit einem im Gleichgewicht befindlichen Gelenksystem zu vergleichen, und die Aufsuchung der Kräfte kann mittelst der für das Gleichgewicht des Knotensystems giltigen Methode geschehen (Fig. 3, 4, 5) und die Reaktionen der Glieder erfolgen in der Richtung der Geraden, welche die Gelenke verbinden.

Wenn die Axe der Glieder mit den vorgenannten Geraden zusammenfällt, ist nur eine Inanspruchnahme auf einfachen Zug oder auf Druck mit Knickwirkung vorhanden. Wenn sie jedoch nicht zusammenfällt, so muss ausser den zwei Inanspruchnahmen auf Zug oder Druck auch die Wirkung des Momentes berücksichtigt

---

[1]) Ich halte mich hier verpflichtet, Herrn Ingenieur Canevazzi, Professor am hiesigen Polytechnikum, für seine Hülfe bei der Entwickelung der obigen Betrachtungen zu danken.

werden, das entsteht, wenn die Kraft in den Schwerpunkt der
Widerstand leistenden Section verlegt wird. Die Auflagerung des
Rumpfes auf die Beine geschieht im Punkte A. der oberen Femur-
epiphyse. Es ist also Excentricität der Kraftwirkung vorhanden,

Fig. 3.

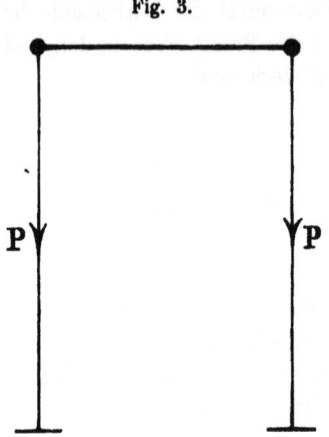

und es muss ausser der axialen Kraft P. noch ein excentrisches
Moment berücksichtigt werden, welches das Glied zu biegen sucht,
wenn dasselbe nicht eine hinreichende Festigkeit (Widerstands-
moment) bietet. Die Art der Wirkung dieser Inanspruchnahme

Fig. 4.

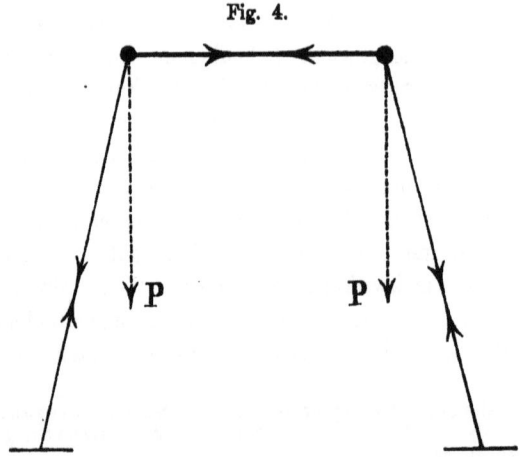

ist bei Kindern, welche mit Genu varum oder leichtem Genu valgum behaftet sind, augenscheinlich. Diese Deformitäten verschwinden später sehr wahrscheinlich zufolge der Zunahme der Widerstandsfähigkeit der Kniebänder.

Betrachtet man das obere Femurende allein, das heisst die obere Epiphyse, welche vom Caput, Collum und Trochantern gebildet wird, so stellt diese eine wahre und wirkliche Console vor, welche eine Last an der Extremität A. trägt und am Knochen befestigt ist. Würden diese Unterscheidungen nicht gemacht werden, so wäre es in der That nicht mit den Gesetzen der Festigkeit der Materialien im Einklang, weil diese Wissenschaft Continuität in der Variation der Form und Krümmung als Grundbedingung an-

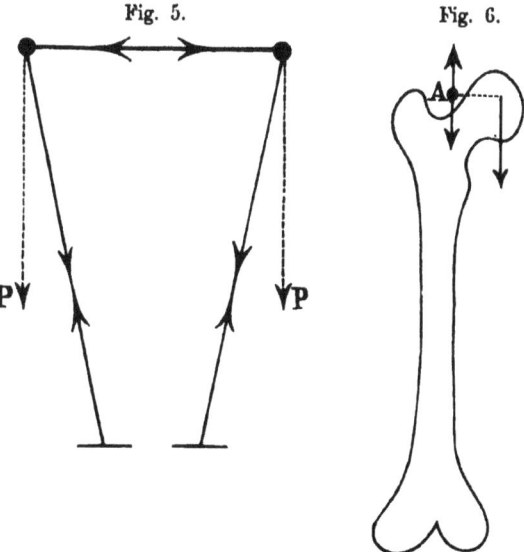

Fig. 5.   Fig. 6.

nimmt, und weil sie um so genauere Resultate giebt, je mehr die Längsdimensionen die Querdimensionen übertreffen.

Wolff ist im Irrthum, wenn derselbe den ganzen Femur mit einem Krahn vergleicht, weil man mit einem solchen nur die obere Epiphyse vergleichen könnte. In der That nur in der oberen Epiphyse verlaufen die Knochenbälkchen nach den Trajectorien des Druckes und Zuges eines Krahns; dagegen trifft dies in der Diaphyse und der unteren Epiphyse nicht zu.

Meyer hatte, wie ich schon sagte, die Aufmerksamkeit der Forscher auf den Verlauf der Knochenbälkchen in den Epiphysen und in der Nähe derselben gelenkt. Schon damals wurde die Beziehung festgestellt, welche zwischen diesen Knochenlinien und den Curven des höchsten Zuges und Druckes in einem System a Console, welche von Culmann besonders studirt wurden, bestand.

Wolff betrachtet, indem er den Verlauf der Curven der höchsten Molecularspannungen und Zusammendrückungen im Innern einer gekrümmten Console aufsucht, einen in der Axenebene der Inanspruchnahme gemachten Längsschnitt.

Wenn man dagegen das Femur in beträchtlicher Entfernung von dem Coxalgelenke betrachtet, so ist sein Querschnitt ungefähr der eines kreisförmigen Ringes oder ist demselben doch sehr ähnlich. In diesem Schnitt erkennt man zwei Merkmale: 1. die grösste Ausnützung der Widerstand leistenden (festen) Materie, da dieselbe von seinem Schwerpunkte so weit als möglich entfernt ist; 2. die Gleichheit des Trägheitsmomentes und mithin auch des Widerstandmomentes bezogen auf irgend welche Axe. Es ist also das Merkmal der Festigkeit gegen Biegung vorhanden und gegen Biegung in irgend welcher Ebene, welche durch eine Beanspruchung auf Druck mit Knickwirkung hervorgebracht würde, weil das Trägheitmoment gleich oder beinahe gleich ist in Bezug auf alle Axen und nicht für eine bestimmte Ebene, wie es anscheinend sein sollte, wenn das excentrische Moment als das hauptsächlichste Element für die Bestimmung der Deformitäten betrachtet werden müsste. Aus der Form des Knochens zu schliessen, dürfte daher der Fall vorliegen, den ganzen Femur als auf Zerknickungsfestigkeit in Anspruch genommen zu betrachten, welche noch von der Wirkung eines excentrischen Momentes begleitet sein kann, wie schon aus einfachen mechanischen Kennzeichen geschlossen wurde. Uebrigens sieht man bei genauer Betrachtung längs des Femur einen leichten Ueberschuss von Widerstand leistender Materie in horizontalem Sinne, welcher Umstand gerade den Erfordernissen, welche durch die Excentricität des Körpergewichtes in Bezug auf die Axe des Femur selbst eingeführt werden, entspricht.

Das Bein besteht aus dem Femur und der Tibia, welche durch ein Gelenk am Knie vereinigt sind, da die Fibula von nebensächlicher Bedeutung ist. Wenn es zulässig ist die Sache

nach der auseinandergesetzten Weise anzusehen, so sollte man
glauben, dass die beiden Knochen in der Normalstellung Druck-
kräfte sich übertragen, während den seitlichen Bändern die Aufgabe zufiele, der Wirkung der Excentricität zu widerstehen. In
dieser Beziehung nützt es auf die Ausdehnung, welche die beiden
Knochen in der Section der Berührung zeigen, aufmerksam zu
machen. Diese Ausdehnung hat als Folge eine Vermehrung der
Base des Stützpunktes im Sinne der Wirkung der Excentricität
und daher eine beträchtliche Verminderung der Anstrengung der
seitlichen Bänder, vielleicht könnte man auch sagen, die Her-

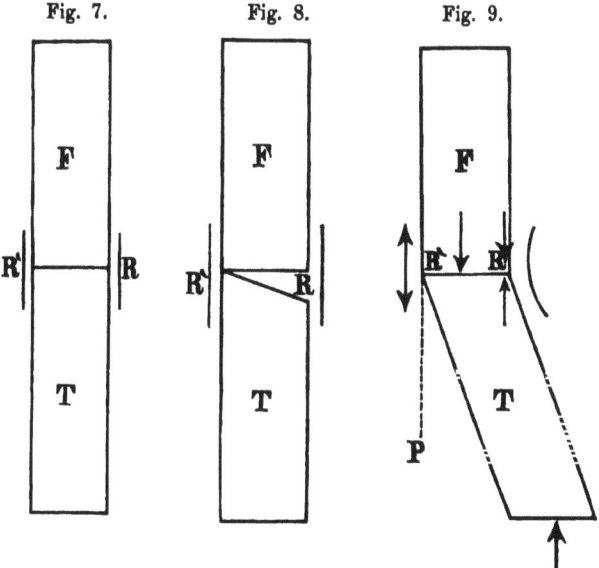

Fig. 7.   Fig. 8.   Fig. 9.

stellung eines Gleichgewichtszustandes (wenigstens für eine bestimmte Stellung) gleichsam auch ohne die Thätigkeit der Bänder
selbst.

Nachdem so die Bedingungen des Gleichgewichts der unteren
Theile des Körpers sowohl vom Gesichtspunkte der Mechanik
als mit Hülfe des Skelettbaues beleuchtet wurden, ist es nicht
schwer, sich Rechnung zu geben von den wahren Ursachen der
Deformitäten bei Individuen, die mit Rhachitis behaftet sind.
Da die Rhachitis Veränderungen der Epiphysenknorpel verursacht,
welche die normale Entwicklung des Skelettes verhindern, so

erzeugt dieselbe an den Knochen selbst Punkte von geringerer
Festigkeit.

Ich habe künstliche Wachsthumsstörungen herbei geführt und
habe ausser dem von der Norm abweichenden Knochenwuchs,
secundäre Deformitäten erhalten, welche in vollständiger Uebereinstimmung stehen mit den statischen Gesetzen. Die von mir
hervorgebrachten mechanischen Reizungen der Epiphysenknorpel
und die darauf folgenden Knochendeformitäten können die verschiedenen krankhaften Veränderungen an dem Skelett darstellen.

Schematisch können das Femur und die Tibia in einem gesunden Individuum, wie in der Figur 7 dargestellt werden. Bei
einem Individuum dagegen, an welchem entweder künstlich wie in
meinen Experimenten, oder durch pathologische Vorgänge, die
Tibia an der oberen Epiphyse einseitig verändert wurde, können
das Femur und die Tibia wie in Figur 8 dargestellt werden.
Unter der Einwirkung des Körpergewichtes drückt bei einem gesunden Individuum das Femur auf die Tibia. Da die Widerstandsfähigkeit beider Knochen gleichmässig ist, tritt keine Deformität
ein und die Bänder stellen das Gleichgewicht her. Da die Schwerlinie durch die Mitte des Knies geht, so wäre sogar ohne die Bänder
Gleichgewicht vorhanden. Bei einem kranken Individuum dagegen
drückt sich unter der Einwirkung des Gewichtes das weniger feste
Gewebe in R. mehr zusammen als das festere in R' und daher
müssen die beiden Knochen nothwendigerweise die Stellung, welche
schematisch Figur 9 zeigt, annehmen. Wegen der Verrückung des
unteren Theiles gegenüber dem Knie entsteht ein Moment und das
Gleichgewicht kann in keiner anderen Weise hergestellt werden
als durch eine Ueberanstrengung des Bandes R'. Wir haben daher
den Fall einer axialen Anstrengung, begleitet von einem constanten
Biegungsmoment, welche eine Deformität ähnlich der in Figur 10
angedeuteten erzeugen muss. In den Schnittebenen, nahe der
Berührungsfläche der Knochen findet die grösste Inanspruchnahme
statt, die Fasern müssen am stärksten gestreckt und zusammengedrückt werden. Daher werden in dem unterem Epiphysenknorpel
des Femur und in dem oberen der Tibia grössere Druck- und
Zuganstrengungen sich fühlbar machen, was vollständig dem
widerspricht, was Wolff behauptet. Für die Bestätigung solcher
Entstehungsart von Deformation der Tibia sprechen meine an

Kaninchen gemachten Versuche. An den deformirten Knochen wurde in der That das Vorausgesetzte konstatirt; das heisst die Veränderung der Form des Knochens mit Verdickung in der Ebene der Inanspruchnahme, wie aus Figur 12 meiner angeführten Arbeit ersichtlich.

Zur weiteren Bekräftigung dieser Art die Sache zu betrachten, füge ich überdies bei, dass das Kaninchen noch die Besonderheit zeigt, dass die Fibula sich etwa in der Mitte der Tibia mit dieser verschmilzt, indem sie in diesem Punkte einen Querschnitt von grösserer Widerstandsfähigkeit bildet und gewissermassen mit den Schnitten durch feste Stützpunkte in der Axe der Körper, welche

Fig. 10.

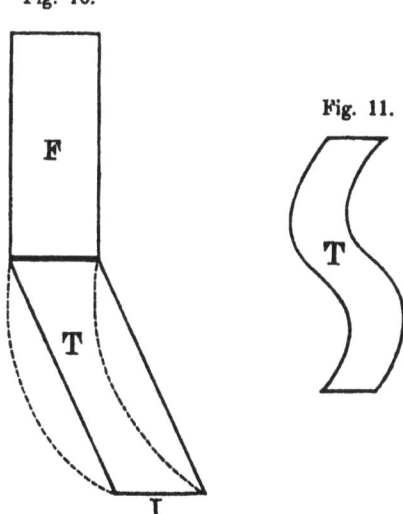

Fig. 11.

Druckkräften unterworfen sind, verglichen werden kann. In der That müsste gemäss dieser Anschauungsweise nach der Theorie des Gleichgewichtes elastischer Körper die Längsaxe die Form einer Sinusoide annehmen (Fig. 11) und man kann nicht umhin, an der Tibia des Genu valgum in der Fig. 3 der Tafel die sinusoidale Form zu erkennen.

Wenn wir daher die Gleichgewichtsbedingungen eines missgestalteten Individuums prüfen, finden wir eine überraschende Uebereinstimmung zwischen dem, was die Principien der Mechanik

vorhersehen lassen und dem was nach der Beobachtung und Erfahrung eintritt, wenn man eine Veränderung oder geringere Widerstandsfähigkeit in einem Punkte der in Berührung befindlichen
Theile veranlasst.

Schlussfolgerungen.

Auf Grund meiner experimentellen Versuche und anatomo-
pathologischer, klinischer und mathematischer Betrachtungen, schliesse
ich: dass man bei Entwicklung von Deformitäten, bei im Wachsthum begriffenen Individuen, die grösste Bedeutung dem Wachsthumsknorpel zuschreiben muss und desshalb entwickeln sich die ersten
Formveränderungen in den Knochenenden in unmittelbarer Beziehung
zu demselben.

Auf die Formstörungen der Knochenenden, welche die Gelenkdeformitäten hervorrufen, folgen Verbildungen des Knochenkörpers,
und diese stehen im engsten Zusammenhang mit den pathologisch-
veränderten statischen Verhältnissen und in vollständigem Einklang
mit den Gesetzen der Statik.

Desshalb hängen die Deformitäten des Knochenkörpers von
einer functionellen Anpassung an die Gelenkdeformitäten ab, und
sind es nicht die Gelenksdeformitäten, welche eine functionelle Anpassung an die Veränderungen der Knochen darstellen.

Die Belastung hat die grösste Bedeutung bei den Deformitäten
der Röhrenknochen, weil von derselben bewirkt werden die in
Folge der an den Gelenken veränderten statischen Verhältnisse zu
Stande kommenden Ungestaltungen der Knochendiaphyse.

Bologna im April 1896.

Literatur.

A. Bidder, Experimente über die künstliche Hemmung des Längenwachsthums von Röhrenknochen durch Reizung und Zerstörung des Epiphysenknorpels. — Archiv für experimentelle Pathologie und Pharmacologie. Leipzig
1873. — L. Fick. Ueber die Architectur des Schädels, Müller's Archiv 1853
— Derselbe, Untersuchungen über die Ursachen der Knochenformen. Göttingen 1857. Fol. S. 9. 11. — Derselbe, Neue Untersuchungen über die
Ursachen der Knochenformen. Marburg 1858. Fol. S. 1, 2, 19, 21, 28. —

Friedleben, Beiträge zur Kenntniss wachsender und rhachitischer Knochen. Wien 1860. — Ghillini, Experimentelle Untersuchungen über die mechanische Reizung des Epiphysenknorpels. Langenbeck's Archiv Bd. XLVI, Heft 2. — Hueter, Anatomische Studien an den Extremitätengelenken Neugeborener und Erwachsener. Virchow's Archiv, Bd. 25 S. 572—599; Bd. 26, S. 484—519. — Derselbe, Ein Beitrag zur Anatomie des Genu valgum. Archiv für klinische Chirurgie Bd. 2, S. 622. — Derselbe. Zur Theorie und Therapie des Genu valgum, ebendaselbst. Bd. 9. S. 961. — Derselbe, Klinik der Gelenkkrankheiten, S. 552—561. — Derselbe, Antikritische Wanderungen etc. Deutsche Zeitschrift für Chirurgie. Bd. VI. 1876. S. 300. — J. A. Korteweg, Die Ursachen der orthopädischen Knochenmissbildung. Zeitschrift für orthop. Chirurgie Bd. II, S. 174. — Derselbe, Erwiderung auf Wolff's Bemerkungen zu meiner Arbeit über die Ursachen der orthopädischen Knochenmissbildung. Zeitschrift für orthopädische Chirurgie. Bd. II, Heft 3. — A. Lorenz, Die Entstehung der Knochendeformitäten. Wiener klinische Wochenschrift 1893, No. 12. — Derselbe, Erwiderung auf J. Wolff's Bemerkungen zu meinem Vortrage über die Entstehung der Knochendeformitäten. Wiener klin. Wochenschrift 1893, No. 51. — Lucae, Zur Morphologie der Racenschädel. Frankfurt am Main 1861, Fol. S. 48. — H. v. Meyer, Die Architectur der Spongiosa Reichert's und Du Bois-Reymond's Archiv 1867, S. 627. — G. Nové-Josserand, Des Troubles de l'accroissement des os consécutifs aux lésions des cartilages de conjugaison. Revue de Chirurgie 1894. No. 5. — Reichert, Der Bau des menschlichen Gehirns. 1859. — W. Roux, Der Kampf der Theile im Organismus. Leipzig 1881. — Virchow, Untersuchungen über die Entwicklung des Schädelgrundes. Berlin 1857. S. 113—115. — Derselbe, Gesammelte Abhandlungen zur wissenschaftlichen Medicin. Berlin 1856, S. 923. — Derselbe, Knochenwachsthum und Schädelformen. Virchow's Archiv 1858, Bd. XIII. — Derselbe, Deutsche Klinik 1858, No. 13. — R. v. Volkmann, Chirurgische Erfahrungen über Knochenverbiegungen und Knochenwachsthum. Virchow's Archiv 1862, Bd. 24. — Derselbe, Krankheiten der Bewegungsorgane in von Pitha und Billroth's Chirurgie II, 1865—1872, S. 692 ff. — Welker. Untersuchungen über Wachsthum und Bau des menschlichen Schädels. Leipzig 1862. — J. Wolff, Das Gesetz der Transformation der Knochen. Berlin 1892. — J. Wolff, Bemerkungen zu der vorstehenden Korteweg's Arbeit über die Ursachen der orthopädischen Knochenmissbildung. Zeitschrift für orthop. Chirurgie. Bd. II, S. 180. — Derselbe, Bemerkungen zu A. Lorenz's Vortrag über die „Entstehung der Knochendeformitäten". Wiener klinische Wochenschrift 1893, No. 22.

Erklärung der Abbildungen auf Taf. XI.

Fig. 1. Lendenskoliose bei einem Kaninchen, durch Implantation eines Elfenbeinnagels in dem Wachsthumsknorpel des Körpers eines Lendenwirbel — $2\frac{1}{2}$ Monate nach Ausführung des Experimentes.

Fig. 2. Rechtseitige Coxa vara durch Implantation eines Elfenbeinnagels in
den oberen Epiphysenknorpel des Kaninchensfemur — 3 $\frac{1}{2}$ Monate nach dem Eingriff.

Fig. 3. Rechtsseitiges Genu valgum beim Kaninchen durch Implantation
eines Elfenbeinnagels in den oberen Epiphysenknorpel der Tibia an
der lateralen Seite. 4 Monate nach dem Experiment.

Fig. 4. Rechtsseitiges Genu varum beim Kaninchen durch Implantation
eines Elfenbeinnagels in den oberen Epiphysenknorpel, an der medialen Seite der Tibia. 4 Monate nach der Operation.

Fig. 5. Rechtsseitiger Pes varus durch Implantation eines Elfenbeinnagels
in den unteren Epiphysenknorpel, an der medialen Seite der Tibia
eines Kaninchen. 4 Monate nach Ausführung des Experimentes.

XXXIII.

(Aus der chirurgischen Universitäts-Klinik des Herrn
Geheimrath v. Bergmann.)

Die Entstehung der Lippen-Kiefer-Gaumenspalte in Folge amniotischer Adhäsionen.

Von

Erich Fronhöfer,

Cand. med.

(Hierzu Taf. XII.)

Schon seit langer Zeit ist die Entstehung der Hasenscharte
und der damit häufig verbundenen Gaumenspalte eine Streitfrage,
über welche die verschiedensten Hypothesen aufgestellt sind.

Zum grössten Theil ist von den Forschern auf dem Gebiete
der Entwickelungsgeschichte die Lösung dieser Frage versucht und
man hat deshalb den Ergebnissen ihrer Arbeiten hauptsächlich die
Vereinfachung derselben zu verdanken.

Wenn die folgenden Zeilen noch einmal über die Entstehungsursache der Kiefer-, Lippen-, Gaumenspalte handeln, so geschah
es nur, gestützt auf die Untersuchung mehrerer Exemplare, die
durch die grosse Liebenswürdigkeit des Herrn Geheimrath, Professor
Dr. v. Bergmann, dem Verfasser aus der Königlichen chirurgischen Universitätsklinik zu Berlin zur Verfügung gestellt wurden.

Es sei im folgenden gestattet, zuerst die beobachteten Fälle
zu schildern.

Fall 1. (Taf. XII, Fig. 1.) Kind Pagel hat eine breite, linksseitige Hasenscharte, die Hasenscharte ist gleichzeitig mit einem weit klaffenden Spalt im
Kiefer zwischen Zwischenkiefer und Oberkieferalveolarrand verbunden.

Das rechte Nasenloch ist nach rechts oben verzogen, ebenso der Zwischenkiefer und die Nasenspitze, die linke Seite zeigt einen sehr breiten Nasenflügel,
der nach links oben abweicht.

Abnorme Veränderungen weist auch das linke Auge auf.

Weit geöffnet, wird an ihm das obere Augenlid dabei sehr stark nach oben verzerrt, ausserdem ist der Canthus externus nach links in die Breite verzogen. Ferner sitzt auf der Conjunctiva bulbi, dem linken, oberen und äusseren Quadranten entsprechend, ein knopfförmiges Gebilde (Taf. XII, Fig. 1a).

Die obere Grenze desselben geht genau so weit, als das in die Höhe gezogene obere Augenlid das Auge offen lässt.

Ausserdem sitzt genau im äusseren Augenwinkel eben ein solches, durch eine tiefe Furche, sowohl gegen das obere, wie untere Augenlid abgeschnürtes Knöpfchen. Das untere Augenlid erscheint ektropionirt und nach aussen unten verzerrt.

Die linke Augenöffnung, besonders aber der äussere Winkel, steht weiter von der Mittellinie ab als die rechte, ist also dadurch dem Ohre genähert, die Entfernung des linken Canthus externus von dem nächsten Punkte der Ohrenmuschel beträgt wenig über 2 Ctm., dieselbe auf der rechten Seite über 3 Ctm.

Vor der linken Ohrmuschel befinden sich 3 grössere und ein kleiner Hautknopf (Taf. XII, Fig. Ib).

Vor der rechten Ohrmuschel sind nur 2 Hautappendices. Die Ohrmuschel ist stark deformirt, platt, eine Oeffnung ist in ihr nicht vorhanden, diese Stelle wird von den Helices zur Hälfte zugedeckt. Die ganze linke Gesichtshälfte tritt zurück und ist abgeflacht gegen die rechte. Die rechte Ohrmuschel ist gleichfalls deform und abgeplattet, eine Ohröffnung nicht vorhanden, an ihrer Stelle ist nur eine flache Grube.

Fall 2. (Taf. XII, Fig. 2.) Kind Peters hat eine rechtsseitige Hasenscharte.

Die Nasenspitze, ausserdem auch der Zwischenkiefer, sind stark nach links verzogen.

Der rechte Nasenflügel ist breit und abgeplattet, die rechte Oberlippe nach rechts verzerrt (Taf. XII, Fig. 2a).

Ausserdem finden sich bei dem Kinde starke Deformitäten, sowohl an den oberen, wie unteren Extremitäten. Die rechte, ebenso die linke Hand sind krallenförmig verändert, an der rechten Hand ist der Zeigefinger und Mittelfinger etwa in dem Metacarpophalangealgelenk intrauterin amputirt, der Mittelfingerstumpf mit dem Ringfinger in einer gemeinsamen Haut, zwischen Zeigefinger- und Mittelfingerstumpf ist eine Einschnürung deutlich nachzuweisen. An der linken Hand sind Zeige- und Mittelfinger im Gelenk zwischen der Grund- und der zweiten Phalanx amputirt, der Mittelfingerstumpf mit dem Ringfinger in einer Hautumhüllung verborgen (Taf. XII, Fig. 2b).

Der Zeigefingerstumpf passt in die verkrümmten dritten und vierten Finger hinein. An beiden Füssen ist die grosse Zehe durch einen breiten Spalt von den übrigen Zehen getrennt und ausserdem die dritte, vierte und fünfte Zehe zusammengewachsen, da die zweite vollständig fehlt. Für die fehlende Zehe geht eine tiefe Furche bis in den Mittelfuss hinein, so dass die grosse Zehe daumenähnlich abgeschnürt erscheint (Taf. XII, Fig. 2c).

Es ist dabei offenbar durch die tiefgehende Einschnürung die zweite Zehe gar nicht zur Ausbildung gekommen.

Fall 3. (Taf. XII, Fig. 3.) Kind Radke hat eine doppelseitige Hasenscharte. Letztere ist zugleich mit einer vollkommenen Gaumenspalte verbunden.

Das Zwischenkieferstück ist nach rechts verzogen, der Spalt links weiter als rechts, die Nasenflügel sind breit und abgeplattet.

Vor der linken Ohrmuschel, dem Tragus, befinden sich zwei grosse Hautanhängsel, in der Mitte der linken Wange ein kleineres (Taf. XII, Fig. 3a). Am rechten vorderen Tragusrand ist ein Hautknopf.

Fall 4. Kind Anna Bereitschaft hat zwar keine Hasenscharte, aber eine partielle Spaltung im Gaumen, die ungefähr in der Mitte des harten Gaumens beginnt und den weichen Gaumen fast bis zur Uvula in der Medianlinie durchtrennt. — Ausserdem ist bei dem Kinde dicht vor der rechten Ohröffnung ein etwa erbsengrosser, sich weich anfühlender Hautknopf vorhanden, ungefähr in derselben Höhe auf der rechten Wange, circa $\frac{1}{2}$ Ctm. entfernt, ist eine spaltförmige, circa 1 Ctm. lange Vertiefung in der Haut, so dass zwischen Hautknopf und Vertiefung eine kleine Hautfalte besteht. — Das rechte Ohr ist kleiner und erscheint ausserdem zusammengedrückt. — Ferner zeigt von den Extremitäten der linke Fuss eine nach aussen oben im Gelenk dorsal flectirte Stellung, im geringeren Grade zeigt auch der rechte Fuss diese abnorme Stellung.

Aus diesen oben angeführten Status geht eine gewisse Gleichmässigkeit der Missbildung hervor. Bei allen vier Präparaten finden wir gemeinsam in der Oberkieferregion eine Spaltbildung, die sich theils als Lippen-, theils als Lippen-Kiefer-Gaumenspalte, theils auch nur als partielle Gaumenspalte darstellt.

Ausserdem gemeinsam finden wir (in Fall 1 u. 2) in Verbindung mit der Spaltbildung in der Oberkiefergegend die Missbildung in der Ohrgegend, resp. des Ohres selbst.

Dass gerade dieses gemeinsame Vorkommen uns einen wichtigen Aufschluss für die Entstehungsursache der geschilderten Missbildung giebt, soll im Folgenden näher ausgeführt werden.

Es scheint jedoch zweckentsprechend zu sein, kurz die Art dieser mitgetheilten Missbildungen aus der morphologischen Beschaffenheit dieser Gegend ante partum, speciell der Oberkiefergegend zu erklären, um später dann auf das ätiologische Moment näher eingehen zu können.

Der unter normalen Verhältnissen bei der Geburt sich als ein Knochen darstellende Oberkiefer besteht ursprünglich aus drei Stücken, den beiden Oberkieferfortsätzen und dem Zwischenkieferknochen.

Die Existenz dieses in der Mitte befindlichen Knochens war ursprünglich unbekannt und ist erst nach den Forschungen von Vicq d'Azyr, Loder, Goethe, Autenrieth u. A. festgestellt.

Gerade über die Zwischenkieferfrage ist in neuerer Zeit ein grosser Streit entbrannt und es mag gestattet sein, zum späteren Verständniss der verschiedenen Arten der Spaltbildungen im Oberkiefer, in aller Kürze die Theorien über die Zusammensetzung des Zwischenkiefers zu erwähnen. Es handelt sich bei der Streitfrage hauptsächlich darum, aus wieviel Stücken der später ein Ganzes darstellende Zwischenkiefer entsteht.

Während A. v. Bardeleben, Albrecht und Fleischmann die Ansicht vertreten, dass der Zwischenkiefer aus 4 Theilen hervorgeht, betont A. Kölliker, dass nur 2 Knochen an der Oberkieferbildung betheiligt sind.

Es nimmt von Bardeleben, gestützt auf das Resultat der Untersuchungen Albrecht's, zwei seitliche Stücke an, den aus dem oberen Fortsatze des ersten Visceralbogens jederseits sich entwickelnden eigentlichen Oberkiefer, welcher die Backzähne und den Eckzahn produciren und den zum Oberkiefer gehörenden, in der Medianlinie am vorderen Ende der Schädelkapsel heranwachsenden Zwischenkiefer, der die vier Schneidezähne zu tragen bestimmt ist und dementsprechend aus vier, später zu zwei symmetrischen Knochen verschmelzenden Stückchen besteht.

Fleischmann und Albrecht nehmen 4 Knochenstückchen bei der Bildung des Oberkiefers an.

Die ehemalige Trennung zwischen beiden Zwischenkiefern jeder Seite wird nach den Ausführungen Albrecht's durch eine ausserhalb der Sutura incisiva auf jeder Seite noch weiter fortbestehende Sutura interincisiva bezeichnet.

Diesen Theorien widerspricht A. Kölliker, der den Zwischenkiefer nur aus 2 Stücken entstehen lässt.

Eine Sutura interincisiva existirt nach Kölliker nicht, die angeblich so benannte sieht er für eine Gefässfurche an.

Aus den weiterhin angeführten Arten von Spaltbildungen findet diejenige Missbildung, welche zwischen dem ersten und zweiten Schneidezahn einer Seite ihren Sitz hat, allein durch die eben angeführte Albrecht'sche Theorie ihre Erklärung. Diese Formation kommt gar nicht selten vor und lässt sich nicht mit der Theorie von Kölliker vereinbaren.

Es möge deshalb dahingestellt sein, welche von den Theorien mehr Anspruch auf Richtigkeit erhebt, jedenfalls nehmen alle

erwähnten Autoren die getrennten Knochentheile, d. h. zwei Ober-
kiefer- und ein Zwischenkieferstück an, was für die Entstehung
der Spaltbildungen in dieser Region von grösserer Bedeutung ist.

Die Spaltbildungen, deren Entstehung natürlich schon in die
Zeit des intrauterinen Lebens zurückreichen und zwar auf einer
mangelhaften Vereinigung der Theile in der sechsten und siebenten
Woche des embryonalen Daseins beruhen, finden sich nun meistens
an den Stellen, an welchen die seitlichen Oberkieferfortsätze sich
mit dem Zwischenkiefer berühren. Ihr Sitz ist in der Oberlippe,
dem Oberkiefer und Gaumen, wie die oben angeführten, selbst
beobachteten Status es auch aufweisen. Bei den Missbildungen
sind sehr verschiedene Grade vertreten. Von der nicht vereinigten
Oberlippe bis zur vollständigen Durchtrennung der Lippe, des
Kiefers und des Gaumens sind alle Abstufungen in der Literatur
beobachtet worden.

Die Spalte nun selbst ist sehr oft genau auf der Grenze
zwischen dem äusseren Schneidezahn und dem Eckzahn und schlägt
dann die Richtung nach dem der gespalteten Seite entsprechenden
Nasenloche ein.

Wie die mitgetheilten Fälle es zeigen, kann die Spaltbildung
einseitig, und zwar häufiger links, oder auch beidseitig, wie bei
dem Kind Radke (Fall 3) auftreten.

Den höchsten Grad der Missbildung sehen wir bei demselben
Kinde vereinigt. Ausser der doppelseitigen Hasenscharte ist auch
vollkommene Kiefer- und Gaumendurchtrennung vorhanden.

Dass neben diesen reinen, einseitigen und doppelseitigen Spalten
noch andere Complicationen auftreten, braucht wohl kaum erwähnt
zu werden.

. Es ist zuweilen nämlich Lippen- und Kieferspalte nur einseitig, die Gaumenspalte dagegen beidseitig.

Ausserdem kommen noch partielle Spaltungen des Gaumens
für sich vor, wie der zuletzt angeführte Fall von Anna Bereitschaft
es zeigt. Bei den gewöhnlichen Spaltbildungen findet man als sehr
häufigen Befund die Nasenöffnung der betreffenden Seite verbreitert
und etwas nach aussen und oben gezogen.

Nachdem wir so in kurzen Zügen die morphologische Beschaffenheit der Oberkieferregion vorausgeschickt, wollen wir jetzt auf das
Thema der Arbeit, die Aetiologie der Spaltbildungen, übergehen

Erst in neuerer Zeit ist man dieser Frage näher getreten und so kommt es, dass wir bei Förster, der sich doch viel mit Missbildungen des menschlichen Körpers beschäftigte, noch ganz unklare Anschauungen von der eigentlichen Entstehungsursache der Spaltbildungen in der Oberkieferregion finden. Abgesehen von dem „Versehen der Mütter“, welches die allgemeine Anschauung der früheren Zeit war, hält Förster psychische Einflüsse für glaubwürdig in Fällen, in denen die Mütter, vom ersten Anfange ihrer Gravidität an, sich mit dem Gedanken herumtrugen, sie würden ein Kind mit der ihnen wohl bekannten Hasenscharte zur Welt bringen.

Dass durch derartige Erklärungsversuche die Aetiologie nicht klar gestellt wird, ist einleuchtend.

Der bekannte Forscher Meckel ist Urheber einer anderen Theorie. Nach ihm ist jede fehlerhafte Bildung gleichbedeutend einem Rückschlag auf eine niedere primitive Form. Er führt also durch die Lehre von der vergleichenden Anatomie diese Spaltbildung in der Oberkieferregion auf normale Entwickelungsverhältnisse zurück, die in einer unter dem menschlichen Wesen stehenden Gattung der Lebewelt statthaben.

Auch diese Theorie ist heute vollständig verlassen.

Anders verhält es sich mit der Einwirkung erblicher Verhältnisse, die, wie weiter unten ausgeführt werden soll, sich im Grunde genommen mit des Verfassers Ansicht sehr gut vereinigen lässt.

Es wurde dem Verfasser selbst Gelegenheit geboten, in der Königlichen Universitätspoliklinik 5 Fälle von Erblichkeit der Hasenscharte zu beobachten, die an dieser Stelle angeführt werden mögen.

Fall 1. Clara Klopp, 7 Wochen alt. Pat. hat links eine bis in's Nasenloch durchgehende Hasenscharte, verbunden mit linksseitiger Spaltung des Processus alveolaris.

Aus der Anamnese geht hervor, dass in der Familie eine Heredität der Missbildung bis auf die Urgrossmutter nachweisbar ist.

Die Mutter des Kindes hat, wie nachgewiesen wurde, eine rechtsseitige Lippenspalte, ebenfalls eine rechtsseitige Lippenspalte die Grossmutter.

Dagegen soll die Urgrossmutter, ebenso, wie die Urenkelin, auf der linken Seite eine Hasenscharte gehabt haben.

Fall 2. Alma Göricke, 1 Jahr alt, besitzt eine linksseitige Hasenscharte und Gaumenspalte.

Die Anamnese ergiebt, dass die Mutter des Kindes gleichfalls eine linksseitige Hasenscharte aufweist.

Fall 3. Mathilde Hirschberg, 2 Jahre alt, hat eine doppelseitige Hasenscharte und Gaumenspalte.

Die Anamese ergiebt bei der Mutter eine rechtsseitige, durchgehende Hasenscharte.

Fall 4. Käthe Dreger, 10 Tage alt, weist eine linksseitige Hasenscharte und Gaumenspalte auf.

Aus der Anamnese ist ersichtlich, dass die Mutter der Pat. eine rechtsseitige Hasenscharte aufweist.

Fall 5. Hans Kochhanke, 13 Tage alt, zeigt eine Hasenscharte.

Die Anamnese weist einen um 4 Jahre älteren Bruder auf, der mit Gaumenspalte behaftet ist.

Im letzteren Falle war die Heredität unter Geschwistern zu bemerken.

Aus diesen angeführten Anamnesen geht wohl klar der Einfluss der Erblichkeit hervor. Näher einzugehen auf die Aetiologie der Erblichkeit behält sich Verfasser für den späteren Theil der Arbeit vor.

Neuere Autoren heben schon mechanische Wirkungen hervor, so Dr. Salzer vermehrten intracraniellen Druck.

Dr. Biondi nimmt an, dass in Folge eines entzündlichen Processes eine primäre Atrophie an den Rändern der zur Verwachsung bestimmten Lappen das Offenbleiben der Spalte bedinge. Ausserdem glaubt er, dass Zwischenlagerung von Detritus oder Coagula, die durch entzündliche Vorgänge der Placenta entstehen, die Vereinigung hindere.

Alle bereits erwähnten Autoren nehmen die Entwickelungsstörungen allein im Foetus selbst an und lassen die Einwirkung der den Embryo umgebenden Eihüllen vollständig unberücksichtigt.

Es wäre wohl angebracht in Hinblick auf die Wichtigkeit, welche nach des Verfassers Ansicht gerade das pathologische Amnion auf die Störungen der Entwickelung des Embryo hat, einige Worte über das Amnion und seine pathologischen Adnexa zu sagen.

Im normalen Zustande dehnt sich die fertig gebildete Schafhaut, das Amnion, anfangs eng dem Foetus anliegend, durch den Liquor Amnii, das Fruchtwasser, aus, so dass der Embryo gewissermassen in dem Amnion schwimmt, getrennt von demselben durch das Fruchtwasser.

Unter pathologischen Umständen kann das Fruchtwasser zu

gering sein und es können abnorme Verwachsungen einzelner Hautstellen des Amnion, die sogenannten Simonart'schen Bänder, entstehen. Ueber die Art ihrer Entstehung sind die verschiedensten Hypothesen, entzündliche Processe in der Haut des Amnion oder Embryo selbst u. s. w., aufgestellt, die alle aufzuzählen zu weit führen würde.

Die neueste Theorie allein von van Beneden sei hier in aller Kürze wiedergegeben, weil gerade sie uns den Aufschluss über einige, wenn auch nicht alle, bei den selbst beobachteten Präparaten vorhandenen Missbildungen giebt.

van Beneden unterscheidet die Entwickelung eines Proamnion und Amnion.

Aus Thierversuchen constatirte er, dass am 9. Tage der Incubation im Bereiche des Vorderkörpers nur das Proamnion vorhanden ist, das aus Epiblast und Hypoblast besteht und sich durch das Fehlen der Mesodermschicht vom Amnion unterscheidet. Am Rücken und den Flanken ist schon Fruchtwasser in dem dort bereits bestehenden Amnion vorhanden, während das Proamnion dicht als Kopfkappe dem Embryo anliegt.

Zwischen dem neunten und fünfzehnten Tage bildet sich erst das Amnion durch Auftreten des Mesoderms beim Proamnion in der Kopf- und Halsgegend.

In dieser Zeit findet eine gewisse Streckung des Embryo statt, er zieht sich aus der Kopfkappe in die Schwanzscheide zurück. In dieser Zeit gerade entstehen die Spalten und Grübchen im Bereiche des Kopfes und bei der Streckung des Embryo nimmt van Beneden an, dass Falten des sich gerade beim Proamnion entwickelnden Mesoderms in die Spalten hineingerathen, anwachsen und die Ursache für persistirende Spaltbildungen sind.

Dass gerade zu dieser Zeit die amniotischen Anhängsel entstehen, ist auch nach des Verfassers Ansicht von grösster Wichtigkeit, jedoch glaubt Verfasser aus den beobachteten Fällen nachweisen zu können, dass die amniotischen Ligamente als unmittelbar und mittelbar durch Zug wirkende Fäden das Offenbleiben der Spalten verursachen.

Wie im Anfang der Arbeit bereits erwähnt wurde, gewährt dem Verfasser das merkwürdige Zusammentreffen der Ohr- und gleichzeitigen Oberkiefermissbildung einen sehr wichtigen Anhalt zur Erklärung der Hasenscharten.

Es machen bereits R. Virchow, Heusinger und Max
Schulze auf dieses Zusammentreffen aufmerksam, und da die
von Max Schulze und R. Virchow in der Literatur erwähnten
Fälle eine grosse Aehnlichkeit mit' den vom Verfasser selbst beobachteten Fällen aufweisen, so sei es gestattet, den Fall von Max
Schulze und dann das Präparat von R. Virchow anzuführen und
gleichzeitig auch die Erklärung dieser Autoren folgen zu lassen,
um dann auf die Besprechung der eigenen Fälle eingehen zu
können.

Fall Schulze. Kind, mit doppeltem wolfsrachen, auch Missbildung
an den Ohren vorhanden, und zwar sitzen die Ohren etwas tiefer als gewöhnlich, vor jedem Ohr sind einige „warzenartige" Hautfortsätze, etwas nach unten
vor der äusseren Ohröffnung.

Nach Max Schulze soll die Missbildung im Bereiche der
Kiemenbögen liegen. Es sind nach seiner Ansicht die Hautknöpfe entweder abnorme Fortsätze des ersten Kiemenbogens oder
es ist ein überzähliger Kiemenbogen vorhanden. Seine Existenz
könnte, zwischen den beiden anderen Kiemenbögen liegend, hemmend
auf den ersten Kiemenbogen eingewirkt und dadurch die Bildung
des Wolfsrachens in diesem Falle, wie Max Schulze annimmt,
bewirkt haben.

Fall Virchow. 1. Kind, doppelte Lippengaumenspalte mit medianer
Stellung des Zwischenkiefers, eigenthümliche leistenförmige Hervorragung über
der Mitte des stark zusammengedrückten Stirnbeins. Vor den beiden Ohren
sind drei kleine, wenig über Hanfkorn grosse, Auricularknöpfe, einer über dem
anderen.

2. Kind, doppelte Lippengaumenspalte, Zwischenkiefer median an dem
sehr beweglichen Septum narium etwas zurückgezogen, jederseits an dem
Alveolarrande des Oberkiefers ein rundlicher weicher Auswuchs. An den
Ohren sind gleichfalls Auricularknöpfe.

R. Virchow deutet am Schluss seiner Abhandlung darauf
hin, dass es Formen der Gaumenspalte und des Wolfsrachens giebt,
die „aus frühzeitigen, insbesondere irritativen Störungen des ersten
Kiemenbogens hervorgehen, und welche mit bestimmten Missbildungen
des äusseren Ohres eine gemeinsame Quelle haben". R. Virchow
schreibt auch bereits den adhäsiven Bändern, aber auch den Ei-
häuten die Wirkung zu, dass sie durch Zwischenlagern oder auch,
indem sie sich um die Enden der entgegenwachsenden Knochen
legen, die Knochen getrennt halten.

Dass die amniotischen Bänder in der That durch Zug, nicht
durch Zwischenlagern, diese Spaltbildungen hervorbringen und nicht
allein direkte Zugwirkung, sondern auch Druckwirkung des Amnion,
vereinigt mit der amniotischen Zugwirkung, die Aetiologie für die
Hasenschartenbildung giebt, soll jetzt an der Hand der selbst beobachteten Fälle nachgewiesen werden. Gleichmässig in allen vier
beobachteten Fällen soll zuerst die rein mechanische Zugwirkung
der Simonart'schen Bänder hervorgehoben und dann die Druckwirkung durch die infolge des Fruchtwassermangels zu eng anliegende Eihülle, die in Verbindung mit den amniotischen Bändern
steht, nachgewiesen werden.

Im Fall I haben bei der Bildung der Augengegend unzweifelhaft amniotische Ligamente ihre Wirkung hinterlassen. Die Ver-
zerrung der Augenwinkel setzt einen rein mechanischen Zug voraus,
den die Ligamente intrauterin ausübten. Ausserdem sind für die
Annahme der Zugwirkung die Reste der Bänder beweisend. Es
befindet sich ein knopfförmiges Gebilde als Ueberbleibsel des
Ligaments auf der Conjunctiva bulbi und ausserdem ein zweiter
Hautanhängsel im äusseren Augenwinkel. Nur mittelbar ist jedoch
für die Beweisführung, die doch die Aetiologie der Hasenscharte
bezweckt, das Vorkommen dieser Appendices in der Augengegend
zu verwenden, da das Vorkommen derselben allein einen Schluss
auf den Ursprung der Auricularanhänge gestattet, die ja das Haupt-
interesse beanspruchen.

Es finden sich nämlich, wie aus dem Status des Fall I ersichtlich, vor der linken Ohrenmuschel 3 grössere und ein kleiner
Hautknopf von gleicher Beschaffenheit, wie die betreffenden am
Auge, genau in der Höhe der Oberlippe. Vor der rechten Ohrmuschel sind in der Höhe der Oberlippe gleichfalls Hautappendices, die circa erbsengross sind und deren Anzahl nur zwei beträgt.

Bei dem Kinde ist nun eine linksseitige Hasenscharte vorhanden, vor beiden Ohren sind die Appendices nachweisbar und
zwar haben sie auf beiden Seiten ihre Ansatzstelle genau in der
Höhe der Mundwinkel.

Intrauterin haben nach des Verfassers Ansicht auf beiden
Seiten, also von der Mitte aus nach den Ohren jeder Seite hin,
die noch nachweisbaren Ligamente eine mechanische Wirkung aus-

geübt, der Zug war entgegengesetzt und der Effekt dieses Zuges ist die Nichtvereinigung der vorher erwähnten Theile des Oberkieferknochens, d. h. des Zwischenkiefers mit dem linken Oberkieferfortsatze, mithin die Entstehung der linksseitigen Hasenscharte

Es hat also nach des Verfassers Ansicht eine Hemmungsbildung derart stattgefunden, dass die Auricularanhänge, welche hier nur als Ueberbleibsel amniotischer Adhäsionen sichtbar sind, intrauterin ·mit dem Amnion selbst in Verbindung gestanden und, wie schon oben erwähnt, durch direkten Zug die Vereinigung der knöchernen sowohl, als weichen Bestandtheile des Oberkiefers verhindert haben. Vielleicht durch allzustarken Zug, dem die Ligamente durch das Wachsen des Embryo ausgesetzt waren, ist die bestehende Verbindung des Foetus mit dem Amnion gerissen und es hat sich der ganze amniotische Faden dann zu dem Auricularknöpfchen zurückgebildet, das dann post partum noch wahrzunehmen ist.

Ein neuer Beweis für die Zugwirkung der Ligamente geht noch aus dem Vorkommen der linksseitigen Hasenscharte bei dem angeführten Präparate hervor. Wie erwähnt, sind nämlich vor dem linken Ohr 3 resp. 4 Auricularknöpfchen, denen auf der rechten Seite nur zwei gegenüberstehen. Diese 4 Auricularknöpfe weisen auf eine ursprünglich bestehende breitere Adhäsion hin. Es hat also gewissermassen die doppelte Zugwirkung links stattgefunden und das Resultat zeigt dann auch eine linksseitige Hasenscharte.

Bei diesem Präparate erklärt sich demnach die Hasenscharte aus der direkten mechanischen Wirkung der amniotischen Fäden.

Dass ausserdem zur weiteren Erklärung der im Fall I beschriebenen Missbildungen auch noch neben diesem mechanischen Zug gleichzeitig Druckwirkung der zu eng anliegenden Eihülle nothwendig war, lehrt der weitere Befund. Die Ohrmuschel ist, wie aus dem Status ersichtlich, stark deformirt, platt und ist keine Ohröffnung vorhanden.

Das Ohrläppchen fehlt scheinbar oder liegt vielmehr der Ohröffnung so fest auf und ist an der Stelle fest verwachsen, so dass es die Ohröffnung verschliesst.

Aus dieser ganzen Formation kann man entschieden eine Wirkung des die angeführten Theile comprimirenden Amnion erkennen.

Weiterhin geht auch die gleiche Druckwirkung aus der ganzen Gestalt des Kopfes hervor.

Die eine Gesichtshälfte und zwar die linke, ist stark abgeflacht. Hieraus sieht man am deutlichsten, dass Druck und Zugwirkung Hand in Hand gegangen sind, denn erstens befanden sich 4 Auricularknöpfe vor dem linken Ohr, die die linksseitige Hasenscharte hervorbrachten und zweitens ist auch links die Abflachung des Gesichts, welche ihrerseits Druckwirkung der Kopfkappe des Amnion voraussetzt.

Rechts hat, wenn auch in geringerem Grade, Compression durch das Amnion stattgefunden. Dieses beweist die Missbildung des rechten Ohres. Es ist dasselbe abgeplattet, deform und anstatt der Ohröffnung ist nur eine flache Grube vorhanden, während links bei der stärkeren Compression gar keine Oeffnung da war. Ganz klar lassen sich also die Missbildungen, welche neben der linksseitigen Hasenscharte bestehen, auf die neben der Zugwirkung gleichzeitig bestehende Druckwirkung des infolge des Fruchtwassermangels zu eng anliegenden Amnions zurückführen. Die Druckwirkung verhinderte eben bei der Entwickelung der Ohrmuschel die Bildung der Ohrläppchen oder presste das emporgeschlagene Ohrläppchen so stark auf die Ohröffnung, dass allmälig eine Verwachsung der Theile eintrat und somit der Verschluss des Meatus auditorius externus herbeigeführt wurde.

Ganz genau dieselben Einwirkungen werden wir bei dem Fall II des im Beginne der Arbeit erwähnten Kindes Peters finden.

Bei diesem Präparate fehlen allerdings scheinbar die Ueberbleibsel amniotischer Adhäsionen vor den beiden Ohren. Die Abschnürungen an den Extremitäten berechtigen jedoch zu dem Schluss, dass gleiche Einwirkungen bei der Missbildung am Gesicht, wie an den Extremitäten, stattgefunden haben.

Um zuerst den Nachweis der abschnürenden Wirkung der Ligamente, verbunden mit der Zugwirkung der Ligamente, an den Extremitäten zu erbringen, so finden wir sowohl die rechte, wie linke Hand krallenartig verändert. Es ist an der rechten Hand der Zeigefinger und Mittelfinger in dem Metacarpophalangealgelenk amputirt und zwischen Zeigefinger und Mittelfingerstumpf ist eine tiefe Einschnürung.

Dass hier allein ein amniotisches Ligament die tiefgehende Trennung hervorgebracht, liegt klar zu Tage.

Denselben Befund zeigt die linke Hand, es ist eine Amputation des Zeige- und Mittelfingers im Gelenk zwischen Grund und zweiter Phalanx nachweisbar. Die gleiche Einwirkung finden wir bei den unteren Extremitäten. An beiden Füssen ist die grosse Zehe durch einen tiefen, breiten Spalt von den übrigen Zehen getrennt, durch diese tiefgehende Einschnürung ist die zweite Zehe garnicht zur Entwickelung gekommen.

Auch aus dem Befunde der Missbildung an den unteren Extremitäten geht unbestritten die Einwirkung der amniotischen Ligamente hervor, welche bei der eben angeführten Zugwirkung die Verstümmelung des Fusses durch ihre gleichzeitig abschnürende Wirkung verursachten.

Man ist wohl deshalb zu der Annahme berechtigt, dass auch die bei dem Kinde vorhandene Hasenscharte dem Zug der amniotischen Ligamente, deren Ueberbleibsel vor den Ohren bei diesem Präparate zwar fehlen, allein ihren Ursprung verdanken. Die knopfförmigen Gebilde, welche gewissermaassen doch nur reducirte Ligamente sind, können sich ja intrauterin noch weiter als bis zur Knopfform zurückgebildet haben und nur noch kaum nachzuweisende Narbenstellen in der Haut des Kindes hinterlassen haben.

Es ergiebt eben der Status eine Zugwirkung und zwar eine doppelte, die nach entgegengesetzten Richtungen, d. h. von der Oberlippe aus, nach rechts und links zu den Ohren hin, sich bethätigte.

Die Zugrichtung nach links beweist die Nasenspitze und ausserdem der Zwischenkiefer, welche beide stark nach links abweichen.

Andererseits beweisend für die entgegengesetzte Zugwirkung ist die rechte Oberlippe und der rechte Nasenflügel, welche eine starke Zerrung nach rechts bekunden.

So finden wir also auch bei diesem Fall unsere Theorie bestätigt, dass die Hasenscharte den amniotischen Fäden ihren Ursprung verdankt.

Ganz ähnlich ist die Erklärung der Missbildungen des Kindes Radke, welches eine doppelte Hasenscharte zeigt, die zugleich mit einer vollkommenen Gaumenspalte verbunden ist.

Vor den Ohren sind bei diesem Falle wiederum die Reste

der amniotischen Fäden noch vorhanden und zwar vor der linken
Ohrmuschel zwei grosse und ein kleineres Hautanhängsel, vor der
rechten Ohrmuschel nur ein Hautknopf. Sofort sehen wir dementsprechend auch die stärkere Zugwirkung links, der Spalt ist
linkerseits bedeutend breiter als rechts.

Die Zugwirkung der Ligamente hat hier also eine doppel-
seite Hasenscharte hervorgebracht, es sind ausserdem durch den
beiderseitigen Zug die beiden Nasenflügel in die Breite gezogen
und dadurch abgeplattet. Der letzte selbstbeobachtete Fall weist
zwar keine Hasenscharte, jedoch eine Gaumenspalte auf, welche
ja, wie im Anfange der Arbeit erwähnt, zur gleichen Kategorie der
Missbildungen gehört.

Wie aus dem Status des Falles 4 sich ergiebt, fand sich bei
dem Kinde Anna Bereitschaft vor der rechten Ohröffnung ein etwa
erbsengrosser Hautknopf, ungefähr in derselben Höhe auf der rechten
Wange circa $1/_2$ Ctm. entfernt eine spaltförmige, circa 1 Ctm.
lange Vertiefung in der Haut, so dass zwischen Hautknopf und
Vertiefung eine kleine Hautfalte besteht.

Wenn der amniotische Hautknopf als Rest des amniotischen
Fadens, auch nicht bei dem Kinde durch seinen vielleicht zu
schwachen Zug intrauterin eine Hasenscharte hervorzubringen vermochte, so können wir doch die Zugwirkung desselben an der
Deformation des rechten Ohres erkennen.

Das rechte Ohr ist kleiner als das linke und erscheint ausserdem zusammengedrückt.

Die zusammengefaltete Lage des Ohres ante partum kann man
sich leicht reconstruiren, wenn man das an sich schon etwas hochgeschlagene Ohrläppchen auf die Ohröffnung drückt. Dabei kann
man beobachten, dass dann der Hautknopf direkt am Rande des
emporgeschlagenen Ohrläppchens ist.

Die so reconstruirte Lage giebt genau das Bild wieder von
Fall 1, wo die Ohröffnung durch das hochgeschlagene Ohrläppchen
vollständig verschlossen ist.

Ganz sicher stellt auch hier der Hautknopf das Ende eines
amniotischen Ligaments dar, das über das emporgeschlagene Ohrläppchen verlief.

Gleichfalls aus der Zugwirkung des Ligaments erklärt sich auch
die Hautfalte. Bevor das Ligament riss, spannte es durch seinen

Ansatzpunkt auch die Haut der Wange. Nach dem Zerreissen blieb der betreffende Theil der Wangenhaut nicht mehr gespannt und schnellte zurück, so dass dadurch die vorher erwähnte Hautfalte entstand.

Wenn die eben erwähnten Punkte die Zugwirkung der Ligamente ausser Frage stellen, so ist die Druckwirkung des Amnion eben so leicht bei dem Kinde wahrzunehmen.

Schon allein in der mangelhaften Kopfform findet man einen Anhalt für die Druckwirkung. Die ganze rechte Gesichtshälfte tritt entschieden gegen die linke zurück. Rechts ist auch das äussere Ohr in der Entwickelung gehemmt, es erscheint bedeutend kleiner als das linke. Allem Anscheine nach ist diese, sowie die vorher angeführte Missbildung der ganzen Gesichtshälfte, aus der pathologischen Beschaffenheit der Kopfkappe abzuleiten.

Das in zu geringer Menge vorhandene Fruchtwasser hat nicht in genügendem Maasse den am Kopfe befindlichen Theil des Amnion ausgedehnt.

Wenn schon die Druckwirkung aus allem Vorhergesagten ersichtlich ist, so finden wir ausserdem die gleiche Wirkung an den Extremitäten, deren abnorme Stellung allein hieraus zu erklären ist. Durch das in zu geringer Menge vorhandene Fruchtwasser ist das Amnion zu wenig dilatirt worden und durch Druck ist dann der Hackenfuss an beiden Extremitäten ausgebildet worden.

Fassen wir jetzt das Resultat aus diesen selbstbeobachteten Fällen zusammen, so finden wir gemeinsam bei allen Fällen die Spaltbildungen in der Oberkieferregion deutlich nachweisbar durch den mechanischen Zug der vor dem Ohre sich ansetzenden Ligamente, die sich als Hautknöpfe darstellen. Den gleichen Befund finden wir auch bei den aus der Literatur angeführten Präparaten von Max Schulze und R. Virchow. Gemeinsam im selbstbeobachteten Fall 4, sowie Fall 1, ist die characteristische Missbildung der Ohren und zwar zeigen die beiden Ohren dieselbe Gestalt, nur mit dem Unterschiede, dass bei Fall 4 das intrauterin hochgeschlagene Ohrläppchen in seiner Stellung nicht auf der Ohröffnung festgewachsen ist, während dieses bei Fall 1 intrauterin geschah.

Ausserdem gemeinsam ist neben dem Zug der Simonart'schen

Bänder eine starke Compression durch das enge Anliegen des
Amnion zu constatiren.

Die Verbildung der Ohrmuschel in ihrem hinteren Theile,
welche offenbar durch diesen Druck nicht zur Entwickelung kam,
ferner die deutliche Abflachung der Gesichtshälfte im Fall 4, sowie
endlich die Hackenform der Füsse in demselben Falle deuten sicher
auf comprimirende Wirkung des Amnion hin, ohne die sie sich
überhaupt nicht erklären lassen.

Schliesslich sei auch Erwähnung gethan der Compression bei
dem von R. Virchow in der Arbeit angeführten Präparate, welches
neben bestehenden Auricularanhängen ein stark zusammengedrücktes
Stirnbein aufweist.

Es wäre nun noch nöthig, das gemeinsame Auftreten der
Auricularanhänge, verbunden mit Missbildung des Ohres und der
Hasenscharte zu erklären.

Wie allgemein bekannt, fällt die Gestaltung des äusseren
Ohres in die 6. bis 7. Woche des embryonalen Lebens.

Gleichzeitig findet die Gestaltung des Oberkiefers ihren Abschluss.

Man ist deshalb berechtigt, ein gleiches Einwirken der Kopfkappe auf die Entwicklung des Ohres, wie Oberkiefers vorauszusetzen.

Findet nun unter pathologischen Umständen die Secernirung
des Fruchtwassers in die eng anliegende Kopfkappe nicht in genügender Menge statt, so wird die weitere Entwickelung des Kopfes
gehemmt. Durch das enge Anliegen der Kopfkappe ist den am
Kopfe zur Zeit befindlichen Rändern der fötalen Spalten, d. h. der
Ohrenanlagenöffnung und den Spalten des noch nicht vereinigten
fötalen Oberkiefers, welche Anlagen, wie van Beneden ausführt,
schon bei der Bildung der Kopfkappe existiren, Gelegenheit zu
Adhäsionen gegeben.

Wie van Beneden in seiner Arbeit über die fötalen Adnexa
der Säugethiere ferner ausführt, findet nun in der bereits erwähnten
Zeit eine gewisse Streckung des Embryo statt, er sucht sich aus
der Kopfkappe in die Schwanzscheide zurückzuziehen.

Nach des Verfassers Ansicht sind die bereits vorher durch die
eng anliegende Kopfkappe an der Ohr- und Oberkieferspalte entstandenen Verwachsungen des Embryo mit der Eihaut, die sich als

Ligamente später darstellen, jetzt einem Zug ausgesetzt und die Zugwirkung wird umso grösser, je mehr die Entwicklung des Embryo vorwärtsschreitet.

Da nun auch weiterhin der Oberkiefer und das äussere Ohr gleichen Schritt in der Entwickelung halten und, wie vorher erwähnt, beide gemeinsam in der 6.—7. Woche ihre definitive Gestalt annehmen, so ist wohl der Zusammenhang der gemeinsamen Missbildung gerade des Ohres und des Oberkiefers hieraus ersichtlich.

Dass, wie bei allen Präparaten vorher nachgewiesen, auch schon so früh Druckwirkung des Amnion mitspielt, sieht man aus der eigenthümlichen Deformation des äusseren Ohres.

Wie bereits hervorgehoben, ist die Missbildung des Ohres gleichmässig bei allen angeführten Präparaten.

Das Ohr ist im Wachsthum besonders im hinteren und oberen Theile der Ohrmuschel zurückgeblieben.

Nun fällt, nach Hertwig, gerade die definitive Ausbildung dieses Theiles am Ohre in den dritten Fötalmonat, es muss demnach die post partum restirende Missbildung schon in früherer Zeit vorhanden gewesen sein.

Es möge dahingestellt sein, ob das alleinige Anliegen der Kopfkappe Verwachsungen verursachen kann oder ob dazu noch besondere entzündliche Processe des Amnion nothwendig sind, um die Verbindung der Haut des Fötus mit dem Amnion zu veranlassen, jedenfalls ist die Wirkung der Ligamente deutlich in den Missbildungen der beobachteten Fälle nachgewiesen.

Die Compression der Theile durch den Druck des Amnion weist andererseits wieder auf das Vorkommen von verringerter Bildung von Fruchtwasser bei ein und derselben Person hin, was sehr wohl durch pathologische Processe des Uterus erklärt werden kann.

Dieses Factum ermöglicht nun auch die Vereinbarung der Erblichkeitstheorie mit der vom Verfasser vertretenen Anschauung.

Der Fruchtwassermangel erklärt sehr wohl die Hasenschartenbildung bei Geschwistern, wie es der zuletzt aus der Poliklinik angeführte Fall des Knaben Hans Kochhanke zeigt.

Endlich giebt es auch einen Ausblick darauf, dass die gleichen pathologischen Verhältnisse in der weiblichen Descendenz vorhanden sein können. Einen schlagenden Beweis gewährt der erste aus der Poliklinik angeführte Fall, in dem 4 Generationen Vererbung der Hasenscharte aufwiesen und zwar in weiblicher Linie.

Die Erblichkeit scheint nicht von dem Vater auf das Kind überzugehen, jedenfalls zeigen alle 5 beobachteten Fälle die Erblichkeit in weiblicher Linie.

So ergiebt sich nun hieraus wiederum, dass die Erblichkeitstheorie mit der Theorie der abnormen intrauterinen Zug- und Druckverhältnisse voll zu vereinigen ist. Gerade die Möglichkeit, diese unzweifelhaften Thatsachen in Einklang zu bringen, spricht gerade sehr für die Aetiologie der Hasenscharte durch Simonart'sche Bänder und Fruchtwassermangel.

Wenn der Grund zur Vererbung in der Samenzelle läge, so müsste doch gerade so gut ein Vater mit Hasenscharte ein solches Kind erzeugen (vergl. die Fälle der Erblichkeit aus der Poliklinik).

Ausser den selbst beobachteten Fällen der Heredität mögen zum Beweise auch noch in der Literatur mitgetheilte Fälle der Heredität, die nach Fritsche in 20 pCt. der Missbildungen nachweisbar ist, angeführt werden.

In einer Statistik über die Hasenscharten der Bonner Klinik während der letzten 20 Jahre wird von dem Verfasser auch auf die Erblichkeitsverhältnisse hingewiesen und zwar sechs beobachtete Fälle erwähnt. Bei diesen Fällen ist dreimal Heredität mütterlicherseits constatirt.

Bei dem ersten Kinde, das beiderseitige Lippen- und Kieferspalte hat, fand sich bei der Mutter ebenfalls eine Hasenscharte; ebenso beim zweiten Falle.

Der dritte weist, wie der vom Verfasser zuletzt erwähnte, selbstbeobachtete Fall von Heredität, gleiches Vorkommen von Spaltbildungen unter Geschwistern nach.

In einer Familie war bei einem Kinde doppelseitige Hasenscharte, während die übrigen Geschwister alle an Lippenspalten litten.

Wenn dieser Fall schon sehr für pathologische Verhältnisse des Uterus spricht, so ist dies noch mehr bei dem folgenden in der Bonner Klinik beobachteten Falle beweisend.

Bei Zwillingen fand sich bei dem einen Kinde eine linksseitige, bei dem anderen eine rechtsseitige Hasenscharte.

Wir sehen also hier, dass nach den angeführten Fällen in utero matris der Grund zur Missbildung liegt.

Andererseits finden wir gerade auch in der Möglichkeit, die Erblichkeitstheorie mit der Aetiologie der Hasenscharten durch Wirkung der Simonart'schen Bänder zu vereinigen, eine neue Bestätigung für unsere Theorie.

Wie in der Arbeit ausgeführt ist, wirken also die Adhäsionen, deren ursächliche Entstehung wir hier nicht weiter erörtern wollen, intrauterin durch Festigkeit, ferner direct und indirect durch ihre Zugrichtung und die dabei sich entwickelnde Kraft, in gleichzeitiger Verbindung der Druckwirkung durch die Eihüllen, derartig auf die gesichtsbildenden Theile, also speciell auf die Oberkieferregion, dass die Vereinigung des Oberkiefers und der Lippe in den physiologischen Spalten durch sie verhindert wird, und deshalb die Spaltbildungen in dieser Gegend, mithin die Lippen-, Kiefer-, Gaumenspalte diesen amniotischen Anhängseln in den angeführten Fällen ihren Ursprung verdanken.

Zum Schluss erfüllt Verfasser die angenehme Pflicht, Herrn Dr. König, Assistenten der Kgl. Klinik, für seine grosse Liebenswürdigkeit, sowie für seine thatkräftige Unterstützung bei der Arbeit seinen gehorsamsten Dank auszusprechen.

Erklärung der Abbildungen auf Taf. XII.

Fig. 1.

    Fall 1. a) Hautappendices am Auge.

            b) Hautappendices am Ohre.

Fig. 2.

    Fall 2. a) Kopf.

            b) Hände.

            c) Füsse.

Fig. 3.

    Fall 3. a) Hautappendices am Ohre.

XXXIV

Die Lebergeschwülste und ihre Behandlung.

Von

cand. med. Walther Ahlenstiel,

in Berlin.

Einleitung.

Die operative Behandlung der Lebergeschwülste war bisher
wegen ihrer Gefährlichkeit und des so häufigen Misserfolges für
den Chirurgen ein heikles Gebiet. In letzter Zeit ist dieses Feld
von neuem in Angriff genommen worden, und das ist dem er-
munternden Beispiele der Altmeister unserer Kunst zu verdanken.
Nachdem Ponfick[1]) durch seine hervorragenden Versuche an
Kaninchen gezeigt hatte, dass die Leber bedeutende Verluste an
Gewebe vertrage, dass, wenn $3/4$ derselben exstirpirt war, sie nach
wenigen Monaten sich vollständig regenerirt hatte, bewies Nasse[2])
experimentell, dass, wenn einzelne Gebiete der Leber durch Unterbindung von Gallengängen ausgeschaltet waren, diese atrophirten,
während andere kompensatorisch hypertrophirten. Diesen Beobachtungen folgten mit herrlichen Resultaten gekrönte Operationen.
Nachdem Langenbuch, Lauenstein und Tillmanns[3]) abgeschnürte Leberlappen glücklich entfernt hatten, wagten Lücke[4])
und Hochenegg[5]) selbst Lebergeschwülste zu exstirpiren, und auf
dem XXII. Congress der Gesellsch. f. Chirurgie konnte von Bergmann[6]) einen Mann vorstellen, dem er eine bösartige Leber-Ge-
schwulst, der Structur nach ein dem Carcinom sehr ähnliches

---

[1]) Festschrift zu Virchow's 70. Geburtstag.
[2]) Arch. f. klin. Chirurgie. XLVIII. 4. 1894.
[3]) Centralbl. f. Chir. 1890. No. 69.
[4]) Centralbl. f. Chir. 1891. S. 115, und 1892. S. 884.
[5]) Wiener klin. Wochenschr. III. Nr. 12 u. 52.
[6]) Bericht des XXII. Congr. der Deutschen Gesellsch. f. Chir. 1893.

Adenom, entfernt hatte, und welcher vollständig genesen und, wie von Bergmann später[1]) mittheilt, bis nach 1 Jahr kein Recidiv bekommen hatte. Seitdem ist die Leberchirurgie in den Vordergrund des ärztlichen Interesses getreten, und es erscheint der Mühe werth, die Frage zu beleuchten, wie wir mit den heutigen Mitteln unserer Wissenschaft die Lebergeschwülste zu erkennen und zu beseitigen vermögen. Die Beantwortung soll im Folgenden meine Aufgabe sein, und mein Ergebniss werde ich auf einen Fall anwenden, der im Sommer 1895 in der chirurgischen Klinik der Kgl. Charité zur Behandlung kam.

Die einzelnen Lebertumoren.

Welche Erkrankungen der Leber bedingen eine Geschwulst und inwieweit sind dieselben operabel?

Wir ordnen dieselben zunächst in **3 Gruppen,** indem Tumoren bedingt werden durch:

I. Allgemeine und entzündliche Stoffwechsel-Krankheiten der Leber.

II. Anomalien von Gestalt und Lage des Organs.

III. Pathogene Geschwülste.

Zur **I. Gruppe** gehören:

1. Hypertrophische Lebercirrhose und die herdweis auftretende Hyperplasie.

2. Fettleber.

3. Amyloide Entartung.

4. Stauungsleber.

Diese Erkrankungen verursachen zwar eine Vergrösserung des Organs und können zum Theil als Lebergeschwülste imponiren, geben aber nicht zu operativen Eingriffen Anlass.

II. Gruppe.

1. Schnürleber[2]). Wenn dieselbe auch meist keine erheblichen Störungen verursacht, so hat sie doch einmal eine Operation

---

[1]) Verhandl. d. Fr. Vereinig. der Chir. Berlins. 12. II. 1894.
[2]) S. Abnormitäten der Lage und Form der Bauchorgane bei d. erwachs. Weibe infolge des Schnürens und des Hängebauches. Von Dr. P. Hertz. Berlin 1894.

indicirt. Im Jahre 1888 machte Langenbuch[1]) mit der Wahrscheinlichkeitsdiagnose auf Echinococcus die Laparotomie und fand
einen 730 Gr. schweren Schnürlappen vor, den er kurz entschlossen abtrug, und er hat von einigen unangenehmen Nach-
krankheiten abgesehen, die Patientin musste zwei Mal wegen
Ascites punctirt werden, nach 4 Monaten vollständige Heilung
erzielt.

2. Wanderleber wird meist mit der Anlegung von Binden
behandelt und hiermit zeitweilige Besserung erzielt. Völlige
Heilung brachte nur die Hepatorrhaphie, welche durch Verdauungsstörungen und heftige Schmerzen einige Male veranlasst wurde.
Billroth, Hacker und in Kopenhagen Tscherning fixirten das
Lig. suspensor. hep. an das Diaphragma und hatten guten Erfolg.
Einen interessanten Fall beschreibt Leube[2]), wo diese bei einem
17jährigen Bauernsohn mit Vitium cordis durch venöse Stauung
entstanden war, und einen anderen Poli[3]), welcher eine Wanderleber fand, die bis in die linke Fossa iliaca gesunken war.

Die **III. Gruppe** wird von den eigentlichen Lebergeschwülsten
gebildet.

a) **Bacterielle Tumoren.**

1. Abscess. Das wir beim Leberabscess so bald als möglich operativ einschreiten müssen, dürfte allgemein anerkannt sein,
und die Erfolge sind nicht ungünstig gewesen. Bei den in der
Litteratur der letzten 5 Jahre bekannten Fällen wurden von den
24 Patienten 18 geheilt, unter letzteren waren sogar einige durch
ihre besondere Grösse (Defontaine[4]), einer durch seinen Luft-
gehalt (Buttersack[5]) und 4 durch Durchbruch in die Pleurahöhle
und in die Lungen ausgezeichnet (Sonnenburg u. Vosswinkel[6]).
Zur Sicherstellung der Diagnose wird die Probepunction von
den meisten Autoren empfohlen, doch über die weitere Art der
Operation theilen sich die Ansichten, indem die einen die Punctions-

---

[1]) Berliner klin. Wochenschr. 1888. S. 87.
[2]) Münch. med. Wochenschr. XLI. 1889. No. 4.
[3]) Un caso singolare di fegato mobile pel Dott. d. Poli, Rif. med. IX
1893, p. 105. Schmidt's Jahrbücher. 1894. No. 241. S. 257.
[4]) Revue de chirurgie. X. 1891. No. 7.
[5]) Münch. med. Wochenschr. XLII. No. 6.
[6]) Verh. der freien Vereinig. der Chirurgen Berlins. 1894. 12. XI.

drainage bevorzugen, wie Renvers[1]) und Defontaine[2]), welcher mit der Probepunction die Aspiration des Eiters verbindet und dann Drains in den Kanal legt.

Die Andern wollen breit incidiren, wie Körte[3]), Knowsley[4]), Vosswinkel und Sonnenburg[5]), der einmal mit Erfolg die zweizeitige Operation angewandt hat, Stevenson[6]), der einen tropischen Abscess durch breite Incision mit folgender Drainage geheilt hat.

Die Resection von Rippen bei Abscess wurde von Stromeyer und Little[7]) zuerst ausgeführt. Ebenso operirte Bertraud[7]), doch sprechen seine Erfolge nicht sehr für diese Operationsweise, indem er von 12 Patienten mit Leberabscess 8 verlor, was im auffallenden Gegensatz zu den günstigen Erfolgen der andern Chirurgen steht.

Chauvel[8]) schlägt breite Incision vor an der Stelle, wo das Eiterdepot liegt, eventuell mit Resection von Rippen. Er verwirft die zweizeitige Operation: Il nous semble inutile, il ne serait peut-être pas sans inconvénient, de réunir par suture les lèvres de la plaie pariétale aux lèvres de la plaie hépatique.

Ob man drainiren oder incidiren muss, oder beides, wird jeder Fall besonders entscheiden, doch wird die breite Incision die grössere Sicherheit bieten, die Abscesshöhle gründlich auszuräumen, wenn man auch in der Privatpraxis mit der Punctionsdrainage auszukommen versuchen wird.

2. Syphilom. Die Gummigeschwülste der Leber werden im Allgemeinen durch antisyphilitische Kuren zu entfernen sein. Es sind deshalb seit 1890 nur 3 Fälle bekannt, bei denen infolge einer falschen Diagnose die Operation gemacht war. Ueber sie wurde auf dem Chirurgen-Kongress 1890 berichtet, und von ihnen endigten aus accidentiellen Gründen 2 letal. Die eine Patientin, der Lauenstein einen aus dem Lobus Spigelii herausgewachsenen

---

[1]) Berl. klin. Wochenschr. XXVII. No. 8.
[2]) Revue de chirurgie, X. 1891, No. 7.
[3]) Berl. klin. Wochenschr. XXIX. 1892. No. 32.
[4]) Observations on additional cases illustrating hepatic surgery by Knowsley-Thornton. Lancet I. 1891. No. 14, 15, 16.
[5]) Berl. klin. Wochenschr. XXVII. 1890. No. 8.
[6]) Archives génér. de méd. 1889.
[7]) Revue de chir. X. 1891. No. 8.
[8]) Arch. gén. de méd. 1889. pag. 129.

Lappen exstirpirt hatte, starb an Sepsis. Bei einer andern entfernte Wagner[1]) einen etwa $^3/_5$ des Organs ausmachenden Leberlappen, jedoch ging die sehr heruntergekommene Patientin an einer
geringen Nachblutung zu Grunde. In diesen beiden Fällen liess
sich aber nachweisen, dass die Leber selbst den ziemlich reichlichen Substanzverlust gut vertragen hatte. Den dritten Fall
nennt Tillmanns in seinem Lehrbuch, wo er selbst durch Zerstörung des Syphiloms mit dem Paquelin den Patienten geheilt hat.

Nach diesen Erfahrungen wird eine operative Entfernung des
Lebersyphiloms wohl nicht mehr in Frage kommen, zumal, da wir
dasselbe auf unblutige Weise zu beseitigen vermögen; es dürfte daher
berechtigt sein, wenn von Bergmann räth, dass, wenn in Folge
falscher Diagnose die Laparotomie gemacht ist und ein Gumma
erkannt wird, von der weiteren Operation abgesehen wird.

b) Die blasigen Tumoren.

1. Cystom. Cysten kommen in der Leber nicht selten vor
und sitzen dann entweder auf der Oberfläche, oder multipel durch
das Organ zerstreut, oder in einer Höhle zusammenliegend; doch
verursachen sie, so lange sie klein sind, fast nie Beschwerden und
sind meist gutartig. Doch hat Bardet Lemoin auf die Bösartig-
keit mancher Cysten aufmerksam gemacht, und er unterscheidet in
seiner Schrift: „De la maladie kystique essentielle des organes
glandulaires ou angiome des appareils sécrétoires" zwei Arten:
1. primäre Cysten, = Angioma glandulare = maladie kystique
essentielle, deren Wand besteht aus einfachem Bindegewebe, das
mit flachen Epithelzellen bedeckt ist, das sind die gutartigen Cysten,
und 2. die secundären Cysten, das sind die cystischen Adenome,
bei denen eine Proliferation der Epithelien nachzuweisen ist.

Die Cysten können zu ausserordentlicher Grösse anwachsen
und erheischen dann eine vollständige Exstirpation. Das Bulletin
et Mémoires de la Sociétée de Chirurgie 1891 p. 851 bringt die
Operationen von Terrillon und North, eine andere Cyste operirte
Cousins[2]), die er für eine Ovarialcyste gehalten hatte. Ein sehr
grosses Cystom beschreibt Bayer; hier war die ganze Leber in
eine Cyste umgewandelt, deren Wand von dem übrig gebliebenen

---

[1]) Centralbl. f. Chir. 1890. No. 69.
[2]) Prager med. Wochenschr. XVII. No. 52.

Lebergewebe gebildet wurde. König[1]) schliesslich punctirte und excidirte eine Cyste, die er erst durch die Laparotomie als solche erkannte, und entleerte drei Liter Flüssigkeit.

2. Die Echinococcus-Invasion, eine der interessantesten und schon dem Hippokrates[2]) bekannten Leberkrankheiten, hat von ihrer Gefährlichkeit bedeutend eingebüsst, seitdem auch sie unter das Messer des Chirurgen gekommen ist. So gingen von den in dem letzten halben Jahrzehnt in der Litteratur besprochenen 101 Fällen 73 in vollständige Heilung aus, unter diesen einige mit Durchbruch in die Lunge oder Bauchhöhle, 8 blieben ungebessert und nur 20 endigten letal.

Sind auch heute alle Autoren darüber einig, auf operativem Wege den Blasenwurm unschädlich zu machen, so versuchen sie doch auf verschiedene Weise zum Ziele zu kommen.

a) Die Punktion mit folgender Drainage wurde von Helm[3]) in 3 Fällen mit Erfolg angewandt. Im Handbuch von Pitha und Billroth[4]) erwähnt Neisser ferner 17 Patienten, von denen auf diese Weise 13 geheilt wurden. Ebenda wird auch empfohlen, besonders wenn die Cyste in der Kuppe der Leber gelegen ist, mehrfach und von verschiedenen Seiten Drainrohre hineinzulegen, und hierdurch wurden von 15 Kranken 10 geheilt, 5 starben.

Wenn auch die Erfolge dieser Methode nicht ungünstig waren, so lag doch die Gefahr vor, dass bei der durch diese Behandlung herbeigeführten Vereiterung der Blasen eine Retention des Eiters stattfinden konnte. Das veranlasste Langenbuch[5]) nach der

b) Punction Sublimat zu injiciren und dadurch den Wurm zu tödten, der dann mit der Blase resorbirt würde. Doch tritt letzteres nicht immer ein[6]) und auch tote Geschwülste können schwere Krankheitsformen bedingen.

Darnach kam man zur Exstirpation der Blasen und öffnete den Bauch zunächst durch die c) zweizeitige Operation. Es

---

[1]) Inaug.-Diss. von Hueter. Göttingen.
[2]) Aphorismen. Sect. VII.
[3]) Deutsche med. Wochenschr. XVII. 1891. No. 36.
[4]) Pitha und Billroth. IV. S. 10.
[5]) „Chirurgie der Leber und Gallenblase" von Langenbuch-Berlin und „Echinococcus und seine Chirurgie" von Langenbuch. Stuttgart 1890.
[6]) S. von Bardeleben, Lehrbuch.

schlug nämlich Simon[1]) vor, man solle 2 Canülen durch die
Bauchhöhle in die Blasen stossen, dann wird durch eine Entzündung das viscerale Blatt des Peritoneums mit dem parietalen
verwachsen, und wenn dies geschehen, könne man durch eine gewissermassen extraperitoneale Laparotomie den Echinococcus entfernen.

Durch den Reiz der Canüle tritt jedoch eine vorzeitige Vereiterung der Blasen ein, die ihre Gefahren mit sich bringt. Deshalb
lehrte Volkmann,[2]) die Verwachsung nicht durch Entzündung sich
vollziehen zu lassen, sondern sie durch directe Naht herbeizuführen.
Diese Methode wurde dann auch oft geübt. Dr. F. Krause[3]) hat
so von 4 Fällen 3 geheilt.

Darnach schlug Recamier vor, vermittelst Durchätzung der
Bauchwand einen Abschluss der Peritonealhöhle zu erreichen, eine
Vorschrift, die im Lehrbuch von Pitha und Billroth als die beste
genannt wird und bisher am meisten angewandt ist. von Bardeleben
hat hiermit 1 Fall geheilt, und nach Neisser's[4]) Zusammenstellung
wurde 60 Mal diese Methode geübt, und von den Patienten starben
8, ebensoviel blieben ungebessert und 42 wurden vollständig geheilt.

Neuerdings sind auch mehrere Fälle zu verzeichnen, in denen
die Laparotomie gemacht und sofort der Echinococcus entfernt
wurde; theils war diese Operation von vornherein beabsichtigt,
theils war in Folge einer zweifelhaften oder falschen Diagnose
der Leib eröffnet worden. Puppe[5]) erzielte in 2 Fällen Heilung,
in dem einen setzten sich die Blasen bis in den Pleuraraum fort. Ferner führe ich Knowsley-Thornton[6]) mit 2 gut
verlaufenen Fällen (in seiner Abhandlung Case 5 und 10) an.
Löbker[7]) hat in 2 Fällen ohne Oeffnung des Echinococcussackes
die Totalexstirpation mit Erfolg vorgenommen. Billroth hat ebenso 3 Patienten operirt, jedoch starben ihm 2 davon. König

---

[1]) Mittheil. a. d. chirurg. Klinik des Rostocker Krankenh. Prag 1868.
I. Abth. S. 147.

[2]) Ranke, Verh. d. Deutsch. Gesellsch. f. Chir. VI. Congr. 1877. II.
S. 54, und I. S. 94.

[3]) Berl. klin. Wochenschr. 1889. XXVI. 35.

[4]) Pitha und Billroth. IV.

[5]) Freie Vereinig. d. Chir. Berlins. November 1894.

[6]) Observations on additional cases illustrating hepatic surgery. Lancet.
I. 1891.

[7]) Ueber Exstirp. d. Leber-Echinococcus von Dr. Beckhaus. Bochum.
Festschr. d. ärztl. Vereins. Arnsberg 1893.

giebt dieser Methode vor allen andern, die zur Heilung des Leberechinococcus empfohlen sind, den Vorzug.

Ich erwähne noch, dass Garrè[1]) und Loreta[2]) aus Bologna
den Blasenwurm mitsammt seinem Leberlappen glücklich resecirt
haben, was wohl die radicalste Operation sein dürfte.

Den Echinococcus durch Laparotomie sofort zu exstirpiren,
wird wegen der Schwierigkeit und der Vorbedingungen, die diese
Operation erfordert, wohl nicht zu häufig versucht werden, jedenfalls aber zeigt die Litteratur, dass der Bauchschnitt bei Echinococcus durchaus nicht unangebracht ist, mag man dann den Wurm
sofort exstirpiren oder erst einen Verschluss der Peritonealhöhle
durch Naht herbeiführen.

Die 3. Unterabtheilung der eigentlichen Lebergeschwülste bilden:

c) hyperplastische Tumoren.

Dahin 1. das Fibrom. Es kommt selten vor, bleibt klein
und macht keine Beschwerden, so dass es hie und da bei Sectionen
gefunden wird. Chiari[3]) beschreibt ein ziemlich grosses Fibrom
der Leber, Luschka und Heschl wollen auch diese Neubildung
gesehen haben.

Zu Operationen hat es noch keinen Anlass gegeben, wenn es
andererseits auch keine Contraindication dazu abgiebt.

2. Cavernom. Diese Geschwulstform kommt in der Leber
nach dem Carcinom am häufigsten vor (von Bergmann), jedoch
verursacht sie meist keine Krankheitserscheinungen und wird in
Leichen gelegentlich gefunden.

Ein sehr grosses Cavernom hat von Eiselsberg[4]) beschrieben
und es ist dadurch allseitig bekannt geworden.

3. Adenom. Dasselbe zeigt eine grosse Verwandtschaft zum
Carcinom, so dass es einige Autoren, wie Schüppel[5]), als eine
Vorstufe des primären Leberkrebses halten, während andere, wie
von Bergmann[6]), alle primären Lebercarcinome für Adenome
erklären.

---

[1]) Bruns. Beitr. z. klin. Chir. IV. S. 181.
[2]) Wien. med. Wochenschr. 1888.
[3]) Wien. med. Presse. 1877. S. 630.
[4]) Wien. med. Wochenschr. 1893. No. 1.
[5]) Ziemssen, Handb. d. spec. Pathol. u. Therapie. Bd. 8. I. S. 318.
[6]) Arbeiten aus d. chirurg. Univ.-Klinik zu Berlin. 1894.

Das Adenom ist von Schüppel[1]) genau beschrieben worden, welcher an selbiger Stelle auch sämtliche bekannten Fälle von Leberadenom nennt.

Die Therapie wird schon wegen der möglichen Identität mit Carcinom in der schleunigen Exstirpation der Geschwulst bestehen.

Die letzten Lebergeschwülste sind die

d) atypischen Tumoren, unter ihnen zuerst das

1. Sarcoma, welches selten beobachtet wird und in seiner klinischen Bedeutung dem Carcinom durchaus analog ist, auch seine Therapie wird dieselbe sein. Zur Operation sind nur primäre Sarcome, soweit sie noch keine Metastasen verursacht haben, zulässig. Israel[2]) hat ein solches glücklich operirt, jedoch ging der Patient nach $1/_4$ Jahr an Tochtergeschwülsten in andern Organen zu Grunde.

2. Carcinoma. Vor dem Leberkrebs ist bisher alle Kunst der Chirurgen gescheitert. Doch seitdem einzelne Autoren die Möglichkeit des solitären primären Leberkrebses zugegeben haben, ist für diese Erkrankung die Prognose, wenn auch nur in seltenen Fällen, gebessert; denn nur der uniloculäre Krebs kann einer Operation zugänglich sein, während wir den primären diffusen oder mit Metastasen verbundenen Krebs in seinem Verlauf nicht zu hindern vermögen. Es ist daher von grosser Wichtigkeit, ob das Carcinom primär und solitär in der Leber vorkommt, und den jetzigen Stand der Meinungen hierüber werde ich kurz darlegen.

Ein primäres Lebercarcinom wird von Riesenfeld, Klebs und von Bergmann nicht anerkannt, und letzterer hält alle als solche beschriebene Tumoren und auch den von ihm selbst operirten für Adenome. Dieser Ansicht steht die einer grossen Zahl von Chirurgen gegenüber, und die pathologische Anatomie[3]) leugnet nicht die Entwickelung des Krebses aus den Leberzellen oder dem Epithel der Gallengänge, und ferner lässt die Betrachtung über die Aetiologie des Carcinoms sehr wohl die Möglichkeit der Bildung eines primären Leberkrebses zu. Nehmen die einen einen parasitären Ursprung des Carcinoms an, so ist es leicht denkbar, dass die Keime vom Darmkanal aus direkt durch den Duct. choled. oder auf weiterem Wege

---

[1]) Ziemssen's Handb. d. spec. Pathol. u. Ther. Bd. VIII. I. S. 313.
[2]) Deutsche med. Wochenschr. XX. 1894. No. 34.
[3]) Vgl. Virchow's Archiv. Bd. 100. 1885. S. 145.

durch die V. portae oder auf noch einem grösseren Umwege durch
die Chylusgefässe in die allgemeine Blutbahn und von da in die
A. hepatica gelangen. Vielleicht nehmen die Krebskeime mit Vorliebe den letzten Weg, indem sie bei der Papilla duodenalis vorbei-
wandern, wo die hervorsickernde Galle sie fortspült oder jedenfalls
ihr Eindringen in den Ductus erschwert, und sie dann in den Dünndarm gelangen, wo die Chylusgefässe durch Aspiration oder Affluxus
sie leicht aufnehmen. Daraus erklärt sich dann die Seltenheit der
primären Lebererkrankung, weil die Keime in andern Organen eben
früher abgesetzt werden.

Die andere Theorie, welche den Krebs aus einer durch Reiz
hervorgerufenen atypischen Wucherung der Epithelzellen entstehen
lässt, kann auch auf die Leber angewandt werden, auf die so leicht
Gallensteine, wie sie sehr oft mit Carcinom zusammen gefunden
werden, irritativ wirken, und auch die Grundlage zur Carcinom-
Entwickelung ist in den Drüsenepithelien vorhanden[1]). Zur Erhärtung
des Letzteren führe ich den Fall an, den Bongartz[2]) beschreibt,
wo sich bei einem Leberkrebs mit Sicherheit ein Uebergang der
Carcinomzellen in die Leberzellen nachweisen liess.

Die Litteratur der letzten Zeit hat das Vorkommen des primären Leberkrebses unzweifelhaft erwiesen. Eine genaue Zusammenstellung der diesbezüglichen Fälle ist in Skornas Dissertation zu
finden· Ich erwähne ferner den Fall von Bongartz[2]); er fand in
der Leber einer Leiche eine 4 Ctm. breite und 5 Ctm. lange Geschwulst, die krebsigen Bau zeigte, und nirgends anderswo war eine
Metastase nachweisbar. Andere Fälle sind beschrieben von Naunyn[3]),
Lipari[4]), Meyer[5]) und Philipp[6]). In Virchow's Archiv finden
sich im 67. Band, Jahrg. 1876, p. 500 u. 513 von Weigert
2 Fälle und im 100. Band, Jahrg. 1885, p. 145 von Th. Harris-
London im Ganzen 19 Fälle von primärem Leberkrebs zusammengestellt.
Hausemann[7]) fand in den Protokollen des Berliner patholog. In-

---

[1]) Vgl. Schüppel in Ziemssen's Handb. der spec. Pathol. u. Therapie.
VIII. und „Du cancer primitif du foie pl. Dr. Dallemagne." Journ. de méd.,
de chir. et de pharm. LII. 25 (1894).
[2]) Bongartz, Inaug.-Diss. Würzburg 1892.
[3]) Arch. f. Anat. u. Physiol. 66.
[4]) Carc. primitivo colloideo del fegato. Il Morgagni. Agosto.
[5]) Dissert. Berlin 1882.
[6]) Inaug.-Diss. Greifswald 1888.
[7]) Berl. klin. Wochenschr. 1890 No. 16.

stituts vom Jahre 1870—1889 unter 258 Leberkrebsen 6 wirkliche primäre.

Ich sah die Sectionsprotokolle des hiesigen pathologischen Instituts aus den Jahren 1890 —1895 durch, die mir durch die Güte des Herrn Geh.-Rath Prof. Dr. Virchow zur Verfügung standen. In den etwa 6000 zur Section gekommenen Leichen fanden sich:

354 Carcinome, d. i. auf 17 Leichen 1 Carcinom; davon waren
95 Leberkrebse, d. i. 4 : 1, von diesen waren:
90 metastatische,
5 idiopathische, d. h. auf 18 secundäre kommt 1 primäres Lebercarcinom.

Im pathologisch-anatomischen Institut[1]) zu Helsingfors wurden in den Jahren 1858—1888 3775 Leichen secirt, darunter fanden sich 282 (7,4 pCt.) Carcinome, von denen 102 auf die Leber kamen, von diesen waren 8 primär.

Dr. H. Deetjen[2]) zählte unter seinen Leberkrebsen 18 pCt. primäre. Das Verhältniss vom primären solitären zum diffusen giebt Dallemagne[3]) an, er hat 3 primäre Carcin. hepat., davon trat einer in der Knotenform, die beiden anderen waren diffus. Nach Lebert[4]) ist der Leberkrebs in $\frac{1}{8}$ der Fälle, nach Frerichs[4]) und Rindfleisch[5]) in $\frac{1}{4}$ der Fälle primär.

Sprechen schon diese Beobachtungen für das Vorkommen uniloculärer Carcinome in der Leber, so wird das noch durch eine Reihe erfolgreicher Exstirpationen dieser Geschwülste bestätigt.

Hochenegg[6])-Wien machte bei schwankender Diagnose die Laparotomie und fand die Wand der mit Steinen gefüllten Gallenblase wie das angrenzende Lebergewebe in einer Ausdehnung von etwa 15 Quadratcentimeter carcinomatös entartet. Er exstirpirte beides, erzielte vollständige Heilung und bis nach 8 Monaten hatte sich kein Recidiv eingestellt.

Am bekanntesten ist die Operation, welche von Bergmann[7])

---

[1]) Bidragt il Könnedom om förkomst af Kräfta i Finland af Hugo Holsti. — Finska läkaresällsk. handl. XXI. 1889. No. 12.
[2]) Deutsches Archiv f. klin. Medicin. LV. 1895. S. 211.
[3]) Journ. de méd., de chir. et de pharm. LII. 25.
[4]) Skorna, Inaug.-Diss. Berlin 1895.
[5]) Berl. klin. Wochenschr. No. 16. 1890.
[6]) Wiener klin. Wochenschr. III. 12 u. 52.
[7]) XXII. Congress d. Deutsch. Gesellsch. f. Chir. Berlin 1893.

an einem Patienten ausführte, bei dem er einen glatten, harten, gestielten Lebertumor fand, der exstirpirt wurde. Der Patient wurde völlig gesund und war es noch nach einem Jahr. von Bergmann glaubt allerdings, es mit einem dem Carcinom sehr ähnlichen Adenom zu thun gehabt zu haben.

Einwandsfreier ist der Fall, den Lücke[1]) berichtet. In zwei Sitzungen exstirpirte er einen Leberlappen, in dem sich ein Carcinom befand und der mit einer 20 Ctm. breiten Brücke mit dem Organ zusammenhing. Der Kranke wurde geheilt und zeigte noch nach 2 Jahren kein Recidiv.

Die Therapie des Carcinoms besteht, wie aus Obigem schon ersichtlich, in der radicalen Entfernung desselben. Doch will ich nicht verschweigen, dass Kliniker auf medicamentösem Wege die Neubildung zu beseitigen versucht haben. Prof. Beneke[2])-Marburg geht davon aus, dass das Carcinom eine constitutionelle Krankheit sei, welche kräftige, in den besten Jahren stehende Menschen befalle. So, wie wir nun Scrophulöse durch eine gute Kost heilen, so sollte man umgekehrt den Krebskranken vegetabilische, stickstoffarme Kost verschreiben. Durch starke Arsenikdosen haben je einen Fall von Carcinom Langenbeck und Esmarch[3]) geheilt. Letzterer hat zweimal auch Jod mit Erfolg angewandt. Vogt-Greifswald[4]) empfiehlt Wickersheimer Flüssigkeit zu verordnen, deren Wirkung dann aber wohl auf ihren Arsenikgehalt zurückzuführen ist. Die Therapie mit Erysipelserum ist bei Leberkrebs noch nicht versucht worden.

Alle diese empfohlenen medicamentösen Behandlungen dürften nur als einziger Trost in inoperallen Fällen gelten.

Nach meinen Ausführungen über das Carcinom glaube ich annehmen zu können, dass das Vorkommen des Leberkrebses als alleinige Geschwulst durchaus möglich ist, und ist dies der Fall, so wird auch eine rechtzeitige Operation, so bald noch keine Metastasen oder weitgehende Zerstörungen eingetreten sind, auf Erfolg rechnen dürfen.

Werfen wir einen Rückblick auf die Lebertumoren, so sehen wir, dass dieselben bezüglich ihrer chirurgischen Behandlung drei

---

[1]) Centralbl. f. Chir. 1891. S. 115, und 1892. S. 844.
[2]) Deutsches Arch. f. klin. Med. XV. 75.
[3]) Verh. d. Deutschen Gesellsch. f. Chir. 77.
[4]) IX. Chirurgen-Congress. 1880.

Kategorien bilden, die einen, die wir nicht operiren brauchen, das
ist unsere I. Gruppe der Lebertumoren. Die anderen, die wir
operiren können, d. i. die II. und III. Gruppe mit Ausnahme der
bösartigen metastatischen Geschwülste. Die letzte, die wir nicht
operiren dürfen, und zu dieser möge allein das mit Metastasen verbundene Sarcom oder Carcinom gerechnet werden.

Zugleich zeigen unsere Betrachtungen, von wie grosser Wichtigkeit es ist, möglichst schnell die einzelnen Tumoren zu erkennen, damit nicht die Operation entweder unnöthig oder zu spät
eingeleitet wird.

Wie wir nun mit den jetzigen Mitteln der Diagnostik die
Lebergeschwülste unterscheiden können oder wie weit wir mit
unseren Untersuchungsmethoden kommen, will ich im folgenden
zeigen. Wenn ich dabei häufig auf den Krebs zurückkomme, so
entschuldige ich es mit den Worten des Generalstabsarztes
Dr. Nussbaum: „Der Krebs durchzieht das Leben eines Chirurgen
wie ein rother Faden".

Diagnostik der Lebertumoren.

Der Diagnostik dient zunächst und oft nicht unwesentlich die
1. Anamnese: Erbliche Belastung wird vielleicht auf Krebs,
Potatorium auf Cirrhose, ein früheres Ulcus durum auf Lues, Um-
gang mit Hunden auf Echinococcus, Aufenthalt in den Tropen auf
Abscess hinweisen. Eine unter Schüttelfrösten beginnende Krankheit wird für Abscess, eine unter Kolikanfällen auftretende für
Gallensteine sprechen. Doch ist die Art, wie die Krankheit anfing, von nicht zu grosser Bedeutung, indem die verschiedenen
Lebertumoren dieselben Erscheinungen hervorrufen können, da sie
eben nur vermittelst ihrer Grösse durch Druck Störungen verursachen. Nur die Entwicklung ist bei den bösartigen Geschwülsten
rapider, doch wachsen Gummata schneller wie Carcinome. Der
Schmerz ist ein sehr unsicheres Kriterium. Zum Unterschied von
anderen Tumoren der Bauchhöhle sollen die der Leber in die rechte
Schulter ausstrahlende Schmerzen verursachen. Doch ist aber der
Schmerz sehr individuell und hängt davon ab, ob die Nervenbahnen
in der Kapsel oder an den grösseren Gefässen von der Neubildung
berührt werden.

Mehr Werth hat die objective Untersuchung:

2. Inspectio. Der Allgemeinzustand der Kranken ist im weiteren Verlaufe des Carcinoms sehr heruntergekommen, doch befällt der Krebs gerade Personen in ihrem besten Alter.

Icterus kann bei allen Lebertumoren vorkommen, und ist starke Gelbfärbung höchstens ein Zeichen für vollständigen Verschluss der Gallenwege.

Ascites ist Folge von Pfortadercompression und tritt ein bei Geschwülsten, die dicht an der Vene sitzen, wie bei entfernteren, die durch ihr Anwachsen endlich auch die V. porta in Mitleidenschaft ziehen.

Die Besichtigung des Abdomens kann symmetrische oder asymmetrische Hervorwölbungen erkennen lassen, doch können wir dadurch den Sitz der Geschwulst noch nicht erkennen.

3. Palpatio. Sie darf nur nach entleertem Darm und Blase vorgenommen werden; ist doch ein Fall[1]) bekannt, wo Leberkrebs und Schwangerschaft diagnosticirt war, doch einige noch rechtzeitig gereichte Purgantien nahmen der Frau ihre Hoffnungen zugleich mit der Sorge um die Lebergeschwulst.

Wollen wir einen in der Lebergegend liegenden Tumor palpiren, so werden wir zunächst seine Verschieblichkeit feststellen und dadurch die Geschwülste der Bauchdecken, die sich mit diesen und nur mit diesen verschieben lassen, ausschliessen können. Bewegen sich die Geschwülste mit der Respiration, so beweist dies mit Sicherheit einen Zusammenhang mit der Leber oder der Milz, wenn dies auch noch nicht besagt, dass die Geschwülste von diesen Organen ausgehen. Die Palpation kann ferner oft feststellen, ob die Geschwulst in die Leber mit einem Stiel oder einer Brücke übergeht: ebenso oft aber läuft auch ein Irrthum mit unter, indem Ovarialcysten als mit der Leber zusammenhängende Tumoren erschienen, und andererseits ein Lebercarcinom[2]), welches tief ins kleine Becken hineinragte, als Ovarialcyste angesprochen wurde.

Die Konsistenz der letzteren kann weich oder hart, ihre Oberfläche höckrig oder glatt sein. Hierdurch werden wir im allgemeinen leicht die entzündlichen und allgemeinen Stoffwechselkrankheiten der Leber erkennen, welche von den Lebertumoren unsere

---

[1]) Frerichs, Klinik der Leberkrankheiten. 1861.
[2]) Witthauer, Centralbl. f. Gynäkol. XIX. No. 5.

I. Gruppe bilden. Jedoch darf man nicht vergessen, dass die heerdweis auftretende multiple Hyperplasie als Ausgang der akuten Leberatrophie aufs genaueste Lebertumoren vortäuschen kann. Es werden solche Fälle von F. Marchand[1]), Meder[2]), Marckwald-Halle[3]) und Dr. Freyhahn[4]) beschrieben.

Andererseits können auch die eigentlichen Lebergeschwülste, wenn sie in der Kuppe des Organs ihren Sitz haben, den unteren Leberrand tiefer treten lassen; dasselbe bewirken auch Exsudate des rechten Pleuraraumes. Sind die Tumoren der Leber circumscript, so können sie gut abgrenzbar sein, wie besonders die Fibrome, sie können hart — Fibrome und Carcinome, oder weich — Sarcome, oder elastisch oder fluktuirend — Cysten, Echinococcus sein.

Die von Simon[5]) empfohlene einfache oder bimanuelle (= combinirte) digitale Exploration vom Mastdarm aus, lässt recht gut die Geschwülste der Genitalorgane ausschliessen.

So kann uns günstigen Falls die Palpation auf bestimmte Tumoren hinweisen, aber diese mit Sicherheit diagnosticiren, können wir auch mit dieser Methode noch nicht.

4. Die Auscultation kann uns nicht helfen. Wir können höchstens entzündliche Reibungsgeräusche als sekundäre Erscheinungen von Lebergeschwülsten wahrnehmen, oder das Hydatidenschwirren (nach Piorry), welches aber nur im positiven Falle für Echinococcus zu verwerthen ist.

5. Die Percussion zeigt uns an, ob der Tumor selbst lufthaltig ist, oder von solchem Gewebe umgeben ist, und welche Gestalt und Grösse seine Dämpfung zeigt. Es soll sich bei Tumoren der Leber die Dämpfung der Geschwulst ununterbrochen in die des Organs fortsetzen. Doch fand von Eiselsberg[6]) bei dem von ihm operirten Cavernom eine Zone tympanitischen Schalles zwischen Tumor und Leber, und dennoch gehörte die Geschwulst der Leber an, während wiederum Geschwülste, die von ganz entfernt liegenden Organen ausgingen, für Lebertumoren imponirten; so wurde eine Ovarialcyste für ein Lebercarcinom[7]) gehalten.

---

[1]) und [2]) Beitr. zur patholog. Anat. u. allgem. Pathol. VII. I. S. 206 bezw. 143.
[3]) Virchow's Archiv. 1894. 135. S. 2.
[4]) Berl. klin. Wochenschr. XXX. 1893. No. 31.
[5]) Pitha und Billroth, Handbuch. IV.
[6]) Wiener med. Wochenschr. 1893. No. 1.
[7]) Spencer Wells, Unterleibsgeschwülste. S. 50.

Nur Wanderleber kann man wohl sicher durch die Form der Dämpfung mit Zuhilfenahme der Palpation diagnosticiren, wenn der bewegliche Tumor die Gestalt der Leber besitzt und in der Lebergegend die Dämpfung nicht vorhanden ist.

Zur Diagnose dient ferner die

6. Physikalische und chemische Untersuchung. Die Feststellung der Körpertemperatur bei Leberkrankheiten ist von grosser Wichtigkeit, weil wir dadurch die Abscesse und die seltene Pylephlebitis suppurativa mit ihrem remittirenden Fieber[1]) von den anderen fieberlos verlaufenden Lebertumoren trennen können.

Nicht sehr nutzbringend ist die Untersuchung des Harns, die nur bei Anyloidleber Albuminurie ergiebt.

7. Probeweise Arzneibehandlung soll zur differentiellen Diagnose der Gummata von den anderen Tumoren dienen. Doch die Lebergeschwülste sind, wenn sie zur Behandlung kommen, meist schon so gross, dass man mit einer erst nach Wochen ein Ergebniss herbeiführenden Jodkalikur keine Zeit verlieren darf, umsomehr, wenn ein Carcinom nicht ausgeschlossen ist, wo es gerade darauf ankommt, so schnell wie möglich zu operiren, ehe Metastasen sich gebildet haben.

Erwähnt sei schliesslich die Durchleuchtnng der Leber mit den Röntgen'schen Strahlen. Es ist wohl denkbar, dass der Krebsknoten für die X-Strahlen anders durchlässig ist als das Lebergewebe oder Flüssigkeitscysten, und es ist schon möglich, dass besonders die Multiplicität der Geschwülste hervortreten kann; doch ist das Verfahren noch zu kostspielig und umständlich, um für die Praxis in nächster Zeit Verwendung finden zu können.

8. Probepunction und Akidopeirastik. Diese für die festen, jene für die Flüssigkeit enthaltenden Tumoren. Die Probepunction fördert aus festen Tumoren etwas Blut, aus solchen mit gallertigem oder dickflüssigem Inhalt nichts, aus solchen mit wässrigem Inhalt die Flüssigkeit hervor. Die Geschwülste der letzten Gattung werden für die Probepunction hauptsächlich in Betracht kommen, indem es darauf ankommt, festzustellen, ob wir es mit einer Cyste oder einem Echinococcus zu thun haben. Der Abscess

---

[1]) Ueber Fieber bei Leberkrankheiten siehe: Sulla natura della cosi dctta febre epatica; pel Dott. F. Accoromboni. Arch. ital. di Clinic. med. 1893. No. 32. S. 2. (Referat: Virchow, Jahresber. 1893. II. 269.)

ist schon durch sein Fieber charakterisirt und würde bei seiner Punction allzu leicht eine Infection der Bauchhöhle hervorrufen.

Zur Unterscheidung der Cysten- und Echinococcus-Flüssigkeit dient deren chemische und mikroskopische Untersuchung, welche in Pitha und Billroth's Handbuch Theil IV sehr eingehend geschildert wird. Nur an eine charakteristische Eigenschaft der Echinococcus-Flüssigkeit möchte ich wieder erinnern, welche von Prof. Eichhorst[1]) entdeckt wurde. Er entleerte mit der Pravazspritze eine Flüssigkeit, die erst scheusslich aashaft roch, am andern Tage aber einen starken, nicht unangenehmen, aromatischen Geruch, ähnlich frischem Pflaumenmuss, hatte, und es zeigte sich, dass dieser Geruch den Echinococcus-Membranen eigenthümlich war. Einige Monate darauf fand Eichhorst seine Beobachtung bestätigt, indem ein Mann Echinococcusblasen erbrach, die denselben Geruch hatten und bald nahm die Athemluft des Patienten den eben beschriebenen Geruch und er hustete nicht viel später wirklich die Bläschen des Hundewurmes aus.

Hat die Procepunction oft auf den richtigen Weg geführt, so haben aber auch andere Autoren auf die Gefährlichkeit [derselben aufmerksam gemacht. Dr. F. Krause[2]) bekam einen Fall zur Operation, wo nach einer durchaus vorsichtig ausgeführten Probepunction eines Leberechinococcus die Bauchhöhle inficirt worden war, aus welcher er dann über 100 Blasen entfernte. Es haben dann vor der Punction viele andere Chirurgen gewarnt, wie Pitha und Billroth, Bardenheuer und König, der die Punction für gefährlicher hält als die Laparotomie.

Nicht minder verwerflich dürfte die von Heineke-Erlangen[3]) zur Unterscheidung der festen Lebertumoren empfohlene Akidopeirastik sein; denn es ist bekannt, dass ein auf solche Weise maltraitirter Krebs mit desto energischerer Wucherung antwortet; ausserdem ist oft das Ergebniss ein trügerisches, indem das Partikelchen nicht der kranken Stelle angehörte.

Das sind die üblichen Methoden, welche dem Arzt zur Erkennung der Lebergeschwülste zu Gebote stehen. Wie weit kommen wir mit ihnen?

---

[1]) Zeitschr. f. klin. Med. XVII. 1890. Supplementheft. S. 27.
[2]) Berl. klin. Wochenschr. 1889. No. 26. S. 85.
[3]) Pitha und Billroth, IV.

Sie genügen zur Diagnostik der I. Gruppe unserer Tumoren mit Ausnahme der heerdweisen Hypertrophie, ferner zur Erkennung der Wanderleber, des Abscesses und der oberflächlichen blasigen Tumoren. Sehen wir von der Probepunction ab, die zwischen Echinococcus uud festen Tumoren unterscheiden lassen könnte, doch nach den mit ihr gemachten Erfahrungen, wie oben gezeigt, nicht mehr empfohlen werden kann, so ergiebt sich, dass die grosse Mehrzahl der Lebergeschwülste mit den oben genannten Hilfsmitteln mit Sicherheit nicht diagnosticirt werden kann. Von diesen Lebergeschwülsten glaube ich nun gezeigt zu haben, dass der bei weitem grössere Theil von ihnen, wie die Litteratur beweist, vermittelst der Laporatomie zu operiren und operirt ist, dass bei der heerdweisen Hypertrophie und dem Syphilom eine Laparotomie unnütz und dass nur das metastatische Carcinom oder Sarcom inoperabel ist, wo allein der Bauchschnitt das Leben der schwachen Patienten beeinträchtigen würde.

Nun aber meine ich, dass der Arzt durchaus entschuldbarer handelt, der bei zweifelhafter Diagnose einmal unnütz die Laparotomie gemacht hat, weil diese einen inoperablen Tumor zu Tage förderte, und dadurch vielleicht das qualvolle doch verlorene Leben verkürzt, als derjenige, der die Operation verwirft und bei der Section einen operablen Tumor vorfindet.

Die probatorische Laparotomie.

Die Prognose der einfachen probatorischen Laparotomie ist Dank der heutigen chirurgischen Technik quoad vitam als gute zu bezeichnen, wenn auch nicht verschwiegen werden kann, dass nach vielen Operationen Verwachsungen in den Bauchdecken zu Störungen Anlass geben, oder durch schlaffe Narben Hernien entstehen können. Als ich die Litteratur der Leberchirurgie durchging, fand ich, dass sehr oft bei unsicherer Diagnose die Laparotomie gemacht war, doch selten ergab diese einen Tumor, bei dem der Bauchschnitt unnöthig gewesen wäre, und wo dies der Fall war, hat die Laparotomie den Patienten keinen Schaden gethan. In der chirurgischen Klinik der Charité war nach Tilmann[1]) 49 Mal

---

[1]) Deutsche med. Wochenschr. 1895. No. 49.

die Laparotomie ohne weitere Operation gemacht worden und bei
39 Patienten hatte sie auf das Allgemeinbefinden keinen wesentlichen Einfluss. Ich weise ferner zurück auf die oben berichteten
Fälle, wo bei Syphilom der Leber die Laparotomie straflos gemacht war. Den besten Beweis jedoch liefert der unten von mir
noch näher zu beschreibende Fall, wo R. Köhler bei begründetem
Verdacht auf Carcinoma hepat. dennoch die Laparotomie machte
und einen Tumor fand, der dem Gumma sehr ähnlich war; er
schloss den Bauch wieder und die Patientin ist jetzt gesund, ohne
durch die Operation Schaden genommen zu haben.

In diesen Fällen war die Laparotomie zur Behandlung der
Tumoren an und für sich nicht nothwendig. Dagegen beweisen
hin und wieder die Sectionsprotocolle, dass Menschen an Lebergeschwülsten zu Grunde gegangen waren, die man in der Annahme, sie seien inoperabel, ihrem Schicksal überlassen hatte und
die, durch eine rechtzeitig ausgeführte Laparotomie erkannt und
entfernt, dem Patienten nicht das Leben gekostet hätten. Es wird
nun schwer sein post mortem von dieser oder jener Geschwulst
zu erklären, wann sie hätte operirt werden können, denn sie sind
bis zum Exitus meist zu ausserordentlicher Grösse angewachsen.
Doch können wir wohl sicher behaupten, dass nur die Patienten
nicht zu retten waren, in deren Leiche man sekundär-metastatische
Leberkrebse findet.

Hierhin gehören alle die oben von mir genannten Fälle von
primärem Lebercarcinom. Ich füge einige hinzu, die ich in den
Sectionsprotocollen des pathologischen Instituts zu Berlin aus den
Jahren 1890—1895 fand und hier mit ihrem Sectionsprotocoll
anführe.

1. Fall. Die 71jähr Arbeiterin Fr. war am 12. XI. 91 in der II. med.
Klinik der Charité verstorben. Unter dem Rippenrand steht ein kindskopfgrosser
Tumor hervor. Es findet sich der rechte Leberlappen stark vergrössert, und
er ragt bis über die Crista ilei abwärts. Die Oberfläche ist schwach höckerig.
Der Tumor zeigt auf dem Durchschnitt ausgedehnte gelbliche nekrobiotische
Theile und narbige Geschwulstpartien, von denen sich ein weisslicher Saft
abstreifen lässt. In der Gallenblase ein Esslöffel voll kleiner bis bohnen-
grosser höckriger schwarzer Steine (Cholestearin und Gallenpigment.) In
keinem andern Organ sind krebsige Veränderungen nachzuweisen. Sections-
Diagnose: Carcinoma idiopathicum hepatis. Cholelithiasis. Hydrocele
inguinalis sin. Struma thyreoidea ossif. part. Peritonitis fibrin. rectouterina.
Hydrops. Ascites hämorrhag.

2. Fall[1]). Arbeitsfrau G. 57 Jahr, † 19. I. 1895. Es fand sich die Leber von krebsigen Knoten durchsetzt und nur die Gallengänge und Pfortaderäste waren freigeblieben. Metastatische Knoten wurden im Colon gesehen. Sections-Diagnose: Carcinoma hepatis, Metastases carcin. coli, glandular. bronch. Fractura colli ossis femoris sin. Atrophia fusca myocardii. Nephritis parenchymatosa.

3. Fall. 41jähr. Arbeiter Sch., † 23. VIII. 92. Eine stark abgemagerte Leiche. Cor, Zunge, Lunge intakt. Peritoneum glatt und glänzend. Col. transv. nirgends mit der Leber verwachsen. Die Leber nimmt den ganzen Raum unter dem Zwerchfell ein und reicht bis in die hintere Axillarlinie und überragt den Rippenbogen in der Mittellinie um 9 Ctm., der rechte Rand die Mammillarlinie um 8,5 Ctm., der linke um 5 Ctm. Die Gland. epigastr. sind in ein kindskopfgrosses Packet verwandelt. Die Nieren sind frei. Das von der Neubildung nicht betroffene Lebergewebe ist sehr hypertrophirt und grösser als eine gesunde Leber. Der grösste laterale Theil des rechten Lappens wird eingenommen von einer mannskopfgrossen Geschwulstmasse, die von weicher Konsistenz ist, vielfach lobuläre Anordnung zeigt, mit einzelnen grauen und andern intensiv gelben Partien. Die Gallenblase ist frei. Im Magen findet sich ein durchaus charakteristisches Ulcus ventriculi simplex. Sections-Diagnose; Carcinoma hepatis idiopathicum. Metastasis glaudul. epigastr. Pneumonia hypostat. duplex. Atrophia levis basis linguae. Ulcus ventric. simplex.

4. Fall. 53jähr. Frau Kl., † 13 VI. 92. Die Leber ist bedeutend vergrössert und mit der kleinen Curvatur des Magens an einer Stelle verlöthet, doch leicht ablösbar. Auf der Hinterfläche des Magens unregelmässige längliche und rundliche Substanzverluste, ausserdem in der Mittellinie 2 kleinere, offenbar in Vernarbung begriffene Geschwüre. Der ganze linke Leberlappen wird von einer z. Th. erweichten Geschwulstmasse eingenommen. Alle andern Organe sind frei, bis auf die geschwollenen Gland. coel. Sections-Diagnose: Carcinoma medullare hepatis. Metastasis glandul. coeliac. Ulcus ventric. multiplex. Perigastritis chronic adhäsiva.

5. Fall. 34jähr. Kellner Fr., † 24. VI. 93. Eine stark icterische Leiche ohne wesentliche Oedeme und ohne Auftreibung des Leibes. Die Leber ist stark vergrössert und ziemlich derb. Die Gallengänge sind sehr erweitert, um die grösseren derselben findet sich die Caps. Glissonii stark verdickt. Diese Verdickung gewinnt am Hilus eine geschwulstartige Beschaffenheit, in der sich deutliche Fettmetamorphose befindet. In den anderen Organen sind keine Neubildungen nachweisbar. Sections-Diagnose: Carcinoma cylindromedullare hepatis. Icterus; Hämorrhag. multiplices. Myocarditis parenchym. Eudocarditis. Oedema pulmonum. Hyperplasis lienis. Induratio cyanot. renum. Gastritis parenchym. Syphilis constitution. Cicatric. fundus linguae.

---

[1]) Dieser Fall ist in der Inaug.-Diss. von Skorna, Berlin 1895, verwerthet.

In allen diesen Fällen hätte eine Operation Aussicht auf Erfolg haben können, wenn sie rechtzeitig ausgeführt wäre, mit Ausnahme von Fall 2, wo der Krebs diffus auftrat.

Diese Betrachtungen haben manche Autoren in jüngster Zeit
bewogen, für eine explorative Laparotomie einzutreten, indem sie
in zweifelhaften Fällen den Bauch öffnen, um, wenn die Geschwulst
operabel erscheint, sofort die Exstirpation vorzunehmen, im andern
Fall die Wunde wieder zu schliessen.

Heineke-Erlangen spricht sich über diese Methode in Pitha
und Billroth's Handbuch IV. aus. König[1]) und von Bardeleben[2]) haben in schwierigen Fällen erst nach dem Bauchschnitt
diagnosticirt. R. Köhler kann nach seinen Erfahrungen in der
chirurgischen Klinik der Charité die probatorische Laparotomie
empfehlen und besonders erfolgreich war der von ihm operirte
Fall, den ich gleich besprechen werde. Von wie schönem Erfolge
waren dann die Versuche von v. Eiselsberg[3]), von Lücke und
von v. Bergmann gekrönt, die in der Annahme, es mit einer
bösartigen Geschwulst zu thun zu haben, dennoch laparotomirten
und die Patienten von ihrem Uebel befreiten.

Stabsarzt Dr. Tilmann[4]) zeigt in seiner Abhandlung über die
„Laparotomie exploratoria" nach Besprechung der diesbezüglichen
Litteratur und auf Grund eigener Beobachtungen in der chirurgischen
Klinik der Charité, dass der Probebauchschnitt nach Erschöpfung
der andern Untersuchungsmethoden ausgeführt werden kann, wenn
er zugleich eine Voroperation für ein eventuelles weiteres Eingreifen bilden soll. In der Klinik ist 49 Mal die Probelaparotomie
gemacht worden und in allen Fällen fand sich eine inoperabele
Geschwulst, bei 39 Kranken war die Operation von keinem schäd-
lichen Einfluss auf das Allgemeinbefinden, während 10 bald darnach
starben, doch kann nur von 2 Patienten, mit Nierensarkom und
Magencarcinom, behauptet werden, dass die Operation ihren Tod
beschleunigt hat. Es werden dann 4 Fälle eingehend besprochen,
in denen die Laparotomie allein von günstigem Einfluss auf inoperable Geschwülste gewesen ist. Von andern Autoren, die

---

[1]) König, Handb. der Chirurgie.
[2]) v. Bardeleben, Handb. d. Chir. III. 721.
[3]) v. Eiselsberg u. ff. Siehe S. 3.
[4]) Deutsche med. Wochenschr. 1895. No. 49.

über explorative Laparotomie geschrieben haben, seien Sneguriff und Bardenheuer genannt, welch' letzterer den Schnitt extraperitoneal gehalten wünscht.

Es dürfte daher wohl gerechtfertigt sein, in Fällen, in denen ein operabler Tumor nicht absolut auszuschliessen ist, die Laparotomie zu machen, um eventuell sogleich die Exstirpation des Tumors anzuschliessen. Kommt eine ganz inoperable Geschwulst zu Tage, so kann die Laparotomie das Verschwinden der Geschwulst befördern, oder wenn dies nicht eintritt, so hat wenigstens dieser Versuch vor späteren Gewissensbissen bewahrt.

Ich komme jetzt zur Besprechung des Falles, der im Sommer 1895 in der chirurgischen Klinik der Charité zu Berlin in Behandlung kam und von dem Geh. Med. Rath Prof. Dr. R. Köhler operirt wurde.

Die Patientin ist die 30 Jahre alte Kutscherfrau H. geb. G. aus Berlin. Ihr Vater ist gesund, die Mutter starb an unbekannter Krankheit. Ein Kind lebt gesund. Patientin will stets gesund gewesen sein, bis vor 6 Jahren, wo sie heirathete. Seitdem klagte sie über nach allen Seiten ausstrahlende und stechende Schmerzen im Unterleib, der auch anschwoll, und sie hatte dabei Nachtschweisse. Nachdem sie in der Charité gynäcologisch mit Pessarien behandelt und wesentlich gebessert war, bekam sie Ostern 1895 heftige Schmerzen in der linken Seite des Leibes und fühlte dort eine Geschwulst. Sie legte anfänglich kein Gewicht darauf, indem sie ihre Schmerzen auf die Unterleibskrankheit bezog. Die Geschwulst wuchs jedoch und sie hatte wenig Appetit und magerte ab. Die Schmerzen hingen mit den Mahlzeiten nicht zusammen und Erbrechen bestand nicht, der Stuhlgang war träge. Da die Schmerzen stärker wurden und sich Gelbfärbung der Haut einstellte, suchte Patientin die Poliklinik für Frauenkrankheiten auf, von wo sie in die chirurgische Klinik der Charité geschickt wurde.

Status präsens: Patientin ist eine gracil gebaute junge Frau in mässigem Ernährungszustande. Die Beckenknochen treten ziemlich stark hervor. Die Haut ist blass und gering icterisch gefärbt. Fieber besteht nicht. Die Lunge zeigte keine Veränderungen, nur über beiden Spitzen sehr rauhes, doch reines Athmen. Am Cor ist nichts Abnormes nachweisbar.

Digestionsapparat: Bei der Inspection des Abdomens sieht man eine rundliche Hervorwölbung zwischen Nabel und Rippenbogen links von der Lin. alba. Bei der Palpation fühlt man oberhalb des Nabels einen etwa kindskopfgrossen Tumor, der zum grössten Theil links von der Mittellinie liegt, auf derselben Seite bis zur Parasternallinie reicht und nach unten etwas über den Nabel hinausgeht. Die rechte Grenze verläuft ungefähr vom Nabel zum Schnittpunkt von Rippenbogen und Parasternallinie. Der Tumor hat eine höckerige Oberfläche und steigt mit der Athmung herab, die Palpation ist schmerzhaft.

Ausserdem klagt Patientin über Druckempfindlichkeit in der Mitte des rechten Rippenbogens.

Diagnose: Dass hier ein Lebertumor vorlag, konnte mit Sicherheit angenommen werden, da die Leber im Ganzen vergrössert erschien, der Uebergang des Tumors in die Leber deutlich nachzuweisen war, vor allem weil die Geschwulst sich mit der Athmung verschob. — Es war nun von grösster Wichtigkeit festzustellen, handelte es sich um eine gut- oder bösartige Neubildung, einen operablen oder inoperablen Tumor. Welche Geschwülste kamen da in Betracht? Die Palpation schloss die I. und II. Gruppe unserer Lebertumoren aus, bei denen eine so ungleichmässige Vergrösserung der Leber mit deutlichen Hervorwölbungen nicht vorkommt. Ein Abscess war nicht möglich, da Fieber vollständig fehlte. — Dass Echinococcus oder Cysten vorlagen, war höchst unwahrscheinlich, da die Tumoren ziemlich schnell gewachsen waren und bei ihrer oberflächlichen Lage doch wohl Fluctuation hätten nachweisen lassen. Sehen wir dann von den nicht so häufig vorkommenden und selten so schwere Krankheitsformen bedingenden Geschwülsten ab, wie die Fibrome, Cavernome und Adenome, so bleiben uns die am häufigsten vorkommenden Lebertumoren: das Syphilom und das Carcinom. — An eine venerische Krankheit konnte man denken, da die Beschwerden seit der Verheirathung datirten, und weil eben heutzutage Syphilis nirgendswo auszuschliessen ist. Doch sprach bei unserer Kranken dagegen, dass sie jede Infection mit Bestimmtheit in Abrede stellte und zum Misstrauen lag kein Grund vor, da sie alles gern that um von ihrem Uebel befreit zu werden. Ein fernerer Einwand war der, dass an ihrem Körper nirgendswo Spuren einer durchgemachten Syphilis zu finden waren und dass ihr Kind, in normaler Weise geboren, ganz gesund lebte, und auch ihr Ehegatte war vollständig gesund und leugnete eine Infection. Weiter waren die ersten Erscheinungen der Krankheit ganz andere gewesen, als sie bei Lues beobachtet werden. Patientin hatte nie über schmerzhafte Knochenstellen, über Schmerzen in Gelenken, Neuralgien oder Sensibilitätsstörungen, über Drüsenschwellungen geklagt. So sprach für Gumma eigentlich nichts. Es bleibt das Carcinom übrig und in der That machten es die Symptome wahrscheinlich. Die Schwerkranke steht im 30. Jahr, hat eine Geschwulst in der Leber, die heftige Schmerzen verursacht und schnell gewachsen ist, wobei sie, wenn auch nicht bedeutend, so doch nachweisbar abgemagert ist. Die Leber ist enorm vergrössert und zeigt mehrere höckerige Hervorragungen, die allerdings einen Nabel nicht erkennen lassen.

Von einer Probepunktion oder Akidopeirastik wurde wegen ihrer Gefährlichkeit und ihres unsicheren Ergebnisses abgesehen, auch eine probeweise Jodkalikur wurde verworfen, weil keine Zeit zu verlieren war. Mit der Wahrscheinlichkeitsdiagnose auf Lebercarcinom entschloss man sich nun zur explorativen Laparotomie in der Erwägung, dass eine gutartige Neubildung dennoch nicht ausgeschlossen sei und dass auch Carcinome operabel sein können, ferner liess der Allgemeinzustand der Patientin erwarten, dass sie den Bauchschnitt gut überstehen würde.

Die Operation wurde am 18. November 1895 in ruhiger Chloroform-Narkose ausgeführt. Es wird ein ca. 15—20 Ctm. langer Schnitt in der linken

Parasternallinie etwas über Nabelhöhe hinausgehend, durch Haut und Weichtheile geführt. Dann wird das Peritoneum auf der Hohlsonde eröffnet. Nach Zurückschlagen des vor der Geschwulst gelegenen Netzes erweist sich die Geschwulst als der linke Leberlappen, an dem auf der Vorderfläche mehrere bis hühnereigrosse, flach erhabene Geschwülste sitzen von eigenthümlicher festweicher Consistenz, die an Gumma erinnern. An der Hinterfläche werden mehrere kleinere, speckig aussehende Tumoren entdeckt. Wegen Verdacht auf Lues wird von weiterer Operation Abstand genommen, die Bauchwunde wird geschlossen und eine Jodkalikur sofort eingeleitet.

Verlauf: Die Wunde heilt per primam und die Temperatur bleibt zwischen 36,2 und 37,4. Noch einige Zeit bleiben die heftigen Schmerzen bestehen, geben sich aber allmählich, die Tumoren verschwinden bald und schon am 12. XII. kann die Patientin als geheilt entlassen werden, während nur noch eine mässige Vergrösserung der Leber besteht.

Nach 2 Monaten sah ich die Frau wieder. Sie sieht frisch und gesund aus und kann ihren Hausstand besorgen. Geringes Brennen und Zerren in der Oberbauchgegend stellt sich öfter Abends ein, Beschwerden, die auf Verwachsung der Narbe mit der Capsula Glissonii zurückzuführen sind. Der untere Leberrand ist in der rechten Mamillarlinie 2 Finger und unter dem Proc. xiph. 4 Finger breit als stumpfer Rand zu fühlen, Hervorragungen auf der Oberfläche sind nicht wahrzunehmen.[1]

Epicrise: Die Patientin ist von ihrem Uebel geheilt. Zwei therapeutische Massnahmen sind vorgenommen, die Laparotomie und die Jodkalikur, welcher von beiden ist die Heilung zuzuschreiben? Es ist bekannt, dass der Bauchschnitt bei der tuberculösen Peritonitis einen unbedingten Heilerfolg beansprucht, wie dies von Spencer Wells entdeckt und besonders von König, Adibert und Rönsch bestätigt wurde. Neuerdings ist auch beobachtet worden, dass selbst bösartige Neubildungen durch die Eröffnung der Bauchhöhle allein sich zurückgebildet haben. Solche bisher beobachteten Fälle stellt Tilmann[2] in seiner Abhandlung zusammen und fügt 4 aus der von Bardeleben'schen Klinik hinzu, in denen sich bei dem Probebauchschnitt ein inoperabler Tumor fand und wo deshalb die Wunde geschlossen wurde und ohne jede sonstige Behandlung vollständige Heilung eintrat. Es ist deshalb nicht ausgeschlossen, dass auch bei unserer Patientin die Laparotomie von therapeutischer Bedeutung gewesen ist. Indessen hatten die Tumoren eine grosse Aehnlichkeit mit Gummiknoten und die specifische Kur schlug so fappant an, dass man

---

[1] Zur Zeit der Drucklegung besuchte ich die Frau und fand sie in gleichem Zustand ohne Recidiv.
[2] Deutsche med. Wochenschr. 1895. No. 49.

wohl zu der Annahme berechtigt ist, dass es sich in der That um
Lues gehandelt hat. Dazu kommt, dass der Mann nach einer er-
neuten Inquisition sich zu dem Geständniss bequemte, dass er als
Soldat einige Schachteln der bekannten Salbe verconsumirt habe.
Doch bleibt es räthselhaft, dass viele Jahre nach der Infection, zu
einer Zeit, wo der Mann kein Zeichen der Syphilis mehr bot und
sicher in dem tertiären Stadium angekommen sein musste, noch
eine Ansteckung erfolgen konnte, ohne dass die Frau einen Lokal-
affect oder Secundärerscheinungen bemerkte, ohne dass Gravidität
oder Partus beeinflusst wurde, ohne dass das Kind Zeichen here-
ditärer Infection erkennen liess.

Jedenfalls können wir in unserm Falle behaupten, dass die
probatorische Laparotomie von unbedingt lebensrettender Bedeutung
gewesen ist. Ohne sie wäre Lues nicht erkannt und die Frau an
vermeintlichem Leberkrebs zu Grunde gegangen. Darum soll dieser
Fall als unterstützendes Argument für die exploratorische Laparotomie dienen.

Schluss.

Die Betrachtungen, die ich in meiner Arbeit angestellt, fasse
ich kurz zusammen:

1. Von den Lebergeschwülsten braucht eine Kategorie, die
allgemeinen und entzündlichen Stoffwechselkrankheiten, nicht operirt
werden, eine andere, die meisten eigentlichen Lebertumoren kann,
und die dritte, nur das multiloculäre Carcinom oder Sarkom, darf
nicht operirt werden.

2. Die unblutigen Untersuchungsmethoden lassen bei der Erkennung der Lebertumoren oft im Stich, und in solchen Fällen
soll die Laparatomia exploratoria ausgeführt werden, weil sie

    a) nicht gefährlicher als die andern blutigen Untersuchungs-
       methoden ist,

    b) sie, im Falle, dass ein operabler Tumor vorliegt, die so-
       fortige Exstirpation ermöglicht,

    c) im andern Falle entweder nicht schadet, oder oft von
       therapeutischem Einfluss ist.

Im Begriff, für diese meine erste wissenschaftliche Arbeit Aufnahme in die medicinische Litteratur zu erbitten, danke ich mit Freuden und pflichtschuldigst dem Herrn Geh. Medicinal-Rath Prof. Dr. R. Köhler, der sie anregte, und nicht minder Herrn Stabsarzt Dr. Tilmann, der sie mit seinem Rath freundlichst geleitete.

Literatur.

(Ausser den im Text angeführten Zeitschriften).

Allgemeines.

Albert: Diagnostik chirurgischer Krankheiten.
v. Bardeleben: Lehrbuch der Chirurgie. III. Theil.
König: Lehrbuch der Chirurgie. II. Theil.
Pitha und Billroth: Lehrbuch der Chirurgie. IV. Theil.
Lasser-Hunter: Lehrbuch der Chirurgie. II. Theil.
Tillmanns: Lehrbuch der Chirurgie.
Spencer Wells: Unterleibsgeschwülste.
Strümpell: Lehrbuch der spec. Pathologie u. Therapie innerer Krankheiten.
Ziegler: Lehrbuch der allgem. Pathologie und patholog. Anatomie.
Ziemssen: Handbuch der spec. Pathologie und Therapie.
Langenbuch: Chirurgie der Leber und Gallenblase.
Frerichs: Klinik der Leberkrankheiten.
von Bergmann: Arbeiten aus der chirurg. Univ.-Klinik zu Berlin. 1892.

Ueber hypertrophische Leber-Cirrhose.

Paulfranz: Inaug.-Diss. Würzburg 1893.
Bertram: Inaug.-Diss. Würzburg 1893.

Ueber Laparotomie:

Senn: Enterorrhaphy.
Bardenheuer: Ueber extraperitonealen Explorativschnitt.

Ueber Carcinom:

Bongartz: Prim. Leberkrebs. Inaug.-Diss. Würzburg 1892.
Siegrist: Prim. Leberkrebs. Inaug.-Diss. Zürich 1888.
Bleck: Statistik der Carcinome. Inaug.-Diss. Berlin 1891.
Werneke: Differentielle Diagnose von Carcinom und Gumma. Inaug.-Diss. Berlin 1891.
Edel: Casuist. Beiträge z. Carcinom-Entwickelung. Inaug.-Diss. Berlin 1891.

Ueber Syphilis:

Ulrich: Lebersyphilis. Inaug.-Diss.
Brunsk: Lues der Leber. Inaug.-Diss.
Lesser: Lehrbuch der Haut- und Geschlechtskrankheiten.

Ueber Abscess:

Klose: Prim. Leberabscess der Neugeborenen. Inaug.-Diss. Würzburg 1893.
Bielschowsky: Einheimische Leberabscesse. Inaug.-Diss. Berlin 1893.

Gedruckt bei L. Schumacher in Berlin.